BMJ Clinical Evidence

临床证据

（第16版精华版）

主编　英国医学杂志出版集团

主译　唐金陵　王　杉

北京大学医学出版社

Peking University Medical Press

BMJ Clinical Evidence

图书在版编目（CIP）数据

临床证据：第16版：精华版/英国医学杂志出版集团主编；唐金陵，王杉译.—北京：北京大学医学出版社，2008.1

书名原文：Clinical Evidence

ISBN 978-7-81116-333-9

Ⅰ.临… Ⅱ.①英…②唐…③王… Ⅲ.临床医学 Ⅳ.R4

中国版本图书馆CIP数据核字（2007）第162950号

临床证据（第16版精华版）

主　　译：唐金陵　王　杉

出版发行：北京大学医学出版社（电话：010-82802230）

地　　址：（100083）北京市海淀区学院路38号 北京大学医学部院内

网　　址：http://www.pumpress.com.cn

E - mail：booksale@bjmu.edu.cn

印　　刷：莱芜市圣龙印务有限责任公司

经　　销：新华书店

责任编辑：齐心　合力　**责任校对**：杜　悦　**责任印制**：郭桂兰

开　　本：889mm×1194mm　1/32　**印张**：38　**字数**：1542千字

版　　次：2008年1月第1版　2008年1月第1次印刷

书　　号：ISBN 978-7-81116-333-9

定　　价：118.00元

中文版序

循证医学作为一个年轻的学科，已经有十几年的发展历史。我国引入循证医学这一概念已经多年，但仍停留在检索文献和评估证据的水平，多数临床工作者还没有掌握运用证据指导临床实践的技能和方法，在很大程度上仍然依靠局限的经验，由此带来的不必要检查和过度治疗不仅增加了病人的痛苦，还浪费了宝贵的卫生资源。中国作为一个发展中国家，卫生资源十分匮乏，在临床医学工作中克服上述问题显得更为重要和迫切。因此，加强临床工作者的循证医学应用水平，是我国提高医疗服务水平的重要课题。

2002年，北京大学在实施第二期“211工程”时，建立了北京大学循证医学中心，汇集了北京大学医学部13个国家重点学科，旨在鼓励和协助临床医生进行循证医学的研究和实践。2005年9月，在循证医学中心的协助下，北京大学医学出版社决定引进英国医学杂志（BMJ）出版集团出版的《临床证据》。经过一年多的谈判，北京大学医学出版社于2006年底与BMJ集团签订正式协议，引进《临床证据》中文版。这无疑是我国循证医学发展中的一件大事。

《临床证据》是目前全球最权威的循证医学数据库之一。《临床证据》按系统分类，提供了对200多种常见疾病、540多种临床问题的近3000种治疗措施是否有效的证据，并且每个月都会随着临床医学汇集新的证据而对相关主题进行及时更新。《临床证据》已成为发达国家临床医生的必备工具书。希望《临床证据》中文版的出版对提高中国临床医学的循证医学应用水平，改进临床医疗服务水平，提高人民健康水平作出应有的贡献。同时我相信，中国的医务工作者在应用证据指导临床实践的过程中，随着循证医学理论水平和实践技能的提高，也将成为证据的“生产者”，为世界循证医学的发展作出贡献。

全国人大常委会副委员长 [signature]

2007年3月

译 者 序

1992 年循证医学问世。十几年来，我国也进行了大量的宣传、摸索和尝试，早期的工作或是呼吁加强临床研究，或是注重系统综述和 Meta 分析，或是强调检索、收集和评估文献。然而，循证医学的核心在于将证据用于实践。如果循证医学只停留在临床研究、系统综述和解读文献上，而卫生决策和临床实践最终不是建立在现有最好的证据之上，循证医学的核心尚没有落实。

依靠医生和决策者个人检索、收集和评估研究证据并将它们用于实践和决策，已经证明不是实现循证医学的有效方法，更不用说从进行原始临床研究和系统综述开始。因为，这些工作不是医生和决策者的首要任务，他们的首要任务是实践和决策，他们的精力和时间应该放在基于证据进行实践和决策上，而不是花在收集、整理和评估研究文献上，更何况后者也不是他们的专长，他们也没有足够的时间、精力、知识和技能来做这些事并做好这些事。

用集体的方式，由相关的专业人员来收集、整理和评估研究证据，并以高度概括的形式、简明的语言和方便快捷的方式，在实践需要的具体地点向医生和决策者提供现有最好的决策所需要的全部证据，已成为实现循证医学发展的瓶颈。例如，英国政府斥资 180 亿英镑（折合约 2800 亿元人民币）兴建的国家医疗卫生服务信息工程（BMJ 2006;332:599）正是围绕这样一个核心进行的。

2002 年，北京大学成立了“211 工程”循证医学学科群，建立了北京大学循证医学中心，汇集了北大医学部 13 个国家重点学科以推动北大和全国循证医学的发展（北京大学循证医学中心网站：http://pkuebm.bjmu.cn）。怎样才能有效地鼓励和协助医生进行循证医学的尝试，一直是我们思考的中心问题。2004 年的一天，在北京大学医学出版社，我们找到了一个目前最为满意的答案。北京大学医学出版社是 Elsevier 出版集团在中国医学出版的战略合作伙伴，翻译引进了大量的外文医学典籍。当看到出版社里展示的制作精美的大部头临床译著时，我们在想，这些全世界奉为圣经的医学教科书，有多少在送往出版社的途中很多内容已经过时了？因此，我们给陆银道社长和赵莳副总编辑提了一个大胆的似乎不可能被采纳的建议：如果我国要翻译任何临床参考书，第一本应该是英国医学杂志出版集团出版的《临床证据》。

下面是我们向出版社提出的理由。因循证医学而产生的文献资源主要有三种，它们分别是考科蓝图书馆（The Cochrane Library）、各种循证医学杂志（evidence-based medicine journals）和临床证据（Clinical Evidence）。考科蓝图书馆是目前最权威最全面的系统综述文献库，而循证医学杂志（如美国内科医师协会杂志俱乐部，ACP Journal Club）是对部分新的重要的系统综述或原始临床研究的简明的总结和评述（简称证据概要）。对于医生和决策者来说，前者的最大缺点是系统综述的报告复杂冗长，而且没有受过一定训练的人很难读懂它们；后者的缺点是它们经过高度筛选，因此收入的题目有限，涵盖范围很窄，不足以回答多数临床实践的问题。它们的共同缺点是一个报告只涵盖一项干预措施的证据。

然而，决策面对的是实践问题，不是一个一个的干预措施。面对实践问题时，医生和决策者需要的是关于该决策问题各个方面的证据。就一个病人的治疗而言，决策者需要的是所有相关治疗的证据，既需要有益作用的证据，还需要不良反应的证据。有了这样的综合证据，决策者将不再需要检阅大量的相互分离的研究，就能在短时间内获得所有相关的证据。《临床证据》正是依照这样的理念编纂的。

简单地说，《临床证据》就像是按照临床问题收集编纂的、更浓缩、更简明、更全面的证据概要。与其他证据资源不同的是，《临床证据》首先从确定相关的重要的临床问题开始，然后收集和总结现有最好的证据，并按照临床问题将干预措施以及相关的证据进行归类和编排。现阶段《临床证据》主要集中在治疗效果的证据，首先收集随机对照试验的系统综述；若系统综述不存在时，进而收集相关的随机对照试验；若无相关的随机对照试验，则明确指出缺乏高质量的研究证据。目前《临床证据》提供了关于 200 多种常见疾病、540 多种临床问题的近 3000 种治疗手段效果的证据，是几乎所有发达国家临床医生必备的工具书。全世界有上百万医生人手拥有一册《临床证据》精华版。

2005 年初，北京大学医学出版社决定筹建《临床证据》中文版项目。我们以北京大学循证医学中心、香港考科蓝分中心和北京大学医学出版社的名义，向《临床证据》编辑部提出了我们的设想。双方经过一年多的考察和谈判，英国医学杂志出版集团与北京大学医学出版社终于于 2006 年底决定，共同开发和建设这个对中国医疗卫生服务具有深远意义的项目。北京大学循证医学中心、北京大学人民医院，以及香港考科蓝分中心（香港中文大学）也为此项目作出了很大的努力。

北京奥运来临之际，我们把《临床证据》全版本和精华版献给中国几百万医务工作者，希望它为您的工作和决策提供现有最好的依据，成为您循证实践的最好伙伴，更希望它能成为提高我国医疗卫生服务质量和效率的重要工具。

精华版与全版本的区别主要在于精华版省略了对很多有关证据的细节的定量的描述。这些细节涉及证据的方法学质量、研究中病人的特征、治疗方案、对照组的治疗、测量效果的结局指标、结局的观察时间、不治疗的危险、治疗的绝对效果、效果的可信区间、不同研究结果的异质性、治疗的不良反应及其大小等。但是，这些信息有助于医生和病人作出更准确更精细的决定（参见《中文版使用说明》），必要时请参考《临床证据》全版本。

由于工程庞大，时间紧迫，且我们经验有限，工作中难免会出现疏忽和失误。如果您发现任何错误，请告诉我们，我们会在网络版和未来的精华版及时进行更正。如果您对改进《临床证据》中文版有任何建议，也请与我们联系。您可以通过以下任何一种方式与我们联系：电话：010－82805170，传真：010－82801249，E－mail：booksale@bjmu. edu. cn。

另外，为了使读者更好地了解和使用《临床证据》，我们在精华版里也刊登了《临床证据》全版本的《简介》、《阅读指南》、《编纂方法》、《中文版使用说明》、《循证医学名词解释》，以及《英中循证医学词汇对照表》，谨供读者参考。

香港中文大学医学院　唐金陵

北京大学人民医院　王　杉

2007 年 11 月于北京大学

中文版《临床证据》指导委员会

中文版《临床证据》审定专家组

（按姓氏笔画排序）

马圣清　北京大学第一医院，皮肤科教授
王　杉　北京大学人民医院，外科教授
王海燕　北京大学第一医院，肾内科教授
白春学　复旦大学附属中山医院，呼吸内科教授
石一复　浙江大学医学院附属妇产科医院，妇产科教授
刘宏伟　北京大学口腔医学院，口腔医学教授
朱文玲　北京协和医院，心内科教授
李立明　中国医学科学院/中国协和医科大学，流行病学教授
李金锋　北京大学临床肿瘤学院乳腺中心，主任医师
李舜伟　北京协和医院，神经内科教授
汪忠镐　首都医科大学宣武医院，血管外科教授，中国科学院院士
沈　悌　北京协和医院，血液内科教授
邱泽武　军事医学科学院附属医院，消化科教授
陈　红　北京大学人民医院，内科教授
陈宝元　天津医科大学总医院，呼吸内科教授
陈顺乐　上海仁济医院，风湿免疫科教授
陈灏珠　复旦大学附属中山医院，内科教授，中国工程院院士
胡大一　北京大学人民医院心血管研究所，内科教授
胡永华　北京大学公共卫生学院，流行病学教授
党耕町　北京大学第三医院，骨科教授
唐金陵　香港考科蓝分中心主任，北京大学循证医学中心主任，香港中文大学医学院教授
桂永浩　复旦大学儿科医院，儿科教授
郭应禄　北京大学第一医院，泌尿外科教授，中国工程院院士
钱荣立　北京大学第一医院，内分泌科教授
斯崇文　北京大学第一医院，感染科教授

董　悦　北京大学第一医院，妇产科教授
韩东一　解放军总医院，耳鼻喉科教授
樊代明　第四军医大学西京医院，消化内科教授，中国工程院院士
黎晓新　北京大学人民医院，眼科教授
戴钟英　上海交通大学第六人民医院，妇产科教授
魏岗之　首都医科大学宣武医院，神经内科教授

中文版《临床证据》翻译委员会

主　任　唐金陵　王　杉

委　员　（按姓氏笔画排序）

于　欣	王　俊	王　梅	王吉耀	王建六
王晓峰	刘元生	刘玉兰	刘建平	孙　莉
朱继红	纪立农	余力生	佟富中	张小明
张建中	张嘉庆	李永杰	杜军保	沈　浣
沈　琳	姜可伟	栗占国	秦　炯	秦　颖
郭　卫	郭丹杰	郭淮莲	高占成	高承志
黄晓军	韩　芳	詹思延	黎晓新	魏　来

原著者名单

Publishing Director Rachel Armitage **Editorial Director** David Tovey **Editor** Charles Young **Deputy Editor** Karen Pettersen **Clinical Editors** Mike Bedford, Klara Brunnhuber, Maria Kouimtzi, Alison Martin, Bazian Ltd **Quality Assurance Editor** James Woodcock **Scientific Editors** Samantha Barton, Claire Castle, Sam Love, Damian Pattinson, Morwenna Stewart, Alan Thomas **Digital Production Manager** Kerrie Lapworth **Production Editor** Michelle Patten **Content Manager** Julia Stimpson **Publishing Assistant** Rebecca Simmons **Proof Reader** Grant Stewart **Web Publishing Assistant** Michael Rose **Technical Editors** Andy Baker, Anne Lawson, Adrienne Penfield **Indexer** Angela Cottingham **Technology Manager** Jonathan Peterson **Technology Team** Michael Blake, James Freeman, Jeremy Gillies, Chris Highfield, Alex Hooper, Kourosh Mojar, Leanne Tite, Lisa Van Gelder **Operations Manager** David Ansley **Typesetting** BMJ Journal Production **Print Production** Catherine Harding-Wiltshire **Information Specialist** Manager Andrea Lane Information Specialists Mick Arber, Olwen Beaven, Sarah Greenley, Sam Martin, Jane McHugh, Alex McNeil, Tamara Rader **Information Specialist Administrator** Varsha Mistry **Business Development Manager** Charlotte Pestridge **Department Administrator** Anna Lillington

SECTION ADVISORS

Blood and lymph disorders Mark Best, USA **Cardiovascular disorders** Nick Hicks, UK, Ira Nash, US **Child health** Mary Rudolf, UK and Virginia Moyer, USA **Diabetes** Victor Montori, USA **Digestive system disorders** David Cave, USA, John McDonald, Canada, and David Metz, USA **Ear, nose, and throat disorders** George Browning, UK **Endocrine disorders** Shereen Ezzat, Canada **Eye disorders** Andrew Dick, UK **HIV and AIDS** Nandi Siegfried, South Africa **Infectious diseases** Paul Garner, UK **Kidney disorders** Fred Coe, USA and Michael Conlin, USA **Men's health** Peter Schlegal, USA and Robyn Webber, UK **Mental health** John Geddes, UK **Musculoskeletal disorders** Troels Mork Hansen, Denmark and John Stothard, UK **Neurological disorders** Tony Marson, UK **Oral health** Aubrey Sheiham, UK **Perioperative care** Andrew Smith, UK and Valerie Palda, Canada **Poisoning** Robin Ferner, UK and Allister Vale, UK **Pregnancy and childbirth** Metin Gulmezoglu, Switzerland **Respiratory disorders** Satyendra Sharma, Canada and Chris del Mar, Australia **Sexual health** George Schmid, USA **Skin disorders** Hywel Williams, UK and Jane McGregor, UK **Sleep disorders** Michael Hensley, Australia **Women's health** Joseph Onwude, UK, Paul Fogarty, UK **Wounds** Nicky Cullum, UK

ADVISORY BOARD

Don Berwick, USA • Jonathan Burton, UK • Nicky Cullum, UK • Chris Del Mar, Australia • Paul Glasziou, UK • Peter Gözche, Denmark • Andrew Haines, UK • Brian Haynes, Canada • Ryuki Kassai, Japan • Christian Koeck, Austria • Alessandro Liberati, Italy • Tom Mann, UK • Ruaridh Milne, UK • Elizabeth Mullen, USA • Cynthia Mulrow, USA • Andrew Oxman, Norway • Eleanor Wallace, USA

致 谢

The BMJ Publishing Group thanks the following people and organisations for their advice and support: The Cochrane Collaboration, and especially Iain Chalmers, Mike Clarke, Phil Alderson, and Carol Lefebvre; Tom Mann, Ron Stamp, Ben Toth, Veronica Fraser, and Nick Rosen; the British National Formulary, and especially Dinesh Mehta, Eric Connor, and John Martin; Martindale: The Complete Drug Reference, and especially Sean Sweetman; the Health Information Research Unit at McMaster University, and especially Brian Haynes and Ann McKibbon; the United Health Foundation (UHF), and especially Reed Tuckson and Yvette Krantz; Bazian Ltd, and especially Anna Donald and Vivek Muthu; previous staff who have contributed to this issue and the clinicians, epidemiologists, and members of patient groups who have acted as contributors, advisors, and peer reviewers.

The BMJ Publishing Group values the ongoing support it has received from the global medical community for *BMJ Clinical Evidence*. In addition to others, we wish to acknowledge the efforts of the UHF, who have provided educational funding to support wide dissemination to health professionals in the USA. We are grateful to the clinicians and patients who have taken part in focus groups, which are crucial to the development of *BMJ Clinical Evidence*. Finally, we would like to acknowledge the readers who have taken the time to send us their comments and suggestions.

目　录

血液淋巴系统疾病

心血管疾病

儿童健康

糖尿病

消化系统疾病

耳鼻喉疾病

内分泌疾病

眼科疾病

HIV 和艾滋病

感染性疾病

肾脏疾病

男性健康

精神卫生

肌肉骨骼疾患

神经系统疾患

口腔健康

围手术期护理

中　毒

妊娠和分娩

急性呼吸系统疾患

慢性呼吸系统疾患

性健康

皮肤病

睡眠障碍

女性健康

外 伤

附 录

中文版使用说明

译者注：本使用说明主要是为《临床证据》全版本撰写的。由于精华版省略了有关证据的很多细节和定量描述，本文的第三部分与精华版的内容不直接相关。但是，本使用说明阐述的是循证决策的一般原理和原则，适合于利用任何来源的证据进行的实践，因此我们在此刊登了本使用说明的全文，供读者作为循证实践的一般性参考。

本使用说明谨作为英文版引言、简介、阅读指南、编纂方法和附录内容的概括、解说和补充，主要介绍《临床证据》的特点及内容、定性信息的意义、定量信息的意义，以及《临床证据》的其他用途及未来发展，重点在于说明证据的意义和使用方法。

一、《临床证据》的特点及内容

临床实践应基于现有最好的证据，这需要检索、收集、评估和解读医学文献。但是，繁忙的医生没有足够的时间、精力和技能来做这些事。由相关专业人员统一收集、整理和更新研究证据，并以简明有效的方式提供给医生和决策者，已成为当今实施循证医学的有效途径。

《临床证据》围绕临床实践中常见的重要问题，通过定期的、大量的、完善的文献收集，经专家仔细地评估、整理和释义，用高度概括的方式和统一的格式，提供了现有最好的、临床实践需要的、及时更新的研究证据。

目前《临床证据》的主要内容是关于治疗措施效果的研究证据。这里“治疗”的含义是广义的，既包括传统的药物和手术治疗，也包括行为治疗、心理治疗及预防性治疗等。一般来讲，关于治疗效果的最好的证据来自高质量的随机对照试验的系统综述，其次是高质量的随机对照试验，再次是观察性研究。但是当疗效十分明显时，观察性研究甚至几个病例就足以说明其效果，此时若没有随机对照试验的证据，《临床证据》会根据观察性研究甚至临床共识作出判断，如疖痈的引流和大叶性肺炎的抗生素治疗。

因此，《临床证据》总是首先收集随机对照试验的系统综述，当系统综述不存在时则收集单一随机对照试验，仅在疗效可能十分明显且随机对照试验不存在时才收集观察性研究，而且每年更新一次，保证所提供的是现有最好的、最新的证据。保证收录的证据的质量至关重要，只有这样才能保证有关治疗效果的结论的真实性。

在译者序中已经提到，《临床证据》不同于 MEDLINE、EMBASE、考科蓝图书馆（The Cochrane Library）和证据概要资源。MEDLINE 和 EMBASE 是任何新兴的证据资源的基础，但它们绝大部分的内容与医学实践无直接关系，是循证实践文献检索的最后选择。考科蓝图书馆主要包含的是系统综述的全文报告，其内容冗长复杂，需要时间和特殊的知识方能理解和使用。证据概要（如循证医学杂志）则内容有限。它们的共同缺点是缺乏对同一个临床问题所有相关证据的集中总结和概括。《临床证据》则从具体的临床问题出发，从上述文献资源中收集证据，然后进行评估、总结和概括，其主要特点是相关、可靠、综合、简明、实用，以及不断更新。

对于每一个疾病，《临床证据》都以统一的格式从以下 5 个方面进行介绍：问题、治疗措施及其效果、主要信息、定义和其他相关材料，以及有关每个治疗效果证据的更为详细的陈述。《临床证据》所有专题下的所有问题都采取同一个提问格式：某治疗措施对患有某疾病的某类病人在某临床结局上的治疗效果如何。

“治疗措施及其效果”一览表、“主要信息”和“证据的详细陈述”不是相互独立的内容，而是同一内容由简到繁的陈述。“治疗措施及其效果”一览表是对治疗措施按照益害比和此结论可信性的最高度的概括；“主要信息”提供了研究类型、对照组的治疗、病人特征、结局指标等方面的信息，以及对效果定性的结论。“证据的详细陈述”是对“主要信息”部分各项内容的扩展，主要是对治疗的益处和害处的更为详细的定量的描述，还包括作者对证据的评论。

“定义及其他相关材料”包括疾病的定义和诊断、发病率/患病率、病因/危险因素、预后、治疗目的、结局、文献检索方法等方面的内容。这些内容对于理解和利用证据有重要的参考价值。

二、利用《临床证据》中的定性信息进行决策

基于现有最好的证据，《临床证据》按照干预的益害比和该结论的可信程度将治疗措施分为 6 类：肯定有效、很可能有效、益害相当、不太可能有效、很可能无效甚至有害，以及效果不明（详见引言和阅读指南）。这是对于治疗措施效果的最高度概括的定性结论，可以作为决策的简单快速的指引。

“不太可能有效”和“很可能无效甚至有害”的措施占《临床证据》收

录的近 3000 种措施的 9%。这些措施应淘汰或避免使用。

“益害相当”的措施既有明显的益处又有明显的不良反应，占《临床证据》收录的措施的 7%。益害相当并不等于没有临床上的使用价值，其价值取决于病人对益处和害处的关注程度，有些病人可能取其益处而接受其害处，有些可能由于其害处而舍弃其益处。因此，使用这类措施时应尽可能与病人讨论，按照他们的意愿决定是否采取该治疗。

“肯定有效”和“很可能有效”的措施占 37%。有效不一定必须采用，是否采用还取决于经济因素和病人的意愿等。例如，一个无医疗保险的乡村病人可能会因为费用太高而拒绝有效的肝移植，一个高血压病人可能觉得 100 个人治疗 5 年可以预防 4 例卒中或心肌梗死在经济上不划算，因而不愿接受药物治疗。

“效果不明”的措施占 47%。效果不明不等于无效，也不等于有效，是需要更多的高质量的科学研究加以验证的领域。目前，完全限制使用现行“效果不明”的措施似乎不切合实际，但使用时应尽可能慎重，应给予病人明确的交代。另外，即使这些措施有效，其效果多不会十分明显，因此更需要随机对照试验的证明。当发现非随机对照的观察性研究和临床经验的证据时，由于此类证据的科学性和可信性较低，很难作出肯定的结论，对相应的结果和结论应持一定的保留态度。

以上对 6 类措施的意义的解释的前提是：假设随机对照试验的对照组是无治疗或安慰治疗。当对照组的治疗不是无治疗或安慰治疗而是另一种治疗时，益害比将是试验组治疗（A）与对照组治疗（B）比较的相对结果，其临床意义也不同。

因此，在比较 A 和 B 两种治疗时，以上 6 种分类的含义将变成：

- 肯定有效：A 肯定优于 B
- 很可能有效：A 很可能优于 B
- 益害相当：A 和 B 各有优缺点
- 不太可能有效：A 不大可能优于 B
- 很可能无效甚至有害：很可能 A 和 B 相当甚至 A 劣于 B
- 效果不明：A 和 B 孰优孰劣不明

与安慰治疗比较的目的在于验证治疗有效与否，但是临床实践多不是在治与不治之间的选择，而是在不同治疗之间的选择。比较不同治疗的研究在于揭示治疗之间效果大小的相对差别，在于比较不同治疗的优劣，更有助于病人进行选择，其结果也因此更符合临床的实际需要。

治疗的临床结局是决策必须考虑的重要因素，是决策中价值取向所依附的基础，结局指标不明时将很难取舍。因此，当告诉病人治疗有效时，同时还必须指明在什么结局上有效。比如，仅仅说抗高血压药有效对决策的帮助有限，应指明是对降血压有效还是对减少心血管事件有效。

另外，所有的结局指标都包含时间的概念，比如治疗 5 年内发生的心血管事件。时间也是决策应考虑的因素。例如，抗高血压药物可以在 5 年内在每 100 个 70 岁接受治疗的病人中预防 5 例心血管事件，如果这个时间是 50 年，其意义将大不相同。

三、利用《临床证据》中的定量信息更好地进行决策

除上述对治疗措施效果的定性分类外，《临床证据》提供的大部分内容是对治疗效果的定量描述。与定性信息相比，定量信息可以帮助医生和病人作出更准确更精细的决定。否则，将是对科学研究的浪费，《临床证据》的主要内容也失去了其意义。

比如，笼统地说“抗高血压治疗有效”，或者准确地说“抗高血压治疗 5 年可以在 100 个接受治疗的病人中预防 4 例卒中或心肌梗死事件”，对很多人来说治疗与否的决定可能是不一样的。定量信息对于肯定有效、很可能有效和益害相当的三类措施尤其重要。

治疗效果的大小既可用相对效果表达，也可以用绝对效果表达。前者如相对危险度（RR）、比值比（OR）和相对危险减少（RRR），后者如绝对危险减少（ARR）和需治人数（NNT）。《临床证据》多用相对效果指标表达效果的大小。与绝对效果相比，相对效果的最大优点是不同病人群组或治疗环境更趋于一致或相同。但是，相对效果指标有装潢作用，可能使人们对治疗的实际效果有夸大的印象，造成错误的决定。

例如，某治疗骨质疏松的药物可以在老年人中将骨折的机会减少 60%，其效果看起来十分可观。但是，其绝对效果是 4 年治疗可以把骨折率从 2.0% 降低到 0.8%，即每治疗 80 多位病人 4 年内可以预防 1 例骨折，在西方国家这相当于花费 30 万美元预防 1 例骨折，听起来显然不如骨折率绝对降低 60% 那么划算。因此，决策必须考虑治疗措施的绝对效果，需治人数是一项十分明了有用的指标。

需治人数还可以帮助确定哪些病人更可能从治疗中受益。例如，抗高血压药物预防心血管病的相对效果是可以使发生心血管病的危险降低 25%，

而且该相对效果在不同病人中是相似的。对于 40 岁无其他危险因素的高血压女性病人来说，不治疗时未来 5 年发生心血管事件的危险可能低于 4%，如果进行降压治疗，可以将该危险降低 25%，即降低到 3%，那么每治疗 100 个这样的病人最多可以预防 1 例心血管事件。而对于 65 岁左右吸烟有糖尿病和高血脂的男性高血压病人来说，不治疗时未来 5 年发生心血管事件的危险可能大于 20%，如果进行降压治疗，可以将该危险降低 25%，即降低到 15%，那么每治疗 100 个这样的病人最少可以预防 5 例心血管事件。按照相对效果决策，两类病人效果相同，都可以给予治疗；但是，按照绝对效果决策，男性病人应优先给予治疗。

将相对效果转换成绝对效果时需要知道不治疗时病人发生相关结局的概率，即初始（基线）危险。特别需要注意的是，这里的初始危险必须是决策者自己的病人的初始危险，而不是研究中显示的初始危险。“相关结局”系指有关临床试验中估计效果使用的结局。读者可以利用附录 2 中的“新西兰心血管病危险预测图”来估计病人未来 5 年心血管病的发病危险。例如，60 岁男性非糖尿病吸烟患者，当血压为 160/95mmHg、TC/HDL 为 6 时，根据此图，不治疗时的 5 年危险在 25%～30%之间。

关于其他疾病的初始危险，最好参考当地队列研究中类似病人有关事件的发生率。其次，可以参考《临床证据》中有关临床试验中的无治疗或安慰剂对照组相关事件的发生频率，或是“预后”部分未治疗时病人相关结局的发生频率。

疾病的初始危险就是不治疗时相关结局发生的机会，即不治疗时的后果，其本身也是决策需要考虑的重要因素。例如，如果不给予治疗，高血压病人在 5～10 年内发生心血管事件的机会有多大？此危险越高，治疗的必要性就越大。不治疗的危险很高不等于一定要治疗，还取决于治疗效果的大小和费用，如果疗效甚微且费用很高，即使病人危重也可能不会采纳这些治疗。

有了初始危险（AR）和相对危险降低（RRR），就可以估计需治人数（NNT）：NNT＝1/（AR×RRR）。当结局指标为不良结局时（如死亡），RRR＝（1－RR）≈（1－OR）。这里，RR 和 OR 的计算必须以对照组为分母，且初始危险和相对危险降低均需用小数表示。细节请参考“循证医学名词解释”中的表 1 和相关名词解释。估计需治人数的其他方法可参考附录 3。

决策还应参考效果大小的可信区间。可信区间是真实效果可能存在的区间。例如，随机对照试验显示 5 年内的相对危险度为 0.69，95% 可信区间为 0.57～0.83。真实效果不是 0.69，而是有 95% 的概率是 0.57 ～ 0.83 之间任何可能的数值，但效果最小不会小于 0.83，最大不会大于 0.57。

可信区间越窄，信息就越精确，对决策就越有用。就相对危险降低（RRR）而言，如果说 RRR 是 0%～100%（即可能的最宽的可信区间），等于对效果没有任何的界定，因此对决策也没有任何用处。如果说 RRR 在 49%～51%之间（即十分精确的信息），无论真实值是 49%、50% 或是 51%，决定将会是一样的。

当治疗效果没有统计学显著性时（$P<0.05$），不应简单地认为治疗无效。这时其可信区间将会跨越"治疗有益，治疗有害，或治疗没有任何作用"三个区域。但是，由于研究的样本量不够大，因此没有足够的把握度确定是哪种情况。

决策还需考虑不同研究之间的异质性（heterogeneity），即不同研究的结果间存在的明显差异。系统综述和 Meta 分析一般都会提供关于异质性的结果，异质性检验的 $P<0.10$ 时，显示异质性存在，P 值越小则异质性越大。异质性说明在不同病人中或在不同治疗环境下，治疗效果可能存在很大差异。此时决策者自己的病人能否获益以及获益多大，则很难准确判断。相反，当很多不同病人、不同治疗环境的研究显示无异质性时，说明无论病人或治疗环境如何，治疗效果都是一样的，这时决策者将有足够的理由相信自己的病人会获得同样大小的益处。

尤其是当异质性存在时，研究显示的效果可能不适用于所有不同于研究人群的病人。实际病人与研究人群特征的相似程度，经常是用来判断证据可否外推到实际病人的条件。决策者可以利用研究的亚组分析或分层分析的结果，更准确地判断自己的病人可能获得的效果。然而，病人的特征是多方面的，我们往往难以回答哪些是相关的哪些是不相关的，因此依据病人特征判断证据的外推性就成了一件十分困难的事情，在没有亚组或分层分析的结果时，经常只能依靠临床经验进行判断。例如，种族是病人的一个特征，是否西方人群的研究结果都不能用于中国病人呢？显然不是的。

最后还必须考虑实际病人的特征、当地的诊断条件、治疗水平和病人的依从性，判断相应的效果是否可以在当地病人中得到实现。例如，阿司匹林可以用于治疗出血性脑卒中，但是在诊断条件不足以准确地区别出血性和缺血性脑卒中的情况下，可能会错误地给出血性卒中病人使用阿司匹林，总体效果必然会降低，不良反应必然会升高。再如，在国外一流医院具有丰富实践经验的医生中证明益处大于害处的治疗，在我国边远贫穷地区的较低水平的医院里可能会变成害处大于益处，外科手术和其他程序复杂的治疗尤其如此。另外，急性病的给药时间也十分重要，例如在我国现实条件下是否可以在急性心肌梗死发病后很短时间内对病人进行溶栓治疗？如果不能，病人将很难得到研究中显示的效果。

总之，决策者需综合考量证据的方法学质量、研究中病人的特征、治疗方案、对照组的治疗、测量效果的结局指标、结局的观察时间、不治疗的危险、治疗的绝对效果、效果的可信区间、不同研究结果的异质性、治疗的不良反应等方面，对一项治疗措施效果的大小、益害比、结论的可信程度和在实际病人中的适用性作出判断。

《临床证据》提供了临床决策需要的最基本的高质量的定量信息，它们是医学科学实践的重要基础。然而，证据不等于决策。在证据及其适用性的基础上，决策者还必须结合实际病人的特征、当地的诊断条件、治疗水平、病人的依从性、资源的多少，以及病人的价值取向和个人意愿，作出最合理的决定。

以上介绍了如何理解证据并依据证据进行实践的一些基本思想，欲进一步做好循证实践，请参考有关循证医学、循证决策和流行病学的专著[1-4]。

四、《临床证据》的其他用途及未来发展

《临床证据》显示“效果不明”的措施是未来科学研究必须解决的问题，因此可以帮助科研人员和研究基金会确定新的研究项目。研究者还可以利用詹姆斯·林德联盟制作的“治疗作用不明领域数据库”寻找新的重要的研究问题。《临床证据》提供的各个方面的证据同时还是研究者制定研究方案的重要参考信息。

在提供现有最好的研究证据之外，理想的循证实践的信息提供系统必须是基于计算机联网、链接病人信息、提供药物处方信息、提供当地诊断和治疗标准的综合系统。《临床证据》的发展方向就是成为这样的综合信息提供系统的证据资源部分。

截至第 15 版，《临床证据》英文全文纸质版将停止发行。虽然精华版将会继续发行，但网络版无疑是其主要发展方向。英文网络版网站每月更新一次，并增加了临床指南栏目，“主要信息”部分的总结也更实用。因此，在出版中文全文版和精华版之时，中文《临床证据》的网络版也将向用户公

开。请留意北京大学医学出版社(http://www.pumpress.com.cn)以及北京大学循证医学中心(http://pkuebm.bjmu.cn)网站的新闻。

《临床证据》希望不断改善，以最大程度地满足用户的需要。因此，读者的意见和回馈十分重要。读者可以在以下方面为《临床证据》提供建议和作出贡献：申请成为《临床证据》的作者或审稿人、提出改进意见、指出错误和遗漏，以及发表评论等。

参考文献

1. 唐金陵. 循证医学：医学实践的新模式. 中华医学杂志 2005;85:276-278.
2. Muir Gray, 唐金陵（著）. 循证医学：循证医疗卫生决策. 北京：北京大学医学出版社，2004.
3. 詹思延主译. 循证医学实践和教学. 北京：北京大学医学出版社，2004.［英文原著：Straus SE, Richardson WS, Glasziou P, Haynes RB. *Evidence-Based Medicine: How to Practice and Teach EBM (3rd Edition)*. Edinburgh: Churchill Livingstone, 2005.］
4. 李立明主编. 流行病学（第六版）. 北京：人民卫生出版社，2007.

香港中文大学医学院　唐金陵　秦　颖

2007 年 6 月于香港中文大学

引　言

欢迎阅读《BMJ 临床证据》（以下简称《临床证据》）第 16 版精华版。《临床证据》是现有最好的、有关常见临床治疗方法效果的国际性证据资源。《临床证据》旨在总结有关疾病治疗和预防措施效果的现有最好的证据，现有证据缺乏或不确定时也明确指出。为此，我们首先对世界范围内的相关研究进行系统的详尽的文献检索，然后对收集到的研究的科学质量进行严格的评估，最后对于预措施在益处和害处两个方面的最好的证据进行概括和总结，形成可靠的系统综述。《临床证据》的目的是帮助医生进行实践和决策。

循证临床实践

循证医学已经走进它的第二个十年。但是，如何在日常临床实践中实施循证医学，在世界范围内，仍是一个持续讨论的话题。

英国医学杂志 2006 年发表的一篇系统综述[1] 发现，具有以下特征的临床决策支持系统有助于改善实践的质量和效果：

- 在医生的工作流程中自动提供决策支持
- 在总结和评估证据的基础上提供必要的建议
- 在决策的具体地点和时间提供决策支持
- 基于计算机的决策支持系统

结果进一步显示，在 32 个具备以上四个特征的临床决策支持系统中，30 个系统（94%）可以明显地改善临床实践。该综述指明了证据资源在未来发展中的定位。已经证明，《临床证据》可以成功地整合到临床病历系统。如何利用《临床证据》支持各种不同的临床决策支持系统，也在尝试之中。

疗效知识的现状

关于现行治疗措施的效果，《临床证据》能告诉我们多少呢？《临床证据》依据现有最好的证据将治疗措施分为以下 6 类：

- 肯定有效
- 很可能有效

- 益害相当
- 不太可能有效
- 很可能无效甚至有害
- 效果不明

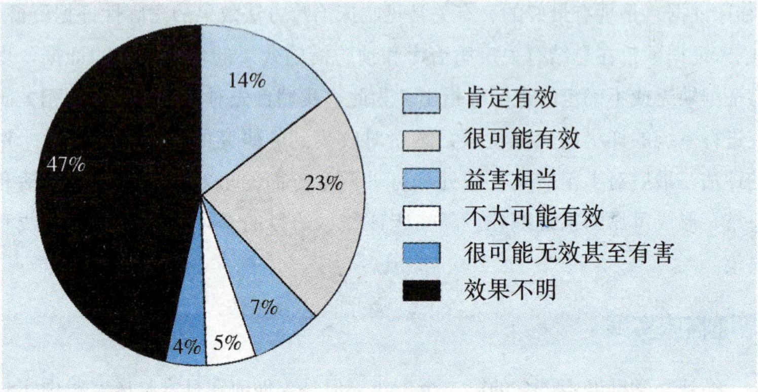

图 1

图 1 总结了目前《临床证据》收录的治疗措施中以上分类的比例。将治疗措施如此分类必然包含一定的主观性，有时甚至可能是有争议的。那么为什么我们还是决定如此分类呢？因为很多读者认为这样的分类是有用的。但是，使用这个分类进行决策时，必须充分认识到：临床决策决非只取决于证据，还必须考虑病人的具体情况及其选择[2]。图 1 中“效果不明”的比例表明了医学研究所面临的任务之巨大。然而，“不明”的领域远甚于此。因为对于有效或可能有害的措施，所谓有效或有害是该措施与某一特定治疗措施进行比较的相对结果，若将它与另一措施比较，其结果可能是不同的。例如，假如证据显示 A 治疗优于安慰剂（即 A 治疗有效），这并不等于说 A 治疗一定优于其他同类治疗，实际上，与其他同类治疗相比，A 治疗的好坏是未知的。

《临床证据》会定期将这些“不明”的领域反馈给英国国家医疗卫生服务（The UK National Health Service）卫生技术评估委员会（Health Technology Assessment Programme，HTA），为该委员会委托和资助科学研究项目提供参考。具体来讲，我们每 6 个月对《临床证据》中“效果不明”的措施进行一次审核，将符合一定条件的措施，通过 http://www.ncchta.org/提交给“卫生技术评估委员会”。

合作伙伴

詹姆斯·林德联盟（James Lind Alliance）

詹姆斯·林德联盟旨在促进病人和医生团体的合作，共同确定重要的效果不明的治疗领域，厘定研究的优先顺序，并保证未来研究计划的制定建立在此基础之上。

它的重要成果之一是全球免费查阅的"治疗作用不明领域数据库"(Database of Uncertanties about the Effectiveness of Treatments，DUET)。该联盟致力于从公众和医务工作者中收集那些尚没有满意的科学证据可以回答的临床问题，例如当前特别感兴趣的精神分裂症、哮喘和癫痫。我们和林德联盟都十分希望听到《临床证据》的读者关于这方面的建议。您可以通过以下任何一种方式联络我们：《临床证据》的常规反馈信箱（CEfeedback@bmjgroup. com)、《临床证据》网站中的"Your Responses"功能，或是直接电邮给 Charles Young 医生（cyoung@bmjgroup. com)。我们会十分高兴地将您的建议转达给詹姆斯·林德联盟。

链接药物处方信息

支持和推动临床中的循证实践一直是我们努力的目标。我们意识到，循证临床实践的主要障碍之一是缺乏一个提供所有临床决策相关信息的整合系统。可以想象，当关于治疗效果的证据和处方信息来自相互独立的不同的信息系统时，使用者的困难是不言而喻的。

《临床证据》是关于治疗效果的现有最好的国际性证据资源，而《英国国家处方指南》(British National Formulary，BNF）是英国医生广泛使用的用于选择和使用药物的处方信息手册。英国医生在使用网络版《临床证据》时，可以直接链接《英国国家处方指南》中的相关内容。我们定期更新这些链接，以反映两个信息资源的更新。对于其他国家和地区，我们也十分有兴趣尝试将《临床证据》的内容与当地的药物处方信息结合起来，探索建立这种链接的可能性。

《临床证据》还向临床医生提供有关药物重要副作用的"药物安全警报"，以及各国临床实践指南的链接，医生可以从这些指南中获得与《临床证据》提供的信息相关的实践信息。

近期发展

"读者回应"

网络版《临床证据》新增了"您的反馈"(Your Responses)功能，为了方便读者，每个章节以及每个治疗措施都设有此项功能。此功能在于鼓励读者阅读和反馈，并提出意见和评论。但是，在公开刊登以前，我们会对每条意见和评论进行审核和筛选，并不是每条建议和评论都会刊登。本项服务类似于英国医学杂志的网上"快速回应"(Rapid Responses)，并采用同样的审稿和发表的程序和原则。

欲提交评论和意见，请在每个专题的菜单栏点击"Your Responses"，然后按照指示进行即可。自本服务开启以来，我们已经收到一些十分宝贵的建议，如关于《临床证据》尚未涵盖的研究问题，以及将证据用于实践的技巧。我们希望随着参与人数的增加，"您的反馈"一栏成为一项宝贵的被充分利用的服务。

用户小组和教育培训

我们已经建立了很好的《临床证据》国际咨询委员会，并开启了《临床证据》的姊妹产品《最好的治疗》(*Best Treatments*)。该咨询委员会就像一个参议小组，其任务是帮我们更好地确定产品的发展方向，收集能使我们更好地满足用户需要的建议，以及扩大参与产品开发人员的技能和专长范围。我们还建立了许多用户小组，包括护士小组、全科医生小组、年轻医生小组以及病人小组。这些小组使得我们能够测试产品的市场需求和新的想法。另外，我们也在向英国医生提供一系列循证医学培训。所有这些努力都是希望通过不断地与病人、医生和读者沟通，通过积极地与他们讨论和征求意见，来保证我们的产品能够真正地满足医生和病人的需要。

对证据进行释义

编纂《临床证据》的初衷是忠实地报告有关临床问题的研究证据，并指出证据缺乏的领域，但对证据不作任何评论。然而，很多医生读者认为有必要对证据进行适当的解释。因此，我们已经修订了《临床证据》的编纂策略，对证据进行适当的和必要的释义，提高读者对证据的理解。

其实，我们已经开始鼓励作者对证据的临床意义作适当的解释。在网络版(www.clinicalevidence.bmj.com)里，许多主题下面已经包含了作者的评论，收录在"评论"(Comments)部分的"临床指南"(Clinical Guide)标题之下。我们目前正在修改作者指南，希望引导作者把这部分内容做得更好。

为了促进这项工作的开展，《临床证据》第16版仍然保留了美国北卡罗来纳大学助理教授 Stacey Sheridan 的文章，该文以心血管病的初级预防策略为例，展示了证据的临床意义，以及如何利用同一证据进行不同的实践。此文的详细内容，以及相关的心血管病危险评估方法，请见附录1和附录2。

增添有关诊断的证据

我们已经开始尝试在《临床证据》里增加有关诊断的研究证据。很多专家协助了此项工作，其中包括 Paul Dieppe、Tonya Fancher 和 Richard Kravitz。与此同时，考科蓝协作组织（The Cochrane Collaboration）正在计划建立诊断研究方法与诊断的系统综述文献库，这项计划将会十分有助于《临床证据》总结诊断证据的工作。

目前，本书把诊断的内容放在临床问题的背景材料部分，我们希望使这部分内容能够尽可能地帮助医生和病人。因此，我们由衷地希望读者提出改进意见，以增加它的使用价值。我们尤其希望知道您在以下几个方面的意见：哪些专业术语最合适？如何编排相关内容？是从临床主诉、症状和鉴别诊断的角度进行总结较好，还是从诊断试验的角度进行总结较好？

国际发行

《临床证据》已译成七种语言，全世界发行总量逾百万册（这些统计尚不包括中国）。在美国，联合健康基金会（The United Health Foundation）为美国50万医生订购了本书精华版。英国国家医疗卫生服务总局（The UK National Health Services）为苏格兰和威尔士的66万临床工作者购买了本书网络版的使用权。另外，英国医学杂志出版集团为4万英格兰临床医生提供本书精华版，英国医学会（BMA）也每年向1万多名英国医学生免费提供本书精华版。挪威和新西兰政府向所有国民提供本书的网络版。意大利政府与意大利考科蓝中心使30万意大利医生人手拥有一册意大利文的精华版《临床证据》[3]。

除意大利语外，《临床证据》还出版发行其他非英语版本。与西班牙考科蓝中心和 Legis 合作出版的西班牙语版本现在同时有精华版和网络版[4]。日文全版本、俄文七个专业全文合订版，以及德文、匈牙利文和葡萄牙文精华版也已经出版发行[5-8]。作为世界卫生组织和英国医学杂志出版集团牵头的“互联网取阅卫生研究项目”（Health InterNetwork Access to Research Initiative，HINARI）的一个部分，目前本书网络版仍然对发展中国家免费开放。《临床证据》网站（www.clinicalevidence.bmj.com）列有可以免费使用的国家的名单。

反馈意见

您可以通过我们的网站对《临床证据》提出您的反馈，我们欢迎任何建议和意见。联系方式有三种：电子邮箱 CEfeedback@bmjgroup.com；点击网页上的"Contact Us"链接；或者直接通过电话+44（0）20 7383 6257 联系《临床证据》的编辑 Charles Young。我们尤其感兴趣的是：是什么样的临床问题促使您使用了本书？以及本书在多大程度上回答了您的问题？如果您对《临床证据》的内容有任何评论，或是发现我们漏掉了重要的证据，或是建议新的内容和问题，请一定与我们联系。

如果您希望成为《临床证据》的作者或审稿人，请将您的简历通过电子邮件发送给 mpatten@bmjgroup.com。

参考文献

1. Kawamoto K, Houlihan CA, Balas EA, et al. Improving clinical practice using clinical decision support systems: a systematic review of trials to identify features critical to success. BMJ, doi:10.1136/bmj.38398.500764.8F (published 14 March 2005); accessed 22 March 2006.
2. 'User's Guides to the Medical Literature', The Evidence-Based Medicine Working Group. Edited by Guyatt G, Rennie D, AMA Press 2002.
3. Clinical Evidence Conciso: *La fonte delle migliori prove de efficacia per la pratica clinica*. Milan, Italy: Centro Cochrane Italiano/Editore Italiano/Editore Zadig, 2003.
4. *Evidencia Clinica*. Barcelona, Spain/Bogota, Colombia: Asociacón Colaboración Cochrane Iberoamerican/Legis, 2004.
5. *Dokazatel'naya meditsina*. Moscow, Russia: Media Sphera Publishing Group, 2003.
6. Kompendium evidenzbasierte Medizin. Bern, Switzerland Verlag Hans Huber, 2004.
7. *Clinical Evidence Concise*. Budapest, Hungary: Medition Kiadó Kft, 2005.
8. *Evidência Clinica-Conciso*. Porto Alegre, Brazil: Artmed Editora SA, 2005.

简　介

编纂《临床证据》的想法来自 1995 年的一个电话。英国医疗卫生服务行政总部的汤姆·曼（Tom Mann）及其同事打电话给英国医学杂志出版集团，问我们是否可以编纂一本像《英国国家处方指南》那样的“证据汇编”。他们说医生在知识更新和循证实践上面临着不断增加的压力，但是很少人有时间和技能做到这一点。因此设想编纂一本简明的、定期更新的、关于治疗措施的、现有最好的研究证据的总汇。他们认为国家医疗卫生服务总局不可能自己去做这件事。汤姆·曼说：“如果有人能这么做，那就太好了。”很快，英国医学杂志组织了一个工作小组，开始尝试编纂最初叫做《临床疗效指南》（*Clinical Effectiveness Directory*）的《临床证据》。

此后，又发生了很多的变化。我们建立了与美国医师学会－美国内科医师协会（The American College of Physicians-American Society of Internal Medicine）的协作关系，组建了国际顾问委员会，成立了医生专门小组，咨询了病人群体，又从作者的早期文稿中吸取了大量的好主意。由始至终，我们都贯彻了一个原则，即斯劳森（Slawson）法则[1]：任何信息的有用性等于它的相关性与真实性之积除以检索和读取该信息需要的工作量。为了使《临床证据》充分发挥其作用，我们的目标是，只汇集高度临床相关的高质量的证据，并以最省时省力的查阅方式呈现给读者。我们还坚持公开和透明的原则，因为读者需要知道证据是从哪里来的，又是怎么概括和总结的。

独一无二的证据资源

《临床证据》是为数不多的专门为医生编纂的大型证据资源之一，以下几个特征使其不同于目前其他几个主要证据资源：

◆《临床证据》的内容由临床问题决定，围绕临床问题编排，而不是简单的现有证据的总结。换句话说，我们从确立重要的临床问题开始，然后检索和总结现有最好的相关的证据，以回答提出的问题，而不是发现有什么证据就总结什么。

◆ 当相关证据缺乏时，《临床证据》会明确指出来，但其本身不能弥补证据的不足。杰里·奥谢罗夫（Jerry Osheroff）是研究医生信息需求方面的专家，用他的话说就是：《临床证据》不但呈现了月球光亮的一面，也指出了其暗淡的一面[2]。我们认为有必要帮助医生区分他们知识的盲区是由于高质量科学研究的缺乏，还是由于他们对现有研究证据缺乏了解。

◆《临床证据》对每个临床问题每12个月进行一次全面的文献检索，以保证及时的更新。《临床证据》纸质版涵盖每个疾病的所有最新内容，且每6个月更新一次，网络版则每月更新或添加内容一次。

与其他主要证据资源的区别

很多人会问我们，《临床证据》与另两个高质量的证据资源有何不同？另两个证据资源指考科蓝图书馆（The Cochrane Library）和介绍最新研究证据的杂志，后者如美国内科医师学会杂志俱乐部（ACP Journal Club）、循证医学杂志（Evidence-Based Medicine）、循证精神健康杂志（Evidence-Based Mental Health），以及循证护理杂志（Evidence-Based Nursing）。考科蓝图书馆是一个以考科蓝协作组织（The Cochrane Collaboration）制作的关于临床试验的高质量的系统综述为主的数据库（http://www.cochrane.org）。《临床证据》与考科蓝协作组织的工作既互补又有不同，《临床证据》可以看作是考科蓝图书馆简明的、通俗易懂的、便于使用的、直接面对用户的终端形式。而且考科蓝图书馆只是《临床证据》采集的原始证据来源之一，大量《临床证据》的内容来自其他途径，可以说《临床证据》是各种研究证据资源经过高度提炼后的总汇。《临床证据》的很多顾问和作者同时也是考科蓝协作组织的积极成员，我们也正在与考科蓝协作组织探索如何进一步加深彼此在证据检索、总结和使用方面的联系。

《临床证据》与介绍最新研究证据的循证医学杂志也是既互补又有不同。这些循证医学杂志定期从世界医学杂志中遴选出最新的、质量最高的、临床最相关的研究，然后进行总结和评述，制作成文摘式的证据概述出版发表。目前循证医学杂志已有很多种，它们形成了一个高质量单个研究概述的重要来源。《临床证据》则不同，它从临床问题开始，而不是从杂志开始。对一些问题，《临床证据》提供了一定的答案；当高质量证据缺乏时，《临床证据》就明确地指出来。

一个不断改进的产品

《临床证据》在不断发展。一开始我们就认识到这是一个庞大的工程，做得越多，我们越觉得它的庞大。尽管我们努力保证文献检索的全面性，保证研究质量评估的客观性（详见“编纂方法”），我们可能还是在所难免地漏掉了个别重要的研究。为了提高对证据陈述的客观性，我们会说“我们没有发现相关的系统综述”，而避免说“不存在相关的系统综述。”为了保证方法学的明晰和可靠，我们要求每个部分的作者对其采用的方法做简明的陈述，包括文献检索的细节和总结原始研究结果的方法。

《临床证据》目前是一套以不同形式和不同语言发行的针对不同读者的出版物的总称。我们预期，随着医生和病人需要的变化，《临床证据》将继续演变和改进。

参考文献

1. Slawson DC, Shaughnessy AF, Bennett JH. Becoming a medical information master: feeling good about not knowing everything. *J Fam Pract* 1994;38:505-513.
2. Ely JW, Osheroff JA, Ebell MJ, et al. Analysis of questions asked by family doctors regarding patient care. *BMJ* 1999;319:358-361.

阅读指南

高度概括的证据

《临床证据》精华版汇集了最新网络版（www. clinicalevidence. bmj. com）中的所有章节的概要信息。它总结了关于数千种治疗和预防措施作用的原始研究结果，浓缩成这本1000多页的手册。对于每种干预措施，我们都对其是否有效进行了判定和分类。这些概要信息背后的完整的证据细节，包括临床问题、图表和附录，以及定量信息和参考文献都可以在全版本和网络版（www. clinicalevidence. bmj. com）里找到，网络版还包括最近更新的内容。

总结和提炼信息时不得不舍弃一些证据的细节，所以精华版的读者必须充分认识到高度概括的证据的局限性。从证据中概括出既有用、又适用于所有病人和临床情况的一般性的规律几乎是不可能的。例如，当我们说找到了某药物有效的证据，这个陈述的意思是，有证据表明，至少在一组人群中，针对在某特定时间点测量的至少一种结局，该药物的益处大于害处。但这不等于说该药物对所有使用者都有效，或是可以改善其他的结局，或是治疗后所有不同时间内对该结局都有改善。

对治疗作用的定性描述

如何使对治疗作用的概括性陈述既有用又不会导致误解是一个难题。我们试验了各种陈述方式：完全不提供数字信息、只提供NNT、只提供绝对和相对危险度，或者只提供比值比。每种效果指标都既有优点也有缺点，但是不是所有研究都提供以上所有指标。当缺乏对疗效估计的精度、可靠性和适用性的信息及其意义的讨论时，疗效的定量信息反而会误导读者。鉴于精华版的定位，我们在《临床证据》精华版里只提供了疗效的定性信息，把详细的定量的信息放在了网络版和全版本里，并对它们的意义进行了一定的讨论。为了更好地做好实践和决策，读者可能需要从全文版或网络版里获得详细的定量的信息。我们欢迎读者就此问题提出改进建议。

追踪证据的详细信息

《临床证据》精华版的定位主要是作为确定有哪些治疗可以选择时的快速参考。如果想要详细了解有关的证据，读者须进一步查询《临床证据》全版本或网络版（www. clinicalevidence. bmj. com）。网络版还提供了到

PubMed或其他在线杂志中的原始研究摘要的链接。这样，《临床证据》同时还具备证据“航标”的作用，临床医生可以通过它迅速找到更多的更详尽的原始研究证据。

精华版与网络版和全文版的关系

精华版基本上收录了全版本里“治疗措施及其效果”和“主要信息”两个栏目的内容，即网络版中每个疾病或专题的“Interventions”（治疗措施）、“Key points”（证据要点）和“About this condition”（该疾病有关信息）三个栏目的内容。“治疗措施”列出了与该疾病有关的干预措施以及它们效果的分类；“证据要点”是对有关证据的总结；“该疾病有关信息”收录了该疾病的背景信息，如定义、发病率/患病率、预后和转归、治疗目的和文献检索方法。在网络版上，“治疗措施”和“证据要点”中都可以链接有关证据的全部信息，包括临床问题、概述、益处、害处、评论和参考文献。欢迎您就网页的结构和内容的组织提出宝贵意见。

治疗作用的分类

《临床证据》采取的治疗作用分类方法是在考科蓝协作最早的使用最广的指南（即妇产科有效干预指南[1]）的基础上制订的。每个类别的含义见下表。

《临床证据》中治疗作用的分类

肯定有效	这是一类随机对照试验或其他最佳证据明确显示其有益效果的措施，与其益处相比，其害处甚小
很可能有效	这是一类有效的措施，但其证据又不像“肯定有效”的措施那样肯定
益害相当	这是一类既有有益作用又有有害作用的措施，医生和病人需要根据具体情况和需要权衡利弊谨慎使用
效果不明	这是一类无足够数据或缺乏高质量证据证明其效果的措施
不太可能有效	这是一类不太可能有效的措施，但其证据又不像“很可能无效甚至有害”的措施那样肯定
很可能无效甚至有害	这是一类证据明确显示没有有益作用或仅仅有害的措施

将治疗措施如此分类有时是困难的。首先，这个分类必须综合考虑三个不同的因素，即益处（或害处）的大小、证据的强度（例如是随机对照试验还是观察性研究），以及结果的确定性（由可信区间表达），每个因素都有自己的高低之分。其次，临床决策需要的是比较不同治疗效果大小的证据，而不是仅仅看一个治疗是否优于安慰剂或无治疗。为了更好地协助临床使用，必要时我们尽可能表明参照的治疗措施是什么。第三，一些措施可能只是在一小部分病人的测试中显示有效，例如，可能发生某结局的高危人群。如果是这样，我们也会明确说明，希望用于其他人群时引起注意。也许，最困难的是保持所有疾病在此问题上的一致性。我们会继续改进治疗措施分类的标准。另外，由于伦理的原因或是现实中不可行，随机对照试验可能不适用于评估某些治疗措施的效果，对于这些措施，我们也将它们归入以上的分类，并加星号以示不同。

阴性结果的表述

如何恰当地报告阴性结果出人意料地困难。说没有高质量证据证明一项治疗措施有效，显然不等于说该治疗无效。为了澄清这一点，我们可能已经过于谨慎了。例如，在可能出现疑问时，我们不会直接说“该综述没有发现差异”，而是说“该综述没有发现存在差异的证据”。我们认识到，如果想要清楚地表述阴性结果，需要更好地处理系统综述和临床试验检出组间统计学显著性差异的能力（即把握度）的问题，还需要界定各治疗措施在各重要结局上有临床实践意义的组间差异是多少。至少，我们希望本书的陈述已经明确地区分了“没有益处”和“没有证据显示其益处”。

临床结局

《临床证据》专注于病人关心的结局，即那些病人可以感受到的结局，如症状的严重程度、生存时间、残疾、可行走的距离，以及活产出生率。替代结局是次要的，如血脂、血压和排卵率。每一个疾病都包括一组病人关注的主要结局，必要时我们会具体描述结局的测量方式。在结局上多大的改变才算临床有用的改变，是个十分重要的问题，但是我们目前决定暂时跳过此问题。不过，在如何界定临床有意义的最小效果的问题上，我们欢迎读者的建议。

强调作用而不是效果

《临床证据》的主要目的之一是突出不同治疗的优缺点的对比。因此，我们有意避开使用疗效一词，而是用干预的作用一词，作用包括正反两个方面，即有益作用和有害作用。对每一个问题和治疗措施，我们都会分别报告它们的益处和害处两个方面。

治疗的害处

与益处相比，总结关于害处（harms）的高质量的信息常常更加困难[2]。大多数临床试验的设计在于探究干预的好处。很多试验不是对害处没有报告，就是报告的方式很难理解和诠释。当药物获准上市的时候，往往只有几千人在临床上用过，因此，缺乏早期可寻的证据不等于上市几年后不会发现严重不良反应的证据。

《临床证据》深知关于害处的证据的质量往往低于关于益处的证据的质量。为了避免由此产生的偏倚，在收录害处的证据时，《临床证据》特别降低了此类证据的入选质量标准。大部分关于害处的证据来自观察性研究，其质量高至队列研究，低至病例报告。我们收录了这些非试验性的研究，是因为我们认为害处十分严重，而且很有可能该害处是该治疗引起的。

兼顾国际需要

在收录的问题方面，《临床证据》兼顾了不同国家和地区的需要。这意味着要包括只在一些地区准许使用的药物，也包括一些已经被取代了的旧的治疗，比如已被多药合用的鸡尾酒疗法取代的单一药物治疗 HIV 感染。

参考文献

关于《临床证据》精华版的参考文献，请参见全版本和网络版。本书中只列出了定义、发病率/患病率、病因/危险因素和预后部分引用的参考文献。在网络版中，所有引用的参考文献都在文中以超级链接的形式标注，同时在参考文献栏目中尽可能地提供了到 PubMed 或其他在线杂志中的原始研究摘要的链接。

专业词汇

《临床证据》精华版会出现一些专业词汇。网络版和全版本有这些词汇的更为详尽的解释，阅读网络版时可以直接链接到相应的名词解释。

表格和图形

精华版中的“F”和“T”分别表示可以在网络版和全版本中看到的图形和表格。

反馈

未来几年里，《临床证据》精华版的设计还会不断改善。我们将会开展一些自我评估的研究，以研究我们提供的证据信息与临床问题的相关性、本书的易用性，并检查读者从证据信息里得到的结论是否与我们的初衷一致。如果您有任何相关评论、建议或发现了任何错误，请通过电邮 CEfeedback@bmjgroup.com 告诉我们。

如果您想了解更多有关我们的任何产品或编纂过程的信息，请浏览我们的网站 www.clinicalevidence.bmj.com。

参考文献

1. Enkin M, Keirse M, Renfrew M, et al. *A Guide to Effective Care in Pregnancy and Childbirth*. Oxford: Oxford University Press, 1998.
2. Derry S, Loke YK, Aronson JK. Incomplete evidence: the inadequacy of databases in tracing published adverse drug reactions in clinical trials. BMC Medical Research Methodology 2001; 1: 7. http://www. biomedcentral. com/1471-2288/1/7 (last accessed 13 October 2003).
3. Sweetman SC (Ed). *Martindale: The Complete Drug Referrence*. 33rd ed. London: Pharmaceutical Press, 2002. http://www. pharmpress. com (last accessed 13 October 2003) or contact http://www. martindale@rpsgb. org. uk.
4. Smith R. Beyond conflict of interest. *BMJ* 1998;317:219 292.

编纂方法

《临床证据》采取了一系列严格的程序和措施，以保证其内容的可靠性和临床相关性。

疾病的选择

《临床证据》旨在覆盖初级卫生保健与医院服务中常见的重要的临床疾患。为了确定纳入哪些疾患，我们研究了很多国家的全国看病登记、患病率，以及死亡率的资料，并参考了很多国家优先提供的医疗卫生服务项目，如英国国家医疗服务框架（the UK National Service Frameworks）和美国医学研究所（the US Institute of Medicine）制定的相关策略，我们也咨询了很多全科医生和病人群体。《临床证据》网站（http://www.clinicalevidence.bmj.com）列有计划未来收入《临床证据》的疾病的清单。同时，我们欢迎读者给我们新的建议。

问题的选择

《临床证据》提出和回答的问题关注的是有关预防和治疗措施的益处和害处，而且以病人关心的结局为重点。问题的选择由《临床证据》相关领域的顾问和作者，根据临床实践的相关性，与相关的医生和病人群体一起确定。每一版新的《临床证据》不仅更新了旧的内容，也包括新收录的问题。我们恳请读者为我们建议新的临床问题，您可以用本书最后或《临床证据》网站上的"Your Responses"，您也可以直接写信与我们联系。

文献的检索与评估

针对每一个问题，我们会检索考科蓝图书馆（The Cochrane Library）、MEDLINE、EMBASE，以及其他相关的文献库，以寻找相关的随机对照试验的高质量的系统综述，以及发表的相关的系统综述文献检索日期以后发表的高质量的随机对照试验。如果没有发现高质量的系统综述，我们会将随机对照试验的检索一直追溯到1966年。每个疾病的方法学部分都会注明我们的文献检索日期。在检索到的文献中，我们的信息专业人员会按照类似Sackett[1]和Jadad[2,3]提出的经过验证的质量标准，对每一个文摘进行评估和筛选，《临床证据》只对其中很小一部分研究进行总结。如果我们发现了两个或者两个以上的系统综述或临床试验时，我们会选择和总结那个质量最高的临床最相关的研究。当没有发现高质量的系统综述和临床试验时，我们会收入和总结质量较低的研究，并指出它们的局限性。《临床证据》的作者必须具备相关临床专业和流行病学两个领域的专长，由他们对入选的研究进行总结和评述，如果有充分的理由，他们也可以剔除或增加收录的研究。

《临床证据》网站（http://www.clinicalevidence.com）登有我们的文献检索策略，以及评估研究质量的标准。

总结证据、同行审核与文字编辑

对每个问题的证据的总结，均由编辑部以外的作者完成。经两个或两个以上的外部临床专家进行同行审核后，再由临床医生和流行病学家等专家组成的编辑委员会进行审核。最后由受过临床和流行病学双重训练的编辑进行大量的文字编辑，并与原始文献进行核对，检查数据的准确性。Bazian有限公司负责部分内容的编辑工作，也提供了其他内容和支持。

读者反馈与错误更正

尽管我们进行了大量的同行审核和编辑质量检查，由于《临床证据》所含内容之多，里面难免还会存在错误和矛盾之处。如果发现任何错误之处，您可以填写本书最后的意见反馈表，送给我们，您也可以用电子邮件（CEfeedback@bmjgroup.com）或《临床证据》网站（http://www.clinicalevidence.bmj.com）“Contact Us”与我们联系。

在《临床证据》网络版上（http://www.clinicalevidence.bmj.com），我们会立即纠正比较大的错误，其他错误则常规地每月修订一次。这些错误都会在下一期纸质版的《临床证据》中得到更正。

如果您经常使用《临床证据》指导您的临床实践，我们建议您（定期）访问我们的网站，以获得及时的更新。

参考文献

1. Sackett DL, Haynes RB, Guyatt GH, et al. *Clinical Epidemiology: A Basic Science for Clinical Medicine*. 2nd ed. Boston: Little Brown, 1991.
2. Jadad A. Assessing the quality of RCTs: Why, what, how and by whom? In: Jadad

A, ed. *Randomised Controlled Trials*. London: BMJ Books, 1998:45-60.

3. Jadad AR, Moore RA, Carroll D, et al. Assessing the quality of reports of randomized clinical trials: is blinding necessary? *Control Clin Trials* 1996;17:1-12.

循证医学名词解释

安慰剂 Placebo

安慰剂是一种临床试验中给予对照组的没有特异治疗作用的物质，理想的安慰剂必须与试验组的药物在外观、气味、感觉上完全一样。当治疗为非药物性治疗（如针灸）时，相应的安慰治疗通常被叫做假仿治疗（sham treatment，见“假仿治疗”）。在临床试验中设置安慰治疗对照，可以使盲法得以实现，并排除治疗的安慰作用。

把握度 Power

在临床试验中，把握度是指一个试验能够发现或检出确实存在的临床上重要的组间差异（即治疗作用）的概率。当样本量越大、或者结局事件越多、或者结局测量方法的精确性越好时，研究的把握度就越大。适当的把握度就是研究有足够高的机会发现真实存在的作用。

比值 Odds

比值是一种表达事件发生几率大小的方式。具体地讲，它是一个事件发生的概率（P）和该事件不发生的概率（1－P）的比值，即 Odds＝P/（1－P）。（参见表 1）

比值比 Odds ratio (OR)

比值比是一个测量治疗效果的相对指标。在临床试验中，比值比是试验组的比值与对照组比值之比（参见“比值”）。比值比越接近于 1，说明试验组和对照组治疗作用的差异越小。如果比值比大于 1，则说明治疗组的作用大于对照组，反之亦然。注意，这里的作用可能是有害作用（如死亡和伤残），也可能是有益作用（如痊愈和生存）。另外，当事件发生频率很低时，比值比在数值上几乎等于相对危险度。但随着事件发生率的增加，比值比与相对危险度在数值上的差别也随之增大。（参见表 1）

比值降低 Odds reduction

比值降低是一个衡量事件发生频率下降的相对指标，常用百分数表示，近似于相对危险减少（RRR）的概念。它与比值比互补，等于 1 - OR。当事件发生频率较低时，比值降低与相对危险减少十分接近。（参见表 1 和“相对危险减少”）

表1 结局为二分变量的临床试验的效果估计举例

	试验组	对照组
新发结局事件（如死亡）的人数	a	c
未发生结局事件的人数	b	d
研究对象总人数	$N_1=a+b$	$N_0=c+d$
危险（结局的发生频率）	$P_1=a/N_1$	$P_0=c/N_0$
比值（结局发生的比值）	$Odds=a/b$	$Odds=c/d$
治疗效果的估计	绝对效果 ● 率差（Risk Difference，RD）$=P_1-P_0$ ● 大于0的RD称为绝对危险增加（ARI） ● 小于0的RD称为绝对危险减少（ARR） ● 需治人数（NNT）$=1/(P_1-P_0)=1/RD$ 相对效果 ● 相对危险度（RR）$=P_1/P_0$ ● 比值比（OR）$=ad/bc=[P_1/(1-P_1)]/[P_0/(1-P_0)]$ ● 相对差异 $=RD/P_0=(P_1-P_0)/P_0$ ● 大于0的相对差异称为相对危险增加（RRI） ● 小于0的相对差异称为相对危险减少（RRR）$=1-RR$ ● 比值下降 $=1-OR$	

标化均数差 Standardised mean difference (SMD)

当研究结局为连续变量时，标化均数差可以用来表达治疗作用的大小，它等于两组间均数之差除以其标准差。由于“标化”消除了测量单位的区别，因此标化均数差可以用于合并或比较同一连续变量的不同测量结果（如不同方法测量的疼痛的结果）或不同连续变量的测量结果（如血压和血脂）。该指标为比值，故没有单位。

病例对照研究 Case control study

病例对照研究是一种非试验性研究，它以现患有某种特定疾病的病人

（或已经发生某种特定临床结局的人）作为病例，以没有患该病的人（或没有发生某种特定临床结局的人）作为对照，比较病例和对照组过去的可疑危险因素（如吸烟和用药史）暴露史的差别。病例对照特别适用于探索罕见疾病或罕见不良反应的原因，如罕见的癌症。该研究的特点是省时省钱省力，但很容易发生偏倚。

病例系列分析 Case series

病例系列分析是指对一组患有某种疾病的人群进行的分析，以寻找某种规律或特征。例如，分析一组接受某种治疗的病人，看他们的转归如何。病例系列分析的主要特点之一是没有平行的对照组。

队列研究 Cohort study

队列研究是一种观察性研究，它将一个人群（即队列）按暴露于某可疑危险因素的情况分为不同的暴露组，如暴露组与非暴露组，然后追踪观察某特定结局的发生频率，比较不同暴露组之间的差异。常用于探索某暴露（如吸烟）是否为某特定结局（如肺癌）的病因，或研究某药物是否会引起不太常见的严重不良反应。队列研究又可细分为前瞻性队列研究（prospective cohort study，即从现在向未来追踪随访的队列研究）与回顾性队列研究（retrospective cohort study，即从过去某时间开始追踪随访的队列研究）。前者的结果比后者更可靠。

对照 Controls

在对照试验里，对照指被分配到对照组的研究对象，他们接受的治疗可能是安慰剂治疗、无治疗或常规治疗。

发表偏倚 Publication bias

发表偏倚是一种由于选择性地发表（或不发表）具有某种结果的研究而引起的偏倚。一般来讲，具有统计学显著性结果的研究比无显著性结果的研究更容易得到发表，阳性结果比阴性结果更容易得到发表，由此产生的后果是，在总结发表的文献时，会得出治疗比真实效果更大的错误的结论。

发病率 Incidence

发病率是指在一定的时间区间内一定人群中新发病例的频率。

非系统性综述 Non-systematic review

在《临床证据》里，非系统性综述是指所有未进行全面文献检索的、只回顾了部分相关研究的、或是没有明确描述其文献检索和研究质量评估方法的综述或Meta分析。（参见“系统综述”和“Meta分析”）

分组隐匿 Allocation concealment

分组隐匿是临床试验中使用的一种预防选择偏倚的随机分组方法。在随机分组以前，通过隐匿措施，不让病人和医生知道分组的顺序，即不知道由随机数字决定的下一个病人的组别。分组隐匿避免了研究者有意识和无意识地决定或影响研究对象的评估、纳入和分组，确保随机分组获得组间可比性。

固定效应 Fixed effects

固定效应模型（the fixed effects model）是Meta分析中合并研究结果时使用的一种统计模型。固定效应模型假设所有研究的真实结果只有一个，即是一个“固定”的值，研究之间结果的差异完全是由于随机抽样误差造成的，而且研究的实际结果会围绕这个“固定”的真实值变化。当然，这个假设可能是不合理的。（参见“随机效应”）

害一需治人数 Number needed to harm (NNH)

害一需治人数是一个测量治疗害处大小的指标。它的含义是：在一定时间内，在特定人群中，用某干预进行治疗时，出现一例不良反应事件需要治疗的平均人数。害一需治人数的计算方法之一是：NNH＝1/ARI。ARI为绝对危险增加。在《临床证据》中，NNH一般只保留整数部分。小数部分，无论大小都不进位，以略微低估NNH。（参见表1）

横断面研究 Cross sectional study

横断面研究是一种在特定时间点对一个人群的危险因素、疾病或两者兼之的调查，可以用来获得人群的患病率。

患病率 Prevalence

患病率是一个人群中在某特定时间点（或很短的时间区间内）患有某种疾病或具有某种检查结果的人的比例。

回归分析 Regression analysis

在分析含有自变量（如疾病）和因变量（如病因或危险因素）的数据时，回归分析可以用来寻找或建立以自变量来描述或预测因变量的最佳的数学模型，也用来控制混杂作用。不同的回归模型适合于不同的分析需要，流行病学资料分析中常用的回归模型有线性回归（linear regression）、logistic回归，以及比例风险回归（proportional hazard regression）。

基线危险 Baseline risk (BR)

基线危险指未采用治疗时某结局事件发生的危险。在临床试验里，通常指安慰剂对照组或无治疗对照组的结局事件的危险。

即时危险比 Hazard ratio (HR)

即时危险（Hazard）就是在一个很短时间区间内的发病或死亡危险，即时危险比就是两组人群即时危险的比例。即时危险比的解释基本上类似相对危险度（RR），即时死亡危险比为 0.5 时，病人的死亡危险是其参照病人的一半。但是，在发病危险随时间变化时，或发病或死亡率很高时，即时危险比优于相对危险度。其计算需要结局事件发生的具体时间，是分析生存时间这样的结局变量的常用指标。

疾病频率（患病率/发病率）Morbidity

疾病频率指测量疾病频率的指标，既可以指患病率（prevalence），也可以指发病率（incidence），但不包括死亡率。（参见“患病率”和“发病率”）。（注：《临床证据》中文版中，已经根据具体情况译成了患病率或发病率。）

加权均数差 Weighted mean difference (WMD)

在合并连续变量的 Meta 分析中，加权均数差是不同研究的组间均数差的加权平均结果。当结局为连续变量时，临床试验常用试验组和对照组的均数之差（组间均数差）来测量治疗的作用。进行 Meta 分析时，根据不同研究的样本量和精确度，给予不同研究不同的权重，如此得出的平均值就叫加权均数差。加权均数差是一个绝对指标，其单位是原始结局的单位。

假仿治疗 Sham treatment

假仿治疗是一种临床试验中给予对照组的没有特异治疗作用的措施。理想的假仿治疗须与试验组的治疗在外观和感觉上完全一样。比如假仿针灸和无治疗作用的超声波。（参见“安慰剂”）

假阳性 False positive

假阳性是指诊断的金标准确定无病但检查结果为阳性的人。

假阴性 False negative

假阴性是指诊断的金标准确定患有疾病但检查结果为阴性的人。

绝对危险减少 Absolute risk reduction (ARR)

率差（又称归因危险度）是测量治疗作用和病因作用大小的绝对指标之

一，等于治疗组的危险（P_1）减去对照组的危险（P_0）。绝对危险减少是率差的一种，用于试验组危险低于对照组的情况。(参见表 1)

绝对危险增加 Absolute risk increase（ARI）

率差（又称归因危险度）是测量治疗作用和病因作用大小的绝对指标之一，等于治疗组的危险（P_1）减去对照组的危险（P_0）。绝对危险增加是率差的一种，用于试验组危险高于对照组的情况。(参见表 1)

开放试验 Open label trial

开放试验是指对治疗分组情况没有采取任何盲法的临床试验，即病人、医生和资料收集人员知道每个病人的治疗安排。

可信区间 Confidence interval（CI）

可信区间可以看作是真实值可能存在的区间。95% 可信区间的含义就是：真实的结果有 95% 的可能性存在于这个可信区间之内。准确地讲，假设在样本量、研究设计和研究总体均完全相同的条件下，重复某个研究很多次，其中任何一个研究的 95% 可信区间（又称可信限）将会包括 95% 的这些研究的结果。这近乎于（但不完全等于）说，真实作用的大小（一个永远不能确切知道的数字）有 95% 的可能性在这个区间之内。如果相对危险度或比值比的可信区间包括 1，或绝对危险度的可信区间包括 0，则提示没有充足的证据证明治疗作用的存在。与显著性检验的 P 值相比，可信区间的优越性在于它给出了真实作用可能存在的区间。

类随机分组 Quasi randomisation

类随机分组是临床试验中将病人分配到不同治疗组别的非真正随机化的分组方式。比如，根据病人的生日、会诊日期、病历编号、看病的月份或是进入研究的先后顺序，交替分配到不同的组别。

临床对照试验 Controlled clinical trial（CCT）

临床对照试验指设有两个或两个以上的不同治疗组的试验研究。在《临床证据》中，临床对照试验特指用非随机化的方式进行分组的对照试验。对采用随机化分组的对照试验，则称为随机对照试验（randomized controlled trial，RCT）。非随机对照试验比随机对照试验更容易存在偏倚。

灵敏度 Sensitivity

灵敏度是衡量一个诊断方法准确性的指标之一。它等于一个确实患病的人由一项检查检出阳性结果（即查出疾病）的概率。灵敏度不同于阳性预测值（PPV），后者是检查结果阳性时肯定患有某疾病的概率。（参见“阳性预测值”和“特异度”）

Meta 分析 Meta-analysis

Meta 分析是系统综述（systematic review）里用于将若干个研究的结果合并成一个加权的平均结果的统计学方法。计算加权平均结果时，结局事件数目多（即抽样误差小的）的研究或方法学质量高的研究会给予更多的权重。

Meta 分析中的需治人数 NNT for a Meta-analysis

用需治人数等绝对指标表达治疗效果的大小十分有用，但是绝对指标受治疗本身和病人基线危险两个因素的影响。如果 Meta 分析中临床试验的研究对象的基线危险不同，则没有任何一个单一的需治人数能够准确地表达治疗在该 Meta 分析所有人群中的绝对效果。相比而言，在没有异质性的情况下，一个相对效果指标（如比值比和相对危险度）则可以准确地表达治疗在所有不同人群中的相对效果。即使如此，《临床证据》有时还是给出了需治人数，这个需治人数是基于 Meta 分析的总体比值比和该 Meta 分析包括的临床试验对照组的平均危险计算的估计值，因此只适用于此平均危险大小的人群。

盲法 Blinding/Masking

在整个临床试验过程中，从研究分组到实施治疗到资料收集到资料分析和解释，对研究者、研究对象、资料收集者和（或）资料整理分析人员实行盲法，就是使他们不知道试验病人治疗的分组情况。对其中两方（常见的是医生和病人）实行盲法的试验，叫双盲试验。全盲就是对所有参与试验的人员都实行盲法。盲法是临床试验预防偏倚的重要措施之一。

敏感性分析 Sensitivity analysis

在 Meta 分析中，敏感性分析是用于考察 Meta 分析结果随原始数据的改变而改变的程度。例如，在 Meta 分析中，去除小型的研究，或是去除低质量的研究，或是去除早期的研究，然后重新分析，并与包括这些研究的分析结果进行比较，观察结果的改变情况。如果去除某些研究并不影响分析的结果，更说明结果的真实性和外推性。

P 值 P value

在临床试验里，P 值是在治疗真实无效时完全由于机会而得到治疗有效的错误结论的概率。换言之，P 值是当我们说治疗确实有效时可能出错的概率，$1-P$ 就是当我们说治疗确实有效时正确的概率。如果这个概率小于1/20（即当 P 小于 0.05 时），按照惯例我们会说该结果有“统计学显著性”。

偏倚 Bias

偏倚是一种由于研究方法的不当导致研究结果偏离真实结果的系统误差。常见的偏倚有三类：混杂偏倚、选择偏倚和信息偏倚。控制或降低偏倚的措施包括：选择最合适的研究设计，遵循流行病研究设计的一般原则，遵循特定研究设计（如临床试验）的一般原则。

区组随机分组 Block randomisation

区组随机分组是临床试验中使用的一种特殊的随机分组方法，目的是保证每个比较组能够获得设计规定的研究对象的人数，如人数相等的试验组与对照组。

伤残调整生命损失年数 Disability adjusted life year (DALY)

伤残调整生命损失年数是一种测量疾病负担的指标，其目的是用一个单一的指标来综合由于疾病和危险因素引起的生命质量和数量两方面的损失。伤残调整生命损失年数是以下两个因素的乘积：某特定疾病（或健康）状况下预期生存的年数和该疾病的伤残系数。伤残系数的变动范围为0～1，伤残越重，系数越大，0 表示没有任何伤残，即理想的健康状况，1 表示死亡。一个伤残调整生命损失年等于损失一年完全健康的生命，因此，伤残调整生命损失年数越大，损失的健康生命就越多。在临床试验中，试验组和对照组伤残调整生命损失年数之差反映治疗可以增加或减少的健康生命年数。另外，在计算未来的生存年数时，由于还没有兑现的好处，所以要在预期生存年数基础上每年扣除 3%～5%。计算老年人和儿童的生存年数时，也会通过一定的权重方式，作适当的扣除。

实效试验 Pragmatic study

实效试验特指评估治疗在实际应用条件下的效果（effectiveness）的临床试验。实效试验不同于探索性试验（explanatory trials），后者在于探索治疗的效力或最大效果（efficacy），即在理想的或最好的治疗条件下的效果。实效试验有以下几个主要特征：研究对象代表实际治疗时的病人；只提供实际给药时的用药建议，不采取增加依从性的特别措施，因此只获得实际治疗环境时的依从程度；估计效果时采用意向治疗分析，而不是按照实际接受的治疗进行分析。

实验研究 Experimental study

在实验研究里，研究者可以在控制条件下，人为地改变一个或多个因素，然后观察其可能产生的作用。随机对照试验就是典型的在人群中进行的实验研究。

事件 Event

事件特指研究所关心的二分变量结局的发生事件，如心肌梗死、死亡或疼痛改善四级以上。

适用性 Applicability

就临床试验而言，适用性是指研究结果对特定个体病人的适用性，即在个体病人获得临床试验显示的同样效果的可能性。随机对照试验只提供了某治疗可以改变某临床结局的因果关系的一般性证据。其结果是否适用于一个特定的病人，还需要额外逻辑推证，病人的个体特征是需要考量的一个重要方面。

死亡率 Mortality

死亡率指在一定的时间段内一个人群中新发死亡病例的频率。

似然比 Likelihood ratio（LR）

像灵敏度和特异度一样，似然比是衡量一个诊断方法准确性的指标。具体地讲，似然比是一个确实患某病的人可能出现某特定检查结果的概率与一个确实不患某病的人可能出现同一检查结果的概率的比值。当检查的结果仅仅分为阳性和阴性两种时，针对阳性结果的似然比叫做阳性似然比(positive likelihood ratio)，针对阴性结果的似然比叫做阴性似然比（negative likelihood ratio)。(参见“阳性似然比”和“阴性似然比”)

随机对照试验 Randomised controlled trial（RCT）

随机对照试验是一种流行病学研究设计，主要用来评估医学干预措施的作用。在随机对照试验里，研究者采取随机化的分组方式，将研究对象分配到两组或更多的组别，然后每组给予不同的治疗，至少一组（即试验组）接受研究评估的干预措施，其他组（即比较组或对照组）接受其他治疗或安慰剂治疗。(参见表 1)

随机交叉试验 Crossover randomised trial

随机交叉试验是临床试验的一种。在随机交叉试验里，研究对象首先接受一种治疗，并收集结局资料，然后再接受另外一种治疗并测量结局。这样治疗的交替可以进行几次或很多次，但每次治疗的分配都是随机决定的。在两种治疗之间通常设有一个无治疗的间歇期，叫洗脱期（washout period），以消除或减少前阶段治疗的滞留作用（carry-over effect）对后阶段治疗的影响。随机交叉试验的结果受滞留作用的影响，解释可能十分复杂。

随机效应 Random effects

随机效应模型（the random effects model）是 Meta 分析中合并研究结果时使用的一种统计模型。该模型假设不同研究的真实结果是不同的（这个不同简称异质性），并将这个异质性作为实际研究结果总体变异的一个部分，从而给出一个比固定效应模型更宽的可信区间。随机效应模型还假设，不同研究的真实结果以合并的平均结果为中心呈随机对称分布。（参见“固定效应”）

特异度 Specificity

特异度是衡量一个诊断方法准确性的指标之一。它等于一个确实无病的人由一项检查检出阴性结果（即确证无病）的概率。特异度不同于阴性预测值（NPV），后者是检查结果阴性时肯定没有某疾病的概率。（参见“阴性预测值”和“灵敏度”）

剔除失访分析 Completer analysis

剔除失访分析是临床试验估计疗效时的一种资料分析策略，分析时剔除那些没有结局资料的中间退出或失访的研究对象，只包括完成了试验的研究对象的数据。相比之下，维持原随机分组分析（intention to treat analysis）则要求在分析中包括所有一开始纳入试验的研究对象。（参见“维持原随机分组分析”）

同质性 Homogeneity

同质性的含义与异质性刚好相反，指在 Meta 分析中研究之间结果的相同或近似，研究间的任何差异完全由随机误差造成。（参见“异质性”）

统计学显著性 Statistically significant

统计学显著性是指研究的发现不太可能是偶然原因产生的。一般来讲，“有统计学显著性（即 $P<0.05$）”就是说研究发现的作用（或更大的作用）由于偶然因素产生的概率小于 5%。当《临床证据》使用“显著的”或“显著性”的字眼时，它们只含有统计学意义的显著性，与临床意义的大小无关。（参见“P 值”）

危险 Absolute risk（AR）

危险是指一个人在一定时间内发生某种特定结局的概率或可能性，近似于累积发病率的概念。取值在 0 ～ 1 之间，常用百分率来表示。注意，与危险的一般含义不同，这里的危险既可以用于不良事件（如心肌梗死）也可以用于有益事件（如治愈）。（参见表 1）

维持原随机分组分析 Intention to treat（ITT）analysis

维持原随机分组分析是临床试验估计疗效时的一种资料分析方案，分析时必须包括那些没有结局资料的中间退出或失访的研究对象。而且，不管病人是否调换了组别，不管病人实际接受了什么治疗，分析时还必须把每个病人放在其原始随机分配的组别。维持原随机分组分析也译作“意向治疗分析”。

无显著性（或没有显著意义）Not significant/non-significant（NS）

无显著性即无统计学显著性或无统计学显著意义。简单地讲，无显著性的意思是：组间没有（研究显示的大小的或更大的）真实差异的机会大于5%。无显著性不等于说治疗无效，而是说一项研究的结果还不足以证明效果的存在。无显著性的结果有两种可能：①研究的把握度不足以检出确实存在的效果；②确实没有效果。尤其是当一个无显著性的结果显示可能存在潜在的重要临床效果时，我们会避免简单地说“没有显著性”。更恰当的说法是“用药减少了死亡率，但是减少的程度尚没达到显著水平”，或是“虽然差别没有显著性，但是可信区间提示可能存在有用的有益作用”，或是“差别尚没有达到充分显著的水平”。

析因设计 Factorial design

析因设计是临床试验设计方案的一种。在随机析因试验里，研究者把研究对象随机分成多个比较组，每组施以不同的治疗组合，用来评估两个或多个治疗联合使用时可能产生的交互作用或效应修正作用。

系统综述 Systematic review

系统综述是一种新型的、系统的、定量的、科学的总结文献的研究方法。与传统的综述相比，每个系统综述都具有预先制定的明晰的研究问题，并采用明确的合理的方法收集文献、评估文献质量、提取原始资料，以及综合研究结果。不是所有系统综述都含有或需要 Meta 分析。在《临床证据》中，如果没有特别说明，系统综述仅指随机对照试验的系统综述。早年 Meta 分析与系统综述同义。系统综述也译作系统评价。（参见“Meta 分析”）

显著性（或显著意义）Significant

显著性是统计学显著性的简称。如果没有特别指明，显著性特指 5% 水平上的显著性（见“统计学显著性”）。因此，有显著意义就等于说 95% 可信区间不包括与无效结果相应的值，反之亦然。

相对危险度 Relative risk (RR)

相对危险度是一组人群（A 组）某事件发生的概率为另一组人群（B 组）同一事件概率的倍数，即两组事件发生率之比，因此相对危险度又称率比。当 RR=1 时，说明两组发生率相等；当 RR>1，说明 A 组高于 B 组；当 RR<1 时，说明 B 组高于 A 组。当事件发生率很低时，相对危险度与比值比在数值上十分接近。(参见表 1 和“比值比”)

相对危险减少 Relative risk reduction (RRR)

在临床试验中，我们把试验组危险（P_1）与对照组危险（P_0）的差值与对照组危险的商（即（P_1-P_0）/P_0或者 RD/P_0）叫做组间相对差异。当组间相对差异小于 0 时，就叫相对危险减少。（参见表 1 和“相对危险增加”）

相对危险增加 Relative risk increase (RRI)

在临床试验中，我们把试验组危险（P_1）与对照组危险（P_0）的差值与对照组危险的商（即（P_1-P_0）/P_0=RD/P_0）叫做组间相对差异。当组间相对差异大于 0 时，就叫相对危险增加。(参见表 1 和“相对危险减少”)

相关系数 Correlation coefficient

相关系数是一个测量两个变量同时变化的线性关系的强度和相互变化的方向的统计学指标，常用英文小写字母 r 表示，r 值的范围在 $-1\sim+1$ 之间。$r>0$ 为正相关，即一个变量增加时，另外一个变量以固定的量随之增加；$r<0$ 为负相关，即一个变量增加时，另外一个变量以固定的量随之减少。当 $r=+1$ 或 $r=-1$ 时，表示两个变量呈完全线性相关关系，即一个变量完全随另一个变量的变化而变化。当相关系数显示两个变量不存在线性关系时，不能排除它们之间可能存在非线性的关系。

需治人数 Number needed to treat (NNT)

需治人数是一个测量治疗益处大小的指标。为了避免与害一需治人数混淆，也可以叫做益一需治人数。其含义是：在一定时间内，在特定人群中，用某干预进行治疗时，预防一例有害事件（如死亡）或产生一例有益事件（如痊愈）需要治疗的人数。益一需治人数的计算方法之一是：NNT＝1/ARR。ARR 为绝对危险减少。在《临床证据》中，NNT 只保留整数。小数部分，无论大小一般都进位整数，以略微高估 NNT。（参见表 1）

亚组分析 Subgroup analysis

在临床试验中，按照某种特征（如疾病的严重程度）将试验个体分成不同的亚组，然后分别估计治疗在不同组别的效果（即每个亚组中治疗组和对照组的组间差异），这种分析就叫亚组分析。在 Meta 分析中，也可以将研究（而不是研究中的个体）分成亚组，进行亚组分析或分层分析。亚组分析的目的在于研究交互作用或效应修正作用，即在不同人群或条件下，作用的大小是否不同。

阳性似然比 Positive likelihood ratio（PLR）

像灵敏度和特异度一样，阳性似然比是衡量一个诊断方法准确性的指标。当检查的结果仅仅分为阳性和阴性两种时，阳性似然比是一个确实患某病的人检查结果可能阳性的概率与一个确实不患某病的人检查结果可能阳性的概率的比值。阳性似然比＝灵敏度/（1－ 特异度）。（参见“似然比”和“阴性似然比”）

阳性预测值 Positive predictive value（PPV）

阳性预测值是检查结果阳性时肯定患有某疾病的概率。阳性预测值不同于灵敏度，后者是确实患有某病时检查结果出现阳性的概率。（参见“灵敏度”和“阴性预测值”）

异质性 Heterogeneity

在 Meta 分析中，异质性指不同研究之间结果的差异。异质性的来源有三：①不同研究的研究人群不同，或治疗措施不同，或结局变量不同（临床异质性）；②不同研究的研究设计不同，比如盲法和分组方法的不同（方法学异质性）；③不同研究使用了不同的统计方法（统计学异质性）。存在异质性时，合并的结果可能是不可靠的，或合并本身就是不恰当的。

阴性似然比 Negative likelihood ratio（NLR）

像灵敏度和特异度一样，阴性似然比是衡量一个诊断方法准确性的指标。当检查的结果仅仅分为阳性和阴性两种时，阴性似然比是一个确实患某病的人检查结果可能阴性的概率与一个确实不患某病的人检查结果可能阴性的概率的比值。阴性似然比＝（1－灵敏度）/特异度。（参见“似然比”

和“阳性似然比”）

阴性预测值 Negative predictive value (NPV)

阴性预测值是检查结果阴性时肯定不患某疾病的概率。阴性预测值不同于特异度，后者是确实不患某病时检查结果出现阴性的概率。（参见“特异度”和“阳性预测值”）

真实性 Validity

真实性指研究或研究结果的正确性或可信性，真实性越高，研究结果越接近真实值。真实性可分为内部真实性和外部真实性。内部真实性指研究结果（如治疗效果的估计）的准确性。内部真实性与偏倚成反比，偏倚越多，内部真实性就越低。因此，内部真实性主要由研究设计和偏倚控制措施决定。研究设计越好（如随机对照试验优于非随机对照试验），内部真实性也越高；偏倚控制的措施越严，偏倚就越少，内部真实性也越高。外部真实性指研究结果可以外推到或适用于研究以外的实际人群的可能性。

真阳性 True positive

真阳性是指诊断金标准确定患有疾病且检查结果为阳性的人。

真阴性 True negative

真阴性是指诊断金标准确定没有疾病且检查结果为阴性的人。

整群随机分组 Cluster randomization

整群随机分组是随机对照试验的一种分组方法。它以研究对象的群组（如村庄、医院或学校）为单位，随机将一个个的群组分配到试验组和对照组，每个群组里的所有研究对象将会接受同一个干预。评估针对群体的干预措施，如宏观卫生政策与空气污染控制措施，必须使用整群随机分组。结果分析时，一般应以群体为研究单位，如果以个体为单位进行分析，可能会引入偏倚。

质量调整生命年数 Quality adjusted life year (QALY)

质量调整生命年数是一种比较不同健康结局的指标。它用一个指标综合生命的质量和数量两个方面，等于生存年数与生命质量的乘积。生命的质量由健康状况决定，变动范围为 0～1，健康越好生命质量越高，1 表示理想的健康状况，0 等于死亡。在临床试验中，可以比较不同治疗组的质量调整生命年数，从而同时综合疾病状况和生存年数两个方面，比较不同治疗的效果。质量调整生命年数是否是测量健康相关的生命质量的最好方法，还存在争议。(参见“伤残调整生命损失年”)

最好证据 Best evidence

随机对照试验的系统综述是确定治疗效果的最好方法，因此提供了关于疗效的最好的证据。

作用的大小（即标化均数差）Effect size (standardised mean differences)

在医学文献中，作用的大小可用各种不同的效应指标进行测量，如率差和相对危险度。在《临床证据》中，作用的大小特指标化均数差，即连续变量的两组间均数之差除以其标准差 。(参见“标化均数差”)

(唐金陵　秦　颖　编译)

英中循证医学词汇对照表

英 文	中 文
Absolute risk (AR)	危险
Absolute risk increase (ARI)	绝对危险增加
Absolute risk reduction (ARR)	绝对危险减少
Allocation concealment	分组隐匿
Applicability	适用性
Baseline risk (BR)	基线危险
Best evidence	最好证据
Bias	偏倚
Blinding/Masking	盲法
Block randomisation	区组随机分组
Case control study	病例对照研究
Case series	病例系列分析
Cluster randomization	整群随机分组
Cohort study	队列研究
Completer analysis	剔除失访分析
Confidence interval (CI)	可信区间
Controlled clinical trial (CCT)	临床对照试验
Controls	对照
Correlation coefficient	相关系数
Cross sectional study	横断面研究
Crossover randomised trial	随机交叉试验
Disability adjusted life year (DALY)	伤残调整生命损失年数
Effect size (standardised mean differences)	作用的大小（即标化均数差）
Event	事件
Experimental study	实验研究
Factorial design	析因设计
False negative	假阴性

续表

英 文	中 文
False positive	假阳性
Fixed effects	固定效应
Hazard ratio (HR)	即时危险比
Heterogeneity	异质性
Homogeneity	同质性
Incidence	发病率
Intention to treat (ITT) analysis	维持原随机分组分析
Likelihood ratio (LR)	似然比
Meta - analysis	Meta 分析
Morbidity	疾病频率（患病率/发病率）
Mortality	死亡率
Negative likelihood ratio (NLR)	阴性似然比
Negative predictive value (NPV)	阴性预测值
NNT for a meta - analysis	Meta 分析中的需治人数
Non - systematic review	非系统性综述
Not significant/non - significant (NS)	无显著性（或没有显著意义）
Number needed to harm (NNH)	害一需治人数
Number needed to treat (NNT)	需治人数
Odds	比值
Odds ratio (OR)	比值比
Odds reduction	比值降低
Open label trial	开放试验
P value	*P* 值
Placebo	安慰剂
Positive likelihood ratio (PLR)	阳性似然比
Positive predictive value (PPV)	阳性预测值
Power	把握度
Pragmatic study	实效试验

续表

英　文	中　文
Prevalence	患病率
Publication bias	发表偏倚
Quality adjusted life year (QALY)	质量调整生命年数
Quasi randomisation	类随机分组
Random effects	随机效应
Randomised controlled trial (RCT)	随机对照试验
Regression analysis	回归分析
Relative risk (RR)	相对危险度
Relative risk increase (RRI)	相对危险增加
Relative risk reduction (RRR)	相对危险减少
Sensitivity	灵敏度
Sensitivity analysis	敏感性分析
Sham treatment	假仿治疗
Significant	显著性（或显著意义）
Specificity	特异度
Standardised mean difference (SMD)	标化均数差
Statistically significant	统计学显著性
Subgroup analysis	亚组分析
Systematic review	系统综述
True negative	真阴性
True positive	真阳性
Validity	真实性
Weighted mean difference (WMD)	加权均数差

霍奇金淋巴瘤

1

检索时间：2005 年 5 月
原作者：Evangelos Terpos，Amin Rahemtulla
王鸿鹄　译　黄晓军　校

对于初治为 1 期或 2 期非巨块型霍奇金淋巴瘤的患者，单个方案化疗的疗效如何？

肯定有效

ABVD（与 ABVD＋放疗的疗效相似，但不良反应较少）

一项随机对照试验发现，对于预后好的病人单用 ABVD 或单用放疗，5 年无进展生存率或总生存率无显著差异。两项随机对照试验发现 ABVD 和 ABVD＋扩大范围放疗联合方案相比，5 年总生存率无显著差异，而无进展生存率有显著差异。一项随机对照试验发现，与 MOPP 相比，ABVD 可以减少持久性精子缺乏的发生率。一项前瞻性队列研究发现 ABVD 方案可以出现肺部毒性，在化疗过程中常表现为咳嗽、呼吸困难，极少数病人死亡。尽管缺乏直接的对照研究，但 ABVD 一般被认为优于 MOPP，因为其毒性较小而疗效相似。

益害相当

MOPP

一项随机对照试验比较了单用 MOPP（6 个疗程）和单用放疗的疗效，中位随访时间 7.5 年，发现两组在无病生存率和总生存率方面无显著差异。与放疗相比，MOPP 增加了住院人数、中性粒细胞减少引起的发热和感染的发生率、输血量。一项随机对照试验发现，与 ABVD 相比，MOPP 增加了持久性精子缺乏的发生率。尽管缺乏直接的对照研究，但 ABVD 一般被认为优于 MOPP，因为其毒性较小而疗效相似。

对于初治为 1 期或 2 期非巨块型霍奇金淋巴瘤的患者，与单纯放疗相比，化疗＋放疗联合治疗的疗效如何？

益害相当

MOPP＋放疗

一篇系统综述发现，对于分期较早的病人，与单独放疗相比，MOPP＋

放疗可以提高 10 年无复发生存率并减少复发相关死亡率，总生存率无显著差异。未被该系统综述收入的一项随机对照试验也发现了相似的结果，但另外一项随机对照试验发现 10 年无复发生存率和总生存率无显著差异。MOPP＋放疗联合方案的常见不良反应包括感觉异常、贫血。尽管缺乏直接的对照研究，但 ABVD 一般被认为优于 MOPP，因为其毒性较小而疗效相似。

2 不太可能有效

VBM＋放疗

一项小样本随机对照试验显示 VBM＋放疗和单独放疗相比，5 年无病生存率和总生存率无显著差异。

对于初治为 1 期或 2 期非巨块型霍奇金淋巴瘤的患者，与同药单纯化疗相比，化疗＋放疗联合治疗的疗效如何？

肯定有效

ABVD＋放疗*

两项随机对照试验发现 ABVD＋扩大范围放疗联合方案与 ABVD 相比，60 个月总生存率无显著差异。其中一项研究发现在完全缓解率和无进展生存率方面两者无显著差异，但是另一项研究发现联合治疗组比 ABVD（6 个疗程）单独化疗组 5 年无进展生存率下降。尽管缺乏强有力的随机对照试验证据，2～4 个疗程 ABVD＋20～30Gy 局部放疗被认为是目前国际治疗早期霍奇金淋巴瘤的金标准。

不太可能有效

CVPP＋放疗

一项随机对照试验发现 CVPP＋放疗和单用 CVPP（6 个疗程）方案治疗预后好的霍奇金淋巴瘤，7 年时两组疗效无显著差异。亚组分析显示，对于预后差的病人，联合治疗提高了无病生存率，但是对总生存率无影响。

---

1 期或 2 期非巨块型霍奇金淋巴瘤不同的化疗＋放疗联合治疗方案的疗效比较如何？

肯定有效

ABVD＋放疗（与 MOPP＋放疗相比，提高了无进展生存率，减少了性腺毒性）

一项随机对照试验发现，与 MOPP＋放疗相比，ABVD＋放疗可以提高

6年无进展生存率但是对总生存率无影响，同时1年时ABVD＋放疗组有更多的病人精子恢复到正常。2～4个疗程的ABVD＋20～30Gy局部放疗是目前国际治疗早期霍奇金淋巴瘤的金标准。

不太可能有效

EBPV＋放疗（与MOPP-ABV＋放疗相比，降低了无失败生存率）

一项随机对照试验发现，与MOPP-ABV＋放疗相比，EBVP＋放疗可以降低无治疗失败生存率，但对总生存率无影响。

1期或2期非巨块型霍奇金淋巴瘤不同的放疗方案的疗效如何？ 3

肯定有效

局部放疗（与扩大范围放疗的疗效相似，但不良反应较少）

5项随机对照试验比较了局部放疗和扩大范围放疗对4～25年总生存率的影响，发现两者无显著差异。局部放疗可减少放疗相关的并发症，其中最为常见的是肺部并发症。

效果不明

剂量增加的放疗方案

两项随机对照试验评价了不同剂量放疗治疗早期霍奇金淋巴瘤的疗效，但证据不充分。

对于初治为2期巨块型、3期或4期霍奇金淋巴瘤的患者，单个方案化疗的疗效如何？

肯定有效

ABVD

一项随机对照试验发现，与MOPP方案相比，ABVD及ABVD＋MOPP两个方案均能够提高完全缓解率，但是5年总生存率无显著差异。另外一项随机对照试验发现ABVD和MOPP＋ABV两个方案在完全缓解率、5年无病生存率和总生存率方面无显著差异。一项随机对照试验发现与斯坦福V方案相比，ABVD方案提高完全缓解率和3年无治疗失败生存率，但是对总生存率无影响。一项随机对照试验发现与斯坦福V方案相比，MEC和ABVD均能提高完全缓解率和3年无治疗失败生存率，但是对总生存率无影响。专家一致的意见是在有效性和毒性方面ABVD是目前最佳的化疗组合，应被当作目前治疗晚期霍奇金淋巴瘤的金标准（加/不加巩固放疗）。

益害相当

MOPP

一项随机对照试验发现，与 ABVD 相比，MOPP 能够降低完全缓解率和无病生存率，但是 5 年总生存率无显著差异。三项随机对照试验发现，与 ABVD＋MOPP 相比，MOPP 降低了完全缓解率和无病生存率，但是总生存率无显著差异，MOPP 同时也增加了不良反应如继发性白血病和持久性精子缺乏的危险。

---

4 对于初治为 2 期巨块型、3 期或 4 期霍奇金淋巴瘤的患者，剂量增加的化疗方案的疗效如何？

益害相当

剂量增加的 BEACOPP（比 COPP-ABVD 更加有效，但不良反应增多）

一项随机对照试验发现，与 COPP-ABVD 和常规剂量的 BEACOPP 相比，增加 BEACOPP 剂量可以提高 5 年无治疗失败生存率和总生存率，但男性不育的比例、血液学毒性及骨髓增生异常综合征的发生率增加。

效果不明

ChIVPP-EVA（比 VAPEC-B 更有效）

一项随机对照试验发现，与 VAPEC-B 方案相比，ChIVPP-EVA 方案能够提高 5 年无进展生存率、无事件生存率、总生存率。需要更多的随机对照试验来评价 ChIVPP-EVA、VAPEC-B 和标准治疗方案治疗霍奇金淋巴瘤的有效性和安全性。

对于初治为 2 期巨块型、3 期或 4 期霍奇金淋巴瘤的患者，与单纯化疗相比，化疗＋放疗联合治疗的疗效如何？

不太可能有效

ABVPP＋放疗

一项随机对照试验发现在 ABVPP 诱导治疗后，ABVPP＋放疗联合治疗比单用 ABVPP 方案可以降低 5 年总生存率。

COPP-ABVD＋放疗

一项随机对照试验发现在 COPP＋ABVD 诱导治疗后，COPP＋ABVD

和单纯放疗相比，8 周时复发率无显著差异。

MOPP-ABV＋放疗

两项随机对照试验发现在 MOPP-ABV 诱导治疗后，MOPP-ABV＋放疗和单用 MOPP-ABV 方案化疗的 5 年无病生存率和总生存率无显著差异。

MOPP＋放疗

一篇系统综述发现在 MOPP 诱导治疗后，MOPP＋放疗和单用 MOPP 方案化疗的 10 年总生存率无显著差异。

* 基于共识进行分类。

定义 霍奇金淋巴瘤也称为霍奇金病，是淋巴结和淋巴系统肿瘤。多数病人
表现为无症状性肿块，颈部或锁骨上多见。纵隔肿块较为常见，常规
胸部 X 线检查可以发现。初诊时约 1/4 患者有全身症状，比如不明
原因发热、多汗、乏力、皮肤瘙痒、不明原因的消瘦。非特异表现包 5
括：肝脾肿大、贫血、淋巴细胞减少、嗜酸性粒细胞增多。根据显微
镜下（组织学）和疾病侵犯程度（分期）对霍奇金淋巴瘤进行分类。
组织学：诊断有赖于淋巴结或其他器官如骨髓、肺脏、骨的病理学切片，在适当的细胞学背景中找到 Reed-Stenberg 细胞和（或）霍奇金细胞。细针穿刺活检结果不足以诊断霍奇金淋巴瘤，需要手术活检标本[1]。典型 Reed-Stenberg 细胞表现为多核的大细胞，在 98% 的患者中，该细胞来源于外周 B 细胞的生发中心[2,3]。WHO 分类基于组织学类型（见表 1 Ⓣ）。组织学类型因年龄而异，与老年人相比，年轻患者中结节硬化型的比例更大[4]。结节型淋巴细胞为主型（LP）霍奇金淋巴瘤较为少见，表现为惰性发展，治疗与其他类型不同[5]。在本文的综述中未包括该类型。**分期**：对于霍奇金淋巴瘤有几种分期标准。CT 是胸腔或腹腔病变主要的检查方法，骨髓穿刺目的是明确骨髓是否受累。核磁共振（MRI）和氟脱氧葡萄糖－正电子释放成像（FDG-PET）也有助于疾病分期，特别是在 CT 不能明确的情况下。分期系统包括 Ann Arbor 系统（见表 2 Ⓣ）[6] 和 Cotswolds 系统（见表 3 Ⓣ）。在最近 20 年分期系统发生了变化：剖腹脾脏切除不再常规进行，因为可以导致很多并发症（脾切除后败血症，小肠梗阻，甚至死亡），会推迟开始治疗的时间，而且剖腹脾脏切除与否病人具有相似的生存率，并且对所有期病人进行联合治疗的模式已形成[7-9]。**人群**：在本综述中，我们分析初治为霍奇金淋巴瘤的成人，并分成两类：1 期或 2 期非巨块型霍奇金淋巴瘤和 2 期（巨块型）、3 期或 4 期霍奇金淋巴瘤。多数研究应用 Ann Arbor 分期系统。

发病率/患病率 霍奇金淋巴瘤在英国的发病率大约 3/100 000，在不同国家和人群中发病率变化不大[10]。但是年龄分布在不同地区和种族有差异。在发达国家，发病年龄有两个高峰，即 15～34 岁和大于 60 岁，结节硬化型最为常见[11]。发达国家儿童最常见类型是早期结节硬化型，而晚期混合细胞型和淋巴细胞为主型在发展中国家最为常见[12,13]。欧洲和美国儿童中，男孩的发病率是女孩的两倍，但青少年中男女发病率相同[14]。随着经济发展水平的提高霍奇金淋巴瘤的发病率增加[15]。

病因/危险因素 确切病因不明。但是普遍认为霍奇金淋巴瘤是一个异质性疾病，病因可能不只一个。有证据表明 EB 病毒可能在霍奇金淋巴瘤发病中起作用，但是这种相关性因年龄而异，儿童和老年人中阳性率最高。全球霍奇金淋巴瘤儿童中 EB 病毒阳性率高，而发达国家中青少年结节硬化型霍奇金淋巴瘤中 EB 病毒阳性率低。EB 病毒和霍奇
6 金淋巴瘤的相关性与组织学类型、年龄、性别、社会经济状况、种族背景有关[16]。尽管霍奇金淋巴瘤的发病机制未完全明确，霍奇金细胞/Reed-Stenberg 细胞（H/RS 细胞）的来源已经明确，H/RS 细胞来源于 B 淋巴细胞，并且存在 IgH 的 V、D、J 区克隆性重排。Fas 介导的凋亡调控、核因子 κB 通路似乎在霍奇金淋巴瘤的发病中起到重要作用[2]。

预后 **总生存率**：最近 20 年局灶性或晚期霍奇金淋巴瘤的预后明显改善。多数病人可以治愈。即使一线治疗失败后，挽救性治疗也可能治愈病人。这样导致目前医生面临着两难的选择，是一开始给予强烈治疗来治愈尽可能多的病人，还是一开始给予相对不强烈的治疗并在挽救性治疗时给予强烈治疗。总生存率因疾病程度而异。局灶性疾病（1 期/2 期）病人 6 年总生存率超过 90%，即使在预后差的病人中也是如此。晚期病人（3 期/4 期）5 年总生存率大约 85%[17]。**复发**：局灶性病变的病人 4 年无事件生存率为 99%，而在晚期病人中为 80%[17]。**预后因素**：尽管研究者正努力寻找临床相关的、被广泛认可的预后因素，疾病分期和全身 B 细胞症状仍然是两个最重要的因素。巨大肿块（肿块直径大于 10cm）作为第三个因素最近得到大家认可。在美国，大多数中心治疗病人时根据传统的分类方法：分为早期（1～2A 期或 1～2B 期）和晚期（3～4A 期或 3～4B 期，或 1～2B 期伴有巨块型），在本综述中也应用这种分类方法。常用于成人的其他预后因素见表 4 Ⓣ。国际预后积分（IPS）已经被一些研究组应用，根据是否具有治疗失败的高危因素（IPS 0～2，3～7）把初治病人进

行治疗分层，但是根据 IPS 对病人分层仍然是一个试验性方法（见表 4 T[18]）。另有一个研究组研究了经联合治疗的患霍奇金淋巴瘤的儿童和年轻人的预后因素。他们分析了 2～20 岁（48% 病例＞14 岁）的 328 例病人，多变量分析证实 5 个治疗前因素（男性，分期属于 2B 期、3B 期和 4 期，纵隔大肿块，WBC＞13.5×10^9/L，血红蛋白＜11.0g/dl），这 5 个因素与较低的无病生存率有相关性，年龄不再是一个明显的预后因素（≤14 岁或≥14 岁），根据这些预后因素，霍奇金淋巴瘤可以分为 4 类，每类的 5 年无病生存率有显著差异。初次化疗的疗效也是一个预后因素[19]。对儿童的研究表明结节硬化型和有 B 组症状者预后差[20,21]。

请参见《临床证据》英文网络版获取全文和参考文献。

7

多发性骨髓瘤

检索时间：2004 年 11 月
原作者：Ambuj Kumar，Benjamin Djulbegovic
路瑾　译　黄晓军　校　沈悌　审

无症状早期（Ⅰ期）多发性骨髓瘤的治疗效果如何？

不太可能有效

对Ⅰ期患者早期进行含皮质类固醇的化疗（与延后治疗相比，并无益处）

一篇收入了三项小规模随机对照试验的系统综述发现，早期化疗联合皮质类固醇治疗早期多发性骨髓瘤患者与延后治疗相比减少了疾病进展。但是在有效率以及生存率上无显著性差异。很有可能该综述所包括的随机对照试验的统计学把握度不足（即样本量不够大），因而没有检出实际可能存在的效果。

进展期（Ⅱ/Ⅲ期）多发性骨髓瘤一线治疗的效果如何？

肯定有效

单药化疗＋泼尼松龙（与单用美法仑相比，提高了生存率）

一项随机对照试验发现与单用美法仑相比，在美法仑基础上加用泼尼松龙（即 MP 方案）可以改善生存率。另一项随机对照试验发现在有较好预后因素的患者中，MP 比单用美法仑延长了中位生存时间；但是，在有不良预后因素的患者中，MP 与单用美法仑相比缩短了中位生存时间，同时增加了严重及致死性感染的发生率；这些发现的统计学意义不详。另一项随机对照试验发现 MP 与单用环磷酰胺相比，在生存率上没有显著性差异。

联合化疗（与单用美法仑相比，提高了生存率）

一项随机对照试验发现联合化疗（多柔比星＋卡莫司汀＋环磷酰胺＋美法仑）与单用美法仑相比，提高了生存率。

联合化疗＋皮质类固醇（不同方案之间生存率相似，与美法仑＋泼尼松龙或美法仑＋环磷酰胺相比，生存率无提高）

一项随机对照试验发现将长春新碱＋卡莫司汀＋美法仑＋环磷酰胺＋泼尼松龙方案中环磷酰胺以及泼尼松龙的剂量增加后，不能提高总有效率及生存率。另一项随机对照试验发现在环磷酰胺＋长春新碱＋美法仑＋泼尼松龙的方案中加入雷莫司汀没有改善有效率及生存率。还有一项随机对照试验发现环磷酰胺与联合化疗（环磷酰胺＋美法仑＋泼尼松龙＋洛莫司汀）相比，没有显著性差异。一篇系统综述以及系统综述之后完成的两项随机对照试验发现 MP 与联合化疗＋泼尼松龙方案的生存率无显著性差异。

高剂量化疗＋造血干细胞移植（与传统剂量化疗相比，提高了生存率） 8

两项在诊断时随机分组的随机对照试验发现，高剂量化疗＋自体造血干细胞移植与传统剂量化疗相比，提高了无疾病进展生存率以及总生存率。另一项随机对照试验的发现，如下：如果初始治疗有效，在初始治疗之后随机分组，结果显示高剂量化疗＋自体造血干细胞移植与传统剂量化疗相比提高了完全缓解率，但在两组间没有发现无疾病进展生存率以及总生存率存在显著性差异。还有两项随机对照试验仅以摘要形式发表，我们无法全面评估研究的质量。

自体造血干细胞移植前的高剂量美法仑预处理方案（与美法仑＋全身照射的预处理方案相比，提高了总生存率）

一项随机对照试验发现的有限证据显示单用高剂量美法仑（200mg/m^2）与高剂量美法仑（140mg/m^2）＋全身照射（8Gy）相比，前者提高了总生存率，但没有提高无事件生存率。美法仑＋全身照射与单用美法仑相比，增加了严重黏膜炎发生率，延长了粒细胞低下时间。美法仑联合全身照射方案还有增加治疗相关死亡率的趋势。

中剂量化疗＋造血干细胞移植（与传统剂量化疗相比，提高了生存率）

一项随机对照试验发现在 50～70 岁患者中，中剂量化疗＋自体造血干细胞移植与传统剂量化疗相比提高了有效率、无事件生存率以及总生存率。一项随机对照试验发现中剂量化疗＋清髓性治疗＋自体造血干细胞移植与单用中剂量化疗相比，提高了完全缓解率，但在生存率上无显著性差异。

不同单药＋皮质类固醇的相对有效性（苯达莫司汀＋泼尼松龙，美法仑＋泼尼松龙，美法仑＋地塞米松，各个方案间生存率相似）

一项随机对照试验发现苯达莫司汀＋泼尼松龙与 MP 相比提高了完全缓解率以及无疾病进展生存率，两组间总生存率相似。一项随机对照试验发现 MP 与美法仑＋地塞米松方案相比生存率无显著性差异。

不同单药的相对有效性（美法仑，环磷酰胺，洛莫司汀及卡莫司汀间生存率相似）

两项随机对照试验发现环磷酰胺与美法仑相比生存率没有显著性差异。另一项随机对照试验提供的有限证据表明美法仑与洛莫司汀或卡莫司汀相比提高了总有效率，但生存率无改善。

单药化疗（比安慰剂有效）

我们没有发现在初治多发性骨髓瘤患者中关于化疗与安慰剂治疗之间
9 进行比较的系统综述。但发现两项在既往接受过治疗的患者中的随机对照试验。关于化疗可以使多发性骨髓瘤患者获益已达成共识。

很可能有效

自体造血干细胞移植（与异基因造血干细胞移植相比，提高了生存率）

我们没有发现这方面的系统综述、随机对照试验或是前瞻性队列研究。两项回顾性配对对比研究发现，如有双胞胎供者，多发性骨髓瘤的同基因移植与自体造血干细胞移植相比，提高了生存率。如果没有双胞胎供者，自体造血细胞移植与异基因骨髓移植相比，提高了生存率。与自体造血干细胞移植相比，异基因骨髓移植的治疗相关毒性要高，这是目前可获得的最好证据。

外周血干细胞移植（与骨髓干细胞移植相比，生存率相似，缩短了中性粒细胞低下以及血小板低下时间）

一项随机对照试验发现自体外周血干细胞移植与自体骨髓移植相比，在有效率、无事件生存率以及总生存率上均无显著性差异。但是发现外周血干细胞移植与骨髓移植相比，缩短了中性粒细胞低下以及血小板低下时间。

同基因造血干细胞移植（如有双胞胎供者，同基因移植与自体移植相比提高了生存率）

我们没有发现这方面的系统综述、随机对照试验或是前瞻性队列研究，两项回顾性配对对比分析发现：如有双胞胎供者，多发性骨髓瘤中同基因移植比自体移植生存率要高。

自体干细胞移植的时机（早期移植与晚期移植相比，提高了无事件生存率）

一项随机对照试验发现早期自体干细胞移植与晚期自体造血干细胞移植相比，提高了无事件生存率。在总生存率上无显著性差异。

益害相当

干扰素

一篇系统综述以及两项在系统综述之后完成的随机对照试验发现在诱导化疗或维持治疗期加入干扰素可提高有效率以及无疾病进展生存率，但在总生存率上未发现显著性差异，综述以及随机对照试验均发现干扰素增加了毒性反应。

最佳的动员方案

一项随机对照试验发现干细胞因子＋非格司亭（粒细胞集落刺激因子，

Filgrastim）＋环磷酰胺与非格司亭＋环磷酰胺相比，在单次白细胞采集后获得更高的 $CD34^+$ 产率。还发现干细胞因子＋非格司亭＋环磷酰胺增加了治疗相关不良事件的发生率。一项随机对照试验发现单用非格司亭与非格司亭＋环磷酰胺相比，缩短了开始干祖细胞动员至采集的时间，而且非格司亭＋环磷酰胺与单用非格司亭相比，需住院的患者比例以及发热、肺炎/败血症的发生率增加。

效果不明

10

硼替佐米

我们没有发现关于硼替佐米用于多发性骨髓瘤患者一线治疗的系统综述或随机对照试验。

双次自体移植与单次自体移植相比

一项随机对照试验发现在接受高剂量化疗的患者中，双次自体干细胞移植与单次自体干细胞移植相比提高了 7 年无事件生存率以及总生存率。

非清髓性异基因造血干细胞移植（降低预处理强度的移植，小移植）

一项非随机历史对照研究发现非清髓性移植和传统异基因骨髓移植相比，在总生存率上无显著性差异，但小移植的治疗相关死亡率要低。这是目前可得到的最好证据。

沙利度胺及沙利度胺衍生物

我们没有发现沙利度胺或沙利度胺衍生物用于进展期多发性骨髓瘤一线治疗的全文发表的系统综述或随机对照试验。

不太可能有效

自体干细胞的净化

一项随机对照试验发现自体干细胞的净化减少了外周血干细胞采集中骨髓瘤细胞的污染。但是净化与未净化自体干细胞之间生存率无显著性差异。

很有可能无效甚至有害

异基因造血干细胞移植（与自体造血干细胞移植相比，增加了治疗相关死亡率）

我们没有发现这方面的系统综述、随机对照试验或是前瞻性队列研究。两项回顾性配对对比研究发现自体干细胞移植与异基因骨髓移植相比提高了生存率，异基因骨髓移植的治疗相关毒性更大，这是目前可得到的最好证据。

进展期（Ⅱ/Ⅲ期）多发性骨髓瘤挽救治疗的效果如何？

肯定有效

硼替佐米

我们发现一项硼替佐米治疗进展期多发性骨髓瘤的随机对照试验。试验表明与地塞米松相比，硼替佐米可提高有效率，延长无疾病进展时间，提高总生存率。

不太可能有效

挽救治疗方案

11 项随机对照试验发现不同的挽救治疗方案的有效率以及生存率无显著性差异。

11 进展期（Ⅱ/Ⅲ期）多发性骨髓瘤支持治疗的效果如何？

肯定有效

二膦酸盐类

一项系统综述发现二膦酸药物与安慰剂或无治疗相比，尤其是帕米膦酸盐（Pamidronate）以及氯膦酸盐（Clodronate），可以减少骨折及骨痛。在多发性骨髓瘤或乳腺癌患者中的一项随机对照试验表明，在唑来膦酸与帕米膦酸盐之间无差别。

很可能有效

重组人红细胞生成素 α

一项系统综述发现重组人红细胞生成素 α 与安慰剂或无治疗相比可以改善贫血。

益害相当

预防感染

一篇系统综述发现磺胺甲噁唑-甲氧苄啶以及免疫球蛋白可减少感染，但毒性可能增加。

效果不明

血浆置换

两项小的随机对照试验发现血浆置换改善了多发性骨髓瘤患者的肾功能。

定义 多发性骨髓瘤以浆细胞的恶性增生为特点。主要浸润部位是骨髓。其疾病谱从意义未明的单克隆免疫球蛋白升高（MGUS）到浆细胞白血病[1]。多发性骨髓瘤可在髓外以孤立性浆细胞瘤或髓外浆细胞瘤为表现，但在本章节不探讨。多发性骨髓瘤最常见的症状是与贫血、肾功能不全、感染或骨破坏相关的症状。多发性骨髓瘤患者年龄常在40岁以上。有症状的骨髓瘤的诊断要求为：血清中或尿中或同时在血清中和尿中出现单克隆蛋白（又称为M蛋白）；骨髓中有克隆性浆细胞（>10%）或浆细胞瘤；相关器官或组织损伤（related organ or tissue impairment，ROTI）（见表1）Ⓣ。97%多发性骨髓瘤患者中出现血或尿M蛋白或血、尿同时出现M蛋白。无症状性骨髓瘤（又被称为冒烟性骨髓瘤）诊断需要以下几点：血清中M蛋白30g/L以上和（或）骨髓中克隆性浆细胞10%以上，没有ROTI或症状。有症状的多发性骨髓瘤最常见的鉴别诊断是MGUS和无症状性（冒烟性）多发性骨髓瘤（见表2）Ⓣ[2, 3]。其他少见的鉴别诊断包括非分泌型
骨髓瘤、孤立性或髓外浆细胞瘤、浆细胞白血病、原发性系统性淀粉 12
样变性、巨球蛋白血症以及非霍奇金淋巴瘤。Durie和Salmon 1975年初次提出了多发性骨髓瘤的临床分期[4]，Durie Salmon Ⅰ期常为无症状性（见表3）Ⓣ，除了WHO提出的分类[5]，最近提出了对于多发性骨髓瘤的新的国际分期系统。这个分期是基于10 750例初治而有症状的患者的临床及实验室资料提出的（见表4）Ⓣ[6]。

发病率/患病率 多发性骨髓瘤是成人原发于骨的常见恶性肿瘤，2004年，在美国，它占所有恶性肿瘤的1%，占所有血液恶性疾病的14%[7]，美国年发病率3～4/10万[8]，患病率43/10万[9]。在英国，多发性骨髓瘤占每年新诊断恶性肿瘤的1%[10]。2001年，英国多发性骨髓瘤发病率为6.1/10万[10]。

病因/危险因素 多发性骨髓瘤的确切病因尚不清楚[1]。遗传因素与环境因素均与多发性骨髓的发生有关。但是尚无足够证据表明遗传因素或环境因素与疾病之间的关联[1]。

预后 目前，多发性骨髓瘤还是一种不可治愈的疾病。新提出的多发性骨髓瘤的国际分期系统基于10 750例初治而有症状的患者的临床以及实验室数据，发现疾病的中位生存期为29～62个月（见表4）Ⓣ[6]。

请参见《临床证据》中文全版本和英文网络版获取全文和参考文献。

13 非霍奇金淋巴瘤（弥漫大B细胞淋巴瘤）

检索时间：2005年4月

原作者：Ellen R Copson　主鸿鹄　译　黄晓军　校　沈悌　审

侵袭性非霍奇金淋巴瘤（弥漫大B细胞淋巴瘤）一线治疗的效果如何?

肯定有效

CHOP 21（其他替代方案［MACOP-B，m-BACOD，ProMACE-CytaBOM，PACEBOM］均无优势）

CHOP 21是侵袭性非霍奇金淋巴瘤（不包括Burkitt淋巴瘤）的标准治疗方案，安慰剂对照试验和不治疗是不符合伦理学要求的。两篇综述对6项随机对照试验的结果进行了分析，发现在总生存率方面MACOP-B，m-BACOD，ProMACE-CytaBOM，PACEBOM方案并不总优于CHOP 21方案，并且这些方案的毒性相似。两项随机对照试验（一项试验中的研究对象为病变为局限性的低危淋巴瘤患者，另一项试验中研究对象为侵袭性预后差的淋巴瘤患者）比较了CHOP+放疗和单独ACVBP化疗的疗效，发现二者在完全缓解率上无差异。然而，ACVBP提高5年无事件生存率和总生存率，同时也增加了治疗相关死亡率和其他不良反应。有关CHOP 21+放疗/利妥昔单抗或者比较CHOP21和CHOP 14的疗效的数据见相应的治疗选择部分。

CHOP 21+放疗（与单用CHOP21相比，提高了无病生存率）

在一篇系统综述中分析了一项随机对照试验，发现在疾病早期病人中应用短程CHOP 21（3个疗程）+放疗比长程CHOP21方案（8个疗程）能够提高5年无疾病进展生存率和总生存率。与短程CHOP 21+放疗相比，长程单用CHOP21方案增加充血性心力衰竭的危险，轻微增加骨髓抑制的危险，但是差异未达到统计学显著性。随后的一项随机对照试验发现，长疗程CHOP21（8个疗程）治疗获得完全缓解后加用低剂量放疗可以提高6年无疾病生存率，但是6年总生存率无差异。一项随机对照试验观察了晚期（Ⅳ期）弥漫大B细胞淋巴瘤患者，在最初化疗达到完全缓解后对肿大淋巴结部位辅助放疗，比单独化疗患者能明显提高5年无事件生存率和总生存率。另一项随机对照试验显示对中高危弥漫大B细胞淋巴瘤化疗后达到残留病状态下再进行受累部位放疗比不放疗患者可以明显提高无疾病进展生存率和总生存率。

CHOP21＋利妥昔单抗（与单用 CHOP21 相比，提高了生存率）

一项随机对照试验证实 60～80 岁的Ⅱ～Ⅳ期病人中，CHOP21＋利妥昔单抗与单用 CHOP21 相比，在 5 年时可以提高缓解率，减少不良事件 14（疾病进展、复发或需要二线方案治疗）和死亡的发生率。随后发表的一项随机对照试验发现，与 CHOP21 相比，CHOP21＋利妥昔单抗可以增加 18～60 岁Ⅱ～Ⅳ期病人的 3 年无事件生存率和总生存率。

很可能有效

CHOP 14

我们发现一项随机对照试验，在 18～60 岁预后好的侵袭性淋巴瘤病人中进行了 CHOP21 和 CHOP 14 的疗效比较。另一项随机对照试验在 61～75 岁侵袭性淋巴瘤病人中进行了 CHOP21 和 CHOP 14 的疗效比较。在相对年轻的病人中，这两种方案在完全缓解率和 5 年无事件生存率方面无显著性差异，但是 5 年总生存率方面 CHOP14 优于 CHOP21 方案。在年龄大的病人中，CHOP14 与 CHOP21 相比提高了完全缓解率、5 年无事件生存率和总生存率。在这两个试验中 CHOP14 和 CHOP21 的毒性相似。

复发性侵袭性非霍奇金淋巴瘤（弥漫大 B 细胞淋巴瘤）的治疗效果如何？

很可能有效

传统剂量的挽救性化疗（一致认为应该进行治疗，但是不同方案各自的优势不明确）*

对于复发性侵袭性非霍奇金淋巴瘤，我们没有检索到任何比较不同传统剂量的挽救性化疗方案（PACEBOM，ESHAP，RICE，IVAC）的疗效的随机对照试验。但是多数研究者认为该类病人应该接受挽救性化疗。一篇系统综述对 22 项Ⅱ期试验进行分析，发现不同挽救性化疗方案疗效相似，没有发现哪一个方案更有优势。

大剂量化疗＋自体干细胞移植（与传统剂量化疗相比，提高化疗敏感者的生存率）

在一篇系统综述中报道了在化疗敏感的病人中进行的一项随机对照试验，发现与传统剂量化疗相比，大剂量化疗＋自体骨髓移植可以提高复发性侵袭性非霍奇金淋巴瘤的 5 年无事件生存率和总生存率。但是我们没有发现对于耐药病人的随机对照试验。

* 基于共识。

效果不明

异基因干细胞移植

我们没有检索到相关系统综述和随机对照试验。

定义 非霍奇金淋巴瘤（NHL）是一类异质性肿瘤，多数起源于 B 细胞（占 85%），少数起源于 T 细胞。NHL 以淋巴结受累为主要表现（淋巴结淋巴瘤），但是也可以出现在其他部位（结外淋巴瘤）。根据显微
15 镜下表现（组织病理学）和疾病的广泛程度对 NHL 进行分类。**组织病理学：**1966 年以来，主要有四种分类方法（见表 1～表 4 Ⓣ）。世界卫生组织（WHO）分类法[1]被认为是目前分类的金标准，以 REAL 分类系统为基础[2]。过去 NHL 曾被分为生长缓慢的“低度恶性”淋巴瘤和生长快速的“侵袭性”淋巴瘤。本章仅介绍最常见的侵袭性淋巴瘤——弥漫性 B 细胞淋巴瘤（WHO 分类［见表 1］Ⓣ）。因为组织病理学分类的变化，并且 WHO 的淋巴瘤分类和其他分类方法无直接相关性，导致对既往研究的结果难以分析，在试图得出结论时必须谨慎。如果在较早的文献中包括以下类型的侵袭性淋巴瘤我们也收录进来，如工作分类方法——原发性中度（E～H［见表 2］Ⓣ）[3]；Kiel 分类——中心母细胞性，免疫母细胞性和间变性（见表 3）Ⓣ[4]；Rappaport 分类——弥漫性组织细胞性，弥漫性淋巴细胞性，低分化性，弥漫性混合性（淋巴细胞和组织细胞［见表 4］Ⓣ）[5]，这些类型与我们研究的 WHO 分类有很多的重叠。**分期：**NHL 经典分期是根据疾病侵犯的程度进行 Ann Arbor 分期（见表 5）Ⓣ[6]。“早期”常指 Ann Arbor Ⅰ或Ⅱ期，而“晚期”是指 Ann Arbor Ⅲ或Ⅳ期。对于出现巨大肿块（直径大于 10cm）的病人不论 Ann Arbor 分期如何均归于“晚期”。**复发疾病：**指 NHL 病人经过初期治疗并达到完全缓解后，再次出现活动病灶。多数研究中病人在复发前需要最少 1 个月的完全缓解期。

发病率/患病率 在英国，NHL 居最常见肿瘤第六位，2002 年新诊断病例 9443 人，2003 年死亡 4418 人。NHL 的发病率因地区而异，年龄标化的发病率范围在 17/100 000（北美）至 4/100 000（南中非）之间。NHL 在男性中的发病率高于女性，英国 1993～2002 年年龄标化的发病率增加了 10.3%[7]。

病因/危险因素 多数 NHL 的病因不清，免疫抑制（先天性或获得性）人群的发病率增高。其他危险因素包括：病毒感染（人类 T 细胞白血

病病毒 1 型，EB 病毒，人类免疫缺陷病毒）、细菌感染（比如幽门螺旋杆菌）、有苯妥英或抗肿瘤药物治疗史、有杀虫剂或有机溶剂接触史[8]。

预后

总生存率：侵袭性 NHL 未经治疗一般情况下在数月内死亡。但是高度恶性淋巴瘤特别是弥漫大 B 细胞淋巴瘤和 Burkitt 淋巴瘤经过最初或挽救性治疗具有很高的治愈率[9]。2000～2001 年诊断为 NHL 并接受治疗的病人年龄标化的 5 年生存率为 55%（男性）和 56%（女性）[7]。**复发**：约 50% 的 NHL 病人经过最初治疗可以治愈，其余病人中大约 30% 对最初治疗无反应（难治性疾病），大约 20%～30% 病人最终将复发。多数在最初治疗后 2 年内复发，在这些复发病人中大约 50% 对再次化疗敏感，其余的对化疗不敏感。**预后因素**：预后取决于病理组织学类型、分期、年龄、身体活动状况、LDH 水平。在同一个 Ann Arbor 分期内的病人预后也有差异，
国际预后指数（IPI）可以提供更多的预后信息[8]。IPI 是根据 5 个 16
指标进行评分：年龄（<60 岁或>60 岁）、血清 LDH（正常或升高）、身体活动状态（0/1 或 2～4）、Ann Arbor 分期（Ⅰ/Ⅱ或Ⅲ/Ⅳ）、结外受累的数量（0/1 或 2～4）。具有 2 个或 2 个以上危险因素的病人 5 年无复发生存率和总生存率不到 50%。IPI 是目前疾病分期和治疗选择的最重要的手段，但是我们收集到的研究多数在 IPI 评分系统提出之前。

请参见《临床证据》中文全版本和英文网络版获取全文和参考文献。

17

镰状细胞病

检索时间：2005 年 8 月

原作者：Martin M Meremikwu　王婧　译　黄晓军　校　沈悌　审

镰状细胞病病人中镰状细胞危象和其他急性并发症的预防性干预措施效果如何？

肯定有效

5 岁以下儿童预防用青霉素

一篇系统综述发现，与不使用青霉素或使用安慰剂相比，给 5 岁以下儿童预防使用青霉素可以减少侵袭性肺炎球菌感染，与是否接种肺炎球菌疫苗无关。

很可能有效

羟基脲

一篇系统综述中收入的一项在成人中进行的随机对照试验发现，与安慰剂相比，平均 21 个月的过程中，羟基脲可减少疼痛危象、急性胸部综合征的发生率，降低输血的需要。羟基脲和安慰剂比较，对卒中、肝隔离以及死亡率的影响无显著性差异，但本结论证据可能不强。与服用安慰剂的人相比，服用羟基脲的人出现这种结果较少。系统综述中收入的在儿童中进行的另一项随机对照试验发现，与安慰剂相比，羟基脲可减少住院时间。服用羟基脲会伴随出现中性粒细胞减少、脱发、皮疹和胃肠功能紊乱。我们未发现评价羟基脲长期效应的随机对照试验。

疟疾的化学预防

恶性疟可促进镰状细胞危象，增加患镰状细胞贫血儿童的死亡危险，因此一致支持采用常规抗疟药进行化学预防。然而，一篇系统综述收入的一项半随机化试验和一项该综述遗漏的随机对照试验所提供的证据不足以支持在患有镰状细胞病的人群中进行常规疟疾化学预防。

吡拉西坦

一篇系统综述收入的随机对照试验发现，与安慰剂相比，吡拉西坦可以减少儿童中镰状细胞危象的发生率。

硫酸锌

一篇系统综述收入的一项随机对照试验发现，与安慰剂相比，硫酸锌可以减少镰状细胞危象的发生率。

效果不明

避免寒冷环境

我们没有发现证据充分的随机对照试验或观察研究评估避免暴露于寒冷环境对防止镰状细胞危象和其他危及生命的镰状细胞病并发症的作用。

限制体育锻炼

我们没有发现证据充分的随机对照试验或观察研究评估限制体育锻炼对防止镰状细胞危象和其他危及生命的镰状细胞病并发症的作用。

在 5 岁以上儿童中预防使用青霉素

在预防性服用青霉素至少 2 年以及接种了多糖类肺炎球菌疫苗的儿童中进行的一项随机对照试验发现，5 岁以上持续服用青霉素的儿童和服用安慰剂的儿童之间任何一种肺炎球菌感染均无显著性差异。

肺炎球菌疫苗

一项随机对照试验发现多糖类肺炎球菌疫苗接种和对照之间相比，肺炎球菌感染的发生率没有显著差异。三项随机对照试验并未评价肺炎球菌结合疫苗的临床受益情况。多项随机对照试验发现多糖类肺炎球菌疫苗和肺炎球菌结合疫苗都不引起严重不良反应，但可伴有轻度发热、局部疼痛和肿胀的症状。

对患有镰状细胞危象的病人进行疼痛干预性治疗的效果如何？

很可能有效

病人自控镇痛术

两项在有镰状细胞危象的成人中进行的小规模随机对照试验发现，使用哌替啶或吗啡的病人自控镇痛术和间歇肠外治疗相比，疼痛无显著差异。两种疗法的不良反应发生率也相似。

益害相当

最初静脉快速推注吗啡后口服控释吗啡与多次静脉注射吗啡比较

我们没有发现在患有镰状细胞危象的人群中比较吗啡与安慰剂的随机对照试验。一项在患有疼痛危象的儿童中进行的随机对照试验发现，治疗开始时静脉给予负荷剂量的吗啡后，口服控释吗啡与多次静脉注射吗啡在减少疼痛方面同样有效。但是与多次静脉注射吗啡相比，最初静脉推注后口服吗啡伴随出现急性胸部综合征的危险性可能增加。

辅助麻醉剂镇痛的皮质类固醇

一项随机对照试验发现，在患有急性严重镰状细胞危象的人群中，与安慰剂相比，静脉注射吗啡时加入高剂量甲泼尼龙可以减少住院病人止痛治疗持续时间。加入甲泼尼龙与安慰剂相比，尽管停止治疗后 2 周内由于疼痛复发而再次入院的病人中使用甲泼尼龙的更多，但是比例没有显著性差异。另一项随机对照试验发现，在患有急性镰状细胞胸部综合征的人群中，与安慰剂相比，静脉注射吗啡时加入地塞米松可以减少静脉注射止痛剂的给药次数和持续时间。已知的皮质类固醇不良反应包括：感染的危险性增加，体重增加，高血压，葡萄糖代谢不良，白内障和儿童发育不全。

效果不明

针刺

我们没有发现有关患有镰状细胞危象的人群中使用针刺疗法的随机对照试验。

19 **阿司匹林**

我们没有发现有关患有镰状细胞危象的人群中使用阿司匹林的随机对照试验。

可待因

我们没有发现有关患有镰状细胞危象的人群中使用可待因的随机对照试验。

二氟尼柳

一项在患有血管阻塞性镰状细胞危象的成人中进行的随机对照试验发现，与加入安慰剂相比，肌肉注射哌替啶时加入二氟尼柳，在止痛或给予的哌替啶剂量方面没有显著性差异，但是很可能效力不足以检测到临床上的重要差异。

水化

我们没有发现有关常规给予额外液体治疗患有镰状细胞危象人群的效果的随机对照试验。

布洛芬

我们没有发现有关患有镰状细胞危象的人群中使用布洛芬的随机对照试验。

酮咯酸

四项小规模随机对照试验提供的证据不足以评价在患有血管阻塞镰状细胞危象的人群中使用酮咯酸的情况。

氧疗

一项在儿童中进行的随机对照试验提供的证据不足以评价在患有镰状细胞危象的人群中用氧气治疗的情况。

对乙酰氨基酚

我们没有发现有关患有镰状细胞危象的人群中使用对乙酰氨基酚的随机对照试验。

定义 **镰状细胞病**指由于遗传一对异常血红蛋白基因引起的一组病症，这些基因中包括镰状细胞基因。镰状细胞病以慢性溶血性贫血、指炎和被称作“危象”的急性发作性临床事件为特征[1]。血管阻塞性（疼痛）危象最为常见，在异常红细胞使小血管阻塞时发生，可引起组织缺血。其他情况包括高溶血性危象（过度溶血）、急性胸部综合征、隔离危象和再生障碍性危象。在有一个镰状基因和一个地中海贫血基因的人群中出现一种镰状细胞病的常见变种，也以溶血性贫血为特征。**镰状细胞性状**出现在有一个镰状基因和一个正常基因的人群中。带有镰状细胞性状的人不出现任何疾病的临床表现。这一章涵盖患有镰状细胞病的，表现或不表现为地中海贫血的人群。

发病率/患病率 镰状细胞病最常见于生活或起源于撒哈拉以南非洲的人群中[2]。该疾病也影响地中海、加勒比海、中东和亚洲人群。镰状细胞基因最常见于疟疾流行的地区：镰状细胞特性影响约 10% ～30% 非洲热带人群[3]。估计镰状细胞病每年影响 1% ～2% （120 000）非洲新生儿。英国每年约有 178 名婴儿（0.28/1 000 受孕）受到镰状细胞病影响[4]。美国和英国分别约有 60 000 人和 10 000 人患有该病[5]。

病因/危险因素 镰状细胞疾病是一种常染色体隐性遗传病。父母双方必须有镰状细胞基因才可导致婴儿受到影响。在有镰状细胞特性的父母中，每次妊娠时婴儿受到影响的危险率为 1/4。疼痛（血管阻塞性）危象是该疾病最常见的特点，在婴儿期和幼童时期开始发作[6]。目前尚未完全了解促进或影响镰状细胞危象发生的因素，但是认为感染、缺氧、脱水、酸中毒、应激（例如大外科手术或分娩）和寒冷发挥了一些作用。在热带非洲，疟疾是引起贫血性和血管阻塞性危象最常见的原因[3]。已知高含量的胎儿血红蛋白可改善镰状细胞危象以及其他并发症的严重程度和发生率。 20

预后 受到镰状细胞病影响的人易受细菌感染，特别是由具有荚膜的微生物，如肺炎球菌、流感嗜血杆菌、脑膜炎双球菌和沙门氏菌引起的感染。严重的细菌感染，如肺炎、脑膜炎和败血病是发病和死亡的常见原因，在幼儿中尤其如此[7]。约 10% 患有镰状细胞贫血的儿童可能发生卒中，其中超过 50% 可能出现卒中复发[8]。经颅多普勒扫描显示的脑血管异常特征预示患有镰状细胞病的儿童发生卒中的危险性高[9]。危象频繁发作，感染和器官损伤降低了镰状细胞病人的生活质量。血管阻塞性（疼痛）危象的高发生率是与早期死亡相关的临床严重性指数。该病预期寿命仍然很低，在卫生事业差的社区尤其如此。在非洲的某些地区，约 50% 患有镰状细胞病的儿童在 1 岁以前死亡[3]。美国患有镰状细胞病的男性预期寿命约为 42 岁，女性约为 48 岁[10]。频繁输血会增加免疫反应和感染的危险性，例如人类免疫缺陷病毒、B 型或 C 型肝炎病毒感染以及恰加斯病（Chagas’disease）。患有镰状细胞病的人群需要反复输血，这使他们易于发生铁超负荷[11]。

请参见《临床证据》中文全版本和英文网络版获取全文和参考文献。

急性心肌梗死

检索时间：2004 年 8 月

原作者：Nicholas Danchin，Eric Durand

陈红　刘健　靳文英　译　刘元生　郭丹杰　校　朱文玲　审

哪些治疗可以改善急性心肌梗死的结局?

肯定有效

血管紧张素转化酶抑制剂

关于急性心肌梗死患者 14 天内接受治疗的一篇系统综述发现，与安慰剂相比，血管紧张素转化酶抑制剂能降低心梗 6 周后的死亡率。但是有一篇非系统性综述显示，血管紧张素转化酶抑制剂与安慰剂相比可增加 6 周时持续性低血压和肾功能不全的发生率。

阿司匹林

有一篇关于急性心肌梗死患者的系统综述发现，与安慰剂相比，阿司匹林能降低 1 个月时的死亡率、再梗和卒中。

β 受体阻滞剂

两篇系统综述和随后的一项随机对照试验发现，与不使用 β 受体阻滞剂相比，β 受体阻滞剂可以降低死亡率。另有一项对于接受溶栓治疗的患者的随机对照试验发现，与延迟用美托洛尔相比，立即接受美托洛尔治疗可以降低 6 天时再梗和胸痛的发生率，但对于 6 天或 1 年后的死亡率无明显影响。

直接经皮冠状动脉腔内成形术与溶栓治疗（专业诊疗中心进行）对比

一篇系统综述发现，与溶栓治疗相比，直接经皮冠状动脉腔内成形术降低死亡、非致死性再梗和卒中的联合结局。

溶栓治疗

一篇在 ST 段抬高的急性心肌梗死或心电图上新出现束支传导阻滞患者中进行的大型随机对照试验的非系统性综述发现，即刻溶栓治疗（症状发生 6 小时内，也可达 12 小时或更长）与安慰剂相比可降低死亡率。另有大量随机对照试验对不同类型的溶栓制剂进行了相互对比，没有发现在死亡率上有明显差异。还有一篇非系统性综述显示，溶栓治疗与对照组相比，前者增加卒中或大出血的危险性。并且发现颅内出血多发生在年长和低体重患者、高血压患者以及接受组织型纤溶酶原激活物治疗的患者中。而另一篇非系统性综述发现，溶栓药物一次性静推治疗和滴注治疗对脑出血相互矛盾的结果。还有一篇系统综述发现，溶栓治疗在降低死亡、非致死性再梗和卒中的联合结局方面不如直接经皮冠状动脉腔内成形术有效。

很可能有效

溶栓药物基础上加用低分子肝素（依诺肝素）（降低急性心梗的进展速度）

一项随机对照试验发现，在有心梗进展早期证据的患者中，在链激酶基础上加用依诺肝素（一种低分子肝素）与加用安慰剂相比，前者可以降低急性心梗的进展速度。有一篇系统综述对5项对比溶栓药物联用依诺肝素和联用普通肝素治疗的随机对照试验结果进行了分析。该篇综述中的两项随机对照试验发现，溶栓药物联合依诺肝素治疗与联用普通肝素相比，前者可降低急性心梗的进展速度，但另3项随机对照试验显示没有显著性差异。此外，该篇综述发现，溶栓药物治疗基础上加用依诺肝素和加用普通肝素相比，两组在死亡率以及颅内出血或其他部位大出血的危险性上并无显著性差异。

硝酸酯类药物（无溶栓药物时）

有一篇系统综述概述了前溶栓治疗时代（prethrombolytic era）进行的临床试验结果，发现硝酸酯类药物与安慰剂相比，前者可以降低急性心肌梗死患者的死亡率。

益害相当

糖蛋白IIb/IIIa受体阻滞剂

两项大型随机对照试验发现，半量溶栓治疗合用阿昔单抗与全量溶栓治疗相比并不能降低急性心梗患者1个月时的死亡率。但一项随机对照试验的有限证据显示，联合治疗可以降低非致死性心血管事件的发生率。但是，随机对照试验显示，阿昔单抗的联合治疗增加出血并发症，尤其是颅外出血的发生。有一篇Meta分析对4项有关阿昔单抗治疗的随机对照试验和随后的一项接受直接冠脉成形术患者的随机对照试验进行的分析表明，与对照组相比，阿昔单抗治疗组30天和6个月的死亡、再梗和靶血管血运重建的联合终点降低，但死亡率无显著降低。此Meta分析还发现，阿昔单抗治疗组发生大出血的危险性较对照组增加。另两项随机对照试验比较了接受直接冠脉成形术患者早期和延迟使用替罗非班的疗效，结果显示在存活率和患病率上两组并无显著性差异。

不太可能有效

溶栓药物基础上加用普通肝素

两项随机对照试验显示，单纯溶栓治疗和溶栓药物加用普通肝素对死亡率和急性心肌梗死进展速度的影响无显著性差异。有一篇系统综述分析了 5 项对比溶栓药物加用依诺肝素和加用普通肝素治疗的随机对照试验。结果发现，其中两项随机对照试验显示，溶栓药物加用依诺肝素治疗与加用普通肝素治疗相比，前者可降低急性心肌梗死的进展速度，但另 3 项随机对照试验未显示两组间有显著性差异。该篇综述没有发现溶栓药物基础上加用依诺肝素与加用普通肝素相比对死亡率的影响有显著性差异。此外，该篇系统综述还显示两组颅内或其他部位大出血的危险性无显著性差异。

硝酸酯类药物（溶栓药物基础上加用）

两项在急性心肌梗死后溶栓患者中进行的随机对照试验显示，使用硝酸酯类药物与安慰剂相比死亡率无显著性差异。

很可能无效甚至有害

钙通道阻滞剂

我们发现有证据显示与安慰剂相比，二氢吡啶类药物和维拉帕米均不降低死亡率。有一项随机对照试验提供的有限证据显示，在左室功能不全的患者中，急性心梗后最初几天服用硝苯地平与安慰剂相比可能增加死亡率。

哪些治疗可以改善急性心肌梗死后心源性休克的结局？

肯定有效

早期介入性心脏血运重建

一项大型随机对照试验发现，在急性心梗 48 小时内发生心源性休克的患者中，早期介入性心脏血运重建与单纯药物治疗相比，前者可降低 6 个月和 12 个月后的死亡率。另一项小型随机对照试验显示了相似的结果，尽管无显著性差异。

效果不明

早期心脏手术

我们没有发现任何随机对照试验来评价早期手术治疗对急性心梗后心源性休克并发室间隔破裂、心室游离壁破裂或二尖瓣反流的疗效。

主动脉内球囊反搏

有一篇仅以摘要形式报道的随机对照试验提供的有限证据显示，心源性休克患者采用主动脉内球囊反搏联合溶栓治疗与单纯溶栓治疗相比，两组在 6 个月时的死亡率方面并无显著性差异。

正性肌力药

我们没有发现随机对照试验对正性肌力药和安慰剂的疗效进行比较。

肺动脉导管插入术

我们没有发现有随机对照试验比较有或无肺动脉导管插入的疗效。

溶栓治疗

有一项随机对照试验的亚组分析表明，在心源性休克患者中进行或不进行溶栓治疗，两组在 21 天后的死亡率方面无显著性差异。

血管扩张剂

我们没有发现有随机对照试验比较血管扩张剂和安慰剂的疗效。

心室辅助装置和心脏移植

我们没有发现相关的随机对照试验对心室辅助装置或心脏移植疗效进行评价。

24 **定义**

急性心肌梗死（acute myocardial infarction，AMI）：冠状动脉的急性闭塞导致心肌细胞死亡。**心源性休克**：临床上定义为低的心排量和有证据显示的组织缺氧的情况，而且纠正后降低的血管内容量后仍不能得到改善的状况[1]。如果已插入肺动脉导管，则心源性休克可定义为肺毛细血管楔压升高（≥15mmHg）[1-3]的情况下，心脏指数仍低于 2.2L/(min·m^2)[2]。

发病率/患病率

急性心肌梗死：急性心肌梗死是世界上最常见的致死病因之一。1990 年，缺血性心脏病是世界上主要的致死原因，约导致 6300 万人死亡。经年龄校正后的发病率在各国之间以及同一国内不同地区的人群间的差异很大[4]。美国每年约有 90 万人患急性心梗，其中约有 22.5 万人死亡。约有半数患者是在症状发生 1 小时内或到达医院急诊室之前死亡的[5]。不论性别，心梗的发病率均随年龄增长而增加。但在所有年龄阶段，男性患病率均高于女性，穷人的患病率高于富人。过去 20 年里在许多西方国家急性心梗的致死率已有所下降。**心源性休克**：因急性心梗而就诊的患者中约有 7% 的人发生心源性休克[6]。其中约半数在就诊时已存在有心源性休克，而大多数其他患者则在就诊后最初的 24～48 小时内发生[7]。

病因/危险因素

急性心肌梗死：已确定的心血管疾病的主要危险因素包括高龄、男性、低密度脂蛋白胆固醇增高、高密度脂蛋白胆固醇降低、高血压、吸烟、糖尿病、心血管病家族史、肥胖和静息生活方式。对于其中多数危险因素来讲，观察研究显示随着危险因素的增加，心血管疾病的危险性亦随之增加，但无一个明显的阈值水平。急性心梗的直接机制是动脉粥样硬化斑块的破裂或侵蚀而导致血栓形成、冠状动脉阻塞和心肌坏死。可导致稳定斑块转化成不稳定斑块（“活化”斑块）的所有因素尚未完全阐明。剪切力、炎症和自身免疫因素已被提议为可能的危险因素。缺血性心脏病主要危险因素的改变（尤其是在血压和吸烟率降低时）只能部分解释不同人群间冠心病发病率的差异。**心源性休克**：急性心梗后的心源性休克常继发于心室肌功能的下降，而且由左室梗死所致者（占心源性休克患者的 79%）多于由右室梗死所致者（占心源性休克患者的 3%）[8]。此外，急性心梗后心源性休克也可以由心脏结构缺陷导致，如乳头肌功能障碍所致的二尖瓣反流（占心源性休克患者的 7%）、室间隔破裂（占心源性休克患者的 4%）、心室游离壁破裂所致的心包填塞（占心源性休克患者的 1%）。在危险因素方面，急性心梗后心源性休克的主要危险因素包括既往心梗病史、糖尿病、高龄、低血压、心动过速或过缓、充血性心力衰竭（Killip 分级Ⅱ～Ⅲ级）和低的左室射血分数（EF 值小于 35%）[7,8]。

预后 **急性心肌梗死**：可导致许多机械性和心电紊乱并发症，包括死亡、心室功能障碍、充血性心力衰竭、致死性和非致死性心律失常、瓣膜功能障碍、心肌破裂和心源性休克。**心源性休克**：急性心梗后心源性休克的住院患者的死亡率约为 50%～80%[2,3,6,7]。多数于休克发生 48 小时内死亡（见图 1）Ⓕ[9]。最终出院的存活患者的远期预后较好（1 年存活率 88%）[10]。

请参见《临床证据》中文全版本和英文网络版获取全文和参考文献。

25

稳定型心绞痛

检索时间：2004 年 12 月

原作者：Laurence O' Toole

王伟民　译　刘元生　郭丹杰　校　陈灏珠　审

长期单药治疗稳定型心绞痛的效果如何？

很可能有效

β 受体阻滞剂＊

在一篇系统性综述中提到的一项小型随机对照试验发现，β 受体阻滞剂（普萘洛尔）和安慰剂治疗 6 个月后，两组对心绞痛的发作频率和运动时程的影响无显著性差异。但是，该试验可能缺乏检出组间临床重要差异的把握度。目前的共识认为，β 受体阻滞剂对于缓解稳定型心绞痛的症状是有效的。有几项随机对照试验发现，β 受体阻滞剂和钙通道阻滞剂治疗 6 个月至 3 年时，两者在心绞痛的发生频率、运动时程 、死亡率或非致死性心血管事件方面没有显著性差异。但是，这些随机对照试验可能缺乏检出组间临床差异的把握度。另有一项随机对照试验发现，β 受体阻滞剂和钙通道阻滞剂对于生活质量的影响没有显著性差异。我们还没有找到系统综述或随机对照试验对长期使用 β 受体阻滞剂与长效硝酸酯类或钾通道开放剂的疗效进行比较。

钙通道阻滞剂＊

一篇系统综述中提到一项小型随机对照试验发现，苄普地尔（Bepridil）和安慰剂在心绞痛的发作频率方面没有显著性并异。该试验还发现，与安慰剂相比，在治疗 6 个月时，苄普地尔治疗可以提高运动时程。目前的共识认为，钙通道阻滞剂能有效治疗稳定型心绞痛的症状。综述中还包括的几项随机对照试验发现，钙通道阻滞剂和 β 受体阻滞剂在治疗 6 个月至 3 年时，二者在心绞痛发作、运动时程、死亡率或非致死性心血管事件方面没有显著性差异。但是，这些随机对照试验可能缺乏检出组间临床重要差异的把握度。另有一项随机对照试验发现，β 受体阻滞剂和钙通道阻滞剂治疗对于生活质量的影响没有显著性差异。还有一项随机对照试验发现，氨氯地平和单硝酸异山梨酯对于心绞痛的发作频率和生活质量的影响没有显著性并异。该试验还发现，与单硝酸异山梨酯相比，氨氯地平使用 6 个月时可以提高运动时程。此外，该随机对照试验又发现，氨氯地平引起外周水肿情况比单硝酸异山梨酯更常见，而单硝酸异山梨酯引发头痛更常见。但我们没有找到比较长期使用钙通道阻滞剂和钾通道开放剂疗效的系统综述和随机对照试验。

硝酸酯类*

我们没有找到比较长期单纯使用硝酸酯与安慰剂对稳定型心绞痛的疗效的随机对照试验。但已有共识认为硝酸酯可以有效缓解稳定型心绞痛的症状。一项随机对照试验比较了氨氯地平和单硝酸异山梨酯对心绞痛发作频率和生活质量的影响，但两组间无显著性差异。结果还表明，氨氯地平治疗 6 个月时比单硝酸异山梨酯能明显增加运动时程。此外，结果还显示氨氯地平较常引发周围水肿，而单硝酸异山梨酯较常引发头痛。

钾通道开放剂* 26

我们没有找到有关稳定型心绞痛使用钾通道开放剂长期单药治疗的效果的随机对照试验。然而，目前的共识认为，钾通道开放剂对于治疗稳定型心绞痛的症状是有效的。

*基于共识。

定义 心绞痛，常简称为绞痛，临床症状的特点是胸部、肩部、背部、手臂或下颌的不适感[1]。心绞痛通常由冠状动脉粥样硬化疾病引起。其他少见的病因包括瓣膜性心脏病、肥厚型心脏病、未控制的高血压、血管痉挛或与动脉粥样硬化不相关的内皮功能障碍。心绞痛的鉴别诊断包括影响胸壁的非心源性因素、食管和肺。心绞痛可以分为稳定型和不稳定型。**稳定型心绞痛**定义为规律的或可预测的心绞痛症状，且症状的发作已经超过 2 个月。症状是一过性的，典型的表现是症状由活动诱发，能通过休息或含服硝酸甘油缓解。其他的诱发因素包括寒冷、进食和情绪紧张。本章特别关注冠心病所致的稳定型心绞痛的长期治疗，故仅包括随访期超过 6 个月的随机对照试验。**不稳定型心绞痛**的诊断：如果运动耐量迅速下降或出现静息痛可诊断为不稳定型心绞痛。这通常与动脉粥样硬化斑块不稳定相关，可能导致心肌梗死或死亡，应该按急症处理，通常需要住院治疗（见有关不稳定型心绞痛章节）。

发病率/患病率 稳定型心绞痛的患病率目前还不清楚[1,2]。英国的流行病学调查显示，估计在 65～74 岁的人群中，有 6%～16% 的男性和 3%～10% 的女性患过心绞痛[3-5]。在英国每年大约有 1% 的人口因为心绞痛症状就医[4]，有 23 000 人因为新发的心绞痛症状就医[6]。这些调查没有区分稳定型和不稳定型心绞痛[3-6]。

病因/危险因素 冠状动脉疾病导致的稳定型心绞痛，其特点是心外膜血管内层的局限性粥样硬化斑块。这些斑块突入冠状动脉管腔内，限制心肌的血供，尤其是在心肌耗氧量增加时。导致稳定型心绞痛的危险因素与冠心病的危险因素相似，包括年龄的增加、男性、超重、高血压、血清胆固醇水平增高、吸烟和活动少[7]。

预后 稳定型心绞痛是存在冠心病的标志，在英国每 4 例死亡病例中就有 1
例死于冠心病[8]。有心绞痛症状的患者更可能有其他冠心病的表现，
这比没有心绞痛症状的患者高出 2～5 倍[7, 9]。有一项以人群为基础
的研究（7100 名年龄在 51～59 岁的男性入选）发现，在人群随访研
究的基线时点下，有心绞痛的人的死亡率比没有冠心病病史的人的
死亡率要高（16 年生存率：有心绞痛的人 53%，没有冠心病的人
72%，有心肌梗死病史的人 34%）[10]。此外，在稳定型心绞痛患者中
进行的临床试验筛选出不需进行冠脉血运重建的患者，结果表明这
些患者的预后较好，年死亡率 1%～2%，年非致死性心肌梗死发生
率 2%～3%[11-14]。预后不良的影响因素包括：症状较严重、男
性[15]、静息心电图异常[16]（心绞痛的患者中有 50% 可以出现[17]）、
既往有心肌梗死病史[10, 18]、左室功能减退[19]以及运动负荷试验中很
27 容易诱发出症状或广泛冠脉缺血表现（因稳定型心绞痛住院的患者
中约 1/3 有此表现）、三支主要冠状动脉或左主干有明显狭窄[6, 19]。
此外，标准的冠心病危险因素对于稳定型心绞痛患者的预后有额外
有害的影响[9, 20, 21]。对这些危险因素的控制参见《临床证据》的有
关缺血性心脏事件的二级预防的章节。

请参见《临床证据》中文全版本和英文网络版获取全文和参考文献。

不稳定型心绞痛 28

检索时间：2004 年 3 月

原作者：Madhu Natarajan

陈步星　译　刘元生　郭丹杰　校　陈灏珠　审

抗血小板治疗的效果如何？

肯定有效

阿司匹林

有一篇系统综述显示，与安慰剂组比较，对不稳定型心绞痛患者进行抗血小板治疗，大多数患者服用中等剂量阿司匹林 75～325mg/d，能降低死亡率、心肌梗死和卒中的危险。证据表明，超过 325mg/d 的阿司匹林不会增加心血管益处，反而可能增加害处。

很可能有效

氯吡格雷/噻氯匹啶

两项随机对照试验发现，与单用阿司匹林或者单用常规治疗相比，在阿司匹林治疗的基础上加用氯吡格雷或者在常规治疗的基础上加用噻氯匹啶，能减少死亡率和心肌梗死发生。其中一项随机对照试验发现，与单用阿司匹林相比，氯吡格雷和阿司匹林合用 6～9 个月后，严重出血事件增加，但是出血性卒中的发生率并没有增加。噻氯匹啶可能会引起可逆性中性粒细胞减少症。对阿司匹林过敏或者不能耐受的患者而言，这些药物可能是一种替代的选择。

静脉用糖蛋白Ⅱb/Ⅲa 受体抑制剂

一篇系统综述发现，与安慰剂比较，静脉注射糖蛋白Ⅱb/Ⅲa 受体抑制剂能降低治疗 6 个月时的死亡率或心肌梗死发生率，但增加严重出血并发症。在该综述中有一项随机对照试验进行较长期随访发现，阿昔单抗（Abciximab）与安慰剂比较，两组在 1 年时的死亡率方面无显著性差异。

很可能无效甚至有害

口服糖蛋白Ⅱb/Ⅲa 受体抑制剂

一篇系统综述中的一项随机对照试验结果显示，口服糖蛋白Ⅱb/Ⅲa 受体抑制剂西巴非班（Sibrafiban）与阿司匹林相比，并没有显著降低治疗 90

天时的死亡、心肌梗死或复发缺血的联合结局。尽管如此，该综述发现不管是否同时联合阿司匹林治疗，与单用阿司匹林相比，口服糖蛋白Ⅱb/Ⅲa受体抑制剂增加出血。

抗栓治疗的效果如何？

很可能有效

直接凝血酶抑制剂

一篇系统综述发现，使用直接凝血酶抑制剂治疗 7 天，与应用肝素相比，能减少 30 天后的死亡率和心肌梗死。

低分子肝素

一篇系统综述显示，应用阿司匹林治疗不稳定型心绞痛时加用低分子肝素，与加用安慰剂或不治疗相比，前者能减少最初 7 天的死亡和心肌梗死，而且不会显著增加出血并发症。然而，研究发现，与安慰剂比较，延长低分子肝素治疗时间（达 90 天），并不能显著减少死亡或心肌梗死。还有一篇系统综述发现，与普通肝素相比，低分子肝素能减少心肌梗死，但不能减少死亡率、再发心绞痛或严重出血事件。

普通肝素

一篇系统综述发现，对不稳定型心绞痛患者给予阿司匹林和普通肝素联合治疗 7 天，能降低 1 周时的死亡率或心肌梗死。然而，另一篇综述发现，对 12 周时死亡和心肌梗死无显著效果。另有一篇综述发现，在降低心
29 肌梗死方面，普通肝素不如低分子肝素有效，但在死亡率、再发心绞痛和严重出血事件上两者没有明显差异。

不太可能有效

华法林

有 5 项随机对照试验显示，在常规治疗（通常使用阿司匹林）的基础上加用华法林对 1 年时的再发心绞痛、心肌梗死或死亡无显著影响。其中的一项随机对照试验发现，与常规治疗相比，加用华法林能增加严重出血事件。

抗缺血治疗的效果如何？

效果不明

β 受体阻滞剂（针对心肌梗死或死亡）

尽管有一项随机对照试验指出，β 受体阻滞剂可能减少胸痛的频率和严重程度，但是，我们发现 β 受体阻滞剂对死亡率或心肌梗死的作用的证据仍

不充足。

硝酸酯类（针对心肌梗死或死亡）

尽管随机对照试验表明，硝酸酯可能降低胸痛的频率和严重程度，但是，我们发现没有足够的证据表明硝酸酯类药物对死亡或心肌梗死有影响。

不太可能有效

钙通道阻滞剂

1 篇系统综述发现钙通道阻滞剂和其他安慰剂或标准治疗之间无显著差异。观察性研究显示，短效二氢吡啶类钙通道阻滞剂可能增加死亡率。

介入治疗的效果如何?

效果不明

常规早期心导管术和血运重建术

我们发现有 5 项随机对照试验报道在不同时间点有不同联合结局。两项随机对照试验发现，与保守治疗相比，早期介入治疗能减少 4～6 个月时的死亡和其他心脏事件或再住院。但是，另有 3 项随机对照试验显示，在治疗 12 个月或更长时间时，早期介入治疗与保守治疗相比，对死亡或其他心脏事件的影响无显著性差异。

定义 不稳定型心绞痛不同于稳定型心绞痛、急性心肌梗死和非心脏性疼痛，主要表现在出现症状的形式（在静息或低活动强度时出现特征性疼痛）、症状的严重程度（疼痛强度、频率或持续时间近期增加）和静息心电图无持续性的 ST 段抬高。不稳定型心绞痛包括各种不同的临床形式：出现 1 周以上静息性心绞痛；疼痛程度增加，由中度疼痛到重度疼痛；非 Q 波型心肌梗死；持续 24 小时以上的梗死后心绞痛。不稳定型心绞痛和非 ST 段抬高型心肌梗死（non－STEMI）在临床诊断和治疗方面有很大的重叠。广义上讲，不稳定型心绞痛被定义为新发的或持续性胸痛，如果除了胸痛之外，还有心肌酶升高（如肌钙蛋白）或者心电图持续性 ST 段压低，则被定义为非 ST 段抬高型心肌梗死。许多试验入选的对象或者是不稳定型心绞痛患者或者是非 ST 段抬高型心肌梗死患者。我们入选的随机对照试验是包括不稳定型心绞痛或非 ST 段抬高型心肌梗死的混合人群的试验，也包括仅对不稳定型心绞痛人群进行的随机对照试验。 30

发病率/患病率 在工业化国家，一般人群中不稳定型心绞痛的年发病率大约是 6/10 000 人。

病因/危险因素 危险因素与其他缺血性心脏病表现的危险因素相同：老年，既往有动脉粥样硬化性心血管疾病，糖尿病，吸烟，高血压，高胆固醇血症，男性和缺血性心脏病家族史（见附录 1）。不稳定型心绞痛也可伴发其他循环系统疾病，如心脏瓣膜病、心律失常和心肌病。

预后 应用阿司匹林的不稳定型心绞痛患者，最初 7 天严重不良事件（如死亡、急性心肌梗死或需要急诊血运重建的难治性心绞痛）发生率为 5%～10%，30 天时约为 15%。不稳定型心绞痛患者在确诊后的当年的死亡率在 5%～14%，其中半数死亡是发生在诊断后 4 周以内。但还没有一个单一的因素能识别不良事件的高危患者。危险因素包括症状的严重性（例如疼痛持续时间、进展速度、心力衰竭的迹象）、病史（例如既往不稳定型心绞痛、急性心肌梗死、左室功能不全），其他临床指标（如年龄、糖尿病）、心电图改变（如 ST 段压低的严重程度、T 波深倒、短暂 ST 段抬高）、生化标志物（例如肌钙蛋白浓度）以及临床情况改变（例如再发胸痛、静息性缺血、血流动力学不稳定）。

请参见《临床证据》中文全版本和英文网络版获取全文和参考文献。

心房颤动（新发）

检索时间：2005 年 10 月
原作者：Gregory Y H Lip
孙艺红　卢明俞　译　刘元生　郭丹杰　校　陈灏珠　审

预防栓塞的治疗措施对血流动力学稳定的新发心房颤动患者的疗效如何？

效果不明

心脏复律前的抗血栓治疗

我们没有发现在急性心房颤动试图复律前应用阿司匹林、肝素、华法林抗血栓治疗的随机对照试验。

转复窦性心律的治疗措施对血流动力学稳定的新发心房颤动患者的疗效如何？

益害相当

氟卡尼

有五项随机对照试验发现，与安慰剂比较，口服或静脉应用氟卡尼可增加 1～24 小时内转复为窦性心律的患者比率。但氟卡尼会出现严重的不良事件，如严重低血压和尖端扭转型室性心动过速。两项随机对照试验发现，与静脉应用氟卡尼比较，口服氟卡尼可增加 8 小时内转复为窦性心律的比率。我们没有足够证据能得出静脉应用氟卡尼与静脉应用胺碘酮间以及氟卡尼与奎尼丁间比较的定论。三项随机对照试验也未发现氟卡尼与普罗帕酮在窦性心律转复方面有明显差异。对于已知或可疑的缺血性心脏病患者不适宜应用氟卡尼与普罗帕酮，因其可导致心律失常。

普罗帕酮

一篇系统综述及随后的几项随机对照试验显示，与安慰剂比较，普罗帕酮可增加患有急性或慢性心房纤颤患者 1～24 小时内转复为窦性心律的比率。两项随机对照试验发现，普罗帕酮转复窦性心律更快，但是在 12 小时后，胺碘酮与普罗帕酮相比没有显著性差异。一项随机对照试验发现，与胺碘酮比较，普罗帕酮可增加 8 小时后的窦性心律转复率。还有一项随机对照试验发现，在 1 小时内，胺碘酮与普罗帕酮在转复为窦性心律方面没有显著性差异。另有一项随机对照试验发现，在 1 小时内，普罗帕酮与地高辛在转复窦性心律方面没有显著性差异。三项随机对照试验表明，没有足够证据得出普罗帕酮与氟卡尼在窦性心律转复率方面的差异。对已知或可疑的缺血性心脏病患者，不能应用普罗帕酮与氟卡尼，因其可引起心律失常。

效果不明

胺碘酮

我们从四项随机对照试验中发现没有充足证据证实在血流动力学稳定的急性房颤患者中，胺碘酮单独用药与安慰剂比较在转复窦性心律方面的
32 疗效。四项小型随机对照试验也发现，胺碘酮与地高辛相比，在 24～48 小时内在窦性心律的转复率方面没有显著性差异。有一项随机对照试验发现胺碘酮与维拉帕米比较，前者可增加 3 小时的转复率。另有两项随机对照试验发现，普罗帕酮转复窦性心律的速度更快，但在 12 小时后，胺碘酮和普罗帕酮相比较无显著性差异。一项随机对照试验发现，胺碘酮与普罗帕酮比较，后者可增加 8 小时后窦性心律的转复率。此外，一项随机对照试验显示，普罗帕酮与胺碘酮比较，在 1 小时转复窦性心律方面无显著性差异。两项随机对照试验发现，与口服氟卡尼比较，静脉注射胺碘酮降低了 8 小时内转为窦性心律的患者的比例。我们还没有足够的证据认定静脉注射胺碘酮和静脉注射普罗帕酮之间的差异。我们没有发现比较胺碘酮和电复律的随机对照试验。

直流电复律

我们没有发现有关血流动力学稳定的新发房颤的窦性心律转复方面的系统综述或随机对照试验。

奎尼丁

我们没有发现奎尼丁与安慰剂在有关电复律方面的比较。有一项小型随机对照试验发现，对于 48 小时内新发的房颤患者，与索他洛尔比较，奎尼丁联合地高辛能增加 12 小时内的窦性心律转复率。但我们没有足够的证据证实氟卡尼与奎尼丁比较的差异。

索他洛尔

我们没有发现索他洛尔与安慰剂比较的系统综述或随机对照试验。有一项 48 小时内新发房颤患者的小型随机对照试验发现，与索他洛尔比较，奎尼丁联合地高辛提高 12 小时内转复为窦性心律的比率。

不太可能有效

地高辛

我们还没有发现仅限于急性房颤患者的以安慰剂作对照的随机对照试

验。4 项随机对照试验发现，对于持续时间长达 7 天的房颤患者，地高辛与安慰剂在转复窦性心律方面，两者无显著性差异。有证据显示，地高辛与安慰剂相比在转复窦性心率时的作用对于新发生房颤的患者并没有优势。地高辛峰作用时间延迟到 6～12 小时。4 项小规模随机对照试验发现，胺碘酮与地高辛在 24～48 小时时转复窦性心律方面无显著性差异。尽管这些试验可能缺乏检出临床重要差异的把握度。此外，有 1 项随机对照试验发现，在 1 小时时，普罗帕酮与地高辛在窦性心律转复方面无显著性差异。

维拉帕米

我们没有发现仅限于急性房颤患者的以安慰剂作为对照的随机对照试验。一项在患有房颤或房扑 2 小时至 2 年患者中进行的小规模交叉随机对照试验发现维拉帕米和安慰剂在心脏复律成功率上无显著性差异。有 1 项随机对照试验发现，与胺碘酮比较，维拉帕米减小 3 小时时的转复率。

控制心率的治疗措施对血流动力学稳定的新发心房颤动患者的疗效如何？ 33

很可能有效

地高辛

我们没有发现只限于急性房颤患者的以安慰剂作对照的随机对照试验。2 项随机对照试验发现，与安慰剂比较，静脉注射地高辛在 30 分钟后和 2 小时后可降低持续长达 7 天房颤患者的心室率。另有一项随机对照试验发现，与静脉注射地高辛比较，静脉注射地尔硫䓬在 5 分钟内可降低急性房颤和心房扑动（房扑）患者的心率。

地尔硫䓬

一项针对急性房颤和心房扑动患者的随机对照试验发现，与安慰剂比较，静脉注射地尔硫䓬 15 分钟内可降低（持续时间不详）患者的心率。还有一项随机对照试验发现，与静脉注射地高辛比较，静脉注射地尔硫䓬在 5 分钟内可降低急性房颤和心房扑动患者的心率。另有一项随机对照试验发现，对于急性房颤和心房扑动患者，静脉注射维拉帕米与静脉注射地尔硫䓬比较，在心率控制和心室收缩功能方面两者无显著性差异，但是维拉帕米能导致一些患者出现低血压。

噻吗洛尔

我们没有发现关于急性房颤的以安慰剂作为对照的随机对照试验。一项小型随机对照试验发现，对于持续时间不明确的房颤患者，与安慰剂比较，噻吗洛尔（一种 β 受体阻滞剂）在 20 分钟内可降低心室率。

维拉帕米

两项随机对照试验发现，与安慰剂比较，静脉应用维拉帕米，可在 10 分钟或 30 分钟内降低房颤和房扑患者的心室率。一项针对房颤和急性房扑患者的随机对照试验发现，对于控制心率和心室收缩功能来说，静脉应用维拉帕米与静脉应用地尔硫䓬相比较无显著性差异，但是维拉帕米可引起一些患者出现低血压。

效果不明

胺碘酮

我们还没有发现关于血流动力学稳定的急性房颤患者应用胺碘酮控制心率的疗效的系统综述和随机对照试验。

索他洛尔

我们尚未发现关于血流动力学稳定的急性房颤患者应用索他洛尔控制心率的疗效的系统综述和随机对照试验。

定义 **急性心房颤动**是指持续时间少于 48 小时的，快速的、不规则的、杂乱的心房激动。它包括慢性或持续性房颤的首次症状发作和阵发性心房颤动的发作。有时很难区分新发房颤和既往长期持续但未被诊断的慢性心房颤动。有时将发作 72 小时内的心房颤动叫做新发心房颤动。与此相反的是，慢性房颤持续时间更长，可以被描述为阵发性（反复
34 发作自行中止为窦性心律）、持续性和永久性房颤。该篇综述只是针对血流动力学稳定的急性房颤。一致的意见是，对于血流动力学不稳定的急性房颤应该立即行直流电复律治疗。我们的定义不包括对心脏手术中及术后发生的心房颤动的研究。

发病率/患病率 关于急性心房颤动的发病率和患病率方面的证据很有限。由弗明翰研究（Framingham study）推测 55 岁男性的发病率是3/1000 人年，94 岁增加到 38/1000 人年[1]。55 岁女性的发病率是2/1000 人年，94 岁增加到 32.5/1000 人年。心房颤动患病率从 50～59 岁年龄人群的 0.5% 到 80～89 岁年龄人群的 9%。英国急诊住院的患者中 3%～6% 有心房颤动，其中 40% 是首次诊断[2, 3]。而新西兰急诊住院的患者中有 10% 有明确的心房颤动（95% CI 9%～12%）[4]。

病因/危险因素 急性心房颤动常见的原因是急性心肌梗死和酒精的急性作用。年龄增加急性心房颤动的风险。男性比女性更容易发生急性心房颤动（弗莱明翰研究 38 年的结果，经校正年龄和已知的预处理情况后的 RR 值为 1.5）[5]。心房颤动可在基础疾病（心脏和非心脏的疾病）或其他情况出现的条件下发生。流行病学调查发现，急性心房颤

动发生的危险因素有缺血性心脏病、高血压、心力衰竭、心脏瓣膜病、糖尿病、酒精滥用、甲状腺异常以及肺部和胸膜的异常[1]。在英国的一项关于急诊住院的急性心房颤动患者的调查中，缺血性心脏病占33%，心力衰竭占24%，高血压占26%，风湿性心脏病占7%[3]。在一些人群中，酒精的急性作用可以解释大量的急性心房颤动的发生。心房颤动突然发作在运动员中更常见[6]。

预后 **自动转复**：观察性研究和随机对照试验的安慰剂组发现，50%以上的急性心房颤动可在24～48小时内自行转复，尤其是急性心房颤动发作有明确诱因时，如酒精或心肌梗死。**进展为慢性心房颤动**：我们没有发现关于急性心房颤动进展到某些类型的慢性房颤（如阵发性、持续性、永久性心房颤动）比例的证据。**死亡率**：我们几乎没有发现关于无基础疾病的急性心房颤动患者的发病率和死亡率的证据。但心肌梗死期间发生急性心房颤动是近期和远期死亡率的独立危险因素[7]。**心力衰竭**：无论基础心室率是多少，心房颤动发作时心输出量下降10%～20%[8,9]，从而导致心力衰竭。急性心房颤动伴心力衰竭的患者预后更差。**卒中**：急性心房颤动与近期卒中风险相关[10-13]。对急性心房颤动发作48小时内的患者进行经食管超声心动图观察，其中15%有心房血栓[14]。与非心房颤动相关的卒中比较，心房颤动相关的缺血性卒中更容易致死、复发和导致严重的功能障碍[15]。

请参见《临床证据》中文全版本和英文网络版获取全文和参考文献。

35

心力衰竭

检索时间：2006 年 2 月

原作者：Robert McKelvie

吴彦　杨松娜　译　刘元生　郭丹杰　校　胡大一　审

非药物治疗的疗效如何？

肯定有效

多学科联合治疗

3 篇系统综述发现，与传统治疗方法相比，多学科联合治疗可以降低全因死亡率、全因住院率和心力衰竭住院率。

很可能有效

运动锻炼

两篇系统综述显示，与常规治疗相比，运动锻炼可以降低死亡率，但其中一篇综述发现死亡率的降低没有统计学意义。另外两篇系统综述显示，与常规治疗相比，运动锻炼可以改善运动耐量。

药物治疗和介入治疗心力衰竭的疗效如何？

肯定有效

血管紧张素转换酶抑制剂

几篇系统综述和随机对照试验发现，与安慰剂比较，血管紧张素转换酶抑制剂能降低缺血性事件、死亡率和心力衰竭住院率。不同人群的相对获益相似，但严重心力衰竭患者的绝对获益更大。有关比较血管紧张素转换酶抑制剂与血管紧张素Ⅱ受体阻滞剂的疗效及血管紧张素转换酶抑制剂联合血管紧张素Ⅱ受体阻滞剂疗效的报道见血管紧张素Ⅱ受体阻滞剂部分。

血管紧张素Ⅱ受体阻滞剂

一篇系统综述显示，与安慰剂比较，血管紧张素Ⅱ受体阻滞剂可以降低 NYHA 分级Ⅱ～Ⅳ级心力衰竭患者的死亡率和心力衰竭的住院率，而且对于不能耐受血管紧张素转换酶抑制剂的患者也是一个有效的替代治疗方法。还有一篇系统综述显示，两种药物在总死亡率和住院率方面没有显著性差异。另有一篇系统综述发现，血管紧张素转换酶抑制剂加血管紧张素Ⅱ受体阻滞剂比单独使用血管紧张素转换酶抑制剂能进一步降低心血管病死亡率和心力衰竭住院率，但对于全因死亡率的影响尚不清楚。

β受体阻滞剂

系统综述发现的有力证据显示，在血管紧张素转换酶抑制剂基础上加用β受体阻滞剂可以显著降低各种程度的有症状的心力衰竭患者的死亡率和住院率。一篇系统综述发现β受体阻滞剂加或不加血管紧张素转换酶抑制剂或血管紧张素Ⅱ受体阻滞剂在全死因死亡率和心衰患者的住院率上的治疗 36
结果相似。一项随机对照试验发现比索洛尔治疗心衰像依那普利一样有效。一篇系统综述发现β受体阻滞剂显著减少了年长者中的全死因死亡率。但一项随机对照试验的亚组分析的有限证据发现，β受体阻滞剂对黑人的死亡率没有显著影响。

地高辛（可以改善已使用利尿剂和血管紧张素转换酶抑制剂患者的发病率）

一项系统综述发现，与安慰剂相比，地高辛可以降低窦性心律患者的住院率，并减少临床恶化率。但是地高辛和安慰剂相比对于死亡率的影响没有显著性差异。

心律失常高危患者植入埋藏式心脏除颤器

一篇系统综述发现，埋藏式心脏除颤器可以降低曾经发生致命性心律失常或猝死高危的心力衰竭患者的死亡率。第二篇系统综述发现埋藏式心脏除颤器可以降低非缺血性心肌病患者的死亡率。

很可能有效

心脏再同步治疗

一篇系统综述和一项随机对照试验发现，与常规治疗相比，心脏再同步治疗能改善心脏功能，减少心力衰竭再住院率，并减少全因死亡率。

依普利酮（用于心肌梗死伴有左室功能不全的患者以及心力衰竭已经采用药物治疗的患者）

针对近期心肌梗死伴有左室功能不全以及临床心力衰竭已经采用药物（包括血管紧张素转换酶抑制剂、血管紧张素Ⅱ受体阻滞剂、利尿剂、β受体阻滞剂和冠状动脉再灌注治疗的患者）治疗的患者的一项大型随机对照试验发现，加用依普利酮（一种醛固酮受体拮抗剂）能比加用安慰剂降低死亡率。

螺内酯应用于严重心力衰竭患者

一项针对使用利尿剂、血管紧张素转换酶抑制剂和地高辛的严重心力衰竭的患者的大型随机对照试验发现，与加用安慰剂相比，加用螺内酯可以降低 2 年后的死亡率。

效果不明

胺碘酮

几篇系统综述显示，胺碘酮与安慰剂相比能降低死亡率的微弱证据。但是我们无法得出胺碘酮在心力衰竭患者中的作用的肯定结论。

抗凝制剂

一项随机对照试验的初步报告发现，华法林与非抗血栓治疗比较，或华法林与阿司匹林比较，在死亡率、心肌梗死和卒中联合终点方面，两者在治疗 27 个月后没有显著性差异。然而，该项随机对照试验没有足够把握度发现临床上的重要差异。抗血小板治疗与血管紧张素转换酶抑制剂联合治疗的疗效需要进一步的研究。

37 **抗血小板制剂**

一项随机对照试验的初步报告表明，阿司匹林与非抗血栓治疗，或阿司匹林与华法林治疗相比，两者在死亡、心肌梗死和卒中联合终点方面在治疗 27 个月后没有差异。不过，该项随机对照试验没有足够把握度发现临床上的重要差异。抗血小板治疗与血管紧张素转换酶抑制剂联合治疗的疗效需要进一步研究。

很可能无效甚至有害

钙通道阻滞剂

一篇系统综述发现，二代二氢吡啶类钙通道阻滞剂和安慰剂比较，两者在死亡率方面没有差异。有几项随机对照试验比较了其他钙通道阻滞剂与安慰剂的疗效，也没有发现患者获益的证据。已经发现，钙通道阻滞剂可能增加心肌梗死伴有肺淤血或左室功能不全患者的心力衰竭症状和死亡率。

胺碘酮以外的抗心律失常药物

从一篇系统综述的证据中推测，心肌梗死后使用其他抗心律失常药物（β 受体阻滞剂除外）可能增加心力衰竭患者的死亡率。

正性肌力药物（地高辛除外）

在心力衰竭患者中进行的几项随机对照试验发现，与安慰剂相比，口服非地高辛的正性肌力药物（异波帕胺、米力农和维司力农）6～11 个月以上，可能增加死亡率。一篇系统综述发现，与安慰剂或对照药物比较，心力衰竭患者静脉使用肾上腺素类正性肌力药物增加死亡率，但这种增加没有统计学意义，而且在改善症状方面也没有显著意义。另一篇系统综述发现磷酸二酯酶Ⅲ抑制剂同样增加了死亡率。提示使用该类药物可能不安全。

心力衰竭高危人群使用血管紧张素转换酶抑制剂（ACEI）的疗效如何？

肯定有效

血管紧张素转换酶抑制剂用于无症状性左室功能不全或有其他危险因素的患者

对无症状的左室功能不全患者进行的随机对照试验发现，血管紧张素转换酶抑制剂与安慰剂相比，前者可以延缓心力衰竭症状的发生，降低心血管事件，并能改善长期生存率。

舒张性心力衰竭的治疗效果如何？

很可能有效

血管紧张素Ⅱ受体阻滞剂

坎地沙坦是一种血管紧张素Ⅱ受体阻滞剂。一项随机对照试验发现，与安慰剂相比，坎地沙坦降低心力衰竭患者心血管病死亡或住院的联合结局，尽管这种差异没有统计学意义。该试验发现两组患者在心血管死亡率方面没有统计学差异，但是与安慰剂相比，坎地沙坦可降低住院率。 38

效果不明

其他治疗

我们没有发现对舒张性心力衰竭患者采用其他治疗的随机对照试验。

定义 心力衰竭是指在正常灌注压的情况下，心脏功能发生障碍，不能泵出足够的血液满足机体代谢的需要。临床表现为呼吸困难、乏力、体液潴留和生存率低。由此引起的体液潴留和肺淤血可以通过利尿剂进行缓解。然而，一般不单独使用利尿剂，需要时应当与本章中介绍的其他药物联合使用。心力衰竭可以由收缩功能障碍或是舒张功能障碍导致，并与神经激素变化有关[1]。左室收缩功能不全（left ventricular systolic dysfunction，LVSD）定义为左室射血分数小于0.40，可以有症状，也可以没有症状。对舒张性心力衰竭的定义和诊断可能存在差别。近期建议使用的定义包括：①具有心力衰竭的临床证据；②左室收缩功能正常或轻度异常；③左室松弛、充盈、舒张膨胀性或舒张顺应性异常的证据[2]。然而，这些诊断方法并非统一标准。

发病率/患病率 心力衰竭的发病率和患病率均随年龄增加而增加。在美国和欧洲的心力衰竭试验发现，65 岁以下人群每年心力衰竭发病率为男性 1/1000，女性 0.4/1000；65 岁以上心力衰竭每年发病率为男性 11/1000，女性 5/1000。65 岁以下心力衰竭患病率为男性 1/1000，女性为 1/1000；65 岁以上心力衰竭患病率为男性 40/1000，女性 30/1000[3]。总人群无症状左室收缩功能不良患病率为 3%[4-6]。无症状左室收缩功能不良平均年龄比有症状者小。心力衰竭和无症状左室收缩功能不良在男性更常见[4-6]。舒张性心力衰竭在社区的患病率不清楚。对于因临床心力衰竭住院的患者，收缩功能尚可的心力衰竭患病率为 13%～74%[7,8]。65 岁以下心力衰竭患者中收缩功能正常者少于 15%，而 65 岁以上者大约为 40%[7]。

病因/危险因素 冠心病是心力衰竭最常见的病因[3]。其他常见病因包括高血压和原发性扩张型心肌病。经过对高血压的校正，左室肥厚仍然是发展为心力衰竭的一项危险因素。其他危险因素包括吸烟、高脂血症和糖尿病[4]。左室舒张功能不全的常见病因为冠心病和高血压。其他原因有肥厚型心肌病、限制型或浸润型心肌病以及心脏瓣膜疾病[8]。

预后 心力衰竭的预后很差，5 年死亡率为 26%～75%[3]。超过 16% 的患者在首次住院后 6 个月内再次住院。在美国，心力衰竭是导致 65 岁以上患者住院的主要原因[3]。在心力衰竭患者中，新发心肌梗死会增加死亡风险（RR 7.8，95% CI 6.9～8.8）。心力衰竭死亡患者中大约三分之一在之前有严重心肌缺血事件[9]。猝死主要由室性心律失常所致，占总死亡率的 25%～50%，是心力衰竭患者最主要的死亡原因[10]。无症状左室收缩功能不良增加患者心脏事件发生的风险。有一项大型预防试验发现心力衰竭危险性、心力衰竭住院和死亡均与射血分数的降低呈线性关系（射血分数每降低 5%；死亡率 RR 为 1.20，95% CI 1.13～1.29；住院率 RR 为 1.28，95% CI 1.18～1.38；心力衰竭 RR 为 1.20，95% CI 1.13～1.26）[11]。舒张性心力衰竭患者年死亡率在各个试验中差别较大（1.3%～17.5%）[7]。其原因主要是试验对象的年龄不同、冠心病发生率不同以及对于心室收缩功能评价方法不同所致。左室舒张功能不全的年死亡率低于收缩功能不全的[11]。

39

请参见《临床证据》中文全版本和英文网络版获取全文和参考文献。

外周动脉疾病 40

检索时间：2005 年 12 月
原作者：Kevin Cassar，Paul Bachoo
张小明　译校　汪忠镐　审

慢性外周动脉疾病患者的治疗效果如何?

肯定有效

抗血小板药物

系统综述发现与对照治疗相比，抗血小板药物（阿司匹林、氯吡格雷、阿司匹林加双嘧达莫、噻氯匹定）减少了平均约 2 年以上的严重心血管事件发生率。系统综述还发现抗血小板药物（阿司匹林和噻氯匹定）与安慰剂和未治疗者相比减少了动脉闭塞和血运重建手术的危险。对大多数有症状的周围动脉疾病患者来说，权衡利弊后还是倾向于治疗，因为外周动脉疾病患者具有较大的发生心血管事件的危险性。一篇在接受外周血管内干预治疗的人群中进行的系统综述发现，低剂量阿司匹林加双嘧达莫与安慰剂相比，在治疗 6 个月时的再狭窄率和再闭塞率上无显著性差异。

锻炼

系统综述和随后的对慢性稳定性跛行者的随机对照试验发现，与未锻炼者相比，锻炼 3 至 12 个月后，每周至少 3 次锻炼 3～6 个月的规律锻炼能增加总的行走距离与最大锻炼时间。一项随机对照试验发现与安慰剂治疗相比，维生素 E 加规律锻炼能增加 6 个月时的行走时间。一项随机对照试验发现与常规护理相比，戒烟和坚持行走治疗 12 个月时可增加最大行走距离。

很可能有效

HMG-CoA 还原酶抑制剂（他汀类药物）

三项对外周动脉疾病患者进行的随机对照试验发现，与安慰剂相比，他汀类药物（辛伐他汀、阿托伐他汀和普伐他汀）能减少心血管事件发生（包括非致死性心肌梗死、冠心病死亡、总的冠心病事件以及致死性和非致死性卒中）。然而，患有外周动脉疾病的患者只占这些随机对照试验所包括人群的一小部分比例（5%～13%）。一项随机对照试验发现与安慰剂相比，辛伐他汀治疗 12 个月时增加了至跛行发作的时间。一项随机对照试验发现与安慰剂相比，辛伐他汀治疗 6 个月后增加了无痛行走距离和总的行走距离。一项随机对照试验发现，与安慰剂相比，阿托伐他汀在 12 个月时能增加无痛行走距离。

经皮腔内血管成形术（仅暂时有效）

一篇系统综述的 2 项小的随机对照试验发现的有限证据表明，轻到中度间歇性跛行者接受经皮腔内血管成形术与未接受该治疗者相比，前者在 6 个月后增加行走距离，但 2 年到 6 年后两者之间并无显著性差异。系统综述的两项小的随机对照试验和四项附加随机对照试验发现，对患有股腘动脉狭窄者或有主髂动脉狭窄者仅行经皮腔内血管成形术与行经皮腔内血管成形术加支架植入术相比，两组在通畅率、阻塞率或临床改善方面无显著性差
41 异。该随机对照试验可能对临床重要作用的检出缺乏把握度。一篇随机对照试验发现，经皮腔内血管成形术加洛伐他汀与单纯行经皮腔内血管成形术相比，12 个月时两者的再狭窄率无显著性差异。一篇系统综述发现对患有慢性进行性周围动脉疾病的患者行经皮腔内血管成形术治疗，在 12～24 个月后其对通畅率的改善低于行外科手术治疗者，但 4 年后两者之间无显著性差异。该综述还发现在 12～24 个月后两者之间在死亡率方面也无显著性差异。

戒烟*

建议戒烟的随机对照试验被认为是不符合伦理。一致的观点是戒烟改善了间歇性跛行患者的临床症状。一项观察研究的系统综述发现戒烟的非结论性结果是，与继续吸烟者相比较，戒烟增加了绝对的跛行距离，减少了症状进展的危险。

* 基于观察证据和共识。

益害相当

西洛他唑

一篇非系统性综述的 Meta 分析和一项该综述未收录的随机对照试验发现，与安慰剂相比，西洛他唑在 12～24 周时增加了跛行的距离。然而在随机对照试验中发现西洛他唑的不良反应也是常见的，包括头痛、腹泻和心悸。一项随机对照试验发现的有限证据表明，与己酮可可碱比较，西洛他唑增加了起始和绝对的跛行距离。

效果不明

旁路搭桥术（与经皮腔内血管成形术比较）

一篇系统综述发现，慢性进行性周围动脉疾病患者的手术治疗与经皮腔内血管成形术比较，前者在 12～24 个月后改善了初始通畅率，但是 4 年

后两者的通畅率无显著性差异。这一综述发现在12～24个月后两者的死亡率也无显著性差异。尽管人们一致公认旁路搭桥术对严重的有症状的外周动脉疾病患者更有效，但我们从随机对照试验发现并无足够的长期临床结果证实这一观点。

己酮可可碱

一篇系统综述和一项随后的随机对照试验没有找到足够的证据比较己酮可可碱与安慰剂。一项随机对照试验的有限证据提示，己酮可可碱治疗24周后在改善初始和绝对跛行距离方面的疗效不如西洛他唑。

定义 当主动脉弓以远的动脉具有显著狭窄时即可导致外周动脉疾病。狭窄原因可能为动脉斑块、动脉炎、局部血栓形成和来自于心脏或更中央动脉的栓塞。这一课题包括对可能因粥样斑块所致的腿部血流减少而出现临床症状者的各种治疗方法。这些临床症状包括小腿活动后（间歇性跛行）疼痛和静息痛，皮肤溃疡，临界性肢体缺血性坏死（坏疽）。

发病率/患病率 外周动脉疾病在50岁以上年龄人群中比年轻者更常见，男性多于女性。在55岁以上男性人群中腿部的外周动脉疾病患病率（通过无创检查估计）约为13.9%～16.9%，而女性为11.4%～20.5%[1,2]。男性每年的间歇性跛行发病率是4.1/1000～12.9/1000，而女性为3.3/1000～8.2/1000[3]。 42

病因/危险因素 与外周动脉疾病发展有关的危险因素包括年龄、性别、吸烟、糖尿病、高血压、高脂血症、肥胖及身体不活动。最相关的是吸烟（RR 2.0～4.0）和糖尿病（RR 2.0～3.0）[4]。急性肢体缺血可能起因于外周动脉的血栓形成和动脉栓塞。

预后 间歇性跛行症状可能自发性缓解，也可多年保持稳定，也可能很快发展到肢体临界缺血状态。约15%的间歇性跛行患者最终将发展为肢体临界性缺血，面临丧失肢体的危险。1990年丹麦和意大利的临界性肢体缺血的年发生率是0.25/1000～0.45/1000[5,6]。冠心病是下肢患外周动脉疾病患者的主要死亡原因。5年以上，约20%间歇性跛行患者有非致命性心血管事件发生（心肌梗死或卒中）[7]。患外周动脉疾病者的死亡率是其同年龄同性别对照组的2～3倍。诊断有外周动脉疾病者5年和15年后的总死亡率分别为30%和70%[7]。

请参见《临床证据》中文全版本和英文网络版获取全文和参考文献。

冠心病一级预防：血脂异常

检索时间：2006 年 3 月
原作者：Michael Pignone
秦颖 译 唐金陵 校 胡大一 审

在冠心病低危人群（年发病危险<0.6%）中药物降脂治疗预防冠心病的效果如何?

效果不明

贝特类

我们没有发现有关贝特类药物在冠心病低危人群中预防冠心病的随机对照试验。

烟酸类

我们没有发现有关烟酸类药物在冠心病低危人群中预防冠心病的随机对照试验。

树脂类

我们没有发现有关树脂类药物在冠心病低危人群中预防冠心病的随机对照试验。

他汀类

我们没有发现有关他汀类药物在冠心病低危人群中预防冠心病的随机对照试验。

在冠心病中危人群（年发病危险为 0.6%～1.4%）中药物降脂治疗预防冠心病的效果如何?

肯定有效

贝特类

一项在男性中进行的大型随机对照试验发现，与安慰剂相比，使用吉非罗齐（Gemfibrozil）治疗 5 年，能降低冠心病发病率，但没有降低总死亡率。

很可能有效

树脂类

一项在男性中进行的随机对照试验发现，与安慰剂相比，使用考来烯胺(Cholestyramine)治疗7年，能减少非致命性心肌梗死事件和冠心病死亡的联合结局，虽然两组间的差异未达到常规意义的统计学显著性（即*P*值略大于0.05）。

他汀类

一项在冠心病中危人群（主要为男性）中进行的大规模随机对照试验发现，与安慰剂相比，使用洛伐他汀治疗5年，能减少冠心病发病事件。但他汀治疗组和安慰剂对照组的全因死亡率没有显著性差异，这可能是由于该研究的样本量太小，因而没有足够的把握度检测出实际可能存在的、有重要临床意义的组间死亡率的差别。另一项随机对照试验对中等危险的男性和女性平均治疗和随访4.8年后，发现普伐他汀（Pravastatin）和常规治疗在全因死亡率及非致命性心肌梗死和冠心病死亡的联合结局方面，没有统计学显著性差异。但是，常规治疗组约30%的参加者在研究期间已经开始使用降脂药，因此可能降低了对普伐他汀疗效的估计。

效果不明 44

烟酸类

我们没有发现有关烟酸类药物在冠心病中危人群中预防冠心病的随机对照试验。

在冠心病高危人群（年发病危险≥1.5%）中药物降脂治疗预防冠心病的效果如何?

肯定有效

他汀类

三项在主要为男性的而且有冠心病高危因素的人群（初始血脂水平范围较大）中进行的随机对照试验提供的混合证据表明，他汀类药物能够减少冠心病发病事件。我们发现，该药物治疗的收益大小与患者冠心病基线危险以及血胆固醇降低的程度呈正相关，但与患者初始血胆固醇浓度的高低无关。一篇对所有主要的他汀类药物的一级和二级预防的随机对照试验进行的系统综述和Meta回归分析发现，在10年冠心病风险超过13%的人群中，他汀类治疗在降低死亡率方面的收益超过其害处。

效果不明

贝特类

我们没有发现有关贝特类药物在冠心病高危人群中预防冠心病的随机对照试验。

烟酸类

我们没有发现有关烟酸类药物在冠心病高危人群中预防冠心病的随机对照试验。

树脂类

我们没有发现有关树脂类药物在冠心病高危人群中预防冠心病的随机对照试验。

低脂饮食和调脂饮食预防冠心病的效果如何？

很可能有效

低脂饮食（reduced fat diet，即降低脂肪摄入总量的饮食）和调脂饮食（modified fat diet，即调整脂肪摄入比例的饮食）

一篇包括各级冠心病危险人群的系统综述发现，虽然证据有限，但是与常规饮食相比，低脂饮食和调脂饮食可以减少心血管事件的初发风险，但在降低死亡率方面，没有统计学显著性差异。一项在有混合型高脂血症的中年男性中进行的小规模随机对照试验经过长期随访发现，与对照相比，低饱和脂肪饮食在24年时降低了死亡率。第二项在绝经后妇女中进行的大规模随机对照试验发现，低总脂肪饮食与普通饮食相比在减少总的心血管事件的发生率上无效果。

定义 血脂异常定义为血液总胆固醇（TC）升高或低密度脂蛋白胆固醇（LDL-C）升高或高密度脂蛋白胆固醇（HDL-C）降低，是冠心病和
45 卒中（脑血管病）的重要危险因素。本章总结了关于心血管疾病一级预防中血脂异常治疗措施效果的证据。一级预防指对心血管疾病危险度增高的、但尚未发生心血管疾病（如心肌梗死、心绞痛、卒中、外周血管病）的、且未进行过血管重建治疗的人群采取的长期管理措施。大多数心血管疾病风险增高的成人都没有症状或者明显的体征，但可以通过评估他们的危险因素（见下文“病因/危险因素”部分）加以识别。我们按照冠心病发病率，将本章总结的研究人群分为三组：低危人群（年冠心病风险＜0.6%）、中危人群（年冠心病风险为0.6%～1.4%）和高危人群（年冠心病风险≥1.5%）。脑血管事件的

预防将另设一节进行讨论（见卒中的预防一章）。在美国，优先使用 Framingham 风险方程式（一种基于美国人群的最有效的方法，见附件 1）来计算心血管疾病的危险[1]。

发病率/患病率 血脂异常（TC 升高或 LDL-C 升高或 HDL-C 降低）十分常见。1999～2000 年美国国家健康与营养调查（NHANES）的数据表明，25% 的成年人 TC 高于 6.2mmol/L 或正在服用降脂药[2]。根据 1999 年的世界卫生组织报告，缺血性心脏病居全世界死因之首，也是[illegible]入国家死因的首位，在低等和中等收入国家，是仅次于下呼吸[illegible][3]。199[illegible]年，缺血性心脏病仍然是世界死因的[illegible]员国中，估计每年有近 740 万人因该病死亡，它是低等和中等收入国家[illegible]第八大疾病负担（损失的伤残调整寿命达 3070 万年）[3]。

病因/危险因素 缺血性心血管事件的主要危险因素包括年龄增长、男性、LDL-C 升高、HDL-C 降低、血压升高、吸烟、糖尿病、心血管疾病家族史、肥胖以及久坐的生活方式。观察性研究表明，其中的许多危险因素（包括低密度脂蛋白胆固醇升高）的水平和心血管疾病的发病风险呈连续的正相关关系，而且没有明显的阈值。尽管高危人群的发病率较高，但是大部分缺血性心血管事件却发生在中危人群，这是因为中危人群的数量远远超过高危人群的数量（见附录 1）[4]。

预后 苏格兰的一项研究发现，半数急性心肌梗死患者在 28 天内死亡，而 2/3 的急性心肌梗死发生在医院之外[5]。心血管疾病患者和糖尿病患者未来发生缺血性心脏病的危险都很高（请分别参见缺血性心脏病的二级预防和糖尿病患者心血管疾病的预防）。无心血管疾病史的人未来发生缺血性心血管事件的风险一般较低，但个体差异很大。对于这些人，可以用简单的公式或表格，估计个人未来发生心血管事件的风险（见附录 1）[6,7]。这个估计的风险的大小可以用来决定是否采取治疗。

请参见《临床证据》中文全版本和英文网络版获取全文和参考文献。

冠心病一级预防：高血压

检索时间：2003 年 12 月
原作者：Stacey Sheridan，Michael Pignone
郭丹杰　贾媛　译　刘元生　校　朱文玲　审

单药降压治疗的效果如何？

肯定有效

降压药物和安慰剂比较

几篇系统综述发现，与安慰剂相比，降压药物治疗降低了原发性高血压患者的致死和非致死性卒中、心脏事件的风险，并降低了总死亡率。

不同的降压药物对高血压患者的疗效如何？

效果不明

降压药物之间的相互比较

几篇系统综述和随后进行的大规模随机对照试验发现，不同的降压药物治疗在降低总死亡率、心血管疾病死亡率和心肌梗死方面无显著性差异。但是，和其他降压药物相比，ACE 抑制剂和 α 受体阻滞剂在降低卒中和联合心血管事件方面的效果不如其他降压药有效；ACE 抑制剂、钙通道阻滞剂和 α 受体阻滞剂在减少心力衰竭发生方面不如其他降压药有效；但钙通道阻滞剂在降低卒中的发生方面更有效。

饮食调控对高血压患者的效果如何？

很可能有效

鱼油的补充

我们没有发现系统综述和随机对照试验验证鱼油对高血压患者发病率和死亡率的影响。有一篇系统综述发现，和安慰剂相比，每日补充 3 克大剂量的鱼油可以适当地降低高血压患者的血压。

低盐饮食

一篇系统综述发现，有关评价限制盐的摄入对心血管发病率和死亡率影响的随机对照试验太少，以至于无法得出结论。几篇系统综述显示，在高血压患者中，与普通饮食相比，饮食干预减少每日盐的摄入可以适度降低血压。

钾的补充

我们没有发现系统综述或者随机对照试验验证钾的补充对高血压患者发病率和死亡率的影响。有一篇系统综述和一项随后进行的随机对照试验发现，与应用安慰剂或者不补充者相比，每日补充大约 60mmol 的钾（相当于 5 支香蕉内所含的钾的量）可以小幅度降低血压。

效果不明

钙的补充

我们发现，没有系统综述或者随机对照试验验证补充钙剂对高血压患者发病率和死亡率的影响。但有一篇包括高血压患者和非高血压患者的系统综述发现，与安慰剂或者未补充者相比，补充钙剂可能会小幅度降低收缩压。

镁的补充

我们没有发现系统综述和随机对照试验来验证补充镁对高血压患者发病率和死亡率的影响。但有一篇系统综述发现，对高血压患者补充镁和应用安慰剂相比，两者在降低血压方面没有显著性差异。

定义 高血压是一种临床上血压升高的疾病，在成人通常定义为舒张压大于等于 90mmHg 或者收缩压大于等于 140mmHg [1, 2]。世界卫生组织定义的高血压 1 级是指诊室收缩压在 140～159mmHg 或者舒张压在 90～99mmHg；高血压 2 级是指收缩压在 160～179mmHg 或者舒张压在 100～109mmHg；高血压 3 级是指收缩压大于等于 180mmHg 或者舒张压大于等于 110mmHg[1]。通常推荐临床医生只要在 1 周或多周内，2 次或多次不同随访中，每次均能获得 2 次或更多次升高的血压读数就可以诊断高血压[2]。这个建议是按照降压治疗的随机对照试验中血压测量的模式，并且兼顾可靠检测血压升高和实际临床操作的折中方法。该篇综述主要关注原发性高血压的影响和治疗，即没有继发原因的收缩压和舒张压升高（单项或并存）。

发病率/患病率 冠心病是世界范围内造成死亡的主要原因[3]。它也是致残和增加健康开销的主要原因，并导致全世界 13% 人口的死亡率。大多数心脏疾病是和几种“传统的”危险因素相关，包括年龄、性别、血压升高、胆固醇升高、吸烟、糖尿病以及左心室肥厚[4]。在这些危险因素中，高血压最常见，占世界范围内成人发病率的 20% [5]。与高血压相关的不良事件的相对风险是持续并不断升级的[6]。高血压不良预后的绝对风险依赖于是否存在其他心血管危险因素，包括吸烟、糖尿病、不正常的血脂水平以及血压升高的水平[7]。甚至年轻人成年期血压适度的升高都会增加中年时期心血管事件的风险[8]。

病因/危险因素 已经证实的高血压危险因素包括年龄、性别、种族、遗传易感性、饮食、缺少体力活动、肥胖以及心理和社会性格[9]。

预后 与没有高血压的人群相比，高血压患者发生卒中、心肌梗死、心力衰竭和外周血管疾病的风险要增加 2～4 倍[6]。另外，他们患终末期肾病、视网膜病变、主动脉瘤的风险也会增加[10, 11, 12]。高血压患者不良事件的绝对风险依赖于其他心血管危险因素和血压升高的程度（参见发病率/患病率部分）[7]。

请参见《临床证据》中文全版本和英文网络版获取全文和参考文献。

缺血性心脏事件的二级预防

检索时间：2004 年 7 月
原作者：Apoor Gami
李帮清 译 刘元生 郭丹杰 校 朱文玲 审

抗血栓治疗的效果如何？

肯定有效

阿司匹林

两篇系统综述发现，阿司匹林与安慰剂比较，前者可以降低严重的血管事件和全因死亡。其中一篇系统综述发现阿司匹林 75～325 mg/d 与较大剂量 500～1500 mg/d 是等效的。

无抗血小板治疗时的口服抗凝药治疗

一篇系统综述发现，与安慰剂或阿司匹林比较，中等强度或高强度口服抗凝血药降低了冠状动脉疾病患者的心血管事件的危险性，但显著增加了出血的危险性。

噻吩吡啶类

两篇系统综述和两项随机对照试验发现，噻吩吡啶在降低未来心血管事件危险性方面比阿司匹林更有效。

很可能有效

抗血小板药物联合应用

有一项随机对照试验发现：与单用阿司匹林比较，对已用了阿司匹林的患者加服氯吡格雷可降低严重的心脏血管事件。一篇系统综述和一项随机对照试验发现，与单用阿司匹林相比，阿司匹林加口服糖蛋白Ⅱb/Ⅲa 受体抑制剂增加死亡和严重出血事件。

很可能无效甚至有害

抗血小板治疗加用口服抗凝药

一篇系统综述发现，与单用阿司匹林比较，阿司匹林加用中等或高强度口服抗凝药能降低严重的心血管事件的危险性，但却增加了大出血的危险性。一项随机对照试验发现，与单用阿司匹林比较，在阿司匹林基础上加用固定小剂量的华法林对心血管结局无影响。另一项随机对照试验发现，与单用阿司匹林比较，定量的希美加群（Ximelagatran）降低了严重心血管事件。但我们没有发现比较口服抗凝血药加用阿司匹林与其他药物的随机对照试验。

口服糖蛋白Ⅱb/Ⅲa受体抑制剂

有一篇系统综述发现，与单用阿司匹林比较，口服糖蛋白Ⅱb/Ⅲa受体抑制剂（在没有服用阿司匹林的患者中）增加了死亡、心肌梗死和出血发生率。但我们没有发现关于口服糖蛋白Ⅱb/Ⅲa受体抑制剂与安慰剂或抗凝血药的比较。

49 其他药物治疗的效果如何？

肯定有效

胺碘酮

有两篇系统综述显示，与安慰剂比较，胺碘酮能降低新近发生的心肌梗死患者的全因死亡率和心源性死亡率的危险性，并能降低心律失常性死亡的高危险性（包括左心室功能不全）。

血管紧张素转换酶抑制剂（对有或无左心室功能障碍人群）

两项大规模随机对照试验发现，血管紧张素转换酶抑制剂能降低心血管事件高危险人群（但心功能正常并且无心力衰竭）的严重心血管事件的危险性。另两篇系统综述发现，血管紧张素转换酶抑制剂能降低新近发生的心肌梗死和左心室功能障碍患者的死亡率，此外还发现对女性的益处较小，但对有或无糖尿病的患者以及黑人和白人有同样的益处。

血管紧张素Ⅱ受体阻滞剂

有一项随机对照试验发现，对于绝大多数未服用血管紧张素转换酶抑制剂的冠心病患者，与常规冠心病治疗比较，服用小剂量血管紧张素Ⅱ受体阻滞剂能降低心血管事件和死亡。

β受体阻滞剂

系统综述发现的有力证据表明，在心肌梗死的患者中，β受体阻滞剂可降低全因死亡、冠心病死亡、复发的非致死性心肌梗死和猝死的危险性。另有一篇系统综述发现其对男女两性的疗效没有差异。还有一篇系统综述显示，与安慰剂比较，β受体阻滞剂能降低左心室功能障碍患者因心力衰竭而死亡的危险，并且这种相对益处对有或无糖尿病的患者是相似的。但是，不同种类β受体阻滞剂的相对疗效仍不清楚。

效果不明

血管紧张素Ⅱ受体阻滞剂联合血管紧张素转换酶抑制剂

我们没有发现任何系统综述和随机对照试验来比较血管紧张素Ⅱ受体阻滞剂联合血管紧张素转换酶抑制剂和安慰剂的疗效。有两项随机对照试验研究了关于已经服用血管紧张素转换酶抑制剂治疗的患者加用血管紧张素Ⅱ受体阻滞剂与单用血管紧张素转换酶抑制剂对死亡率和发病率的影响，尽管其中一项随机对照试验可能缺乏检出重要临床疗效的把握度。

很可能无效甚至有害

钙通道阻滞剂

有一篇系统综述发现，钙通道阻滞剂和安慰剂对心肌梗死后或慢性冠状动脉疾病患者的死亡率的影响没有显著性差异。不过，对钙通道阻滞剂药物类型的亚组分析显示，对于心肌梗死后无心力衰竭的人群，地尔硫䓬和维
拉帕米均能降低难治性心绞痛的发生率。但该篇综述没有发现二氢吡啶类 50
钙通道阻滞剂比安慰剂有更高的死亡率。

I类抗心律失常药(奎尼丁、普罗卡因胺、丙吡尼、英卡尼、氟卡尼、莫雷西嗪)

有一篇系统综述发现，与安慰剂比较，心肌梗死后应用I类抗心律失常药能增加心血管死亡率和猝死的危险性。另有一项随机对照试验发现，与安慰剂比较，对心肌梗死合并症状性室性心律失常的患者应用I类抗心律失常药能增加心脏骤停和死亡的危险性。

激素替代治疗

两项随机对照试验发现，闭经后冠心病妇女合用雌激素和孕酮与单用安慰剂相比，两组间的心脏事件没有显著性差异。第三项随机对照试验发现，对心肌梗死后妇女给予雌激素和安慰剂，两组间死亡率没有显著性差异。第四项随机对照试验发现，与安慰剂相比，对已经患冠心病的男性应用大剂量雌激素能增加心脏事件的危险性。结果还显示激素替代治疗能导致静脉血栓栓塞、胆囊疾病和妇女阴道出血的发生率增加。

索他洛尔

有一项随机对照试验发现，对于心肌梗死和左心室功能障碍的人群，索他洛尔比安慰剂增加了死亡率。

降低胆固醇的疗效如何？

肯定有效

非特异性降低胆固醇

有一篇系统综述和一项随机对照试验表明，与不降低胆固醇比较，多种

降脂治疗措施用于冠心病患者可显著降低总死亡率、心血管死亡率和非致死性心血管事件。

他汀类

有一篇系统综述和随后的几项随机对照试验发现，与对照组比较，对于心血管事件的高危患者或既往有疾病的患者，他汀类药物可降低死亡率和心脏事件的危险性。另有两项随机对照试验发现，强化他汀治疗比中等剂量的他汀治疗在降低死亡率和心脏事件方面更为有效。此外，有一项随机对照试验表明，普伐他汀能降低男性的心脏结局的危险性，但对女性则否。还有一项随机对照试验发现普伐他汀能有效降低老年人心血管事件。

很可能有效

贝特类

一项随机对照试验发现与安慰剂比较，吉菲罗齐能降低冠心病患者的心源性死亡率和心脏事件的危险性。另有 3 项随机对照试验研究了氯贝丁酯对曾患心肌梗死的男性患者的心源性死亡率或全因死亡率的影响，但得到不同的结果。还有一项大型随机对照试验发现，苯扎贝特和安慰
51 剂对心肌梗死患者或稳定型心绞痛且低密度脂蛋白＜4.7 mmol/L（180 mg/dl）的患者的全因死亡率和心脏事件没有显著性差异。此外，有一项小型随机对照试验发现，与安慰剂比较，苯扎贝特降低心肌梗死合并血清高胆固醇的男性患者的心脏事件（死亡、再梗、血运重建治疗或以上的联合事件）。

降低血压的疗效如何？

肯定有效

降低血压

有一篇系统综述发现，冠心病患者的心血管事件降低的幅度与血压降低的幅度直接相关，但几乎没有证据表明不同种类药物的疗效有显著性差异。

非药物治疗的疗效如何？

肯定有效

心脏康复治疗（包括运动锻炼）

有一篇系统综述显示，与常规治疗相比较，心脏康复治疗能降低冠心病

人群的心脏事件发生率和死亡率。而且，运动中或运动后的不良事件也很罕见。

很可能有效

地中海饮食

有一项随机对照试验发现，对冠心病人群建议地中海饮食（更多的水果和蔬菜、面包、面食、土豆、橄榄油和油菜籽人造黄油）比西方饮食有更显著的生存益处。

社会心理治疗

有一篇系统综述和随后的两项随机对照试验提供的有限证据表明，与常规治疗相比较，社会心理治疗能改善冠心病患者的症状并降低严重心脏事件的危险性。

戒烟

我们没有找到随机对照试验来论证冠心病患者戒烟对心血管事件的影响。但有几项观察性研究已经发现，戒烟能显著降低冠心病患者心肌梗死和死亡的危险性。

效果不明

建议减入脂肪摄入

我们没有从随机对照试验中找到强有力的证据证实建议人们低脂饮食对二级缺血性心脏事件的作用。

建议增加纤维摄入

系统综述中没有一项随机对照试验能证明，高纤维饮食能对心源性死亡率或全因死亡率有影响。

增加鱼油消耗（来自富含油的鱼或胶囊） 52

关于建议冠心病患者多吃鱼（特别是鱼油）或服用鱼油胶囊以降低心脏事件方面，有 3 项随机对照试验（其中一项包含在一篇系统综述中），这三项随机对照试验的证据相互矛盾。另一项随机对照试验发现，服用鱼油胶囊 3.5 年能降低死亡率。

不太可能有效

抗氧化维生素组合

有三项随机对照试验（包括在一篇系统综述中）发现，抗氧化维生素组合治疗对心血管事件或心源性死亡率没有益处。

多种维生素

一篇系统综述中的一项随机对照试验发现，多种维生素治疗可降低心脏事件发生率，但对心源性死亡率没有影响。

维生素 C

我们没有找到检验维生素 C 对心血管事件或死亡的危险的随机对照试验。

很可能无效甚至有害

β胡萝卜素

系统综述中的一项随机对照试验发现，β胡萝卜素对轻微心绞痛患者的心血管事件或死亡率没有影响。结果还显示，β胡萝卜素对有心肌梗死病史的患者能增加心源性死亡率。

维生素 E

两篇系统综述提供的非确定性证据显示维生素 E 的益处，还有两项随机对照试验发现大剂量维生素 E 能增加心源性死亡率和全因死亡率。

血运重建治疗的疗效如何？

肯定有效

冠状动脉旁路移植术与单纯药物治疗对比

有一篇系统综述和随后的一项随机对照试验发现，与药物治疗比较，冠状动脉旁路移植术能降低血运重建和一年后的心绞痛，并能降低术后 10 年的心源性死亡率和全因死亡率。此外，尽管相对的益处相似，但是左心室功能障碍的患者比左心室功能正常的患者的死亡率绝对降低的程度更大。在左主干或三支病变的患者中，能观察到显著的生存益处，在单支或双支病变的患者中却看不到。

冠状动脉内支架置入术（和单纯的冠状动脉经皮腔内血管成形术比较）

有一篇系统综述发现，常规支架与标准的经皮腔内血管成形术在死亡率、心肌梗死危险性和未来冠状动脉旁路移植术的危险性方面没有显著性差异。然而，结果发现支架能降低再狭窄和未来经皮腔内血管成形术的手术率。一项随后的随机对照试验发现，与经皮腔内血管成形术比较，支
53 架治疗 5 年能增加无事件生存率但不降低死亡率。有一篇系统综述发现，与对小支冠状动脉（＜3 mm）进行经皮腔内血管成形术比较，支架治疗能显著降低心脏事件发生率、再狭窄和血运重建率。但有一项随后的随机对照试验发现，对小支冠状动脉来说两种治疗方法有相似的再狭窄率和心脏事件发生率。一项随机对照试验发现，与经皮腔内血管成形术相比，对曾经行冠状动脉旁路移植术的患者再次行大隐静脉支架术能明显降低 6 个月后的心脏事件发生率。此外，还有三项随机对照试验发现，支架治疗

能降低再狭窄率并且改善冠状动脉完全闭塞患者的心绞痛症状。不过，对于经皮腔内血管成形术后的再次狭窄行支架治疗和行经皮腔内血管成形术治疗对未来再狭窄和心脏事件发生的影响方面，两项随机对照试验的结果相互矛盾。

很可能有效

冠状动脉旁路移植术（和加或不加支架治疗多支病变的经皮腔内血管成形术比较）

有一篇系统综述发现，经皮腔内血管成形术（有或无支架）和冠状动脉旁路移植术术后 3 年比较，两组间的心肌梗死和死亡率没有显著性差异。但是，经皮腔内血管成形术（有或无支架）有较高的反复血运重建率和再发心绞痛。不过，该综述缺乏检出死亡率方面的相对差异低于 20% ～30% 的把握度。

经皮腔内血管成形术和药物治疗比较

有一篇系统综述发现，经皮腔内血管成形术和药物治疗对生存率的影响没有显著性差异。然而，结果显示，与单纯药物治疗比较，经皮腔内血管成形术能改善患者一年后的身体机能和总体健康及活力情况，并且能降低那些重度或中度心绞痛患者的心绞痛严重程度。但是，该篇综述还发现，经皮腔内血管成形术术后患者随后再次行冠状动脉旁路移植术的几率增加。另一项对于老年人群进行的随机对照试验发现，经皮腔内血管成形术能减少心绞痛症状和心脏不良事件，但不能减少死亡率或非致死性心肌梗死发生率。

定义 本章所谈的二级预防是指对曾患急性心肌梗死或因其他原因（如严重的冠状动脉狭窄、心绞痛或曾经做过冠状动脉外科手术等）引起缺血性事件的高危人群进行长期治疗以预防心脏疾病复发和改善生活质量而言的。

发病率/患病率 冠状动脉疾病是发达国家死亡率的首要病因，并且在发展中国家也正变成致残率和死亡率的一项主要原因。而且冠状动脉疾病的发生率、患病率和死亡率在国家间、地区间、不同时间有差异。在美国，冠心病患病率超过 6%，并且年发病率超过 0.33%[1]。

病因/危险因素 绝大多数缺血性心脏事件与导致急性冠状动脉闭塞的动脉粥样硬化斑块相关。冠心病更常发生于老年人或有危险因素者，如吸烟、高血压、高胆固醇和糖尿病。

预后 首次心肌梗死后第一年内，25% 的男性和 38% 的女性将死亡。首次心肌梗死后 6 年内，有 18% 的男性和 35% 的女性可能患第二次心肌梗死，有 22% 的男性和 46% 的女性将患心力衰竭，并且其中 7% 的男性和 6% 的女性将猝死[1]。

请参见《临床证据》中文全版本和英文网络版获取全文和参考文献。

卒中的治疗

54

检索时间：2005年1月

原作者：Elizabeth Warburton

孙莉　译校　李舜伟　审

急性卒中人群的专业护理效果如何？

肯定有效

专业护理（专业人员的卒中康复）

一篇系统综述发现在平均随访一年后，与普通（低专业）护理相比，专业人员的卒中康复减少了死亡或生活依赖。前瞻性的观察资料显示这些结果在常规临床环境中是可复现的。包含一项随机对照试验的第二篇系统综述提供的证据不足以比较以医院内护理为基础的护理与标准护理。一项随后的小型预试验研究发现在3个月时，与标准护理相比，密切监护降低了死亡率。该研究发现3个月时不良后果的比例在密切监护组与常规卒中单元护理组之间没有显著性差异，但也许是样本不够大，因而检测不出临床上的重要差异。

急性缺血性卒中人群的药物治疗效果如何？

肯定有效

阿司匹林

一篇针对CT扫描确诊为缺血性卒中人群的系统综述发现，与安慰剂相比，卒中发作48小时内服用阿司匹林治疗6个月，减少了死亡或生活依赖，并增加了完全康复人群的比例。另一篇系统综述发现，卒中发作48小时内服用阿司匹林治疗3～6个月与用系统抗凝剂［普通肝素（Unfractionated Heparin）和低分子肝素（Low Molecular Weight Heparin）］之间，在死亡或生活依赖方面没有显著性差异，而阿司匹林组发生症状性颅内或颅外出血的危险低于系统抗凝剂组。

益害相当

系统抗凝剂（普通肝素、低分子肝素、肝素衍生物、口服抗凝剂或特异性凝血酶抑制剂）

两篇系统综述比较系统抗凝剂（普通肝素、低分子肝素、肝素衍生物、口服抗凝剂或特异性凝血酶抑制剂）与对照组（安慰剂或未治疗）或阿司匹林组，发现3～6个月后，在死亡或生活依赖方面各组间没有显著性差异。两综述均发现与对照组（安慰剂或无治疗组）或与阿司匹林组相比，系统抗凝剂减少了缺血性卒中人群深静脉血栓形成的危险。然而，系统抗凝剂也增加了颅内或颅外出血的风险。

55 **血栓溶解剂（增加了总体死亡率和致命性出血，但减少幸存者的生活依赖；对生活依赖的有益作用不适用于链激酶）**

一篇包括确诊为缺血性卒中人群的系统综述发现，与安慰剂相比，在1～6个月后溶栓治疗减少了死亡或依赖联合结局的危险。然而，溶栓治疗却增加了最初7～10天颅内出血致死的危险和在1～6个月后死亡的危险。这种额外的死亡率被少数人在卒中发作后幸存但生活依赖达6个月的结果所弥补，实际结果则是死亡人数或依赖人数的减少。汇总有关特效溶栓剂结果的系统综述发现，基因重组型组织纤溶酶原激动剂的利和弊与所有溶栓剂相似。然而，与安慰剂相比，链激酶增加了死亡率，而且此种害处并不能被幸存者的生活依赖的减少所抵消。这些综述的结果也许不能外推到最轻型或最重型的卒中人群。

不太可能有效

神经保护剂（钙通道拮抗剂、胞磷胆碱、γ-氨基丁酸激动剂、甘氨酸拮抗剂、芦贝鲁唑、镁、N-甲基-D-天冬氨酸拮抗剂、替拉扎特）

诸多随机对照试验并未发现与安慰剂相比，钙通道拮抗剂、胞磷胆碱(Citicoline)、芦贝鲁唑（Lubeluzole)、γ-氨基丁酸激动剂、替拉扎特（Tirilazad)、甘氨酸拮抗剂、镁、抗中性粒细胞抑制因子或N-甲基-D-天冬氨酸抑制剂改善临床后果的证据。一篇系统综述发现，与安慰剂相比，芦贝鲁唑增加了心电图Q-T间期延长超过450ms的危险。

很可能无效甚至有害

血压急剧下降

一篇包括急性卒中人群的系统综述提供了并不充分的证据来评估与安慰剂比较降低血压对临床后果的影响。然而，其他研究却发现了与之相矛盾的结果。两项随机对照试验提示用降压药物治疗的人群可能出现更加不良的临床后果，并能增加死亡率。

脑内血肿的手术治疗效果如何?

效果不明

抽吸治疗

我们发现目前还不能清楚地确定有关幕上血肿抽吸治疗利弊平衡的问题。我们也未能从随机对照试验中发现有关幕下血肿伴意识水平进行性下降人群的抽吸或脑室引流治疗作用的证据。

定义 卒中是以迅速发展的临床症状和局灶体征（有时为全局的）为其特征，脑功能丧失的整个时间持续超过 24 小时或导致死亡，而无明显的血管外因素[1]。缺血性卒中是由于血管的供血不足所致（例如脑血管的血栓栓塞）而并非由于出血。

发病率/患病率 在大多数发展中国家，卒中是第三位最常见的死亡原因[2]。 56
这是一个全球性的问题；每年大约有 450 万人死于卒中。卒中可能发生在任何年龄，但半数卒中出现在 70 岁以上的人群[3]。

病因/危险因素 大约 80% 的急性卒中是缺血性的，通常因脑动脉的血栓形成或栓子阻塞所致[4]。其余原因则由于大脑内或蛛网膜下腔出血所致。

预后 大约 10% 的急性缺血性卒中患者在卒中发作的 30 天内死亡[5]。那些急性事件的幸存者中约有 50% 的人将在 6 个月后经历某种程度的残疾[6]。

请参见《临床证据》中文全版本和英文网络版获取全文和参考文献。

卒中的预防

检索时间：2005 年 9 月

原作者：Gregory Y H Lip，Peter Rothwell，Cathie Sudlow
李永杰　译校　李舜伟　审

预防性的干预措施对既往有卒中或短暂性脑缺血发作（transient ischaemic attack，TIA）患者的效果如何？

肯定有效

抗血小板治疗

1 篇系统综述发现，与安慰剂或不使用抗血小板治疗相比，对既往有卒中或短暂性脑缺血发作的患者，长期给予抗血小板治疗使严重血管性事件（包括卒中）的发病风险下降。

降压治疗

1 篇系统综述发现，对既往有卒中或短暂性脑缺血发作的患者，无论是否有高血压，也无论其脑血管事件是哪一类型（缺血性或出血性的），与安慰剂或无治疗相比，降压治疗都能使卒中、心肌梗死和重要的血管性事件（卒中、心肌梗死或血管性死亡）的发生减少。

对有症状的一般严重的颈动脉中度狭窄（50%～69%）的患者施行颈动脉内膜剥脱术

从 3 项随机对照试验中有症状的颈动脉狭窄患者的资料的汇总分析中得到的证据发现，对颈动脉 50%～69% 狭窄的患者，与不做手术相比，颈动脉内膜剥脱术能使卒中和死亡减少。

对有症状的颈动脉重度狭窄（>70%）的患者施行颈动脉内膜剥脱术

从 3 项随机对照试验中有症状的颈动脉狭窄患者资料的汇总分析得到的证据发现，尽管对接近闭塞的患者无益，但在颈动脉狭窄超过 70% 的患者中，颈动脉内膜剥脱术与不做手术相比，使卒中和死亡的风险降低。有症状的狭窄超过 70% 的患者比狭窄相对轻的患者获益更多。

降低胆固醇治疗

我们没有发现单独报道使用他汀类或非他汀类药物降低胆固醇的治疗措施与安慰剂相比较对既往有卒中或短暂性脑缺血发作患者的治疗效果的

系统综述。1篇系统综述发现，在各类患者中，包括那些既往有缺血性卒中或短暂性脑缺血发作者，无论其开始时的胆固醇水平如何，无论其有无冠心病，与安慰剂或无治疗相比，他汀类药物都使包括卒中在内的重要血管性事件减少。1篇系统综述和3项在较大的人群中做的附加的随机对照试验发现，与安慰剂或无治疗相比，非他汀类降胆固醇药物没有减少卒中的发生。

很可能有效

58

对无症状的颈动脉重度狭窄患者施行颈动脉内膜剥脱术

1篇系统综述和随后的1项随机对照试验发现，对无症状的严重颈动脉狭窄患者，与药物治疗相比，颈动脉内膜剥脱术使围手术期的卒中、死亡和后来的同侧卒中减少。然而，由于不做手术的无症状患者的卒中发生的风险相对较低，所以手术带来的益处不大。

效果不明

阿司匹林以外的抗血小板治疗（没有证据表明有哪一种治疗比单用阿司匹林更有效或无效）

两篇系统综述和后来的1项在血管性事件高危患者中进行的随机对照试验发现，没有很好的证据表明，在预防严重的血管性事件（卒中、心肌梗死或血管性死亡）方面，吩噻吡啶（Thienopyridines）（噻氯匹啶［Ticlopidine］或氯吡格雷［Clopidogrel］）优于阿司匹林，但发现氯吡格雷是阿司匹林之外的一个安全有效的替代选择。1篇对血管性事件高危患者的系统综述发现，与单用阿司匹林相比，阿司匹林加上双嘧达莫（Dipyridamole）能使非致死性卒中减少，但两个治疗组之间严重血管性事件（卒中、心肌梗死或血管性死亡）无显著性差异。1篇系统综述和后来的两项对卒中高危患者的随机对照试验发现，在预防严重血管性事件方面，三氟醋柳酸（Triflusal）和阿司匹林无显著性差异。

颈动脉和椎动脉的经皮腔内血管成形术

对有严重的颈动脉或椎动脉狭窄、并且近期有过同侧颈动脉或椎动脉供血区短暂性脑缺血发作或非致残性缺血性卒中（non-disabling ischaemic stroke）的患者，关于颈动脉或椎动脉的经皮腔内血管成形术（percutaneous transluminal angioplasty）或支架术（stenting）与内科治疗或颈动脉内膜剥脱术哪个疗效更好，随机对照试验提供的证据并不充分。

不同的降压治疗（没有证据表明有哪一种治疗比其他治疗更有效或无效）

我们没有找到只在先前有过卒中或短暂性脑缺血发作的患者中进行的、比较不同降压药物治疗效果的随机对照试验或系统综述。1篇系统综述发现，噻嗪类利尿剂和β受体阻滞剂在死亡、卒中、冠心病死亡或总的心血管事件方面无显著性差异。另1篇系统综述发现，与血管紧张素转换酶抑制剂相比，钙离子拮抗剂能使卒中减少，但这种减少的统计学意义具有边缘性。该综述还发现，与血管紧张素转换酶抑制剂相比，利尿剂或β受体阻滞剂能使卒中减少，但这种减少的统计学意义具有边缘性。

不太可能有效

对有症状的颈动脉中度（30%～49%）狭窄患者施行颈动脉内膜剥脱术

对3项随机对照试验中的有症状的颈动脉狭窄患者资料进行汇总分析得到的证据发现，对狭窄介于30%～49%的患者，施行颈动脉内膜剥脱术没有益处。

59 **对有症状的颈动脉狭窄近乎梗阻的患者施行颈动脉内膜剥脱术**

3项随机对照试验发现，没有证据表明，在颈动脉狭窄接近闭塞的有症状的患者中，同侧颈动脉内膜剥脱术使手术所致的卒中或死亡的风险增加。

大剂量阿司匹林和小剂量阿司匹林相比（没有额外的益处，但可能增加害处）

1篇系统综述和后来的1项在血管性事件的高危患者中进行的随机对照试验发现，在预防严重的血管性事件（卒中、心肌梗死或血管性死亡）方面，阿司匹林小剂量（75～150mg/d）和较大剂量同样有效。同时还发现，75mg或更大剂量组与低于75mg组相比，两组之间严重的血管性事件无显著性差异。然而，该比较缺乏检测临床上重要差异的把握度。系统综述没有发现阿司匹林剂量与颅内出血、重要的颅外出血或胃肠道出血之间有关联的证据。随机对照试验发现大剂量阿司匹林（150～1500mg/d）与中等剂量阿司匹林（75～325mg/d）相比，前者使胃肠道不适的风险增加。

很可能无效甚至有害

对窦性心律患者进行抗凝治疗

系统综述发现，对于推测既往发生过缺血性卒中的正常窦性心律的患者，在预防卒中复发方面，口服抗凝剂治疗与安慰剂或抗血小板治疗的效果相比，没有显著性差异。与安慰剂或无治疗相比，抗凝剂增加了致死性的颅内出血和颅外出血的风险。与抗血小板治疗相比，高强度的抗凝治疗使颅内出血或其他重要的出血风险增加。

对有症状的颈动脉轻度（<30%）狭窄的患者施行颈动脉内膜剥脱术

我们找到了3项在有症状的颈动脉狭窄而行颈动脉内膜剥脱术的患者中进行的随机对照试验，对其中的个体资料进行综合分析后发现，对颈动脉狭窄低于30%的患者，与不做手术相比，颈动脉内膜剥脱术使卒中或因手术死亡的风险增加。

预防性抗凝治疗和抗血小板治疗对既往有卒中或短暂性脑缺血发作的房颤患者效果如何？

肯定有效

口服抗凝剂

1篇系统综述发现，对既往有卒中或短暂性脑缺血发作的患者，与对照组相比，调整剂量的华法林（Warfarin）使卒中风险下降。缺血性卒中后开始抗凝治疗的最佳时间尚不明确。该系统综述提供了关于将华法林与阿司匹林相比较的不充分的证据。

效果不明 60

阿司匹林

1项随机对照试验发现，对既往有卒中或短暂性脑缺血发作的患者，阿司匹林和安慰剂相比，在卒中或死亡方面无显著性差异。1篇系统综述提供了阿司匹林和华法林相比较的不充分的证据。

预防性抗凝治疗和抗血小板治疗对既往无卒中或短暂性脑缺血发作的房颤患者效果如何？

很可能有效

有抗凝剂禁忌证的患者使用阿司匹林

1篇系统综述发现，与安慰剂相比，阿司匹林使卒中的风险降低。然而，另1篇综述发现两者之间没有显著性差异。1篇系统综述发现，阿司匹林降低了非瓣膜性心房纤颤患者发生卒中和其他重要的血管性事件的发生风险，降低的程度与在其他高危人群中降低的程度相近（约为25%）。阿司匹林被用于有抗凝药物使用禁忌的房颤患者，但其预防血栓的作用是针对相关血管的并存病，而非房颤。

口服抗凝剂

1篇系统综述发现，在卒中的高危患者中，如果出血风险很低，并且能够严格监测，那么与安慰剂相比，华法林使致死性和非致死性的缺血性卒中均减少。1篇综述发现，在65岁以下的卒中的低危患者，华法林组与安慰剂组相比，在卒中的年发病率上无显著性差异。2篇系统综述发现，在卒中的高危患者中，与阿司匹林相比，华法林使卒中风险降低。1篇系统综述发现，在卒中预防方面，华法林和抗凝剂希美加群（Ximelagatrarn）无显著性差异。希美加群因其可增加肝损害的危险而在世界范围内被人们自发地撤出了市场。

定义 这里谈到的预防是对那些既往有卒中或短暂性脑缺血发作病史的患者，或者是那些由于房颤等其他原因所致的卒中高危患者进行的长期治疗。**卒中**（stroke）：参见卒中治疗中的定义。**短暂性脑缺血发作**（transient ischaemic attack）：与轻微的缺血性卒中相似，只是症状持续时间不超过 24 小时[1]。

发病率/患病率 参见卒中治疗中的发病率/患病率部分。

病因/危险因素 参见卒中治疗中的病因部分。卒中的危险因素包括既往有卒中或短暂性脑缺血发作，年龄增长，高血压，糖尿病，吸烟，与房颤、人工心脏瓣膜或心肌梗死有关的栓子。与胆固醇的关系尚不明确。在健康中年人中所做的前瞻性研究的综述发现，总胆固醇与全卒中风险无相关关系[2-4]。然而，这些综述中有 2 篇发现胆固醇水平升高使缺血性卒中风险增加，但使出血性卒中的风险下降[3, 4]。

61 **预后** 在既往有卒中或短暂性脑缺血发作的患者，发生所有血管性事件的风险都很高，如心肌梗死，但再发卒中的风险尤其高（第一年约 10%，此后每年以 5% 递增）；参见图 1 Ⓕ和缺血性心脏事件的二级预防中的图 1[5-7]。与持续性房颤用阿司匹林治疗的患者相比，阵发性房颤用阿司匹林治疗的患者发生卒中的风险与之相似（缺血性卒中的年发生率：阵发性房颤 3.2%，持续性房颤 3.3%）[8]。

请参见《临床证据》中文全版本和英文网络版获取全文和参考文献。

血栓栓塞

检索时间：2005 年 9 月
原作者：Richard McManus，David Fitzmaurice，Richard Hobbs
李伟 译 张小明 校 汪忠镐 审

近端深静脉血栓形成的治疗效果如何?

肯定有效

弹力袜

一篇系统综述发现深静脉血栓形成后弹力加压袜可减少深部静脉血栓形成后的血栓后综合征的发生率。

低分子肝素（和普通肝素相比，能降低死亡率、复发率和大出血危险）

一篇系统综述发现，和普通肝素相比，低分子肝素治疗 3～6 个月能减少中心型深静脉血栓患者的血栓复发并降低大出血危险。该综述还发现，和普通肝素相比，低分子肝素可降低总体死亡率。

很可能有效

口服抗凝药*

观察数据一致显示口服抗凝药对近端深静脉血栓患者有效。我们没有发现比较维生素 K 拮抗剂如醋硝香豆素、氟他胺或华法林和安慰剂的随机对照试验。1 项随机对照试验发现，和单独使用醋硝香豆素相比，在 6 个月内静脉应用非片段肝素联合应用醋硝香豆素可减少近端深静脉血栓患者的复发；试验以此作为结果就停止了。一篇系统综述发现，口服抗凝药和长期应用低分子肝素相比，在血栓复发、重大出血或死亡率方面无显著性差异。

* 临床共识基于观察数据。

益害相当

延长抗凝时间

一篇在不同类型静脉血栓栓塞疾病患者中进行的系统综述发现，和短期抗凝相比，延长抗凝时间可减少静脉血栓栓塞的复发，但是会增加大出血的发生。该综述发现，尽管复发危险随时间而下降，但出血危险随抗凝治疗时间的延长而保持恒定。综述发现延长时间的抗凝和短期抗凝在死亡率上无显著性差异。

腔静脉滤器

一项针对患有近端深静脉血栓形成并被考虑肺栓塞高危的人群的随机对照试验中的所有人均接受口服抗凝治疗。该试验发现和对照组相比，腔静脉滤器可以减少12天时的肺栓塞发生率。但是，2年时的肺栓塞发生率的差异没有显著性意义，并且腔静脉滤器增加了2年时的深静脉血栓复发率。

63 效果不明

突然停止口服抗凝治疗

一项针对接受华法林治疗3～6个月的患者的随机对照试验比较了突然停药和额外追加一个月的固定小剂量（每日1.25mg）的华法林，但得出的证据不充分。

低分子肝素用于短期家庭治疗

一篇几项质量差的随机对照试验的系统综述发现，在家和住院进行肝素治疗在血栓复发方面没有显著性差异。

低分子肝素和口服抗凝治疗（长期）比较

一篇系统综述发现长期低分子肝素治疗和口服抗凝治疗在血栓复发、重大出血或死亡率方面没有显著性差异。一项该综述后发表的随机对照试验发现低分子肝素和口服抗凝药物在深静脉血栓的一年复发率上无显著性差异。

低分子肝素每日1次和每日2次比较

系统综述发现每日1次和每日2次低分子肝素治疗在10天或3个月时的血栓复发或死亡率方面没有显著性差异。但是，由于试验中的血栓复发率和死亡率很低，这些综述可能没有足够的把握度发现临床上重要的差异。

不太可能有效

高强度口服抗凝治疗

一项随机对照试验发现华法林高强度治疗（国际标准值3.0～4.5）和低强度治疗（国际标准值2.0～3.0）相比会增加出血率。但是，它并没有显著降低血栓的复发。

单纯的小腿静脉血栓形成的治疗效果如何？

很可能有效

华法林（和初期使用肝素并穿弹力袜的不进一步治疗的患者相比，可减少血栓向近端蔓延的比例）

一项针对初期接受静脉内非片段肝素（国际标准值＞2.5～4.2）并穿弹力袜的患者的随机对照试验发现，和无进一步治疗相比，华法林治疗可减少血栓向近端蔓延的比例。

效果不明

延长抗凝时间

一项开放的随机对照试验发现华法林使用6周和使用12周在血栓复发或重大出血率方面没有显著性差异。静脉血栓复发的绝对危险随着时间延长而减少，但治疗的相对危险减少维持恒定。治疗的害处，包括重大出血，在延长治疗时也持续存在。不同个体有着不同的危险情况，抗凝的最佳时间也不同。

肺栓塞的治疗效果如何？ 64

益害相当

延长抗凝时间

对于肺栓塞后接受抗凝药物治疗3个月的人群，一项随机对照试验发现，再增加3个月的口服抗凝治疗和更长时间（近9个月）的抗凝治疗相比在静脉血栓栓塞复发方面没有显著性差异。但是，这项随机对照试验可能缺乏足够的把握度发现临床重要的效果。另外关于治疗持续时间的证据是根据针对近端深静脉血栓和各种静脉血栓栓塞的随机对照试验外推来的，该证据显示和短期抗凝相比，长期抗凝可减少复发但会增加重大出血的危险。

华法林联合肝素

我们没有发现关于肝素对比安慰剂、华法林对比安慰剂、肝素联合华法林对比单独使用肝素或单独使用华法林的随机对照试验。一项小的随机对照试验发现，和无抗凝治疗相比，肝素联合华法林可减少1年时的死亡率。抗凝药会增加出血的危险。

效果不明

低分子肝素（无明确证据显示，和非片段肝素相比，在死亡率或新发血栓栓塞或重大出血危险上有差别）

一篇针对有症状或无症状肺栓塞患者的系统综述发现，低分子肝素和非片段肝素在治疗后近 3 个月的静脉血栓复发或生存方面没有显著性差异。系统综述中的随机对照试验发现，低分子肝素和非片段肝素在重大出血上没有显著性差异，但可能是没有足够把握度发现临床上重要的差异。

溶栓

一篇系统综述发现溶栓（加抗凝）和单独使用肝素在死亡率或肺栓塞复发方面没有显著性差异；和单独使用肝素相比，溶栓会增加颅内出血的发生率。亚组分析显示溶栓对严重（血流动力学不稳定）的肺栓塞患者可能有益处。系统综述提到的随机对照试验发现不同的溶栓剂在死亡率或肺栓塞复发方面没有显著性差异。

不太可能有效

高强度抗凝

我们没有发现关于肺栓塞患者抗凝最佳强度的直接证据。治疗强度的证据是根据针对近端深静脉血栓和静脉血栓栓塞患者的随机对照试验外推来的，该证据发现出血率随着提高的国际标准值目标范围（国际标准值 3.0～4.5）而增加，但是和低范围（国际标准值 2.0～3.0）相比复发率无显著性差异。

---

65 口服抗凝药物管理的计算机化决策支持的效果如何？

效果不明

口服抗凝治疗的计算机化决策支持（增加了达到目标国际标准值范围的时间，但对临床结局的效果未知）

我们没有发现使用临床上重要的结局（重大出血或死亡）来比较口服抗凝治疗的计算机化决策支持和传统管理的随机对照试验。一篇系统综述和 6 项随后的随机对照试验发现，和传统管理相比，口服抗凝治疗计算机化决策支持的使用增加了达到目标国际标准值范围的时间。另一项随后的随机对照试验发现计算机化决策支持和标准的人工支持在达到目标国际标准值范围的时间上没有显著性差异。

定义　**静脉血栓栓塞**是在静脉系统发生的任何血栓栓塞事件，包括深静脉血栓形成和肺栓塞。**深静脉血栓形成**是由影像学证实的下肢深静脉

系统的部分或全部血栓性阻塞，严重时产生疼痛或水肿症状。**近端深静脉血栓形成**累及膝以上的静脉（腘静脉、股浅静脉、股总静脉和髂静脉）。**单纯的小腿静脉血栓形成**局限在小腿深静脉，并不累及膝以上静脉。**肺栓塞**是由影像学证实的肺动脉的部分或全部血栓栓塞性阻塞，严重时可引起呼吸困难、胸痛或两者均有。**血栓形成后综合征**是在深静脉血栓形成后出现的下肢水肿、溃疡以及皮下组织存活能力受损。**复发**是指曾经证实有过血栓栓塞事件，最初曾经存在部分或全部症状改善，之后由于进一步的血栓形成（影像学证实）而引起的症状恶化。**蔓延**指在已经存在的血栓上发生影像学证实的、新的、稳定的、有症状的腔内充盈缺损的延长。

发病率/患病率 我们没有发现英国的有关深静脉血栓或肺栓塞的发生率或患病率的可靠研究。一个前瞻性的斯堪的纳维亚研究发现总人群的年发病率为（1.6～1.8）/1000[1,2]。一个尸体解剖研究显示在美国每年有 600 000 人出现肺栓塞，其中 60 000 因此死亡[3]。

病因/危险因素 深静脉血栓的危险因素包括制动、外科手术（特别是骨科手术）、恶性肿瘤、吸烟、妊娠、高龄和先天或后天性的高凝状态[4]。口服避孕药和死亡危险增加相关就是因为避孕药可导致静脉血栓形成［联合口服避孕药的 ARI：每年（1～3）/100 万女性］[5]。肺栓塞的主要原因就是深静脉血栓形成[4]。

预后 近期无手术史的有症状的小腿深静脉血栓形成的人群的年复发率超过 25%[6,7]。40%～50%的有症状的小腿深静脉血栓人群会向近心端发展[8]。近端深静脉血栓形成可能会引起致命或非致命性肺栓塞、复发性深静脉血栓形成和血栓形成后综合征。1946 年发表的一组病例数据（462 例）发现在一个产科医院 5.8%的死亡率来自未治疗的深静脉血栓患者的肺栓塞[9]。一篇非系统性的观察性研究的综述发现，术后近期患有无症状小腿深静脉血栓形成的患者中，致命性肺栓塞的发生率是 13%～15%[10]。未治疗时其他并发症的发生率尚不清楚。静脉血栓复发和并发症的危险随着血栓危险因素而增加[11]。 66

请参见《临床证据》中文全版本和英文网络版获取全文和参考文献。

67

静脉曲张

检索时间：2006 年 3 月
原作者：Paul Tisi
李清乐 译 张小明 校 汪忠镐 审

成人静脉曲张的治疗效果如何？

很可能有效

外科手术（抽出术）*

我们未找到比较抽出术与不治疗或压力驱动袜治疗的随机对照试验。共识认为抽出术对治疗静脉曲张可能有益。一篇系统综述发现，手术（抽出术、剥脱术、结扎术结合或不结合硬化治疗）与单独应用硬化剂注射治疗相比可显著降低静脉曲张复发率和改善外观表现。但是一项该综述后发表的随机对照试验发现，隐股静脉结扎术加泡沫硬化治疗与隐股静脉结扎术加抽出术和剥脱术相比，前者可缩短术后恢复正常活动的时间和改善生活质量。我们检索到 3 项关于膝上大隐静脉抽出加剥脱手术与抽出手术比较的随机对照试验，这些试验的结果并不一致。第一项随机对照试验发现与抽出加剥脱术相比，膝上大隐静脉抽出术增加临床复发率，降低患者满意度。第二项随机对照试验发现抽出术与抽出加剥脱术相比在术后 5 年患者复发率及满意度方面无显著性差异。第三项随机对照试验发现与抽出加剥脱术相比，抽出术能减轻术后 1 周疼痛，但两者在术后 1 周日常活动评分方面无显著性差异。一项随机对照试验发现抽出术与动力性静脉旋切术相比较，两者在术后 8 天疼痛程度或术后 6 周患者满意度或术后美观效果方面无显著性差异。此随机对照试验同时发现各组间在术后 2 周神经损伤或严重挫伤方面无显著性差异。

外科手术（剥脱术）*

我们未检索到关于剥脱术（部分或全部，结合或不结合抽出术）与不治疗或压力驱动袜治疗比较的随机对照试验。共识认为剥脱术对治疗静脉曲张可能有益。一篇系统综述发现，手术（抽出术、剥脱术、结扎术结合或不结合硬化治疗）与单独应用硬化剂注射治疗相比可显著降低静脉曲张复发率和改善外观表现。但是一项该综述后发表的随机对照试验发现，隐股静脉结扎术加泡沫硬化治疗与隐股静脉结扎术加抽出术和剥脱术相比，可缩短术后恢复正常活动的时间和改善生活质量。我们检索到 3 项关于膝上大隐静脉剥脱加抽出手术与抽出手术比较的随机对照试验，这些试验的结果并不一致。第一项随机对照试验发现膝上大隐静脉剥脱加抽出术与单纯抽出术相比，前者降低临床复发率，增加患者满意率。第二项随机对照试验发现剥脱加抽出术与抽出术相比在术后 5 年患者复发率及满意度方面无显著性差异。第三项随机对照试验发现剥脱加抽出术与抽出术相比，前者增加术后 1 周的疼痛和挫伤。但两种治疗方法在术后 1 周日常活动评分方面未见显著性差异。1 项随机对照试验发现大隐静脉部分剥脱至膝部与全程剥脱至踝部的临床结果改善相似。但部分剥脱至膝部与全程剥脱至踝部相比可减少隐神经损伤。1 项随机对照试验发现与传统剥脱术相比，内翻剥脱术可减少术后 68
1 周疼痛评分。此随机对照试验未发现这两种治疗方法在术后 1 周挫伤方面有显著性差异。

* 分类方法基于共识。

效果不明

压力驱动袜

1 项交叉随机对照试验发现，静脉曲张患者用压力驱动袜治疗 4 周与未治疗相比症状无显著性差异。但此研究可能缺乏检测临床重要效果的把握度。1 篇系统综述发现对于孕妇的静脉曲张，与压力驱动袜相比，十四烷基硫酸钠硬化治疗 6 到 24 个月后可改善静脉曲张的症状和外观。

硬化剂注射治疗

1 篇系统综述未发现比较硬化剂注射治疗与未治疗的随机对照试验。1 篇系统综述的随机对照试验发现，与压力驱动袜相比，十四烷基硫酸钠硬化治疗孕妇静脉曲张 6 到 24 个月后可改善静脉曲张的症状和外观。1 项随机对照试验发现使用聚乙二醇单十二醚与十四烷基硫酸钠硬化治疗 16 周后在改善静脉曲张外观方面无显著性差异。1 项随机对照试验发现，与单用聚乙二醇单十二醚或十四烷基硫酸钠硬化治疗相比，聚乙二醇单十二醚联合十四烷基硫酸钠硬化治疗可改善症状，并减轻水肿。1 项随机对照试验报道，标准剂量传统硬化治疗、大剂量传统硬化治疗和泡沫硬化治疗的 5 年或 10 年后新发静脉曲张的几率相似。1 篇系统综述发现，与单纯硬化治疗相比，手术治疗（抽出术、剥脱术、结合或不结合硬化治疗的结扎术）显著降低静脉曲张复发率和外观效果。但是一项该综述后发表的随机对照试验发现，隐股静脉结扎术加泡沫硬化治疗与隐股静脉结扎术加抽出术和剥脱术相比，可缩短术后恢复正常活动的时间和改善生活质量。

外科手术（动力性静脉旋切术）

我们未检索到关于动力性静脉旋切术与未治疗或压力驱动袜治疗比较的随机对照试验。1 项随机对照试验发现，在术后 8 天疼痛及术后 6 周患者满意度或美容效果方面，动力性静脉旋切术与抽出术相比无显著性差异。同时发现在术后 2 周神经损伤或局部挫伤方面，两种治疗方法没有显著性差异。一项后续进行的随机对照试验发现，动力性静脉切除术与抽出术相比增加了疼痛、挫伤和皮肤颜色改变的发生。

定义 尽管我们没发现关于静脉曲张的统一定义[1]，但这一术语通常指静脉扩张，迂曲，并且导致疼痛。曲张静脉颜色可能表现为深蓝或紫色，一般出现在小腿后方或下肢内侧。所有静脉均可能发生曲张，但“静脉曲张”这一术语通常用于下肢浅表静脉。其原因在于静脉瓣膜功能不良（功能不全）和静脉壁弹力减退，使本身要泵回心脏的脱氧血液反流并在浅静脉积聚，导致浅静脉扩张和曲张。这种情况最常发
69 生在隐股静脉和隐腘静脉交汇处，以及沿下肢全程联系深、浅静脉系统的穿支静脉。临床查体、手提式多普勒或双工超声检查可发现由静脉功能不全导致的反流存在与否。静脉曲张的症状包括疼痛，瘙痒，下肢沉重，痛性痉挛，以及由于曲张的外观所致的苦恼。本章重点讲述不复杂的但有症状的静脉曲张。我们排除了慢性静脉溃疡和其他并发症的治疗。我们同时排除了单纯观察下肢皮肤的小的扩张静脉（即线样静脉、蜘蛛静脉或浅表毛细血管扩张）的治疗效果的研究。

发病率/患病率 美国的一项大规模队列研究发现静脉曲张半年发病率在女性为 2.6%，男性为 2.0%[2]。一项研究估计了静脉曲张在西方人群的患病率，女性为 25%～30%，男性 10%～20%[3]。然而最近一项苏格兰的队列研究发现男性大隐静脉主干及其主要属支曲张的患病率高于女性（男性 40% *vs* 女性 32%）[4]。

病因/危险因素 一项大规模病例对照研究发现两次或更多次妊娠的女性罹患静脉曲张的危险性比妊娠少于两次的女性增多（年龄、身高和体重校正后的 RR 约为 1.2～1.3）[2]。该研究发现肥胖也是一个危险因素，虽然仅在女性人群中有意义（RR 约为 1.3）。1 篇陈述性系统综述发现其他危险因素的作用的证据不足，包括基因遗传因素、长期坐位或立位、内衣过紧、低纤维饮食、便秘、深静脉血栓形成，吸烟[3]。

预后 我们没发现关于预后或并发症（包括：受累静脉的慢性炎症、静脉溃疡、曲张静脉破裂）的发生率的可靠资料。

请参见《临床证据》中文全版本和英文网络版获取全文和参考文献。

快速性室性心律失常（医院外心脏骤停患者）

70

检索时间：2006 年 5 月

原作者：Eddy S Lang，Marwan AI Raisi

刘元生 译 郭丹杰 校 胡大一 审

对于医院外电复律失败的持续性室性心动过速或心室颤动引起的心脏骤停，应用抗心律失常药物治疗的效果如何？

效果不明

胺碘酮

一项高质量的随机对照试验显示，与安慰剂组相比，胺碘酮组患者存活住院者较多，但两组间的出院存活率无显著性差异。另一项随机对照试验表明，与利多卡因组相比，胺碘酮组存活住院患者较多，但两组间的出院存活率亦无显著性差异。与安慰剂比较，胺碘酮更多引起低血压和心动过缓。

利多卡因

我们没有发现比较医院外患者应用利多卡因与安慰剂的疗效的随机对照试验。有一项高质量的随机对照试验显示，利多卡因组收住重症监护病房患者的预后差于胺碘酮组。还有两项小型随机对照试验显示，利多卡因和溴苄胺的临床预后没有差异。

普鲁卡因胺

我们没有发现系统综述和随机对照试验来比较普鲁卡因胺与安慰剂或本章节中包括的其他抗心律失常药（利多卡因、溴苄胺和胺碘酮）之间的临床预后。

很可能有效

溴苄胺

一项在急诊科比较溴苄胺与安慰剂的疗效的小型随机对照试验没有发现两组间在从急诊科存活出院的患者数方面存在显著性差异。另有两项随机对照试验也没有发现溴苄胺与利多卡因在临床预后方面的差异。还有一项随机对照试验显示，与安慰剂相比，溴苄胺导致低血压和心动过缓的发生率更高。但我们在本章中还没有见到有关比较溴苄胺与胺碘酮或普鲁卡因胺的研究。

定义 **快速性室性心律失常**是指起源于心室肌的电激动异常引起的心律失常。室性心动过速和心室颤动是最为常见的快速室性心律失常，具有重要临床意义，为本章的讨论重点。**室性心动过速**可进一步分为单形性和多形性室性心动过速，前者的心电图特点是 QRS 波群的频率和振幅保持不变，而后者的心电图特点是 QRS 波群形态紊乱，振幅和频率不断改变。**尖端扭转型室性心动过速**是一种特殊类型的多形性室性心动过速，与 QT 间期延长有关，其特征是 QRS 波形发生扭转，常常由药物中毒和电解质紊乱引起，并可通过静脉注射镁制剂治疗。这种特殊的室性心动过速没有涵盖在本章节中。**无脉搏室性心动过速**可出现相似的临床表现，但需通过 QRS 波群的形态来鉴别诊断，其诊断标准是 QRS 波群时限大于 120ms，频率 150～
71 200 次/分。心室颤动的心电图特点是 QRS 波群节律不规则，频率通常大于 300 次/分，其振幅大于 0.2mV。心室颤动通常在 15min 内发展为心脏停搏（呈直线）。室性心动过速和心室颤动均可引起心脏停搏和心源性猝死，都属于快速性无脉搏性心律失常。**有脉搏（稳定型）室性心动过速**与无脉搏室性心动过速有相同的电激动特点，但无血流动力学改变。稳定型室性心动过速的治疗也不在本章中讨论。**心室颤动**呈不规则且紊乱的电激动和不协调性心室收缩，此时心脏立刻失去泵功能。无脉搏室性心动过速和心室颤动是心源性猝死的主要原因。**人群：**在本章节中，我们关注由急救医师给出的院外与心脏骤停相关的室性心动过速和心室颤动的药物治疗的方法。

发病率/患病率 心源性猝死年发病率被认为达到 2/1000，但因人群中心血管疾病的患病率不同而有差别[1]。据估计，美国每年心源性猝死病例有 300 000 例，占心血管病总死亡率的 50%[2]。24 小时动态心电图的资料显示，约 85% 的心源性猝死的原因是室性心动过速和心室颤动[3]。

病因/危险因素 室性心律失常发生于器质性心脏病患者，由心肌缺血或心肌病所致。在发达国家，引起心脏骤停的室性心动过速和心室颤动最常见于心肌缺血。因此，心源性猝死的主要危险因素能反映出导致冠状动脉疾病进展的因素。其他导致心源性猝死的特殊危险因素包括扩张型心肌病（特别是射血分数小于 30%）、年龄（高发年龄为 45～75 岁）以及男性。

预后 与心脏骤停相关的室性心动过速和心室颤动导致氧供障碍和重要脏器严重缺血性损伤。这种情况如未予治疗，可在数分钟内致命。

请参见《临床证据》中文全版本和英文网络版获取全文和参考文献。

儿童失神发作

检索时间：2005 年 9 月

原作者：Ewa Posner

姜玉武　译　秦炯　校　桂永浩　审

儿童典型失神发作（absence seizure）的治疗效果如何？

益害相当

乙琥胺

我们检索到一篇系统综述，该综述并未涉及乙琥胺与安慰剂相比较的随机对照试验。但一致的看法认为，乙琥胺是有效的，尽管它具有一些罕见但严重的不良反应，包括再生障碍性贫血、皮肤反应和肝肾功能损害。该综述找到 3 个有关乙琥胺与丙戊酸盐相比较的小型随机对照试验，发现两种药物的临床反应无显著性差异（临床反应通过脑电图或远程脑电记录，或者由观察者报告的发作频率确定）。综述并未发现有关乙琥胺与其他抗惊厥药物相比较的随机对照试验。

拉莫三嗪

一项在既往已经从拉莫三嗪治疗中获益的儿童和青少年中进行的随机对照试验发现，与安慰剂相比，拉莫三嗪能增加保持无发作儿童的比例。然而，拉莫三嗪可引发严重的皮肤反应。一项小规模的随机对照试验发现拉莫三嗪用药 1 个月后预防癫痫发作的效果不如丙戊酸钠。我们没有发现有关拉莫三嗪与其他抗惊厥药物相比较的随机对照试验。

丙戊酸盐

我们检索到一篇系统综述，综述并未发现有关丙戊酸盐与安慰剂相比较的随机对照试验，但一致的看法认为，丙戊酸盐（丙戊酸钠或丙戊酸）是有效的，尽管该药具有一些罕见但严重的副作用，包括行为和认知异常、肝坏死和胰腺炎。该综述找到 3 个有关丙戊酸盐与乙琥胺相比较的小型随机对照试验，发现两种药物的临床反应无显著性差异（临床反应通过脑电图或远程脑电记录，或者由观察者报告的发作频率确定）。一项小规模的随机对照试验发现丙戊酸钠比拉莫三嗪用药 1 个月后预防癫痫发作更有效。综述并未发现有关丙戊酸盐与其他抗惊厥药物相比较的随机对照试验。

效果不明

氯硝西泮

我们没有发现较好的评价氯硝西泮对儿童典型失神发作治疗效果的证据。

加巴喷丁

一项随机对照试验发现，加巴喷丁与安慰剂相比，在典型失神发作的发作频率上无显著性差异。但该试验效力较差，可能不足以发现重要的临床效果。

定义 失神发作是突然、频繁发作的意识丧失，持续数秒，常伴有简单的自动症、阵挛、失张力或自主神经症状。典型失神发作表现出特征性的脑电图，呈规则对称的全导 3Hz 棘慢综合波，常在发育和智力正常的儿童中发生。典型失神发作常与复杂部分发作（complex partial 73
seizures），特别是伴随有自动症的长时间发作（prolonged seizure）相混淆，但典型失神发作终止突然，无发作后状态，可作为临床上鉴别两者的重要特征。典型失神发作也不应与非典型失神发作相混淆，两者在脑电图及发作行为上有显著不同，不典型失神发作常伴其他发作形式，多发生在本身有学习能力障碍和严重癫痫背景的儿童[1]。典型失神发作可以是受累儿童唯一的发作形式，如果其发育正常且无器质性病变，可称之为儿童失神癫痫（childhood absence epilepsy）。另一方面，典型失神发作在儿童中可与其他癫痫综合征并存，如少年肌阵挛癫痫（juvenile myoclonic epilepsy）或少年失神癫痫（juvenile absence epilepsy），在这些综合征中其他形式的发作也存在。鉴别典型失神发作与非典型失神发作是非常重要的，因为两者的自然病程及其对治疗的反应不同。不典型失神发作和继发于器质性病变的失神发作的治疗措施不在本章讨论范围之内。

发病率/患病率 儿童癫痫患者中有 10% 左右为典型失神发作[1]。据估计，在一般人群中年发病率为 0.7～4.6/10 万，在 0～15 岁儿童中发病率为 6～8/10 万。在一般人群中患病率为 5～50/10 万[2]。在美国（康涅狄格州）和欧洲（斯堪的纳维亚半岛、法国）以人群为基础的研究中得出了相似的数据[2]。发病年龄为 3～13 岁，高峰在 6～7 岁。

病因/危险因素 儿童期失神发作的病因被推测为遗传性。过度换气可在易感儿童中诱发发作。一些抗惊厥药物如苯妥英[3]、卡马西平[4,5]以及氨己烯酸（Vigabatrin）[6]可增加失神发作的危险。

预后 在儿童失神癫痫中，典型失神发作是患儿唯一的发作形式，多在 12

岁或更早自行停止。不到10%的儿童发展成非频发的全身强直阵挛发作，但是很少持续有失神发作[7]。在其他癫痫综合征（失神发作可与其他形式的发作共存）中，根据综合征不同其预后也各有不同。失神发作对生活质量有很大影响。意识丧失可发生在任何时间，并且通常没有先兆。受累患儿需小心，避免在失神发作时受到伤害以及避免参加可能将其置入危险境地的活动（如爬高、无监护的游泳或在交通繁忙的公路上骑车）。通常情况下，学校工作人员最先注意到失神发作的发生，并常因为其对学习的不利影响而开始对患儿进行治疗。

请参见《临床证据》中文全版本和英文网络版获取全文和参考文献。

儿童哮喘和喘息性疾病

74

检索时间：2005 年 10 月

原作者：Duncan Keeley，Michael McKean

齐建光 译 杜军保 校 桂永浩 审

儿童哮喘急性发作治疗的效果如何？

肯定有效

β_2 受体激动剂（大剂量雾化吸入）*

我们没有检索到比较雾化吸入 β_2 受体激动剂和安慰剂在急性重症哮喘中作用的系统综述或者随机对照试验。大剂量频繁雾化吸入 β_2 受体激动剂是急性重症哮喘标准治疗的一部分，安慰剂对照试验是不合伦理的。一篇系统综述中的一项随机对照试验发现，在急诊室间断吸入和持续吸入沙丁胺醇在住院率方面无显著性差异。

皮质激素（大剂量吸入）

我们检索到一篇系统综述，它包含了 4 项比较吸入大剂量皮质激素和口服皮质激素在儿童中的作用的随机对照试验。其中 3 项随机对照试验发现，对于轻度到中度急性哮喘儿童，在常规治疗的基础上雾化吸入布地奈德或者地塞米松与口服泼尼松相比，在住院率方面无显著性差异。综述中收入的一项对中度到重度急性哮喘儿童进行的随机对照试验发现，与吸入氟替卡松相比，口服泼尼松 4 小时降低了住院率，并改善了肺功能。一项随后的对年龄 4 ～16 岁儿童进行的随机对照试验发现，与口服泼尼松相比，雾化吸入氟替卡松 7 天后改善了肺功能。另一项对年龄 5 ～16 岁因重度哮喘入院儿童进行的随机对照试验发现，雾化吸入布地奈德与口服泼尼松相比，在入院后 24 小时或 24 天的肺功能方面无显著性差异。

皮质激素（全身应用）

一篇系统综述报道，在以沙丁胺醇、特布他林或者茶碱等常规治疗的基础上，全身加用皮质激素与加用安慰剂相比，增加了急性哮喘发作入院儿童 4 小时后出院的可能性，降低了 1～3 个月后哮喘复发的频率，但是在肺功能或者住院天数方面无显著性差异。目前一致的意见认为全身应用皮质激素对于急性重症哮喘儿童是有益处的，因此安慰剂对照试验被认为是不合伦理的。我们检索到的一篇系统综述中收入了 4 项随机对照试验比较了儿童吸入大剂量皮质激素和口服皮质激素的作用。其中 3 项随机对照试验发现，轻到中度哮喘的儿童在其他常规治疗的基础上雾化吸入布地奈德或者地塞米松与口服皮质激素相比，在住院率方面无显著性差异。一项对于中到重度哮喘儿童进行的随机对照试验发现，与吸入氟替卡松相比，口服泼尼松龙降低了住院率并且改善了 4 小时肺功能。一项该综述后发表的对 4～16 岁儿童进行的随机对照试验发现，与口服泼尼松龙相比，雾化吸入氟替卡松改善了 7 天后的肺功能。另一项对于 5～16 岁重症哮喘住院儿童进行的随机对照试
75 验发现，雾化吸入布地奈德与口服泼尼松龙相比，两者在住院后 24 小时或者 24 天肺功能方面无显著性差异。

通过带储雾罐的压力定量气雾器吸入 β_2 受体激动剂（与应用雾化器效果相同）

一篇系统综述报道，在哮喘急性发作但是并非危重状态、并且年龄足够大可以使用储雾罐的儿童中，应用带储雾罐的定量气雾器吸入 β_2 受体激动剂（非诺特罗、沙丁胺醇或特布他林）或 β 受体激动剂（奥西那林）与应用雾化器给药相比，在住院率方面无显著性差异。一项随后发表的对于急性喘息儿童进行的随机对照试验发现，使用储雾罐吸入沙丁胺醇和雾化吸入沙丁胺醇相比，治疗 30 分钟后在临床症状、氧饱和度或者肺功能方面无显著性差异。与雾化吸入 β_2 受体激动剂的儿童相比，使用带储雾罐的定量气雾器的儿童在急诊室留观的时间可能更短，低氧程度较轻，脉搏较慢。

多次剂量异丙托溴铵（吸入）加 β_2 受体激动剂治疗急性重症哮喘（急诊室）

一篇系统综述发现，与单独应用 β_2 受体激动剂相比，多次剂量异丙托溴铵加 β_2 受体激动剂吸入（非诺特罗或者沙丁胺醇）降低了 18 个月～17 岁重症哮喘发作儿童的住院率，并且改善了肺功能。

吸氧*

比较急性重度哮喘发作时吸氧与不吸氧效果的随机对照试验被认为不合伦理。一个前瞻性的队列研究和临床经验支持在哮喘急性发作时应给予吸氧治疗。

* 在缺乏随机对照试验的证据的情况下，根据观察研究和认为吸氧有效的强有力的一致意见进行归类。

很可能有效

静脉应用茶碱

一篇系统综述报道，对于年龄 1～19 岁因哮喘严重急性发作入院接受吸氧、支气管扩张剂和糖皮质激素治疗的儿童，加用静脉茶碱与加用安慰剂相比，前者能改善 6～8 小时后的肺功能和症状，但是在支气管扩张剂治疗的次数或者住院天数方面两者间无显著性差异。一项随后的对年龄 1～17 岁因重度哮喘入住重症监护病房的儿童进行的随机对照试验发现，与单独应用

沙丁胺醇、异丙托品和甲泼尼龙相比，静脉加用茶碱减少了达到哮喘临床评分小于等于 3 分的时间，但是在重症监护的时间方面无显著性差异。该试验发现茶碱增加了呕吐的发生。如果超过治疗血药浓度，茶碱能够导致严重不良反应（心律失常或惊厥）。

效果不明

异丙托溴铵（吸入）加沙丁胺醇（初始病情稳定后）

一项对于已稳定的最初因严重哮喘入院的儿童进行的随机对照试验发现，在沙丁胺醇（一种 β_2 受体激动剂）和皮质激素（氢化可的松或者泼尼松）的基础上加用雾化异丙托溴铵与加用安慰剂相比，两者在最初 36 小时临床哮喘评分方面无显著性差异。这项随机对照试验发现，与安慰剂相比，沙丁胺醇加用异丙托溴铵明显增加心率。

单次剂量异丙托溴铵（吸入）加 β_2 受体激动剂（急诊室） 76

对于轻到中度哮喘发作的儿童，与单独应用 β_2 受体激动剂相比，单次剂量吸入异丙托溴铵加 β_2 受体激动剂（非诺特罗、沙丁胺醇或者特布他林）改善了直至 2 小时的肺功能，但是没有降低住院率。对轻到中度哮喘发作儿童肺功能的影响在临床上可能不重要。

对需要时吸入β受体激动剂的哮喘儿童，单药预防发作的效果如何？

肯定有效

皮质激素（吸入）

一篇系统综述和该综述后发表的两项随机对照试验发现，与安慰剂相比，预防性吸入皮质激素改善了哮喘儿童的症状和肺功能。几项随机对照试验发现，吸入皮质激素与安慰剂相比轻微降低了生长速度，虽然一项长期随访的观察性研究提示可达到正常成人身高。罕有报道吸入皮质激素伴随肾上腺功能抑制的。一项对年龄 6～16 岁儿童进行的随机对照试验发现，吸入倍氯米松和应用茶碱对于哮喘症状的改善无显著性差异，但是吸入倍氯米松组对支气管扩张剂和口服皮质激素的使用减少。几项小样本的随机对照试验发现，吸入皮质激素与色甘酸钠相比，前者对于症状和肺功能的改善更为有效。对年龄 5～16 岁儿童进行的随机对照试验发现，吸入皮质激素（倍氯米松、布地奈德或氟替卡松）与吸入长效 β_2 受体激动剂（沙丁胺醇）或者吸入奈多罗米相比，前者对于哮喘儿童症状和肺功能的改善更为有效。两项随机对照试验比较了吸入皮质激素和孟鲁司特的作用，但结果不同。一项随机对照试验发现，在 6～12 岁中度哮喘的儿童，氟替卡松与孟鲁司特相比改善了12周时肺功能。第二项随机对照试验发现，大剂量或者小剂量布地奈德和孟鲁司特相比，对于6～18岁轻度哮喘儿童的临床指数或者1秒钟用力呼气容积的作用无显著性差异。

很可能有效

白三烯受体拮抗剂（口服孟鲁司特，2岁以上儿童）

两项对于2～14岁儿童进行的随机对照试验发现，与安慰剂相比，孟鲁司特（一种白三烯受体拮抗剂）减少了每天 β_2 受体激动剂的使用和对补救性口服皮质激素的需要，并改善了肺功能和白天症状指数。同时发现孟鲁司特和安慰剂在夜间症状指数或者哮喘夜间觉醒方面无显著性差异。一项对于6～26个月轻度哮喘儿童进行的大样本随机对照试验发现，孟鲁司特和安慰剂在哮喘或补救药物使用、哮喘发作、哮喘恶化或者因哮喘就诊方面无显著性差异。一项对于10～26个月哮喘儿童进行的小样本随机对照试验发现，孟鲁司特与安慰剂相比对于症状指数和肺功能的改善更明显，但是差异是否有显著性尚不清楚。一项对于6～12岁慢性哮喘儿童进行的随机对照试验发现，与孟鲁司特相比，氟替卡松改善了肺功能和夜间症状，并降低了对于
77 补救药物或者沙丁胺醇的需要。一项对于6～17岁轻到中度哮喘儿童进行的交叉随机对照试验提供的有限证据表明，与孟鲁司特相比，氟替卡松减少了哮喘发作并且改善了肺功能。一项对于轻度哮喘儿童进行的随机对照试验发现，孟鲁司特和大剂量或者小剂量布地奈德在症状和肺功能改善方面无显著差异。

奈多罗米（吸入）

两项对于年龄6～12岁常规用药的儿童进行的随机对照试验发现，与安慰剂相比，加用奈多罗米降低了哮喘症状评分、哮喘严重程度、支气管扩张剂的使用，并且改善了肺功能。一项对于年龄5～12岁轻度到中度哮喘儿童进行的随机对照试验发现，奈多罗米和安慰剂在肺功能和住院率方面无显著性差异，但是奈多罗米在降低口服皮质激素使用和急诊就诊方面优于安慰剂。研究发现与布地奈德相比，奈多罗米增加了对加用哮喘药物、住院和急诊就诊的需要，但是这些差异是否有显著性尚不清楚。

益害相当

长效 β_2 受体激动剂（吸入沙美特罗）

两项对于年龄4～14岁儿童进行的随机对照试验发现，与安慰剂相比，吸入沙美特罗（一种长效 β_2 受体激动剂）改善了肺功能，该随机对照试验提供的有限的证据证明吸入沙美特罗可减少沙丁胺醇的使用。一项比较吸入沙美特罗和倍氯米松作用的随机对照试验发现，沙美特罗使支气管反应性显著恶化。另一项随机对照试验发现，吸入倍氯米松与沙美特罗相比，前

者对于增加肺功能和降低沙丁胺醇的使用更为有效。虽然长效 β_2 肾上腺素能受体激动剂的单药治疗降低了哮喘发作的频率，但是当哮喘发作时这些药物增加了重症哮喘发作和死亡的机会。

茶碱（口服）

一项对于年龄 6～15 岁正在应用常规治疗的儿童进行的小样本随机对照试验发现，与安慰剂相比，口服茶碱增加了平均清晨呼气峰流速，降低了急性夜间发作的平均次数和支气管扩张剂的使用。另一项对于年龄 6～16 岁儿童进行的随机对照试验发现，口服茶碱与吸入倍氯米松相比，在改善哮喘症状方面无显著性差异，但是茶碱组 1 年后支气管扩张剂和口服皮质激素的使用率高。如果超过治疗的血药浓度，茶碱能够导致严重不良反应。

不太可能有效

色甘酸钠（吸入）

一篇系统综述发现没有证据能够证明预防性吸入色甘酸钠对于年龄1～18 岁的儿童，在降低哮喘症状方面有效。几项小样本的随机对照试验发现，色甘酸钠在改善症状和肺功能方面的疗效弱于吸入皮质激素。

对吸入标准剂量皮质激素不能控制哮喘的儿童，增加药物预防发作的效果如何？ 78

效果不明

加用白三烯受体拮抗剂（孟鲁司特）

一项对于年龄 6～14 岁吸入布地奈德至少 6 周的持续哮喘儿童进行的交叉随机对照试验发现，与加用安慰剂相比，口服孟鲁司特（一种白三烯受体拮抗剂）4 周缓解了哮喘的加重。组间差异有统计学意义，但是这种差异在临床方面很微小。

加用长效 β_2 受体激动剂

一项对于年龄 6～16 岁儿童进行的随机对照试验发现，加用沙美特罗（一种长效 β_2 受体激动剂）在治疗最初几个月使呼气峰流速增加，但是 1 年后没有增加。第二项对于年龄 4～16 岁儿童进行的短期随机对照试验也发现，加用沙美特罗 3 个月后清晨呼气峰流速和无症状天数增加。第三项随机对照试验发现，与安慰剂相比，加用福莫特罗 3 个月后改善了肺功能，但是在症状评分或者急救药物的使用方面无显著性差异。当哮喘发作时，长效 β_2 肾上腺素能受体激动剂可以增加重症哮喘发作和死亡的机会。

加用口服茶碱

一项小样本的随机对照试验发现，与加用安慰剂相比，在原来治疗的基础上加用茶碱 4 周，增加了无症状天数，降低了加用 β 受体激动剂（奥西那林）和皮质激素（倍氯米松或者泼尼松）的使用。我们发现的证据不足以评价这些治疗的短期疗效和可能的危害。第二项加用小剂量茶碱的小样本随机对照试验发现加用茶碱治疗无益处。

增加吸入皮质激素的剂量（倍氯米松）

一项对于年龄 6～16 岁正在吸入倍氯米松的儿童进行的随机对照试验，比较了吸入剂量加倍的皮质激素（倍氯米松）与安慰剂的疗效，结果发现 1 年后两组在肺功能、症状评分、症状加重比例和支气管反应性方面无显著性差异，但是皮质激素组生长速度减慢。

婴儿急性喘息发作治疗的效果如何？

很可能有效

短效 β_2 受体激动剂（雾化吸入沙丁胺醇）

一项对于 3 个月～2 岁儿童进行的随机对照试验发现，与安慰剂相比，雾化吸入沙丁胺醇改善了呼吸频率和临床症状评分，但是在住院率方面无显著性差异。另一项对于年龄小于 18 个月的儿童和年龄 18～36 个月的儿童进行的随机对照试验发现，雾化吸入沙丁胺醇与安慰剂相比，两者在改变临床症状评分方面无显著性差异。雾化吸入 β_2 受体激动剂可导致心动过速、震颤和低血钾。

79 **通过带储雾罐的压力定量气雾器（与雾化器相比）吸入短效 β_2 受体激动剂**

3 项对于年龄 5 岁以下儿童进行的随机对照试验发现，通过带储雾罐的压力定量气雾器给予沙丁胺醇与通过雾化器吸入沙丁胺醇相比，两者在住院率方面无显著性差异。另一项对于年龄 1～24 个月儿童进行的随机对照试验发现，通过带储雾罐的压力定量气雾器给予特布他林与通过雾化器吸入特布他林相比，两者在症状改善方面无显著性差异。雾化吸入 β_2 受体激动剂可导致心动过速、震颤和低血钾。

效果不明

皮质激素（大剂量吸入）

一篇系统综述发现，与安慰剂相比，吸入大剂量皮质激素降低了对口服皮质激素的需要，但是该差异无统计学的显著性。这篇综述也发现患儿的父母明显地偏爱吸入皮质激素甚于安慰剂。这些结果的临床意义尚不确定。一项随后发表的随机对照试验发现，大剂量吸入布地奈德和安慰剂在医师制定的全球健康状态评估指标方面无显著性差异。

皮质激素（口服泼尼松龙）

一项小样本的随机对照试验发现，口服泼尼松龙与安慰剂相比在每天症状评分方面无显著性差异。

异丙托溴铵（吸入）

一篇对随机对照试验进行的系统综述提供的比较吸入异丙托溴铵与安慰剂或者加用 β_2 受体激动剂的临床效果的证据不充足。

婴儿喘息的预防性治疗的效果如何？

很可能有效

短效 β_2 受体激动剂（口服沙丁胺醇）

一篇系统综述中包括的一项对于年龄 3～14 个月儿童进行的随机对照试验发现，口服沙丁胺醇（一种短效 β_2 受体激动剂）与安慰剂相比减少了治疗的失败。

益害相当

皮质激素（吸入大剂量）

一篇系统综述和两项附加的随机对照试验提供的证据表明，与安慰剂相比，吸入大剂量皮质激素降低了婴儿急性喘息发作的严重程度和发作频率。吸入大剂量皮质激素有发生不良反应的可能性。

效果不明

皮质激素（小剂量吸入）

随机对照试验的证据不足以评价预防性吸入小剂量激素（布地奈得、氟替卡松、倍氯米松）对于 4 周到 6 岁反复哮喘的儿童有效。

异丙托溴铵（吸入） 80

一项在系统综述中的小样本随机对照试验发现，雾化吸入异丙托溴铵与安慰剂相比在缓解症状方面无显著性差异。这个研究可能缺乏把握度排除治疗组间临床上的重要差异。

短效 β_2 受体激动剂（吸入沙丁胺醇）

对于年龄 2 岁以下儿童进行的系统综述中的两项随机对照试验发现，吸入沙丁胺醇与安慰剂相比在改善症状方面无显著性差异。

定义 鉴别哮喘和非哮喘性病毒感染伴随的喘息可能很困难。急性发作期

持续存在的症状和体征提示哮喘，而存在湿疹和花粉热等变态反应性疾病的个人史和家族史也提示哮喘。**儿童哮喘**：以慢性或者复发性咳嗽和喘息为特征。对于年龄足够大可进行峰流速测定或者肺量仪测定的儿童，随着时间的推移发生多次可逆性气道阻塞，可确诊哮喘。儿童哮喘的诊断必须除外引起反复呼吸道症状的其他原因。哮喘急性发作是指哮喘症状严重恶化，伴随心动过速和呼吸急促。哮喘预防性治疗的目的是减轻持续存在的症状，预防急性恶化。**婴儿喘息**：以呼气时伴随的高调喘鸣音和哨音为特征，常常伴随急性病毒感染如细支气管炎（见细支气管炎章节或者成人哮喘）。上述在临床上不容易鉴别。

发病率/患病率 **儿童哮喘**：调查发现诊断哮喘的儿童比例增加。这种增加不能以哮喘诊断容易程度的增加来解释。一个来自苏格兰阿柏丁的问卷研究发现，1964 年调查了年龄在 8～13 岁的 2510 例儿童，1989 年调查了 3403 例儿童。哮喘的诊断从 25 年前的 4% 升高到 25 年后的 10%[1]。从 20 世纪 60 年代到 20 世纪 80 年代儿童哮喘患病率的增加伴随同一时期住院率的增加。在英格兰和威尔士，患病率增加 6 倍[2]。**婴儿喘息**：很常见，患病率可能也在增加，虽然增加的程度不清楚。一个苏格兰交叉横断面研究（1964 年年龄在 8～13 岁的 2510 例儿童和 1989 年 3403 例儿童）发现，喘息的患病率从 1964 年的 10% 升高到 1989 年的 20%，在同一时期呼吸急促的发生从 5% 升高到 10%[1]。准确分组有困难，症状常常自然恢复，明确症状是否为一过性也有困难，因此混淆了许多研究。

病因/危险因素 **儿童哮喘**：在伴有过敏体质个人史或者家族史的儿童中，在喘息发作的严重程度和频率高的儿童中，在有不同程度的气道阻塞和气道高反应性中较常见。症状和急性发作的触发因素包括：感染、房中尘螨、来源于宠物的过敏原、吸烟暴露和焦虑。**婴儿喘息**：大多数婴儿喘息是由呼吸道病毒感染引起。

预后 **儿童哮喘**：英国一项对 20 世纪 70 年代出生的儿童进行的纵向调查研究发现，过去有过喘息的 5 岁儿童中 29% 在 10 岁时仍有喘息[1]。另一项研究对澳大利亚墨尔本 1964 年时 7 岁的一组儿童追踪至成年。这项研究发现，相当大一部分（73%）14 岁时症状不频繁的儿童，到 28 岁时症状很少或者根本没有症状，而 14 岁时喘息频繁的儿童有
81 2/3 到 28 岁时仍有反复发作的喘息[2]。**婴儿喘息**：一项队列研究（826 例婴儿从出生跟踪至 6 岁）提示，婴儿喘息可能至少有 3 种不同的预后种类：“持续喘息”（占 14%，有变态反应性哮喘的危险因素，如 IgE 水平升高或者母亲有哮喘的病史）：病毒感染时伴随喘息，

喘息持续到学龄期；“暂时喘息”（占 20%，婴儿期肺功能下降，但是没有变态反应的早期标志物）：病毒感染时伴随喘息，但是 3 岁后喘息不再发生；“晚发喘息”（占 15%）：小于 3 岁时没有喘息，但是到学龄期出现喘息[3]。另一项回顾性队列研究发现，1 岁以下有过 1 次喘息发作的儿童中有 14%，有过 4 次和 4 次以上喘息发作的儿童中有 23%，在 10 岁以内会再发生至少一次喘息性疾病[1]。年龄小的儿童给予吸入治疗很困难。结果的不一致性可能反映了治疗药物、给药设备和药物剂量不同以及喘息性疾病种类和治疗反应的不同所致疗效的不同。

请参见《临床证据》中文全版本和英文网络版获取全文和参考文献。

儿童注意缺陷多动障碍

检索时间：2005 年 5 月
原作者：Deborah Pritchard
韩颖 译 秦炯 校 桂永浩 审

儿童注意缺陷多动障碍（ADHD）的治疗效果如何？

很可能有效

阿托西汀

6 项为期 12 周的随机对照试验显示，与安慰剂相比，阿托西汀可改善 ADHD 的症状。随机对照试验发现，与安慰剂相比，阿托西汀减少食欲，增加恶心、呕吐、无力、消化不良、感染、喉炎和皮肤瘙痒。由于逐渐出现的公认的有害数据，医生在给儿童或青少年开阿托西汀等精神活性药时，应遵守国家药物监督部门规定的推荐和警示。

硫酸右苯丙胺

2 篇系统综述和随后 1 项随机对照试验发现的有限证据显示，与安慰剂相比，右苯丙胺（Dexamfetamine，Dexamphetamine）可以改善 ADHD 的部分行为问题。另 1 篇系统综述发现，比较右苯丙胺和哌甲酯治疗效果的证据不充分。1 项随机对照试验发现的有限证据显示，与加用安慰剂相比，已服用右苯丙胺或哌甲酯的儿童，加用可乐定治疗 6 周后，可改善 ADHD 的行为问题。4 项随机对照试验显示，与安慰剂相比，右苯丙胺可降低食欲。1 项随机对照试验显示，与安慰剂相比，右苯丙胺可引起睡眠障碍。

哌甲酯

1 篇系统综述和随后 1 项随机对照试验显示，与安慰剂相比，哌甲酯短期内可改善 ADHD 的核心症状，但可以影响睡眠和食欲。2 项随机对照试验发现的有限证据显示，1 日 1 次的服药方式和 1 日 3 次的传统服药方式治疗效果相当。该综述发现，关于哌甲酯和右苯丙胺的疗效研究结果不一。该综述发现的有限证据显示，在治疗中期，哌甲酯较心理/行为治疗能更好地改善 ADHD 的症状，但其临床重要性尚不明确。1 项小样本的随机对照试验提供了单独服用可乐定、单独服用哌甲酯、哌甲酯加服可乐定相比较的不充分的证据。另 1 项随机对照试验发现的有限证据显示，与加用安慰剂相比，已服用右苯丙胺或哌甲酯的儿童，加用可乐定治疗 6 周后，可改善

ADHD的行为问题。另1篇系统综述发现的有限证据显示，与服用低剂量哌甲酯联合心理/行为治疗相比，服用高剂量哌甲酯没有提高疗效。

哌甲酯联合心理/行为治疗

1篇系统综述发现，比较哌甲酯联合心理/行为治疗和安慰剂对ADHD儿童的治疗结果报道不一。另1篇系统综述发现，与单独应用心理/行为治疗相比，哌甲酯联合心理/行为治疗能更好地改善ADHD的症状。第3篇系统综述发现的有限证据显示，服用低剂量的哌甲酯联合心理/行为治疗与单独服用高剂量哌甲酯疗效相当。

效果不明

可乐定

来自1篇系统综述的有限证据显示，与安慰剂相比，可乐定可减轻ADHD的核心症状，但其临床重要性尚不明确。1项小样本的随机对照试验提供了单独服用可乐定、单独服用哌甲酯、可乐定加服哌甲酯相比较的不充分的证据，发现的有限证据显示，服用可乐定和可乐定合用哌甲酯可增加心动过缓的风险。另一项随机对照试验发现的有限证据表明，与加用安慰剂相比，已服用右苯丙胺或哌甲酯的ADHD儿童加用可乐定6周可明显减轻ADHD的行为症状。

心理/行为治疗

1篇包含2项小样本的随机对照试验的系统综述提供了心理/行为治疗与标准护理相比的疗效评估的不充分证据。1篇包含1项大样本的随机对照试验的系统综述发现，用行为量表进行评估，家庭治疗与标准护理之间无显著性差异。1篇系统综述发现的有限证据表明，在治疗中期，心理/行为治疗在改善临床症状方面不如哌甲酯有效，但该发现的临床重要性尚不清楚。

定义 注意缺陷多动障碍（attention deficit hyperactivity disorder，ADHD）是指持续出现较正常同龄儿更频繁和严重的注意力缺陷、多动和冲动行为（APA，DSM-Ⅳ）[1]。注意力缺陷、多动、冲动被认为是ADHD的核心症状。症状必须出现于7岁以前，至少持续6个月以上，并且必须在1种以上的情境中出现社会功能、学业或职业功能的明显受损。这些症状不能被其他障碍性疾病，如焦虑障碍、心境障碍、精神病性疾病或孤独症更好地解释[1]。世界卫生组织的疾病和相关健康问题的国际性标准分类ICD-10[2]用“多动障碍”这个名称进行更为严格的诊断。它与DSM-Ⅳ的分类[3]的区别在于注意力缺陷、多动、冲动三种问题必须都存在，必须满足广泛存在于多种场合的严格标准，以另1种障碍的存在作为排除标准。本课题给出的证据大多是关于5岁或5岁以上儿童的，关于学龄前儿童治疗的有效性和安全性的证据很少。

发病率/患病率 ADHD患病率的评估因诊断标准和人群的不同而不同。根据DSM-Ⅳ标准，美国学龄儿童的患病率为3%～5%[1]。但根据其他诊断标准，患病率在1.7%～16.0%[4,5]。没有客观的检测手段能对ADHD作出明确的诊断，目前ADHD仍保留临床诊断。其他疾患常与ADHD同时存在。35%的ADHD儿童有对立违抗障碍（95% CI 27%～44%），26%的ADHD儿童有品行障碍（95% CI 13%～41%），26%的ADHD儿童有焦虑障碍（95% CI 18%～35%），18%的ADHD儿童有抑郁障碍（95% CI 11%～27%）[6]。

病因/危险因素 ADHD的病因还不清楚[6]。有遗传因素的有限证据[7-9]。
84
危险因素还包括心理社会因素[10]。男孩患病率高于女孩，男女之比为3∶1[6]～4∶1[3]。

预后 70%以上的多动儿童到青春期仍符合ADHD的诊断标准，65%的青少年到成年期仍符合ADHD的诊断标准[5]。诊断标准的改变使我们很难对现有的几项ADHD结局的研究进行阐述。1项平均随访时间为16年的关于男孩的系列研究表明，ADHD儿童反社会人格障碍的危险性增加了9倍，物质滥用的危险性增加了4倍[7]。

请参见《临床证据》中文全版本和英文网络版获取全文和参考文献。

孤独症

检索时间：2004 年 8 月
原作者：Jeremy Parr
韩颖　译　秦炯　校　桂永浩　审

早期多种强化干预措施对儿童孤独症的效果如何？

很可能有效

孤独症的学前干预（autism pre-school programme，APP）*

没有找到符合我们要求的把孤独症的学前干预和对照组或其他干预措施相比较的随机对照试验或队列试验。尽管缺乏足够的随机对照试验的证据，但是孤独症的学前干预被一致认为很可能对孤独症儿童是有益的。

Lovaas 疗法（应用行为分析疗法）*

我们没有找到符合要求的把孤独症的 Lovaas 疗法和对照组或其他干预措施相比较的随机对照试验或队列研究。尽管缺乏足够的随机对照试验的证据，但是孤独症的 Lovaas 疗法被一致认为很可能对孤独症儿童有益。

TEACCH*

没有找到符合我们要求的在孤独症的治疗中，把 TEACCH 和对照组或其他干预措施相比较的随机对照试验或队列研究。尽管缺乏足够的随机对照试验的证据，但是 TEACCH 被一致认为很可能对孤独症儿童有益。

* 由于缺乏对儿童孤独症的足够的随机对照试验的证据，分类是基于观察性证据和一致认为这些干预是有益的强烈的共识。

效果不明

Rutger 孤独症训练

我们没有找到把 Rutger 孤独症训练与不治疗或其他方法治疗孤独症儿童相比较的系统综述或随机对照试验。

儿童孤独症的治疗效果如何？

很可能有效

哌甲酯（只适用于伴多动的患儿）

1项小样本的交叉随机对照试验发现的有限证据表明，盐酸哌甲酯可以降低孤独症儿童的多动和易冲动。

益害相当

利培酮

2项随机对照试验发现，经过8周的治疗，与安慰剂相比，利培酮可以改善孤独症儿童的全部症状。这些随机对照试验也发现，利培酮的治疗可以引起孤独症儿童的体重增加、震颤、嗜睡及其他广泛性发育障碍的不良反应。

86

效果不明

听觉统合训练

我们没有发现评价听觉统合训练对孤独症儿童治疗效果的随机对照试验。1篇系统综述包含的研究不符合我们入选的标准。

无麸质和酪蛋白饮食

1项小样本的随机对照试验发现，有限的证据表明，与普通饮食相比，无麸质和酪蛋白饮食可以改善儿童的孤独症评分。由于样本量小和潜在的混淆性，这一研究结果需谨慎对待。

欧米加3（鱼油）

我们没有检索到评价欧米加3（鱼油）对孤独症儿童治疗效果的随机对照试验。

选择性血清素再摄取抑制剂

我们没有发现评价选择性血清素再摄取抑制剂对孤独症儿童治疗效果的随机对照试验。

维生素A

我们没有发现评价维生素A对孤独症儿童治疗效果的随机对照试验。

维生素 B_6 加镁剂

两项小样本的随机对照试验发现，没有证据表明，与安慰剂相比，维生素 B_6 加镁剂可以改善孤独症儿童的症状。可能由于样本量太小，无法检测到临床上的重要效果。

维生素 C

我们没有发现评价维生素 C 对孤独症儿童治疗效果的随机对照试验。

定义 孤独症是综合性精神发育障碍（pervasive developmental disorders，PDD）中的一种。综合性发育障碍是指一组包括 Asperger 综合征、非特异性综合性精神发育障碍（pervasive developmental disorders not otherwise specified，PDD-NOS）、Rett 综合征和儿童瓦解性障碍（childhood disintegrative disorder，CDD）的疾病。总的来说，孤独症、Asperger 综合征和 PDD-NOS 被归为孤独障碍，Rett 综合征和 CDD 被排除在孤独障碍之外。孤独症以交流和社会交往发生质的损害及局限的、重复性和刻板性的行为模式和兴趣为特征。3 岁以前即出现发育异常。临床上应依靠 ICD-10[1] 和 DSM-Ⅳ[2] 作出孤独症的诊断。ICD-10 的诊断标准见表 1 Ⓣ。有的孤独症患儿有语言发育迟滞的病史（单个词或短句发育迟滞），1/4 的患儿可丧失已获得的功能，这些大部分都在 2 岁时发生[5]。1/3 的患儿可以出现癫痫发作[6]，3/4的患儿可以有智力发育迟滞[7]。通常男孩比女孩更容易受影响（3.5～4.0：1）[8]。

发病率/患病率 近期的研究提示，孤独症在发展中国家的发病率是 10/10 000，检测到的发病率近几年有上升的趋势：1977 ～1991 年报道的发病率是 4.4/10 000，1992～2001 年报道的发病率是 12.7/10 000[9]。如果以孤独障碍来统计的话，发病率上升到60/10 000，许多患者有 PDD-NOS[8]。

病因/危险因素 双胞胎研究和家族性研究证明，孤独症发病率的增高与遗传因素密切相关[10]。家族性研究证明，孤独症患儿同胞的发病率大约为 2.2%[11]，所有 PDD 的同胞再发病率大约为 5% ～6%[12]，显著高于普通人群的发病率。单卵双胎共同发生孤独症的发病率为60% ～91%[13]，可能是由于除了环境和其他因素外，主要原因是易感基因的成倍增加。孤独症发病的少数病因是遗传性疾病，如染色体疾病、脆性 X 综合征、结节性硬化、神经纤维瘤 1 型以及一些其他的疾病[13]。围产期的因素也被考虑在内，但似乎不起什么作用[14]。研究证明，MMR 疫苗及一些疫苗中的消毒液不会引起孤独症（见麻疹、腮腺炎和风疹的预防）[14]。强有力的证据证明，孤独症的发病存在神经生物学基础[15]。正在进行的神经生理学、神经解剖学、神经化学和遗传因素之间的研究，可能会深化我们的理解，并给我们提供了解孤独症复杂发病原因的最好的机会。表型和遗传异质性的存在给研究提供了重要的信息，孤独症可能通过改变外显而得到有效干预。 87

诊断 公认的关于孤独症的金标准评估工具是修订的孤独症诊断性会诊(ADI-R)[3]［为半结构式，会谈者是直接照顾患儿的人（ADI-R)[3]］和孤独症诊断观察量表（ADOS)[4]（为半结构式，评估由患儿本人来进行)。尽管这些量表给了临床医生大量的信息，但是孤独症还是需要临床诊断。

预后 孤独症是由于儿童和青少年期的不同原因引起的一种终生性疾患[16]。许多成年孤独症患者终生需要全天照顾。大约15%的成年孤独症患者生活可以自理，大约15%～20%的成年孤独症患者可以在社区支持下独自生活[16]。预示孤独症患儿成年后生活能否自理的最重要的因素是语言和全部的认知功能的情况[17]。

请参见《临床证据》中文全版本和英文网络版获取全文和参考文献。

婴儿血标本的采集(降低疼痛和不良反应) 88

检索时间：2006 年 5 月

原作者：Deborah Pritchard

赵卫红 译 杜军保 校 桂永浩 审

在新生儿病房，针对小于 12 个月的早产儿和足月儿因静脉穿刺引起的疼痛和不良反应，干预的效果如何？

很可能有效

口服糖水

随机对照试验结果显示，在足月儿和早产儿中进行静脉穿刺时，与单纯喂水、局部麻醉或不采取任何措施相比，口服 24% ～30% 的蔗糖水或 25% ～30% 的葡萄糖水都能减轻婴儿对疼痛的反应（特别是哭闹的持续时间）；而与单纯喂水或不采取任何措施相比，更低浓度的蔗糖水或葡萄糖水不能显著减少婴儿哭闹时间和疼痛评分。一项随机对照试验发现 25% 的葡萄糖水比 10% 的葡萄糖水更有效。一项随机对照试验提供的有限证据表明，口服 30% 的右旋葡萄糖溶液可能比单纯喂水更有效。

安慰奶嘴

一项随机对照试验发现，与不采取任何干预措施相比，安慰奶嘴的应用可减低足月新生儿在静脉穿刺时对疼痛的反应。

局部麻醉（利多卡因-丙胺卡因混合膏剂，丁卡因凝胶）

三项随机对照试验发现的有限证据表明，与安慰剂相比，利多卡因-丙胺卡因混合膏剂能减低婴儿对静脉穿刺疼痛的反应。两项随机对照试验发现，与安慰剂相比，单独使用丁卡因凝胶能减低婴儿对静脉穿刺疼痛的反应和哭闹持续时间。利多卡因-丙胺卡因混合膏剂和单独使用丁卡因凝胶的不良反应都是一过性的和轻微的。

定义 婴儿血标本的采集方法包括足跟采血、静脉穿刺和动脉穿刺。**静脉穿刺**（venepuncture）是指用注射器从外周静脉穿刺取血。足跟采血是指从婴儿足跟的侧面针刺，挤压足跟，采集毛细血管内的血。足跟采血和动脉穿刺取血不在本章讨论。本章涉及的研究对象是住院治疗的 12 个月以内的早产儿和足月儿。

发病率/患病率 早产儿和患病的新生儿每天可能经历 1～21 次的足跟采血

或静脉穿刺[1,2]，这些操作都是有疼痛感的。对患病婴儿的侵入性操作中，足跟采血占61%～87%，静脉穿刺占8%～13%。很少因为采血而给予止痛措施，但也有5%～19%的婴儿因其他因素而接受无痛处理[1,2]。一项研究报告，在63%的静脉穿刺和75%的足跟采血操作中采取了对婴儿的安慰措施[2]。

病因/危险因素 婴儿血标本的采集是非常困难的，特别是早产儿和患病的婴儿。与大年龄组婴儿相比，年龄小的婴儿对疼痛有更高的敏感性和更长时间的反应[3]。影响婴儿疼痛反应的因素包括出生后的日龄、以往的疼痛经历和操作技术。

89 **预后** 采血引起的疼痛与婴儿一些急性的行为改变和生理指标改变有关[3]。足跟采血的疼痛经历会加重以后血标本采集引起的疼痛反应[4]。采血操作引起的其他不良反应还包括局部出血、瘀斑、血肿和感染。

请参见《临床证据》英文网络版获取全文和参考文献。

细支气管炎

90

检索时间：2005 年 10 月

原作者：Juan Manuel Lozano

齐建光　译　杜军保　校　桂永浩　审

高危儿童预防措施的效果如何？

肯定有效

高危儿童应用呼吸道合胞病毒免疫球蛋白或帕利珠单抗（单克隆抗体）

一篇系统综述和一项随后的随机对照试验发现，对于支气管肺发育不良或者先天性心脏病的患儿，与安慰剂或者不采取预防措施相比，每月预防性应用呼吸道合胞病毒免疫球蛋白或者帕利珠单抗（单克隆抗体）降低了住院率。这篇系统综述发现免疫球蛋白或者帕利珠单抗也能减少重症监护。治疗持续 4 个月到 6 个月不等。

预防医院内传播的措施效果如何？

很可能有效

住院儿童的护理干预（分组隔离、洗手、隔离衣、口罩、手套和护目镜）

我们没有发现关于采取这些预防措施能够防止细支气管炎传播给其他儿童的作用的随机对照试验。但是，一项非随机试验和 8 项观察研究提供了有限的证据，证明护理干预（分组隔离、隔离衣和手套）能够降低疾病在住院儿童中的传播。

细支气管炎儿童的治疗效果如何？

效果不明

支气管扩张剂（吸入沙丁胺醇，吸入肾上腺素）

三篇系统综述发现，与安慰剂相比，吸入支气管扩张剂在短期内（治疗后 24 小时内）改善了儿童的整体临床评分（对住院、门诊或者急诊病房患儿进行治疗），但这些结果的临床意义尚不确定。有限的证据显示支气管扩张剂轻微改善门诊患儿的氧合情况，但是这些结果的临床意义也不确定。这些系统综述和一项随后的随机对照试验没有发现支气管扩张剂与安慰剂相比，能够降低住院率和住院时间。

呼吸道合胞病毒免疫球蛋白、混合免疫球蛋白或帕利珠单抗（单克隆抗体）

小样本的随机对照试验比较了免疫球蛋白或帕利珠单抗与对照（白蛋白溶液或者0.9%氯化钠溶液）对住院的细支气管炎儿童的作用，但是证据不足。

91 **利巴韦林**

一篇系统综述发现，利巴韦林和安慰剂在呼吸道合胞病毒引起细支气管炎的住院儿童的死亡率、呼吸状况恶化的风险性或者住院天数上无显著性差异。有限的证据表明，利巴韦林降低了机械通气的时间。2项随后的随机对照试验发现，利巴韦林和安慰剂在急性发作后一年内由于下呼吸道症状导致的住院时间或者住院率以及随访一年反复喘息的频率方面无显著性差异。这两项随机对照试验规模较小，且其效力可能不足以检测到重要的临床差异。

不太可能有效

皮质激素

三篇系统综述和随后的随机对照试验发现，全身应用或者吸入皮质激素与安慰剂或者不应用皮质激素相比，并不能够改善住院时间、临床评分或者住院率。

定义 细支气管炎是一种病毒感染导致的急性细支气管炎症，常伴随气道梗阻的症状和体征。其诊断主要依靠临床表现。临床表现包括：发热、鼻炎（鼻黏膜的炎症）、呼吸急促（呼吸快）、呼气性喘鸣、咳嗽、啰音、使用辅助呼吸肌、呼吸暂停（呼吸停止）、呼吸困难、鼻扇（鼻翼扇动）和三凹征（肋间软组织吸气时凹入）。细支气管炎的疾病严重程度临床上可分成轻度、中度和重度。

发病率/患病率 细支气管炎是婴儿最常见的下呼吸道感染，有一定的季节性，温带地区冬季高发[1]，热带地区雨季高发。美国每年大约21%婴儿患下呼吸道疾病，6/1000～10/1000婴儿因细支气管炎住院（占<12个月儿童的1%～2%）[2]。住院率最高的为2～6个月的婴儿[3]。

病因/危险因素 70%的细支气管炎是由于呼吸道合胞病毒感染所致，冬季达80%～100%。但是，在初春季节，病因常常为3型副流感病毒[1]。

预后 **发病率和死亡率**：疾病的严重程度与婴儿的大小以及与感染婴儿接

触的密切程度和频率有关。发病率和死亡率高危的儿童常常伴随先天性心脏病、慢性肺疾病、早产史、低氧或者年龄小于6周[4]。住院时间长或者住院期间发生并发症的其他因素包括：有呼吸暂停或者呼吸停止的病史，胸片发现肺实变和（北美）美洲土著居民或者因纽特人[5]。与其他组儿童（0.1%）相比，患先天性心脏病的儿童（3.4%）或慢性肺疾病的儿童（3.5%）2周内死亡的危险性更高[4]。入住重症监护病房的比例（31%～36%）和需机械通气的比例（11%～19%）在所有高危组中相似[4]。高危组需吸氧儿童的比例也较高（63%～80%）[4]。比较起来，无高危因素的儿童入住重症监护病房的比例（15%）和需机械通气的比例（8%）明显低[6]。**长期预 92
后**：关于长期预后的信息在不同研究中结果不同。一个对配对的2组儿童（25例患细支气管炎，25例不患病）进行的小型前瞻性研究发现，没有证据证明需门诊治疗的细支气管炎与长期的哮喘危险性升高相关[7]。可致混淆的因素包括：疾病严重程度的差异、吸烟暴露和拥挤环境[8]。我们发现的一项对50例随机选择的细支气管炎儿童进行的前瞻性研究进行了5年问卷调查随访和第5年时回诊。结果发现，与一般人群相比，该组儿童哮喘的发生率增加一倍。但是许多病例（30%）在随诊中失访，而且缺乏配对的对照组[9]。

请参见《临床证据》中文全版本和英文网络版获取全文和参考文献。

93

儿童心肺骤停

检索时间：2006 年 2 月

原作者：Hilary Writer，David Creery

齐建光 译 杜军保 校 桂永浩 审

医院外非溺水原因导致心肺骤停的治疗效果如何？

很可能有效

通畅气道和呼吸支持（包括气囊面罩通气和气管插管）*

虽然我们没有发现直接证据支持应用通畅气道和呼吸支持（包括气囊面罩通气和气管插管），但是基于间接证据和成人资料的推论，广泛一致的意见认为这些治疗措施应该普遍地用于心肺骤停的儿童。安慰剂对照试验是不合伦理的。

旁观者心肺复苏*

普遍认为对于心肺骤停的儿童应该进行心肺复苏和呼吸支持。安慰剂对照试验是不合伦理的。一篇观察研究的系统综述发现，心脏骤停时被人目击的儿童，存活到出院的可能性更大，但是未发现在旁观者心肺复苏和存活率增加之间存在一致的关联。一项随后的小规模前瞻性观察研究发现在旁观者心肺复苏和存活率之间存在显著关联。

直流电复律（室颤或无脉性室速）*

虽然我们没有发现直接证据支持应用直流电复律，但是基于间接证据和成人资料的推论，广泛一致的意见认为这种治疗措施应该普遍地用于心肺骤停的儿童。安慰剂对照试验是不合伦理的。

静脉注射标准剂量的肾上腺素*

以标准剂量（0.01mg/kg）静脉注射肾上腺素广泛用于重建自身循环。进行安慰剂对照试验检验治疗效果是不合伦理的。

*虽然我们没有发现直接证据支持应用这些治疗，但是基于间接证据和成人资料的推论，广泛一致的意见认为这些治疗措施应该普遍地用于心肺骤停的儿童。安慰剂对照试验是不合伦理的。

效果不明

静脉注射大剂量肾上腺素（与标准剂量相比）

我们没有发现有关比较肾上腺素与安慰剂在社区心脏骤停儿童中作用的随机对照试验或者前瞻性观察研究，并且此类试验被认为是不合伦理的。一项随机对照试验发现，大剂量和标准剂量肾上腺素相比，在自主循环恢复率、24 小时存活率、存活至出院的概率和存活者严重的神经系统不良结局方面无显著性差异，但该试验可能样本量太小以至于不足以检测到组间存在的差异。

静脉注射碳酸氢钠 94

我们没有发现有关静脉注射碳酸氢钠在社区心肺骤停儿童中作用的随机对照试验或者前瞻性观察研究。

气管插管与气囊面罩通气的比较（相对益处不明）

我们没有发现随机对照试验。一项非随机对照试验发现，气管插管与气囊面罩通气在社区心肺骤停（包括溺水后心肺骤停）需通畅气道的儿童中，对于存活率或者神经系统预后的影响没有显著性差异。

培训父母进行心肺复苏

我们没有发现有关培训父母进行心肺复苏在社区发生心肺骤停儿童中作用的随机对照试验或前瞻性观察研究。

定义 本章探讨医院外非溺水原因导致的儿童心肺骤停问题，儿科 Utstein 模式[1]定义为发生在医疗机构以外非溺水原因导致的心脏机械活动的终止，表现为无法触及中心动脉搏动，无应答和呼吸暂停[2]。

发病率/患病率 我们检索到 14 个报告医院外非溺水原因导致儿童心肺骤停发病率的观察研究（4 个前瞻性研究，10 个回顾性研究）（见表 1）Ⓣ[3-16]。2 个研究报告成人和儿童中的发病率[8,14]，12 个研究报告儿童中的发病率[3-7,9-13,15,16]。一般人群中的发病率为每年 1.3～5.7/10 万（平均 2.8，95% CI：1.4～4.2）。儿童中的发病率为每年 6.3～18.0/10 万（平均 9.7，95% CI：5.8～13.6）。一个前瞻性研究（300 例儿童）发现，医院外心肺骤停大约一半发生于 12 个月以下的儿童，2/3 发生于 18 个月以下的儿童[12]。

病因/危险因素 我们发现了 29 个报告非溺水原因导致无脉性心搏停止病因的观察研究，共涉及 1708 例儿童[4-13,15-33]。最常见的病因为：不明确（与婴儿猝死综合征相似，41%），外伤（19%），慢性疾病（9.6%），肺炎（5.8%）（见表 2）Ⓣ。

预后 我们没有检索到单独调查非溺水原因导致心肺骤停的观察研究。我们发现一篇系统综述（检索时间为 2004 年），包括 41 例病例系列分析和队列研究（9 项前瞻性，32 项回顾性，总共 5363 名儿童），报道了包括溺水在内的各种原因导致的年龄一直到 18 岁的儿童医院外心肺骤停的结局[34]。没有将存活率（至少是存活至出院）作为结局进行报道的试验被排除在外。符合医院外非溺水原因导致的心肺骤停的儿科 Utstein 模式[1]定义的儿童总的存活率（直至出院）为 5.5%（3475 名儿童中有 190 名存活）。在这 190 例存活的儿童中，43/190（23%）无或有轻度神经系统后遗症，147/190（77%）有中到重度神经系统后遗症。一项随后的包括 84 名医院外非溺水原因造成的心肺骤停儿童的回顾性队列研究报道，直至出院的存活率为 4.7%，且存活者中的 50% 存在严重的神经系统后遗症[33]。我们发现一篇系统综述（检索时间为 1997 年），报道了包括溺水在内的各种原因所致的医院内及医院外心肺骤停儿童中心肺复苏后的结局[35]。剔除了没有报告存活率的研究。这篇综述从前瞻性和回顾性观察研究中发现，任何原因导致的儿童医院外心肺骤停与医院内心肺骤停相比预后更差
95 （医院外心肺骤停儿童中 132/1568［8%］存活到出院，医院内心肺骤停儿童中 129/544［24%］存活到出院）。报告神经系统后遗症的研究涉及了大约一半的存活者。其中，医院内心肺骤停的儿童与医院外心肺骤停的儿童相比，存活者中神经系统预后良好者（无神经系统后遗症或者后遗症轻微）比例更高（60/77［78%］*vs* 28/68［41%］）[35]。

请参见《临床证据》中文全版本和英文网络版获取全文和参考文献。

小儿便秘

检索时间：2005 年 6 月
原作者：Aruna Abhyankar，Iris Carcani，Graham Clayden
张清友 译 杜军保 校 桂永浩 审

慢性便秘的治疗效果如何？

很可能有效

纤维素饮食

一项小规模的随机对照试验发现，纤维素饮食与安慰剂相比较可改善便秘患儿的肠道运动，并可减轻腹痛的症状。

渗透性缓泻药

我们没有找到比较任一渗透性缓泻药（乳果糖，拉克替醇，聚乙二醇，镁盐，磷酸盐灌肠液，柠檬酸钠灌肠液）与安慰剂在治疗小儿便秘中作用的随机对照试验。一项质量较差的随机对照试验发现，与应用番泻叶相比，给慢性便秘的患儿应用乳果糖在增加患儿正常大便次数上更为有效。一项随机对照试验发现，乳果糖在增加患儿每周的排便次数上与拉克替醇一样有效，而另一项随机对照试验却发现，乳果糖的治疗效果不如拉克替醇。一项随机对照试验也发现，乳果糖在增加便秘患儿大便次数和减少便失禁的频率方面和聚乙二醇具有相同的效果。

效果不明

行为治疗（生物反馈，记录排便日记，入厕训练）

一篇质量较差的系统综述中收入的小规模随机对照试验发现，在传统治疗的基础上加用生物反馈治疗，在增加患儿的治愈率和改善便失禁方面与单纯采用传统治疗相比无显著性差异。我们未发现对行为治疗与不治疗或与假仿治疗进行比较的系统综述或随机对照试验。一项随机对照试验发现，在传统治疗的基础上加用肛管直肠测压治疗，其治疗成功率和排便次数与单纯传统治疗相比无显著差异。

容积性缓泻药

我们未发现关于容积性缓泻药（甲基纤维素、卵叶车前果壳或梧桐属）治疗小儿慢性便秘效果的系统综述或随机对照试验。

粪便软化剂

一项随机对照试验发现，应用矿物油（液体石蜡油）与应用番泻叶相比，能更为有效地增加慢性便秘患儿报告的每日肠道蠕动和减少每天粪污的次数。我们没有发现有关粪便软化剂（花生油或矿物油［液体石蜡油］）与安慰剂相比较治疗小儿便秘的系统综述及随机对照试验。

不太可能有效

肛门扩张术

一项随机对照试验发现，对于已接受肛管直肠测压治疗、粪便排空、强化的药物治疗及如厕训练的患儿再进行扩肛治疗，与未进行扩肛治疗相比，在症状的严重程度上无显著性差异。

增加口服液体

一项随机对照试验发现，增加普通水或高渗液体摄入与正常液体量摄入相比，在排便频率和排便困难方面的结果相似。

97 刺激性缓泻药

我们没有发现比较刺激性缓泻药（双醋苯啶、丹蒽醌、番泻叶、多库酯钠、匹可硫酸钠或甘油）和安慰剂对小儿慢性便秘治疗效果的随机对照试验。一项质量较差的随机对照试验发现，番泻叶在增加便秘患儿排出正常大便的次数上不如乳果糖有效。另一项随机对照试验发现，番泻叶在增加患儿报告的每日肠道运动和减少每天粪污的次数方面不如矿物油（液体石蜡油）有效。还有一项随机对照试验发现，在行为治疗的基础上加用番泻叶对治疗便秘患儿大便失禁没有益处。

对粪便嵌塞患儿清洁肠道的治疗效果如何？

效果不明

灌肠法

在治疗小儿粪便嵌塞方面，我们没有找到关于灌肠法与安慰剂相比较或不同灌肠法之间相比较的系统综述和随机对照试验。一篇有关磷酸盐灌肠治疗并发症的综述报道了在患有肠道或肛门疾病患者中应用磷酸盐灌肠治疗的各种不良反应。

聚乙二醇（通过口服或鼻胃管）

一项随机对照试验发现，应用聚乙二醇 3350（PEG3350）与应用矿物油相比较可更为有效地减少通过腹部按摩进行通便的次数，并可增加肠道运动的频率。同时该研究还报道了应用 PEG3350 患儿的依从性较差，因为与矿物油相比 PEG3350 的治疗用量较大。另外一项随机对照试验发现，在治疗大便嵌塞方面，大剂量的 PEG3350 比小剂量更加有效。

手术解除嵌塞

我们没有找到对手术解除大便嵌塞不同手术方法之间或手术解除嵌塞与灌肠方法疗效进行比较的系统综述或随机对照试验。

定义 根据罗马Ⅱ标准，功能性小儿便秘的定义为下列症状至少持续 2 周：大多数大便是硬粪块或硬结；在 1 周内排 2 次或以上的硬便（排便每周小于等于 2 次）并且没有器质性内分泌或代谢性疾病[1]。这些标准并不是十分全面，有些研究采用更加严格的定义[2]。PAC-CT 委员会定义小儿便秘为在 8 周内患儿出现以下 6 条标准中的 2 条或 2 条以上者：1 周内排便次数少于 3 次；1 周内发生 1 次以上的便失禁；在腹部触诊中发现结肠内存在大的粪块；排出的粪块很大以致阻塞厕所；强迫体位（为避免排便，患儿有意识地收缩盆底肌，致粪便滞留）和忍便行为；排便疼痛[3]。在本章中选择的研究中，我们没有完全使用一种定义，因为目前有关小儿便秘的定义尚没有完全统一（见方法）。

发病率/患病率 在美国便秘患者占儿科门诊患儿的 3%[4]。在英国中，5% 的年龄在 4～11 岁的学龄儿童曾经历过 6 个月以上的便秘[5]。据报道，在巴西的一个内陆城市，小儿便秘发生率为 28%[6]，在美国健康学龄儿童中的发生率为 1%～2%[7]。

病因/危险因素 对于大多数的便秘患儿病因不明。先天性巨结肠、囊性纤维化、肛管直肠畸形及代谢性疾病如甲状腺功能减退症均是少见的可导致小儿便秘的器质性疾病。50% 以上的存在粪污（当患者持续性
便秘形成了粪块的阻塞，粪块上段的液状粪水通过阻塞的粪块流出） 98
或慢性大便嵌塞的患儿出现排便疼痛[8]。**危险因素**：一项研究发现在出生体重低于 750g 且伴有神经发育障碍的患儿中发生便秘的几率较高[9]。低纤维饮食可能与小儿便秘有关[10]。便秘和粪污在肥胖儿童中更为常见[10]。我们没有找到表明人工喂养与母乳喂养患儿发生便秘几率不同的证据，尽管一般认为人工喂养儿容易出现相对的水分缺乏，而母乳喂养儿排出正常大便的时间往往较晚。

预后 在随访的便秘患儿中超过 1/3 在青春期后仍存在便秘[12]。与小婴儿相比，年龄在 2～4 岁的便秘患儿往往具有更高的复发率并且需要更长时间的药物治疗和支持疗法[4]。一项随访性研究发现，在婴儿早期形成便秘的患儿及有便秘家族史的患儿更容易发生持续性便秘[13]。**大便嵌塞**：当结肠中粪块的数量及体积巨大导致患儿不可能自主排

便或者大便嵌塞引起患儿不适，影响其正常进食时应进行解除嵌塞治疗。一些患儿在直肠乙状结肠交接处存在大的粪块，可引起排尿困难。

请参见《临床证据》中文全版本和英文网络版获取全文和参考文献。

哮　吼

检索时间：2004 年 11 月
原作者：David Johnson
张清友　译　杜军保　校　桂永浩　审

对于轻度哮吼儿童的治疗效果如何？

肯定有效

地塞米松（口服单剂）

2 项随机对照试验发现，与安慰剂相比，单次口服地塞米松（0.15～0.6mg/kg）可显著减少轻度哮吼患儿在患病的 7～10 天内再次因哮吼就诊看病的比例。另 1 项随机对照试验也发现地塞米松与安慰剂相比可缓解哮吼的症状。但是我们没有发现任何随机对照试验比较单次应用与多次应用地塞米松或其他皮质激素在治疗小儿轻度哮吼时的疗效。

效果不明

解充血药（口服）

我们没有发现有关口服解充血剂治疗小儿哮吼的系统综述、随机对照试验或质量较高的观察研究。

湿化

我们没有发现有关湿化治疗小儿哮吼的系统综述、随机对照试验或质量较高的观察研究。

不太可能有效

抗生素

我们没有发现有关抗生素治疗小儿哮吼的系统综述、随机对照试验或质量较高的观察研究。然而，大家一致的意见是应用抗生素不会缩短病毒感染所致的小儿疾病的病程。

对于中到重度哮吼儿童的治疗效果如何？

肯定有效

肾上腺素，雾化吸入

3 项随机对照试验发现，与安慰剂相比，雾化吸入 2.25% 的外消旋肾上腺素在开始治疗的 30 分钟内可改善哮吼评分。其中的 1 项随机对照试验发现，到雾化吸入肾上腺素治疗后的 2 小时，其治疗作用就大部分消失了。没有 1 项随机对照试验报道该治疗方法导致心功能不全或增加心肌耗氧量的不良反应。但是，我们发现了 1 例非常详细的个案，报道了 1 名既往健康的患儿因为严重的哮吼在应用三次肾上腺素雾化吸入治疗后出现了持续的小面积心肌梗死。1 项规模较小的随机对照试验发现，对已经给予湿化氧气和肌肉注射地塞米松 0.6mg/kg 治疗的哮吼患儿应用雾化吸入外消旋肾上腺素治疗，4 小时后其在改善平均哮吼评分上与应用氦氧混合气之间没有显著性差异。

100 **布地奈德，雾化吸入（与安慰剂相比）**

1 篇系统综述发现，与安慰剂相比，雾化吸入布地奈德在治疗后 6、12 及 24 小时可改善哮吼评分，并且可减少患儿由于中到重度哮吼再次医院就诊或再次住院治疗的次数。在系统综述中提到的 2 项随机对照试验发现在治疗 12 小时后，雾化吸入布地奈德（1mg 或 4mg）在改善哮吼患儿评分上不如肌肉注射地塞米松 0.6mg/kg 有效，但是有 1 项随机对照试验发现两者在患儿因哮吼住院治疗方面没有显著性差异。在系统综述中提到的进一步的 2 项随机对照试验发现，雾化吸入布地奈德 2mg 和口服地塞米松 0.6mg/kg 相比较，治疗 4 小时后在改善哮吼评分或 1 周之内住院率方面没有显著性差异。尽管雾化吸入布地奈德和口服地塞米松之间的疗效相似，但是目前的一致建议是对中到重度哮吼患儿治疗首选口服地塞米松，因为患儿往往不容易接受雾化吸入这种治疗方法，导致剧烈哭闹，这可加重患儿的呼吸窘迫，并且雾化吸入布地奈德需要 15min 才能完成而口服地塞米松仅需要 1～2min 即可完成。另 1 项随机对照试验发现应用雾化吸入布地奈德 2mg 联合口服地塞米松 0.6mg/kg 与仅口服地塞米松及与仅雾化吸入布地奈德之间，治疗后 4 小时在改善哮吼评分方面没有显著性差异。

地塞米松，肌肉注射或口服（与安慰剂相比）

1 篇系统综述发现，与安慰剂相比，肌肉注射或口服地塞米松治疗后的 12 小时及 24 小时时可改善中到重度哮吼患儿的哮吼评分。

很可能有效

地塞米松，肌肉注射（与雾化吸入布地奈德相比，哮吼评分的变化）

在1篇系统综述中提到的2项随机对照试验发现，与雾化吸入布地奈德（1～4mg）相比，在治疗后12小时，肌肉注射地塞米松0.6mg/kg可改善哮吼评分，但是其中有1项随机对照试验发现在减少患儿入院率上两者之间没有显著性差异。

地塞米松，口服（与雾化吸入布地奈德相比）*

在系统综述中提到的2项随机对照试验发现，与雾化吸入布地奈德2mg相比，口服地塞米松0.6mg/kg治疗中到重度哮吼患儿4小时后在改善哮吼评分及在治疗1周内患儿的住院率方面没有显著性差异。尽管口服地塞米松和雾化吸入布地奈德治疗中到重度哮吼患儿的疗效相似，但是目前的一致建议是对于中到重度哮吼患儿治疗首选口服地塞米松，因为患儿往往不容易接受雾化吸入这种治疗方法，导致剧烈哭闹，这可加重患儿的呼吸窘迫，并且雾化吸入布地奈德需要15min才能完成而口服地塞米松仅需要1～2min即可完成。

吸氧*

我们没有发现对中到重度哮吼患儿采用吸氧治疗的高质量的评价疗效的相关系统综述、随机对照试验或观察研究。1项随机对照试验比较了对重度哮吼患儿进行吸氧治疗和不给予吸氧治疗，但该试验被认为是不符合伦理原则。因为人们广泛接受的观点是对严重呼吸窘迫的患儿给予吸氧可能对患儿是有益的。1项小规模的随机对照试验没有提供足够的证据比较吸入30%的氧气与吸入氦氧混合气（氦气70%，氧气30%）之间的疗效差别。

效果不明

肾上腺素（雾化吸入）加间歇正压通气治疗（与单纯雾化吸入肾上腺素相比）

1项规模较小的交叉设计的随机对照试验没有提供充分的证据比较雾化吸入肾上腺素加间歇正压通气与单纯雾化吸入肾上腺素治疗中到重度哮吼患儿的疗效差别。

β_2 受体激动剂，短效（雾化吸入）

我们没有发现高质量的评价雾化吸入短效 β_2 受体激动剂治疗中到重度哮吼患儿疗效的系统综述、随机对照试验或观察研究。

解充血药（口服）

我们没有发现相关系统综述、随机对照试验或观察研究高质量地评价口服解充血药治疗中到重度哮吼患儿的疗效。

地塞米松（不同剂量和不同用药方式之间的比较）

在系统综述中提到的1项随机对照试验发现，对中到重度哮吼患儿单次口服剂量为0.6mg/kg与0.3mg/kg的地塞米松之间或单次口服剂量为0.3mg/kg与0.15mg/kg之间，在改善患儿的哮吼评分或再次就诊或再次入院治疗方面没有显著性差异。1篇系统综述（包括研究应用不同种类的皮质激素而不仅仅研究地塞米松）发现有限的证据表明，与应用安慰剂相比，应用皮质激素治疗中到重度哮吼患儿，服用剂量越大，报告病情缓解的患儿的比例越高。在系统综述中提到的2项随机对照试验发现，与口服地塞米松0.6mg/kg相比，肌肉注射相同剂量的地塞米松在减少中到重度哮吼患儿的再次就诊率及再次住院率方面没有显著性差异。

地塞米松（口服）联合布地奈德（雾化吸入）

1项随机对照试验发现雾化吸入2mg布地奈德联合口服0.6mg/kg地塞米松治疗中到重度哮吼患儿与单用地塞米松和单用布地奈德相比，在治疗4小时后改善患儿哮吼评分上没有显著性差异。

氦氧混合气

1项小规模的随机对照试验没有提供足够的证据比较吸入氦氧混合气（氦气70%，氧气30%）与仅吸入30%的氧气之间的疗效差别。另外1项随机对照试验发现对已经给予湿化氧气和肌肉注射地塞米松0.6mg/kg治疗的哮吼患儿再应用雾化吸入外消旋肾上腺素治疗，4小时后其在改善平均哮吼评分上与应用氦氧混合气之间没有显著性差异。

湿化

1项随机对照试验发现对已经给予单次剂量的地塞米松0.6mg/kg口服治疗的哮吼患儿再给予湿化氧气或没有湿化的氧气治疗，两者在治疗后2小时改善患儿的哮吼评分方面没有显著性差异。另1项随机对照试验发现，将哮吼患儿放置在高度湿化的空间内（湿度为87%～95%）与放置在普通空气中12小时后进行比较，两者在改善患儿的哮吼评分方面没有显著性差异。有报道个别的哮吼患儿因热的湿化蒸汽而发生烫伤。

左旋肾上腺素与外消旋肾上腺素相比

1项规模较小的随机对照试验发现对哮吼患儿应用左旋肾上腺素（1∶1000，5ml）与应用外消旋肾上腺素（2.25%，5ml）相比较在改善患儿哮吼评分上没有显著性差异。

102 不太可能有效

抗生素

我们没有发现系统综述、随机对照试验或观察研究高质量地评价抗生素治疗中到重度哮吼患儿的疗效。然而，大家一致的意见是应用抗生素不会缩短病毒感染所致的小儿疾病的病程。但是这一点不适用于疑是细菌性气管炎的患儿。

对于严重哮吼即将发生呼吸衰竭的儿童的治疗效果如何？

肯定有效

肾上腺素，雾化吸入*

我们没有发现有关比较应用雾化吸入肾上腺素与不用肾上腺素治疗即将发生呼吸衰竭的严重哮吼患儿的疗效的随机对照试验。因为目前被广泛接受的观点是对即将发生呼吸衰竭的严重哮吼患儿应用肾上腺素治疗是非常有益的，因此，此类的随机对照试验被认为是不符合伦理的。1 项对患有严重上呼吸道阻塞的小儿进行的队列研究发现雾化吸入左旋肾上腺素可提高患儿的哮吼评分并降低患儿的二氧化碳水平。另 1 项队列研究发现雾化吸入外消旋肾上腺素可减轻患儿的喘鸣及矛盾呼吸。

皮质激素

1 篇系统综述发现，与安慰剂相比，应用皮质激素治疗即将发生呼吸衰竭的严重哮吼患儿可降低应用气管插管治疗的几率。1 项在应用气管插管治疗的患儿中进行的随机对照试验发现，与应用安慰剂相比，应用泼尼松龙（每 12 小时 1 次直至拔管后 24 小时，每次 1mg/kg，通过鼻胃管给予）可减少插管时间和再次插管的几率。

很可能有效

吸氧*

我们没有发现相关系统综述、随机对照试验或观察研究评价对即将发生呼吸衰竭的严重哮吼患儿采用吸氧治疗的疗效。对严重哮吼患儿采用随机对照试验的方法比较给予患儿吸氧或不吸氧治疗的疗效被认为是不符合伦理原则的，因为广泛接受的观点是对严重呼吸窘迫的患儿给予吸氧可能对患儿是有益的。

效果不明

氦氧混合气

我们没有发现质量较高的系统综述、随机对照试验或观察研究评价吸入氦氧混合气治疗即将发生呼吸衰竭的严重哮吼患儿的疗效。

不太可能有效

抗生素

我们没有发现质量较高的系统综述、随机对照试验或观察研究评价抗生素治疗即将发生呼吸衰竭的严重哮吼患儿的疗效。然而，大家一致的意见是应用抗生素不会缩短明显是病毒感染所致的小儿疾病的病程。但是这一点不适用于怀疑是细菌性气管炎的患儿。

103 **镇静剂**

我们没有发现相关系统综述或随机对照试验评价应用镇静剂治疗即将发生呼吸衰竭的严重哮吼患儿的资料。1 项前瞻性的队列研究发现，对即将发生呼吸衰竭的患儿应用镇静剂可减少哮吼评分，但是不能相应地降低经皮监测的二氧化碳分压。这提示应用镇静剂减少了呼吸做功但是没有提高患儿的通气功能。

* 基于共识。

定义 哮吼的特征是大多数在夜间急性发生的犬吠样咳嗽、吸气性喘鸣、声嘶以及由于上呼吸道阻塞而致的呼吸窘迫。哮吼的症状往往发生在类似上呼吸道感染症状之后。最重要的需与哮吼症状鉴别的疾病包括细菌性气管炎、会厌炎和异物吸入。一些研究者还把哮吼分为几种类型[1-3]。需要区别的最常见的亚型是急性喉气管炎和痉挛性哮吼。患有急性喉气管炎的患儿常具有前驱上呼吸道感染表现，常伴有发热，具有较多的持续时间较长的症状。而患有痉挛性哮吼的患儿没有前驱上呼吸道感染症状，不伴有发热，具有反复出现的哮吼表现，但症状往往是一过性的。然而，几乎没有经验性的证据表明急性喉气管炎与痉挛性哮吼对治疗的反应不同。**人群：**在这章节中，我们选择年龄在 12 岁以下的哮吼患儿。没有特意将痉挛性哮吼患儿排除在外。我们没有发现被广泛接受的有关哮吼严重程度的临床分级标准。在本章节中，我们选择的标准来源于制定临床指南的 Alberta 医学会（加拿大）的专家和学者制定的标准[4]。哮吼严重程度标准与 Westley 哮吼评分相关（见表 1）Ⓣ[5]，该评分是目前临床上一贯应用的评分标准，具有良好的实用性和可信性[6,7]。**轻度哮吼：**偶有犬吠样咳嗽，在安静时没有喘息，不存在三凹征，Westley 评分为 0～2 分。**中度哮吼：**频繁的犬吠样咳嗽，在安静状态下也很容易听到喘息，安静时存在三凹征，但是没有呼吸窘迫及烦躁不安的表现。Westley 评分为 3～5 分。**重度哮吼：**频繁的犬吠样咳嗽，显著的吸气性喘息，也存在呼气性喘息，明显的三凹征，听诊时呼吸音减低，伴有明显的呼吸窘迫及烦躁不安表现，Westley 评分为 6～11 分。**即将发生呼吸**

衰竭的严重哮吼：存在犬吠样咳嗽（但往往不严重），在安静状态下可听到喘息（有时比较难听到），三凹征往往不明显，常常精神委靡或存在意识障碍，在不吸氧状态下往往面色发灰。Westley 评分为＞11 分。当发生严重的呼吸窘迫时，婴幼儿的胸壁在吸气时会发生“凹陷”，导致患儿呼吸时胸部运动与腹部运动不协调（矛盾呼吸）。根据该哮吼严重程度的分类标准，在因哮吼急诊就诊的患儿中，轻度哮吼患儿占 85% 左右，而严重哮吼患儿少于 1%（资料来源于在 Alberta 医学会所属的 21 家急诊室的尚未公开的前瞻性研究数据）。

发病率/患病率 在北美，6 岁以下的小儿哮吼发生率每年平均 3%，占急诊入院患儿的 5%（加拿大 Albertar 的 Calgary 地区尚未公开的基于人群的研究资料，1996～2000 年）[8]。1 项比利时的回顾性研究发现 16% 的 5～8 岁的小儿至少发生过 1 次哮吼，并且其中有 5% 的小儿 104
有哮吼的反复发作（3 次及 3 次以上）[9]。我们不知道在世界上其他地区有关小儿哮吼发生的流行病学资料。

病因/危险因素 哮吼最常发生于 6 个月到 3 岁的婴幼儿，但是也可见于小到 3 个月或大到 12～15 岁的儿童[8]。在成人中非常少见[10]。感染性的哮吼主要发生在晚秋季节，但是其他季节也可见到，包括夏季[8]。哮吼常由病毒感染引起，有时也可见于肺炎支原体感染[8]。副流感病毒感染可以解释 75% 的病例，其中最常见的类型为 1 型副流感病毒。其他可引起哮吼的病原包括呼吸道合胞病毒、流感病毒 A 和 B 及支原体[8, 11-13]。病毒侵入喉黏膜导致炎症反应、充血和水肿[1]。这会导致声门下狭窄。小儿通过呼吸增快和加深来代偿这种狭窄。随着狭窄的进展和患儿病情的加重，这种增加呼吸速度和深度的作用起到了相反的作用，引起气流通过上呼吸道时变成了涡流（喘息），吸气时患儿的胸壁反而发生凹陷，导致矛盾呼吸的发生，进一步使患儿变得极为疲劳。如果不及时治疗，该类患儿会发生低氧血症和高碳酸血症，最终导致呼吸衰竭和呼吸停止[14, 15]。

预后 大多数哮吼患儿的症状在发病 48 小时内缓解[16]。然而，有一小部分哮吼患儿的症状会持续 1 周[16]。哮吼患儿的住院率在各个地区之间差异很大，但是，平均来讲哮吼患儿的住院率小于 5%[17-20]。在住院患儿中，只有 1%～3% 的患儿需要气管插管治疗[21-24]。该病的死亡率非常低；1 项持续 10 年的研究发现，有少于 0.5% 的气管插管的患儿死亡[22]。哮吼的并发症少见，少数患儿可并发肺炎、肺水肿和细菌性气管炎[25-27]。

请参见《临床证据》中文全版本和英文网络版获取全文和参考文献。

儿童和青少年抑郁障碍

检索时间：2005 年 4 月

原作者：Philip Hazell

韩颖　译　秦炯　校　桂永浩　审

儿童和青少年抑郁障碍的治疗效果如何？

肯定有效

氟西汀（急性期的缓解和复发）

1 篇系统综述发现，尽管氟西汀不能明显地改善抑郁障碍儿童的功能，但与安慰剂相比，在治疗 7～12 周后，氟西汀可以明显地提高缓解率并改善抑郁症状。1 项随机对照试验发现，与安慰剂相比，氟西汀可以延长缓解后复发的时间。这篇综述发现，与认知行为疗法相比，氟西汀可以明显地改善抑郁症状。由于逐渐出现的公认的有害数据，医生在开药（氟西汀）时，应遵守国家药物监督部门规定的关于儿童和青少年的抗抑郁药物的推荐和警示。

氟西汀加用认知疗法（青少年）

1 项大样本的随机对照试验发现，尽管只比单用氟西汀多很小的益处，但与安慰剂、单用氟西汀、单用认知行为疗法相比，氟西汀加用认知行为疗法在治疗青少年抑郁障碍时，可以明显改善抑郁症状。

人际关系疗法（轻至中度抑郁障碍的青少年）

1 篇系统综述发现，与无效对照处理（青少年）相比，人际关系疗法可以明显地增加缓解率并改善自我和临床医生的抑郁症状评分。我们没有找到关于人际关系疗法治疗抑郁障碍比标准护理更有效的证据（青少年）。

很可能有效

认知行为疗法（小组治疗：轻至中度抑郁障碍的儿童和青少年）

1 篇系统综述发现，与候诊对照组相比，小组认知行为疗法可以明显地改善自我和临床医生的抑郁症状评分。我们没有找到把小组认知行为疗法和其他的积极治疗措施相比较的随机对照试验。

效果不明

西酞普兰（儿童或青少年）

这篇综述发现，尽管没有证据表明西酞普兰可以改善抑郁障碍的缓解率，但有限的证据表明，与安慰剂相比，西酞普兰在治疗 8 周后，可以改善抑郁障碍的症状。总体而言，西酞普兰较安慰剂更能引起不良事件。英国的监督部门建议选择性血清素再摄取抑制剂（氟西汀除外）不应用于 18 岁以下的儿童；而美国的监督部门则要求，所有的抗抑郁药的包装上，都应该有粗体字表示的关于自杀危险的安全警告。

认知行为疗法（个体治疗：轻至中度抑郁障碍的儿童和青少年） 106

1 篇系统综述从 1 项小样本的随机对照试验中发现的有限证据表明，个体的认知行为疗法可以改善抑郁症状的自我评分。这篇综述发现，认知行为疗法与人际关系疗法（青少年）、家庭治疗（青少年）、非指导性的支持疗法（儿童和青少年）、标准护理相比，在改善抑郁症状方面没有差别。

氟西汀加用认知疗法（儿童）

我们没有发现关于氟西汀加用认知疗法治疗儿童抑郁障碍的疗效的证据。

氟伏沙明（儿童或青少年）

我们没有发现关于氟伏沙明治疗儿童或青少年抑郁障碍的疗效的证据。英国的监督部门建议选择性血清素再摄取抑制剂（氟西汀除外）不应用于 18 岁以下儿童，而美国的监督部门则要求，所有的抗抑郁药的包装上，都应该有粗体字表示的关于自杀危险的安全警告。

小组治疗支持（不同于认知行为疗法）

我们没有发现关于小组治疗支持（不同于认知行为疗法）治疗儿童或青少年抑郁症状的证据。

指导下的自我帮助

我们没有发现关于指导下的自我帮助对儿童或青少年抑郁障碍的疗效或缓解率的作用的证据。

个体精神动力治疗

1 项随机对照试验发现，与家庭治疗相比，个体精神动力治疗在儿童和青少年抑郁障碍的缓解率、抑郁症状或功能方面没有显著性差异。

人际关系疗法（儿童）

我们没有发现评价人际关系疗法对 12 岁以下儿童抑郁障碍的疗效的随机对照试验。

单胺氧化酶抑制剂

我们发现了1项小样本的随机对照试验（年龄在9～15岁的抑郁障碍儿童，部分儿童合并有其他障碍）把可逆的单胺氧化酶抑制剂（吗氯贝胺）与安慰剂相比较的不充足的证据。我们没有发现把不可逆的单胺氧化酶抑制剂用于儿童或青少年的随机对照试验。由于逐渐出现的公认的有害数据，医生在给儿童或青少年开抗抑郁药时，应遵守国家药物监督部门规定的关于儿童和青少年的抗抑郁药物的推荐和警示。

帕罗西汀（儿童）

我们没有发现关于帕罗西汀治疗12岁以下儿童抑郁症状的疗效的随机对照试验。英国的监督部门建议选择性血清素再摄取抑制剂（SSRIs）（氟西汀除外）不应用于18岁以下儿童，而美国的监督部门则要求，所有的抗抑郁药的包装上，都应该有粗体字表示的关于自杀危险的安全警告。

107 **圣约翰草**

我们没有发现关于圣约翰草治疗儿童或青少年抑郁症状的疗效的随机对照试验。

不太可能有效

认知行为疗法（复发的预防）

1篇系统综述发现，个体认知行为疗法与候诊对照组、人际关系疗法或临床治疗相比，在复发率方面没有显著性差异。这篇系统综述发现，有限的证据表明，与家庭治疗和非指导性的支持疗法（儿童和青少年）相比，个体认知行为疗法可以降低复发率。这篇综述发现，有限的证据表明，尽管小组认知行为疗法的强化阶段在维持缓解方面没有效果（青少年），但与候诊对照组相比，小组认知行为疗法可以降低复发率。

家庭治疗（儿童和青少年）

我们从1篇系统综述中没有发现家庭治疗（儿童和青少年）比非干预对照组（青少年）、非特异支持疗法（青少年）、个体精神动力治疗在治疗抑郁障碍方面有更大益处的证据。有限的证据表明，与认知行为疗法相比，家庭治疗可以增加复发率，但对青少年的抑郁症状没有明显影响。

帕罗西汀（青少年）

1篇系统综述发现的有限证据表明，与安慰剂相比，帕罗西汀可以改善抑郁障碍的缓解率，但对症状没有影响。1项随机对照试验发现，三环类抗抑郁药与帕罗西汀在抗抑郁方面没有显著性差异。总的来说，帕罗西汀比安慰剂更易引起不良事件。英国的监督部门建议选择性血清素再摄取抑制剂（氟西汀除外）不应用于18岁以下儿童，而美国的监督部门则要求，所有的抗抑郁药的包装上，都应该有粗体字表示的关于自杀危险的安全警告。

舍曲林（儿童或青少年）

这篇系统综述发现，与安慰剂相比，舍曲林在缓解率、改善儿童或青少年抑郁障碍的症状和功能方面没有显著性差异。英国的监督部门建议选择性血清素再摄取抑制剂（氟西汀除外）不应用于18岁以下儿童，而美国的监督部门则要求，所有的抗抑郁药的包装上，都应该有粗体字表示的关于自杀危险的安全警告。

很可能无效甚至有害

三环类抗抑郁药（口服）

1篇系统综述发现，经过6～10周的治疗，三环类抗抑郁药和安慰剂相比，在改善儿童或青少年抑郁障碍的症状、缓解率或功能方面没有显著性差异。1项随机对照试验发现，丙咪嗪与安慰剂在严重的不良反应方面没有显著性差异。个案报道和系列的病例研究发现，很少发生因为过量引起的中毒和死亡。尽管发生率很低，但在有其他安全的治疗选择时，这些危险还是不能被接受的。由于逐渐出现的公认的有害数据，医生在给儿童或青少年开抗 108
抑郁药时，应遵守国家药物监督部门规定的关于儿童和青少年的抗抑郁药物的推荐和警示。

文拉法辛

1篇系统综述发现的有限证据表明，文拉法辛比安慰剂在改善抑郁症状方面更有效。文拉法辛比安慰剂更易引起自杀行为和自杀意念。

儿童和青少年难治性抑郁障碍的治疗效果如何？

效果不明

电痉挛治疗

我们没有发现关于电痉挛治疗儿童和青少年抑郁障碍的随机对照试验。

锂盐

在抑郁障碍并伴有双相情感障碍家族史的儿童中进行的1项小样本的随机对照试验发现，经过6个周的治疗，锂盐和安慰剂在整体评价和抑郁障碍的评分方面没有显著性差异。但这项试验可能缺乏检出临床重要作用的把握度。

定义 与成人抑郁障碍相比，儿童（6～12岁）和青少年（13～18岁）抑郁障碍起病更凶险，更多的表现为易激惹而不是悲伤，而且经常合并其他疾患，如焦虑、品行障碍、多动和学习问题[1]。“严重抑郁障碍”

这个词被用来区别不连续的间断的抑郁和被称为“心境恶劣”的轻型的、慢性的（1年或1年以上）情绪低落或易激惹[1]。抑郁的严重程度可以用受损害的水平、精神运动改变的存在和缺乏以及躯体症状来加以定义。在一些试验中，按照抑郁量表的划界分（cut-off score）来对抑郁的严重程度加以定义。躁狂发作被定义为异常的持续心境高涨、自我评价过高和易激惹。其他的症状包括：夸大、睡眠需要减少、语速增快、飞跃式思维、注意力分散、精神兴奋和判断力减弱[2]。难治性抑郁障碍，也被称作耐药性抑郁障碍，是指对至少1种被认可疗法恰当试验无效或仅部分疗效。

发病率/患病率 社区评估的儿童和青少年抑郁障碍的患病率在2%～6%[3,4]。患病率随年龄增长而增加，在青春期开始时急速达到高峰。青春期前男孩和女孩患病率相似，但在青春期，女孩患病率高于男孩[5]。

病因/危险因素 病因不明确，可能包括遗传倾向[6]、童年事件和社会心理的不良刺激[1]。

预后 儿童和青少年第一次抑郁发作后的复发率为40%[7]。与成人患者相
比，有中至重度抑郁发作的年龄较小的患者在随后的几年内更易发
生躁狂发作[1,8]。治疗试验发现，儿童和成年的抑郁障碍对安慰剂的
109 反应率很高（占住院患者的2/3），提示在许多病例中，抑郁发作可
能具有自限性[9]。1/3的年轻患者在抑郁发作的一些时段会有自杀意
念，并且有3%～4%的患者死于自杀[1]。

请参见《临床证据》中文全版本和英文网络版获取全文和参考文献。

热性惊厥

检索时间：2005 年 7 月
原作者：Leena D Mewasingh
常杏芝　姜玉武　译　秦炯　校　桂永浩　审

对于有一次或多次单纯型热性惊厥史的患儿，急性发热期治疗的效果如何？

效果不明

退热药治疗

有 2 项随机对照试验提供不充分的证据，对退热药在伴有一次单纯型热性惊厥史患儿中常规应用的疗效进行评估。研究发现，在 1～2 岁的儿童中，对乙酰氨基酚或布洛芬与安慰剂在预防热性惊厥的复发方面并没有显著性差异。我们未发现有关物理降温在有单纯型热性惊厥史儿童中应用的随机对照试验或系统综述。

很可能无效甚至有害

止惊药（间断应用）

关于在伴有单纯型或复杂型热性惊厥史的儿童中间断应用地西泮的效果，2 篇系统综述发现不一致的结果。第 1 篇综述发现，间断应用地西泮可以降低热性惊厥再发的风险；第 2 篇系统综述发现，间断应用地西泮与安慰剂相比，对热惊惊厥的复发无显著影响。这种截然相反的结果可能是由于对其中 1 项随机对照试验中的事件发生率报道方面的差异造成的，而该随机对照试验同时被上述 2 篇综述纳入。被综述纳入的随机对照试验发现，与安慰剂相比，地西泮组患儿多动的发生率增加，且与嗜睡、易激惹、语言障碍、活动水平及睡眠障碍相关。另一项随后的随机对照试验发现，与安慰剂相比，氯巴占（氧异安定）可以减少热性惊厥复发的危险。我们未发现有关比较止惊药在伴有热性惊厥史的儿童中间断应用与持续应用的随机对照试验。

对于有单纯型热性惊厥史的儿童，长期（每日用药，疗程超过1个月）止惊药物治疗的效果如何？

益害相当

止惊药（持续应用）

2篇系统综述发现，与安慰剂或不治疗相比，在有单纯型或复杂型热性惊厥史的儿童中，苯巴比妥持续应用可以减少热性惊厥复发的危险。但是，苯巴比妥应用往往伴随认知损伤与行为问题，包括多动、易激惹与攻击行为。1篇系统综述发现，与安慰剂或不治疗相比，在伴有单纯型或复杂型热性惊厥史的儿童中，丙戊酸钠持续应用对热性惊厥的复发无显著影响。与丙戊酸钠相伴随的严重不良反应是肝损伤与血液系统损伤，二者均可致命。1项随机对照试验发现，持续应用苯巴比妥与持续应用丙戊酸钠相比，二者对单纯型热性惊厥复发率的影响无显著性差异。

111 对于有单纯型热性惊厥史的儿童，降低继发癫痫风险的治疗效果如何？

不太可能有效

止惊药（间断与持续应用）

1项随机对照试验发现，随访12年，在伴有单纯型热性惊厥史的儿童中，间断应用地西泮与不治疗相比，癫痫发生率无显著下降。1项随机对照试验发现，每日口服苯巴比妥的伴有热性惊厥史的儿童的癫痫发生率无显著下降。

定义 热性惊厥分为3个类型：单纯型热性惊厥、复杂型热性惊厥与热性惊厥持续状态。**本章节主要针对单纯型热性惊厥患儿**。美国国立卫生研究院制定的热性惊厥的定义为："发生于婴儿或儿童期，多发生于3个月至5岁的儿童，与发热伴随的惊厥，没有颅内感染的证据，不存在其他明确的可以导致惊厥的病因"[1]，之前曾经发生过无热惊厥的儿童须排除在外。国际抗癫痫联盟制定的热性惊厥的定义为："发生于1个月以上儿童中的与发热性疾病伴随发生的惊厥，排除中枢神经系统感染，且患儿无新生儿期惊厥发作，之前未发生过无诱因的惊厥，不符合其他急性症状性惊厥的诊断标准"[2]。在临床工作中，考虑到发生于小婴儿中的可治疗的潜在严重感染性疾病，如脑膜炎，可能仅表现为热性惊厥，因此，热性惊厥发生的年龄低限通常被认为是

6 个月。单纯型热性惊厥为全身性发作，持续时间短于 15 分钟，24 小时内发作不超过 1 次，在发作后 1 小时完全恢复。由于发作持续时间多较短，惊厥发作时多无止惊处理。通常情况下，儿童到达医院时，惊厥多已停止。热性惊厥发作可能是发热性疾病的首发症状。**本章节不包括患复杂型热性惊厥的儿童**。复杂型热性惊厥是指具有以下特征中任意 1 条的热性惊厥：发作持续时间超过 15 分钟，有局灶性症状，24 小时内复发，发作后 1 小时内意识未完全恢复。复杂型热性惊厥的诊断多需要影像学资料与代谢性疾病筛查资料以排除其他疾病可能。复杂型热性惊厥发作多需要止惊处理。**热性惊厥持续状态的患儿同样不在本章节讨论之列**。热性惊厥持续状态是指热性惊厥持续 30 分钟以上，需要应用止惊药物。

发病率/患病率 在 5 岁以前，大约 2% ～5% 的美国与西欧的婴幼儿与 6% ～9% 的日本婴幼儿至少发生 1 次单纯型或复杂型热性惊厥。在世界其他地方，热性惊厥发病率不一，印度为 5% ～10%，关岛则高达 14%[2]。没有特异性的单纯型热性惊厥的发病率数据。

病因/危险因素 单纯型热性惊厥的确切病因未明。在某些病例中存在遗传倾向，热性惊厥在家庭成员中发生。但是，具体的遗传方式不明，且在各个家族中的遗传方式不一致。“热性惊厥易感性性状”被认为是常染色体显性遗传，伴不完全的外显率[3]。另外，已经发现有数个基因突变使得热性惊厥易感性增加[4-8]。热性惊厥在参加日托的儿童中以及一、二级亲属中有热性惊厥患者的儿童中多发[9]。同胞中有热性惊厥患者的儿童的热性惊厥发生率为五分之一，如果儿童的双亲及其一个同胞均为热性惊厥患者，儿童发生热性惊厥的风险为三分之一[10]。其他与热性惊厥复发率增加相关的危险因素包括：热性惊厥发生年龄小（小于 12 个月），既往有单纯型或复杂型热性惊厥病史，惊厥发作时的体温低于 40℃[9, 11]。在上述几项危险因素中，发作时的年龄似乎是最恒定的预测指标。50% 热性惊厥发作年龄小于 12 个 112
月的儿童出现热性惊厥复发，30% 发作年龄大于 12 个月的儿童出现惊厥复发。阳性癫痫家族史不一定与单纯型热性惊厥复发相关[11]。

预后 单纯型热性惊厥可能轻微增加癫痫发生的危险[12]，但是，对行为、学业或神经认知功能并无不良影响。伴有复杂型热性惊厥病史的儿童癫痫发生风险进一步增加[13-16]。热性惊厥持续状态或以部分性发作为特征的热性惊厥与后期颞叶癫痫的发生密切相关[12, 17]。

请参见《临床证据》中文全版本和英文网络版获取全文和参考文献。

113

儿童胃肠炎

检索时间：2005 年 8 月

原作者：Jacqueline Dalby-Payne，Elizabeth Elliott

常杏芝　姜玉武　译　秦炯　校　桂永浩　审

急性胃肠炎治疗的效果如何？

肯定有效

肠内补液（与静脉输液一样有效）

一篇在轻到重度脱水儿童中进行的试验的系统综述发现与静脉补液相比，肠内（口服或经鼻胃管）补液可减少住院时间，同时发现两者在增加体重和缩短腹泻病程的治疗效果上无显著性差异。肠内补液与静脉内补液相比可减少主要不良反应的发生，这一结论大部分是根据一项在患有严重胃肠炎儿童中进行的随机对照试验的结果得出。一项该综述遗漏的随机对照试验也发现口服补液与静脉补液相比在补液的成功率上无显著性差异。

很可能有效

无乳糖食物（缩短腹泻病程）

一篇系统综述与随后的 5 项随机对照试验中的 3 项研究结果表明，与含乳糖食物相比，有限的证据表明，无乳糖食物可以缩短伴轻至中度脱水的腹泻患儿的病程。另 2 项随机对照试验则发现，食物含不含乳糖对腹泻的病程没有影响。

洛哌丁胺（缩短腹泻病程，但不良反应不明）

2 项随机对照试验发现，与安慰剂相比，在伴轻至中度脱水的腹泻患儿中，洛哌丁胺可以缩短腹泻的持续时间。另一项随机对照试验发现，与安慰剂比较，洛哌丁胺对腹泻的持续时间无显著影响。我们没有发现充足的证据评估应用该药后发生药物不良反应的风险。

效果不明

清水（口服补液盐以外的其他无张力液体）

我们没有发现系统综述或随机对照试验比较清水（水、含碳酸饮料与半透明果汁）与口服补液盐在急性胃肠炎中的治疗作用。

定义 急性胃肠炎由胃肠道的感染引起，最常见的为病毒感染。临床特征为急性发病的腹泻，伴或不伴呕吐、恶心、发热与腹痛[1]。在儿童中，上述症状与体征不具有疾病特异性[2]。腹泻定义为不成形稀便次数增多[3]。无论病因是什么，急性胃肠炎治疗的主要措施是提供足够的液体以预防和治疗脱水。在本章中，我们比较胃肠炎的不同治疗措施的利弊，但不涉及腹泻的病因。

发病率/患病率 急性胃肠炎在世界范围内广泛发生。全世界每年约有30亿至50亿5岁以下的儿童发生急性胃肠炎，造成将近200万人死亡[4,5]。在英国5岁以下的儿童中，急性胃肠炎占全科医生咨询门诊的204/1000[6]。在英国，5岁以内儿童每年由于急性胃肠炎住院的比率为7/1000[6]，而在美国为13/1000[7]。在澳大利亚，急性胃肠炎患儿占15岁以内所有住院儿童的6%[8]。

病因/危险因素 在发达国家，急性胃肠炎主要由病毒感染引起（87%）。其 114
中，轮状病毒感染最常见[8-12]；其次主要是细菌感染，主要有弯曲杆菌、沙门菌、志贺菌与大肠埃希菌。在发展中国家，尽管轮状病毒感染也是导致急性胃肠炎的主要病因，细菌感染导致的急性胃肠炎却更常见。

预后 急性胃肠炎通常为自限性病程，但是，如果不治疗，继发的水分丢失、电解质和酸碱平衡紊乱可以导致疾病甚至死亡。在亚洲（不包括中国）、非洲与拉丁美洲，急性胃肠炎每年导致400万5岁以内的儿童死亡。其中，超过80%的死亡发生于2岁以内的儿童中[13]。在发达国家，虽然死亡不常见，但是，继发于急性胃肠炎的脱水却是导致死亡和住院治疗的重要原因[7-9]。

请参见《临床证据》中文全版本和英文网络版获取全文和参考文献。

115

儿童胃食管反流

检索时间：2005年7月
原作者：Yadlapalli Kumar，Rajini Sarvananthan
齐建光 译 杜军保 校 桂永浩 审

有症状的胃食管反流的治疗效果如何？

很可能有效

给婴儿喂稠厚食物

一篇系统综述在几项小规模随机对照试验中得出的有限证据表明，给婴儿喂稠厚的食物与非稠厚食物相比，减少了反流的严重性和呕吐的频率，但未降低反流指数。一项在14～120天婴儿中进行的随机对照试验发现，稠厚的婴儿配方奶在一周内减少了反流、窒息和咳嗽的发生，而且没有导致便秘。另一项随后的在3～5个月婴儿中进行的随机对照试验发现，与标准婴儿配方相比，以角豆胶制作的稠厚婴儿配方减少了反流的发生。第三项随后进行的在平均年龄93天的婴儿中进行的随机对照试验发现由玉米淀粉制成的以酪蛋白为主的稠厚婴儿配方减少了反流和呕吐的发生。

海藻酸钠

两项对于婴儿和2岁以下儿童进行的随机对照试验发现，与安慰剂相比，海藻酸钠在应用8～14天后降低了反流发生的频率。第3项对于17岁以下儿童进行的小规模的随机对照试验发现，海藻酸钠与多潘立酮以及安慰剂相比，在降低反流发生和反流指数的治疗效果上没有显著差异。一项小规模的交叉随机对照试验发现海藻酸镁钠与安慰剂相比在反流发生频率上无显著性差异。海藻酸钠中钠含量高，这对于早产儿可能不合适。

益害相当

左侧卧位或俯卧位

我们没有发现评价其临床结局的系统综述和随机对照试验。一项研究对象为年龄小于6个月的儿童的系统综述和一项附加的随机对照试验提供的有限证据表明，与仰卧位或右侧卧位相比，俯卧位或左侧卧位可以改善食管pH变异。一项附加的交叉随机对照试验提供的证据表明与右侧卧位相比，俯卧或左侧卧位能够显著改善食管pH变异。而与仰卧位相比，俯卧位和侧卧位发生婴儿猝死综合征的危险性更高。

甲氧氯普胺

一篇系统综述从小规模随机对照试验中得到的有限证据表明，甲氧氯普胺与安慰剂或不治疗相比可减少有症状的反流发生频率和反流指数，但同时可增加不良反应的发生。一项附加的在年龄小于 17 岁儿童中进行的小规模随机对照试验发现甲氧氯普胺与海藻酸钠或安慰剂相比在反流发生和反流指数上无显著性差异。

效果不明

多潘立酮

一项小样本的随机对照试验提供的关于应用多潘立酮治疗胃食管反流儿童疗效的证据不足。

H_2 拮抗剂 116

两项小样本的随机对照试验提供的关于应用 H_2 拮抗剂治疗胃食管反流儿童疗效的证据不足。

抬高头位

我们没有发现评价其临床结局的系统综述或随机对照试验。一篇系统综述未发现证据支持在小于 6 个月的儿童中抬高头位和水平体位相比在食管 pH 变异率上存在差异。

质子泵抑制剂

一项对于 3 个月到 12 个月的婴儿进行的小样本随机对照试验发现，奥美拉唑改善了食管 pH 值。但是，这个结果的临床意义尚不清楚。

外科手术

我们没有发现有关外科手术在儿童胃食管反流中的作用的随机对照试验。

定义 胃食管反流是由于食管括约肌下段暂时或者慢性松弛，导致胃内容物被动转移到食管[1]。一个对于 69 例在三级转诊中心就诊的胃食管反流儿童（中位数年龄 16 个月）进行的调查发现，主要症状包括反复呕吐（72%）、上腹部和腹部疼痛（36%）、喂食困难（29%）、发育停滞（28%）和易激惹（19%）[2]。但是，对于更小的儿童或者在初级医疗中心就诊的儿童（占大部分病例），结果可能不同。90% 以上的胃食管反流儿童在出生后的前 6 周一直有呕吐[1]。

发病率/患病率 如果胃食管反流频繁发生、持续存在或者伴随其他症状，如哭闹加重、反胃造成的不适和频繁弓背，则被认为有问题[1, 3]。一个对在 19 个初级医疗儿科中心就诊的 948 例婴儿进行的横断面研究发现，在出生3个月以内的婴儿中，51%每天至少会有1次反流发作。“有问题的”反流在儿童中的发生率要低许多（有问题的反流发生率14% *vs* 每天至少发作一次的反流发生率51%；$P<0.001$）[3]。6个月婴儿中23%反流“有问题”[3]。

病因/危险因素 胃食管反流的危险因素包括：食管下段括约肌发育不成熟，括约肌的慢性松弛，腹压增加，胃潴留，食管裂孔疝和食管运动失调[1]。伴随神经发育障碍或者先天食管畸形的早产婴儿和儿童尤其具有高危因素[1]。

预后 反流被认为是良性的，大部分病例在12个月到18个月时自然缓解[4]。一个包括948例患儿的横断面研究报告，四次以及四次以上反流发作的高峰年龄是5月龄（23%），到7月龄时降至7%（$P<0.001$）。一个队列试验发现，在2岁以内（2岁以内溢奶天数≥90天）经常溢奶的婴儿，与不溢奶的婴儿相比，到9岁时更容易出现胃食管反流的症状（RR 2.3，95% CI 1.3～4.0）[5]。“有问题”反流的发生率也从6月龄时的23%降到了10～12月龄时的3.25%[3]。胃食管反流少见的并发症有：伴随呕血和贫血的食管炎、呼吸系统异常（如咳嗽、呼吸暂停和反复喘息发作）和生长发育停滞[1]。一项小样
117 本的比较试验（40例儿童）提示，与健康儿童相比，胃食管反流的儿童学会进食技能较慢，而且具有影响行为、吞咽、摄食和母婴间交流的问题[6]。

请参见《临床证据》中文全版本和英文网络版获取全文和参考文献。

婴儿腹痛

118

检索时间：2005 年 9 月

原作者：Sally Wade

张清友　译　杜军保　校　桂永浩　审

治疗婴儿腹痛的疗效如何？

很可能有效

水解乳清奶

一项小规模的随机对照试验发现应用水解乳清配方奶代替牛奶配方奶可减少由患儿父母记录的患儿哭闹的次数。

效果不明

减少刺激的建议

一项随机对照试验发现有限的证据表明，建议对小于 12 周的婴儿进行减少刺激 7 天的方法（包括不轻拍、不举高及不摇晃患儿或减少对患儿的声音刺激）与单纯的同理面谈而不给予任何建议相比较可减少患儿哭闹。但是，我们不能从这项样本较小的研究中得出肯定的结论。

模拟坐车法

一项随机对照试验发现，在给患儿家长充分解释病情的基础上加用模拟坐车法与充分解释病情加建议患儿母亲应用一些特殊的处理方法来缓解患儿腹痛（包括患儿哭闹时给予轻轻的安慰抚摸、避免过度的刺激、应用安慰奶嘴和预防性抱着婴儿走动的方法）及单纯给患儿家长充分解释病情而不给予其他任何干预措施相比较，通过 2 周的治疗，各组在减轻患儿母亲的担心及减少患儿的哭闹时数上没有显著性差异。

水解酪蛋白奶

有 2 项随机对照试验均没有提供充分的证据证实应用水解酪蛋白低变态反应性配方奶替代普通牛奶配方奶可有效地治疗婴儿腹痛。另一项规模较小的随机对照试验发现，用水解酪蛋白配方奶替代豆奶或普通牛奶配方奶与针对性的建议相比较不能有效地减少患儿哭闹程度及持续时间。

头颅按摩

我们没有发现有关应用头颅按摩治疗婴儿腹痛的系统综述和随机对照

试验。

针对性建议

一项随机对照试验发现对腹痛婴儿进行 2 周的观察，建议患儿母亲应用一些特殊的处理方法（包括患儿哭闹时轻轻抚摸、避免过度刺激、应用安慰奶嘴及预防性抱着婴儿走动）加充分解释病情与应用模拟坐车法加充分解释病情及单纯的充分解释病情相比，在缓解患儿母亲担心和减少患儿的哭闹时间上没有显著性差异。另一项规模较小的随机对照试验发现与应用豆奶或水解酪蛋白配方奶替代普通牛奶配方奶相比较，特殊处理方法的建议可减少患儿哭闹的时间。

止痛水

我们没有发现有关应用止痛水治疗婴儿腹痛的系统综述和随机对照试验。

婴儿按摩

一项随机对照试验发现，与应用摇床器相比较，对患儿按摩的方法在缓解患儿腹痛相关的哭闹和母亲陈述的患儿腹痛的症状方面没有显著性差异。但是，该研究可能缺乏足够的把握度来检测这两种方法在临床上的重要差异。

119 **低乳糖奶**

四项规模较小的交叉设计的随机对照试验没有提供足够的证据证明应用低乳糖奶可有效治疗婴儿腹痛。

西甲硅油

一项随机对照试验发现，在婴儿照看者记录的婴儿腹痛率方面，西甲硅油治疗与安慰剂之间没有显著性差异。另外一项随机对照试验发现，在患儿父母的描述、每天 24 小时的记录及观察患儿行为方面，应用西甲硅油与安慰剂在治疗婴儿腹痛上没有显著性差异。另外一项质量较差的随机对照试验发现与安慰剂相比，应用西甲硅油治疗腹痛婴儿 4～7 天后可显著减少患儿哭闹的次数。

以豆奶为基础的婴儿饮食

一项规模较小的随机对照试验发现，与应用标准的牛奶配方奶喂养的患儿相比较，以豆奶为基础的婴儿饮食可显著减少患儿哭闹的时间。然而，我们不能从该项规模较小的试验中得出肯定的结论。

脊椎推拿术

2 项随机对照试验没有发现足够的证据证明对腹痛婴儿应用脊椎推拿术可有效地缓解患儿症状。

不太可能有效

增加患儿的怀抱走动时间

一项随机对照试验发现，与对腹痛患儿的一般性建议（患儿哭闹时怀抱、检查患儿尿布、喂养、给予安慰奶嘴、将患儿放在母亲身旁或给患儿放音乐）相比较，每天至少增加 3 小时对患儿的怀抱走动时间，即使患儿不哭闹时也进行怀抱，并不能显著地减少患儿每天的哭闹时间。

定义 婴儿腹痛定义为其他方面均健康的患儿每天具有过多的哭闹。典型的哭闹开始于生后最初几周，生后 4～5 个月后消失。过多的哭闹定义为每天哭闹的时间至少 3 小时，每周 3 天，并且至少持续 3 周[1]。由于婴儿腹痛的自然病程特征，对该病症的治疗如果没有安慰剂或其他治疗措施作为对照则很难以解释其结论。

发病率/患病率 平均 6 个家庭中有 1 个家庭（17%）会因为婴儿腹痛去咨询健康专家。一篇系统综述中提到的 15 项基于社区的研究在婴儿腹痛患病率上的变异很大，这主要与试验设计和记录方法有关[2]。在综述中提到的 2 项前瞻性研究发现婴儿腹痛的患病率分别为 5% 和 19%[2]。一项随机对照试验发现（89 例母乳和配方奶喂养的婴儿），在生后 2 周，每天哭闹超过 3 小时的发生率在配方奶喂养婴儿中为 43%，在母乳喂养婴儿中为 16%。在生后 6 周，配方奶喂养婴儿中的发生率为 12% 而在母乳喂养婴儿中发生率为 31%[3]。一项全国性的对 3345 例婴儿的调查发现母亲吸烟与婴儿腹痛的发生有关（OR 1.34，95% CI 0.88～2.04）[4]。

病因/危险因素 病因不明。尽管应用婴儿腹痛这一名词，但是该病可能并不是腹部的疾病所致。其也可能部分反映了婴儿啼哭的正常分布。其他可能的病因包括肠道疼痛性收缩、乳糖不耐受、肠道积气或父母对婴儿正常啼哭的误解[1]。

预后 婴儿腹痛随时间可自然缓解。一项有关婴儿啼哭方式的父母自我报告的调查问卷发现，1～3 个月的婴儿每天啼哭超过 3 小时的发生率为 29%，但是当婴儿到了 4～6 个月时，其发生率就降低为 7%～11%[5]。

请参见《临床证据》中文全版本和英文网络版获取全文和参考文献。

麻疹、流行性腮腺炎和风疹的预防

检索时间：2005 年 7 月

原作者：Robert Booy，Nitu Sengupta，Helen Bedford，David Elliman
熊晖　译　秦炯　校　桂永浩　审

麻疹疫苗的效果如何？

肯定有效

单价麻疹疫苗或麻腮风三联疫苗对比安慰剂或不接种疫苗

我们没有发现比较麻腮风三联疫苗与安慰剂或者不接种疫苗对麻疹的预防效果的系统综述或是随机对照试验。目前，以安慰剂或者不接种疫苗者作为对照组的随机对照试验被认为不符合伦理学标准。因为目前有证据证明麻腮风三联疫苗确实有效，而且这项随机对照试验有可能引起麻疹、流行性腮腺炎、风疹的自然感染，从而造成危害。一项类随机试验，一项大型回顾性队列研究以及一些大规模的临床观察性研究发现，麻疹疫苗（单价或麻腮风三联疫苗）可以降低麻疹的发病率。大规模的队列研究以及其他一些观察性研究同时也发现，在接种了麻疹疫苗之后，儿童的死亡率有所下降。一些观察性研究发现，麻疹计划免疫还能够减少亚急性硬化性全脑炎的发病率。在接种疫苗之后，一些类似麻疹感染的症状有可能会发生，然而其发生率与麻疹自然感染中这些症状的发生率是否相同？目前仍没有相关研究来对其进行比较。接种麻疹疫苗后，很少发生严重并发症。观察性研究发现，和安慰剂与不接种疫苗相比较，麻腮风三联疫苗会增加发热以及热性惊厥的发生率，尽管热性惊厥不很常见且不会进展为无热惊厥。观察性研究同时发现，一种罕见的并发症无菌性脑膜炎，在大量接种麻腮风三联疫苗中的 Leningrad-Zagreb（L-Z）株和 Urabe 株之后，其发生率有所上升，但是在接种 Jeryl Lynn，Hoshino 或者 Rubini 株的人群中则没有发现。观察性研究发现，麻腮风三联疫苗和麻疹自然感染都会增加特发性血小板减少性紫癜的发生率。观察性研究发现，麻腮风三联疫苗与哮喘的发生没有关联。他们同时也发现，在接种三联疫苗之后，格林巴利综合征、孤独症、糖尿病、步态障碍、脱髓鞘疾病或者炎性肠病的发病率亦无显著增加。接种之后发生过敏者曾有报道，不过十分罕见。

效果不明

麻腮风三联疫苗对比单价麻疹疫苗

在儿童当中应用麻腮风三联疫苗与单价麻疹疫苗的临床效果是否相同?我们没有发现对此进行相关比较的系统综述或随机对照试验。一些随机对照试验发现，此两种疫苗的血清转化率以及不良反应发生率均相似。

腮腺炎疫苗的效果如何?

肯定有效

单价腮腺炎疫苗或麻腮风三联疫苗对比安慰剂或不接种疫苗

我们没有发现对麻腮风三联疫苗与安慰剂或不接种疫苗在腮腺炎的预防效果上进行相关比较的系统综述或是随机对照试验。目前，以安慰剂或者不接种疫苗者作为对照组的随机对照试验被认为不符合伦理学标准，因为 121
目前有证据证明麻腮风三联疫苗确实有效，而且这项随机对照试验有可能引起麻疹、流行性腮腺炎、风疹的自然感染，从而造成危害。有两项随机对照试验表明，与安慰剂相比，单价腮腺炎疫苗能够降低流行性腮腺炎的发病率。同时，一些以人群为基础的监测分析以及一些观察分析也发现，在接种麻腮风三联疫苗或单价腮腺炎疫苗后，流行性腮腺炎的发病率以及因流行性腮腺炎住院的人数均有显著降低。关于麻腮风三联疫苗的危害，请参见麻腮风三联疫苗在麻疹预防上存在的问题。

效果不明

麻腮风三联疫苗对比单价腮腺炎疫苗

我们没有发现比较麻腮风三联疫苗与单价腮腺炎疫苗对儿童的临床疗效的系统综述或随机对照试验。一项对单价腮腺炎疫苗与两种不同麻腮风三联疫苗进行比较的随机对照试验表明，麻腮风三联疫苗与单价腮腺炎疫苗有着相似的血清转化率。接种麻腮风三联疫苗的儿童更多出现皮疹，而接种单价腮腺炎疫苗的儿童局部反应要多些。

风疹疫苗的效果如何?

肯定有效

单价风疹疫苗或麻腮风三联疫苗对比安慰剂或不接种疫苗

一项1968年的随机对照试验表明，和安慰剂组与空白对照组相比，麻腮风三联疫苗和单价风疹疫苗对于风疹都能够提供很强的保护力。另一项在20世纪60年代开展的随机对照试验也证实单价风疹疫苗有很强的保护效能。同时，一些以人群为基础的检测分析及其他一些观察性研究也发现在接种风疹疫苗后风疹的发病率大大降低。关于麻腮风三联疫苗的危害，请参见麻腮风三联疫苗在风疹预防上存在的问题。

效果不明

麻腮风三联疫苗对比单价风疹疫苗

我们没有发现比较在儿童当中应用麻腮风三联疫苗与单价风疹疫苗的临床效果的系统综述或随机对照试验。一项对单价风疹疫苗与两种不同麻腮风三联疫苗进行比较的随机对照试验表明，麻腮风三联疫苗与单价风疹疫苗有着相似的血清转化率以及不良反应发生率。

定义 麻疹、流行性腮腺炎和风疹属于感染性疾病。**麻疹**由一种 RNA 副粘病毒引起。该病特点为有 6～19 日的潜伏期（平均 13 日）[1]；前驱期 2～4 日，可出现上呼吸道症状，结膜炎，黏膜 Koplik 斑以及高热等。此后会出现广泛的斑丘疹，伴发热，持续约 5～6 日。**流行性腮腺炎**由一种 RNA 病毒引起，该病毒属于副粘病毒科腮腺炎病毒属[1]。此病特点为有 15～24 日的潜伏期（平均 19 日），在前驱期主要表现为非特异的感冒症状，之后进展为腮腺炎症。腮腺肿胀多双侧发生，同时伴腹痛和头痛等，多于 7～10 日内缓解。约三分之一腮腺炎感染为亚临床型或仅表现为一些症状很轻的非特异疾病，后者常被误诊为其他疾病[2]。**风疹**由风疹病毒引起，该病毒是一种有被膜包裹的
122 RNA 病毒，属于披膜病毒科。该病毒无动物宿主，且只有一种血清型[1]。该病潜伏期约 15～20 天（平均 17 天）。在出疹前 7 日至出疹后 6 日，都可以有病毒从体内排出，但其传染期仍不清楚。风疹病毒亚临床感染很常见[1]。在临床感染中，多无前驱症状。患者典型表现为全身性的淋巴结病，持续可达 7 日，之后发生皮疹。先天性风疹综合征（CRS）的患儿可持续排出病毒达数年之久，因此也是一个传染源。

发病率/患病率 由于麻疹、腮腺炎和风疹免疫接种的覆盖率不同，导致其发病率也不尽相同。**麻疹**：在全世界，每年大约有 3 千万麻疹病例[3]，但是在如美国、英国、墨西哥、印度、中国、巴西和澳大利亚等预防接种覆盖率较高的国家，其发病率大约只有（0～10）/10 万人[4]。在美国麻疹疫苗推广之前，超过 90% 的人会在 15 岁前发生麻疹感染。1963 年麻疹疫苗被批准应用后，其发病率降低了大约 98%[5]。在芬兰，1970 年麻疹年平均发病率是 366/10 万人[6]，但在 90 年代末期几乎降为 0[7]。与此相似，在智利、加勒比海英语系国家以及古巴等地，在 20 世纪 90 年代开始实施麻疹计划免疫之后，其麻

疹年平均发病率也几乎降到 0[8, 9]。**腮腺炎**主要为儿童感染，在全世界，报道的病例约 32% 发生于 0～4 岁，53% 发生在 5～14 岁[10]。在人们开始接种疫苗之前的年代，英格兰小于 10 岁的人口中约有 87% 存在腮腺炎感染的血清学证据[11]。在麻腮风三联疫苗诞生之后，在许多国家此类疾病的发病率均显著减少。比如芬兰，此后在其本土再未发生过类似疾病[6]。那些仍旧发病的病例多为年龄较大的人群，这类人群多数未接种过疫苗。在英格兰和威尔士，年龄大于 15 岁者在发病人群中所占的比例有所增加，从 1989 年的 12% 增长到了 2004 年的 90%[12]。**风疹**：在英国开始接种疫苗之前，风疹在小于 5 岁的儿童中并不常见，主要的发病高峰年龄集中在 5～10 岁[13]。世界范围内的血清学研究发现，约 80% 的女性在进入青春期末或成人早期之前，都曾经感染过风疹[14]。

病因/危险因素 麻疹具有很强的传染性，而腮腺炎、风疹的传染性略差一些。和其他感染性疾病一样，危险因素包括过度拥挤和低水平的群体免疫。**麻疹**主要通过呼吸道飞沫传播[1]。刚出生的新生儿比大些的婴儿患麻疹的风险低，因为其携带有从母体带来的保护性抗体，但在美国最近发生的麻疹暴发当中发现，母体的保护性抗体的保护性作用比预期要低一些[5]。那些通过免疫接种获得免疫力的母亲，其小孩的抗体水平往往比那些通过自然感染获得免疫力的母亲的小孩低[15, 16]。**流行性腮腺炎**可以通过呼吸道飞沫、唾液，甚至可能通过尿液传播[1]。在腮腺肿大前几日至肿大后五日，患者均具有传染性。和麻疹一样，在 9～12 个月的婴儿中，由于母体保护性抗体的作用，其发病风险要低一些。但若在大面积疫苗接种的人群中，这种规律可以改变。**风疹**：通过直接接触与呼吸道飞沫传播[1]。

预后 **麻疹**：据 WHO 估计，在 2000 年，麻疹大约造成了 777 000 人死亡以及 27 500 000 伤残调整生命损失年[17]。**麻疹在健康人群中**：在发达国家，绝大多数有关预后的数据都来自于疫苗开始推广之前的年代，在后来的暴发当中，也主要来自于那些未接种免疫的人群。在英国开始接种麻疹疫苗之前，其并发症的总发生率是 6.7%。平均每 1000 个感染的患者当中，有 1.2 个合并脑炎，有 38 个合并呼吸道并发症[18]。在疫苗推广之前，其他并发症还包括癫痫（伴或不伴发热），每 1000 名感染者中约有 5 人发生[19]。特发性血小板减少性紫癜（ITP）也有报道，但发病率不清。亚急性硬化性全脑炎（SSPE）是一种致命的、进展性的中枢神经系统变性病，平均发生于麻疹感染后 7～10 年。建立在英格兰和威尔士的一个监测 SSPE 发病率的被动报告系统发现，其在 1 岁以下的麻疹患儿中发生率更高（在小于 1

岁儿童当中，发生率为18/10万人，而其总发生率为4/10万人)[20]。1989年到1991年间，美国小于5岁的未接种过疫苗的儿童中麻疹曾暴发流行，受累病例共55 622例，超过11 000例住院治疗，死亡166人[21-23]。麻疹的并发症还包括腹泻（9%）和肺炎（6%）[23]。在妊娠期间感染麻疹可导致早产[24]，但目前尚无证据证实其可导致先天畸形[25]。**麻疹在营养不良和免疫力低下的人群当中：**在营养不良的人群当中，尤其是那些维生素A缺乏者，麻疹的病死率可以高达25%。在免疫缺陷患者中，麻疹发病率和病死率更高。在小于5岁的儿童以及大于20岁的成年人中，其发生严重并发症以及死亡的风险有所增加[21, 26]。1974～1984年间，据英国的四个中心报道，51名在白血病初次缓解时死亡的儿童，有15名死于麻疹感染（29%）[27]。这四个中心的另一组报道统计了在1973～1986年间17名同时伴有恶性疾病的麻疹患儿，其中5名死亡，证实恶性疾病合并麻疹感染可致命[28]。在1991年，美国共有36名患儿死于麻疹，其中至少5名伴有HIV感染[21]。在世界范围内，麻疹是导致失明的主要原因之一，同时在小于5岁的儿童当中，因麻疹而死亡的儿童占到5%[29]。**流行性腮腺炎：**流行性腮腺炎很少引起死亡，在英格兰和威尔士，在疫苗开始推广前每年大概只有5例流行性腮腺炎病人死亡，尽管其中可能只有一半是直接由流行性腮腺炎所致[10]。流行性腮腺炎导致死亡的患者主要集中在40岁以上。流行性腮腺炎最严重的并发症是中枢神经系统、性腺和胰腺受累。在麻腮风三联疫苗开始推广之前，流行性腮腺炎是英国导致无菌性脑膜炎的最常见原因之一，约20%无菌性脑膜炎病例由其引起[30]。结局大多良好。流行性腮腺炎脑膜炎比较少见，同时其结果也更为严重[31]。在芬兰，一项对41名儿童的病例系列分析发现，在腮腺炎脑炎后4个月到2年内，大约5%的儿童有持续性共济失调，17%有行为异常[32]。在腮腺炎感染后也可发生感应神经性耳聋，多为单侧性，其患病率不清，尽管以色列的儿科医师在1984年麻疹流行时做过关于听力缺失的统计，其发生率大约为1/3400人[33]。在美国，一项关于流行性腮腺炎的大宗临床研究（共1310例，1935～1974年）发现，大约有10%的流行性腮腺炎男性患者发生睾丸炎，且多见于成年患者[34]。睾丸炎中17%为双侧性。该研究发现，在132名男性患者中，47名有睾丸萎缩（36%），2名发展为睾丸肿瘤。还有一项样本量略小的研究，该研究以无性生活史的人群为研究对象（圣劳伦斯岛上的561名爱斯基摩人），发现在205名罹患流行性腮腺炎的男性当中，有52名患有睾丸炎（25%），其中26例为单侧，19例为双侧，7例不详[35]。大部分睾丸炎病例（73%）发生于15岁以上男性，而且这些男性患者37%为双侧发病。在患流行性腮腺炎的女性患者当中，15%伴有乳腺炎，其中约三分之一发生在15岁以后[35]。在美国，一项以社区为基础的研究（342例）发现，流行性腮腺炎最常见的并发症是胰腺炎，大约有12人发生（4%）[2]，而在一项病例系列分析当中发现，在因流行性腮腺炎住院治疗的109人中，有50人具有胰腺炎的临床表现(46)[36]。在妊娠的头三个月感染腮腺炎，自发性流产的发生率可能上升[25]，但先天畸形和早产的发生率不受影响[24]。**风疹**：在儿童中，风疹并发症很罕见。日本在1987年的一次流行当中，共有约8250名小于15岁的儿童感染风疹病毒[37]。其中伴发脑炎5例（其中1例伴有不良后遗症），脑膜炎3例，特发性血小板减少性紫癜（ITP）4例，血管性紫癜4例，溶血性贫血2例，肺炎8例。一项回顾性观察数据提示，ITP的发生率大约为1/3000人[38]。风疹性脑病有可能发生，但很罕见，同时一项病例系列分析提示其长期后遗症的发生率低于麻疹性脑病[39]。在儿童当中，关节疼痛不常见，但在成人当中很常见，尤其是女性。一份在伦敦的住院记录综述（74名风疹成年患者）表明，大部分患者都有关节疼痛的表现，同时11人 124
（15%）患有关节炎[13]。关节炎可呈反复发作性，但多为自限性。风疹感染的最严重结局是先天性风疹综合征（congenital rubella syndrome，CRS），该疾病最早由Gregg在1941年描述[40]。在CRS中，几乎所有系统均可受累，其受累程度取决于感染发生在妊娠的哪个阶段。在英格兰和威尔士，一项前瞻性队列研究发现，在超过1000名妊娠期间确诊风疹感染的妇女当中，在母亲怀孕的前12周内出疹者风疹先天性感染的发生率超过80%，而在妊娠的末期的三个月感染的，先天感染则下降到了25%[41]。在妊娠11周内的风疹感染中，患儿发生风疹先天缺陷的概率为100%，而在孕13～16周的风疹感染当中，风疹缺陷的发生率为35%[41]，再往后的感染，则无先天缺陷发生。感染发生得越早，其缺陷越为严重，例如，在妊娠11周前发生风疹感染的患儿同时患有先天性心脏病和先天性耳聋，而在较晚发生感染的儿童则只患有耳聋。

请参见《临床证据》中文全版本和英文网络版获取全文和参考文献。

125

儿童偏头痛

检索时间：2005 年 8 月

原作者：Nick Bames，Guy Millman，Elizabeth James

熊晖　译　秦炯　校　桂永浩　审

儿童偏头痛急性发作的治疗效果如何？

效果不明

5-HT_1 拮抗剂（曲普坦类）

两项随机对照试验提供的不充分的证据显示，鼻喷雾剂舒马普坦减轻偏头痛的症状，但发现与安慰剂相比，舒马普坦增加了味觉失调。一项随机对照试验发现口服利扎曲普坦和安慰剂相比在疼痛缓解方面无显著性差异。

止吐药

没有发现有关止吐药治疗儿童偏头痛的随机对照试验。

磷酸可待因

没有发现有关介绍磷酸可待因治疗儿童或青少年偏头痛的疗效的随机对照试验。

非甾体类抗炎药

没有发现可靠的随机对照试验评价非甾体类抗炎药治疗儿童或青少年偏头痛的作用。

对乙酰氨基酚

没有发现有关评价对乙酰氨基酚（扑热息痛）治疗儿童或青少年偏头痛的疗效的有足够质量的随机对照试验。

儿童偏头痛预防的效果如何？

很可能有效

应激治疗

一项小型随机对照试验提供的有限证据证实：在 1 个月时应激治疗计划与无应激治疗相比，前者改善了头痛的严重程度和频率。

效果不明

β受体阻滞剂

一项随机对照试验发现与安慰剂相比，普萘洛尔提高了获益的感觉。然而，一项随机对照试验发现在偏头痛发作上两者无显著性差异，而另一项随机对照试验发现与安慰剂相比，普萘洛尔增加了头痛的持续时间。

饮食管理

没有发现有关饮食管理在儿童和青少年偏头痛方面的疗效的足够质量的随机对照试验。

苯噻啶

没有发现相关的足够质量的随机对照试验。

渐进性肌肉放松训练 126

没有发现有关渐进性肌肉放松训练在儿童偏头痛中的作用的足够质量的随机对照试验。

温度生物反馈疗法

没有发现有关温度生物反馈疗法在儿童偏头痛中的作用的足够质量的随机对照试验。

定义 偏头痛由国际头痛学会（international headache society，IHS）定义为一种复发性头痛，可有或无先兆，持续 2～48 小时[1]。常为单侧，搏动性、中至重度疼痛，日常活动后加重。恶心、呕吐、畏光、恐声是常见的伴随症状。本章重点讨论 18 岁以下儿童。儿童的诊断标准较成人宽，允许持续时间和疼痛部位的范围更宽一些（见表 1）Ⓣ[2]。对幼小儿童来说诊断困难，因为偏头痛主要定义为主观症状，一些应用不明确符合 IHS 诊断标准（或为 15 岁以下儿童修订的 IHS 诊断标准）的标准而进行的研究被本章排除。

发病率/患病率 偏头痛发生于 3%～10% 的儿童[3-7]，在英国目前影响到 50/1000 的学龄儿童，估计欧盟有 7 800 000 名患病儿童[8]。发达国家的研究提示偏头痛是头痛患儿去全科医师处就诊最常给出的诊断。因为症状基于描述，因此极少在 2 岁以下婴幼儿中被诊断，但随着年龄增长而逐渐增加[1,9,10]。青春期前男女比例相似，但青春期后女性较男性多见[4,6,10]。偏头痛的发病率/患病率［仅见于网络版］。

病因/危险因素 偏头痛的病因不明。没有发现可靠的资料确认其危险因素或检测它们在儿童中的作用。在有遗传倾向的儿童和青少年中被建议的危险因素包括应激、饮食、月经和运动[10,11]。

预后 没有发现关于由 IHS 标准诊断的儿童偏头痛的预后的可靠资料。有人认为一半以上儿童青春期后可自发缓解[10]。大家认为青春期发生的偏头痛倾向于持续到成人期，尽管后期其发作频率减少，严重程度减轻[12]。我们发现在瑞典进行 40 年以上的随访的一项纵向试验（73 名儿童具有显著偏头痛，平均发病年龄 6 岁）在日期上先于 IHS 偏头痛的诊断标准的日期[13]。该研究发现 23% 的患者于 25 岁以前停止偏头痛。然而，到 50 岁时，50% 以上继续存在偏头痛。没有发现前瞻性资料检测儿童偏头痛的远期危险。

请参见《临床证据》中文全版本和英文网络版获取全文和参考文献。

新生儿 B 族链球菌感染

检索时间：2006 年 3 月
原作者：James Hanley
汤泽中　译　杜军保　校　桂永浩　审

对无症状的、存在 B 族链球菌感染已知危险因素的、7 日龄以内的新生儿进行预防性治疗的效果如何？

效果不明

不同的抗生素

我们没有找到在有已知 B 族链球菌感染危险因素的新生儿中有关比较不同抗生素常规预防性治疗 B 族链球菌感染的系统综述和随机对照试验。

不太可能有效

常规抗生素预防（不比监测后选择性治疗更有效）

一篇系统综述收入的两项随机对照试验发现常规早期青霉素预防与延迟选择性应用抗生素治疗在 B 族链球菌感染的早期发病率和新生儿死亡率方面无显著性差异。另一篇系统综述收入的一项在低出生体重儿和早产儿中进行的随机对照试验发现，常规早期青霉素预防和检测与选择性抗生素治疗在 B 族链球菌感染的早期发病率、患有新生儿感染的婴儿死亡率或新生儿总死亡率方面无显著性差异。

定义　早发新生儿败血症通常在出生后 7 天内发生，而且典型的是由 B 族链球菌感染引起；大约 90% 的病例出现在出生后 24 小时内[1]。每 3 个女性中就有 1 个携带有 B 族链球菌，其作为正常菌群的一部分，存在于阴道和直肠区域。感染通过胎儿吸入 B 族链球菌阳性的羊水而传播[2]。早发 B 族链球菌感染的症状可能是非特异的，包括体温不稳定、喂养不良、过度哭闹或易激惹，以及呼吸窘迫。早发 B 族链球菌感染典型表现有败血症（69%）、白细胞减少症（31%）、肺炎（26%）、呼吸窘迫（13%）和罕见的脑膜炎（11%）[3-5]。晚发 B 族链球菌感染发生于从出生后 7 ～ 9 天一直到 2 个月末，与早发 B 族链球菌感染在血清型、临床表现和结局上不同。晚发 B 族链球菌感染典型表现为发热（100%）和脑膜炎（60%）[3,4]。本章讨论出生时有已知的B族链球菌感染危险因素的无症状足月儿和早产儿，但是还没有作出B族链球菌感染的特异诊断（包括血、尿或脑脊液）。已知有B族链球菌定殖或感染的妇女的产前或产时感染的治疗不在本章的讨论范围。

128

发病率/患病率 新生儿细菌感染总的发生率为每1000名活产儿中有1～8名感染，在每1000名出生极低体重儿中有160～300名感染[6]。B族链球菌感染占新生儿期严重细菌感染的近50%[7]。2000～2001年进行的一项调查表明：在英国和爱尔兰，每1000例活产儿有0.72例B族链球菌感染，其中0.48例为早发感染，0.24例为晚发感染[5]。一项2004年在美国进行的以人群为基础的研究（包括427 000活产儿）报道有308名新生儿患有B族链球菌感染，在美国早发B族链球菌感染的发病率从1990年的2.0/1000个活产儿下降到2004年的0.3/1000个活产儿[1]。这被认为是越来越多的母亲在生产时应用抗生素预防治疗的效果。

病因/危险因素 新生儿B族链球菌感染的主要危险因素是母亲B族链球菌感染，通过宫内传播而感染新生儿[8]。来自于母亲生殖道的细菌可通过完整或破损的胎膜感染羊水。新生儿感染可因胎儿吸入或咽下被感染的羊水而引起[1]。新生儿感染也可以出现在生产过程中，当通过产道时可通过脐带、呼吸道和破损皮肤而产生系统性感染[1]。B族链球菌感染的其他危险因素包括早产、低出生体重、胎膜早破、产时发热、绒毛膜羊膜炎、母亲种族（黑人和西班牙裔与白种人相比，危险性增加）、分娩时频繁的阴道检查[1,9-11]。有研究表明低龄母亲（＜20岁）和吸烟与早发B族链球菌感染的危险性增加有关，然而这种联系尚未得到进一步证实[10]。其他有可能增加B族链球菌感染的危险因素还包括社会经济状况较差者和母亲孕晚期（后三个月）泌尿系感染，目前尚未对此种危险性的增加进行定量评估。父亲、同胞和亲密接触者的B族链球菌的定殖等在晚发B族链球菌感染的发生中所起的作用尚不清楚[12]。早发B族链球菌感染的危险因素详见表1 Ⓣ。

预后 B族链球菌感染是导致新生儿发病和死亡的重要原因。未治疗的有症状的早发B族链球菌感染的死亡率接近100%。尽管应用适当的抗生素和支持治疗，但是早发B族链球菌感染的发病率和死亡率合并超过50%[7]。美国的一项研究提出早发B族链球菌感染可导致每年40名以上的新生儿死亡和大约25例长期残障病例，同时晚发B族链球菌感染可导致每年大约16名新生儿死亡和40例长期残障病例[1]。即使在开始阶段立即给予抗生素治疗，早发B族链球菌感染的死亡率仍高达约30%[13]。早产儿患者的死亡率显著增高，尤其是低出生体重，或胎膜早破，或发展成呼吸窘迫、脓毒症、脑膜炎或白细胞减少等。即使给予积极干预，早产儿早发性B族链球菌感染的死亡率比足月儿患者高4～15倍[14]。一项2004年在美国进行的以人群为基础的研究（包括427 000名活产儿）发现，伴有早发B族链球菌感染的早产儿的死亡率为23%[15]。晚发B族链球菌感染的发病率估计有4%～6%[3,4]。与早发B族链球菌感染相比，晚发B族链球菌感染的发病较少暴发性，通常是非致命性的[13]。最近的一项观察研究报道，早发B族链球菌感染的死亡率是14%，而晚发B族链球菌感染的死亡率是4%[3]。血液pH值<7.25，出生体重<2500克，中性粒细胞绝对计数<1500个/mm^3，伴有低血压、窒息和胸腔积液的婴儿死亡的危险性更高。关于B族链球菌感染的新生儿中存活者长期后遗症的信息很少。 129

请参见《临床证据》中文全版本和英文网络版获取全文和参考文献。

新生儿黄疸

检索时间：2005 年 11 月
原作者：David Evans
汤泽中　译　杜军保　校　桂永浩　审

对于足月儿和早产儿的高非结合胆红素血症的治疗方法的效果如何？

肯定有效

换血*

我们没有找到关于换血与不治疗或与光疗的效果比较的随机对照试验。但是大家普遍同意换血对于降低血清胆红素水平和预防神经发育后遗症是有效的。

住院期光疗

一篇有两项随机对照试验的系统综述和一项随后的随机对照试验发现，对降低新生儿黄疸传统光疗或光导纤维光疗比不治疗更为有效。一篇系统综述（包括半随机和随机对照试验）和随后的一项随机对照试验发现传统光疗比光导纤维光疗更有效，尽管系统综述中的亚组分析发现在早产儿中两组之间无显著性差异。综述中所包括的试验没有评价每种光疗方法对母婴接触的影响。一项随机对照试验发现双面传统光疗比单面常规光疗更有效，然而另一项随机对照试验发现双面光导纤维光疗与单面传统光疗相比两者之间无显著性差异。一篇系统综述（包括半随机和随机对照试验）发现光导纤维光疗联合传统光疗与单独传统光疗相比，在额外继续光疗、换血或 24 小时后胆红素变化百分比方面无显著性差异，尽管在观察中发现光导纤维加传统光疗有更好的疗效趋势。大部分试验没有将核黄疸作为一个预后观察指标来报道。我们没发现关于光疗不良反应的足够证据。

*尽管我们没有找到随机对照试验，但大家一致同意换血疗法对于降低血清胆红素水平有效。

效果不明

输注白蛋白

我们没有发现关于比较输注白蛋白与不治疗或其他疗法效果的随机对

照试验。

家庭光疗相比住院光疗

我们没有发现关于比较家庭光疗效果与不治疗或住院光疗的随机对照试验。

定义 新生儿黄疸是指由于血液中胆红素升高引起的新生儿皮肤和巩膜的黄染。

发病率/患病率 黄疸是新生儿中最常见的需要医疗关注的情形。大约 50% 的足月儿和 80% 的早产儿在出生后第一周会出现黄疸[1]。黄疸也是新生儿早期出院后再入院的常见原因[2]。黄疸通常在生后 2～4 天出现，1～2 周后消失，通常大部分不需要治疗。

病因/危险因素 对大多数黄疸婴儿而言，没有潜在的引起黄疸的疾病，其 131
黄疸是生理性的。当非结合胆红素在皮肤和黏膜积聚后就出现了生理性黄疸。典型的生理性黄疸出现在生后的第二或第三天，由胆红素生成增加（由于循环红细胞数增加和红细胞寿命缩短）和排泄减少（由于肝细胞结合蛋白浓度低，葡萄糖醛酸转移酶活性低和肠肝循环增加）引起，这些因素在正常新生儿身上经常发生。在某些婴儿中，高非结合胆红素血症与母乳喂养有关（母乳性黄疸），典型的母乳性黄疸在出生 3 天后发生。尽管母乳性黄疸的确切病因尚不明确，但一般认为其与母乳中一种尚未确认的因子有关。非生理性原因包括：血型不合（Rh 或 ABO 血型方面的问题），其他原因引起的溶血，败血症，产伤和代谢紊乱。Gilbert 综合征和 Crigler-Najjar 综合征是引起新生儿黄疸的罕见原因。

诊断 黄疸通常见于面部并进展到躯干和四肢的末端。然而，视觉估计胆红素水平可能导致错误，一个低阈值用以测量血清胆红素。有测量经皮胆红素的仪器，但这些仪器通常用于筛选的目的。

预后 在新生儿体内，非结合胆红素可以透过血脑屏障并且有潜在的神经毒性。急性胆红素脑病最初表现为嗜睡和肌张力低下，随后出现肌张力升高（颈后倾和角弓反张）、易激惹、窒息和癫痫。核黄疸指的是名叫基底神经节（苍白球）的深部脑组织的黄染，用来形容包括手足徐动症样大脑麻痹、听力丧失、上视障碍和牙釉质发育不良等症状在内的慢性胆红素脑病。能够引起神经毒性的确切的胆红素水平尚不清楚，而且尸检研究报道胆红素水平没有显著升高的新生儿中也存在核黄疸[4]。新近报道显示，核黄疸在那些本已基本消失的国家中又有增多的趋势[5]。这主要归结于新生儿过早出院。

请参见《临床证据》中文全版本和英文网络版获取全文和参考文献。

儿童夜间遗尿症

检索时间：2005 年 3 月
原作者：John Makari，H. Gil Rushton
黄建萍　译　杜军保　校　桂永浩　审

干预措施对缓解症状的效果如何？

肯定有效

去氨加压素（当持续治疗时）

一篇系统综述表明，与安慰剂相比，去氨加压素能减少尿床及增加初治成功率（14 天连续不尿床）。该综述发现比较鼻内与口服去氨加压素或比较去氨加压素与三环类药物的证据不充分。治疗中，与小剂量相比，大剂量去氨加压素能减少尿床的证据有限。一篇系统综述证明去氨加压素与三环类药物比较的证据不充分；虽然有限的证据表明，与报警器相比，在治疗的第一周去氨加压素能减少尿床，但去氨加压素与遗尿报警器在达到初治成功的儿童例数上无显著性差异。一项随后的随机对照试验证明，与报警器相比，在治疗 12 周期间，去氨加压素减少尿床次数。一项随机对照试验发现，三个月后，穴位激光和鼻内去氨加压素在儿童尿床次数方面无显著性差异。我们没有发现有关比较抗胆碱能药物奥昔布宁、托特罗定、莨菪碱加上去氨加压素的作用的随机对照试验。

不尿床训练加遗尿报警器

不尿床训练加上遗尿报警器提高治疗成功率（连续 14 天不尿床），并能减少复发率。

遗尿报警器

一篇系统综述发现，与不治疗相比，治疗 10～20 周后，遗尿报警器能降低尿床次数，并提高治疗成功率。一篇综述发现，治疗 4～20 周后遗尿报警器和不尿床训练在治疗成功率方面无显著性差异；报警器治疗联合不尿床训练与不治疗相比，治疗 8～20 周后，前者提高治疗成功率，并减少复发；报警器联合不尿床训练与单用警报器比较，治疗结束时，两组在治疗成功或复发方面均无显著性差异。另一篇系统综述发现，虽然有限的证据表明，与报警器相比，在治疗第一周，去氨加压素减少尿床次数，但去氨加压素与遗尿报警器在获得初治成功的儿童例数方面无显著性差异。一项随后的随机对照试验表明，与报警器相比，在治疗 12 周，去氨加压素显著减少尿床次数。一篇系统综述证明，虽然报警器加去氨加压素与单用报警器相比在 6～24 周后的治疗成功率（连续 14 天不尿床）或在治疗停止后的复发率方面没有显著性差异；但与单用报警器或报警器加安慰剂比较，在治疗期间，去氨加压素联合报警器能减少每周尿床次数。随机对照试验证明，与三环类药物相比，治疗 8～14 周后，遗尿报警器更能减少治疗失败和治疗结束后的复发。一项随机对照试验发现，无证据表明遗尿报警器联合三环类药物在治疗 5～6 周后更有效。

益害相当

133

三环类药物（丙咪嗪、地昔帕明）

一篇系统综述发现，与安慰剂相比，三环类药物（丙咪嗪、地昔帕明）增加获得连续 14 天不尿床的可能，尽管治疗结束后这个效果不能持续。与安慰剂相比，三环类药物伴有不良反应，如厌食、焦虑、便秘、抑郁、腹泻、头晕、嗜睡、口干、头疼、易激惹、昏睡、睡眠障碍、胃功能紊乱及呕吐。随机对照试验表明，与三环类药物相比，8～14 周后，遗尿报警器可减少治疗失败及治疗结束后复发。一项随机对照试验发现，没有证据表明遗尿报警器与三环类药物联用 5～6 周后更有效。一篇系统综述发现的去氨加压素与三环类药物比较的证据不充分。一项小型随机对照试验表明，与安慰剂相比，联合奥昔布宁和丙咪嗪（三环类药物）可提高治疗成功率。

效果不明

抗胆碱能药物（奥昔布宁、托特罗定、莨菪碱）

一项小型随机对照试验提供了评价抗胆碱能药物奥昔布宁、托特罗定、莨菪碱治疗夜间遗尿的不充分证据。我们没有发现有关比较奥昔布宁、托特罗定、莨菪碱与去氨加压素、三环类药物、报警器或不尿床训练的随机对照试验。一项小型随机对照试验发现，与安慰剂相比，联合奥昔布宁和丙咪嗪（一种三环类药物）能提高治疗成功率。

去氨加压素联合遗尿报警器

一篇系统综述发现，尽管报警器联合去氨加压素与单用报警器或报警器加安慰剂比较，6～24 周后，在治疗成功率（连续 14 天不尿床）或治疗停止后的复发率上无显著性差异；但在最初的治疗过程中，与单用报警器或报警器加安慰剂相比，去氨加压素联合遗尿报警器可减少每周遗尿次数。

不尿床训练

一篇系统综述发现确定不尿床训练 8～24 周是否优于不干预治疗的证据不充分。该综述发现，与单独不尿床训练相比，应用遗尿报警器 4～20 周后，可增加不尿床次数。

穴位激光（在一项随机对照试验中显示与去氨加压素效果相同）

一项随机对照试验发现，穴位激光与鼻内去氨加压素相比，3 个月后，在尿床次数上无显著性差异。

标准家庭报警钟

一项随机对照试验发现，4 个月的标准家庭报警钟治疗与每 3 个小时叫醒一次相比，前者获得 14 天连续不尿床儿童的比率更高，但治疗结束后 3 个月，两者在复发率上无显著性差异。

134

不太可能有效

去氨加压素（治疗停止以后）

少数随机对照试验发现的有限证据表明，去氨加压素与安慰剂相比，在停止治疗后，在治疗成功率上无显著性差异。2 项随机对照试验发现，当治疗结束时，去氨加压素的效果不如报警器。

定义 夜间遗尿症是指 5 岁或 5 岁以上的儿童夜间非随意的排尿，并除外先天性或获得性中枢神经系统或尿路缺陷[1]。以尿床为症状的疾病（称夜间尿失禁）可通过详细的病史、体格检查和尿分析予以排除。单一症状性夜间遗尿症以只有夜间症状为特征，占所有病例的 85%。如果患儿尿床持续 6 个月以上，称为原发性夜间遗尿症，而尿床前有 6 个月的无尿床史则称为继发性夜间遗尿症。大多数治疗方案是针对≥7 岁的儿童。

发病率/患病率 5 岁儿童有 15%～20%、7 岁儿童有 7%、10 岁儿童有 5%、12～14 岁儿童有 2%～3%、15 岁及 15 岁以上儿童有 1%～2% 平均每周尿床 2 次[2]。

病因/危险因素 夜间遗尿症和许多因素有关，包括功能性膀胱容量小、夜间多尿及更为常见的唤醒功能障碍。连锁分析发现相关基因位点在染色体 8q、12q、13q 及 22q11[3-6]。

预后 夜间遗尿症的预后大不相同，从自发缓解到对所有现行治疗完全无效。约 1% 的儿童遗尿持续至成年期。不经治疗，每年大约有 15% 的遗尿症患儿自发缓解[7]。我们没有找到关于夜间遗尿症儿童开始治疗最佳年龄的随机对照试验。行为治疗（如潮或湿报警器）要求孩子和家长有很好的动机和义务。经验提示对于7岁以下的儿童用解释使其放心就足够了，因为小于该年龄的儿童可能没有显示出所需要的义务。

请参见《临床证据》中文全版本和英文网络版获取全文和参考文献。

儿童鼻出血

检索时间：2006 年 1 月
原作者：Gerald McGarry
熊晖　译　秦炯　校　桂永浩　审

儿童复发性特发性鼻出血的治疗效果如何？

很可能有效

抗菌乳剂

一项随机对照试验发现，与无治疗相比，洗必泰（氯己定）/新霉素乳膏治疗 8 周后降低了鼻出血的发生。一项小型随机对照试验尽管可能不具备发现一些临床上的重要效果的把握度，但发现在治疗 8 周时洗必泰/新霉素乳膏和硝酸银烧灼法治疗鼻出血无显著性差异。一些儿童发现抗菌乳剂的气味和口感令人不愉快。尽管用了局麻药，所有的儿童还是觉得烧灼法很痛。一项小型随机对照试验发现硝酸银烧灼法加洗必泰/新霉素乳膏对比单纯用洗必泰/新霉素乳膏的效果的证据不充分。

效果不明

烧灼法

我们没有发现有关硝酸银烧灼法与未治疗组相比的随机对照试验。一项小型随机对照试验发现，硝酸银烧灼法和抗菌乳剂治疗鼻出血，治疗 8 周时两者间无显著性差异，尽管这项研究可能没有足够把握度观察到一些临床上的重要效果。一些儿童发现抗菌乳剂的气味和口感令人不愉快。尽管用了局麻药，所有的儿童还是觉得烧灼法很痛苦。一项小型随机对照试验发现硝酸银烧灼法加洗必泰/新霉素乳膏对比单纯用洗必泰/新霉素乳膏的效果的证据不充分。

石油凝胶

一项随机对照试验发现，在治疗 8 周时，石油凝胶与无治疗组在复发性鼻出血的完全治愈方面无显著性差异。

定义　复发性特发性鼻出血是指反复发生的、自限性的、未找到特殊原因的鼻出血。对复发的频率与严重性无一致的意见。

发病率/患病率　一项对 1218 名儿童（11～14 岁）的横断面研究发现 9% 儿童经常发生鼻出血[1]。似乎只有最严重的鼻出血才考虑治疗问题。

病因/危险因素　大部分的儿童鼻出血都发生在鼻中隔前方的利特尔区[2]。起始原因包括局部炎症、鼻黏膜干燥和局部外伤（包括抠鼻子）[2]。由其他特殊的局部（如肿瘤）或全身（如凝血障碍）因素引起的鼻出血在此不予考虑。

预后　复发性鼻出血在 14 岁以上的人群中不常见，在一些孩子中此症可逐渐缓解，消失。

请参见《临床证据》中文全版本和英文网络版获取全文和参考文献。

儿童急性中耳炎

检索时间：2006年1月

原作者：Paddy O'Neill，Tony Roberts，Clare Bradley-Stevenson
常杏芝　姜玉武　译　秦炯　校　桂永浩　审

急性中耳炎治疗的效果如何？

很可能有效

止痛药（减轻耳痛）

有1项在1～6岁接受抗生素治疗的儿童中进行的随机对照试验发现，根据患儿父母的观察，与安慰剂相比，布洛芬或对乙酰氨基酚应用2天后减轻耳痛。

益害相当

抗生素（与安慰剂相比）

我们发现有4篇系统综述，比较了抗生素与安慰剂在急性中耳炎患儿中的应用。这些综述应用了不同的入选标准和结果评估方法。1篇针对4个月～18岁儿童的系统综述发现，与安慰剂相比，多种抗生素（头孢菌素类抗生素、红霉素、青霉素类抗生素、复方新诺明）应用7～14天均可以显著缓解症状。第2篇系统综述发现，在2岁以内的儿童中，与安慰剂或安慰剂加鼓膜切开术相比，抗生素（青霉素类抗生素、磺胺类抗生素、阿莫西林/克拉维酸）应用7天后临床症状无明显改善。第3篇针对4周～18岁儿童的系统综述发现，与安慰剂或观察治疗相比，抗生素（氨苄西林、阿莫西林）应用2～7天可以降低临床治疗的失败率。第4篇针对6个月～15岁儿童的系统综述发现，与安慰剂相比，抗生素（红霉素、青霉素类抗生素）早期应用可以减少病后2～7天内仍存在疼痛的儿童的比例，并降低对侧发生急性中耳炎的风险。有1篇综述同时发现，与安慰剂相比，抗生素增加患儿呕吐、腹泻或出皮疹的风险。

抗生素的选择方案

1篇针对4个月～18岁儿童的系统综述发现，抗生素应用7～14天后在中耳炎的治愈率或30天后中耳渗液的发生率方面，所应用的一系列抗生素之间无显著性差异。第2篇针对4周～18岁儿童的系统综述发现，不同抗生素应用后3～14天内，在临床治疗失败率上无显著性差异。该综述同时发现，药物不良反应，主要是胃肠道反应，在服用头孢克肟的儿童中较服用阿莫西林或氨苄西林的儿童中常见；在服用阿莫西林/克拉维酸（原始配方）的儿童中较服用阿奇霉素的儿童中常见，有安慰剂对照的随机对照试验的系统综述发现，抗生素增加患儿呕吐、腹泻及出皮疹的风险。

抗生素即刻应用与延迟应用

在 6 个月～10 岁儿童中进行的一项随机对照试验发现，与抗生素延迟应用相比，抗生素即刻应用可以缩短耳痛、耳渗液的持续时间，减少起病第 1 个 24 小时后对乙酰氨基酚每日应用的剂量；但是，两组间患者的疼痛评分无显著性差异。同时发现，抗生素即刻应用较延迟应用引起的腹泻发生率高。有安慰剂对照的随机对照试验的一篇系统综述发现，抗生素增加患儿呕吐、腹泻及出皮疹的风险。

抗生素长期应用与短期应用

有 1 篇系统综述及 2 项随后的随机对照试验发现，与应用 5 天相比，抗生素应用 8～10 天可显著降低 8～19 天时的治疗失败率（临床症状无缓解、复发或重复感染），但在病程第 20～42 天时，两组间的治疗失败率无显著性差异。有安慰剂对照的随机对照试验的一篇系统综述发现，抗生素增加患儿呕吐、腹泻及出皮疹的风险。

很可能无效甚至有害

鼓膜切开术

在 3 个月～1 岁婴儿中进行的一项随机对照试验发现，与仅接受抗生素治疗的患儿相比，接受鼓膜切开术加安慰剂的患儿的感染的持续发生率高，耳镜检查的康复率低。第 2 项在 2～12 岁儿童中进行的随机对照试验发现，仅接受鼓膜切开术、仅接受阿莫西林治疗与未治疗三组相比，在病程 24 小时或 7 天时的耳痛程度方面无显著性差异。第 3 项随机对照试验发现，与仅接受抗生素治疗相比，鼓膜切开术加安慰剂组患儿的初始治疗失败率（症状在 12 小时内不能缓解）较高，因为 2～12 岁的儿童常发生严重的急性中耳炎。

急性中耳炎预防复发的干预治疗的效果如何？

益害相当

抗生素预防应用（长期）

一篇针对儿童与成人的系统综述发现，与安慰剂相比，抗生素长期预防应用可以降低急性中耳炎的复发率。随后的在 3 个月～6 岁儿童中进行的随机对照试验发现，抗生素长期预防应用与安慰剂相比，在预防中耳炎复发方面无显著性差异。第2项随后的随机对照试验发现，与安慰剂相比，阿莫西林可以减少急性中耳炎在6个月内的复发，而磺胺异噁唑与安慰剂之间无显著性差异。该系统综述未发现关于抗生素长期预防应用的不良反应方面的充分依据。但是，该综述中的有安慰剂对照的关于抗生素短期应用的随机对照试验发现，抗生素增加呕吐、腹泻和皮疹发生的风险。关于抗生素预防应用的一项随后的随机对照试验也报道了包括血小板减少在内的不良反应。关于应该应用何种抗生素，用多长时间以及急性中耳炎复发几次就应该预防应用抗生素的问题，目前尚缺乏充分依据。

不太可能有效

疫苗（肺炎球菌）

一篇在2个月至7岁儿童中进行的系统综述得出结论，基于现有可获得的资料，尚不推荐大量应用肺炎球菌多糖和结合疫苗预防急性中耳炎。疫苗所带来的危害未被量化，且一篇衡量肺炎球菌疫苗免疫治疗方案预防急性中耳炎益处的分析尚未完成。进一步将进行的研究可能会着眼于特殊的高危人群，阐明疫苗对这部分人群的作用效果。

138 ## 很可能无效甚至有害

鼓膜造孔术（通气管）

1项小规模的随机对照试验发现，与单纯鼓膜切开术或未手术者相比，鼓膜造孔管道植入可以减少术后头6个月内急性中耳炎发作的次数，但在后续的18个月内，两者间的差异不显著。在接受鼓膜造孔术的患者中，管道被挤出者并不一定伴随更多的感染次数或听力更差。与单纯鼓膜切开术或未手术者相比，鼓膜硬化的发生率在接受通气管的患者中更高。

定义 中耳炎是指发生于中耳的炎症性疾病，分为3个类型：急性中耳炎（acute otitis media，AOM）、复发性急性中耳炎与慢性化脓性中耳炎。急性中耳炎是指中耳出现渗出，伴随急性发生的一项或多项发生于中耳的炎性症状和体征。急性中耳炎急性发病，出现全身性与局灶性症状和体征。诊断主要依据典型症状与体征，主要是耳痛伴鼓膜模糊或外凸（如果进行充气耳镜检查，可以发现鼓膜不能活动）。红斑对建立诊断比较有帮助。如果鼓膜颜色正常，发生急性中耳炎的几率就比较低[1]。无并发症的急性中耳炎仅限于中耳裂隙[2]。渗出持续3个月以上而不伴随感染的迹象，称为中耳炎伴渗出（又称为“胶耳”，见中耳炎伴渗出），可由急性中耳炎引起，也可单独存在。慢性化脓性中耳炎特征性表现为中耳的持续炎症，导致渗出物（耳溢）从穿孔的鼓膜溢出（见慢性化脓性中耳炎）。本章只讨论了儿童急性中耳炎。

发病率/患病率 中耳炎在健康的儿童中常见，其发病率高，死亡率低。在英国，每年大约30%的3岁以内的儿童由于急性中耳炎看全科医生，其中97%的患者接受抗生素治疗[3]。在美国，大约10%的3个月内的儿童发生1次中耳炎，是美国门诊患者应用抗生素最常见的原因[4]。

病因/危险因素 在美国与英国，急性中耳炎最常见的致病菌为肺炎链球菌、嗜血流感杆菌与黏膜炎莫拉菌[3]。相似的致病菌见于哥伦比亚[5]。耐青霉素肺炎链球菌导致感染的发生率上升，但在不同国家中，其上升的比率不同。导致急性中耳炎发生的最重要的危险因素为年幼儿与上日托幼儿园的儿童。其他危险因素包括：白种人；男性；有腺样体肥大、扁桃体炎或哮喘病史；既往多次中耳炎发作病史；人工喂养；父母或兄弟姊妹中有发生耳部感染的病史以及使用安慰奶嘴者。对环境中抽烟所导致的烟雾的作用存在争议[3]。

预后 不使用抗生素，大约有60%的急性中耳炎患儿的症状在24小时内可以自发改善，大约80%患儿的症状在3天内消失。如果不用抗生素，大约0.12%的患儿发生化脓性并发症[6]。罕见的严重并发症包括听力丧失、乳突炎、脑膜炎及中耳炎复发[3]，这在健康的儿童中很少见。世界卫生组织估计，在发展中国家，每年约有51 000名5岁以内的儿童死于急性中耳炎的并发症[7]。

请参见《临床证据》中文全版本和英文网络版获取全文和参考文献。

139

围产期窒息

检索时间：2005 年 6 月

原作者：William McGuire

汤泽中　译　杜军保　校　桂永浩　审

对于有围产期窒息的足月和接近足月的新生儿不同治疗方法的效果如何？

效果不明

抗氧化剂

一篇系统综述提到，从两项小型的随机对照试验中得出关于用抗氧化剂治疗围产期窒息患儿的疗效的证据不充足。

钙通道阻滞剂

我们没有发现有关钙通道阻滞剂治疗围产期窒息患儿的效果的系统综述或随机对照试验。

皮质激素

我们没有发现关于皮质激素治疗围产期窒息患儿的效果的系统综述或随机对照试验。

液体限制

在一篇系统综述中未提及关于对围产期窒息患儿液体限制的疗效的随机对照试验。

头部和（或）全身低温

在一篇系统综述和两项随后的随机对照试验中提到，低温对于围产期窒息患儿的死亡率和神经发育障碍没有显著效果。我们检索到了关于窦性心动过缓、高凝的发生率或需要正性肌力药支持的非结论性的证据，而且低温治疗对其他不良结局没有显著疗效。

过度通气

我们没有发现关于过度通气治疗围产期窒息患儿的效果的系统综述或随机对照试验。

正性肌力药支持

一篇系统综述没有发现关于评估多巴胺或其他正性肌力药对围产期窒

息患儿疗效的足够样本量的随机对照试验。

硫酸镁

在一篇系统综述中没有发现关于硫酸镁对围产期窒息患儿疗效的随机对照试验。一项小型随机对照试验的有限证据发现硫酸镁/多巴胺联合治疗与不用药物治疗相比在死亡率、血压或心率等方面没有显著性差异。然而，研究发现联合治疗能够改善那些头颅 CT 和脑电图正常，而且到 14 天时能够经口喂养的患儿的存活率。

甘露醇

一项随机对照试验提供了关于甘露醇对围产期窒息患儿疗效的证据不充足。

140

阿片拮抗剂

在一篇系统综述中没有发现评估阿片拮抗剂对于围产期窒息患儿死亡率或神经发育结局的影响的随机对照试验。

空气复苏（与纯氧复苏比较）

两篇系统综述发现使用空气复苏的患儿与用纯氧复苏的患儿相比有较低的死亡率，但是缺氧缺血性脑病的比率没有显著性差异。我们没有发现高质量的关于空气复苏与纯氧复苏患儿神经发育结局比较的随机对照试验。

不太可能有效

预防性抗惊厥剂

一篇包括 3 项小型的方法有缺陷的随机对照试验的系统综述发现，有围产期窒息的足月儿应用巴比妥类药物和不用药物相比，在死亡率和神经发育结局方面没有显著性差异。

定义 围产期窒息的临床诊断基于几个标准，最主要的两个是：心肺和神经系统受抑制的证据，定义为生后 5 分钟 Apgar 评分仍然小于 7 分；急性缺氧性损害伴酸血症的证据，定义为动脉血 pH 值小于 7 或碱剩余大于 12mmol/L[1]。对于许多情况下，尤其是在资源缺乏的国家，评估胎儿或新生儿酸血症是不太可能的。在产后即刻采取复苏时，不太可能分辨神经系统和心肺抑制是继发于缺氧缺血，还是继发于其他情况如胎－母感染或代谢性疾病。因此，经常是对可疑的围产期窒息就采取复苏和早期处理，而不是在确定围产期窒息后才开始复苏和早期处理[2-4]。

发病率/患病率 围产期窒息的发病率的估计因所用的定义而变化。在资源丰富的国家，重度围产期窒息（导致死亡或严重神经损伤）的发病率大约为 1/1000 活产儿[5, 6]。在资源缺乏的国家，围产期窒息可能更常见。来自这些地区的以医院为基础的研究数据表明：发病率为（5～10）/1000 活产儿[7-9]。然而，这些数据很可能低估资源缺乏国家围产期窒息的真正社区发病率。

病因/危险因素 围产期窒息可以发生于宫内、产程和分娩过程中或生后即刻。其原因有许多，包括胎盘早剥，脐带受压，麻醉药或镇静剂经胎盘进入胎儿体内，宫内肺炎，重度胎粪吸入，先天性心脏病或肺部异常和产伤。生后窒息的原因有气道阻塞，母亲服用能够导致呼吸抑制的阿片类药物或先天性败血症。

预后 在全世界，围产期窒息是新生儿死亡和获得性脑损伤的主要原因[9]。其预后取决于窒息的严重性。只有少数窒息后重度脑病的患儿没有残障[5]。然而，关于围产期窒息的长期预后，如脑瘫、发育延迟、视听损伤和学习行为问题等的基于人群的数据是有限的。在窒息事件后，可能还有机会进行干预来减少脑损伤。脑损伤的第一阶段是早期细胞死亡，是细胞能量储备的原发耗竭。早期细胞死亡可以发生于数分钟内。立即复苏以恢复供氧和血液循环旨在限制损伤的范围。第二
141 阶段的神经元损伤可以发生于初始损伤的数小时后。在这一过程中被认为重要的机制包括：氧自由基产生、细胞内钙内流和凋亡。复苏后阶段的治疗旨在阻断这些过程，从而限制继发的细胞损伤并减少脑损伤范围。

请参见《临床证据》中文全版本和英文网络版获取全文和参考文献。

儿童睡眠障碍

142

检索时间：2005 年 6 月
原作者：Paul Montgonery，Danielle Dunne
董霄松　韩芳　译

儿童睡眠紊乱的治疗措施效果如何？

很可能有效

消退和逐步消退疗法

有一篇系统综述和一项附加的随机对照试验均发现与安慰剂相比，消退和逐步消退疗法都能改善其他方面健康儿童的入静并能减少其夜间觉醒的次数。多项随机对照试验表明以逐步消退疗法为基础无论单用或与睡眠卫生联合均能改善重度学习障碍患儿的睡眠评分。该系统综述找到的一项随机对照试验对比分析了逐步消退疗法与睡眠卫生的效果，发现二者在改善相对其他方面健康的儿童卧床时发脾气方面的疗效相似。

睡眠卫生（应用于其他方面健康的儿童）

一项由系统综述找到的随机对照试验发现，与安慰剂相比睡眠卫生习惯干预可以减少其他方面健康的儿童卧床时发脾气的程度。逐步消退治疗和睡眠卫生在减少卧床时发脾气方面疗效相同。

益害相当

褪黑素（应用于其他方面健康的儿童）

一项由系统综述找到的随机对照试验发现与安慰剂相比，褪黑素能改善其他方面健康儿童的入睡和延长睡眠时间。该研究未发现患儿在睡眠潜伏期和睡醒时间方面与对照组存在显著性差异。系统综述中提到的另一项随机对照试验发现褪黑素能改善睡眠的结局，但未报告显著性，而且研究组之间存在异质性。目前对于褪黑素长期应用的效果知之甚少，而且市售产品的质量也可能不同。

效果不明

抗组胺类药物

我们未发现关于抗组胺类药物应用于儿童睡眠紊乱的系统综述或随机对照试验。

行为治疗联合苯二氮䓬类或联用氯醛及其衍生物

我们未发现关于行为治疗联合苯二氮䓬类或联合氯醛及其衍生物应用于儿童睡眠紊乱的系统综述或随机对照试验。

体育锻炼

我们未发现关于体育锻炼应用于儿童睡眠紊乱的系统综述或随机对照试验。

光照治疗

我们未发现关于光照治疗应用于儿童睡眠紊乱的系统综述或随机对照试验。

143 **褪黑素（应用于伴有躯体或学习障碍的儿童）**

一项随机对照试验发现与安慰剂相比，癫痫患儿应用褪黑素可以改善睡眠评分，表现在睡眠评分基线水平的变化。但组间实际睡眠评分的中位值没有显著性差异。目前对于褪黑素长期应用的效果知之甚少，而且市售产品的质量也可能不同。

睡眠卫生（应用于伴有躯体或学习障碍的儿童）

我们未发现有关单独应用睡眠卫生对躯体疾患或学习障碍儿童影响的系统综述和随机对照试验。一项随机对照试验发现联用睡眠卫生和逐步消退疗法可以改善有严重学习障碍儿童的睡眠评分。

睡眠限制

我们未发现关于睡眠限制应用于儿童睡眠紊乱的系统综述或随机对照试验。

儿童异态睡眠的治疗措施效果如何？

效果不明

抗组胺类

我们未发现关于抗组胺类药物应用于儿童异态睡眠的系统综述或随机对照试验。

行为治疗联合苯二氮䓬类或联用氯醛及其衍生物

我们未发现关于行为治疗联合苯二氮䓬类或联合氯醛及其衍生物应用于儿童异态睡眠的系统综述或随机对照试验。

体育锻炼

我们未发现关于体育锻炼应用于儿童异态睡眠的系统综述或随机对照试验。

消退和逐步消退疗法

我们未发现消退和逐步消退疗法应用于儿童异态睡眠疗效的系统综述或随机对照试验。

光照治疗

我们未发现关于光照治疗应用于儿童异态睡眠的系统综述或随机对照试验。

褪黑素

一项随机对照试验发现褪黑素能降低癫痫患儿的异态睡眠评分，但该项随机对照试验是根据癫痫的病情而不是睡眠障碍的情况选择患儿。我们未发现关于褪黑素应用于其他方面健康儿童异态睡眠的系统综述或随机对照试验。目前对于褪黑素的长期疗效知之甚少，销售产品的质量也可能参差不齐。

安全性/保护性措施

我们未发现关于安保措施应用于儿童异态睡眠的系统综述或随机对照试验。

按计划唤醒 144

我们未发现关于按计划唤醒应用于儿童异态睡眠的系统综述或随机对照试验。

睡眠卫生

我们未发现关于睡眠卫生应用于儿童异态睡眠的系统综述或随机对照试验。

睡眠限制

我们未发现关于睡眠限制应用于儿童异态睡眠的系统综述或随机对照试验。

定义 睡眠障碍国际分类 2（ICSD-2）定义了超过 80 种的睡眠障碍，其中的多数像成人一样，也适用于儿童——尽管方式不同[1]。睡眠问题可以粗略地分为三个方面：睡眠过多或睡眠过少（统称为睡眠紊乱）和异态睡眠。**睡眠紊乱**是指那些引起白天过度嗜睡或难以入睡及维持持续睡眠的疾患，这些疾患可能是内源性的、外源性的或昼夜节律性睡眠障碍。睡眠紊乱包括原发性失眠、原发性嗜睡、发作性睡病、呼吸相关性睡眠障碍和昼夜节律性睡眠障碍。**异态睡眠**是指那些意想不到的主要发生于睡眠中的现象。这些现象通常是由于生理系统在不恰当的时间激活所导致的。异态睡眠包括：噩梦、睡眠惊恐发作和梦游等障碍。**有躯体或学习障碍的儿童**：睡眠问题在这一群体中往往

患病率更高、病情更严重。例如，疼痛可能导致睡眠紊乱，为使儿童睡得更好付出更多的关注很可能有助于患儿康复。据文献报道，与睡眠紊乱相关的躯体疾患范围很广泛，但大多数情况下，研究数量有限，发生机制也不清楚。视觉障碍的儿童更易于有睡眠 24 小时节律方面的问题，因为他们对光的感知力很差，诱发睡眠的始动因素丧失。目前已知许多药物会导致睡眠障碍，例如不少抗癫痫药物会引起嗜睡。学习障碍一词包含了多种不同情况，但其中的某些疾病以睡眠紊乱为主要症状，如 Smith-Magenis、Prader-Willi 和 Williams 综合征。其他疾病如 Down 综合征和黏多糖症则均与睡眠呼吸障碍有关。对这些儿童的治疗需要注意处理他们的特殊情况，这些可能是解剖学或神经方面的问题。尽管如此，很大一部分睡眠障碍应被视为是可以治疗的，并需要认真评估[2,3]。

发病率/患病率 睡眠问题，一般像入睡困难和夜间频繁觉醒会累及大约 20%～30% 年龄在 1～5 岁的儿童，但文化差异可能有一定的影响[4-7]。这些睡眠紊乱通常持续到儿童后期[8]：研究发现年龄在 15～48 个月时罹患睡眠问题的儿童中约 40%～80% 的在 2～3 年后持续存在睡眠障碍[9]。幼儿中睡眠障碍以入睡困难和夜间频繁觉醒为主，其发生率为 20%～25%[10]。睡眠障碍的第二个发生高峰在青春期，睡眠时间方面的问题包括睡眠时相延迟综合征出现。这类儿童很难按时入睡，因而也很难在早晨按时起床上学。在各年龄段，睡眠呼吸障碍的发生率大约为 2%[11]。发作性睡病的患病率在美国大约为（4～6）/10 000，其症状出现在人生的第二个十年[12]。**有躯体疾患或学习障碍的儿童**：睡眠障碍的发生率在有躯体疾患和学习障碍的儿童中更高，患有躯体疾患和学习障碍的 6 岁以上儿童中有 86%、6～11
145 岁儿童中有 81%、12～16 岁儿童中有 77% 罹患有严重的睡眠障碍[13]。我们没有发现睡眠紊乱和异态睡眠各自的患病率资料。

病因/危险因素 有关儿童睡眠障碍病因学的证据十分有限，但婴儿快动眼睡眠（REM—积极睡眠）的比例明显高于成人。REM 通常与觉醒有关，而有睡眠障碍的婴儿在这样的觉醒后往往需要帮助才能重新入睡[14]。与睡眠障碍有关的因素包括曾患肠痉挛[15]、头胎儿[16]或消极气质[17]（如感觉阈值低、负性情绪和适应力差）。其他的因素还包括诸如早产和出生低体重，但有关证据却相互矛盾。这些因素可能影响睡眠障碍的起病，但影响睡眠障碍病情持续的因素可能有所不同。父母关注过多可能与儿童睡眠障碍的持续有关[18]。

预后 如不予治疗，有白天过度嗜睡和夜间觉醒的儿童可能伴发白天功能受损，其父母可能面临更大的压力。除此之外，异态睡眠患儿意外受伤的危险大增。在 15～48 个月年龄段罹患睡眠障碍的儿童中，约 40%～80% 的在 2～3 年后持续存在睡眠不好[9]。**有躯体疾患或学习障碍的儿童**：有学习困难和睡眠紊乱的儿童比没有睡眠问题者行为方面出现问题的可能性更大。这自然会影响父母的生活质量，增加双亲的压力，母亲们更少关爱孩子，夫妻不和[13, 20]。对于癫痫患儿，睡眠障碍可能使病情恶化，长时间缺乏睡眠可能增加癫痫发作的频率。

请参见《临床证据》英文网络版获取全文和参考文献。

婴儿猝死综合征

检索时间：2005 年 7 月

原作者：David Creery，Angelo Mikrogianakis
姜玉武 译 秦炯 校 桂永浩 审

干预措施对降低婴儿猝死综合征的危险的效果如何？

肯定有效

建议避免俯卧睡眠*

1 篇非系统综述和 12 项观察性研究发现，在 8 项鼓励非俯卧睡眠的行动和 7 项包括非俯卧睡眠建议在内的其他建议实施后，婴儿猝死综合征的发病率有所下降。

很可能有效

建议避免烟草烟雾暴露*

1 篇非系统综述和 4 项观察性研究发现有限的证据表明，在一些旨在减少发生婴儿猝死的危险因素（包括烟草烟雾暴露）的行动实施之后，婴儿猝死综合征的发病率有所下降。一项观察性研究发现吸烟和婴儿猝死危险增加有关联性。两项观察性研究发现建议母亲避免烟草烟雾暴露的全国性运动引起母亲吸烟率的下降。

效果不明

建议避免与家长共睡一张床*

1 项观察性研究发现，在一项旨在减少婴儿猝死的一些危险因素的行动（包括建议避免与家长共睡一张床）实施之后，婴儿猝死综合征的发病率有所下降。但是并不清楚这样的效果是否明确地归功于避免与家长共睡一张床的建议。

建议避免过度保暖、过度包裹*

1 篇非系统综述和 1 项观察性研究发现有限的证据表明，一些旨在减少婴儿猝死的一些危险因素（包括避免过度保暖、过度包裹）的行动实施之后，婴儿猝死综合征的发病率有所下降。但是并不清楚这样的效果是否明确地归功于避免过度保暖、过度包裹的建议。

建议避免睡软床垫*

我们没有找到避免睡软床垫具有防止婴儿猝死综合征作用的证据。

建议母乳喂养*

1 篇非系统综述和 3 项观察性研究发现，在一些旨在减少婴儿猝死的一些危险因素（包括建议母乳喂养）的行动实施之后，婴儿猝死综合征的发病率有所下降。但是并不清楚这样的效果是否明确地归功于建议母乳喂养。

建议促进使用安慰器*

一篇系统综述发现了有关建议应用安慰器在预防婴儿猝死综合征的效果方面的尚不充足的证据。

* 仅有观察性证据；不太可能进行随机对照试验。 147

定义 婴儿猝死综合征（sudden infant death syndrome，SIDS）是指经综合分析临床病史、死亡现场和死后尸检情况后，仍无法解释的 1 岁以下婴儿的突然死亡。

发病率/患病率 不同时期不同国家 SIDS 发病率不同（1996 年每千名活产婴儿 SIDS 发病率：荷兰 0.3，日本 0.4，加拿大 0.5，英格兰和威尔士 0.7，美国 0.8，澳大利亚 0.9）[1]。

病因/危险因素 由定义可知，SIDS 病因不明。观察性研究表明，SIDS 与许多危险因素包括俯卧睡眠[2,3]、出生前后烟草烟雾暴露[4]、睡软床垫[5,6]、过度保暖或过度包裹（参见网络版的表 A，B，C）[7,8]、与家长共睡一张床（尤其是与吸烟的母亲）[9,10]、缺乏母乳喂养[11,12]、较少用安慰器有关[7,13]。SIDS 患儿同胞的 SIDS 发病率高[14,15]。

预后 此症无需谈预后。

请参见《临床证据》中文全版本和英文网络版获取全文和参考文献。

儿童尿路感染

检索时间：2005 年 12 月
原作者：James Larcombe
黄建萍　译　杜军保　校　桂永浩　审

儿童急性尿路感染治疗效果如何?

很可能有效

抗生素（比安慰剂更有效）*

一致认为，与安慰剂相比，抗生素治疗尿路感染更有效。在有症状的急性儿童尿路感染中进行抗生素的安慰剂对照实验被认为是不道德的。

口服抗生素（在无严重膀胱输尿管反流或肾瘢痕的儿童中，与初始静脉应用抗生素效果相同）

一篇系统综述中的随机对照试验发现，在 2 岁及以下首次确诊为尿路感染的儿童中，单独口服头孢菌素，与 3 天静脉应用头孢菌素加继续口服头孢菌素的方案比较，在 6 个月时的发热持续时间、再感染率、肾瘢痕或瘢痕程度上无显著性差异。该随机对照试验发现，在Ⅲ～Ⅳ级膀胱输尿管反流儿童中，与单独口服治疗相比，初始静脉治疗加口服治疗减少 6 个月时的肾瘢痕形成，但证据较弱。

* 基于一致的意见，以安慰剂作对照的随机对照试验被认为是不合伦理的。

效果不明

立即经验性抗生素治疗（与基于显微镜和培养结果的延迟治疗比较，效果不明）

我们没有发现有关急性儿童尿路感染早期经验性治疗与基于显微镜或培养结果的延迟治疗比较的随机对照试验。一项随机对照试验的回顾性分析显示，在小于 2 岁的尿路感染儿童中，发热后 24 小时与 24 小时内给予头孢菌素治疗比较，两者在肾瘢痕的危险性方面无显著性差异。

不太可能有效

初始静脉应用抗生素长疗程（7～14 天）（在急性肾盂肾炎儿童中，与静脉应用抗生素短疗程［3～4 天］相比无明显有效性）

一篇系统综述发现，在急性肾盂肾炎儿童中，初始静脉应用抗生素长疗程（7～14 天）与短疗程（3～4 天）比较，在治疗后菌尿持续存在、6～12 个月时反复尿路感染、3～6 个月时肾瘢痕形成方面无显著性差异。

口服抗生素长疗程（7～14 天）（在无肾脏及泌尿道畸形的非复发性下尿路感染中，与短疗程［2～4 天］相比无明显有效性）

一篇系统综述发现，在无肾脏及尿路异常病史并判断无急性肾盂肾炎的儿童中，同一种抗生素口服长疗程（7～14 天）与短疗程（2～4 天）相 149
比，在治疗后 7 天时的治愈率方面无显著性差异。另一系统综述发现，任一种抗生素的 7～14 天疗程与 3 天疗程比较，治愈率无显著性差异。但疗程越长可能不良反应越多。

很可能无效甚至有害

抗生素的延误治疗（>4 天）

我们未发现有关随机对照试验。五项回顾性研究发现，中到长期的延误治疗（4 天～7 年）可能与肾瘢痕危险性增加相关。

单剂口服抗生素疗法（与长疗程［7～10 天］相比效果差）

一篇系统综述发现：与口服阿莫西林长疗程（10 天）相比，单剂口服阿莫西林降低了 3～30 天时的治愈率。另一系统综述发现，与 7～14 天疗程相比，任一种抗生素一天或单剂给药方案增加治疗失败率。

预防儿童尿路感染复发的干预措施效果如何？

很可能有效

免疫疗法

一项儿童反复尿路感染的随机对照试验发现，与加用安慰剂比较，在抗生素治疗的同时加用匹多莫德（免疫治疗药物）降低复发。第二项随机对照试验比较大肠杆菌抗原提取物与抗生素，发现两者的 6 个月以上女孩的尿路感染发病率无显著性差异。

预防性抗生素

一篇系统综述发现，与安慰剂或不治疗相比，预防性抗生素（复方新诺明、呋喃妥因 10 周～12 个月）减少儿童尿路感染的复发。一项随机对照试验发现，与甲氧苄氨嘧啶相比，呋喃妥因减少 6 个月内尿路感染的复发。然而，较多儿童由于呋喃妥因的不良反应而中断治疗。我们没有发现有关评价预防性抗生素治疗最佳持续时间的随机对照试验。关于抗生素与免疫治疗药物的比较，见免疫疗法部分。

不太可能有效

轻度功能异常的外科矫治

我们未发现有关随机对照试验。一项观察性研究表明，有轻度异常的儿童不会发展成为肾瘢痕，因此，外科治疗可能无益。

中一重度膀胱输尿管反流的外科矫治（Ⅲ～Ⅳ级，与内科治疗效果相同，但有手术危险性）

一篇系统综述发现，对中到重度膀胱输尿管反流的儿童而言，尽管外科手术消除了反流，但手术治疗与内科治疗（预防性抗生素治疗）相比，两者在治疗后 1～5 年尿路感染或其并发症方面无显著性差异。该综述中的一项随机对照试验长期随访发现，5 年后两种治疗措施均罕见发生新的肾瘢痕。一项随机对照试验发现，对于中到重度双侧膀胱输尿管反流和双侧肾病的
150 儿童，与外科手术治疗相比，内科治疗 10 年使肾小球滤过率有较大的，但无统计学意义的降低。该随机对照试验样本量太小，无法观察到双侧肾病儿童外科手术的临床有效性。

定义 尿路感染（urinary tract infection，UTI）为每 ml 尿中存在细菌集落单位＞10^5。较低的细菌计数可能具有临床意义，尤其是在男孩及导尿管获得的样本。耻骨上穿刺术得到的典型尿路感染病原菌生长，被认为具有临床意义。在实践中，基于不同的危险性和不同的治疗方法，分为 3 个年龄段：1 岁以下；幼儿（1～4 岁、5 岁或 7 岁，取决于信息来源）；年长儿童（直至 12～16 岁）。再发 UTI 定义为新病原菌引起的再感染。复发 UTI 定义为由同一病原菌引起的感染。

发病率/患病率 小于 3 个月龄的男孩更易患尿路感染；此后，女孩发病率显著增高。UTI 真实发病率的评估有赖于诊断和调查频率。在儿童期，至少 8% 的女孩和 2% 男孩患有一次 UTI[1]。

病因/危险因素 正常尿路是无菌的，如果肠道菌群中有致病性强的细菌或儿童处于免疫抑制状态，肠道菌群的污染可能会导致尿路感染。在新生儿中，可以通过其他途径感染。**大肠杆菌**占所有病原菌的 75%，**变形菌**更常见于男孩（大约为感染的 30%）。首次 UTI 进行检查的儿童中，**阻塞性畸形**占 0～4%，**膀胱输尿管反流**占 8%～40%[2]。12 项队列研究的 Meta 分析（537 例儿童因 UTI 住院，1062 个肾脏）发现，DMSA 闪烁显像显示所有肾脏中的 36% 有肾瘢痕形成，排尿性

膀胱尿道造影显示有膀胱输尿管反流的儿童中 59% 至少有一个肾脏有瘢痕形成（总阳性似然比 1.96，95% CI 1.51～2.54；总阴性似然比 0.71，95% CI 0.58～0.85），各研究间似然比存在异质性，作者的结论是：入院儿童中，膀胱输尿管反流是一个较弱的肾脏损害的预测指标[3]。因此，尽管膀胱输尿管反流是不良预后的主要危险因素，其他因素（有些还尚未被认识）也很重要。**家族史**：膀胱输尿管反流本身具有家族性：在一篇综述中，同胞中的反流发病率为 26%（一组无症状的同胞）～86%（有尿路感染病史的同胞），而正常人群发病率<1% [4]。虽然在有肾脏损害的儿童中，某些基因变异似乎更常见，但还并没有证实特定的基因与不良结果之间有明确的联系[5]。局部或全身的免疫问题也可能是发生尿路感染的因素。

预后

复发：一项来自美国的研究显示，78% 的女孩和 71% 的男孩在尿路感染后的第一年内复发，45% 的女孩和 39% 的男孩在感染的第一年后复发[6]。**膀胱输尿管反流**：在一项纵向研究中，84% 的儿童（572 名患有尿路感染和膀胱输尿管反流的儿童）在 5 至 15 年间的医疗随访中病情自愈[7]。**肾瘢痕形成**：一篇关于儿童尿路感染影像学的系统综述显示，首次诊断尿路感染的 1～2 年内，5%～15% 的儿童发生肾瘢痕（以静脉肾盂造影［IVP］或二巯基琥珀酸扫描［DMSA］评价）[2]，其中 32%～70% 的瘢痕是在最初评估时被发现的，提示预先存在瘢痕的比例较高，这可能是由于先前未被认知的感染所致[2]，尽管 3 年的研究中准入率逐渐增加，但这一百分数基本保持不变。一项 12 个队列研究的 Meta 分析（537 例因尿路感染住院患儿，1062 个肾 151
脏）发现，DMSA 闪烁显像显示所有肾脏中的 36% 有肾瘢痕形成，排泄性膀胱尿道造影显示有膀胱输尿管反流的儿童中 59% 至少有一个肾脏形成瘢痕（总阳性似然比 1.96，95% CI 1.51～2.54；总阴性似然比 0.71，95% CI 0.58～0.85）。然而，各研究间似然比存在异质性。作者得出结论：在入院儿童中，膀胱输尿管反流是一个较弱的肾脏损害的预测因子[3]。一项在英国进行的基于人群的回顾性研究显示，4.3% 的男孩和 4.7% 的女孩发生瘢痕（首次因尿路感染准入后，用 DMSA 扫描评估）[8]。**新的或进展性的肾瘢痕形成和反复尿路感染**：上述系统综述报告了 4 项至少有 2 年随访的研究：1.6%～23% 的儿童形成新的肾瘢痕，6%～34% 的儿童已有的肾瘢痕进展[2]。但尚不清楚是否新瘢痕的数据包括了任何一个以往无瘢痕的儿童。最高的瘢痕形成率与尿路感染的最高反复率有关[2]。进一步研究显示，5 岁及以上的儿童中，反复尿路感染者中 64/118（55%）有 DMSA 扫描结果异常，而“首次尿路感染”者中 7/44（15%）有瘢痕形成（导致瘢痕复发的 OR 6.3；95% CI 2.6～15.2）[9]。然而，对年长儿而言，反复尿路感染作为导致瘢痕形成的危险因素的作用较弱：一项研究[10]显示，对于最初3或4岁时扫描正常的儿童，3岁儿童中有5/176（3%）和4岁儿童中有0/179（0%）在2～11年后形成瘢痕。这些形成瘢痕的儿童中，4/5（80%）有明确的反复尿路感染病史，发作次数均≥3次（导致瘢痕形成复发的OR 11.5；95% CI 1.3～106.1）[10]。另一项用5年系列DMSA闪烁显像评价肾瘢痕形成危险性的研究（287例伴有严重膀胱输尿管反流、对任何一例尿路感染应用内科或外科手术治疗的儿童）发现，不管感染的治疗方式如何，幼龄儿（<2岁）比年长儿肾瘢痕形成的危险性更高（5年DMSA扫描恶化的比例：幼龄儿21/86［24%］，年长儿27/201［13%］；RR 1.82，95% CI 1.09～3.03）[11]。且很可能当年长儿发现有瘢痕时，先前已经有过一次或多次尿路感染，但未被诊断出。许多儿童肾脏损害的易感性随着年龄的增长而逐渐丧失。**长期预后**：一项在英国进行的长期随访研究发现，肾瘢痕和膀胱输尿管反流并存或仅有其中之一但随后出现明确的尿路感染的患儿，与没有这些表现的儿童相比，进展性肾脏损害的危险性有所增加（进展性肾脏损害的RR 17，95% CI 2.5～118）[6]。肾瘢痕的形成可能与进一步出现的并发症有关：肾脏发育差、成人肾盂肾炎反复发作、肾小球功能受损、早期高血压及终末肾衰竭[12-15]。反复尿路感染和严重膀胱输尿管反流并存及首次出现症状时即已存在肾瘢痕者预后最差。

请参见《临床证据》中文全版本和英文网络版获取全文和参考文献。

糖尿病肾病

检索时间：2005 年 11 月

原作者：Michael Shlipak

周翔海 译 纪立农 校 钱荣立 审

1 型糖尿病合并早期肾病的人群治疗效果如何？

肯定有效

血管紧张素转换酶抑制剂（减少向晚期肾病的进展）

一篇系统综述发现，在血压正常且伴有微量白蛋白尿的 1 型糖尿病人群中，与安慰剂或对照相比，血管紧张素转换酶抑制剂（卡托普利、赖诺普利、依那普利、培哚普利和雷米普利）可减少向大量白蛋白尿的进展并增加该类患者向正常白蛋白尿的恢复。我们尚未发现在 1 型糖尿病合并早期肾病人群中比较血管紧张素转换酶抑制剂和血管紧张素Ⅱ受体拮抗剂或评价联合应用血管紧张素转换酶抑制剂与血管紧张素Ⅱ受体拮抗剂的随机对照试验。

血糖控制（减少向晚期肾病的进展）

一篇系统综述发现，在白蛋白排泄正常或微量白蛋白尿的 1 型糖尿病人群中，与常规控制相比，强化血糖控制可减少糖尿病肾病的进展。该综述发现强化血糖控制和常规控制在严重低血糖发生率上无显著性差异。该综述还发现与采用常规多次胰岛素注射相比，接受持续皮下胰岛素输注的人群糖尿病酮症酸中毒的发生率较高。

效果不明

血管紧张素Ⅱ受体拮抗剂

我们尚未发现在 1 型糖尿病合并早期肾病人群中比较血管紧张素Ⅱ受体拮抗剂与安慰剂对全因死亡率、终末期肾病发生率或心血管事件（脑卒中、心衰和心肌梗死）发生率等结局的影响方面的系统综述或随机对照试验。由于已确定血管紧张素转换酶抑制剂的益处以及这两类药物的相似性，因此长期安慰剂对照的随机对照试验是不符合伦理的。我们尚未发现在 1 型糖尿病合并早期肾病的人群中比较血管紧张素Ⅱ受体拮抗剂和血管紧张素转换酶抑制剂或评价联合应用血管紧张素Ⅱ受体拮抗剂和血管紧张素转换酶抑制剂的随机对照试验。

限制蛋白质摄入

我们尚未发现在 1 型糖尿病合并早期肾病的人群中比较正常饮食与低蛋白饮食对进展为晚期肾病、全因死亡率、终末期肾病发生率或心血管事件（脑卒中、心衰和心肌梗死）发生率的结局的影响方面的系统综述或随机对照试验。

严格控制血压

我们尚未发现在 1 型糖尿病合并早期肾病的人群中比较正常饮食与低蛋
153 白饮食对进展为晚期肾病、全因死亡率、终末期肾病发生率或心血管事件（脑卒中、心衰和心肌梗死）发生率的结局的影响方面的系统综述或随机对照试验。

---

1 型糖尿病合并晚期肾病的人群治疗效果如何？

肯定有效

血管紧张素转换酶抑制剂

一项在 1 型糖尿病合并晚期肾病人群进行的随机对照试验发现，与安慰剂相比，卡托普利（一种血管紧张素转换酶抑制剂）可减少在治疗 3 年中肾脏移植、终末期肾病或死亡的联合结局。我们尚未发现在 1 型糖尿病合并晚期肾病的人群中比较血管紧张素Ⅱ受体拮抗剂和血管紧张素转换酶抑制剂或评价联合应用血管紧张素转换酶抑制剂和血管紧张素Ⅱ受体拮抗剂的随机对照试验。

效果不明

血管紧张素Ⅱ受体拮抗剂

我们尚未发现在 1 型糖尿病合并晚期肾病的人群中比较安慰剂和血管紧张素Ⅱ受体拮抗剂对全因死亡率、终末期肾病发生率或心血管事件（脑卒中、心衰和心肌梗死）发生率的结局的影响方面的随机对照试验。由于已确定血管紧张素转换酶抑制剂的益处和这两类药物的相似性，长期安慰剂对照的随机对照试验是不符合伦理的。我们尚未发现在 1 型糖尿病合并晚期肾病的人群中比较血管紧张素Ⅱ受体拮抗剂和血管紧张素转换酶抑制剂或评价联合应用血管紧张素Ⅱ受体拮抗剂和血管紧张素转换酶抑制剂的随机对照试验。

血糖控制

我们尚未发现在 1 型糖尿病合并晚期肾病的人群中比较常规血糖控制与强化血糖控制对全因死亡率、终末期肾病发生率或心血管事件（脑卒中、心衰和心肌梗死）发生率的结局的影响方面的系统综述或随机对照试验。

限制蛋白质摄入

一项小型的随机对照试验发现在4年内，与普通蛋白质摄入相比，低蛋白质饮食减少1型糖尿病合并晚期肾病的人群终末期肾病的累计发生率。该随机对照试验规模小，由于治疗的性质，无论参加者还是研究者都无法保持对随机结果的盲态。

严格控制血压

我们尚未发现在1型糖尿病合并晚期肾病的人群中比较常规控制血压和严格控制血压对全因死亡率、终末期肾病发生率或心血管事件（脑卒中、心衰和心肌梗死）发生率的结局的影响方面的系统综述或随机对照试验。

2型糖尿病合并早期肾病的人群治疗效果如何？ 154

肯定有效

血管紧张素转换酶抑制剂

一项随机对照试验发现，与安慰剂相比，依那普利可减少2型糖尿病合并早期肾病的人群向晚期肾病的进展。一项随机对照试验在糖尿病合并早期肾病的人群中通过亚组分析比较了雷米普利和安慰剂，结果显示雷米普利可减少心肌梗死、脑卒中或心血管源性死亡的联合结局。一项随机对照试验比较了极低剂量的雷米普利和安慰剂，发现两组在死亡率、终末期肾病、脑卒中、心力衰竭或心肌梗死方面无显著性差异。一项对糖尿病合并肾病的人群进行的系统综述发现，在3年内，血管紧张素转换酶抑制剂可减少糖尿病合并微量白蛋白尿人群向晚期肾病的进展，但该综述未按糖尿病类型对结果进行分层。一项在2型糖尿病合并早期肾病的人群中进行的随机对照试验比较了应用血管紧张素转换酶抑制剂依那普利和血管紧张素Ⅱ受体拮抗剂替米沙坦，发现在治疗5年后两组在肾小球滤过率的改变、死亡率、脑卒中、心衰或心肌梗死方面无显著性差异。我们尚未发现在2型糖尿病合并早期肾病的人群中评价联合应用血管紧张素转换酶抑制剂和血管紧张素Ⅱ受体拮抗剂的系统综述或随机对照试验。

血管紧张素Ⅱ受体拮抗剂

一项在高血压合并微量白蛋白尿的2型糖尿病人群中进行的随机对照试验发现，与安慰剂相比，在治疗两年后，血管紧张素Ⅱ受体拮抗剂厄贝沙坦(Irbesartan) 300 mg可减少早期肾病向晚期肾病的进展，而使用厄贝沙坦150 mg未显著减少早期肾病向晚期肾病的进展。一项在2型糖尿病合并早期肾病的人群中进行的随机对照试验比较了应用血管紧张素Ⅱ受体拮抗剂替米沙坦和血管紧张素转换酶抑制剂依那普利，发现在治疗5年后两组在肾小球滤过率、死亡率、脑卒中、心衰或心肌梗死的改变方面无显著性差异。

我们尚未发现在2型糖尿病合并早期肾病的人群中评价联合应用血管紧张素Ⅱ受体拮抗剂和血管紧张素转换酶抑制剂的系统综述或随机对照试验。

严格控制血压（减少向晚期肾病的进展）

一项在2型糖尿病合并早期肾病且基线血压在正常范围的人群中进行的随机对照试验发现，在治疗5年后，与一般的舒张压目标（80～89 mmHg）相比，更低的舒张压目标（基线下10 mmHg）可减少从微量白蛋白尿向大量白蛋白尿的进展。

效果不明

血糖控制

我们尚未发现评价血糖控制对2型糖尿病合并早期肾病的人群进展为晚期肾病、全因死亡率、终末期肾病发生率或心血管事件（脑卒中、心衰和心肌梗死）发生率的结局的影响方面的系统综述或随机对照试验。

155 **限制蛋白质摄入**

我们尚未发现评价限制蛋白质摄入对2型糖尿病合并早期肾病的人群进展为晚期肾病、全因死亡率、终末期肾病发生率或心血管事件（脑卒中、心衰和心肌梗死）发生率的结局的影响方面的系统综述或随机对照试验。

2型糖尿病合并晚期肾病的人群治疗效果如何？

肯定有效

血管紧张素Ⅱ受体拮抗剂

我们发现了两项随机对照试验，比较血管紧张素Ⅱ受体拮抗剂与安慰剂以及血管紧张素Ⅱ受体拮抗剂与血管紧张素转换酶抑制剂对进展为终末期肾病、心血管事件和全因死亡率的影响。一项在2型糖尿病合并晚期肾病的人群中进行的随机对照试验发现，与安慰剂相比，在治疗3.4年后，氯沙坦可减少向终末期肾病的进展，而在致命的或非致命的心血管事件或任何原因引起的死亡方面无显著性差异。另一项在2型糖尿病合并晚期肾病的人群中进行的随机对照试验发现，在治疗2.6年后，厄贝沙坦和安慰剂之间在进展为终末期肾病或任何原因引起的死亡方面无显著性差异。该试验还发现与安慰剂相比，厄贝沙坦可减少充血性心力衰竭的发生率，而在复合心血管结局、心血管死亡、心肌梗死、脑血管事件或心脏血运重建方面无显著性差异。在这两项随机对照试验中，如果发生高钾血症，则不再继续使用血管紧张素Ⅱ受体拮抗剂。我们尚未发现在2型糖尿病合并晚期肾病的人群中评价联合应用血管紧张素Ⅱ受体拮抗剂和血管紧张素转换酶抑制剂的系统综述或随机对照试验。

效果不明

血管紧张素转换酶抑制剂

我们尚未发现在 2 型糖尿病合并晚期肾病的人群中比较血管紧张素转换酶抑制剂与安慰剂，比较血管紧张素转换酶抑制剂与血管紧张素Ⅱ受体拮抗剂，或评价联合应用血管紧张素转换酶抑制剂和血管紧张素Ⅱ受体拮抗剂以评估对全因死亡率、终末期肾病发生率或心血管事件（脑卒中、心衰和心肌梗死）发生率的结局的影响方面的系统综述或随机对照试验。

血糖控制

我们尚未发现关于血糖控制对 2 型糖尿病合并晚期肾病的人群的全因死亡率、终末期肾病发生率或心血管事件（脑卒中、心衰和心肌梗死）发生率的结局的影响方面的系统综述或随机对照试验。

限制蛋白质摄入

我们尚未发现评价限制蛋白质摄入对 2 型糖尿病合并晚期肾病的人群的全因死亡率、终末期肾病发生率或心血管事件（脑卒中、心衰和心肌梗死）发生率的结局的影响方面的系统综述或随机对照试验。

严格控制血压 156

我们尚未发现评价严格控制血压对 2 型糖尿病合并晚期肾病的人群的全因死亡率、终末期肾病发生率或心血管事件（脑卒中、心衰和心肌梗死）发生率的结局的影响方面的系统综述或随机对照试验。

定义 糖尿病肾病是在糖尿病人群中，以间隔 3～6 个月至少 2 次白蛋白尿为特征的临床综合征。糖尿病肾病通常伴有高血压、尿蛋白逐渐增加以及肾功能下降。1 型糖尿病共分为 5 个阶段（见表 1）T。在这些阶段中，阶段 1 和阶段 2 相当于临床前肾病，只有通过影像学或活检才能检测到。阶段 3 是早期肾病的同义词，即本章所用的临床术语。阶段 4“肾病”临床上亦称为晚期肾病，此术语将应用于本章的剩余部分。阶段 5 代表进展为终末期肾病。**人群**：由于该综述的目的，我们将糖尿病合并早期肾病以及晚期肾病的人群包括在内，其中早期肾病与微量白蛋白尿同义，通常定义为尿白蛋白水平在 30～300 mg/d（或白蛋白肌酐比在 30～300 mg/g [3.4～34.0 mg/mmol]），晚期肾病与大量白蛋白尿同义，以尿白蛋白水平＞300 mg/d（或白蛋白肌酐比＞300 mg/g [34 mg/mmol]）为特征。本章不包括糖尿病合并终末期肾病人群的治疗。

发病率/患病率 1997 年，世界范围糖尿病患病人数为 1.24 亿，预计到 2010 年将增加到 2.21 亿[1]。在英国，1998 年有 140 万人被诊断为糖尿病，估计还有 100 万人患有糖尿病而未被诊断[2]。患糖尿病 20 年后，2 型糖尿病患者蛋白尿的累计风险为 27%，1 型糖尿病患者为 28%[3]。在 1 型和 2 型糖尿病，微量白蛋白尿和大量白蛋白尿的总患病率约为 30%～35%[4]。此外，糖尿病肾病的发病率正在增加，这部分是由于 2 型糖尿病患者正在逐年增加及其寿命的延长，例如在美国，与过去 10 年相比，发病率增加了 150%[5]。

病因/危险因素 糖尿病病程、年龄增加、性别为男性、吸烟和血糖控制差均被发现是发展为肾病的危险因素[6, 7]。此外，某些种族似乎具有发展为糖尿病肾病的更大风险（见预后）。微量白蛋白尿在 2 型糖尿病特异性较差，这是由于 2 型糖尿病常伴有也可引起微量白蛋白尿的高血压。由于高血压也可引起肾功能不全，因此 2 型糖尿病发展为肾功能不全的时间可能会短于 1 型糖尿病。对于病程不典型的患者，可建议进行肾脏活检。此外，1 型糖尿病肾病和 2 型糖尿病肾病的进展有所差别。在 2 型糖尿病，在诊断时就已出现白蛋白尿的病例更多一些，且高血压也更为常见。与 1 型糖尿病相比，微量白蛋白尿预测 2 型糖尿病晚期肾病的价值较小。

预后 有微量白蛋白尿的人群进展为大量白蛋白尿和终末期肾病的风险增加。肾功能改变的进程在 1 型和 2 型糖尿病相似。与 2 型糖尿病相比，可更好阐明 1 型糖尿病肾病的自然史。在 2 型糖尿病，预测病程更为困难，主要是由于常不知道糖尿病起病的日期以及并存疾病也会对发生肾病产生作用。在不进行特殊治疗时，约 80% 的 1 型糖尿病
157 患者和 20%～40% 的 2 型糖尿病患者将从微量白蛋白尿进展为大量白蛋白尿。糖尿病肾病预后差。在英国，糖尿病肾病是终末期肾病的最常见的原因，约占所有终末期肾病病例的 20%[10]。而在美国，糖尿病占所有新终末期肾病的 48%[11]。1 型糖尿病合并蛋白尿患者的死亡风险比没有蛋白尿的人群增加了 40 倍[12]。虽然合并蛋白尿的人群的死亡风险是没有蛋白尿人群的 4 倍[13]，但蛋白尿的预测在 2 型糖尿病无多大意义。此外，糖尿病人群的白蛋白尿与心血管疾病风险增高相关[14]。非洲裔美国人、美国印第安人和墨西哥裔美国人与白种人相比，患糖尿病时发生终末期肾病的风险更高[9, 15]。在美国，患糖尿病的非洲裔美国人进展为终末期肾病的速度比患糖尿病的白种人更为迅速[16]。在英格兰，非洲裔加勒比人和印度裔亚洲人因终末期肾病开始治疗的数量分别是白种人的 4.2 倍和 3.7 倍[17]。位于美国西南的印第安人 Pima 部落，发生糖尿病肾病的比率比白种人高，进展为终末期肾病的速度也更为迅速[18]。

请参见《临床证据》中文全版本和英文网络版获取全文和参考文献。

糖尿病视网膜病变

检索时间：2004 年 11 月
原作者：Simon Harding
曲进锋 译 黎晓新 校

糖尿病视网膜病变的治疗效果如何？

肯定有效

对有临床意义的黄斑水肿患者进行黄斑区微血管瘤光凝

随机对照试验发现对于轻中度糖尿病视网膜病变合并黄斑水肿的患者进行黄斑区微血管瘤光凝与不进行治疗相比可以降低其在 2～3 年内视力下降的风险。视力较好的患者激光的效果更好。亚组分析发现对有临床意义的黄斑水肿患者，特别是黄斑中心凹受累者或即将受累者，激光的好处更明显。我们没有找到证据证明不同的激光治疗效果不同。

对增殖前期糖尿病视网膜病变（中重度非增殖性糖尿病视网膜病变）合并糖尿病黄斑病变患者进行周边视网膜激光光凝

随机对照试验发现对于增殖前期糖尿病视网膜病变合并糖尿病黄斑病变患者进行周边视网膜光凝与不进行治疗相比可以减少其 5 年内发生重度视力下降的风险。我们没有找到证据证明不同的激光治疗效果不同。

对增殖期糖尿病视网膜病变患者进行周边视网膜激光光凝

随机对照试验发现对于增殖期糖尿病视网膜病变患者进行周边视网膜光凝与不进行治疗相比可以降低其在 2～3 年内视力下降的风险。有一项随机对照试验发现对于有高危因素的增殖期糖尿病视网膜病变患者，低能量的氩激光光凝比常规能量的氩激光更不容易引起玻璃体出血和黄斑水肿。两种不同方法治疗后视力的差异无显著性，但是其检验效力可能不足以发现有临床意义的差别。我们没有找到证据证明不同的激光治疗效果不同。

很可能有效

对糖尿病黄斑病变患者进行视网膜增厚区格栅光凝

一项随机对照试验发现对于弥漫性黄斑病变合并或不合并有临床意义的黄斑水肿患者进行视网膜增厚区格栅光凝与不进行治疗相比可以提高

其在12个月和24个月时的视力。与不治疗相比，光凝将中度视力下降的危险降低了50%～70%。我们没有找到证据证明不同的激光治疗效果不同。

效果不明

对背景期或增殖前期糖尿病视网膜病变（非增殖性糖尿病视网膜病变）不伴糖尿病黄斑病变患者进行周边视网膜激光光凝

没有找到任何系统综述或随机对照试验。

159 **对糖尿病黄斑病变但是没有临床意义的黄斑水肿患者进行黄斑区微血管瘤光凝**

没有找到任何系统综述或随机对照试验。

玻璃体出血的治疗效果如何？

可能有效

对严重玻璃体出血和增殖期糖尿病视网膜病变患者进行玻璃体切除手术

一项随机对照试验发现对严重玻璃体出血和增殖期糖尿病视网膜病变患者进行早期玻璃体切除手术与延迟玻璃体切除术相比可以降低其1～3年后视力下降的风险。

效果不明

对糖尿病黄斑病变患者进行玻璃体切除手术

没有找到任何系统综述或随机对照试验。

定义 糖尿病视网膜病变的特征是不同程度的视网膜微血管瘤、出血、渗出、静脉改变、新生血管形成、视网膜增厚。可以累及周边视网膜和（或）黄斑区。按照糖尿病视网膜病变的严重程度可以分为背景期（轻度非增殖性）、增殖前期（中/重度非增殖性）、增殖期和晚期。根据黄斑受累情况可以分为局限性、弥漫性、缺血性或混合性。

发病率/患病率 糖尿病视网膜病变排在英国致盲原因的首位，16～64岁的盲人中有12%是由于糖尿病视网膜病变致盲的[1]。

病因/危险因素 包括年龄、病程、糖尿病控制情况、高血压、高血脂[2]。

预后 20世纪60年代后的研究发现至少一半的增殖期糖尿病视网膜病变患者在3～5年内视力下降至Snellen视力6/60（20/200）以下[3-5]。4年内相对较好眼的视力下降至6/60（20/200）以下者占1型糖尿病患者的 1.5%，占不使用胰岛素的 2 型糖尿病患者的 2.7%，占使用胰岛素的 2 型糖尿病患者的 3.2%[6]。

请参见《临床证据》中文全版本和英文网络版获取全文和参考文献。

糖尿病血脂异常

检索时间：2005 年 4 月
原作者：Jigisha Patel
高蕾莉　译　纪立农　校　钱荣立　审

对于大血管并发症危险性较低的糖尿病患者的治疗效果如何？

效果不明

生活方式干预

在大血管并发症危险性较低的糖尿病患者中，我们没有发现比较结构性生活方式干预与建议改变生活方式或常规治疗的临床结局的系统综述或随机对照试验。结构性生活方式干预计划要求进行特定的生活方式改变，如饮食改变，包括摄入含植物甾烷醇（Plant stanols）的食物、增加运动、戒烟和减少饮酒。

他汀类

在大血管并发症危险性较低的糖尿病患者中，我们没有发现比较他汀类与安慰剂或生活方式干预、不同类型他汀类或不同剂量他汀类的临床结局的系统综述或随机对照试验。一些研究由于作者没有报道足够的数据来计算其危险性而被剔除。

对于大血管并发症危险性较高的糖尿病患者的治疗效果如何？

肯定有效

他汀类（对于心血管并发症死亡率和患病率）

一项 meta 分析对于以下试验的糖尿病相关数据进行了分析：几项大型的降血脂试验、其中两项大型随机对照试验的糖尿病人群进行的单独的亚组分析、一项只在糖尿病人群中进行的随机对照试验。该 meta 分析显示，与安慰剂相比，他汀类（普伐他汀、辛伐他汀、阿托伐他汀、洛伐他汀和氟伐他汀）可改善糖尿病患者的心血管结局。这种有益的作用见于既往没有心血管疾病以及低密度脂蛋白胆固醇或总胆固醇不高的患者。肌病和肝酶或肌酸肌酶的显著性改变罕见。

他汀类（对于调节血脂）

随机对照试验显示，与安慰剂相比，他汀类可改善总胆固醇、低密度脂蛋白胆固醇和高密度脂蛋白胆固醇，大剂量时也可改善甘油三酯。

很可能有效

联合治疗（对于调节血脂）

一项随机对照试验比较了单用他汀类与他汀类联合依泽替米贝，发现加用依泽替米贝可进一步降低低密度脂蛋白胆固醇，并且这种联合治疗可能对糖尿病已用他汀类的患者的低密度脂蛋白胆固醇的进一步降低有效。一项随机对照试验对单用他汀类与他汀类联合贝特类进行了比较，发现与单用他汀类相比，这种联合治疗在改善所有四项血脂指标方面是有效的，可能成为治疗糖尿病混合性血脂紊乱的一种方法。这两种联合治疗耐受性良 161
好，不良反应很少。

贝特类（对于心血管并发症的患病率）

随机对照试验显示，与安慰剂相比，贝特类可能在心血管患病率和死亡率方面有有益的作用。有关不良反应方面的数据较少。

贝特类（对于调节甘油三酯）

随机对照试验显示，与安慰剂相比贝特类能改善甘油三酯的水平。

强化的多重干预治疗计划（在改变血脂谱方面）

一项随机对照试验显示，与常规治疗相比，在高血脂门诊由护士开展的强化干预治疗可改善具有较高大血管并发症危险性的1型、2型糖尿病患者总胆固醇的达标率，使其总胆固醇＜5.0mmol/L（193mg/dl）。然而由于该研究未使用盲法，并且出于伦理学考虑无法设安慰剂对照，所以很难明确究竟干预措施的哪一方面（去专业门诊就诊的次数增加还是药物改变）是有益的。

益害相当

鱼油（对于调节血脂）

一篇系统综述显示，与对照组相比鱼油可降低血浆甘油三酯浓度。该作用在高甘油三酯血症的人群中最为显著。然而在这些人群中使用鱼油与低密度脂蛋白胆固醇水平的增加相关。尽管鱼油对血浆甘油三酯水平正常的人群可能是有益的，但其应用仍可能仅限于高甘油三酯血症的个体。尚无严重不良反应的报道。

烟酸（对于调节血脂）

一项随机对照试验显示，与安慰剂相比烟酸对血脂调节的替代终点（surrogate outcome）具有有益的作用。然而该研究中相当多的人同时服用了他汀类药物。尽管严重的不良反应罕见，但面部潮红的发生率较高，在女性患者中更为明显，这可能会限制它的应用。

效果不明

阴离子交换树脂

我们没有发现在大血管并发症危险性较高的糖尿病人群中比较阴离子交换树脂与安慰剂，或比较不同类型阴离子交换树脂（考来烯胺［Colestyramine］，考来替泊［Colestipol］），或比较不同剂量阴离子交换树脂在重要临床结局方面的系统综述或随机对照试验。

依泽替米贝

我们没有发现在大血管病变危险性较高的糖尿病人群中比较依泽替米贝与安慰剂，或不同剂量依泽替米贝对重要临床结局影响的系统综述或随机对照试验。

定义 血脂紊乱一词用来描述血脂和血浆脂蛋白水平异常的一组疾病。血脂代谢异常可见于 1 型糖尿病和 2 型糖尿病。这些异常的本质是复杂的，但糖尿病血脂紊乱的核心是循环中甘油三酯（TG）水平的升高和高密度脂蛋白胆固醇（HDL-C）水平的降低。此外，小而密的脂蛋白颗粒的数量增加。因此，尽管这些颗粒中胆固醇含量低，但低密度脂蛋白胆固醇（LDL-C）水平升高了。如血糖得到充分的控制，总胆固醇和 LDL-C 可能是正常的[1, 2]。甘油三酯和胆固醇是人们关注的主要血脂。这一章中涉及的主要脂蛋白类型是低密度脂蛋白（LDL）和高密度脂蛋白（HDL）。**诊断**：需要药物治疗的糖尿病血脂紊乱的诊断取决于个体的血脂谱和心血管危险分层。英国[3]、美国[4]和其他欧洲国家[5]在心血管危险分层和药物干预的血脂目标上是不同的。尽管人们已经承认糖尿病患者有高的心血管疾病危险性[6, 7]，在英国和美国这一高危组被进一步分层以便能够针对最可能从治疗性干预中获益的人群。然而欧洲的心血管疾病预防指南将所有 1 型糖尿病、2 型糖尿病和微量白蛋白尿人群定义为高危人群。英国、美国和其他欧洲国家的治疗目标见表 1 Ⓣ，这些目标适用于 2 型糖尿病患者。英国[8]和美国[9]的指南认为对存在高心血管疾病危险性但血脂水平较低的人群进行药物干预应个体化。在美国，LDL-C 1.81mmol/L（70mg/dl）被认为是高心血管高危人群的可选择的控制目标[9]。尽管这些目标适用于 2 型糖尿病患者，但在临床实践中，也常被扩展到 1 型糖尿病患者。**人群**：为了达到本章的目的，我们囊括了有关成人 1 型和 2 型糖尿病的研究，其中也包括伴发高血压的人群，同时用英国（NICE）指南来决定其危险分层。英国前瞻性糖尿病研究（UKPDS）分层工具（包含糖尿病患者数据）只用于计算心血管疾病危险分层[10]。如有可能，在描述单个研究时将对亚组情况

162

进行详细描述。伴微量白蛋白尿或肾病（见糖尿病肾病部分）的成人糖尿病研究及儿童糖尿病研究被剔除。

发病率/患病率　1 **型糖尿病**：目前认为在控制良好的 1 型糖尿病人群中血脂紊乱并不比普通人群多见[6]。然而，目前还没有关于 1 型糖尿病血脂紊乱的发病率和患病率的详细资料。2 **型糖尿病**：血脂紊乱常见于 2 型糖尿病患者中。一项在 498 例成人 2 型糖尿病患者的调查[11]（代表人群为普通美国成人中约 13 369 754 例预测人群）估计超过 70% 的 2 型糖尿病患者的 LDL-C 高于美国的控制目标（＜2.6mmol/L [＜100mg/dl]；有些研究预计不达标人群超过 80%[12]）。超过一半的男性和 2/3 的女性其 HDL-C 低于美国推荐的目标值，而超过一半的人群甘油三酯水平是升高的。只有 28.2% 的糖尿病患者在服用调节血脂的药物，只有 3% 的患者其所有血脂指标达到了美国的控制目标[11]。

病因/危险因素　糖尿病的胰岛素缺乏和胰岛素抵抗会影响血脂代谢[7]。**1 型糖尿病**：1 型糖尿病血脂紊乱的原因还不很清楚。在控制不良的 1 型糖尿病患者和合并肾病的 1 型糖尿病患者中确实可见到典型的糖尿病性血脂异常的血脂谱，而且与非糖尿病患者相比该异常与更高的心血管疾病危险性有相关性[6]。**2 型糖尿病**：胰岛素作用减弱可能不是血脂异常的唯一原因。中心性/内脏性肥胖会使更多的游离脂肪酸进入门脉循环并增加肝脏甘油三酯的生成，然而高脂饮食（典型的西方式饮食）可能会加重餐后高甘油三酯血症[7]。目前认为 2 型糖尿病的胰岛素作用减弱可导致脂肪组织对脂肪分解（甘油三酯分解为游离脂肪酸和甘油）抑制作用的丧失。这导致进入门脉循环的游离脂肪酸增加，并进而导致进入肝脏的游离脂肪酸增加。这一过程将导致肝脏甘油三酯生成增加和高密度脂蛋白生成减少。此外，甘油三酯从循环中清除受损。因此导致的高甘油三酯血症会改变其他酶的活性，并进而导致小而密的低密度脂蛋白形成以及高密度脂蛋白代谢增加。 163

预后　与非糖尿病患者相比，糖尿病患者心血管疾病的发生率比非糖尿病患者高 2～6 倍，而且一旦发生进展更加迅速。总的来讲，这是糖尿病患者最常见的死亡原因。2 型糖尿病中 50% 的死亡是由冠心病（CHD）引起的[7]。血脂紊乱是导致心血管疾病危险性增加的主要因素。血脂异常是 2 型糖尿病发生冠心病的重要预测因子。低密度脂蛋白水平升高、甘油三酯升高和高密度脂蛋白降低都是心血管疾病危险性的预测因子。低密度脂蛋白每增加 1mmol/L 冠心病危险性就增加 1.57 倍，高密度脂蛋白每增加 0.1mmol/L 冠心病危险性就降低 15%。

请参见《临床证据》中文全版本和英文网络版获取全文和参考文献。

糖尿病足溃疡和截肢

检索时间：2005 年 9 月

原作者：Dereck Hunt

高蕾莉　译　纪立农　校　钱荣立　审

糖尿病患者预防性干预措施的效果如何？

很可能有效

筛查和到足病门诊就诊

一篇系统综述发现的一项随机对照试验显示与常规护理相比，糖尿病筛查和保护计划（包括若有高危特征到足病门诊就诊）2 年后可降低大截肢的风险。

效果不明

教育

一篇系统综述提供的证据尚不足以评价患者教育对预防足部溃疡、严重的足部损伤或截肢的影响。

治疗性足靴

一项在既往有糖尿病足溃疡但没有严重足部畸形的患者中进行的随机对照试验显示，使用治疗性足靴和普通足靴在足溃疡发生率上没有显著性差异。

糖尿病足溃疡患者的治疗效果如何？

肯定有效

用非可拆除性模具减压

四项随机对照试验显示，与传统敷料更换、可拆除性助走模具或半鞋或特制布鞋相比，采用全接触模具或非可拆除性玻璃纤维模具减压可改善非感染性糖尿病足溃疡的愈合。一项在非感染性糖尿病足溃疡人群中进行的随机对照试验显示，标准全接触模具与可拆除性助走模具改制成的非可拆除性模具相比，在 12 周时其溃疡愈合无显著性差异。

很可能有效

人皮肤代用品

一项在慢性神经性非感染性足溃疡人群中进行的随机对照试验显示，与生理盐水湿纱布相比，人皮肤代用品可增加溃疡的愈合率。

全身高压氧治疗（对感染性溃疡）

一篇系统综述发现的一项随机对照试验显示与单纯常规护理相比，10周时全身高压氧治疗加常规护理可降低有严重感染的糖尿病足溃疡患者的截肢率。一项小型的随机对照试验显示使用全身高压氧治疗加常规护理与单纯常规护理相比其大截肢率没有显著性差异，但也可能该试验样本量过小故未能发现有临床意义的差异。

165

表皮生长因子

一篇系统综述发现四项随机对照试验，此后还有一项随机对照试验，这些研究显示与安慰剂和对照组相比，表皮生长因子可增加糖尿病非感染性足溃疡的愈合率。另一项此后的随机对照试验在非感染性足溃疡患者中对使用 Beclapermin 加敷料与单用敷料进行了比较，发现 20 周后，两组患者足溃疡愈合率没有显著性差异。

效果不明

人培养皮肤

一篇关于人培养皮肤对非感染性糖尿病足溃疡愈合影响的系统综述证据不够充分。

用毡制泡沫减压或用减压半鞋减压

一项随机对照试验显示用毡制泡沫敷料减压与使用减压半鞋减压在溃疡愈合时间方面没有显著性差异。

全身高压氧治疗（对非感染性非缺血性溃疡）

一项在非感染性神经性非缺血性足溃疡患者中进行的小型随机对照试验显示，使用全身高压氧治疗加上常规护理与单纯常规护理相比，4 周时两组的溃疡愈合没有显著性差异，但也可能由于样本量过小故未能发现有临床意义的差异。

定义 糖尿病足溃疡是指糖尿病患者足部全层皮肤的溃疡。溃疡的严重程度常根据 Wagner 系统[1]进行分级。**1 级**：溃疡表浅，累及全层皮肤但未累及皮下组织。**2 级**：溃疡更深，穿透达韧带和肌肉，但未累及骨骼或未形成脓肿。**3 级**：溃疡深，有蜂窝织炎或脓肿形成，常并发骨髓炎。伴有局部坏疽的溃疡为 **4 级**。伴发广泛坏疽并累及整个足部

的溃疡为 **5 级**。

发病率/患病率 在澳大利亚、芬兰、英国和美国进行的研究报道，糖尿病患者足溃疡的年发病率为 2.5% ～10.7%，各种原因截肢的年发生率为 0.25% ～1.80%[2-11]。

病因/危险因素 足溃疡和截肢的长期危险因素包括糖尿病病程长、血糖控制不良、微血管并发症（眼底病变、肾病和神经病变）、周围血管病变、足部畸形和既往足溃疡或截肢。足溃疡较强的预测因素有足部感觉的变化、足部畸形和既往足溃疡或截肢（感觉变化：RR 2.2，95% CI 1.5～3.1；足部畸形：RR 3.5，95% CI 1.2～9.9；既往足溃疡：RR 1.6，95% CI 1.2～2.3；既往截肢：RR 2.8，95% CI 1.8～4.3)[1-11]。

预后 在糖尿病患者中，足溃疡常常与血管功能不全并存，并可能合并感染。若病情严重或保守治疗无效可考虑行截肢手术。这些糖尿病的并发症不但会消耗大量用于治疗糖尿病的卫生保健经费，而且会影响患者的生活质量。已愈合的糖尿病足溃疡，5 年累积足溃疡复发率为 66%，截肢率为 12%[12]。

请参见《临床证据》中文全版本和英文网络版获取全文和参考文献。

1 型糖尿病的血糖控制 166

检索时间：2005 年 12 月

原作者：Amaryllis Campbell

祝方 译 纪立农 校 钱荣立 审

青少年 1 型糖尿病治疗效果如何？

很可能有效

教育干预（与对照相比）

我们没有发现任何一个评价某种特定的教育模式或使用 HbA1c 作为唯一检测糖化血红蛋白方法的系统综述或随机对照试验。有一篇综述发现与对照组相比，不同的教育和心理社会干预可使青少年 1 型糖尿病患者的生活质量和糖化血红蛋白（使用不同方法测定）有所改善。然而，此篇综述中所引用的随机对照试验大多是小规模的，大多数干预措施缺乏理论基础，许多对结局的评价方法未经验证或未标准化。我们没有发现任何一个评价教育对青少年 1 型糖尿病在低血糖发生率、糖尿病酮症酸中毒、神经心理损害、体重增加或体液潴留等方面影响的系统综述或随机对照试验。

效果不明

不同频率的胰岛素注射

我们没有发现任何一个专门评价不同频率的胰岛素注射对青少年 1 型糖尿病在糖化血红蛋白（测量 HbA1c）升高率、生活质量、低血糖或糖尿病酮症酸中毒的发生率和死亡率、体重增加、体液潴留、神经心理损害或各种原因死亡率等方面影响的系统综述或随机对照试验。

不同频率的自我血糖监测

我们没有发现任何一个专门评价不同频率的自我血糖监测对青少年 1 型糖尿病在糖化血红蛋白（测量 HbA1c）升高率、生活质量、低血糖或糖尿病酮症酸中毒的发生率和死亡率、体重增加、体液潴留、神经心理损害或各种原因死亡率等方面影响的系统综述或随机对照试验。

强化治疗模式（与传统治疗模式相比）

我们没有发现任何一个专门比较强化治疗模式与传统治疗模式对青少年 1 型糖尿病在糖化血红蛋白（测量 HbA1c）升高率、生活质量、低血糖或糖尿病酮症酸中毒的发生率和死亡率、体重增加、体液潴留、神经心理损害或各种原因死亡率等方面影响的系统综述或随机对照试验。

167 成人1型糖尿病治疗效果如何?

益害相当

持续皮下胰岛素注射（与每日多次皮下胰岛素注射相比）

一项随机对照试验发现在16周时与每日多次皮下胰岛素注射相比，持续皮下胰岛素注射可以改善糖化血红蛋白水平和生活质量，但另一项小规模的随机对照试验在9个月的时间里没有发现两组间在各种结局方面的显著性差异。有两项随机对照试验在轻微和严重低血糖方面发现了非结论性的证据。持续皮下胰岛素注射的潜在不利因素包括由于胰岛素泵连接异常或故障所导致的糖尿病酮症酸中毒风险和感染。

强化治疗模式（与传统治疗模式相比）

一项被一篇系统综述所发现的随机对照试验、另一项被该系统综述遗漏的随机对照试验以及一项随后的随机对照试验发现在随访的1～10年内，与传统治疗模式相比，强化治疗模式可以降低糖化血红蛋白水平。在被系统综述遗漏的随机对照试验中还发现强化治疗模式与传统治疗模式在改善糖尿病相关的生活质量方面没有显著性差异，但强化治疗模式可增加严重低血糖的发生率。在随后的随机对照试验中还发现与传统治疗模式相比，强化治疗模式可改变糖尿病相关的生活质量，但在可察觉的低血糖的频率方面无显著性差异。另一篇系统综述发现与传统治疗模式相比，强化治疗模式可增加低血糖、糖尿病酮症酸中毒（与胰岛素泵使用有关）的发生率，以及与强化治疗相关的急性并发症的死亡率，但在各种原因死亡率方面无差异。

效果不明

不同频率的自我血糖监测

我们没有发现任何一个专门评价不同频率的自我血糖监测对成人1型糖尿病在糖化血红蛋白（测量HbA1c）升高率、生活质量、低血糖或糖尿病酮症酸中毒的发生率和死亡率、体重增加、体液潴留、神经心理损害或各种原因死亡率等方面影响的系统综述或随机对照试验。

教育干预（与对照相比）

一项被一篇系统综述所发现的小规模随机对照试验发现，在18个月时在自我血糖监测教育组、自我管理教育组或常规治疗组间，糖化血红蛋白水平无显著性差异。但该报告不完整，可能统计学把握度不足，以至于未能检测出有临床意义的差别。我们没有发现任何一个专门比较群体教育干预与

个人教育干预，或初级卫生保健教育干预与次级卫生保健教育干预对成人 1
型糖尿病各方面影响的系统综述或随机对照试验。鉴于 1 型糖尿病的本质和
自我管理的需要，1 型糖尿病患者在诊断时就会接受一些教育，因此大多数
关于评价教育影响的研究实际上是评价以后的教育性干预措施的影响。这 168
就很难分清一个复杂治疗策略中各个单独要素的影响，包括教育、自我管理
训练、心理支持和胰岛素最优用法。

定义 糖尿病是一组由于胰岛素的分泌或作用缺陷或两者的共同缺陷所引起的碳水化合物、脂肪、蛋白质代谢紊乱，以慢性高血糖为特征的综合征。世界卫生组织的糖尿病定义承认糖尿病为一种进展性糖代谢缺陷，其患病个体经历正常血糖、糖耐量受损或空腹血糖受损、高血糖的阶段。1 型糖尿病常是由于自身免疫过程破坏胰岛 β 细胞，使胰岛素分泌很少或无分泌所导致的高血糖。当首次发生空腹高血糖时，自身免疫损伤的标志物（胰岛细胞抗体、胰岛素抗体、胰岛细胞和胰岛素自身抗体或谷氨酸脱羧酶抗体）存在于 85%～90% 的 1 型糖尿病患者中[1]。1 型糖尿病的定义也包括那些不明原因所致的 β 细胞受损并有酮症酸中毒倾向的个体，但那些有明确原因（囊性纤维化、胰腺炎、胰腺癌）[2]的被除外。2 型糖尿病由胰岛素分泌和作用缺陷引起。2 型糖尿病的风险随年龄和体力活动减少而增加，多发于合并肥胖、高血压、血脂紊乱的人群（代谢综合征）。在既往有妊娠糖尿病的妇女中更加常见。有家族遗传证据。2 型糖尿病不在本章涉及。**诊断：**有症状（口渴，多尿，视物模糊，体重下降），单次随机血浆血糖升高（≥11.1mmol/L）就可诊断糖尿病。无症状，需要至少有一次额外的血糖化验结果在糖尿病范围内，既可以是一次随机或空腹血糖（血浆葡萄糖≥7.0mmol/L），也可以是口服糖耐量试验，75g 葡萄糖负荷后 2 小时血糖（≥11.1mmol/L）[2]。**人群：**本章我们选择了青少年和成人 1 型糖尿病，而排除了妊娠妇女和其他有急性疾病的患者，如外科术后或急性心肌梗死后。

发病率/患病率 每年超过 218 000 人患 1 型糖尿病，40% 是儿童。发病率因人群不同而异，欧洲每年有 60 000 新病例，东南亚有 45 000 例，北美洲有 36 000 例，非洲发病率最低，每年有 6900 例[3]。无论在高发还是低发人群，世界范围内 1 型糖尿病的发病率呈增高趋势[4]。全球估计有 530 万人患 1 型糖尿病，患病率因人群而异，与发病率、人群结构及死亡率有关[3]。

病因/危险因素 1 型糖尿病主要有两种病因。自身免疫性糖尿病是由自身免疫介导的胰腺 β 细胞破坏。破坏速率因人而异，但最终所有患者需

依赖胰岛素而生存。自身免疫性糖尿病的发病高峰在儿童和青少年，但可发生在任何年龄。本病存在遗传倾向，患者可合并其他自身免疫病[5]。某些病毒和β细胞破坏有关，包括风疹病毒，柯萨奇病毒B，巨细胞病毒。其他环境因素也可能参与其中，但对此知之甚少。特发性糖尿病（原因不明的）在非洲裔和亚裔中常见[2]。

169

预后 大多数1型糖尿病，特别是自身免疫糖尿病，不经治疗，血糖水平会不断升高，发展成酮症酸中毒或非酮症高渗状态并导致昏迷和死亡。特发性糖尿病的病程起伏变化较大，尽管某些患者胰岛素用量是变化的，但也有一些患者会发展为永久性胰岛素缺乏并有酮症酸中毒倾向[2]。大多数1型糖尿病患者需要胰岛素维持生命，被描述为胰岛素依赖。长期并发症包括视网膜病变、肾病、神经病变。同时心血管疾病、脑血管疾病和外周血管疾病的危险性也升高。良好的血糖控制可减少并发症的发生[6]。

请参见《临床证据》中文全版本和英文网络版获取全文和参考文献。

2 型糖尿病的血糖控制 170

检索时间：2005 年 6 月

原作者：Amaryllis Campbell

祝方　译　纪立农　校　钱荣立　审

2 型糖尿病的治疗效果如何？

肯定有效

二甲双胍（与单纯饮食控制或安慰剂比较）

一篇系统综述发现，与单纯饮食控制或安慰剂比较，二甲双胍可降低糖化血红蛋白水平。两组间平均体重无显著性差异。一项为期 10 年的随机对照试验发现，与单纯饮食控制比较，服用二甲双胍的患者 HbA1c 中位数降低，各种原因死亡率危险性降低，低血糖发生率提高。两项随机对照试验发现，与安慰剂比较，二甲双胍可降低 HbA1c 水平且两组间体重无显著性差异。系统综述和一项大规模随机对照试验发现，使用二甲双胍的禁忌证即经常被提到的副作用乳酸酸中毒的发生率很低。未评价生活质量。

磺脲类药物（与安慰剂或单独控制饮食相比能够降低 HbA1C 水平，新型磺脲类药物与传统磺脲类相比减少了低血糖事件的发生）

一项为期 10 年的随机对照试验发现，与单纯饮食控制比较，服用传统磺脲类药物（氯磺丙脲，格列本脲）的患者 HbA1c 水平降低而低血糖发生率和体重增加。一项随机对照试验发现格列本脲与安慰剂相比治疗 15 个月后降低了 HbA1C 的水平。4 项随机对照试验发现，与安慰剂比较，新型磺脲类药物（格列美脲，格列吡嗪）在 12～14 周内可改善 HbA1c 水平。这些研究发现新型磺脲类药物不增加低血糖发生率。其中一项随机对照试验发现在 14 周里，服用格列美脲的患者体重增加。其中两项随机对照试验发现在格列美脲与格列本脲间 HbA1c 水平无显著性差异，但格列美脲组低血糖发生率降低。一项随机对照试验发现，缓释格列齐特和格列美脲治疗 27 周对 HbA1c 的影响无显著差异，但格列齐特可减少确诊低血糖人数的比例。

很可能有效

教育（与一般保健比较）

一些有限的证据表明，与一般保健比较，强化教育措施在短期内（<24 个月）可降低 HbA1c 水平。我们尚未发现使用有效结局评测方案来评价教

育干预对生活质量影响的高质量研究。团队教育似乎比标准保健更有效且与个体教育计划效果相当。没有足够证据证明特殊的教育计划或措施有效，也没有关于强化教育措施有害影响的证据。

强化治疗计划（与一般治疗比较）

一项大型随机对照试验（日本糖尿病并发症研究）发现在3年内，强化治疗计划与一般治疗比较HbA1c水平下降0.05%，差异有统计学意义而无临床意义。与其他大型研究相比，本研究中强化治疗组HbA1c水平下降不
171 多，原因可能在于本研究入选人群病程相对较长且基线时HbA1c水平较高（平均HbA1c 7.74%±1.35%）。另一项随机对照试验发现，与一般治疗相比，强化治疗计划患者4年后HbA1c水平下降。该随机对照试验中的入选者受过良好教育，因此该人群的教育水平和能动性不能代表整个糖尿病人群。

氯茴苯酸类（那格列奈，瑞格列奈）

许多随机对照试验都发现在治疗12～24周后，与安慰剂比较，那格列奈可降低HbA1c而不影响体重，但症状性和经证实的低血糖发生率提高。两项随机对照试验发现瑞格列奈和格列本脲在12个月内糖化血红蛋白HbA1C水平以及低血糖事件的发生频率相似。另一项随机对照试验发现在12个月时，瑞格列奈组与格列美脲组患者有相同的HbA1c水平和体重。

益害相当

联合口服药治疗（与单药治疗比较）

许多随机对照试验发现，与单药治疗比较，磺脲类（氯磺丙脲、格列本脲、格列美脲）与二甲双胍合用，或氯茴苯酸类（那格列奈、瑞格列奈）与二甲双胍合用，可降低HbA1c水平，但增加症状性低血糖的发生。一项随机对照试验发现磺脲类（氯磺丙脲或格列本脲）与二甲双胍联用可增加各种原因死亡率的危险性，但原因不明。

胰岛素治疗（当HbA1c控制不佳时，与继续口服药治疗比较）

4项随机对照试验发现，在治疗12～52周后，与继续口服药（磺脲类与或不与二甲双胍合用）治疗比较，胰岛素组可降低HbA1c水平。其中3项随机对照试验发现在胰岛素组低血糖症状发生频率或体重有所增加。一项更小规模的随机对照试验发现两者在低血糖反应的发生次数上无显著性差异。两项随机对照试验发现两组间在生活质量方面无显著性差异。

效果不明

不同频率的自我血糖监测

一篇系统综述收入的一项随机对照试验发现，在未使用胰岛素治疗的2

型糖尿病患者中，血糖监测与否对 HbA1c 或体重增加的影响无显著差异。我们没有发现专门用于评价不同频率的血糖监测对使用胰岛素治疗的 2 型糖尿病患者在各种结局方面影响的系统综述或随机对照试验。

持续皮下胰岛素注射

一项随机对照试验发现在 24 周时，持续皮下胰岛素（Aspart）注射与每日多次胰岛素注射（基础低精蛋白胰岛素，餐前 Aspart）相比，HbA1c 水平无显著性差异。该随机对照试验发现，在治疗 24 周后，两组低血糖事件比例类似，而在每日多次胰岛素注射组高血糖发生率增加。该随机对照试验未对生活质量进行评价。

不太可能有效 172

胰岛素治疗作为初始治疗与磺脲类药物相比（未增加益处且较易导致低血糖和体重增加）

一项针对新诊断的 2 型糖尿病的随机对照试验比较了胰岛素与磺脲类（氯磺丙脲、格列本脲、格列吡嗪）或单纯饮食控制为起始治疗对 HbA1c 水平的影响，结果提示胰岛素组与磺脲类组无显著性差异。与单纯饮食控制比较，胰岛素和磺脲类药均可降低 HbA1c 水平。而在 10 年内，胰岛素与其他两组相比，低血糖发生率和体重增加的比例更高。该随机对照试验使用了两种横断面研究和一种纵向研究来评价入选者的生活质量，结果发现胰岛素组与单纯饮食控制组或磺脲类组相比，生活质量无显著性差异。

定义 糖尿病是一组由于胰岛素的分泌或作用缺陷，或两者的共同缺陷所引起的碳水化合物、脂肪、蛋白质代谢紊乱，以慢性高血糖为特征的综合征。2 型糖尿病在糖尿病中最为常见，且患者在诊断时存在胰岛素作用和胰岛素分泌的双重缺陷。世界卫生组织把糖尿病定义为一种进展性糖代谢缺陷，其患病个体经历正常血糖（空腹静脉血浆血糖＜6.1 mmol/L），糖耐量受损（空腹静脉血浆血糖＜7.0 mmol/L 或口服 75 g 葡萄糖后 2 小时血浆血糖≥7.8 mmol/L）或空腹血糖受损（空腹静脉血浆血糖≥6.1～＜7.0 mmol/L），高血糖（空腹静脉血浆血糖≥7.0 mmol/L 或口服 75g 葡萄糖后 2 小时血浆血糖≥11.1 mmol/L）[1]。由于机体不能使用葡萄糖作为能量来源，因此血糖水平升高并出现口渴、多尿、视物模糊或体重下降等症状[1]。**诊断：**有症状（口渴、多尿、视物模糊或体重下降），单次随机血浆血糖升高（≥11.1 mmol/L）即可诊断糖尿病。无症状，需要额外一次血糖在糖尿病范围内，一次随机或空腹血糖（血浆葡萄糖≥7.0 mmol/L），或口服糖耐量试验 2 小时血糖（≥11.1 mmol/L）[1]。**人群：**鉴于本章的意图，我们排除了妊娠妇女和有其他急性疾病的患者（如外科术

后或急性心肌梗死后的患者）。

发病率/患病率 2000 年全球 20～79 岁人群中糖尿病患者有 1.77 亿，其中 85%～95% 为 2 型糖尿病[2]，较 1995 年的 1.35 亿（世界卫生组织数据）有所增加。在儿童和青少年中的发病率和患病率尚无可靠数据，但在发展中国家的青少年和年轻人中 2 型糖尿病越来越常见。2 型糖尿病的总患病率估计为 5.1%，但存在较大变异，在某些非洲国家不足 2%，而在另一些人群超过 14%[2]。

病因/危险因素 以胰岛素作用和胰岛素分泌双重缺陷为特征的 2 型糖尿病的病因尚未清楚[1]。2 型糖尿病的危险性随年龄和体力活动减少而升高，在肥胖、高血压、血脂紊乱（代谢综合征）人群中更常见。代谢综合征可在血糖异常前 10 年就存在，是心血管疾病和糖代谢异常（糖耐量受损或糖尿病）的很强的预测因素[3]。2 型糖尿病还经常发生于既往有妊娠糖尿病的妇女中。家族遗传因素也是 2 型糖尿病的危险因素。

173 **预后** 不论是否给予治疗也不管采用何种治疗方式，2 型糖尿病患者的血糖从诊断时起便逐渐升高[4]。血糖升高不仅与症状相关，还使糖尿病的长期慢性微血管和大血管并发症危险性增高[1]。

请参见《临床证据》中文全版本和英文网络版获取全文和参考文献。

糖尿病高血压

174

检索时间：2004 年 2 月

原作者：Sandeep Vijan

蔡晓凌　译　纪立农　校　钱荣立　审

糖尿病患者使用降压药物控制血压的治疗效果如何？

肯定有效

血管紧张素转换酶抑制剂（ACEI）

有一项随机对照试验结果显示与安慰剂相比，雷米普利（一种血管紧张素转换酶抑制剂[ACEI]）可以减少心血管事件和肾病的发生。有一项随机对照试验结果显示在减少心血管事件方面，氯噻酮（一种利尿剂）至少和赖诺普利（一种 ACEI 类药物）的作用是类似的。有一项随机对照试验结果显示在心血管事件、微血管并发症或糖尿病相关的死亡事件方面，阿替洛尔（一种 β 受体阻滞剂）和卡托普利（一种 ACEI 类药物）两种药物作用没有显著差异，但是阿替洛尔导致体重增加的作用更强，并且需要更强的降糖治疗。有两项随机对照试验结果显示与钙通道阻滞剂（氨氯地平或尼索地平）相比，ACEI 类药物（福辛普利或依那普利）可以减少心血管事件的发生。我们没有发现对 ACEI 类药物与 α 受体阻滞剂、与血管紧张素Ⅱ受体拮抗剂，或与包括 ACEI 类药物在内的联合用药进行比较的随机对照试验。

利尿剂

有一项随机对照试验结果显示在糖尿病患者以及单纯收缩性高血压患者中，与安慰剂加常规护理相比，氯噻酮可以减少心血管事件的发生。有一项随机对照试验结果显示在减少心血管事件方面，氯噻酮至少是和赖诺普利（一种 ACEI 类药物）的作用是类似的。有两项随机对照试验结果显示在总体心血管事件方面，利尿剂（氯噻酮或复合阿米洛利）与钙通道阻滞剂（硝苯地平或氨氯地平）两类药物之间没有显著差异。但是，其中的一项随机对照试验结果显示与氨氯地平相比，氯噻酮可以减少心衰事件的发生。有一项随机对照试验结果显示与氯噻酮（一种利尿剂）相比，多沙唑嗪（一种 α 受体阻滞剂）增加心血管事件的发生。我们没有发现对利尿剂与 β 受体阻滞剂、与血管紧张素Ⅱ受体拮抗剂，或与包括利尿剂在内的联合用药进行比较的随机对照试验。

很可能有效

血管紧张素Ⅱ受体拮抗剂（与β受体阻滞剂相比可减少心血管事件）

我们没有发现在无肾病的糖尿病高血压患者中，对血管紧张素Ⅱ受体拮抗剂与安慰剂之间进行比较的随机对照试验。有一项随机对照试验结果显示在糖尿病、高血压以及左心室肥厚的患者中，与阿替洛尔（一种β受体阻滞剂）相比，氯沙坦（一种血管紧张素Ⅱ受体拮抗剂）可以减少心血管事件的发生。我们没有发现对血管紧张素Ⅱ受体拮抗剂与α受体阻滞剂、与ACEI类药物、与钙通道阻滞剂，或与包括血管紧张素Ⅱ受体拮抗剂在内的联合用药进行比较的随机对照试验。

β受体阻滞剂（与ACEI类降压药相比有类似的减少心血管事件和微血管并发症的作用）

我们没有发现在β受体阻滞剂与安慰剂之间进行比较的随机对照试验。有一项随机对照试验结果显示在心血管事件、微血管并发症或糖尿病相关的死亡事件方面，阿替洛尔（一种β受体阻滞剂）和卡托普利（一种ACEI类药物）两种药物作用没有显著差异，但是阿替洛尔导致体重增加的作用更
175 强，并且需要更强的降糖治疗。有一项随机对照试验结果显示在糖尿病、高血压以及左心室肥厚的患者中，与阿替洛尔相比，氯沙坦（一种血管紧张素Ⅱ受体拮抗剂）可以减少心血管事件的发生。我们没有发现对β受体阻滞剂与α受体阻滞剂、与利尿剂、与钙通道阻滞剂，或与包括β受体阻滞剂在内的联合用药进行比较的随机对照试验。

钙通道阻滞剂（在减少心血管事件方面与利尿剂类似但作用弱于ACEI类降压药）

有两项随机对照试验结果显示与钙通道阻滞剂（氨氯地平或尼索地平）相比，ACEI类药物（福辛普利或依那普利）可以减少心血管事件的发生。有两项随机对照试验结果显示在总体心血管事件方面，利尿剂（氯噻酮或复合阿米洛利）与钙通道阻滞剂（硝苯地平或氨氯地平）两类药物之间没有显著差异。但是，其中一项随机对照试验结果显示氨氯地平在减少心衰方面的作用弱于氯噻酮。我们没有发现对钙通道阻滞剂与α受体阻滞剂、与血管紧张素Ⅱ受体拮抗剂，或与包括钙通道阻滞剂在内的联合用药进行比较的随机对照试验。

效果不明

α受体阻滞剂

我们没有发现在α受体阻滞剂与安慰剂之间进行比较的随机对照试验。有一项随机对照试验结果显示多沙唑嗪（一种α受体阻滞剂）在减少心血管事件方面的作用弱于氯噻酮（一种利尿剂）。我们没有发现对α受体阻滞剂

与β受体阻滞剂、与ACEI类药物、与钙通道阻滞剂、与血管紧张素Ⅱ受体拮抗剂，或与包括α受体阻滞剂在内的联合用药进行比较的随机对照试验。

糖尿病患者不同血压控制目标的治疗效果如何？

肯定有效

更低的血压控制目标

有三项随机对照试验结果显示与非强化血压控制相比，强化（更低的）血压控制目标可以减少心血管事件或总死亡率。我们没有发现关于将血压控制目标定在收缩压<150mmHg且舒张压<75mmHg的随机对照试验。

定义 糖尿病中的高血压通常定义为收缩压≥140mmHg或者舒张压≥90mmHg[1]。高血压分为三个阶段。**高血压前期**是指收缩压120～139mmHg或舒张压80～89mmHg。**1期高血压**是指收缩压140～159mmHg或舒张压90～99mmHg。**2期高血压**是指收缩压≥160mmHg或者舒张压≥100mmHg[1]。但是，现在的指南建议任何有糖尿病和高血压的患者，血压无论处于哪一期均需要进行降压药物治疗。本章主要讲述的是糖尿病合并1期或2期高血压但没有冠心病或糖尿病视网膜病变的成人患者的治疗。大多数此类研究并未区分1型和2型糖尿病，但是流行病学和研究人群的年龄提示超过 176
95%的研究受试者可能是2型糖尿病患者。合并糖尿病视网膜病变以及合并糖尿病肾病的患者的血压控制在其他章节讲述。

发病率/患病率 高血压在糖尿病患者中的患病率非常高。2型糖尿病患者合并高血压的比例大约是同龄普通人群的1.5～3倍[2]。用140/90mmHg作为诊断阈值，大约40%的糖尿病患者在45岁时发生高血压，而超过60%的患者在75岁之前会发生高血压。大约有30%的1型糖尿病患者最终会发生高血压，常常是在他们并发糖尿病肾病之后[2]。高血压患病率的不同取决于研究人群的不同（见下面的病因/危险因素部分）。

病因/危险因素 高血压的病因是多因素的、复杂的，尚没有被研究清楚。在普通人群中，有几个主要的高血压危险因素；在糖尿病患者中是否有不同的特殊危险因素尚不清楚。年龄是一个主要因素；近期的数据显示随着年龄的增长高血压患病率升高，在普通人群中高血压的累积终生发病危险接近90%[3,4]。父母至少有一方患有高血压病的人发生高血压的几率比普通人高2倍[5]。非洲裔美国人比非西班牙裔美国白种人患高血压病的几率高7%～10%[4]。肥胖者患病危险更高；体重指数每升高一个单位，高血压患病率增加大约1%～1.5%[4]。胰岛素抵抗与高血压的发生相关[6-8]。

预后 糖尿病合并未经治疗的高血压，与心血管疾病（如心肌梗死、心衰和卒中）以及微血管疾病（如肾病［微量白蛋白尿、肾功能不全和终末期肾病］、糖尿病肾病）患病率升高相关[9-12]。在一些主要研究中，安慰剂组的2型糖尿病高血压患者，主要心血管事件的年发生率为4%～6%，在并发其他危险因素例如糖尿病肾病的人群中的发生率明显升高[9-12]。

请参见《临床证据》中文全版本和英文网络版获取全文和参考文献。

糖尿病患者心血管事件的预防

检索时间：2004 年 11 月
原作者：Ronald Sigal，Janine Malcolm，Amel Arnaout
陈静 译 纪立农 校 钱荣立 审

戒烟对糖尿病患者有何影响？

很可能有效

戒烟*

对于是否需要戒烟，尤其糖尿病患者是否需要戒烟，我们尚未发现相关的随机对照试验。来自非糖尿病人群的观察性的证据和推论提示戒烟很可能有助于降低心血管事件的发生。

*没有找到随机对照试验，但观察性研究提示可能有益。

控制血压对糖尿病患者有何影响？

肯定有效

降压治疗（与不采用降压治疗比较）

系统综述和随后的随机对照试验发现，与不采用降压治疗相比，患有高血压或伴有心血管病史的成年糖尿病患者使用降压药物（血管紧张素转换酶抑制剂、血管紧张素受体拮抗剂、β-受体阻滞剂、钙通道阻滞剂或利尿剂）进行降血压治疗可降低心血管事件的发病率和死亡率。一篇系统综述发现，β-受体阻滞剂可降低糖尿病患者的死亡率和充血性心力衰竭的发生，但β-受体阻滞剂降低充血性心力衰竭发生的作用在非糖尿病人群中表现得更明显。

较低的目标血压

主要在伴有高血压的人群中进行的大型随机对照试验发现，严格控制血压，将患者的舒张压降至 80mmHg 或更低的水平可减少主要心血管事件的发生。一项在正常血压的糖尿病患者中进行的随机对照试验发现，严格的降压治疗可减少脑血管事件的发生，但心血管源性死亡、心肌梗死、充血性心力衰竭或全因死亡率与对照组相比无显著性差异。

益害相当

不同的降压药物

系统综述和随机对照试验发现，血管紧张素转换酶抑制剂、血管紧张素受体Ⅱ拮抗剂、β-受体阻滞剂和钙通道阻滞剂对于降低合并高血压的老年糖尿病患者的心血管事件的发病率和死亡率均有效，而且大多数随机对照试验都发现各种降压药的作用无明显差异。然而，其中一些随机对照试验发现，与其他降压药相比，钙通道阻滞剂在抗心衰方面效力稍弱，与使用利尿剂氢氯噻嗪相比，血管紧张素转换酶抑制剂赖诺普利使患者发生卒中和充血性心力衰竭的风险增加。还有一些随机对照试验发现，与β-受体阻滞剂或
178 利尿剂相比，血管紧张素Ⅱ受体拮抗剂有增加患者心血管事件的发病率和死亡率的风险。不同的降压药存在不同的不良反应。随机对照试验发现，与服用卡托普利相比，患者服用阿替洛尔后体重增加更多，患者服用地尔硫䓬出现头痛、便秘的比例较服用利尿剂或β-受体阻滞剂高，因药物的不良反应使患者中断治疗的比例阿替洛尔组较氯沙坦组高。

治疗血脂紊乱对糖尿病患者有何影响？

肯定有效

他汀类药物

一篇系统综述和一项随后的随机对照试验发现他汀类药物与安慰剂相比可减少患者的心血管事件。该随机对照试验还发现，在不伴有低密度脂蛋白胆固醇升高的人群中，治疗 3.9 年后，与安慰剂相比，每天服用 10 mg 阿托伐他汀可减少患者心血管事件的发生。

很可能有效

使用他汀类药物进行积极降脂治疗和一般降脂治疗的比较

一项随机对照试验发现，与常规治疗相比，使用阿托伐他汀治疗使患者的低密度脂蛋白水平降至 2.6 mmol/L（<100 mg/dl）以下，可降低心血管事件的发生率和死亡率。另一项随机对照试验发现，使用洛伐他汀，如果需要还可加用考来烯胺，将患者的低密度脂蛋白严格地控制到 1.55～2.2 mmol/L 这样的低水平目标，与将患者的低密度脂蛋白水平控制到达 3.36～3.62 mmol/L 的目标相比，随访 4 年后，两组患者的心肌梗死和死亡的发生无显著性差异。

贝特类药物

一项随机对照试验发现，与安慰剂相比，使用吉非贝齐治疗 5 年后减少了患者心血管事件的发生。另一项小型的随机对照试验发现两者没有差异。

一项随机对照试验发现，与安慰剂相比，苯扎贝特治疗 3 年后可以减少患者心血管事件的发生。一项随机对照试验发现，使用非洛贝特或安慰剂治疗 39 个月后，两组患者的心肌梗死或死亡的发生无显著性差异。

在老年患者中使用低剂量他汀类药物和标准剂量他汀类药物治疗的比较

一项随机对照试验发现，使用低剂量的普伐他汀（5 mg/d）和使用标准剂量的普伐他汀（10～20 mg/d）治疗 4 年后，两组间心血管事件的发生没有显著的差异。

抗血小板药物对糖尿病患者有何影响？

很可能有效

联合应用血小板糖蛋白Ⅱb/Ⅲa 阻滞剂和肝素治疗急性冠脉综合征

我们尚未发现就采用血小板糖蛋白Ⅱb/Ⅲa 阻滞剂治疗和不采用抗血小板治疗进行比较的随机对照试验。一项在不稳定心绞痛或非 ST 段抬高的急性心肌梗死的患者中进行的随机对照试验发现，与仅使用肝素治疗相比，联合使用替罗非班（一种血小板糖蛋白Ⅱb/Ⅲa 阻滞剂）和肝素，联合治疗组患者 180 天的死亡、心肌梗死、难治性的心肌缺血的复合终点事件的发生率较单独治疗组低。而在事先已采用阿司匹林治疗的患者中，这两种治疗方案的出血风险无显著性差异。在需要行经皮冠状动脉腔内成形术的患者中进 179
行的随机对照试验显示，血小板糖蛋白Ⅱb/Ⅲa 阻滞剂加支架的治疗与安慰剂加支架的治疗相比，降低了患者心血管事件的发生率和死亡率。一项在 ST 段抬高的急性心肌梗死的患者中进行的随机对照试验发现，阿昔单抗联合半量瑞替普酶的治疗较单用全量瑞替普酶的治疗降低了患者 7 天内心肌梗死的再发生率，但同时也发现阿昔单抗联合半剂量瑞替普酶的治疗增加了患者出血的危险。

氯吡格雷

我们尚未发现将氯吡格雷和安慰剂进行比较的随机对照试验。一项随机对照试验发现，在糖尿病和新近出现缺血性卒中、心肌梗死或已患有外周动脉疾病的患者中采用氯吡格雷或阿司匹林治疗，在 28 天时，两种治疗对患者心血管事件的影响没有差异。该随机对照试验还发现使用氯吡格雷引起的需要住院治疗的出血事件较使用阿司匹林少。

益害相当

阿司匹林

一篇系统综述发现，与对照组相比，使用阿司匹林作为主要的抗血小板治疗没有降低患者发生非致死性心肌梗死、非致死性卒中、血管原因引起的死亡或在患有糖尿病和心血管疾病的人群中发生不明原因死亡的风险。该综述还发现抗血小板治疗与患者发生严重的颅外出血和出血性卒中的风险增加有关，但该综述没有单独分析在糖尿病人群中是否也有这个结果。一项随后的随机对照试验将阿司匹林与安慰剂对比发现，在降低患者死亡、卒中或急性心肌梗死等复合终点事件方面两组间无显著性差异。该系统综述遗漏的一项随机对照试验发现，与安慰剂相比，使用阿司匹林 5 年后可降低患者发生急性心肌梗死的风险。上述两项随机对照试验发现阿司匹林能增加患者出血的风险。在患糖尿病并伴有新近发生卒中、心肌梗死或其他动脉血管性疾病的患者中进行的一项随机对照试验发现，使用阿司匹林或使用氯吡格雷治疗 28 天，两组患者心血管事件的发生无显著性差异。该随机对照试验还发现阿司匹林增加了患者需要住院治疗的出血事件。一项在不稳定心绞痛或非 Q 波心肌梗死的患者中进行的随机对照试验发现，患者采用阿司匹林加氯吡格雷的联合治疗与阿司匹林加安慰剂的联合治疗相比，治疗 12 个月后，阿司匹林加氯吡格雷治疗组患者的心血管事件的发生较对照组没有显著降低。该随机对照试验还发现，与安慰剂相比，联合使用阿司匹林和氯吡格雷增加了患者出现严重出血事件的比例。

不太可能有效

在急性冠脉综合征患者中联合使用氯吡格雷和阿司匹林

一项在不稳定心绞痛或非 Q 波心肌梗死的患者中进行的随机对照试验显示，患者采用阿司匹林加氯吡格雷的联合治疗与阿司匹林加安慰剂的联合治疗相比，治疗 12 个月后，阿司匹林加氯吡格雷治疗组患者的心血管事件的发生较对照组没有显著降低。该项研究还发现联合使用阿司匹林和氯吡格雷增加患者出现严重出血事件的比例。

---

180 控制血糖对预防糖尿病患者的心血管疾病有何影响？

很可能有效

强化的血糖控制和传统的血糖控制比较

一篇系统综述发现，与传统的血糖控制相比，超过 2 年强化的血糖控制可以减少 1 型糖尿病患者首次主要的心血管事件的发生率。两项随机对照试验发现，在 2 型糖尿病患者中，强化血糖控制和传统血糖控制对患者心血管事件的发生率和死亡率的影响无显著性差异。这些随机对照试验还发现采用强化血糖控制组的患者的体重增高和低血糖事件较传统血糖控制组增加。

超重或肥胖的 2 型糖尿病患者的初始治疗采用二甲双胍治疗与仅采用饮食控制比较

一项在超重或肥胖的 2 型糖尿病患者中进行的随机对照试验显示采用二甲双胍强化治疗与仅采用饮食控制的常规治疗相比，治疗 5 年后，强化治疗组的患者心肌梗死和卒中的发生率有所降低，但就卒中的发生而言，两组间无显著性差异。一项随机对照试验发现，与仅采用饮食控制的治疗相比，二甲双胍的治疗增加了患者轻到中度低血糖事件的发生。

控制多重危险因素对预防糖尿病患者的心血管疾病有何影响？

肯定有效

多重危险因素的强化治疗

我们尚未发现系统综述或随机对照试验将治疗多重危险因素和治疗单一危险因素对心血管事件的结局的影响进行比较。一项在合并微量白蛋白尿的 2 型糖尿病患者中进行的随机对照试验将强化治疗多重危险因素治疗组与按临床指南进行常规治疗组进行比较，结果发现治疗 8 年后，强化治疗组的患者心血管疾病的发生率较对照组低。多重危险因素的治疗包括持续严格控制饮食、运动、控制血糖、控制血压、治疗微量白蛋白尿和抗血小板治疗。

血管重建术对糖尿病患者有何影响？

肯定有效

对比冠状动脉旁路移植术（CABG）与经皮冠状动脉腔内成形术（PTCA）

一篇系统综述发现，在糖尿病患者中，与采用 PTCA 相比，采用 CABG 进行血管重建后 4 年，患者的全因死亡率降低，但 6.5 年后，这两种治疗方案无显著性差异。一项在糖尿病合并冠脉多支病变的患者中进行的大型随机对照试验发现，与 PTCA 治疗相比，治疗 8 年后，采用 CABG 治疗减少了患者的死亡率和心肌梗死的发生率。另一项小型的随机对照试验发现，治疗 4 年后，这两种治疗在降低患者的死亡率方面无显著性差异。

在行经皮冠状动脉腔内成形治疗的患者中联合使用支架和血小板糖蛋白Ⅱ 181
b/Ⅲa 阻滞剂的治疗

在行经皮冠状动脉腔内成形术治疗的糖尿病患者中进行的随机对照试验发现，联合使用支架加血小板糖蛋白Ⅱb/Ⅲa 阻滞剂的治疗，与支架加安慰剂治疗组相比，可减少患者心血管事件的死亡率和发病率。

很可能有效

经皮冠状动脉腔内成形术与溶栓治疗比较

一篇系统综述发现，与溶栓治疗相比，经皮冠状动脉腔内成形术可以减少患者急性心肌梗死后 30 天的死亡和再梗死的风险。

益害相当

冠状动脉旁路移植术（CABG）与经皮冠状动脉腔内成形术（PTCA）加支架治疗的比较

一项在糖尿病和冠状动脉多支病变的患者中进行的随机对照试验发现，与 PTCA 加支架治疗相比，CABG 可以减少患者随访第一年和第三年时的死亡、心肌梗死和血管重建。然而，CABG 可增加患者短期内（住院期间）发生卒中的风险。

定义 **糖尿病**：糖尿病是一组以高血糖为特征的疾病，空腹血糖≥7.0 mmol/L，或口服 75g 葡萄糖粉 2h 后血糖≥11.1 mmol/L，且重复两次以上可诊断为糖尿病。强化治疗是指使血糖控制水平尽可能接近非糖尿病人群的血糖范围。强化治疗采用包括教育、心理咨询、监测、自我血糖管理以及应用口服抗糖尿病药物和注射胰岛素的手段来使患者的血糖水平达标。**心血管疾病**：是指由于心脏和（或）冠脉、脑血管、外周血管的粥样硬化性病变所引起的临床事件，例如：急性心肌梗死、充血性心力衰竭、心脏源性猝死、卒中、坏疽和（或）需要进行血管重建术的疾病。**人群**：在上一版的临床证据中，我们试图将一级预防研究和二级预防研究的人群加以区分。但是，在中老年患 2 型糖尿病的人群中，这种区分没有临床意义。目前在糖尿病人群中的干预治疗并未发现一级预防无效而二级预防有效的情况，反之亦然。大多数情况下，参加心血管疾病预防试验的糖尿病患者多为中老年患者，他们可能同时合并其他的心血管危险因素，而且他们可能很大比例并存未诊断的心血管疾病。

发病率/患病率 糖尿病是心血管疾病的一个重要危险因素。美国 1986 年的死亡调查显示，60%～75% 的糖尿病患者死于心血管疾病[1]。糖尿病患者心血管疾病的年发病率提高了（男性：RR 2～3；女性：RR 3～4，调整了年龄和其他心血管危险因素）[2]。约有 45% 的白人中老年糖尿病患者合并心血管疾病，而白人非糖尿病的中老年人群患心血管疾病仅有 25%。在芬兰进行的一项队列研究（入选了 1059 名糖尿病患者和 1373 名非糖尿病患者，年龄 45～64 岁），7 年急性心肌梗死的风险在无心脏病病史的糖尿病患者（20.2/100 人年）与有心脏病病史的非糖尿病患者（18.8/100 人年）差不多[3]。

病因/危险因素 糖尿病升高了患心血管疾病的风险。在糖尿病患者中，心血管的危险因素包括传统的危险因素如：年龄，既往心血管疾病史、吸烟、高血压、血脂紊乱、久坐的生活方式、心血管疾病早现的家族史。此外，还有更多的糖尿病特有的危险因素如：尿蛋白排泄增多、血糖控制不良。传统的心血管疾病的危险因素同样升高了糖尿病患者出现心血管疾病的相对风险，风险程度与非糖尿病人群类似。一项前瞻性对列研究入选了一组糖尿病患者，包括 164 名女性和 235 名男性，平均年龄 65 岁，另一组为非糖尿病患者，包括 437 名女性和 1099 名男性，平均年龄为 61 岁，平均随访 3.7 年，研究患者发生急性心肌梗死后的死亡率。该项研究发现糖尿病组的死亡率显著高于非糖尿病组（糖尿病组 116/399 占 29%，非糖尿病组 204/1536 占 13%；RR 2.2，95% CI 1.8～2.7）[4]。该研究还发现，急性心肌梗死后，女性糖尿病患者的死亡率高于男性糖尿病患者（调整后 HR：女性 2.7，95% CI 1.8～4.2；男性 1.3，95% CI 1.0～1.8）。体力活动少对女性和男性而言都是心血管事件十分重要的危险因素。另一项入选了 5125 名女性糖尿病患者的队列研究发现，很少运动（小于 1 小时/周）或完全不运动组与每周至少运动 7 小时组相比，发生心血管事件的风险增加了一倍[5]。第三项队列研究（入选 1263 名糖尿病患者，平均随访达 12 年）发现，基线心肺顺应性较低组的患者较中、高度心肺顺应性组全因死亡率增加（RR 2.9，95% CI 2.1～3.6）[6]，患病前 3 个月从不进行休闲运动的患者比同期进行休闲运动的患者总死亡率高（RR 1.8，95% CI 1.3～2.5）。对心血管事件的绝对风险而言，女性和男性糖尿病患者是相同的。糖尿病患者特有的心血管危险因素包括：成年后糖尿病的病程（20 岁前患糖尿病的时间对心血管事件的影响很少）、升高的血糖浓度（以空腹血糖和糖化血红蛋白表示）、任何程度的微量白蛋白尿（白蛋白尿 30～299 mg/24h）[7]。同样病程的糖尿病伴微量白蛋白尿的患者较不伴微量白蛋白尿的患者有着更高的心血管事件的发病率和死亡率（RR 2～3）[8, 9]。与白蛋白排泄正常的 2 型和 1 型糖尿病患者相比，伴有蛋白尿的 2 型（RR 2.61，95% CI 1.99～3.43）[10]和 1 型糖尿病患者（RR 9）[7, 11, 12]心脏事件死亡率升高。一项心脏结局干预评估队列研究（入选了 3498 名至少伴有一种心血管危险因素的糖尿病患者，年龄大于 55 岁，其中 1140 名患者基线时存在微量白蛋白尿，占总数 32%，平均随访 5 年）的流行病学分析显示，伴有微量白蛋白尿组（白蛋白肌酐比（ACR）≥2.0 mg/mmol）较不伴有微量白蛋白尿组有较高的发生主要心血管事件的风险（调整后 RR 1.97，95% CI 1.68～2.31）和较高的全因死亡率（RR 2.15，95% CI 1.78～2.60）[13]。该研究还发现白蛋白肌酐比与主要心血管事件风险相关（ACR 为 0.22～0.57 mg/mmol：RR 0.85，95% CI 0.63～1.14；ACR 为 0.58～1.62 mg/mmol：RR 1.11，95% CI 0.86～1.43；ACR 为 1.62～1.99 mg/mmol：RR 1.89，95% CI 1.52～2.36）。

预后 糖尿病升高了患者发生冠脉事件后的死亡率或严重并发症发病率的风险，该风险的升高，部分是由于糖尿病患者合并其他心血管危险因素的比例较高（RR 1.5～3.0）[2, 3, 14, 15]。一篇系统综述（检索时间1998年，包括15项前瞻性对列研究）发现，因急性心肌梗死住院的糖尿病患者，与较低的血糖水平相比，应激性高血糖与患者较高的死
183 亡率显著相关（RR 1.7，95% CI 1.2～2.4）[16]。一项大型前瞻性队列研究（入选91 285名男性，平均年龄40～84岁）发现，与没有糖尿病和冠心病（CHD）的男性相比，伴或不伴冠心病的男性糖尿病患者、仅伴有冠状动脉疾病的男性、具有患心血管疾病最高风险的男性（见表1 Ⓣ）[17]在随访5年时都存在较高的全因死亡率和冠心病死亡率，多元分析没有根本改变这些关联。糖尿病本身使全因死亡率升高2倍，使冠心病死亡率升高3倍，而已经存在冠心病的糖尿病患者发生冠心病相关的死亡率是既没有糖尿病也没有冠心病的患者的12倍[17]。

请参见《临床证据》中文全版本和英文网络版获取全文和参考文献。

慢性肛裂

184

检索时间：2006 年 1 月

原作者：Rick Nelson

姜可伟 译 王杉 校

慢性肛裂的治疗效果如何？

肯定有效

肛门内括约肌切开术

一篇系统综述报道肛门内括约肌切开术在 6 周到两年后，与局部应用硝酸甘油相比可提高肛裂的治愈率。一项随后发表的随机对照试验发现，与局部应用硝酸甘油相比，括约肌切开术可以减短疼痛持续时间以及痊愈时间。但是在治疗 6 周之后，这两种方法在治疗效果上并没有显著性差异。一篇系统综述和两项随后发表的随机对照试验发现，与应用肉毒杆菌毒素 A-血细胞凝集素复合体相比，肛门括约肌切开术在术后 6～12 个月时间段内可缩短肛裂的持续发生。另一篇系统综述和三项随后发表的随机对照试验发现，在术后 1 周到 2 年，开放性与闭合性肛门括约肌切开术在肛裂的治愈率上没有差异。另一项随机对照试验显示，与口服硝苯地平相比，侧方肛门括约肌切开术可以提高 4 个月后肛裂的治愈率，尽管在术后 4 周时两种方法之间的差异无显著性。

很可能有效

氧化一氮供体（局部应用硝酸甘油、单硝酸异山梨酯、硝酸异山梨酯）*

一篇系统综述和两项随后发表的随机对照试验从不同种类的研究中得出的有限证据表明，与安慰剂相比，局部应用硝酸甘油可以缩短肛裂持续存在的时间，且由于操作过程与给药剂量不同，导致研究结果难于得到很好的解释。一致的观点认为硝酸甘油可以作为慢性肛裂有效治疗的一线用药。一项小型的随机对照试验发现，肛门扩张术较局部应用硝酸甘油可以提高术后 30 天后的肛裂治愈率。一篇系统综述发现，在术后 6 周到 2 年的时间内，内括约肌切开术较局部硝酸甘油疗法可以提高肛裂的治愈率。一项随后发表的随机对照试验发现，与局部应用硝酸甘油相比，括约肌切开术还可以缩短术后疼痛持续时间以及肛裂的治愈时间，尽管 6 周之后，两种治疗方法的疗效之间无显著性差异。一篇系统综述发现，2 个月后，局部应用硝酸甘油软膏和肉毒杆菌毒素 A-血细胞凝集素复合体注射疗法之间没有显著性差异。另两项随机对照试验发现，局部应用硝酸甘油软膏与硝酸甘油贴剂治疗 8～12 周后在肛裂的治愈方面无显著性差异。另两项随机对照试验发现，局部应用硝酸甘油和局部应用地尔硫䓬在 8 周后治愈率上无显著差异。一项随机对照试验结果显示，局部应用硝酸甘油与口服硝苯地平在治疗 30 天后肛裂持续存在的比率上无显著性差异。第二项随机对照试验发现，治疗 6 个月后，局部应用硝苯地平比局部应用硝酸甘油可以显著提高肛裂的治愈率。我们没有发现将单硝酸异山梨酯或硝酸异山梨酯与安慰剂进行比较的系统综述或随机对照试验，一项随机对照试验发现，与硝酸异山梨酯相比，应用括约肌切开术治疗 10 周后可以提高肛裂的治愈率。

* 分类基于有限的证据且一致的意见认为氧化一氮供体肯定有效。

185 效果不明

肛管前徙瓣术（一项随机对照试验支持与肛门内括约肌切开术同样有效）

一项小的随机对照试验发现侧方肛门内括约肌切开术与肛前徙瓣在患者满意度和肛裂愈合方面无差异。

肉毒杆菌毒素 A-血细胞凝集素复合体

一篇系统性综述和一项该综述遗漏的随机对照试验发现肉毒杆菌毒素 A一血细胞凝集素复合体与安慰剂及硝酸甘油治疗相比，在 2 个月内肛裂的持续存在方面没有显著性差异。一项随机对照试验发现注射肉毒杆菌毒素 A-凝血素复合体和硝苯地平相比，治疗 30 天后在肛裂的持续上无显著性差异。另一篇回顾和随后进行的一个随机对照试验发现高低剂量之间在 2～3 个月后没有明显区别。一篇系统性回顾和两项随后进行的随机对照试验发现在第 12 个月时该复合物比肛门括约肌切开术增加了 6～12 个月间肛裂持续存在的时间。

肉毒杆菌毒素 A-血细胞凝集素复合体加硝酸盐类

我们未发现将肉毒杆菌毒素 A-血细胞凝集素复合体加硝酸盐类与安慰剂的对比研究，一个小的随机对照试验报道 6 周内肉毒杆菌毒素 A-血细胞凝集素复合体加硝酸异山梨酯（每日 3 次）与单独肉毒杆菌毒素 A-血细胞凝集素复合体治疗比较，可提高肛裂的治愈率，而在 8～12 周则无显著性差异。

钙通道阻滞剂（地尔硫䓬，硝苯地平）

没有发现使用安慰剂作为对照的随机对照试验。两项随机对照试验发现，局部应用硝酸甘油与局部应用地尔硫䓬治疗 8 周之后在治愈率上没有显著性差异。一项随机对照试验发现，局部应用硝酸甘油与口服硝苯地平治疗 30 天后，二者在肛裂持续存在的比率上无显著性差异。第二项随机对照试验发现，局部应用硝苯地平治疗 6 个月后，与局部应用硝酸甘油相比可以显著提高肛裂的治愈率。一篇系统综述中收入的一项小型随机对照试验显示，口服与局部应用硝苯地平治疗 8 周后，二者在肛裂的持续时间上没有显著性差异，但是发现口服法的不良反应更为常见。另一项随机对照试验显示，与口服硝苯地平相比，侧方肛门括约肌切开术可以提高 4 个月后肛裂的治愈率，尽管在术后 4 周时两种方法之间的差异无显著性。

吲哚拉明

一组随机对照试验发现口服吲哚拉明（一种 β 受体阻滞剂）与安慰剂在 6 周后对于肛裂的康复无明显区别，但是这个试验太小，缺乏临床价值。

米诺地尔

一项随机对照试验发现，使用米诺地尔与利诺卡因治疗 6 周之后，二者在肛裂的完全治愈率上没有显著性差异。

不太可能有效

186

括约肌伸展术（与肛门内括约肌切开术比较）

一篇系统综述提供的有限证据表明，肛门内括约肌切开术与括约肌伸展术相比可缩短肛裂的持续时间。括约肌伸展术较肛门内括约肌切开术造成术后排气失禁的比率增高。

定义 肛裂指发生在远端肛管鳞状上皮内的溃疡或小裂伤，通常发生在后正中线上。肛裂患者在排便时或排便后 1～2 小时会感到疼痛。复杂的、大的和（或）不规则肛裂或者不在正中线上的肛裂被称作非典型肛裂。非典型肛裂可能由恶性肿瘤、化疗、性传播疾病、炎性肠病或创伤引起。对于非典型肛裂的治疗在这里不作介绍。对于没有疼痛症状（除外非典型肛裂）的患者采用何种治疗策略为最佳目前尚不明确。**急性肛裂**具有明确的边界，黏膜边缘清晰，肛裂底部通常可以见到肉芽组织，通常认为可以自行愈合。**慢性肛裂**：肛裂持续超过 4 周或复发性肛裂通常被定义为慢性肛裂。慢性肛裂具有明确的解剖学特点，如可以见到肛裂基底部的括约肌纤维、肛乳头、前哨痔以及边缘的硬结[1]，大多数发表的研究只要求具备上述表现之一或者具有明显的慢性症状即可定义为慢性肛裂[2]。此章中只介绍了慢性肛裂的治疗。

发病率/患病率 在任何年龄段人群中，肛裂都是引起肛门疼痛的常见原因，但是有关确切的发病率，我们没有找到可靠的证据。

病因/危险因素 肛裂发生的病因并不是很清楚，低纤维饮食可能是急性肛裂发生的危险因素[3]。肛裂患者的肛管静息压通常会增高，并伴有肛门痉挛，从而导致肛门缺血[1,4,5]。

预后 慢性肛裂的典型表现为周期性疼痛，间断改善而后复发。一篇系统综述显示慢性肛裂的自然治愈率大约为35%，取决于随访时间的长短[1]。

请参见《临床证据》中文全版本和英文网络版获取全文和参考文献。

阑尾炎

检索时间：2005 年 10 月

原作者：John Simpson，David Humes，William Speake
周静　译　王杉　校

急性阑尾炎的治疗效果如何?

肯定有效

外科手术加抗生素

对因单纯或复杂阑尾炎而行阑尾切除术的儿童和成人进行研究，一篇系统综述和一项后续的随机对照试验发现，外科加抗生素与单独外科手术治疗比较，可减少切口感染、腹腔内脓肿的发生。系统综述的亚组分析发现，加用抗生素与不加用抗生素比较，可降低儿童复杂性阑尾炎切口感染的发生率，而儿童单纯性阑尾炎切口感染的发生率无显著性差异。一项后续的针对儿童单纯性阑尾炎的随机对照试验发现，是否加用抗生素，对于切口感染的发生率并无显著性差异，但是，该随机对照试验可能因规模过小而无法检测重要的临床差异。

很可能有效

腹腔镜外科与开腹手术比较（儿童患者）

一篇系统综述发现，相对于开腹手术，对儿童患者施行腹腔镜手术可减少切口感染发生、缩短住院时间，但在术后疼痛、活动早晚和腹腔内脓肿发生率等方面无显著性差异。一篇该综述后发表的在儿童中进行的类随机对照试验提供的有限证据表明腹腔镜外科与开腹手术比较在感染率和术后并发症以及住院时间上无显著性差异。

益害相当

抗生素与外科手术比较

一项对疑患阑尾炎的成人进行的小型随机对照试验发现，相对于阑尾切除术而言，抗生素保守治疗可减轻疼痛和减少最初 10 天吗啡的用量。然而，随机对照试验发现，35% 的抗生素保守治疗患者会在 1 年内因急性阑尾炎再次入院，而后接受阑尾切除术。

腹腔镜外科与开腹手术比较（成人患者）

一项系统综述和一项后续的随机对照试验提出证据，相对于开腹手术，成人接受腹腔镜手术可减少切口感染的发生、减轻术后疼痛、缩短留院时间和恢复工作时间。然而，系统综述发现，腹腔镜手术相对于开腹手术，其术后腹腔内脓肿的发生率增加。一项在成年男性中进行的随机对照试验提供的有限证据表明腹腔镜外科与开腹手术比较在缓解疼痛药物使用需要、住院时间或并发症的发生率上无显著性差异。

188 ## 效果不明

抗生素（与未行治疗或采用安慰剂比较）

未发现关于抗生素与未接受治疗或采用安慰剂进行比较的随机对照试验。由于伦理原因此类随机对照试验不太可能被实施。

手术（与不治疗比较）

未发现比较手术和未行治疗的随机对照试验。由于伦理原因此类随机对照试验不太可能被实施。一项针对疑患阑尾炎成人的小型随机对照试验发现，阑尾炎切除术在减轻疼痛和减少最初 10 天吗啡的用量上不如抗生素保守治疗有效。然而，随机对照试验发现，35% 的抗生素保守治疗患者会在 1 年内因急性阑尾炎再次入院，而后接受阑尾切除术。

很可能无效甚至有害

开腹阑尾切除术残端内翻与单纯结扎相比

两项随机对照试验为阑尾切除术时进行残端内翻的效果提供了不充分的证据。

定义 急性阑尾炎是指阑尾的急性炎症。

发病率/患病率 阑尾炎的发病率正在下降，其原因并不清楚。据报道，美国人一生中阑尾炎的发生风险为男性 8.7%、女性 6.7%[1]，而英格兰每年报道的病例为 35 000[2]。阑尾炎是最常见的需要手术治疗的腹部外科急症。

病因/危险因素 虽存在多种理论，但阑尾炎的病因仍不明。多数理论涉及阑尾腔内梗阻，由于分泌物无法排出而不可避免地导致阑尾腔内压力增高，进而引发黏膜缺血，淤积为细菌的过度生长提供了理想的环境。梗阻的原因可能是粪石（常源于便秘）、淋巴增生或盲肠癌[3]。

预后 虽然已有报道至少 1/13（8%）的发病过程可自行缓解[4]，未经治疗的阑尾炎的预后情况仍不清楚。阑尾炎经保守治疗后的复发[4,5]，以及某些人腹部症状的复发[6]，预示着慢性阑尾炎或复发性急性、亚急性阑尾炎的可能[7]。急性阑尾炎的标准治疗是阑尾切除术。对比治疗和不治疗的随机临床试验被认为是不道德的。急性阑尾炎的死亡率低于0.3%，穿孔后可升至1.7%[8]。阑尾切除术最常见的并发症是切口感染，发生率为5%～33%[9]。腹腔内脓肿形成并不常见，在阑尾切除病例中发生率为2%[10]。儿童时期阑尾穿孔似乎未对女性生育能力产生继发的负面影响[11]。

请参见《临床证据》中文全版本和英文网络版获取全文和参考文献。

189

急性胆囊炎

检索时间：2005 年 12 月

原作者：Li Ern Chen，Valerie Halpin，Robb Whinney
周静　译　王杉　校

急性胆囊炎的治疗效果如何？

肯定有效

早期胆囊切除术（与延期胆囊切除术比较，可缩短留院时间、减少需急诊手术的情况）

两篇系统综述发现，与症状出现 6 周及 6 周后延期手术比较，早期（诊断时或症状出现 7 天之内）进行开腹或腹腔镜胆囊切除术可缩短留院时间，但在手术或围术期并发症的发生、术后死亡率方面无显著性差异。第一篇系统综述发现，23% 准备接受延期胆囊切除术的患者，由于复发或症状恶化而需急诊手术。

腹腔镜胆囊切除术（与开腹胆囊切除术比较，可缩短留院时间、改善术中和术后的预后）

4 项随机对照试验发现，与开腹手术比较，腹腔镜胆囊切除术可缩短留院时间，但在缩短手术时间、减少术中和术后并发症方面的证据有限。一项随机对照试验发现，微型腹腔镜与传统腹腔镜胆囊切除术比较，在止痛药的应用、留院时间和中转开腹等方面无显著性差异。然而，该试验其效力可能不足以检测出两种技术在临床上存在的重要差异。传统腹腔镜胆囊切除术比胆囊切除术的手术时间稍短。

益害相当

进行观察（可导致 30% 的失败率和 36% 的胆石相关并发症）

一项随机对照试验发现，与进行胆囊切除术（开腹或腹腔镜）比较观察，8 年后的失败率仅为 30%，但在胆石相关并发症的发生（复发性胆囊炎，胰腺炎，顽固性疼痛）或因疼痛急诊入院的情况方面无显著差异。

开腹胆囊切除术（4%～27% 的患者在接受腹腔镜手术时需中转开腹，增加了术中和术后并发症的发生）

一项随机对照试验发现，与进行胆囊切除术（开腹或腹腔镜）比较观察，8 年后的失败率仅为 30%，但在胆石相关并发症的发生（复发性胆囊炎，胰腺炎，顽固性疼痛）或因疼痛急诊入院的情况方面无显著差异。4 项随机对照试验发现，与腹腔镜手术比较，开腹胆囊切除术可延长留院时间，但在延长手术时间、增加术中和术后并发症方面的证据有限。随机对照试验发现，4%～27% 的患者在接受腹腔镜手术时需中转开腹。

效果不明 190

微型腹腔镜胆囊切除术

一项随机对照试验发现，微型腹腔镜与传统腹腔镜胆囊切除术比较，在止痛药的应用、留院时间和中转开腹等方面无显著性差异。但是，发现二项技术间重要临床差异的能力可能有限。与微型腹腔镜手术比较，传统腹腔镜胆囊切除术的手术时间稍短。

定义 **急性胆囊炎**是由于胆石等因素引发胆囊管梗阻，继而胆囊肿胀、发生化学性或细菌性炎症。急性胆囊炎患者常出现右上腹持续性疼痛、食欲减退、恶心、呕吐和发热。大约 95% 急性胆囊炎患者存在胆囊结石（结石性胆囊炎），5% 的患者无结石（非结石性胆囊炎）[1]。严重的急性胆囊炎可导致胆囊壁坏死，即坏疽性胆囊炎。综述并未涵盖急性胆管炎患者，急性胆管炎是胆石症严重的并发症，常由细菌感染所致。

发病率/患病率 胆石症患者中急性胆囊炎的发病率尚不清楚。因胆道疾病入院的患者中 20% 合并急性胆囊炎[1]。在 20 世纪 80 年代中期到 90 年代早期，因急性胆囊炎而接受胆囊切除术的患者数量增加，尤其是年年长患者[2]。急性结石性胆囊炎患者中，50 岁以下者女性是男性的 3 倍，而 50 岁以上者女性是男性的 1.5 倍[1]。

病因/危险因素 急性结石性胆囊炎似乎是由于胆石或局部黏膜侵蚀导致胆囊管梗阻、结石引发炎症所致，在动物实验中，单纯结扎胆囊管并不引发急性胆囊炎。细菌在急性胆囊炎发生过程中的作用尚不清楚；50%～75% 的病例中胆汁或胆囊壁细菌培养为阳性[3, 4]。急性非结石性胆囊炎的原因不明，可能为多种因素造成，如静态胆囊胆汁的细菌侵入易感性增加[1]。

预后 急性胆囊炎的并发症包括胆囊穿孔、胆囊周围脓肿、胆囊壁缺血和感染引发瘘等。美国报道并发症未经治疗的总死亡率为 20%[5]。

请参见《临床证据》中文全版本和英文网络版获取全文和参考文献。

191

结肠憩室病

检索时间：2006 年 3 月

原作者：John Simpson，David Humes Robin Spiller
朱元民　译　刘玉兰　校　樊代明　审

无并发症憩室病的治疗效果如何？

很可能有效

利福昔明（利福昔明合用补充膳食纤维与单独补充膳食纤维治疗比较）

两个随机对照试验显示利福昔明（400mg 每日两次）合用补充膳食纤维治疗 12 个月比单独补充膳食纤维治疗可改善无并发症憩室病的症状。一项方法学上存在缺陷的随机对照试验没有提供充足的证据比较利福昔明和 5-氨基水杨酸的效果。

效果不明

麸及卵叶车前果壳

一个小样本随机对照试验发现麸或卵叶车前果壳治疗 16 周与安慰剂治疗相比症状缓解没有显著性差异。

选择性外科治疗

没有找到系统综述或选择开腹手术或腹腔镜结肠切除治疗无并发症憩室病的随机对照试验。

乳果糖

一个小样本随机对照试验显示乳果糖与病人自我增加膳食纤维治疗 12 周对无并发症憩室病症状缓解没有显著性差异。

5-氨基水杨酸

一项方法学上存在缺陷的随机对照试验没有提供充足的证据比较 5-氨基水杨酸和利福昔明的效果。

甲基纤维素

一个小样本随机对照试验发现甲基纤维素与安慰剂治疗无并发症憩室病 3 个月后病人症状指数平均值没有显著性差异。

预防憩室病并发症的治疗效果如何？

效果不明

建议增加纤维素摄入

我们没有找到建议增加膳食纤维摄入比例或补充膳食纤维后对憩室病并发症发生率的影响的系统综述或随机对照试验。

5-氨基水杨酸（治疗急性憩室炎）

一个存在方法学缺陷的随机对照试验，提供了5-氨基水杨酸治疗急性憩室炎与既往急性憩室炎未治疗效果相比的不够可靠的结果。

192

急性憩室炎的治疗效果如何？

效果不明

药物治疗

我们没有找到关于药物治疗与安慰剂治疗急性憩室炎的系统综述或随机对照试验。一个小样本随机对照试验发现静脉点滴头孢噻吩或庆大霉素加克林霉素治疗急性憩室炎症，在临床治愈率及毒副作用方面没有显著性差异。研究发现药物治疗急性憩室炎死亡率较低，但是复发率可能较高。

外科治疗（憩室炎合并弥漫性腹膜炎）

我们没有找到关于外科治疗与非外科治疗或药物治疗的系统综述或随机对照试验。一个随机对照试验发现外科切除治疗与经乙状结肠造口术之间死亡率及并发症没有显著性差异。第二项随机对照试验发现早期手术切除乙状结肠与较后切除治疗的死亡率及伤口、腹腔外并发症没有显著性差异，但是发现早期切除治疗可以减少手术后腹膜炎及急诊手术机会。我们没有找到关于开腹手术与腹腔镜治疗的随机对照研究。

定义 憩室是指黏膜通过肠壁环形肌层的缺损外疝出，经常伴随一些结构性的变化（结肠带弹性组织变性、结肠肌层变厚、黏膜皱折等），通常是多发的，最常发生在乙状结肠。大多数结肠憩室患者缺乏临床症状，很少在临床检查中被发现，但是约有20%的患者会在生命中的某个时段出现症状[1]。如果憩室与症状有关，可称为憩室病；如果没有症状，称为憩室。那些进展过程中出现憩室相关并发症（炎症、穿孔、瘘管形成、脓肿形成、梗阻或者出血）的患者往往患有复杂的憩室病。患有相对简单的憩室病的患者可以表现为腹痛（主要是左髂窝的绞痛）、胃气胀和大便习惯改变等症状，在体检中可能发现左髂窝处轻度压痛等体征。当憩室发生急性炎症时则出现急性憩室炎。急性憩室炎典型的症状是左髂窝剧烈疼痛并伴发热、全身不适和大便习惯的改变，同时伴有左髂窝处压痛的体征，并有感染的一般表现，如发热和心动过速等。

发病率/患病率 英国资料，憩室的发病率随着年龄的增长而增长，50～60岁年龄段的人约5%发生憩室，而90～100岁年龄段则高达50%[2]。虽然西方国家素食者因进食较多的纤维类饮食而有较低的憩室发病率，但是憩室在发达国家仍为常见[3]。憩室在非洲、亚洲的农村地区发病情况不详[4]。

病因/危险因素 结肠憩室的发生与低纤维素饮食有关[4]。观察研究发现体力活动与高纤维素饮食均可降低憩室病的发生[5,6]。病例对照研究发现憩室病发生穿孔与使用非甾体类消炎药、皮质类固醇激素、鸦片类镇痛药等有关。而钙离子拮抗剂则具有保护作用[7-10]。日本、新加坡、泰国患者憩室主要发生在右半结肠[11]。

193 **预后** 10%～25%的憩室患者在一定时期可产生炎症[2]。尚不清楚为什么一些人产生症状，而另一些人则不产生症状。一些急性憩室炎的患者经药物成功治疗后接近2/3的患者会反复发生下腹痛的症状[12]。约7%～42%的憩室病患者可反复出现憩室炎，憩室病初次发病恢复后年预测发病机会为3%[13]，约50%发生在初次发病后1年内，90%发生在5年内[14]。随访结肠憩室患者10～30年，憩室病的并发症（穿孔、梗阻、出血以及瘘管形成等），每项发生率约为5%[15]。在英国，每年10万人群约有4例发生憩室穿孔，每年约2000例发生憩室穿孔[16]。腹腔内脓肿也是可以发生的一个并发症。

请参见《临床证据》中文全版本和英文网络版获取全文和参考文献。

结直肠癌

194

检索时间：2005 年 8 月

原作者：Praveen Roy，Reuben Last

李健 译 沈琳 校

如何评价结直肠癌的治疗效果？

肯定有效

辅助化疗

3 篇系统综述和 1 项随机对照临床试验证实术后辅助化疗对比单纯手术可以降低 Dukes' A、B、C 期结直肠癌患者的死亡率。1 项随机对照试验结果表明，对于 Dukes' A、B、C 期结直肠癌患者，术后采用 5-Fu 联合左旋咪唑较单独使用 5-Fu 进行辅助化疗，不能降低死亡率和复发率。另 1 项随机对照试验结果表明，Dukes' A、B、C 期结直肠癌患者，术后采用 5-Fu 分别联合高剂量与低剂量亚叶酸进行辅助化疗，两者死亡率和复发率相似。

很可能有效

密切随访

1 篇系统综述表明，结直肠癌根治性手术之后，对患者进行密切随访可以及时发现肿瘤复发并增加孤立性转移灶的检出率。另 1 篇系统综述表明密切随访可以延长患者的总生存期。

益害相当

术前放疗

2 篇系统综述与 2 项随机对照试验显示，直肠癌患者采用术前放疗与单纯手术相比，两者术后死亡率与复发率相似。1 项随机对照试验结果表明，直肠癌术前放疗与术后放疗在死亡率上无显著性差异，但术前放疗可以降低直肠癌局部复发率。另 1 篇系统综述显示，术前放疗会增加直肠癌患者术后早期死亡率。

效果不明

直肠全系膜切除术

目前我们没有发现关于直肠全系膜切除术的系统综述和临床随机对照

试验。但一些研究观察提示相对于传统手术方式，直肠全系膜切除术可能降低直肠癌局部复发率。

定义 结直肠癌是一种来源于结直肠黏膜层的恶性肿瘤，近 2/3 的肿瘤发生在直肠或乙状结肠，根据 Dukes 分期分为 A、B、C 期（Dukes 分期详见后）。

发病率/患病率 在世界范围内，结直肠癌是第 3 位常见的恶性肿瘤。英国和美国每年分别约有 20 000 名与 60 000 名患者死于结直肠癌。尽管在过去的 40 年里，结直肠癌的总体发病率和死亡率没有明显变化，但近年来英国和美国的发病率已经开始出现下降的趋势[1, 2]。同时发现，在英国，约有 1/4 的结直肠癌患者会发生肠梗阻或者肠穿孔等并发症[3, 4]。

195 **病因/危险因素** 结肠癌发病率与性别无明显相关性，好发年龄为 60 岁至 80 岁之间。直肠癌在男性中更多见[1]。结直肠癌的发病病因包括遗传因素和环境因素。其中饮食可能是最重要的环境因素[5]。

预后 结直肠癌患者 5 年生存率约在 50% 左右，并且在过去的 40 年里这一数字没有明显的变化。美国和英国结直肠癌患者的死亡率正逐步下降，但具体原因尚不明确[1, 2]。虽然超过 80% 的患者有机会接受根治性手术治疗，但仍约有 50% 的患者术后出现复发。

请参见《临床证据》中文全版本和英文网络版获取全文和参考文献。

结直肠癌筛查

196

检索时间：2005 年 11 月

原作者：Carmen Lewis，Michael Pignone

周军　沈琳　译　张小田　校

结直肠癌筛查的效果如何？

肯定有效

便潜血试验（每年或每 2 年检测一次，结果阳性者随后行进一步检查）

一篇关于随机对照试验的系统综述指出，每 1～2 年检测一次便潜血并随后对结果阳性者行进一步检查，8～13 年后与不进行筛查者相比，可降低结直肠癌相关死亡率。

很可能有效

可曲性乙状结肠镜检查（单次检查，如结果异常行结肠镜检查）

一篇系统综述指出，有一项小规模的随机对照试验比较是否进行乙状结肠镜筛查，结果发现，乙状结肠镜单次检查（如结果异常随后行结肠镜检查）可以减少结直肠癌的发生率，但不能降低结直肠癌死亡率。而有些人发现，乙状结肠镜检查过程痛苦较大。

效果不明

结肠镜

一篇系统综述指出，没有随机对照试验观察结肠镜在结直肠癌筛查中的作用。与不筛查作比较，结肠镜检查与穿孔和出血的发病相关，这些并发症虽然少见但是很严重。

便潜血试验与可曲性乙状结肠镜检查相结合

一篇系统综述指出，没有随机对照试验将便潜血结合可曲性乙状结肠镜检查作为结直肠癌筛查手段与不筛查进行比较。

CT 结肠成像

没有找到将 CT 结肠成像与不筛查作比较的系统综述或随机对照试验。

双重对比钡灌肠

有一篇系统综述指出，到目前还没有随机对照试验将双重对比钡灌肠与不筛查作比较。

定义 结直肠癌是来源于大肠（结肠和直肠）黏膜的恶性肿瘤。近三分之二的结直肠癌发生于直肠或乙状结肠。结直肠癌可按 Dukes’ A、B、C 分期。筛查的定义是指，对无症状人群进行有系统有组织的检测（有别于有需求的检测）。本章内容涵盖了对 45 岁以上（年龄无上限）、没有结直肠癌高危因素的男女性人群的筛查研究。高危人群是指，一级直系亲属中有一位或更多患结直肠癌的人，或者本身患有炎性肠病、息肉或有结直肠癌病史的人。

发病率/患病率 在发达国家，结直肠癌列最常见恶性肿瘤中的第三位。在英国每年因结直肠癌死亡的人数达 2 万人，在美国则是 4 万人。在过
197 去的 40 年里，结直肠癌的发病率和死亡率几乎没有什么变化。但是近来在英国和美国，其发病率及死亡率都有所下降[1,2]。在英国约有四分之一的结直肠癌患者合 并肠梗阻和穿孔[3,4]。

病因/危险因素 结肠癌好发于 60～80 岁人群，男女比例相似。直肠癌在男性中更多见[1]。结直肠癌的病因包括遗传和环境因素。饮食可能是最重要的环境因素[5]。有结直肠癌或息肉病的个人史或家族史，或有炎性肠病史者属高危人群。

预后 总体上结直肠癌 5 年生存率约 50%，过去的 40 年里基本没变。目前在美英两国本病特异性死亡率正在下降，但原因并不明确[1,2]。80% 以上的结肠癌患者接受根治性手术治疗，但是一半患者会出现肿瘤复发。

请参见《临床证据》中文全版本和英文网络版获取全文和参考文献。

成人便秘

198

检索时间：2005 年 10 月

原作者：Frank Frizelle，Murray Barclay

冯桂建　译　刘玉兰　校　樊代明　审

改善生活方式在成人慢性特发性便秘中的作用是什么？

效果不明

进食高纤维膳食

我们没有发现有关在成人慢性特发性便秘中进食高纤维膳食的系统综述和随机对照试验。

锻炼

我们没有发现能够提供充足证据评价在患有慢性特发性便秘的成人中锻炼效果的系统综述或随机对照试验。

增加液体摄入量

我们没有发现评价在患有慢性特发性便秘的成人中增加口服液体入量的效果的系统综述或随机对照试验。

生物反馈疗法

我们没有发现评价在患有慢性特发性便秘的成人中应用生物反馈疗法的效果的系统综述或随机对照试验。

其他治疗措施在成人慢性特发性便秘中的作用是什么？

肯定有效

聚乙二醇

4 个随机对照试验发现聚乙二醇和安慰剂相比，在治疗 2～20 天后，可以改善成人慢性特发性便秘患者症状。1 个随机对照试验提供了比较聚乙二醇 3350 和欧车前的不充足的证据；2 个随机对照试验发现聚乙二醇和乳果糖相比，治疗 4 周后，聚乙二醇可以改善总体的满意感和便秘的严重程度。两项随机对照发现聚乙二醇和安慰剂相比在不良反应的发生率上无显著性差异。一项随机对照试验发现分别给予四种不同的聚乙二醇剂量在排便次数上没有差异。

很可能有效

卵叶车前果壳（欧车前）

1个随机对照试验发现欧车前和安慰剂相比，在治疗2周后，前者可以增加成人慢性特发性便秘患者排便频率，改善所有症状。从2个5乳果糖相对比的随机对照试验中，我们得到了在治疗4周后，欧车前可以增加排便频率，减少大便硬度的有限证据。但是，其中1个随机对照试验发现欧车前和乳果糖一样，医师判定的临床改善相似。1个随机对照试验对欧车前和聚乙二醇3350进行比较，所得证据不充足；1个质量较差的随机对照试验发现欧车前和多库酯钠相比，在治疗2周后，排便频率、大便硬度、用力程度、排便疼痛等并无明显的临床差异。

199 **拉克替醇**

1个小型的交叉随机对照试验发现和安慰剂相比，治疗4周后，拉克替醇可以提高成人慢性特发性便秘患者的排便频率。三项随机对照试验发现拉克替醇和乳果糖治疗2～4周在排便频率上无显著性差异。

乳果糖

2个随机对照试验得到了乳果糖和安慰剂对照，可以改善成人慢性特发性便秘症状的有限的证据。两项随机对照试验提供的有限证据表明，经过4周的治疗，乳果糖在改善排便频率和减少大便硬度上不如卵叶车前子果壳有效。但是，其中1个随机对照研究发现乳果糖和欧车前一样，医师判定的临床改善相似。三项随机对照试验发现乳果糖和拉克替醇治疗2～4周在排便频率上无显著性差异。2个随机对照试验发现治疗4周后，在改善总体的满意度和便秘的严重程度方面，乳果糖逊于聚乙二醇。

效果不明

比沙可啶

我们没有发现有关比沙可啶在成人慢性特发性便秘中作用的系统综述或随机对照试验。

鼠李

我们没有发现评价鼠李治疗成人慢性特发性便秘效果的系统综述或随机对照试验。

多库酯钠

有1个系统综述，但是没有纳入具有足够质量的有关多库酯钠和安慰剂比较治疗成人慢性特发性便秘的随机对照试验。1个质量较差的随机对照试验发现在经过2周治疗后，在改善排便频率、大便黏稠度、排便费力以及排便疼痛方面，多库酯钠和欧车前相比没有临床意义的重要差别。

甘油/丙三醇栓剂

我们没有发现有关甘油/丙三醇栓剂在成人慢性特发性便秘中作用的随机对照试验 。

镁盐

我们没有发现有关镁盐在成人慢性特发性便秘中作用的系统综述或随机对照试验。

甲基纤维素

我们没有发现评价甲基纤维素治疗成人慢性特发性便秘效果的系统综述或随机对照试验。

石蜡油

我们没有发现有关石蜡油在成人慢性特发性便秘中作用的系统综述或随机对照试验。

磷酸灌肠剂

我们没有发现有关磷酸灌肠剂在成人慢性特发性便秘中作用的系统综述或随机对照试验。

籽油/花生油 200

我们没有发现有关籽油/花生油在成人慢性特发性便秘中作用的系统综述或随机对照试验。

番泻叶

我们没有发现评价番泻叶治疗成人慢性特发性便秘效果的系统综述或随机对照试验。

枸橼酸钠灌肠剂

我们没有发现有关枸橼酸钠灌肠剂在成人慢性特发性便秘中作用的系统综述或随机对照试验。

梧桐属

我们没有发现评价梧桐属治疗成人慢性特发性便秘效果的系统综述或随机对照试验。

定义 由于排便习惯以及排便感觉在人群中变异巨大，所以对便秘严格定义困难。便秘还可以分为两种主要类型：排便困难的患者（但排便频率正常）和肠道通过异常的患者（如排便次数过少）。罗马Ⅱ标准是诊断慢性便秘的标准化工具：具备在过去的 1 年中，至少 12 周连续或间断出现以下 2 个或 2 个以上症状：至少 1/4 的时间有排便费力；至少 1/4 的时间有粪便呈团块或硬结；至少 1/4 的时间有排便不尽

感；每周排便不超过3次[1]。然而，实践中，诊断标准不甚严格，诊断部分依靠于对正常排便习惯的理解。具有代表意义的是，当一个人每周排便次数等于或少于2次，连续2周，特别是具有排便费力、腹部不适或排便不尽感时，就可以诊断为慢性便秘。**人群**：在本章中，我们将所有声称研究对象为慢性便秘患者的随机对照试验包含在内，无论便秘的诊断是否严格依据罗马Ⅱ标准。在随机对照试验中便秘的定义和本处所论明显不同之处，我们都将一一指出。在本章中，所指慢性便秘是指无特殊未明的疾病所致（有时称作特发性便秘）的18周岁以上的成人便秘。我们已经排除了以孕妇为研究对象的试验以及潜在特定器质性疾病伴随便秘的患者的研究，例如，自主神经病，脊髓损伤、肠梗阻、肠麻痹。本章没有涵盖所有的干预措施，例如，茜素，一种推荐用于终末期疾病患者的药物。**诊断**：便秘的诊断首先要基于病史（参见上文）。进一步检查的特异性试验包括甲状腺功能检测、钙浓度测定、钡灌肠或结肠镜检查、排粪造影、直肠肛管测压以及结肠通过时间测定。

发病率/患病率 2001年，英格兰的全科医师一共出具了1200万张缓泻药物处方[2]。由于样本量小以及便秘定义的问题，有关便秘患病率的数据有限。英国的1个调查显示，731例女性中有8.2%的人患有符合罗马Ⅱ标准的便秘，8.5%的人认为自己患有便秘[3]。一个包含1892例成人的较大的调查表明，39%的男性和52%的女性超过1/4的排便时间具有排便费力感[4]。在老年人中，患病率升高，来自世界各地的几个研究表明，在社区环境中，老年人患病率是20%[4-7]。

病因/危险因素 1个系统综述发现增加便秘危险的相关因素包括：低纤维膳食、低液体摄入量、缺乏运动，服用诸如阿片类、抗胆碱能类、抗抑郁药物[8]。

201 **预后** 便秘不予治疗可能会导致粪便阻塞，特别是老年人和烦恼缠身的人[9]。便秘已经成为预示痔疮和憩室病等的危险因素，但是缺乏因果关系[9]。

请参见《临床证据》中文全版本和英文网络版获取全文和参考文献。

克罗恩病

202

检索时间：2006 年 3 月

原作者：Alexander C. von Roon，George E. Reese，Timothy R. orchard，Paris P. Tekkis　陈宁　译　刘玉兰　校

成人克罗恩病诱导缓解的药物治疗效果如何？

很可能有效

氨基水杨酸制剂

4 项随机临床试验发现，与安慰剂相比较，超过 3g/d 剂量的美沙拉嗪明显降低了克罗恩病活动指数。Meta 分析已经表明克罗恩病活动指数的改善仅仅比对照组略高。小剂量美沙拉嗪（1 g/d 或 2g/d）与安慰剂相比在疗效上没有明显差异。没有充分证据评价不同剂型的美沙拉嗪对不同疾病部位的疗效。1 项随机对照试验发现柳氮磺胺吡啶优于安慰剂。4 项随机对照试验描述了美沙拉嗪的不良反应，但没有分析其统计学意义。没有充分证据评价不同剂型的柳氮磺胺吡啶对不同疾病部位的疗效。

糖皮质激素（口服）

一篇系统性综述和两项额外的随机对照试验发现，和安慰剂相比，糖皮质激素增加了活动性克罗恩病的缓解率，尽管布地奈德的缓解率较甲泼尼龙和泼尼松龙稍低。布地奈德的最佳剂量以及每天用药一次或两次尚不明确。一项小型随机对照试验表明，应用甲泼尼龙在 7 周或 15 周逐渐减量，二者的缓解率近似。没有证据表明甲泼尼龙和泼尼松龙之间或不同的给药途径对疗效产生任何差异。两项随机对照试验显示，与安慰剂相比，甲泼尼龙和泼尼松龙具有明显的不良反应。一篇系统性综述发现，布地奈德与安慰剂相比，其不良作用差异无显著性。同时该综述还显示，与甲泼尼龙和泼尼松龙相比，布地奈德的不良作用明显减低。一项随机对照试验发现布地奈德和泼尼松龙对于骨矿物质密度减少方面的作用差异没有显著性。

英夫利昔单抗

一项随机对照试验发现，对于中度到重度克罗恩病应用单一剂量的英夫利昔单抗 4 周后与安慰剂组相比有较高的缓解率。5mg/kg 与 10mg/kg 或 20mg/kg 疗效相似。不良事件的发生率在治疗组与安慰剂组之间无差异。

甲氨蝶呤

一项随机对照试验发现了肌注给予甲氨蝶呤有利于诱导慢性活动性克罗恩病缓解的证据。不良事件的发生率明显比安慰剂组高。

203

益害相当

硫唑嘌呤/6 巯基嘌呤

非系统性综述发现硫唑嘌呤和 6 巯基嘌呤明显提高了缓解率并具有显著的减少激素用量的作用。然而，要取得最大治疗益处治疗期至少 17 周。不良反应与剂量相关，可能非常严重。

不太可能有效

抗生素

一项小的随机对照试验报道了单独应用甲硝唑治疗活动期克罗恩病，发现其缓解率与柳氮磺胺吡啶相同。一项进一步的随机对照试验表明应用甲硝唑的缓解率与安慰剂比较无差别。上述两项随机对照试验对治疗的耐受良好，但存在一些常见不良反应，如恶心、疲劳、厌食等。环丙沙星单独治疗的随机对照试验均不符合选择标准，一项小的随机对照试验发现甲硝唑和环丙沙星联合应用达到的缓解率与甲泼尼龙相似。一项进一步的随机对照试验显示，甲硝唑联合环丙沙星作为布地奈德的辅佐治疗所达到的缓解率与安慰剂相比无差异。由于不良事件的发生，这两项随机对照试验中参加者的退出率都很高，分别是 20% 和 27%。一项小的随机对照试验发现作为口服泼尼松龙的辅助治疗，应用氯苯吩嗪进行抗分枝杆菌治疗与应用安慰剂相比较，所达到的缓解率相似，不良反应为色素沉着和皮疹。

生活方式的干预对于克罗恩病患者维持缓解的效果如何？

肯定有效

戒烟

9 个队列研究有很好的证据显示与非吸烟的克罗恩病患者相比吸烟的克罗恩病患者经历了更多的临床复发和手术率。一项干预调查有更多的证据显示与继续吸烟的克罗恩病患者相比，戒烟的患者的复发率低并且需要较少的免疫抑制剂治疗。

效果不明

肠内营养

关于要素饮食在维持克罗恩病缓解的效果方面，没有随机对照试验符合我们的入选标准。

鱼油

一项随机对照试验发现，与安慰剂相比，鱼油的肠溶胶囊减少复发率并且提高克罗恩病患者 1 年后缓解比例。另一项随机对照试验没有发现应用非肠溶鱼油胶囊与安慰剂组相比能够增加克罗恩病患者 1 年后的缓解率的证据。肠溶鱼油胶囊的不良事件为腹泻，非肠溶鱼油胶囊的不良事件为嗳气或者胃灼热。

204

益生菌

一项随机对照试验比较了缓解期克罗恩病患者用乳酸杆菌 johnsonii LA1 和安慰剂治疗，未发现用乳酸杆菌 johnsonii LA1 治疗能减少复发率。应用乳酸杆菌 johnsonii LA1 治疗未报告有不良反应。

外科干预诱导小肠克罗恩病的成年患者缓解的效果如何？

很可能有效

切除术

一项随机对照试验发现了在克罗恩病患者中，与广泛性切除相比限制性切除有相似的复发率。

效果不明

狭窄成形术

一项系统综述发现了证据显示 Finney 狭窄成形术在克罗恩病诱导缓解和再手术率方面比 Heineke－Mikulicz 术式优越。然而，该综述的质量较低，因此较难得出有说服力的结论。

外科干预在诱导结肠型克罗恩病缓解中的效果如何？

很可能有效

结肠局灶性切除术和结肠次全切除术

一项系统综述显示节段性和次全结肠切除有相似的缓解率。有一些证据显示病情缓解在节段性结肠切除比次全切除出现得早。

对克罗恩病患者进行医学干预以维持缓解状态的效果如何?

很可能有效

英夫利昔单抗

两项随机对照试验发现，在顽固性克罗恩病患者中，给予起始剂量的英夫利昔单抗后趋于缓解，给予进一步的英夫利昔单抗治疗后，与安慰剂相比有更高的维持缓解率。其中一项随机对照试验发现与安慰剂相比，持续的英夫利昔单抗治疗减少了常规的皮质类固醇治疗的需要并且提高了生活质量。每8周给予5mg/kg的给药方案对于维持缓解来说与10 mg/kg等效。与间断性（按需）给药相对比，定期每8周给药不能提高长期缓解率。然而，1年后与按需给药相比，定期治疗提高了内镜下黏膜治愈率，更少的住院率及更少的腹部手术率。对于先给予单一剂量的英夫利昔单抗然后给予1年的安
205 慰剂治疗和每8周持续给予英夫利昔单抗的两组患者，无论应用的剂量多少，未报告两组的不良事件有显著性差异。严重的不良事件包括输液反应、血清病、药物引起的狼疮、致死性脓毒症和结核。

甲氨蝶呤

一项随机对照试验发现与安慰剂相比，肌肉内每周给予甲氨蝶呤15mg有利于维持克罗恩病的缓解。不良反应常见，但未报告有严重不良反应。

益害相当

硫唑嘌呤

一篇系统综述和一项随机对照试验发现硫唑嘌呤有利于维持克罗恩病的缓解。不良反应包括胰腺炎、白细胞减少和骨髓增生异常综合征，其益处和害处必须基于每个人的基础进行评价。每天给予2.0～2.5mg/kg的剂量即可达到足够的反应。我们没有发现6巯基嘌呤能够维持克罗恩病缓解的证据。

很可能无效甚至有害

氨基水杨酸盐

一项系统综述发现氨基水杨酸盐和安慰剂对于维持克罗恩病患者的缓解状态有相似的复发和缓解率。

环孢素

两项随机对照试验没有显示与安慰剂组相比口服环孢素一年后在静止期或轻度活动的克罗恩病患者中能增加缓解率的证据。使用环孢素治疗的人群与安慰剂组相比产生了更多的不良反应，并且两项试验都显示，与安慰

剂组相比，环孢素治疗组由于不良事件的产生会显著增高退出率。

在成人克罗恩病患者中使用药物治疗来维持手术后的缓解状态的效果如何？

很可能有效

硫唑嘌呤/6 巯基嘌呤

一项随机对照试验有很好的证据表明：6 巯基嘌呤能够降低回盲肠段的克罗恩病患者手术切除后两年的临床和内镜下复发率，并且不良事件的发生率也很低。没有发现关于不同剂量给药方法或硫唑嘌呤相对有效性的证据。

效果不明

环孢素

我们没有发现关于环孢素在成人克罗恩病患者中维持术后缓解有效性的系统综述或随机对照试验。

甲氨蝶呤

我们没有发现关于甲氨蝶呤在成人克罗恩病患者中术后维持缓解有效性的系统综述或随机对照试验。

不太可能有效 206

氨基水杨酸盐

一项 Meta 分析发现：美沙拉嗪对于维持手术后的缓解状态是有益的。两项进一步的、更加大型的随机对照试验表明：这种有益性是一种倾向而不具有统计学意义。我们发现没有证据表明使用 4.0g/d 的美沙拉嗪与使用 2.4g/d 的美沙拉嗪治疗 12 个月后在维持临床缓解方面有差异。没有严重不良事件的报告。

定义 克罗恩病是一种胃肠道的长期慢性病变，以累及全层的肉芽肿性炎症、节段性分布和瘘管为特征[1]。尽管从口到肛门的任何一部分消化道都可受累，克罗恩病最常见的发病部位是回肠末端、回盲部、结肠和肛周。本病可被进一步划分为以炎症、瘘管形成、狭窄为特点的疾病[2]。本病症状多种多样，但通常包括腹泻、腹痛、体重减低、血便或黏液便、肛周疼痛、分泌物，以及肛周瘘管引发的激惹症状。肠外表现包括关节炎、葡萄膜炎、皮疹[3]。**诊断**：克罗恩病的诊断没有唯一的金标准。诊断主要基于临床评估，并结合内镜、组织学、影像学以及生化检查。Lennard-Jones 制定的标准已成为国际公认的诊断标准[4]。在排除感染、缺血、放射以及恶性疾病等原因导致的肠道炎症之后，结合临床检查、影像学检查、内镜、内镜下活检或者手术切除标本的组织学检查中的三项或者更多表现，可考虑诊断。诊断：口腔、幽门或十二指肠、小肠或肛门的慢性炎症性病变；病变分布呈不连续性（病变粘膜被正常黏膜分隔）；全层炎症（裂隙状溃疡、脓肿或瘘管）、纤维化（狭窄）；淋巴组织聚集或者口疮样溃疡；活动性炎症时组织活检会发现结肠黏蛋白潴留；肉芽肿（非干酪样且并不是异物肉芽肿）；此外还有一些 Lennard－Jones 诊断标准未包含在内的内镜下表现可用于辅助诊断，比如脂肪包裹、卵石样改变以及肠壁增厚。与克罗恩病符合的实验室检查包括贫血、血小板增多症、C 反应蛋白升高以及血沉增快[3]。克罗恩病和溃疡性结肠炎之间进行鉴别可能很困难，尤其是仅有结肠受累的时候，在 10%～15% 的病人，最早被诊断为克罗恩病，3 年后诊断变为溃疡性结肠炎[4]。

发病率/患病率 克罗恩病的发病率在世界范围内存在很大差异。在欧洲发病率波动在 0.7（克罗地亚）到 9.8（苏格兰）/10 万人每年，而在北美，则波动在 3.6（加利福尼亚）到 15.6（加拿大的马尼托巴湖）/10 万人每年。克罗恩病的发病率正在增加，在英国、意大利、冰岛、芬兰和美国，本病的发病率自 1955 年至 1995 年已经翻了一倍[5]。克罗恩病通常在青少年晚期和较早的成年年龄被诊断，但在北美诊断本病的平均年龄是 33.4～45 岁[6]。克罗恩病似乎更易侵及妇女。一篇对北美克罗恩病队列研究进行的系统性综述发现，妇女的患病比例占 48%～66%，在 11 项研究中有 9 个研究中的患病比例在 50% 以上[6]。

病因/危险因素 克罗恩病的真正病因目前尚不清楚，目前的理论认为本病
207
是由遗传易感性、肠道黏膜免疫系统调节缺陷以及环境的诱发因素共同引发的[7]。肠道黏膜免疫系统缺陷主要与 T 细胞（一种白细胞）的活性失控有关。与克罗恩病相关的环境诱发因素包括吸烟、饮食（高糖摄入）、肠道内的有益菌和有害菌的平衡[5]。最后，自从在克罗恩病患者肠道组织中培养出了类结核杆菌中的鸟型分枝杆菌以来，相关争论一直没有停止，但是关于这种细菌是否为克罗恩病的感染病因尚未达成共识[8]。

预后 克罗恩病是终身性疾病，活动期和缓解期交替出现。本病严重影响劳动能力，在诊断本病时，只有 75% 的患者具备完全工作能力，而在诊断后 5～10 年后 15% 的患者完全丧失劳动能力[2]。至少 50% 的克罗恩病患者在患病的头 10 年需要进行外科手术治疗，大约 70%～

80%的患者在其一生当中需外科手术[9]。与正常人群相比，克罗恩病患者发生结直肠和小肠癌症的风险更高[10]。**死亡率**：克罗恩病患者死亡率略高于正常人群。一篇对 7 项队列研究进行的系统性综述发现，7 项研究中有 6 项研究中的标准化死亡比率估计值大于 1，估计值从 0.72（95% CI 0.49～1.01）到 2.16（95% CI 1.54 ～ 2.94）[11]。这篇综述还发现克罗恩病患者死亡率在过去的 40 年内没有改变。

请参见《临床证据》英文网络版获取全文和参考文献。

胃食管反流病

检索时间：2005年7月

原作者：Paul Moayyedi，Brendan Delaney，David Forman
张黎明 译 刘玉兰 校 樊代明 审

反流性食管炎初始治疗的效果如何?

肯定有效

H_2 受体拮抗剂

一个系统综述发现 H_2 受体拮抗剂与安慰剂相比可以减少持续食管炎发生的危险，但是与质子泵抑制剂相比效果较差。一个随机对照试验发现西咪替丁与抗酸药物治疗 8 周在内镜治愈率上无统计学显著性差异。另外一个随机对照试验发现经过 12 周治疗雷尼替丁与抗酸药物相比可以更好地改善烧心症状。

质子泵抑制剂

一个系统综述，另外一个随机对照试验及 3 个继后的随机对照试验发现质子泵抑制剂与安慰剂及 H_2 受体拮抗剂相比提高反流性食管炎的治愈率。一个系统综述发现埃索美拉唑 40mg/d 与奥美拉唑 20mg/d 治疗 4 周，前者较后者增加反流性食管炎的治愈率。一项随机对照试验发现艾美拉唑每天 40mg 与泮托拉唑每天一次 40mg 相比在治疗 8 周时的治愈率有所增加。其他随机对照试验还发现其他质子泵抑制剂的临床获益之间无显著性差异。

效果不明

抗酸药物/藻酸盐

使用抗酸药物治疗反流性食管炎 4～8 周与安慰剂相比在改善症状评分上，两个随机对照试验只能提供有限的证据，在内镜下观察治愈效果的改善上也没有发现统计学显著性差异。抗酸药物与 H_2 受体拮抗剂治疗效果相比较也只有有限的证据。一个随机对照试验中，抗酸药物与西咪替丁各治疗 8 周，两者治疗后的内镜下表现无统计学显著性差异。第二个随机对照试验显示，抗酸药物与雷尼替丁治疗 12 周，雷尼替丁较抗酸药物在改善烧心症状方面更有效。

建议改善及调整生活方式

一些小的随机对照试验不能为抬高床头和减轻体重提供治疗有效的证

据。我们没有发现有关减少咖啡摄入，戒烟，减少酒精摄入及减少高脂食物摄入治疗反流性食管炎的随机对照试验。

很可能无效甚至有害

动力药物

我们发现一项研究西沙必利的随机对照试验，但没有发现关于其他动力药物（多潘立酮或甲氧氯普胺）的随机对照试验。西沙必利因为其致心律失常作用在部分国家的使用受到限制。我们没有发现有关多潘力酮和甲氧氯普安的随机对照试验。一个随机对照试验发现西沙必利治疗 12 周与安慰剂相比能够增加反流性食管炎内镜下愈合率。

反流性食管炎维持治疗的效果如何？

肯定有效

质子泵抑制剂

一篇系统综述和一项该综述后发表的随机对照试验发现，标准或低剂量的质子泵抑制剂（奥美拉唑，兰索拉唑，泮托拉唑，雷贝拉唑和艾美拉唑）治疗 6～12 个月时与安慰剂或 H_2 受体拮抗剂相比可以减少食管炎和反流症状的复发。一篇系统综述和一项该综述后发表的随机对照试验发现，标准剂量质子泵抑制剂治疗 6～12 个月时与低剂量质子泵抑制剂相比可以减少食管炎和反流症状的复发。有关不同时间应用质子泵抑制剂，高剂量质子泵抑制剂与标准剂量质子泵抑制剂以及不同质子泵抑制剂之间对于控制食管炎复发方面的差别，该综述没有得出一致性结论。

很可能有效

H_2 受体拮抗剂

一篇系统综述和一项该综述遗漏的随机对照试验发现，H_2 受体拮抗剂和安慰剂在食管炎的复发率上无显著性差异，尽管该系统综述发现了 H_2 受体拮抗剂具有降低复发的无统计学显著性的倾向。该综述发现，H_2 受体拮抗剂与安慰剂相比可减少反流症状的复发。几项随机对照试验发现，H_2 受体拮抗剂在维持 12 个月缓解方面不如质子泵抑制剂有效。一项随机对照试验发现，尼扎替丁与法莫替丁相比增加了缓解的维持。

益害相当

腹腔镜抗反流手术

一个系统综述发现没有完整公布的有关腹腔镜抗反流手术相比药物治疗进行缓解期维持的随机对照试验。另一个系统综述和随后发表的一项随机对照试验发现腹腔镜胃底折叠术与开放胃底折叠术相比在反流性食管炎复发率上无统计学显著性差异。但是腹腔镜胃底折叠术具有较低的术后并发症和较短的住院天数。抗反流手术应综合考虑其改善症状的获益和手术风险（手术死亡率小于1%）。

开放手术

随机对照试验发现开放Nissen胃底折叠术与药物治疗相比在治疗后3～38个月内可以改善慢性胃食管反流病和反流性食管炎病人的内镜分级。一个长期随访10年的随机对照试验显示开腹外科手术治疗与药物治疗两者内镜下表现无显著性差异。一个系统综述和随后发表的一项随机对照试验发现腹腔镜胃底折叠术与开放式胃底折叠术两者在复发率上无显著性差异。但是该系统综述发现腹腔镜胃底折叠术具有较低的术后并发症及较短的住院天数。抗反流手术应综合考虑其改善症状的获益和手术风险（手术死亡率小于1%）。

210

效果不明

抗酸药物/藻酸盐

我们没有发现抗酸药物/藻酸盐应用于反流性食管炎长期维持治疗的随机对照试验。

建议改善及调整生活方式

我们没有发现有关建议改善及调整生活方式（减少咖啡摄入、戒烟、减少酒精摄入、较少高脂饮食摄入以及抬高床头）在反流性食管炎的长期维持治疗方面的效果的随机对照试验。

很可能无效甚至有害

动力药物

我们发现一篇研究西沙必利的系统综述，但没有发现有关其他动力药物（多潘立酮和甲氧氯普胺）的随机对照试验。在一些国家，西沙必利的使用由于其致心律失常的副作用而受到限制。该综述发现，西沙必利显著减少了食管炎的复发。但西沙必利和安慰剂在减少反流症状的复发方面无显著性差异。

定义 胃食管反流病（GORD）是指胃十二指肠内容物反流到食管，从而产生症状，影响生活质量[1]。常见症状为烧心、反酸[2]。胃食管反流病常通过内镜下表现分级，常用的内镜分级为Los Angeles分级，内镜下观察到食管下段黏膜破损可以诊断反流性食管炎，根据其黏膜破损的严重程度分A级（黏膜破损小于5mm）到D级（黏膜破损呈环

周型)[1,3]。另外一个常用分级为Savary-Miller分级（I级：线状，无融合的黏膜破损，到IV级：严重溃疡或食管狭窄)[4]。

发病率/患病率 欧洲和美国的调查显示，20%～25%的人有GORD症状，7%的人每天有烧心症状[5,6]。在初级医疗机构，大约25%～40% GORD病人有内镜下食管炎表现，但更多的病人为内镜阴性反流病[3]。

病因/危险因素 我们没有发现有关GORD明确的预期因子。肥胖被认为是GORD的危险因子，但流行病学证据不支持[7,8]。吸烟和饮酒也被认为是GORD的诱发因素，但观察数据有限[8,9]。一些食物如咖啡、薄荷、高脂饮食、洋葱、柑橘类水果、番茄也被认为是GORD的诱发因素[10]，但我们没有发现充足的证据。有关松弛下食管括约肌的药物如钙离子拮抗剂可以诱发GDRD的证据有限[11]。有两项研究提示GORD可能有遗传易感性[9]。

预后 GORD是一种慢性疾病，大约80%的病人停药后复发[12]。许多病人要求长期用药或手术治疗。内镜阴性反流病可以维持稳定，只有一小部分人进展为反流性食管炎[13]。但是，严重食管炎病人可以出现食管狭窄或Barrett’s食管等并发症[1]。

请参见《临床证据》中文全版本和英文网络版获取全文和参考文献。

痔

检索时间：2005 年 3 月
原作者：R Justin Davies
周静　刘岩　译　王杉　校

痔病的治疗效果如何？

肯定有效

橡皮圈套扎法

一项随机对照试验表明，与不做处理相比，二度痔患者在行橡皮圈套扎法后 48 个月的时间里，几乎没有人有持续的症状。在三项随机对照试验中，对于一度和二度痔来说，橡皮圈套扎法与红外线凝结法相比，控制症状的效果相当。第四项随机对照试验显示，橡皮圈套扎法止血效果更好。对于术后疼痛，这四项随机对照试验得出了不同结果。在对于大多数二度痔患者的三项随机对照试验中，橡皮圈套扎法比硬化剂注射法在多方面有更有好的结果（疼痛、再治疗、脱出、出血）；但是，橡皮圈套扎法会引出更多的即刻出现的副作用。在对于大多数为三度患者的一项随机对照试验中，橡皮圈套扎法与环形切除术相比，即使在两个月以后两者无明显差别，但更多的橡皮圈套扎法患者存在术后短期出血；但是，橡皮圈套扎法存在更少的不良后果。两项随机对照试验发现，橡皮圈套扎法与开放痔切除术在出血方面无明显差异；其中一项随机对照试验发现，就脱出而言，橡皮圈套扎法对三度患者效果不佳，但是对二度患者没有明显差异。

很可能有效

闭合的痔切除术

一项随机对照试验表明，对于一度到四度痔患者来说，闭合的痔切除术与痔动脉结扎相比，在改善症状方面没有明显差异；然而，闭合的痔切除术延长了留院时间且增多了术后并发症。一项系统综述和 4 项后续的随机对照试验发现，在减少症状及缩短留院时间方面对比常规手术（开放与闭合切除）与环形切除术，结果不一致。但是，这项系统综述及随机对照试验发现，常规手术（开放与闭合切除）的术后疼痛及并发症发生更多。7 项在大多数患者为三度和四度的随机对照试验中，开放与闭合痔切除术在住院时间及减少症状方面没有明显差异；而在术后疼痛方面没有一致的结果。

红外线凝结法/光凝固法

一项随机对照试验发现，一度和二度痔患者应用红外线凝结法与硬化剂注射在减少症状及副作用发生等方面无明显差异。另一项随机对照试验则发现，红外线凝结法与硬化剂注射相比，更能减轻症状和减少术后即刻疼痛发生。在对于大多数为一度和二度痔患者的三项随机对照试验中，红外线凝结法与橡皮圈套扎法在减少症状方面没有明显差异。但是，第四项随机对照试验发现，红外线凝结法止血效果较差。四项随机对照试验对于术后疼痛的结论不一。 212

开放的痔切除术（传统痔切除术/透热疗法）

两项随机对照试验发现，开放的痔切除术与橡皮圈套扎法在出血方面没有明显差异；其中一项试验发现，开放的痔切除术对于三度痔脱垂更有效，但对于二度痔的脱垂的治疗效果无明显差异。两项随机对照试验发现，对于三度痔的治疗来说，开放的痔切除术与射频消融相比，延长了留院时间且更易出现术后疼痛。一项随机对照试验也发现，开放的痔切除术与半开放的痔切除术相比，延长了留院时间且更易出现术后疼痛（痔的分度未知）。7项对于主要为三度及四度痔的随机对照试验发现，开放的痔切除术与封闭的痔切除术比较，在留院时间及改善症状方面无明显差异；而且在术后疼痛方面结论不一。2项比较传统痔切除术与其他方式痔切除术（闭合器，超声刀，双极电刀）的随机对照试验发现，在留院时间方面得出了矛盾的结论。在术后疼痛方面无明显差异。一项系统综述及4项后续的随机对照试验比较了传统（开放与闭合切除）的手术与环形切除术，对于控制症状和留院时间得出了不一致的结果。但是，系统综述和随机对照试验发现，传统痔切除术（开放与闭合切除）的术后疼痛和并发症发生率更高。

益害相当

痔环形切除术

在大多数患者为三度的随机对照试验中发现，与橡皮圈套扎法相比，接受环形切除术的患者在短期减少出血方面存在优势，但是在两个月之后无明显差异；但是，环形切除术存在更多副作用。一项系统综述和4项后续的随机对照试验比较了环形切除术与传统手术（开放与闭合切除），在控制症状和留院时间方面得出了不一致的结果。但是，系统综述和随机对照试验发现，环形切除术的术后疼痛和并发症的发生率较低。

效果不明

痔动脉结扎

一项随机对照试验发现，痔动脉结扎与闭合的痔切除术相比，在减少一度至四度痔的症状方面无明显差异。但是痔动脉结扎可缩短留院时间及改善术后并发症。

硬化剂注射法

一项关于一度及二度痔的随机对照试验发现，硬化剂注射法与单纯进行教育及建议相比，在控制出血方面无显著性差异；但是，硬化剂注射法通
213 便药物的使用量更少。一项关于一度及二度痔的随机对照试验发现，硬化剂注射法与红外线凝结法相比，在减轻症状或不良反应发生方面无显著性差异。另一项随机对照试验发现，硬化剂注射法与红外线凝结法相比，减轻症状的效果更差，且更易导致术后即刻疼痛。在对于大多数二度痔患者的三项随机对照试验中，橡皮圈套扎法比硬化剂注射法在多方面有更有好的结果（疼痛、再治疗、脱出、出血）；但是，橡皮圈套扎法会引发更多的即刻出现的不良反应。

定义 痔是位于远端到齿状线的肛管起始部黏膜下的血管组织垫。这些血管垫是肛管解剖学上的正常组织，且它们的存在并不必然引发痔。当出现症状，如出血、脱垂、疼痛、血栓、分泌粘液和瘙痒时，才称为痔。直肠出血是痔的最常见表现，出血通常为鲜红色，常在卫生纸上发现或滴入便盆。痔可以分为内痔、外痔和混合痔（包括内、外痔）。如果发生脱垂，排便时肛周会出现团块。传统上痔分为四个等级。**1 度（级）**：排便时出血，无脱垂。一度痔症状较轻，通常继发于有轻度炎症的薄壁动脉及静脉出血。饮食控制（添加纤维）和注意肛周卫生的保守治疗通常有效。反复直肠出血可能需要通过非手术腐蚀疗法去除血管，如硬化剂注射、红外线凝结法和橡皮圈套扎法。在当今的英国，红外线凝结法少用于临床，而橡皮圈套扎法及硬化剂注射法则常用。**2 度**：痔在排便时脱垂且能自行回复。二度痔可以通过橡皮圈套扎法及其他非手术疗法治疗。**3 度**：痔脱垂且需要手动回复。三度痔中，悬韧带明显受到破坏，黏膜通常必然向其下的肌层迁移并固定。最初可以通过橡皮圈套扎法治疗脱垂，但也可能需要行痔切除术，特别是一处以上的脱垂。**4 度**：痔脱垂且无法回复。如必须治疗，四度痔需要行痔切除术。痔被认为与慢性便秘、用力排便、妊娠和少食纤维有关。通常情况下，持续且严重的症状，如出血、脱垂或同时存在，决定了治疗方案。没有症状或只有一种症状则不需要治疗，即使有症状也不需进行侵入性治疗。如果适当地除外了其他严重致病原因的可能，一些人则选择不治疗。

发病率/患病率 痔被认为发生于多数人群，但我们没有可信的关于发病率的报告。全国卫生统计中心的数据表明，一千万美国人患有痔，推算

患病率为4.4%[1]，但是真实的患病率数字不可知，因为很多人并未因病就诊。

病因/危险因素 痔的病因不清，但是直肠血管垫的下滑可以解释[2]。其他可能包括用力排便、直立姿势和由腹压升高造成的静脉血流受阻，如妊娠。可能还存在某些遗传因素，可能包括静脉壁先天薄弱。 214

诊断 正确的诊断需要详细的病史、彻底的检查和肛管直肠的直肠镜检查。在有典型症状的痔中，排除如结直肠癌和炎症性肠病等疾病很重要。

预后 预后通常良好，因为多数症状可以通过保守治疗治愈。如果需要更多治疗，即使症状反复出现，预后仍然良好。痔的早期临床表现中脱垂自行回复，后来脱垂需要手动回复，最终分泌粘液造成肛门瘙痒。除了痔脱垂，疼痛通常不是内痔的表现。疼痛通常与形成血栓的外痔有关。由于出血造成死亡非常罕见。

请参见《临床证据》中文全版本和英文网络版获取全文和参考文献。

幽门螺杆菌感染

检索时间：2005年9月
原作者：Brendan Delaney，Paul Moayyedi，David Forman
何晋德 译 刘玉兰 校 樊代明 审

幽门螺杆菌根除治疗对明确诊断为十二指肠溃疡的患者有何作用？

肯定有效

十二指肠溃疡愈合和预防复发的幽门螺杆菌根除

一系统回顾发现，与非根除治疗相比，幽门螺杆菌根除治疗提高了十二指肠溃疡的愈合率；与单一1个月抗分泌药物治疗相比，幽门螺杆菌根除治疗加上1个月抗分泌药物治疗提高了十二指肠溃疡的愈合率。该回顾还发现，与非根除治疗相比，根除治疗减少了复发；但在十二指肠溃疡愈合的患者，根除治疗加上抗分泌药物治疗1个月与单一持续抗分泌维持治疗相比，其复发率没有统计学差异。另一系统回顾发现，在十二指肠或胃溃疡患者，与单一短期抗分泌治疗或短期抗分泌治疗加随后的抗分泌维持治疗相比，幽门螺杆菌根除治疗减少了出血的危险。

幽门螺杆菌根除治疗对明确诊断为胃溃疡的患者有何作用？

肯定有效

预防胃溃疡复发的幽门螺杆菌根除

一系统回顾发现，幽门螺杆菌根除治疗加抗分泌药物治疗与单一抗分泌药物治疗之间比较，内镜下愈合率没有统计学差异；与非根除治疗相比，幽门螺杆菌根除治疗减少了复发。另一系统回顾发现，在十二指肠或胃溃疡患者，与单一短期抗分泌治疗或短期抗分泌治疗加随后的抗分泌维持治疗相比，幽门螺杆菌根除治疗减少了出血的危险。

幽门螺杆菌根除治疗对非甾体抗炎药（NSAID）相关消化性溃疡患者有何作用?

效果不明

愈合 NSAID 相关消化性溃疡的幽门螺杆菌根除

一随机对照试验发现，服用非甾体抗炎药并有出血性消化性溃疡的患者，其消化性溃疡的愈合率在幽门螺杆菌根除治疗与单一抗分泌治疗之间比较没有统计学差异。

幽门螺杆菌根除治疗在预防既往有溃疡或消化不良患者非甾体抗炎药（NSAID）相关性消化性溃疡中有何作用? 216

效果不明

预防既往有溃疡或消化不良史患者 NSAID 相关消化性溃疡的幽门螺杆菌根除

一随机对照试验发现，有幽门螺杆菌感染且既往有溃疡或消化不良并服用 NSAIDs 的患者，与服用 6 个月奥美拉唑比较，幽门螺杆菌根除治疗减少了发展为新溃疡的危险性。另一随机对照试验发现，有幽门螺杆菌感染且既往有溃疡出血的患者，幽门螺杆菌根除治疗在预防服用甲氧萘丙酸（naproxen）患者消化性溃疡复发出血方面不及奥美拉唑维持治疗有效，但它们在服用小剂量阿司匹林患者之间比较没有统计学差异。

幽门螺杆菌根除治疗在预防既往无溃疡患者非甾体抗炎药（NSAID）相关性消化性溃疡中有何作用?

很可能有效

预防既往无溃疡史患者 NSAID 相关消化性溃疡的幽门螺杆菌根除（比安慰剂有效，与抗分泌治疗同样有效）

一随机对照试验发现，在既往无溃疡史的患者，与非根除治疗相比，幽门螺杆菌根除治疗减少了 NSAID 相关消化性溃疡的危险性。另一随机对照试验发现，与安慰剂比较，幽门螺杆菌根除治疗减少了 NSAID 相关消化性溃疡的危险性，但与单一抗分泌治疗比较没有统计学差异。

幽门螺杆菌根除治疗对明确诊断为胃-食管反流病的患者有何作用?

不太可能有效

幽门螺杆菌阳性的胃-食管反流病患者的幽门螺杆菌根除

两个有关幽门螺杆菌阳性的胃-食管反流病患者的随机对照试验发现，幽门螺杆菌根除治疗与安慰剂比较，2年后症状之间比较没有统计学差异。

217 幽门螺杆菌根除治疗对胃B细胞淋巴瘤患者有何作用?

效果不明

胃B细胞淋巴瘤的幽门螺杆菌根除

我们没有发现胃B细胞淋巴瘤患者幽门螺杆菌根除治疗的随机对照试验。观察研究提供的有限的证据显示，幽门螺杆菌根除治疗后60%～93%的局灶性、低度B细胞淋巴瘤肿瘤消退，可能避免或推迟对根治性外科手术、放疗或化疗的需要。

幽门螺杆菌根除治疗对发生胃癌的危险有何作用?

效果不明

预防胃癌（腺癌）的幽门螺杆菌根除

一个有关幽门螺杆菌阳性患者的随机对照试验发现，随访7.5年，胃癌的危险性在根除治疗与安慰剂之间没有统计学差异。另一随机对照试验发现，有胃黏膜萎缩或肠化生的患者，与非根除治疗比较，幽门螺杆菌根除提高了高危险性病变的转归；但该随机对照试验没有评估根除治疗对发生胃癌的作用。我们从幽门螺杆菌感染与远端胃腺癌危险性增加之间的相关关系的观察研究中发现了一致性证据。

幽门螺杆菌根除治疗对明确诊断为非溃疡性消化不良的患者有何作用?

肯定有效

非溃疡性消化不良的幽门螺杆菌根除

一有关非溃疡性消化不良患者的系统回顾发现，与安慰剂相比，幽门螺杆菌根除可以减轻消化不良症状3～12个月。

幽门螺杆菌根除治疗对未接受检查的消化不良患者有何作用？

肯定有效

未接受检查的消化不良患者的幽门螺杆菌根除（比安慰剂更有效）*

一个有关有幽门螺杆菌感染患者的随机对照试验发现，与安慰剂比较，幽门螺杆菌根除提高了1年后消化不良症状的缓解率。一篇在消化道恶性肿瘤低危患者中进行的系统综述发现，根据最初内镜检查结果进行处理与幽门螺杆菌检测加根除治疗相比在治疗1年时略微减少了消化不良症状。然而，对于消化道恶性肿瘤危险性增加的患者，推迟内镜检查并不安全。

*不应推迟恶性肿瘤高危患者的内镜检查。 218

幽门螺杆菌不同根除治疗方案的作用有不同吗？

很可能有效

四联方案（与三联方案效果一样）

两个随机对照试验发现，对有或无十二指肠溃疡病史患者进行幽门螺杆菌根除治疗，四联方案与三联方案效果一样。

三天四联方案（与一周三联方案同样有效，且副作用更少）

一个比较三天四联方案与一周三联方案的随机对照试验发现，在6周时，幽门螺杆菌根除率没有统计学差异。然而，该研究发现服用三天四联方案的患者的副作用更少。

三联方案（比二联方案更有效）

我们没有发现三联方案与二联方案之间有关对消化不良症状评分、有症状患者的比例、生活质量以及死亡率作用的系统回顾或随机对照试验。一系统回顾发现三联方案比二联方案的幽门螺杆菌根除率高。

两周三联方案（比一周三联方案更有效）

一系统回顾发现，以质子泵抑制剂（PPI）为基础的三联方案治疗14天与同一方案治疗7天相比，前者提高了幽门螺杆菌根除率。

效果不明

不同的三联方案（不同药物联合对临床效果的相关作用不明确）

我们没有发现不同三联方案对消化不良症状评分、有症状患者的比例、生活质量以及死亡率作用的系统回顾或随机对照试验。一系统回顾发现，在包括有阿莫西林的三联方案中，增加克拉霉素剂量提高了幽门螺杆菌的根除率。然而，在包括有甲硝唑的三联方案中，增加克拉霉素剂量并没有明显提高幽门螺杆菌的根除。另一系统回顾发现，甲硝唑＋克拉霉素＋雷尼替丁铋的三联方案治疗5～7天比阿莫西林＋克拉霉素＋雷尼替丁铋方案的根除率高。

定义 幽门螺杆菌是在胃里发现的革兰氏阴性、具有鞭毛的螺旋菌。幽门螺杆菌感染主要发生在儿童时期。幽门螺杆菌感染与某一特殊类型的消化不良症状没有相关性。该菌与终身的慢性胃炎有关，并可能引起其他类型的胃十二指肠疾病[1]。幽门螺杆菌可通过血清或C13尿素呼气试验间接得到确认。尿素呼气试验比血清学更准确，其敏感性和特异性超过95%，且表明是活动性感染；而血清学可能缺乏特异性，不能可靠地用做活动性感染的检测。因此，若需要了解患病率（尤其是血清学预测值较低时），以及需要检测治愈效果时，应选择尿素呼气试验。在某些地方，可进行大便抗原检测，其意义与尿素呼气试验一样。**人群**本节全部针对幽门螺杆菌阳性患者。

219 **发病率/患病率** 在发达国家，幽门螺杆菌患病率随出生年月和社会阶层而变化。在许多发达国家，20世纪50年代前出生的人的患病率（50%～80%）比新近出生的人的患病率（<20%）高[2]。在许多发展中国家，即便不考虑出生时期，其感染率也很高（80%～90%）[3]。成人的患病率被认为代表的是儿童时期获得的高感染率的持续，而不是后来获得的感染。

病因/危险因素 拥挤的生活条件以及儿童时期的贫穷导致了幽门螺杆菌的传染和高患病率。成人再感染率低，每年不足1%[3]。

预后 幽门螺杆菌感染被认为与十二指肠和胃溃疡的发生、B细胞胃淋巴瘤以及远端胃癌有密切的关系。大约15%的幽门螺杆菌感染者在其一生中将发展为消化性溃疡，约1%感染者发展为胃癌[4]。一个有关观察研究的系统回顾（在2000年检索到，共16个研究，1625人）发现，在服用NSAIDs的患者中，幽门螺杆菌阳性患者消化性溃疡病的发生率比阴性患者高（幽门螺杆菌阳性NSAID服用者消化性溃疡阳性率为41.7%[341/817]，而幽门螺杆菌阴性者为25.9%[209/808]，OR 2.12，95% CI 1.68～2.67）[5]。

请参见《临床证据》中文全版本和英文网络版获取全文和参考文献。

腹股沟疝

检索时间：2005 年 9 月

原作者：Sanjay Purkayastha，Andre Chow，Thanos Athanasiou，
Paris Tekkis，Ara Darzi 姜可伟 译 王杉 校

成人原发性单侧腹股沟疝的各种治疗方法的效果如何?

肯定有效

开放式疝成形手术（与开放式疝修补手术相比，降低复发率，不增加手术并发症）

我们没有发现这样的系统综述、随机对照试验或者队列研究，其内容涉及开放式疝成形手术与期待疗法之间足够量的比较。一项系统综述表明：与开放式疝修补手术相比，开放式疝成形手术可以降低腹股沟疝的复发率，轻度的缩短住院时间。这项系统综述和后续的一项随机对照试验发现开放式疝成形手术和开放式疝修补手术的手术并发症没有统计学显著性差异。一篇系统综述发现，开放式疝成形手术与全腹膜外腹腔镜疝修补手术相比，延长了持续疼痛时间、住院时间、恢复正常活动时间，增加了血肿及持续麻木。开放式疝成形手术与全腹膜外腹腔镜疝修补手术相比，在复发、水肿及术后伤口感染方面没有显著差异。一项后续的随机对照试验发现，全腹膜外腹腔镜疝修补手术与开放式疝成形手术相比，在复发、术后镇痛及术后并发症方面没有显著差异。同时发现，开放式疝成形手术与全腹膜外腹腔镜疝修补手术相比延长了恢复工作的时间。一篇系统综述发现，开放式疝成形手术与经腹腔腹膜前腹腔镜疝修补手术相比，增加了术后 1 年的持续性疼痛，延长了恢复正常活动的时间。它也指出经腹腔腹膜前腹腔镜疝修补手术与开放式疝成形手术相比在复发方面没有显著差异。两项后续的随机对照试验发现，开放式疝成形手术与经腹腔腹膜前腹腔镜疝修补手术相比，增加了术后疼痛，延长了住院时间。开放式疝成形手术与经腹腔腹膜前腹腔镜疝修补手术的不良反应相似，即使经腹腔腹膜前腹腔镜疝修补手术增加了发生水肿的风险并减少了术后麻木及伤口感染的可能。

全腹膜外腹腔镜疝修补手术（与开放修补术相比，疼痛减少，缩短术后恢复时间）

我们没有发现这样的系统综述、随机对照试验或者队列研究，它们涉及全腹膜外腹腔镜疝修补手术与期待疗法之间足够量的对比。一项系统综述

发现，与开放式疝修补手术相比，全腹膜外腹腔镜疝修补手术可以轻度的减轻术后三个月内持续存在的疼痛和稍微减少住院时间，但是没有发现这两种术式在复发率和恢复时间上有统计学显著性差异。一个后续的随机对照试验没有发现全腹膜外腹腔镜疝修补手术和开放式疝修补手术在复发率、住院时间和腹股沟痛上有统计学显著性差异。虽然一项系统综述表明与开放式疝修补手术相比，全腹膜外腹腔镜疝修补手术增加血肿的发生率和降低感染率，但是这两者的不良反应是相似的。一篇系统综述发现，全腹膜外腹腔镜疝修补手术与开放式疝成形手术相比，缩短了住院时间、恢复正常活动时间，减少了持续疼痛、持续麻木及血肿。该综述发现，全腹膜外腹腔镜疝修补手术与开放式疝成形手术相比，在复发、水肿及术后伤口感染方面没
221 有显著差异。一项随后进行的随机对照试验也发现，全腹膜外腹腔镜疝修补手术与开放式疝成形手术在复发、术后镇痛及术后并发症方面没有显著差异。同时指出，全腹膜外腹腔镜疝修补手术与开放式疝成形手术相比缩短了恢复工作的时间。

经腹腔腹膜前腹腔镜疝修补手术（与开放修补术相比，疼痛减少，缩短术后恢复时间）

我们没有发现这样的系统综述、随机对照试验或者队列研究，它们涉及经腹腔腹膜前腹腔镜疝修补手术与期待疗法之间足够量的比较。一项系统综述和后续的随机对照试验发现，与开放式疝修补手术相比较，经腹腔腹膜前腹腔镜疝修补手术可以减轻术后疼痛，促进恢复。这项系统综述发现了有限的证据表明与开放式疝修补手术相比，经腹腔腹膜前腹腔镜疝修补手术可以降低复发率，但是两个后续的随机对照试验没有发现在复发率上存在统计学显著性差异。经腹腔腹膜前腹腔镜疝修补手术和开放式疝修补手术的不良反应是类似的。一篇系统综述发现，经腹腔腹膜前腹腔镜疝修补手术与开放式疝成形手术相比，减少了术后 1 年的持续疼痛，缩短了恢复正常活动的时间。它也指出经腹腔腹膜前腹腔镜疝修补手术与开放式疝成形手术在复发方面没有显著差异。两项随后进行的随机对照试验发现，经腹腔腹膜前腹腔镜疝修补手术与开放式疝成形手术相比，减少了术后疼痛并缩短了住院时间。开放式疝成形手术与经腹腔腹膜前腹腔镜疝修补手术的不良反应相似，即使经腹腔腹膜前腹腔镜疝修补手术增加了发生水肿的风险并减少了术后麻木及伤口感染的可能。

很可能有效

开放式疝修补手术（传统成熟的手术方法，但与开放式疝成形手术、腹腔镜疝修补手术相比，临床效果稍差）*

医生的临床经验和共识是，对于原发性单侧腹股沟疝这种手术是有效的。开放式疝修补手术的手术方式十分成熟。但是我们没有发现这样的系统

综述、随机对照试验或者队列研究能有足够的证据说明开放式疝修补手术比期待疗法有更好的疗效。一项系统综述发现开放式疝成形手术与开放式疝修补手术相比，在减少复发及缩短住院时间上更有优势。此项综述及随之进行的随机对照试验发现这两种术式在手术的并发症方面没有区别。另一项系统综述发现全腹膜外腹腔镜疝修补手术与开放式疝修补手术相比，能减少术后三个月后疼痛，并能少量减少住院时间，但在减少复发风险及恢复正常活动方面，这两种术式没有区别。然而一项随之进行的随机对照试验却发现全腹膜外腹腔镜疝修补手术与开放式疝修补手术相比在减少复发风险及缩短住院时间或者减少术后疼痛上没有区别。全腹膜外腹腔镜疝修补手术与开放式疝修补手术的不良反应相似，但是开放式疝修补手术的血清肿发生率更低，而术后感染的几率更高。另一项系统综述及随之进行的随机对照试验将开放式疝修补手术与经腹腔腹膜前腹腔镜疝修补手术进行比较，发现相对后者，开放式疝修补手术增加了术后疼痛及恢复正常活动的时间。虽然随之进行的两项随机对照试验没有发现任何显著性差异，但是此项系统综述还是找到了有限的证据表明开放式疝修补手术在减少复发方面比经腹腔腹膜前腹腔镜疝修补手术效果要差。这两种术式的不良反应相似。

效果不明 222

期待疗法

我们没有找到任何符合标准要求的研究单侧腹股沟疝期待疗法的系统综述、随机对照试验或者队列研究。

成人原发性双侧腹股沟疝的各种治疗方法的效果如何?

很可能有效

开放式疝成形手术（可能比开放式疝修补手术的住院时间更短）

我们没有找到任何符合标准要求的系统综述、随机对照试验或者队列研究，其内容对比研究期待疗法与开放式疝成形手术治疗双侧腹股沟疝患者。一项系统综述找出了有限的证据证明开放式疝成形手术与开放式疝修补手术相比，能轻度减少住院时间但是没有发现其他有关的临床效果。一篇系统综述发现，开放式疝成形手术与全腹膜外腹腔镜疝修补手术在恢复正常活动、复发、持续疼痛、水肿、血肿、伤口感染及持续麻木方面没有显著差异。一篇系统综述提供的有限证据表明，开放式疝成形手术与经腹腔腹膜前腹腔镜疝修补手术相比，延长了术后恢复正常活动的时间，增加了术后麻木及伤口感染。同时发现开放式疝成形手术与经腹腔腹膜前腹腔镜疝修补手术在住院时间、持续疼痛、血肿、水肿及复发方面没有显著差异。

开放式疝修补手术（传统，技术成熟，但是在改善临床效果方面可能不及开放式疝成形手术或者经腹腔腹膜前腹腔镜疝修补手术）*

临床经验以及广泛共识普遍认为外科治疗是双侧腹股沟疝的有效治疗方法。开放式疝修补手术是成熟的外科术式。尽管如此，我们没有找到任何符合标准要求的系统综述、随机对照试验或者队列研究，其内容对比研究期待疗法与开放式疝修补手术治疗双侧腹股沟疝病人。一项系统综述找到了有限的证据证明开放式疝修补手术与开放式疝成形手术相比，轻度增加了住院时间，但是没能比较其他方面的临床效果。另一项系统综述找到了有限的证据证明开放式疝修补手术与经腹腔腹膜前腹腔镜疝修补手术相比，前者增加了恢复正常活动的时间。该综述没有找到足够的证据对临床其他方面的作用进行比较，且没有足够的数据去比较开放式疝修补手术与全腹膜外腹腔镜疝修补手术的益处。

全腹膜外腹腔镜疝修补手术（与开放式疝成形手术效果相似）

我们没有找到任何符合标准要求的系统综述、随机对照试验或者队列研究，其内容对比研究期待疗法与全腹膜外腹腔镜疝修补手术治疗双侧腹股沟疝的病人。一项系统综述找到了证据比较全腹膜外腹腔镜疝修补手术与开放式疝修补手术的临床效果，但是证据并不充分。一篇系统综述发现，全腹膜外腹腔镜疝修补手术与开放式疝成形手术相比，在恢复正常活动时间、复发、持续疼痛、水肿、血肿、伤口感染及持续麻木方面没有显著差异。

223 **经腹腔腹膜前腹腔镜疝修补手术（与开放式疝修补手术相比，可能缩短恢复正常活动的时间）**

我们没有找到任何符合标准要求的系统综述、随机对照试验或者队列研究，其内容对比研究期待疗法与经腹腔腹膜前腹腔镜疝修补手术治疗双侧腹股沟疝病人。一项系统综述找到了有限的证据证明经腹腔腹膜前腹腔镜疝修补手术与开放式疝修补手术相比，减少了恢复正常活动的时间，但是它没有找到足够的证据比较其他方面的临床效果。一篇系统综述提供的有限证据表明，经腹腔腹膜前腹腔镜疝修补手术与开放式疝成形手术相比，缩短了术后恢复正常活动的时间，减少了术后麻木及伤口感染。同时发现经腹腔腹膜前腹腔镜疝修补手术与开放式疝成形手术在住院时间、持续疼痛、血肿、水肿及复发方面没有显著差异。

效果不明

期待疗法

我们没有找到任何符合标准要求的系统综述、随机对照试验或者队列研究，研究双侧腹股沟疝病人的期待疗法。

成人腹股沟复发疝的各种治疗方法的效果如何?

很可能有效

开放式疝成形手术（与开放式疝修补手术相比，能少量减少住院时间，但是其他方面临床效果不确定）

我们没有找到任何符合标准要求的将期待疗法与开放式疝成形手术进行研究的系统综述、随机对照试验或者队列研究。一项系统综述找到了有限的证据证明在腹股沟复发疝病人中，开放式疝成形手术与开放式疝修补手术相比，能够少量减少住院时间。但是该研究未能找到有效的证据比较两者在减少疼痛、恢复正常活动时间、远期复发或者手术并发症方面的差异。一篇系统综述发现，开放式疝成形手术与全腹膜外腹腔镜疝修补手术相比，增加了血肿形成。同时提供的有限证据表明，开放式疝成形手术与全腹膜外腹腔镜疝修补手术相比，延长了恢复正常活动的时间。但是两者在复发、住院时间、水肿、持续麻木及持续疼痛方面没有显著差异。该综述还发现，开放式疝成形手术与经腹腔腹膜前腹腔镜疝修补手术，延长了术后恢复正常活动的时间。但是两者在血肿、水肿、伤口感染、内脏损伤、住院时间、持续疼痛及复发方面没有显著差异。

全腹膜外腹腔镜疝修补手术（与开放式疝成形手术相比，可能会缩短术后恢复时间）

没有发现符合质量要求的系统综述、随机对照试验或队列研究对复发疝患者进行全腹膜外腹腔镜疝修补手术与期待疗法的疗效进行比较。一篇系统综述提供了有限的证据，证实全腹膜外腹腔镜疝修补手术较开放性疝成形手术可以缩短患者恢复正常活动的时间。它也指出，全腹膜外腹腔镜疝修补手术减少了血肿形成。但是在复发、住院时间、水肿、持续麻木及持续疼痛方面没有显著差异。一篇系统综述没有提供足够的数据去比较全腹膜 224
外腹腔镜疝修补手术与开放式疝修补手术的益处。

经腹腔腹膜前腹腔镜疝修补手术（与开放式疝修补手术相比，可能减少恢复正常活动的时间；其他方面临床效果不明确）

我们没有找到任何符合标准要求的将期待疗法与经腹腔腹膜前腹腔镜疝修补手术进行研究的系统综述、随机对照试验或者队列研究。一篇系统综述发现，尽管经腹腔腹膜前腹腔镜疝修补手术与开放式疝修补手术相比有减少恢复正常活动时间的趋势，但是这种减少未达到统计学显著性。不过此分析数据较少，且其效力可能不足以检测出临床上存在的重要差异。该综述没有能够提供充足的证据对临床其他方面的效果进行比较。另一篇系统综述发现，经腹腔腹膜前腹腔镜疝修补手术与开放式疝修补手术相比缩短了术后恢复正常活动的时间。但是两者在血肿、水肿、伤口感染、内脏损伤、住院时间、持续疼痛及复发方面没有显著差异。

益害相当

开放式疝修补手术（传统，成熟，但是与开放式疝成形手术及经腹腔腹膜前腹腔镜疝修补手术相比可能在改善临床效果方面不及后者）*

临床经验与临床共识普遍认为外科治疗是腹股沟复发疝的有效治疗手段。而开放式疝修补手术是一种非常成熟的术式。尽管如此，我们没有找到任何符合标准要求的将期待疗法与开放式疝修补手术进行研究的系统综述、随机对照试验或者队列研究。一项系统综述找到了有限的证据证明在腹股沟复发疝病人中，开放式疝修补手术与开放式疝成形手术相比，前者增加了住院时间，但是此项研究没能找到有效的证据比较疼痛、恢复正常活动时间、远期复发，或者手术并发症发面的差异。一篇系统综述发现，尽管经腹腔腹膜前腹腔镜疝修补手术与开放式疝修补手术相比有减少恢复正常活动时间的趋势，但是这种减少未达到统计学显著性。不过此分析数据较少，且其效力可能不足以检测出临床上存在的重要差异。该综述没有能够提供充足的证据对临床其他方面的效果进行比较。一篇系统综述没有提供足够的数据去比较全腹膜外腹腔镜疝修补手术与开放式疝修补手术的益处。

效果不明

期待疗法

我们没有找到任何符合标准要求的研究腹股沟复发疝成年病人期待疗法的系统综述、随机对照试验或者队列研究。

* 基于临床经验和共识。

定义 腹股沟疝是腹膜的袋状膨出，它发生在腹股沟区，穿过前腹壁肌层水平的腹股沟管内，可以有或没有疝内容物。腹股沟疝几乎均发生在男性，因为男性在发育过程中精索穿过腹股沟管时形成了先天的腹壁
225 薄弱点。部分肠管可能被包裹在疝囊中，表现为在腹股沟区出现团块。疝可以延伸入阴囊，并引起不适及疼痛。原发疝的意思为第一次发生的疝并与腹股沟复发疝区别。如果一个疝反复地发生，并能被推回腹腔内，则被描述为易复性疝；如果不能被推回至腹腔内，则称为难复性疝。腹股沟疝病程较长，并基于以上的典型临床症状及体征作出临床诊断。疝可以发生在一侧腹股沟区（单侧疝）或者双侧腹股沟区（双侧疝），也可以发生在治疗之后（复发疝）。偶尔，腹股沟疝也可以由于一些合并症而表现为急性病程（见下述诊断）。临床经验及临床共识认为外科治疗是治疗腹股沟疝的有效治疗方法。尽管如此，

外科治疗往往伴发一定的并发症（见下述结局），因此，此章节大部分讨论的是各种外科治疗手段的相对优点及安全性。腹股沟疝往往被分为腹股沟直疝与腹股沟斜疝，根据是疝囊是直接穿过腹股沟管的后壁（腹股沟直疝），或者穿入腹股沟内环与精索并行穿过腹股沟管（斜疝）。无论如何，我们已知的这些研究均没有区别这两种腹股沟疝。这些研究对于作为研究对象的疝的严重程度仅提供了极少的信息。一般而言，研究将那些患有难复性疝、复杂性疝及巨大的疝（进入阴囊），或伴有严重合并疾病以及那些手术风险高（例如存在凝血障碍）的患者排除在外。在此章节中，我们只讨论非急性、无合并症的成人腹股沟疝。

发病率/患病率 在医疗资源丰富的国家中，腹股沟疝通常进行手术治疗。外科统计数据因此可以提供可信的发病率评估，且可以提供数量级的评估。我们发现一篇国家指南报道，2001～2002年，英格兰行腹股沟疝手术70 000例，为人口的0.14%，占国家健康中心医院超过100 000的住院天数[1]。以上数据中，62 969为原发疝修补，4939为复发疝修补[1]。英格兰公共医疗机构2002～2003年的腹股沟疝手术治疗数据与之相似[2]。在美国横断面数据指出，1993年治疗了700 000例腹股沟疝[3]。一项覆盖了1991～1992年英格兰及威尔士1%人口的全国全科诊所报告指出，95%的原发腹股沟疝为男性[4]。它也指出16～24岁男性发病率为11/10 000人年，而75岁以上男性发病率增加到200/10 000人年。

病因/危险因素 年龄以及男性是危险因素（见上述的发病率/患病率）。慢性咳嗽以及包括抬举重物等体力劳动通常被认为是危险因素，因为其会导致腹内压力升高。肥胖也被认为是危险因素。无论如何，我们没有找到可靠的数据来量化这些危险因素。

预后 有关未经治疗的预后状况，相关数据极少。绞窄、肠梗阻以及肠坏死是未经治疗的疝的最为重要的急性并发症，并且是可以致命的。根据英国的国家统计数据，在1998～1999年间5%的疝修补术是急诊手术（有可能是因为急性并发症接受手术）[2]。高龄、疝病史长以及长期的不能还纳被认为是急性并发症的危险因素[5]，尽管我们没有找到可靠的数据来量化其作用。 226

请参见《临床证据》中文全版本和英文网络版获取全文和参考文献。

227

肠易激综合征

检索时间：2005 年 6 月

原作者：Niek de Wit，Gregory Rubin，Roger H Jones

王雪梅 译 刘玉兰 校 樊代明 审

在肠易激综合征人群中治疗的效果如何？

很可能有效

抗抑郁药（阿米替林、氯丙咪嗪、去甲丙咪嗪、多虑平、米安色林、三甲丙咪嗪，氟西汀）

一个系统综述发现抗抑郁药（阿米替林、氯丙咪嗪、去甲丙咪嗪、多虑平、米安色林、三甲丙咪嗪）比安慰剂缓解了肠易激综合征症状，这方面的证据来源于低到中等质量的随机对照试验并且证据有限。该综述后发表的一篇系统综述没有找到明确的证据表明三环类抗抑郁药比安慰剂能更好改善腹痛或总体症状。第三篇纳入标准欠严格的系统综述提供的有限证据表明，抗抑郁药（阿米替林、地昔帕明、多塞平、氟西汀、米安色林、曲米帕明）与对照组相比可改善总体症状。一些随机对照试验发现精神心理因素是否影响肠易激综合征症状还不清楚。

解痉药

一篇系统综述发现，解痉药和安慰剂在改善腹痛和总体症状方面的有同等的益处。但是，另一篇纳入标准欠严格的系统综述尚不能确定解痉药是否比安慰剂有效。一篇系统综述收入的一项随机对照试验发现，在腹泻为主的肠易激综合征女性患者中，盐酸甲苯凡林在改善症状方面不如阿洛司琼（a5-HT_3 受体拮抗剂）有效，尽管阿洛司琼有可能引起缺血性肠炎而令人担忧。

益害相当

5-HT_4 受体激动剂（替加色罗）

两篇系统综述发现在女性以便秘为主的肠易激综合征患者中，替加色罗与安慰剂相比改善症状明显有效，在男性患者中证据不足。第一篇系统综述发现替加色罗比安慰剂提高了腹泻的发生率。已发出的警示：替加色罗的不良反应可能出现严重的腹泻，有时需要住院治疗。

阿洛司琼

两篇包含相同的随机对照试验的系统综述发现阿洛司琼（5-HT_3 受体拮抗剂）在女性以腹泻为主的肠易激综合征患者中改善症状优于安慰剂。但是，由于阿洛司琼伴随的不良反应，尤其是便秘，并且由于它可能诱发缺血性肠炎，使其在一些国家中被限制使用。系统综述中关于阿洛司琼在男性中的作用证据不足。一篇系统综述收入的一项随机对照试验发现，在以腹泻为主的肠易激综合征女性患者中，阿洛司琼可比盐酸甲苯凡林更为有效地改善症状。

效果不明 228

5-HT_3 受体拮抗剂（除外阿洛司琼）

我们没有找到除外阿洛司琼的 5-HT_3 受体拮抗剂的随机对照试验。

纤维素制剂

一个系统综述发现纤维素制剂改善肠易激综合征的症状和肠易激综合征相关的便秘证据很有限。

洛哌丁胺

一些方法学上存在缺陷的小规模随机对照试验提供的有限证据表明，与安慰剂相比，洛哌丁胺可减少大便频率，但对改善肠易激综合征症状及疼痛方面没有效果。

定义 肠易激综合征（IBS）是一种慢性非炎症状态，特点是腹痛，大便习惯改变（腹泻或便秘），腹胀，但没有可识别的结构和生化异常。以症状为基础的诊断标准，例如 Manning 标准（见表 1 Ⓣ）[1]，罗马Ⅰ标准（见表 2 Ⓣ）[2]，罗马Ⅱ标准（见表 3 Ⓣ）[3]，帮助诊断，但主要用途是在临床试验中确定人群。罗马标准也根据主要症状（腹泻、便秘或腹泻和便秘交替）将 IBS 分亚型。实际上，以便秘为主的和以腹泻为主的 IBS 不能将全部人群明确地划分开。限制 IBS 亚型的试验使研究结果的推广受到限制。

发病率/患病率 估计发病率和患病率的不同是由于诊断 IBS 所使用的诊断标准不同所致。在英国的 Teeside 做的一项交叉断面信件调查，参加者总计 4476 人，年龄在 20～69 岁，过去的一年中发生腹痛超过 6 次，并满足 Manning 标准中两条以上（见表 1 Ⓣ）[4]。估计英国 IBS 的患病率为 16.7%，95% CI 15.4% ～18.0%，女性患病率为 22.8%，95% CI 20.8% ～24.8%，男性患病率为 10.5%，95% CI 8.9% ～12.1%[4]。另一项在澳大利亚进行的交叉断面信件调查，参加者总计 4500 人，年龄>17 岁，采用 Manning 标准（见表 1Ⓣ）结果 IBS 患病率为 13.6%，95% CI 12.3%～14.8%，采用罗马Ⅰ标准（见表 2Ⓣ）IBS 患病率为 6.9%，95% CI 6.0%～7.8%，采用罗马Ⅱ标准（见表 3Ⓣ）患病率为 4.4%，95% CI 3.5%～5.1%[5]。

病因/危险因素 肠易激综合征的病理生理学改变尚不确定，但是胃肠运动功能异常[6-8]和内脏感觉敏感[9-11]是重要的因素。其他决定因素还包括心理社会因素，例如儿童期受虐待史[12]，遗传易感性[13-15]和肠黏膜炎症病史[16,17]。我们没有找到评价这些相关因子的可信的前瞻性研究资料。

预后 一项回顾性研究分析了 112 名 IBS 患者的病例记录，患者全部为 1961～1963 年在美国 Mayo 诊所诊断为 IBS，年龄 20～64 岁。患者表现腹痛，与排便异常或腹胀相关，并且没有肠道器质性疾病，确诊 IBS[18]。过了 32 年后，IBS 患者的死亡率与年龄性别相匹配的对照组相似。一项信件调查，参加者总计 4432 人，年龄在 20～69 岁，结果显示 IBS 患者有胆囊切除术史者更常见，比对照组明显增高，OR 1.9，95% CI 1.2～3.2[4]。一篇报道在同一项研究中 2238 名年龄
229 20～69 岁女性中，IBS 患者有子宫切除术者比对照组明显增多[19]。我们没有找到可信的估计不予治疗的 IBS 患者生存期的研究。

请参见《临床证据》中文全版本和英文网络版获取全文和参考文献。

胃 癌

230

检索时间：2005 年 8 月
原作者：Charles Bailey
张小田 译 沈琳 校

根治性切除术与保守性切除术相比效果如何？

很可能有效

对于可切除性远端胃癌，胃次全切除术与全胃切除术同样有效

在患有远端胃癌的病例中进行了两项随机对照试验，结果显示全胃切除术和胃次全切除术的 5 年生存率和术后死亡率无显著性差异。

效果不明

根治性淋巴结清扫术与保守性淋巴结清扫术对比

一项系统综述未显示根治性与保守性的淋巴结清扫术的 5 年生存率存在显著性差异，但是某些复杂因素可能干扰结果的可靠性，而且前瞻性队列研究的亚组分析所提供的某些数据互不一致。

很可能无效甚至有害

切除邻近器官

一项随机对照试验研究显示根治性胃切除术联合脾切除术与单纯行根治性胃切除术的 5 年生存率和术后死亡率均无差别。但此项随机对照试验显示联合切除术较单纯行根治性胃切除术增加了术后感染的病例。观察性研究的回顾性分析和在胃癌患者中进行的随机对照试验发现切除邻近器官（脾和远端胰腺）增加了术后死亡率和并发症的发生率。

辅助化疗的效果如何？

很可能有效

辅助性放化疗

一项大规模随机对照试验发现，与单纯手术相比，辅助性放化疗能够改善可切除性胃癌患者的生存。

效果不明

辅助化疗

一项系统综述以及两项随后进行的随机对照试验发现，与单纯手术相比，辅助化疗可以改善胃腺癌患者的生存。但随后进行的另外三项随机对照试验未显示辅助化疗组与单纯手术组比较，其 5 年生存率存在显著性差异，而且辅助化疗的耐受性比较差。

231 **定义** 胃癌通常是腺癌，起源于胃，包括胃食管结合部或胃底（Ⅱ型或Ⅲ型结合部肿瘤）的肿瘤。肿瘤根据侵犯的深度和范围进行分期。（见表 1 Ⓣ）。本章仅涉及非转移性胃癌。

发病率/患病率 国家不同、性别不同，胃癌的发病率亦有所不同。日本男性的年发病率是 80/10 万，女性为 30/10 万，英国男性为 18/10 万，女性为 10/10 万，美国男性为 11/10 万，女性为 7/10 万[1]。自 1930 年以来，在北美、澳大利亚和新西兰，胃癌的发病率显著下降，但欧洲的发病率下降缓慢[2]。在美国的某些种族中，例如日裔美国人和某些西班牙语人群中，胃癌仍然比较常见。在许多欧洲和北美人群中，近端胃癌和胃食管结合部胃癌的发病率迅速上升[3, 4]，但至今原因未明。

病因/危险因素 远端胃癌的发生和幽门螺杆菌的长期感染以及抗氧化维生素（A、C 和 E）摄入不足密切相关[5, 6]。在西欧和北美，远端胃癌的发生还和相对较差的社会经济状态有关。近端胃癌的发生和吸烟（OR 大约为 4）密切相关[7]，与胃食管反流、肥胖、高脂肪摄入以及中高水平社会经济状况亦可能相关。

预后 如未行手术，进展期胃癌（分期为 T2～T4）不可治愈。从诊断开始，未经治疗的胃癌患者中位生存期不足 6 个月[8, 9]。黏膜内或黏膜下癌（T1）可能经过数年慢慢发展为进展期胃癌[10]。美国新近确诊为胃癌的病例中超过 50% 伴有区域淋巴结转移或者邻近器官受侵。获得肉眼和病理完全切除（RO 切除）的病例其预后与疾病分期密切相关，特别是侵犯浆膜层（T3）以及淋巴结受侵。5 年生存率从 90%（黏膜内癌）到 20%（T3N2）不等（见表 1 Ⓣ）。日本的进展期胃癌的 5 年生存率大约 50%，但是目前尚无法解释日美之间的差异，可能受到许多因素的干扰，如年龄、健康状况、疾病分期以及肿瘤的部位，许多西方的研究纳入了胃食管结合部腺癌，而此类腺癌的术后生存率明显为低。

请参见《临床证据》中文全版本和英文网络版获取全文和参考文献。

慢性化脓性中耳炎

232

检索时间：2004年11月

原作者：Jose Acuin

李文鹏　译　余力生　校　韩东一　审

治疗成人慢性化脓性中耳炎的方法的效果如何?

很可能有效

局部抗生素与局部皮质类固醇联用

一篇包含三项随机对照试验的系统综述报告在一定程度上说明，与使用安慰剂或者单独局部使用皮质类固醇相比，局部抗生素与局部类固醇的联用，能改善成人慢性化脓性中耳炎的症状。三项随机对照试验中，一项试验的设计不太严谨，另一项试验只是作为摘要被刊登。三项随机对照试验还发现，局部抗生素与皮质类固醇联用和局部单独使用抗生素相比，临床不良反应发生率没有明显差异。

效果不明

全身使用抗生素

随机对照试验表明，全身使用抗生素与使用安慰剂或者局部使用消毒剂相比，在成人慢性化脓性中耳炎的治疗结果上，没有明显差异。一项随机对照试验对比观察了耳内镜下的病变情况后表明，对于成人慢性化脓性中耳炎，全身使用抗生素的效果还不如局部使用抗生素。一项随机对照试验发现，全身和局部使用头孢唑肟，与全身使用头孢唑肟相比，治疗效果没有明显差异。

局部使用抗生素

我们没有检索到这方面的长期随机对照试验。两项设计不太严谨的随机对照试验在一定程度上表明，对于成人慢性化脓性中耳炎，与使用安慰剂相比，局部使用喹诺酮能改善耳漏和1～3周内的中耳炎症。五项随机对照试验对比了成人局部使用不同的抗生素，发现它们的临床疗效没有显著性差异。三项随机对照试验对比了局部联合使用抗生素、激素与局部使用抗生素，发现对于成人慢性化脓性中耳炎的疗效，两者没有显著性差异。一项系统综述发现，对于成人慢性化脓性中耳炎，局部使用抗生素相比于全身使用抗生素，通过耳内镜观察，前者疗效更好。两项随机对照试验发现，全身和局部使用喹诺酮，与局部使用喹诺酮相比，在效果上没有显著性差异。但另一项随机对照试验提示，局部使用喹诺酮比局部使用其他非喹诺酮类抗生素有效。通过系统综述，发现一项随机对照试验将局部使用抗生素和局部使用消毒剂的效果进行对比，但不能有效证明前者疗效更佳。一项随机对照试验对比了鼓室成形术前用或不用局部抗生素的效果，发现两者没有显著性差异。在短期的随机对照试验中很少发现使用局部抗生素有副作用。无对照组的随机对照试验报告了局部使用非喹诺酮有前庭毒性。

全身与局部抗生素联用

对于成人慢性化脓性中耳炎，在全身和局部使用抗生素与使用安慰剂的治疗效果差异上，我们尚未检索到这方面的系统综述或随机对照试验。两项随机对照试验发现，全身和局部使用喹诺酮，与局部使用喹诺酮相比，在
233 效果上没有显著差异。但另一项随机对照试验提示，局部使用喹诺酮比局部使用其他非喹诺酮类抗生素有效。一项随机对照试验发现全身和局部使用头孢唑肟，与全身使用头孢唑肟相比，疗效没有显著差异。

局部使用消毒剂

通过系统综述，我们尚未发现有随机对照试验针对成人慢性化脓性中耳炎病人，将局部使用消毒剂和使用安慰剂、其他治疗方法的疗效进行对比。通过系统综述发现了一个小规模的随机对照试验，其对比了局部使用消毒剂、局部使用抗生素和全身使用抗生素的效果差异，但循证性不强。

局部使用皮质类固醇

我们没有检索到系统综述或者随机对照试验，将局部使用皮质类固醇、使用安慰剂或者不予治疗三种方法的疗效进行对比（成人）。对于成人慢性化脓性中耳炎，系统综述检索到一项可信度较低的随机对照试验，该试验证明，局部联合使用抗生素和皮质类固醇，比局部单用皮质类固醇，能更多地改善症状。

耳部清洗

关于成人慢性化脓性中耳炎，尚无随机对照试验或者观察性研究，将耳部清洗和不予治疗两种状况进行充分的对比。

鼓室成形术（伴或不伴乳突根治术）

对于不伴有胆脂瘤的成人慢性化脓性中耳炎，我们没有发现随机对照试验，将鼓室成形术（伴或不伴乳突根治术）的疗效，与不进行手术的疗效进行对比。

治疗儿童慢性化脓性中耳炎的方法的效果如何?

效果不明

全身使用抗生素

一项小规模的开放型随机对照试验，对儿童慢性化脓性中耳炎患者（经过耳部清洗和清创）给予了静点磺唑氨苄青霉素或头孢拉定，相对于不予抗生素治疗组，6个月后发现能改善持续性耳溢，而且发现，不同抗生素的疗效没有显著性差异。两篇系统综述未证实，针对儿童慢性化脓性中耳炎，尚无随机对照试验单独将局部使用抗生素、全身使用抗生素的疗效进行对比。另一篇系统综述未确认有随机对照试验比较全身应用抗生素与局部应用之区别。

局部使用抗生素

我们没有检索到系统综述或者随机对照试验，针对儿童慢性化脓性中耳炎，将局部使用抗生素和安慰剂进行对比，或者将不同抗生素的效果进行对比。两篇系统综述证实没有发现随机对照试验，针对儿童慢性化脓性中耳炎，将局部或全身使用抗生素的效果进行对比观察。我们没有检索到随机对照试验，将局部使用抗生素、局部联用抗生素和激素对儿童中耳炎的治疗效果进行对比。

局部抗生素与局部皮质类固醇联用

我们没有检索到相关的随机对照试验，针对儿童慢性化脓性中耳炎，将局抗生素与局部皮质类固醇联用和安慰剂或其他治疗方法进行对比。

局部使用消毒剂 234

对于儿童慢性化脓性中耳炎，有两项随机对照试验将局部使用消毒剂（醋酸铝或者硼酸）的疗效，与对照组进行对比。但这项研究规模太小，无法发现有临床意义的差异。一项系统综述没有设立随机对照组，将局部使用消毒剂、全身使用抗生素进行对比。

局部使用皮质类固醇

我们没有检索到系统综述或者随机对照试验，将局部使用皮质类固醇、使用安慰剂或者不予治疗三种方法的疗效进行了对比（儿童慢性化脓性中耳炎）。

耳部清洗

关于儿童慢性化脓性中耳炎，系统综述检索到了两项不太严谨的随机对照试验，它们对比了耳部清洗或不予耳部清洗的疗效，其结果可参考性不强。

鼓室成形术（伴或不伴乳突根治术）

对于不伴有胆脂瘤的儿童慢性化脓性中耳炎，我们没有检索到随机对照试验，将鼓室成形术（伴或不伴乳突根治术）的疗效，与不进行手术的疗效进行对比。

定义 慢性化脓性中耳炎是指中耳或者乳突的持续炎症，也称为慢性中耳炎（不伴渗出）、慢性乳突炎、慢性鼓室乳突炎。该病的特点是鼓膜穿孔，伴有反复发作或者持续的超过 2～6 周的耳溢。该病的典型特点还包括中耳粘膜肉芽状增厚、粘膜息肉以及中耳胆脂瘤。慢性化脓性中耳炎与慢性分泌性中耳炎不同，后者特点是鼓膜完整、中耳内有积液但没有活动性感染。慢性化脓性中耳炎不包括以下情况：慢性鼓膜穿孔但中耳干燥（或者偶尔耳溢），而且没有活动性感染的迹象。

发病率/患病率 慢性化脓性中耳炎在世界范围的患病人数是 0.65 亿～3.3 亿人，其中 0.39 亿～2.2 亿人有明显的听力下降[1]。现已证明中耳炎导致 28 000 人死亡和 2 百万个伤残调整生命损失年。2000 年的数据提示，以上病人 94% 见于发展中国家[2]。大部分的死亡都由慢性化脓性中耳炎导致，因为急性中耳炎的感染是自限性的。

病因/危险因素 慢性化脓性中耳炎被认为是急性中耳炎的并发症，但其危险因素尚不明确。频繁的上呼吸道感染、社会经济条件差（拥挤的居住环境[3]、营养卫生条件不佳）可能与慢性化脓性中耳炎的加重有关[4,5]。在 1978～1987 年，通过改善居住、营养卫生条件，毛利人儿童的慢性化脓性中耳炎的患病率降低了一半[6]。参见急性中耳炎。

预后 对非洲、巴西、印度、塞拉立昂[9]的儿童以及泰国[10]普通人群的调查显示，患慢性化脓性中耳炎的儿童大部分都有轻到中度的听力损失（听阈有 26～60dB 的增加）。在很多发展中国家，慢性化脓性中耳炎是儿童中度听力损失（40～60dB）[11]的最常见原因。2 岁以前持续的听力损失可能导致学习障碍和学习成绩差[12]。炎症的扩散可以导致致命的疾病，比如颅内感染和急性乳突炎[13]。在泰国和非洲，
235 慢性化脓性中耳炎发生严重并发症的比例，从 1938 年的 20% 降低到 1948 年的 2.5%，目前的确定数据是泰国为 0.24%，非洲为 1.8%。这被认为与抗生素治疗的增加，鼓室成形术和乳突根治术[14-16]的推广有关系。胆脂瘤是慢性化脓性中耳炎的另一个严重并发症，其发病率在慢性化脓性中耳炎患者中不固定（0～60%）[17-20]。在西方，胆脂瘤的发病率比较低，1993 年，芬兰的年标准发病率是每年 1 百万人口中有 8 个新增病例[21]。

请参见《临床证据》中文全版本和英文网络版获取全文和参考文献。

耵聍

236

检索时间：2005 年 11 月

原作者：George Browning

李娜　译　余力生　校　韩东一　审

清除耵聍各种方法的效果如何？

益害相当

外耳道冲洗法*

虽然共识认为外耳道冲洗是清除耵聍的有效方法，但我们没有检索到将单独使用外耳道冲洗法与不治疗进行比较的随机对照试验。报道的外耳道冲洗的并发症包括疼痛、损害外耳道皮肤导致出血、外耳道炎症、鼓膜穿孔以及眩晕。一项小型的非盲性随机对照试验得出的有限证据证明，与冲洗前不干预相比，进行外耳道冲洗前向耳内滴注水浸泡 15 分钟可减少其用水量。

效果不明

手法清除（除外耳道冲洗法外）*

虽然多数耳科专家认为外耳道吸引是将鼓膜暴露出来的标准操作，但我们并没有检索到除外耳道冲洗之外用于清除耵聍的机械方法的系统综述和随机对照试验。

单独使用耵聍软化剂

我们检索到两篇所含随机对照试验质量较差的系统综述，没有就单独应用耵聍软化剂清除耵聍的效果给出结论性的证据。它们所包含的一项随机对照试验得出的有限的证据证明，与不治疗相比，使用耵聍软化剂、碳酸氢钠或无菌水的滴耳剂，都可以提高耵聍的清除率，但是不同的滴耳剂之间在清除耵聍的效果上未发现显著性差异。一项包含两项小规模随机对照试验的系统综述得出的有限证据证明，与使用普通盐水相比，使用一种软化剂可提高耵聍的清除率。但另一种软化剂与普通盐水相比却未发现显著性差异。系统综述没有得出哪一种软化剂优于其他的结论。

外耳道冲洗前使用软化剂

两篇包含质量较差的随机对照试验的系统综述及该综述后发表的随机

对照试验没有就外耳道冲洗前使用软化剂的效果给出结论性的证据。一篇系统回顾收入的方法学上存在缺陷的小规模随机对照试验发现，与不干预相比，在外耳道冲洗前使用软化剂可提高冲洗的成功率。另一篇包含两项随机对照试验的系统综述和该综述后发表的随机对照试验发现，三种不同的软化剂和生理盐水在冲洗的成功率方面无显著性差异。系统综述并未得出哪一种软化剂优于其他的结论。

*虽然很多临床医生认为这些治疗方法要规范化，但我们并没有检索到相应的随机对照试验作为支持。

定义 耵聍为外耳道的正常分泌物，其在引起患者听力下降、耳痛及其他相关的耳部症状时，才会造成疾患。当耵聍的存在影响对鼓膜的检查时，也同样需要清除。耵聍栓塞（见词汇表）仅指耵聍阻塞于鼓膜外且造成耳部的症状[1]。

发病率/患病率 我们检索到耵聍栓塞发病率的4项调查报告[2-5]，他们分别
237 选取了不同的人群，且对耵聍栓塞有不同的定义。发病率从7%～35%不等。在一般人群中的发病率不清。

病因/危险因素 阻碍耵聍从外耳道排出的各种因素（例如佩戴助听器、使用棉签清理外耳）都会促成耵聍的聚集。

预后 大多数耵聍会从外耳道自行脱落，一项包括未治疗组的小规模随机对照试验发现，32%嵌顿性耵聍的患耳在5天后都有不同程度的自发性脱落（26.3%中度清除，5.3%完全清除）。在没有嵌顿或贴近鼓膜的情况下，听力下降的发生率几乎为零。

请参见《临床证据》中文全版本和英文网络版获取全文和参考文献。

梅尼埃病

检索时间：2005 年 1 月

原作者：Adrian James，Marc Thorp
李文鹏 译 余力生 校 韩东一 审

梅尼埃病急性发作的治疗效果如何？

效果不明

抗胆碱能药物

我们没有检索到关于抗胆碱能药物对梅尼埃病急性发作的疗效的系统综述或者随机对照试验。

苯二氮䓬类

我们没有检索到关于苯二氮䓬类药物对梅尼埃病急性发作的疗效的系统综述或者随机对照试验。

倍他司汀

我们没有检索到关于倍他司汀对梅尼埃病急性发作的疗效的系统综述或者随机对照试验。

预防发作和延缓病程的治疗措施效果如何？

效果不明

氨基糖苷类

我们没有检索到相关的能预防发作或者延缓病程的全身应用氨基糖苷的报告。

倍他司汀（针对眩晕或耳鸣）

7 项随机对照试验针对诊断可能是梅尼埃病患者，将倍他司汀和安慰剂对比，观察了在以下方面的疗效：急性发作的频率和严重程度，耳鸣，耳胀闷感，研究最终没有提供有效数据。两项研究发现，对于改善听力或者耳鸣，使用倍他司汀或者三甲氧苄嗪治疗，没有显著性差异。上述的一项研究发现，较之于倍他司汀，三甲氧苄嗪更能降低眩晕的程度，但另一项研究却发现两者在改善眩晕程度上没有显著差异。

饮食调整

我们没有检索到相关的能预防发作或者延缓病程的饮食调整的系统综述或随机对照试验。

利尿剂

一项小规模的交叉研究提示，联用氨苯喋啶和双氢氯噻嗪，对于降低听力下降、耳鸣和眩晕发作的频率有作用，但该结果可信度不高。我们没有发现数据支持利尿剂能延缓疾病的进程。

心理治疗

我们没有检索到资料，证实心理治疗（比如放松治疗）能预防发作或延缓病程。

239 **三甲氧苄嗪**

我们没有检索到三甲氧苄嗪在预防梅尼埃病发作方面的作用的随机对照试验。有两项小规模的随机对照试验，针对诊断明确或不明确的梅尼埃病人，对比了三甲氧苄嗪和倍他司汀的疗效，发现在改善听力或耳鸣方面，没有显著差异。其中一项试验发现，三甲氧苄嗪在降低眩晕的强度方面优于倍他司汀，但另一项试验显示，两个药物在改善眩晕强度方面没有显著差异。我们没有发现数据证明三甲氧苄嗪可延缓疾病进程。

前庭康复

目前没有发现前庭康复能预防发作或延缓病程的资料。

不太可能有效

倍他司汀（针对听力损伤）

四项随机对照试验发现，使用倍他司汀或者安慰剂，对于改善听力（通过纯音测听检查）两者没有显著差异。两项小规模的随机对照试验发现，对于改善确诊或可疑的梅尼埃病的症状方面。使用倍他司汀或者三甲氧苄嗪治疗没有显著性差异。

定义 梅尼埃病的典型症状是：反复发作的眩晕、感音神经性听力下降、耳鸣以及耳部胀闷感觉。症状可为单侧或者双侧。即使该病的缓解期可长达数月，急性发作1年最多可达6～11次[1]。梅尼埃病的诊断主要根据临床症状[2]。在诊断上最重要的一点是，必须排除一些眩晕不伴有听力下降和耳鸣的疾病（比如：良性位置性眩晕，急性迷路炎），因为这些疾病的治疗不同于梅尼埃病。在本章节，我们使用美国耳鼻咽喉一头颈外科学会的分类方法，去评估随机对照试验的诊断的严格性（见表1 T）[3-5]。

发病率/患病率 虽然年轻人也有发病的报道，但梅尼埃病的高发期是 40～60 岁[6-7]。在欧洲的发病率是每年 50～200 人/每 10 万人。一项对英国全科医生的病人记录调查显示：每年 27 365 人中有 43 人发病（每年 157 人/每 10 万人）[8]。但这项调查并没有明确的诊断标准。瑞典的一项针对一百万人的调查（严格按照诊断标准：眩晕、听力下降和耳鸣）显示，梅尼埃病的发病率是每年 46 人/每 10 万人[9]。一些小规模的研究显示：乌干达的发病率较低，日本较高（350 人/每 10 万人，根据日本国内一项对全国医院住院病人的单周调查）[7]。

病因/危险因素 梅尼埃病与淋巴囊水肿有关（内耳的膜迷路压力升高）[11]，但两者之间的因果关系有待研究[12]。一些伴发内淋巴水肿的特发性疾病（如：颞骨骨折，梅毒，甲状腺功能低下，Cogan's 综合征，Mondini 畸形）都会出现类似梅尼埃病的症状。

预后 梅尼埃病会逐渐加重，而且伴不可预知的病情波动。出现好转时，难以区分这是病程的自然转归还是治疗的作用。在很多随机对照试验中，使用了安慰剂后，会出现眩晕的明显改善[13-14]。在出现症状后的前几年，眩晕急性发作的频率会增加，但之后随着听力的持续恶化，眩晕发作的频率又会降低[6]。大部分病人的眩晕发作最后都完全消失[15]。一项对 34 例的 20 年追踪研究发现，28 人（82%）至少有中度的听力下降（纯音听力下降>50dB），16 例（47%）疾病发展为双侧[1]。有 60%～80% 病人不经治疗，听力症状自行缓解[16]。 240

请参见《临床证据》中文全版本和英文网络版获取全文和参考文献。

241

航空旅行时中耳疼痛及损伤

检索时间：2006 年 4 月
原作者：Arin basu
李文鹏　译　余力生　校　韩东一　审

航空性中耳疼痛的预防效果如何？

很可能有效

鼻腔球囊吹张

一项随机对照试验发现，69% 的在飞行中或飞行后接受鼻腔球囊吹张治疗的成年乘客在降落时气压损伤性中耳炎的严重程度有降低。

成人口服伪麻黄碱

一项针对有航空性耳痛史的成年旅客的随机对照试验发现，与服用安慰剂的对照组相比，口服伪麻黄碱可以降低航空旅行时的气压性损伤。另一项针对有航空性耳痛史的成年旅客的随机对照试验发现，相对于服用安慰剂的对照组，口服伪麻黄碱可以降低航空旅行时的耳痛和听力下降。这两项试验通过飞行后收取调查问卷获得结果（可能存在回忆偏倚），因此引用试验结论时须谨慎。

效果不明

儿童口服伪麻黄碱

一项针对 6 岁以下儿童的小规模随机对照试验提示，对于预防飞机起降时的耳痛，口服伪麻黄碱与口服安慰剂在疗效上没有显著差异。同时这项研究发现，与对照组相比，口服伪麻黄碱组有更多的儿童在飞机起飞时嗜睡。

局部使用鼻粘膜减充血剂

一项针对有航空性耳痛史的成年旅客的小规模随机对照试验提示，在减轻气压性损伤的症状方面，鼻喷羟甲唑啉组和安慰剂组相比没有显著性差异，但这一研究的样本太小，可能发现不了减充血剂的重要临床作用。

定义　飞行时由于气压变化而对中耳产生的作用，包括：鼓膜疼痛、眩晕、听力丧失以及鼓膜穿孔。

发病率/患病率 气压性损伤的患病率取决于飞行高度、飞机的类型、乘客的体质。一项患病率研究表明，在乘坐飞机后，20% 的成人和 40% 的儿童出现了中耳负压，而且 10% 的成人和 22% 的儿童用耳镜检查时发现鼓膜损伤[1]。在商务航班中发生鼓膜穿孔极其罕见，所以我们没有发现鼓膜穿孔发病率的相关数据。

病因/危险因素 飞机降落时，中耳相对外耳道处于负压状态，此时如果咽鼓管狭窄、感染或功能不良，都会阻碍空气从咽鼓管注入中耳。结果中耳与外耳的压差增大，并导致鼓膜内陷。

预后 大多数人以上症状会自行消失。来自空军的经验提示，大多数的鼓膜穿孔也会自行愈合[2]。

请参见《临床证据》中文全版本和英文网络版获取全文和参考文献。

外耳道炎

检索时间：2006 年 3 月
原作者：Daniel Hajioff
李娜 译 余力生 校 韩东一 审

经验治疗外耳道炎的效果如何？

很可能有效

局部醋酸铝滴剂（与局部应用抗生素同样有效）

我们没有检索到有关将局部应用醋酸铝滴剂与安慰剂进行对比的随机对照试验及系统综述。一项在急性弥漫性外耳道炎患者中进行的随机对照试验发现，局部应用醋酸铝滴剂与局部应用多粘菌素-新霉素-氢化可的松 4 周后，在临床治愈时间或临床治愈率方面并没有显著性差异。

局部抗生素（联合类固醇激素用药或单独用药）

一项随机对照试验发现，与安慰剂对照组相比较，应用甲强龙-新霉素滴剂 28 天可以改善患者症状和体征。两项随机对照试验发现，局部应用喹诺酮类抗生素组与应用其他抗感染制剂组，在治愈率方面没有显著性差异。另一项随机对照试验发现，与应用氢化可的松-新霉素-多粘菌素 B 相比较，应用氟氢化泼尼松-新霉素滴剂可改善治愈率。另两项随机对照试验发现了有限的证据，与不含醋酸的局部抗感染滴剂相比较，应用新霉素-地塞米松-醋酸喷剂可改善临床治愈率。我们没有检索到有关口服抗生素与口服抗感染制剂作用相比较的随机对照试验。一项随机对照试验将局部抗感染膏剂＋口服复方新诺明与单独应用局部抗感染膏剂的症状严重程度、持续时间、治愈率进行比较，发现并无统计学显著性差异。一项在急性弥漫性外耳道炎患者中进行的随机对照试验发现，多粘菌素-新霉素-氢化可的松组与醋酸铝滴剂组在达到临床治愈时间与治疗 4 周时的临床治愈率方面并无统计学显著性差异。

局部类固醇激素

一项在急性或慢性轻度/中度外耳道炎患者中进行的随机对照试验发现，与安慰剂组相比较，使用布地奈德组可改善患者的症状和体征。我们没有找到关于局部应用抗感染制剂与局部应用类固醇激素相对比的随机对照试验。一项随机对照试验发现，在局部应用弱效激素（氢化可的松）与局部应用强效激素（氢化可的松丁酸酯）1 周后，两组症状的评分并无统计学显著性差异。

效果不明

口服抗生素

我们没有检索到关于口服抗生素与安慰剂或者应用局部抗感染制剂相对比的随机对照试验或系统综述。

专科医生洗耳治疗

我们没有检索到关于专科医生洗耳治疗与未进行洗耳治疗的随机对照试验或系统综述。一项对治疗后的二级护理措施的随机对照试验发现，耳部纱条＋抗感染滴剂与抗感染膏剂浸泡的纱条在治疗 4 周后的改善率方面并无统计学显著性差异。

局部应用醋酸（缺乏足够的证据证明与安慰剂相对比它是有效的）

我们没有检索到关于局部应用醋酸与应用安慰剂的随机对照试验或系统综述。一项在急性弥漫性外耳道炎患者中进行的随机对照试验发现，局部应用醋酸可延长症状的持续时间、提高复发率，与局部应用类固醇激素＋抗 243
生素、局部应用醋酸＋类固醇激素相比，降低了治愈率。

局部抗真菌剂（联合类固醇激素用药或单独用药）

我们没有检索到关于局部应用抗真菌剂（联合类固醇激素或单独用药，联合口服抗生素或单独用药）的随机对照试验或系统综述。

不太可能有效

口服抗生素＋局部应用抗感染剂（实际等同于局部应用抗感染制剂）

一项随机对照试验发现，口服复方新诺明＋局部抗感染膏剂与局部应用抗感染膏剂在症状严重程度、持续时间、治愈率方面，并无统计学显著性差异。

针对外耳道炎预防性的治疗措施效果如何？

效果不明

局部醋酸喷雾或滴剂

我们没有检索到有关局部应用醋酸预防外耳道炎的随机对照试验和系统综述。

局部应用类固醇

我们没有检索到有关局部应用类固醇预防外耳道炎的随机对照试验和

系统综述。

耳塞

我们没有检索到有关耳塞预防外耳道炎的随机对照试验和系统综述。

定义 外耳炎为炎症反应，通常是外耳道的感染。它通常会扩散至整个外耳道，所以又被称为“弥漫性外耳道炎”。目前的诊断除外了局部的炎症反应，例如疖肿。外耳炎分为急性（<6 周）、慢性（>3 个月）和坏死性（恶性）。急性外耳炎表现为单独的急性发作，或复发，表现为耳部疼痛、耳漏、听力下降[1]。外耳道在可视的情况下，表现出发红和其他炎症反应的表现。铜绿假单胞菌及金黄色葡萄球菌为外耳道炎最常见的致病菌。真菌（例如，黑曲霉菌）也同样十分常见，特别是应用了长时间抗生素治疗后。慢性外耳炎会导致外耳道狭窄，表现出相关的听力下降，在这种情况下，不适宜佩戴助听器。坏死性外耳炎是以颞骨骨质破坏为前提定义的，通常为免疫抑制或糖尿病病人的合并症，在这种情况下是对生命有威胁的[2]。在此章节，我们只涉及对于急性及慢性外耳炎的经验治疗。

发病率/患病率 在世界范围内，外耳炎都属于常见病。这个数字没有被精确的统计过，不过有 10% 的人群被认为曾经得过外耳炎[3]。成人的发病率大于儿童。外耳炎在耳鼻喉科室的工作中占很大的比例，但轻症患者往往在初级护理时被治疗[3]。

病因/危险因素 外耳炎可能与外耳道局部或广泛的湿疹有关，它在游泳运
244 动员、潮湿环境、缺乏外耳耵聍、外耳道狭窄、佩戴助听器、外耳曾经受过机械性损伤的人群中更常见[4]。

预后 我们找到的可靠数据很少。许多外耳炎的病人在数周、数月后炎症反应自行消退。急性发作存在复发的趋势，虽然复发率是未知的。经验提示，单纯的急性外耳炎只有很少一部分转为慢性炎症，转为外耳道狭窄的几率几乎为零[1]。

请参见《临床证据》中文全版本和英文网络版获取全文和参考文献。

分泌性中耳炎

检索时间：2006 年 3 月
原作者：Ian Williamson
李娜 译 余力生 校 韩东一 审

分泌性中耳炎预防性措施的效果如何？

效果不明

减少造成分泌性中耳炎的高危因素

我们没有检索到有关减少造成分泌性中耳炎高危因素的随机对照试验，例如被动吸烟、奶瓶哺乳法。

药物、机械及手术治疗分泌性中耳炎的效果如何？

很可能有效

咽鼓管吹张法（应用鼻气球鼓气）

一项系统综述发现，与不进行任何治疗相比，应用鼻气球鼓气治疗 2 周至 3 个月后，分泌性中耳炎的症状会改善。但部分儿童应用鼻气球很困难。

益害相当

单独采用鼓膜置管

一项系统综述发现，在 2～5 岁儿童中，鼓膜置管治疗与不进行置管治疗相比，可以改善听力。临床上听力提高不明显（<10dB）。综述还发现，虽然应用的为相对不敏感的结果，但在提高认知力、语言理解及表达能力方面，置管治疗与不置管治疗并没有统计学的显著性差异。综述发现，12 个月以上儿童，单独置管与加切除腺样体，在提高听力方面并无统计学显著性差异。鼓膜置管 1 年发生鼓室硬化的危险增加。

鼓膜置管＋腺样体切除

一项系统综述发现，6 个月龄儿童，鼓膜置管＋腺样体切除与不进行任何治疗相比，会改善听力，虽然这种差距会在 12 个月儿童中减小。此外还发现，在大于 12 个月的儿童中，联合治疗与单独鼓膜置管在改善听力方面并没有统计学显著性差异。在另一项综述中发现，在大于 12 个月的儿童中，联合治疗在改善听力方面会优于单独切除腺样体，但在 2～5 岁儿童中，我们并没有发现这个结果。临床显著性改善度不清。鼓膜置管存在使 1 年时形成鼓室硬化的高风险。

效果不明

单独腺样体切除

一篇系统综述并没有得出明确结论的证据证明单独切除腺样体与不治疗相比较的效果。

246 **咽鼓管吹张法（除鼻气球鼓气外）**

两项小规模随机对照试验发现应用吹风鼓气机或面罩进行充气治疗与未进行任何治疗相比，在改善临床症状方面并无统计学显著性差异。

皮质类固醇激素（鼻腔局部应用）

一项小规模随机对照试验发现，鼻腔局部单独应用皮质类固醇激素与应用安慰剂共 3 周时相比较，在减少渗出方面并无统计学显著性差异。另一项小规模随机对照试验发现，只有有限的证据表明，鼻部应用皮质类固醇激素＋抗生素 4～12 周在减少渗出方面优于单独应用抗生素。

不太可能有效

口服抗生素

一项系统综述发现，在治愈率方面，抗生素与安慰剂组并无统计学显著性差异。另一项系统综述总结了 4 项随机对照试验，研究了有限的证据，发现抗生素＋口服皮质类固醇激素 2 周与单独应用抗生素相比，可提高有效率。一项小规模随机对照试验发现有限的证据，抗生素＋鼻部应用皮质类固醇激素与单独应用抗生素 4～12 周相比，可减少渗出。其中 2%～32% 的儿童患者应用抗生素后出现了副作用（恶心、呕吐、腹泻）。

粘液溶解剂

一项系统综述发现，应用羧甲半胱氨酸或羧甲半胱氨酸赖氨酸 1～3 个月，与应用安慰剂或不进行任何治疗相比，并无统计学显著性差异。3 项对溴己新与安慰剂进行的随机对照试验没有确定的结论。

很可能无效甚至有害

抗组胺药＋口服减充血剂

一项系统综述发现，应用抗组胺药＋口服减充血剂 4 周与应用安慰剂相比，在渗出的清除率方面，并无统计学显著性差异。抗组胺药物的不良反应包括活动过度、失眠、困倦、行为改变、血压变异和癫痫发作。一项在健康志愿者中进行的随机对照试验发现应用减少充血性滴鼻液治疗 3 周及以上可导致医源性鼻炎。

口服皮质类固醇激素

一项系统综述发现，应用口服皮质类固醇激素 7～14 天与应用安慰剂相比，2 周后，渗出的清除率无统计学显著性差异。有限的证据证明，口服皮质类固醇激素＋抗生素与单独应用抗生素相比，2 周后可以提高有效率。但口服激素可能使儿童出现发育迟缓。

定义 分泌性中耳炎，又称胶耳，是中耳内浆液或粘液的渗出，而不是脓性渗出。儿童经常表现为听力障碍或语言障碍。与急性中耳炎不同，分泌性中耳炎的患者并无耳痛、发热、耳部不适。听力损失只是轻度的，通常家长在注意到儿童行为、在学校的表现以及语言学习进展时，会研究他们听力的变化。

发病率/患病率 分泌性中耳炎为儿科的常见病，在中耳炎中占 25%～35%[1]。一项英国的调查发现，即使在不同的年代，5% 的 5 岁儿童都有至少 3 个月的分泌性中耳炎造成的持续的双侧听力下降[2]。6 岁后患病率会下降[3]。美国和欧洲的调查表明，50%～80% 的 4 岁儿童 247
曾经患过分泌性中耳炎[3, 4]。美国的调查表明，2 个月～2 岁的儿童中，91.1% 的儿童曾经有过中耳的渗出性积液，52.2% 为双侧[5]。在英国，分泌性中耳炎被认为是儿童中接受手术治疗的最常见的病因[6]。耳鼻喉科开业医生在 1999～2001 年对分泌性中耳炎报告的数字从每年 1000 人中的 15.2（2～10 岁）升高到 1000 人中的 16.7[7]。在成人中，也会在上呼吸道感染或乘坐飞机后患分泌性中耳炎，也会在患急性中耳炎后症状持续数周或数月[8]。

病因/危险因素 诱发因素：上呼吸道感染，上呼吸道气道狭窄[8,9]。病例对照研究证实高危因素包括：≤6 岁，日托，多个兄弟姐妹，社会低收入人群，频繁上呼吸道感染，瓶哺，被动吸烟[3, 8]。这些因素使患分泌性中耳炎的几率提高两倍[9]。

预后 一项对 2～4 岁儿童前瞻性的调查数据表明，50% 的病例会在 3 个月时改善，95% 会在 1 年时痊愈[10]。5% 的学龄前儿童，分泌性中耳炎会持续至少 1 年[10,11]。一项对 3 岁儿童的人群研究发现，65% 的患者在 3 个月内就会自愈[11]。多数 6 岁及 6 岁以上的儿童会有其他更多的问题存在[2]。而在多数病例中，这些症状最终会自行消退[2, 5, 6]。但是，一项大型人群研究（534 名儿童）发现，5 岁儿童中耳疾病造成听力下降的发生率升高（OR 1.44，95% CI 1.18～1.76）并且会影响 10 岁以后的语言发展[12]。听力损害是分泌性中耳炎最常见的并发症。多数患儿会有波动或持续性的听力下降，平均下降可达27dB。通常是传导性聋，也可以是感音神经性聋，或混合性聋。而感音神经性聋往往是持续的[13]。患分泌性中耳炎的患儿中鼓膜穿孔、鼓室硬化以及胆脂瘤的发病率较高。

请参见《临床证据》中文全版本和英文网络版获取全文和参考文献。

季节性变应性鼻炎 248

检索时间：2004 年 9 月
原作者：Aziz Sheikh，Sukhmeet Singh Panesar，Sangeeta Dhami
王旻 孙薇 译 余力生 校 韩东一 审

季节性变应性鼻炎各种治疗方法效果如何？

肯定有效

口服抗组胺药物（阿伐斯汀、阿扎他定、溴苯那敏、西替利嗪、左西替利嗪、依巴斯汀、非索非那定、氯雷他定、地氯雷他定、卢帕他定和咪唑斯汀）

随机对照试验发现，与安慰剂相比，使用非索非那定与氯雷他定可以提高生活质量和改善鼻炎症状。随机对照试验发现，与安慰剂相比，其他的口服抗组胺药物（阿伐斯汀、阿扎他定、溴苯那敏、西替利嗪、地氯雷他定、依巴斯汀、左西替利嗪、咪唑斯汀和卢帕他定）可以改善鼻炎症状。困倦、镇静和嗜睡是口服抗组胺药物最常报道的不良反应。

口服伪麻黄素加抗组胺药

我们没有检索到有关口服减充血药物对于改善生活质量效果的系统综述和随机对照试验。随机对照试验发现，与单独使用伪麻黄素、口服抗组胺药或安慰剂相比，伪麻黄素加口服抗组胺药（非索非那定、阿伐斯汀、西替利嗪、特非那定、曲普利啶、氯雷他定或阿扎他定）可以改善季节性变应性鼻炎的全部症状。联合用药最常报道的不良反应为头痛和失眠。

很可能有效

鼻腔用左卡巴斯汀

随机对照试验发现，与安慰剂相比，鼻腔用左卡巴斯汀可以改善季节性变应性鼻炎的症状。

口服白三烯受体拮抗剂

1 篇系统综述和 2 项随机对照试验发现，与安慰剂相比，口服白三烯受体拮抗剂孟鲁司特，能改善鼻部症状和生活质量。1 项随机对照试验发现，与安慰剂相比，普仑司特在改善症状方面无确定疗效。

口服白三烯受体拮抗剂加口服抗组胺药

1 篇系统综述证实有 3 项随机对照试验发现，与安慰剂相比，孟鲁司特加氯雷他定可以改善鼻部症状和生活质量。然而没有证据表明联合用药效果优于单独使用孟鲁司特或氯雷他定。

益害相当

口服阿司咪唑

随机对照试验发现，与安慰剂相比，使用阿司咪唑可以改善鼻炎症状，但阿司咪唑与 QTc 间期延长有关，并可能诱发室性心律失常。

249 口服特非那定

随机对照试验发现特非那定与安慰剂相比，在改善鼻炎的治疗效果方面，结果矛盾。同时，若与大环内酯类抗生素、口服抗真菌药物或葡萄柚汁共用，特非那定有可致死性的心脏毒性。

效果不明

鼻腔用氮革斯汀

4 项随机对照试验发现，与安慰剂相比，鼻腔用氮革斯汀在改善季节性变应性鼻炎症状方面结果矛盾。2 项小规模的随机对照试验发现在改善鼻部症状方面，鼻腔用抗组胺药物（氮革斯汀、左卡巴斯汀）和口服抗组胺药物（西替利嗪、特非那定）的治疗效果无显著性差异。

鼻腔用异丙托溴铵

我们没有检索到有关异丙托溴铵治疗季节性变应性鼻炎效果的系统综述或随机对照试验。

口服减充血剂

我们没有检索到有关口服减充血剂改善患者生活质量的系统综述或随机对照试验。我们没有检索到单独对比口服减充血剂与安慰剂效果的随机对照试验。随机对照试验发现，与单独使用伪麻黄素、口服抗组胺药或安慰剂相比，伪麻黄素加口服抗组胺药（非索非那定、阿伐斯汀、西替利嗪、特非那定、曲普利啶、氯雷他定、地氯雷他定或阿扎他定）可以改善季节性变应性鼻炎的全部症状。联合用药最常报道的不良反应为头痛和失眠。

定义 季节性变应性鼻炎是可能影响多器官系统的一组综合症状表现。典型症状包括季节性的打喷嚏、鼻痒、鼻塞和流清水样鼻涕[1]。眼部症状（眼红、眼痒和溢泪）也很常见。其他症状可能有季节性加重的咳嗽、哮喘和气短，口腔过敏症状（如服食核果类后出现口咽部发痒和水肿）和全身症状如疲倦、发热、头部压迫感和痒感。为证实存在花粉过敏症可行客观的变态反应检查，如皮肤点刺研究、血清特异性 IgE 检测，此外鼻腔激发研究可能提高诊断的准确性。

发病率/患病率 季节性变应性鼻炎是一种全球性发病的疾病。流行病学证据表明其患病率存在明显的地域差异。患病率在社会经济发达国家里最高，达到人口数量的 25% [2-4]。患病率和严重度正逐年增加。一般认为生活水平的提高和儿童时期受感染风险的减少可能导致 T 辅助细胞的早期免疫偏离，从而增加季节性变应性鼻炎的易感性（即“卫生假说”）[5, 6]。尽管各年龄人群均可发病，发病年龄高峰期仍为青春期[7]。

病因/危险因素 季节性变应性鼻炎的症状是草、树或杂草花粉引起的由 IgE 介导的 1 型变态反应。其他季节性吸入性过敏原如真菌孢子，亦可诱发症状。典型表现为在相关的花粉季节，并处于花粉接触增多的开放性环境时临床症状加重。危险因素包括个人或家族的遗传性过敏症史或其他过敏性疾病史、男性、胎次（第一胎患病风险高）和家庭规模小型化 [8, 9]。

预后 季节性变应性鼻炎会损害生活质量，影响工作、睡眠和娱乐活 250
动 [10]。其他的过敏性疾病，例如哮喘和湿疹经常与之共存，加重了其不良影响 [11]。

请参见《临床证据》中文全版本和英文网络版获取全文和参考文献。

251

急性鼻窦炎

检索时间：2005年8月

原作者：Kim Ah-See

王旻　孙薇　译　余力生　校　韩东一审

临床上诊为急性鼻窦炎的患者各种治疗方法效果如何？

效果不明

抗生素（阿莫西林、阿莫西林一克拉维酸钾、多西环素、头孢菌素和大环内酯类）

我们检索到3项随机对照试验，受试对象为虽无影像学或细菌学确诊，但临床已诊为患急性鼻窦炎的患者，没有发现阿莫西林，加或不加克拉维酸钾，与安慰剂相比，可以减少或治愈临床症状。两项随机对照试验发现，与安慰剂相比，使用阿莫西林或联用阿莫西林、克拉维酸钾会增加腹泻的发生。以临床上诊断为急性鼻窦炎的人群为研究对象的两项随机对照试验，比较了多西环素与安慰剂的疗效。其中一项在使用鼻腔滴剂或气雾吸入剂的患者中进行的随机对照试验提供的有限证据表明，多环西素与安慰剂在治愈率上没有显著差异。同时另一项规模更小的随机对照试验发现多环西素与安慰剂有相似的治愈率，但并未评估组间的差异是否有显著性。一项在临床诊断为急性鼻窦炎的患者中进行的随机对照试验发现，使用头孢菌素治疗5天和10天在临床治愈率上没有显著差异。

抗组胺药物

我们没有检索到有关抗组胺药物对于治疗临床诊为急性鼻窦炎患者疗效的系统综述或随机对照试验。

减充血药物（赛洛唑啉、去氧肾上腺素和伪麻黄碱）

我们没有检索到有关减充血药物（赛洛唑啉、去氧肾上腺素和伪麻黄碱）用于治疗临床诊为急性鼻窦炎患者疗效的系统综述或随机对照试验。

鼻腔用类固醇药物

我们没有检索到有关鼻腔用类固醇药物用于治疗临床诊为急性鼻窦炎患者疗效的系统综述或随机对照试验。

影像学或细菌学诊为急性鼻窦炎的患者的治疗效果如何？

很可能有效

头孢菌素或大环内酯类抗生素（与阿莫西林或阿莫西林-克拉维酸钾相比，不良反应更少）

我们没有检索到比较头孢菌素或大环内酯类抗生素与安慰剂的随机对照试验。1个系统综述和2项后来的随机对照试验，是以有影像学或细菌学检查结果确诊为急性鼻窦炎的患者作为受试者，发现头孢菌素或大环内酯类抗生素在临床疗效上与阿莫西林或阿莫西林-克拉维酸钾相比没有显著差异，但不良反应的发生率更低。3项在以影像学或细菌学检查结果确诊为急性鼻窦炎的患者中进行的随机对照试验对一种头孢菌素类和一种大环内酯类药物进行了比较。1项随机对照试验发现，头孢克洛和阿奇霉素相比，在 252
改善临床症状或临床疗效方面无显著差异。另一项随机对照试验发现克拉霉素和头孢呋辛在治愈率上无显著性差异；第三项随机对照试验提供的有限证据表明泰利霉素和头孢呋辛在治愈率上亦无显著性差异。

益害相当

阿莫西林或阿莫西林-克拉维酸钾（比头孢菌素和大环内酯类抗生素不良反应更多）

1个系统综述包括2项随机对照试验，研究对象为有影像学或细菌学证据证实患急性上颌窦炎的患者，发现与安慰剂相比，阿莫西林可以提高早期的临床治愈率，但发生不良反应（主要是胃肠道反应）的几率更高。1个系统综述和2项后来的随机对照试验，研究对象为有影像学或细菌学证据证实患有急性鼻窦炎的患者，发现与头孢菌素或大环内酯类抗生素相比，阿莫西林或阿莫西林-克拉维酸钾在临床疗效上没有显著差异，但不良反应的发生率更高。

效果不明

抗组胺药物

我们没有检索到有关抗组胺药物用于治疗有影像学或细菌学证据诊断为急性鼻窦炎患者疗效的系统综述或随机对照试验。

减充血药物（赛洛唑啉、去氧肾上腺素和伪麻黄碱）

我们没有检索到有关局部或全身用减充血药物（赛洛唑啉、去氧肾上腺素和伪麻黄碱）对于治疗有影像学或细菌学证据诊为急性鼻窦炎患者疗效的系统综述或随机对照试验。

不同剂量的抗生素（阿莫西林、阿莫西林-克拉维酸钾、多西环素、头孢菌素和大环内酯类）

1项随机对照试验发现，对于有影像学或细菌学证据诊为急性鼻窦炎患者，头孢克洛一日两次和一日三次间在临床疗效和不良事件发生上没有显著差异。一项以影像学上或细菌学上证实患急性鼻窦炎的患者为研究对象的随机对照试验发现，缓释型与即刻起效的克拉霉素制剂在临床治愈率上没有显著差异。我们没有检索到有关其他抗生素不同剂量疗法的比较的随机对照试验。

多西环素

一项在影像学或细菌学上证实患有急性鼻窦炎的患者中进行的随机对照试验，比较了多西环素与安慰剂的疗效，但试验并没有提供充足的证据表明多西环素的有效性。而我们没有检索到在影像学或细菌学上证实患有急性鼻窦炎的患者中进行的，将多西环素与阿莫西林单独使用或者阿莫西林联合克拉维酸钾、大环内酯类药或头孢菌素的疗效进行比较的随机对照试验。

鼻腔用类固醇类药物

我们没有检索到有关鼻腔用类固醇药物对于治疗有影像学或细菌学证据诊为急性鼻窦炎患者疗效的系统综述随机对照试验。

253

不太可能有效

长期使用抗生素疗法（阿莫西林、阿莫西林-克拉维酸钾、多西环素、头孢菌素和大环内酯类）（与短期使用抗生素疗法相比，疗效无差别，不良反应增加）

随机对照试验发现，对于有影像学或细菌学证据诊为急性鼻窦炎患者来说，观察至治疗后3周，使用阿奇霉素、泰利霉素或头孢呋辛（一种头孢菌素）6～10天疗程与3～5天疗程相比，在临床症状治愈率上没有显著差异。随机对照试验发现阿奇霉素和泰利霉素的长、短期疗法相比，其不良反应和腹泻的发生率是相同的。1项随机对照试验发现，与头孢呋辛的短期疗法相比，头孢呋辛的长期疗法引起的不良反应（主要是胃肠道反应）发生率更高。

定义 急性鼻窦炎病理上的诊断，是指副鼻窦内粘膜发生的短于4周的一过性的炎症。临床表现为鼻塞、流鼻涕、面部疼痛、嗅觉减退、打喷嚏，以及更严重时出现的全身症状，如乏力和发热。诊断多是从临床角度诊断的（根据病史和检查，但没有影像学或细菌学检查）。临床诊断的急性鼻窦炎与由影像学或细菌学检查诊断的急性鼻窦炎相比，其由细菌感染引发的可能性更小[1]。本文中我们排除了有关儿童和成人病程大于4周（慢性鼻窦炎）的研究和继发于面部创伤出现症状的患者。我们在每部分中都明确区分急性鼻窦炎是临床的诊断还是有临床症状经由影像学或细菌学检查确诊的，因为在这两组间治疗效果可能不同。

发病率/患病率 每年在欧洲有1%～5%的成人被他们的家庭医生诊为急性鼻窦炎[2]。据此推断全英国人口每年估计有600万个误工日[3,4]。大部分急性鼻窦炎患者是在初级医疗机构诊断和治疗的。患病率随诊断是根据临床表现得出的还是依据影像学或细菌学检查得出的而不同。

病因/危险因素 1项系统综述（文献检索时间为1998年）报道了大约有50%的临床诊为急性鼻窦炎的患者有鼻窦的细菌感染[1]。常见的急性细菌性鼻窦炎的病原体是肺炎链球菌和流感嗜血杆菌，少见的也有卡他莫拉菌。之前的病毒性上呼吸道感染也是急性细菌性鼻窦炎常见的诱因[5]，有约0.5%的普通感冒并发急性鼻窦炎[6]。

预后 1项随机对照试验的Meta分析发现有高达2/3的患急性鼻窦炎病例不经积极治疗，其症状有自愈性[7]。1项非系统性综述报道急性鼻窦炎患者有发生慢性鼻窦炎和粘膜表面的粘液纤毛发生不可逆损伤的风险[8]。1个更早的非系统综述报道了急性鼻窦炎可以危及生命的并发症如眶蜂窝织炎和脑膜炎[9]。然而我们没有检索到可靠的资料评估这些风险。

请参见《临床证据》中文全版本和英文网络版获取全文和参考文献。

耳　鸣

检索时间：2005 年 11 月

原作者：Stephanie Cook，Julian Savage，Angus Waddell
李文鹏　李娜　译　余力生　校　韩东一　审

慢性耳鸣的治疗效果如何？

益害相当

三环类抗抑郁药

系统综述中收入的一项随机对照试验发现，对于有抑郁症和慢性耳鸣症状的病人，使用三环类抗抑郁药（去甲替林）6 周以后，与安慰剂相比，能改善患者的总体满意度及抑郁症状。但病人的自觉耳鸣响度，与安慰剂组对照并没有显著性差异。一项该综述后发表的对耳鸣病人（不伴有抑郁症）的小规模随机对照试验发现，使用三环类抗抑郁药（阿米替林）6 周后，很大一部分患者自觉耳鸣减轻，但未评估组间的差异是否有显著性。三环类抗抑郁药的副作用有：口干、视物模糊和便秘。

效果不明

针灸

系统综述检索到一些随机对照试验，但其所提供的证据，不能明确地证明针灸对慢性耳鸣有效。

巴氯芬

一篇系统综述中收入的一项随机对照试验指出：对于改善耳鸣，巴氯芬组与安慰剂组没有显著性差异。但也可能是随机对照试验没能有效地观察到巴氯芬的疗效。

阿普唑仑（地西泮）

一篇系统综述收入的一项小规模随机对照试验发现，让患者使用 12 周的阿普唑仑，患者自述与安慰剂相比耳鸣改善，但该研究所提供的证据有限且未评估组间的差异是否有显著性。阿普唑仑的副作用可能大于潜在的益处。

桂利嗪

一篇系统综述收入的一项小规模随机对照试验发现，对于改善耳鸣，桂利嗪组与安慰剂组没有显著性差异。但也可能是研究没能有效地观察到桂利嗪的疗效。

电磁刺激/耳道放置磁铁

两项小规模随机对照试验将电磁刺激和安慰剂进行了对比，但没能提供有效的证据。一项随机对照试验在病人外耳道放置磁铁，与安慰剂组对照，4 周以后发现两者疗效相似，但未评估组间的差异是否有显著性。

银杏叶制剂

一项随机对照试验发现，对于慢性耳鸣患者，使用银杏叶制剂和安慰剂后，在“耳鸣所致不适评分”的改善上，没有显著性差异。

助听器 255

一项小规模的随机对照试验发现，对于听力下降同时合并耳鸣的病人，佩戴助听器（为了治疗听力下降）组与等待治疗的对照组间两者在耳鸣症状的改善上无显著性差异。

高压氧治疗

一项小规模的随机对照试验发现，对于特发性突聋病史超过 6 个月的患者，高压氧治疗与对照组相比在耳聋症状的改善上无显著性差异。

催眠

一项随机对照试验提示，对病人治疗 3 个月后，催眠组和心理咨询组在改善耳鸣严重程度上没有显著性差异。

拉莫三嗪

一项小规模的交叉随机对照试验没有提供充足的证据评价拉莫三嗪与安慰剂比较的效果。

尼克酰胺

一篇系统综述中收入的一项随机对照试验发现，使用尼克酰胺一个月，对耳鸣响度的改善与安慰剂组疗效相似，但未评估组间的差异是否有显著性。也可能是研究没能有效地观察到尼克酰胺的疗效。

精神疗法

一篇系统综述回顾了认知行为疗法、放松疗法、教育和反馈治疗，与不治疗相比，以上方法的疗效还不明确。一项该系统综述以后发表的随机对照试验提供的有限证据表明，认知行为治疗与安慰剂相比可改善耳鸣相关的不适症状。

耳鸣掩蔽装置

基于一项小规模交叉随机对照试验的一篇系统综述指出：对于改善耳鸣，使用掩蔽装置在疗效上与安慰剂组相似，但未评估组间的差异是否有显著性。

耳鸣习服疗法

尚未检索到关于慢性耳鸣习服疗法的系统综述或随机对照试验。

锌剂

一篇系统综述中收入的一项随机对照试验发现，使用锌剂 8 周后，对耳鸣响度的改善与安慰剂组对比没有显著性差异，该试验其效力可能不足以检测出临床上的重要差异。

很可能无效甚至有害

卡马西平

系统综述中收入的一项随机对照试验发现，使用卡马西平治疗 30 天后，与安慰剂相比，两者对于耳鸣严重程度的改善效果类似，但该试验并没有评价组间的差异是否有显著性。使用卡马西平后包括头昏、恶心及头痛的副作用的报告比例增加。

256 **定义** 耳鸣是人耳或头感觉到的非起源于外界的声音，同时应除外以下声音：来源于躯体的声音（如血管搏动音），与精神疾病相关的幻听。本综述只讨论作为患者唯一或者主要症状的耳鸣。

发病率/患病率 在工业化国家中，18% 的普通人群都罹患过中度的慢性耳鸣，0.5% 的普通人群的耳鸣，严重地影响了他们的生活能力[1]。

病因/危险因素 耳鸣可以是一个独立的症状，也可以与任何一种听力损失同时出现。耳鸣可以作为以下疾病的特殊症状出现：老年性聋（年龄相关性听力丧失）、噪声导致的听力损失、梅尼埃病（参见梅尼埃病）、听神经瘤。使用耳毒性药物（如阿司匹林、奎宁类）的人群，在其听阈正常时就可出现耳鸣。耳鸣也与抑郁症相关，但耳鸣是抑郁疾病的一个表现，或者耳鸣是加重抑郁的一个因素[2]，以上关系目前还不清楚。梅尼埃病，听神经瘤，慢性中耳炎，头颅外伤，气压损伤及其他明确的疾病造成的耳鸣的研究未被收入此综述中。该综述主要讨论伴有（或不伴）退行性的感音神经性聋的特发性耳鸣。

预后 耳鸣在出现严重的临床表现之前，常常会有很长时期的隐匿性发作。耳鸣会持续很多年，尤其是伴有感音神经聋的患者。耳鸣可导致睡眠方式的改变、注意力不集中和抑郁[3]。

请参见《临床证据》中文全版本和英文网络版获取全文和参考文献。

扁桃体炎

检索时间：2005 年 11 月
原作者：William Mckerrow
王旻　孙薇　译　余力生　校　韩东一　审

患有重度扁桃体炎的儿童和成人进行扁桃体切除术的效果如何？

益害相当

儿童扁桃体切除术与使用抗生素保守治疗相比

2 篇系统综述收录了 2 项相同的随机对照试验，系统综述发现，对于儿童来说，没有足够证据来比较手术治疗与非手术治疗的优劣。后来的 1 项以症状较轻的儿童为研究对象随机对照试验，进行 3 年临床观察，发现与药物治疗相比手术可以减少咽喉感染的几率。然而，可能因所选病例发生扁桃体炎的几率低，手术的痛苦已超出手术所带来的不多的好处。

效果不明

成人扁桃体切除术与使用抗生素相比

我们没有检索到评估成人扁桃体切除术的系统综述和随机对照试验。

定义　扁桃体炎是指咽扁桃体实质的炎症。急性复发性扁桃体炎的定义是很随意的，但最近的标准将重度扁桃体炎定义为 1 年内有 5 次或 5 次以上确定的扁桃体炎发作，有临床表现至少 1 年且丧失或影响正常功能[1]。定义不包括因传染性单核细胞增多症引起的扁桃体炎，将此作为一个独立的疾病对待。然而有些人在此种情况下发生的急性扁桃体炎可能会导致复发性扁桃体炎。扁桃体炎可以单独或者伴随一般的咽炎，在文献中扁桃体炎和咽炎的临床区分并不清楚，在这种情况下通常统称为“急性咽喉疼痛”。作为轻度的上呼吸道感染的部分前驱症状，持续 24～48 小时的咽喉部疼痛不包括在此定义内。急性扁桃体炎的诊断主要是临床的，关键在于判断疾病是由病毒还是细菌引起的，这将关系到是否考虑使用抗生素。研究试图从临床角度区分病毒性咽喉炎和细菌性咽喉炎，但结果是矛盾的，说明缺乏适用的诊断标准。辅助检查包括咽拭子和血清学检查（包括快速抗原检测和抗链球菌素O滴度)。在北美快速抗原检测既方便又流行，但与咽拭子检查相比，其敏感度受到质疑（61%～95%），而特异性很高（88%～100%)[1]。然而，咽拭子检查和抗链球菌素O滴度都出报告较慢，因而在日常的临床中实用价值降低。

发病率/患病率 复发性咽喉疼痛在英国发病率为每年每1000人口中有100人发病[2]。急性扁桃体炎在儿童中更常见。

病因/危险因素 常见的细菌病原体包括β溶血性链球菌和其他链球菌。患扁桃体炎的人群中仅有少数可以培养出细菌。病毒在发病当中的作用还不清楚。在传染性单核细胞增多症相关的扁桃体炎中，最常见的病原体为EB病毒（在儿童中占50%，成人中占90%)。巨细胞病毒也可能在传染性单核细胞增多症的临床涂片中出现，此外需鉴别的还有弓形虫、HIV病毒、甲型肝炎病毒和风疹病毒[3]。

258 **预后** 我们没有检索到有关儿童或成人的扁桃体炎或复发性咽喉炎的自然病程的好的数据。随机对照试验的被试被随机分配接受药物治疗（要求经抗生素治疗），研究表明随时间的延长疾病有逐渐改善的趋势[4, 5]。复发性重度扁桃体炎会导致相当的发病率，包括学习或工作时间受损。急性扁桃体炎最常见的并发症为扁桃体周围脓肿，但我们没有检索到好的发病率的数据。风湿热和急性肾小球肾炎是由A型β溶血性链球菌相关的急性扁桃体炎的已知的并发症。这些疾病在发达国家很少见，偶尔也有发生。但在某些人群中仍然是常见的疾病，特别是澳大利亚土著人，不过青霉素的应用可能会有效地防治经密切接触传播。一项最近的系统综述发现抗生素能降低这些疾病的发病率[6]。然而，在发达国家，因为这些疾病的发生率如此低以至于常规使用强力抗生素仍是不正当的。研究还发现抗生素将总病程缩短了大约16个小时[6]。

请参见《临床证据》中文全版本和英文网络版获取全文和参考文献。

肥胖症

检索时间：2005年7月

原作者：David E Arterburn，David E DeLaet，Daniel P Schauer
朱宇　译　纪立农　校　钱荣立　审

成人肥胖症药物治疗的效果如何?

益害相当

安非拉酮

一篇系统综述发现，与安慰剂相比，肥胖成人在生活方式干预的基础上，服用安非拉酮可以使体重轻度下降。这篇综述中的证据不足以比较安非拉酮与其他药物的疗效。我们发现两例关于安非拉酮引起的肺动脉高压和精神病的个案报道。我们没有发现关于体重反弹和长期用药安全性的充分证据。一个来自欧洲委员会的综述得出结论认为，不能排除安非拉酮与心肺异常之间的关系。

马吲哚

一篇系统综述发现，与安慰剂相比，肥胖成人在生活方式干预的基础上，服用马吲哚可以使体重轻度下降。综述没有提供充足的证据比较马吲哚与其他药物的疗效。我们发现一个报道马吲哚治疗停药1年后诊断肺动脉高压的个案研究。我们发现一个报道在多个稳定的心脏疾病患者中服用马吲哚后出现包括心房纤颤和晕厥等心脏事件的病例系列分析。我们没有发现在体重反弹和长期服药安全性方面的充足的证据。

奥利司他

两篇系统综述和5项随后的随机对照试验揭示，成人肥胖症患者，不管是否合并糖尿病、高血脂和高血压，在低热量饮食的基础上，与安慰剂相比，在服用奥利司他6～12个月时出现轻度的体重下降。两项随机对照试验显示，奥利司他减轻体重的效果不如西布曲明。另外两项随机对照试验发现奥利司他和西布曲明对于降低体重指数或与基线相比减轻体重的效果相似。服用奥利司他出现不良反应如腹泻、肠胃胀气和腹痛的比例很高。我们发现奥利司他在治疗体重反弹和长期用药安全性方面缺乏充足的证据。

芬特明

一篇系统综述表明，肥胖成人在生活方式干预的前提下，与安慰剂相比，服用芬特明可引起轻度的体重下降。该综述中包括的随机对照试验没有提供充足的比较芬特明和其他药物的证据。我们发现关于体重反弹和长期用药安全性方面的证据不充足。一篇欧洲委员会所作的综述得出结论，不能排除芬特明与心肺异常之间的关系。

利莫那班

一项随机对照试验提供的有限证据表明，在限制卡路里饮食的基础上
每日服用 5mg 或 20mg 利莫那班与安慰剂相比可增加治疗 1 年后体重下降的
260 幅度。该研究还发现，与每日服用 5mg 利莫那班或安慰剂相比，每日服用
20mg 利莫那班增加了由于不良反应（包括恶心、呕吐、腹泻、头痛、眩晕
和焦虑）而停药的人群的比例。

西布曲明

一篇系统综述以及 3 项随后的随机对照试验表明，肥胖成人，不管是否合并糖尿病、高血压、高脂血症或暴食症，在饮食干预的基础上，不管运动与否，与安慰剂相比，服用西布曲明在 8 周、6 个月和 1 年时增加了体重下降的幅度。在对服用西布曲明后体重下降的肥胖成人中所做的随机对照试验发现了有限的证据表明在维持体重方面西布曲明的效果优于安慰剂。另外一些随机对照试验发现体重的反弹出现在中断西布曲明治疗后。两项随机对照试验显示西布曲明比奥利司他能获得更多的体重下降。另外两项随机对照试验发现西布曲明和奥利司他对于降低体重指数或与基线相比减轻体重的效果相似。我们没有找到充分的证据来比较西布曲明和其他药物。因为考虑到严重的不良反应，包括心律失常、高血压和 2 例心脏停搏引起的死亡，西布曲明在意大利被暂时停止用于治疗肥胖。两项随机对照试验结果显示，对于心脏瓣膜病的发病率而言，西布曲明与安慰剂之间无显著性差异，尽管这些试验可能把握度不足，以至于未能发现重要的临床差异。

效果不明

西布曲明联合奥利司他

我们没有发现对西布曲明联合奥利司他与安慰剂进行比较的随机对照试验。一项小规模随机对照试验提供的有限证据表明：在低热量饮食的基础上，与单独应用奥利司他相比，西布曲明与奥利司他联合治疗 6 个月时体重减轻的幅度增加，但是这种联合治疗没有与单独用西布曲明进行比较。一项随机对照试验发现，西布曲明联合奥利司他在体重下降的维持方面，与西布曲明联合安慰剂相比无显著性差异，而西布曲明联合奥利司他治疗增加了胃肠道的不良反应（软便、肠蠕动增加、大便排油和便急）。

成人重度肥胖减肥手术治疗的效果如何？

很可能有效

减肥手术治疗（对于成人重度肥胖，与非手术治疗相比，在临床体重下降方面更有效，但手术并发症常见）

两篇系统综述都收入了一项前瞻性的、多中心队列研究，这个研究发现减肥手术（垂直结扎胃成形术、胃旁路术和胃结扎术）与非手术治疗相比，增加了重度肥胖成人患者的体重下降幅度。这项前瞻性队列研究的长期随访发现，减肥手术与非手术治疗之间体重下降的这种差异可持续至术后10年。研究显示，减肥手术2年后肥胖者的体重平均下降23.4%（相应的非手术治疗的受试者体重增加0.1%），且减肥术后10年仍保持体重下降16.1%。术后30天内死亡的危险性因所施行的手术类型不同而异，死亡发生率在0.25%～1.9%。术中和术后的并发症比较常见，也因所施行的手术类型不同而异。系统综述中同时收入了两项回顾性队列研究，这些研究结果显示，在对重度肥胖成人患者5～15年的随访中，与非手术治疗相比，减肥手术降低了肥胖者的死亡率。这两项回顾性队列研究也报告了术后的并发症，包括出血、血栓栓塞、切口并发症、深部感染、肺部并发症和消化紊乱。我们没有发现质量较高的比较胰胆分流术或袖式胃切除术和非手术治疗疗效的随机对照试验或观察性研究。 261

胃束带术

两篇系统综述发现，胃束带术能有效地使重度肥胖成人患者的体重显著下降。一项小规模的随机对照试验发现，胃束带术在术后18个月时降低体重不如胃旁路术有效。三项比较胃束带术与垂直结扎胃成形术在减轻体重效果方面的随机对照试验未得出一致的结论。一篇系统综述中收入的一项小规模随机对照试验发现，开腹手术与腹腔镜胃束带术在术后12个月时体重下降的程度无显著性差异。但是研究发现，与开腹胃束带术相比，腹腔镜胃束带术可缩短住院时间并减少再住院的比例。胃束带术围手术期死亡的风险很小，但术后的并发症常见，并可能需要再次手术。有关胃束带术与胃旁路术或垂直结扎胃成形术相比较的益处与害处，目前尚没有足够的证据得出结论。

胃旁路术

两篇系统综述发现，胃旁路术可以使重度肥胖成人患者的体重显著下降。一篇系统综述中收入的一项小规模随机对照试验提供的有限证据表明，胃旁路术比胃束带术更有效地降低体重。这篇系统综述中还收入了比较胃旁路术与垂直结扎胃成形术的6项随机对照试验，其中4项随机对照试验结果显示，与垂直结扎胃成形术相比，胃旁路术在术后 1～3 年时体重下降更明显；而另外 2 项随机对照试验结果显示两种手术方式的体重下降程度无显著性差异。2 项该综述后发表的随机对照试验发现，与腹腔镜垂直结扎胃成形术相比，腹腔镜胃旁路术在术后 1 年和 2 年随访时体重下降的幅度更大。一项小规模随机对照试验发现，在术后 1 年或 2 年随访时，近端和远端的胃旁路术减轻体重的幅度无显著性差异。3 项随机对照试验（其中 2 项被纳入一篇系统综述中）发现，开腹和腹腔镜下胃旁路术在减轻体重方面无显著差异，但是与开腹的胃旁路术相比，腹腔镜胃旁路术可缩短住院时间。胃旁路术围手术期死亡的风险小，但术后并发症常见，并可能需要再次手术。有关胃旁路术与胃束带术或垂直结扎胃成形术相比较的益处与害处，目前尚没有足够的证据得出结论。

垂直结扎胃成形术

两篇系统综述发现，垂直结扎胃成形术可以有效使重度肥胖成人患者的体重显著下降。3 项随机对照试验比较了垂直结扎胃成形术与胃束带术治疗后的体重下降的程度，没有得到结论性的结果。一篇系统综述收入了 6 项随机对照试验，这些试验比较了胃旁路术与垂直结扎胃成形术，其中 4 项随
262 机对照试验结果显示，术后 1～3 年，垂直结扎胃成形术在增加体重下降的程度方面不如胃旁路术有效，而另外 2 项随机对照试验结果显示两种手术方式术后的体重下降程度无显著差异。两项该综述后发表的随机对照试验发现，在术后 1 年和 2 年随访时，腹腔镜垂直结扎胃成形术后的体重下降不如腹腔镜胃旁路术后的体重下降明显。综述中收入的一项小规模随机对照试验发现，开腹和腹腔镜垂直结扎胃成形术在术后 1 年的体重下降和住院时间上无显著性差异，但腹腔镜胃成形术的手术时间显著延长。垂直结扎胃成形术围手术期死亡的风险很小，但术后的并发症常见，并可能需要再次手术。有关垂直结扎胃成形术与胃束带术或胃旁路术相比较的益处与害处，目前尚没有足够的证据得出结论。

效果不明

胆胰分流术（没有发现比较胆胰分流术和其他减肥手术的研究）

两篇系统综述没有发现比较胆胰分流述和其他减肥手术的随机对照试验。

袖式胃切除术（没有发现比较袖式胃切除术和其他减肥手术的研究）

两篇系统综述没有收入比较袖式胃切除术和其他减肥手术的随机对照试验。

定义 肥胖是以身体脂肪过多为特征的一种慢性疾病。它最常以体重指数（BMI）来定义，BMI 是用数学公式计算得出的，它与体内脂肪量高度相关。BMI 是用体重的千克数除以身高米的平方（kg/m^2）。在世界范围内，BMI 25～30 被归类为超重，BMI ＞30 被归类为肥胖[1, 2]。在 1996～1998 年，将近 500 万美国成年人使用处方减肥药。其中 1/4 的使用者并不超重。不合理使用处方减肥药的情况更多见于妇女、白人和西班牙裔人[3]。美国的国家健康委员会制定了肥胖治疗指南，指南中指出，所有肥胖成人（BMI＞30）以及 BMI≥27 和有肥胖相关慢性病的成人是药物治疗的适应人群[1]。重度肥胖的成人（BMI＞40）和所有 BMI≥35 以及有肥胖相关慢性病的成人是外科手术治疗的适应人群。

发病率/患病率 自 1900 年开始肥胖在很多国家逐渐增加。2002 年在英国，据估计 23% 的男性和 25% 的女性为肥胖[4]。在过去的 10 年中，美国肥胖的患病率从 1988～1994 年的 22.9% 上升到 2004 年的 32.2%[5,6]。

病因/危险因素 肥胖是长期能量代谢失衡的结果，即每天的能量摄入超过每天的能量消耗[7]。能量的平衡由很多因素来调节，包括代谢率、食欲、食物和体力活动[8]。尽管这些因素受到遗传特征的影响，但是在过去几十年中肥胖患病率的增加不能用人类基因池的变化来解释，更多受环境变化的影响，即食物摄取过剩而体力活动减少[8, 9]。在少数情况下，肥胖是由药物引起的（比如大剂量的糖皮质激素），或继发于神经内分泌紊乱，例如 Cushing 综合征和多囊卵巢综合征[10]。

预后 肥胖是一些慢性疾病的危险因素，这些疾病包括高血压、血脂异常、糖尿病、心血管疾病、睡眠呼吸暂停、骨关节炎和一些癌症[1]。体重增加和死亡率之间的关系呈曲线相关，体重指数非常低（BMI＜18.5）的成人和那些体重非常高的人（BMI＞35）死亡率最高[2]。与体重正常的成人相比，肥胖的成人每年的住院次数更多，门诊就诊更多，处方药物费用更多，并且健康相关的生活质量更差[11, 12]。年龄在 40～49 岁的超重或肥胖成人中只有不到 10% 的人在 4 年后恢复至正常体重[13]。 263

请参见《临床证据》中文全版本和英文网络版获取全文和参考文献。

原发性甲状腺功能减退症

检索时间：2006 年 1 月
原作者：Birte Nygaard
韩学尧 译 纪立农 校 钱荣立 审

临床（显性）甲状腺功能减退症的治疗效果如何？

肯定有效

左旋甲状腺素（L-甲状腺素）*

尽管一致认为进行治疗是有益的，但我们没有发现比较左旋甲状腺素和安慰剂的任何系统综述或随机对照试验。安慰剂对照试验被认为是不符合伦理要求的。一篇系统综述没有找到充足的证据，但提示左旋甲状腺素联合三碘甲状腺原氨酸与单独应用左旋甲状腺素相比可改善临床结局。用甲状腺激素（左旋甲状腺素）治疗临床（显性）甲状腺功能减退症可能导致甲状腺功能亢进症，并降低绝经后妇女的骨量，增加心房纤颤的危险。

*没有随机对照试验证据，但广泛认为左旋甲状腺素治疗临床（显性）甲状腺功能减退症有效，安慰剂对照研究被认为是不符合伦理要求的。

效果不明

左旋甲状腺素（L-甲状腺素）加三碘甲状腺原氨酸

一篇系统综述没有找到充足的证据，但提示左旋甲状腺素联合三碘甲状腺原氨酸宁与单独应用左旋甲状腺素相比可改善临床结局。用甲状腺激素（左旋甲状腺素）治疗临床（显性）甲状腺功能减退症可能导致甲状腺功能亢进症，并降低绝经后妇女的骨量，增加心房纤颤的危险。

亚临床甲状腺功能减退症的治疗效果如何？

效果不明

左旋甲状腺素（L-甲状腺素）

一项在由生化指标诊断为亚临床甲状腺功能减退症的女性中进行的小规模随机对照试验提供的有限证据表明左旋甲状腺素与安慰剂相比在治疗 1 年后所有症状均得到了改善。然而，另一项小规模随机对照试验没有发现 6 个月时安慰剂和左旋甲状腺素治疗在生活质量相关的健康评分上的显著性差异。一项关于左旋甲状腺素和安慰剂对亚临床甲状腺功能减退症患者的认知功能的影响的小规模随机对照试验未发现肯定的结果。一项小规模随机对照试验发现与安慰剂相比，左旋甲状腺素在 6 个月时改善左心室功能。用甲状腺激素治疗亚临床甲状腺功能减退症可导致甲状腺功能亢进症，并降低绝经后妇女的骨量，增加心房纤颤的危险。

定义 甲状腺功能减退症的特征是血液中的甲状腺激素水平降低。**临床（显性）甲状腺功能减退症**的诊断基于以下临床特征：反应迟钝、抑郁、痴呆、体重增加、便秘、皮肤干燥、毛发脱落、怕冷、声音嘶哑、月经不规律、不育、肌肉僵硬和疼痛、心动过缓、高胆固醇血症，并结合高甲状腺刺激激素（TSH）水平（血清 TSH>12mU/L）和低甲状腺素（T4）水平（血清 T4<60nmol/L）来确定的。当血清 TSH 水平升高（血清 TSH>4mU/L）而血清 T4 水平正常，且没有甲状腺功能异常的症状和体征或只有次要的症状和体征时，诊断为**亚临床甲状腺功能减退症**。**原发性甲状腺功能减退症**见于因自身免疫（最常见的原因）或外科手术、放射性碘和放射性的医源性治疗措施引起的甲状腺破坏后。**继发性甲状腺功能减退症**见于垂体或下丘脑损害后，并引起 TSH 合成不足。继发性甲状腺功能减退症不包括在本章中。当三碘甲状腺原氨酸（T3）水平低，血清 T4 水平低且 TSH 水平正常或低时，诊断为**正常甲状腺病态综合征**。正常甲状腺病态综合征不在本章阐述之列。 265

发病率/患病率 女性甲状腺功能减退症比男性更常见（在英国，女：男比值为 6：1）。一项研究（2779 个英国人，中位年龄为 58 岁）发现妇女临床（显性）甲状腺功能减退症的发病率是每年 40/10 000，男性为 6/10 000。在女性中的患病率是 9.3%，在男性中的患病率是 1.3%[1]。在高碘摄入的地区，甲状腺功能减退症的发病率可能比正常碘摄入或低碘摄入区高。在丹麦，中度碘缺乏地区，甲状腺功能减退症的总发病率是每年 1.4/10 000，在 70 岁以上的人群中增加到每年 8/10 000[2]。亚临床甲状腺功能减退症的发病率随年龄增加而增加。高达 10% 的 60 岁以上的妇女患有亚临床甲状腺功能减退症（从荷兰和美国的资料估计）[3, 4]。

病因/危险因素 原发性甲状腺功能衰竭可由于慢性自身免疫性甲状腺炎、放射性碘治疗或甲状腺切除引起。其他原因包括药物不良反应（如胺碘酮和锂），短暂的甲状腺功能减退症由静寂性甲状腺炎、亚急性甲状腺炎或产后甲状腺炎引起。

预后 在英国 Whickham 调查中描述了在亚临床甲状腺功能减退症患者中，

发展为临床（显性）甲状腺功能减退症的危险性（随访 25 年；女性：OR 8，95% CI 3～20；男性：OR 44，95% CI 19～104；如果 TSH 升高和抗甲状腺抗体阳性均存在，女性：OR 38，95% CI 22～65，男性：OR 173，95% CI 81～370）。对于女性，调查发现年危险性为 4.3%（如果 TSH 升高和抗甲状腺抗体阳性均存在），而只有 TSH 升高时为 2.6%；在 TSH 升高且抗甲状腺抗体阳性的病人中，5 年后防止发展为显性甲状腺功能减退症的需治人数（NNT）为 5～8[1]。**心血管病变：** 大规模的横断面研究（25 862 人，血清 TSH 水平在 5.1～10.0mU/L）发现甲状腺功能减退的人与甲状腺正常的人相比有显著升高的总胆固醇浓度（分别为 5.8mmol/L 和 5.6mmol/L）[3]。另一项研究（124 个患有亚临床甲状腺功能减退症的老年妇女，931 个甲状腺正常的妇女）发现亚临床甲状腺功能减退症的患者心肌梗死（OR 2.3，95% CI 1.3～4.0）和动脉粥样硬化（OR 1.7，95% CI 1.1～2.6）的危险性显著增加[4]。**精神健康：** 亚临床甲状腺功能减退与抑郁相关。[5]亚临床甲状腺功能减退症患者可能患有抑郁，单用甲状腺激素或抗抑郁药物效果都很差。亚临床甲状腺功能减退症患者可有记忆力减退、癔症、焦虑、身体不适和忧郁，但未必患有抑郁症[6]。

请参见《临床证据》中文全版本和英文网络版获取全文和参考文献。

年龄相关性黄斑变性

266

检索时间：2005 年 3 月

原作者：Jennifer Arnold

曲进锋 译 黎晓新 校

年龄相关性黄斑变性的预防方法效果如何？

很可能有效

抗氧化维生素和锌制剂

一篇系统综述从一项大型随机对照试验提供的证据中发现，与安慰剂相比，使用抗氧化维生素和锌制剂可以降低各期年龄相关性黄斑变性患者在 6 年内出现病变进展及视力下降的风险。

效果不明

针对玻璃膜疣的激光

两项随机对照试验均未找到足够的证据证明针对玻璃膜疣的激光能够阻止年龄相关性黄斑变性向晚期进展，出现脉络膜新生血管或地图样萎缩。其中第一项试验证明阈值激光与对照组相比，能够提高患者两年后的视力，但是并没有与阈值下激光进行比较。第二项试验证明阈值激光组与对照组患者 1 年后的视力提高情况相似，差异没有显著性。亚组分析发现激光治疗后玻璃膜疣数量减少 50% 以上的患者有视力提高。另外，这项试验还发现激光能够增加单眼璃膜疣患者短期内发生脉络膜新生血管的风险。另一项随机对照试验也发现单眼璃膜疣患者激光后短期内发生脉络膜新生血管的风险更高。

渗出性年龄相关性黄斑变性的治疗方法效果如何？

肯定有效

通过维替泊芬进行的光动力治疗

包括两项年龄相关性黄斑变性患者的随机对照试验的系统综述发现，对于视力好于 20/200 或 20/100 的患者，通过维替泊芬进行的光动力治疗可以降低其在 1～2 年内出现中度或重度视力下降甚至失明的风险。一小部分进行维替泊芬光动力治疗的病人可能出现治疗后早期视力下降或者光敏反应。

益害相当

激光光凝

四项大型随机对照试验发现，对于确诊为渗出性年龄相关性黄斑变性的患者，与安慰剂相比，激光光凝可以降低其2～5年内发生严重视力下降的风险，但是造成治疗后视力立即下降并且无法恢复的几率也比较大。约一半的患者治疗后3年内出现脉络膜新生血管的复发。一项小型随机对照试验比较了激光光凝和黄斑下手术的效果，但是证据不足。

267

效果不明

外放射治疗

一篇系统综述发现没有证据证明外放射治疗相对于单纯观察、假治疗或者低剂量放射治疗能够有效治疗黄斑下新生血管。大多数研究的结果倾向于有效，但是结果并不完全一致。尽管系统综述没有证据证明12～24个月后外放射对于视神经和视网膜有毒性，但是关于其安全性还缺乏长期观察的证据。

很可能无效甚至有害

干扰素α-2a（皮下注射）

一项大型随机对照研究发现，皮下注射干扰素α-2a后的年龄相关性黄斑变性患者1年后发生视力下降的比例比安慰剂组大，尽管这种差异不具有统计学意义。这项研究还发现皮下注射干扰素α-2a有严重的眼部和全身并发症。

黄斑下手术

两项大型随机对照试验发现，黄斑下手术对于有黄斑下脉络膜新生血管（伴或不伴出血）的年龄相关性黄斑变性患者的视力提高几乎没有帮助，同时增加了发生视网膜脱离和白内障的风险。

定义 年龄相关性黄斑变性（AMD）临床上分两期：**早期AMD**以玻璃膜疣和视网膜色素上皮改变为特征，视力往往正常；**晚期AMD或者威胁视力的AMD**患者中心视力降低。晚期AMD分为两型：以地图样萎缩为特征的**萎缩性（干性）AMD**和以出现脉络膜新生血管、最终发生以盘状瘢痕为特征的**渗出性（湿性）AMD**。

发病率/患病率 在发达国家，AMD是致盲的常见原因。萎缩性AMD比渗出性AMD更常见，占AMD患者的85%[1]。50岁以上的人群中2%

患有晚期 AMD，随着年龄的增加这一比例也增加，65～75 岁人群中为 0.7%～1.4%，85 岁以上人群中为 11%～19%[2-4]。

病因/危险因素　萎缩性或渗出性 AMD 的病因假说包括血管因素和与基因易感性有关的氧化损伤[5]。年龄是发病相关的主要危险因素。全身危险因素还包括高血压、吸烟、家族史[5-7]。渗出性 AMD 进展的眼部危险因素包括软性玻璃膜疣、色素上皮改变、对侧眼 CNV、既往白内障手术[8]。高血压、节食（特别是减少抗氧化微量元素摄入）和雌激素可能是 AMD 发病的相关因素，但是它们的作用还没有得到证实[5, 9]。

预后　AMD 影响中心视力，从而影响患者的阅读、驾驶、辨认等所有与视觉有关的活动。**萎缩性 AMD** 进展缓慢，持续数年，发展到法律定义盲的时间不一，一般为 5～10 年[10, 11]。**渗出性 AMD** 对视力的威胁更大，90% 有重度视力下降。起病时往往表现为突然的视力下降和视物变形。一项研究（数据来自最初的队列研究）表明双侧玻璃膜疣的患者在 1 年内发展为渗出性 AMD 的可能性为 1%～5%，3 年内为 13%～18%[12]。人群研究表明双侧玻璃膜疣的患者在 5 年内出现渗出性 AMD 的可能性为 7%[13]。大多数（60%～90%）渗出性 AMD 患者最终发展到法律定义盲并且伴有视野中心暗点[14-17]。周边的视力可以保存，这使得部分患者还可以有行走和独立生活的能力。在辅助装置下阅读的能力取决于患者中心暗点的大小和致密程度以及患者残留的对比敏感度。一旦患者一眼出现渗出性 AMD，对侧眼发生同样病变的几率将大大增加，1 年内为 10%，3 年内为 28%，5 年内为 42%[18]。 268

请参见《临床证据》中文全版本和英文网络版获取全文和参考文献。

细菌性结膜炎

检索时间：2006 年 1 月
原作者：John Epling，John Smucny
曲进锋　译　黎晓新　校

治疗成人和儿童细菌性结膜炎的有效抗生素是什么？

肯定有效

给非淋球菌细菌培养阳性的细菌性结膜炎患者（局部）点抗生素

一篇系统综述和两项额外的随机对照试验发现局部点抗生素（多黏菌素 B 硫酸酯-杆菌肽、环丙沙星、氧氟沙星、左氧氟沙星、莫西沙星）2～10 天后，与安慰剂比不论从临床上还是从微生物学上都可以提高治愈率，但这些差异较小。一项随机对照试验发现，与安慰剂相比多黏菌素 B 与杆菌肽的混合制剂点眼 3～5 天后临床表现明显好转，但是这种优势在 8～10 天消失。4 项随机对照试验表明不同的抗生素之间临床和微生物的治疗效果差别没有显著性。一项随机对照试验发现夫西地酸与氯霉素相比治疗效果更好。一项随机对照试验发现局部应用奈替米星与庆大霉素相比治疗效果好。另一项随机对照试验发现，从微生物学上判断，左氧氟沙星比氧氟沙星治疗效果好，但是从临床上看两者没有差别。这些随机对照试验都没有发现明显的不良反应，与安慰剂组相比差别没有显著性。这些随机对照试验比较了不同的抗生素，发现有些抗生素造成点状角膜上皮剥脱、刺痛、灼痛和轻度流泪的可能性较大。

效果不明

给怀疑为细菌性结膜炎的患者经验性地局部应用抗生素

一篇系统综述发现给怀疑为细菌性结膜炎的患者局部应用抗生素和安慰剂均有较高的临床治愈率，其中收入的三项随机对照试验中有两项发现局部应用抗生素与安慰剂之间在临床治愈率上无显著差异。第三项随机对照试验发现诺氟沙星与安慰剂相比在治疗 5 天时可增加临床治愈率。在结膜炎细菌培养阳性的亚组人群中，三项随机对照试验均发现局部应用抗生素与安慰剂相比增加了微生物学治愈率。该综述发现，除夫西地酸与安慰剂相比增加了不良反应外，局部应用其他抗生素与安慰剂在不良反应的发生率上相似。随机对照试验发现局部应用不同种类的抗生素在临床或微生物学上均有较高的治愈率，但它们之间的差别无显著性。一项随机对照试验发现，多黏菌素 B 与杆菌肽的混合眼膏点眼与口服头孢克肟相比，无论从临床还是微生物角度上治疗效果的差别都没有显著性，但该试验效力可能不足以检测出临床上的重要差异。局部点抗生素可能引起刺痛、灼痛和口苦感觉。

定义 结膜炎是结膜的炎症，典型特点是刺激症状、眼痒、异物感和流泪。临床上通常是根据临床表现怀疑为细菌感染就给药，而不会等到细菌培养的结果出来后再给药。在这一部分内容中，我们将经验性的给 270
药与细菌培养确实阳性患者的用药分开来讨论。这其中不包括淋菌性结膜炎。角膜接触镜患者的细菌性结膜炎应当给予重视，因为它可能引起细菌性角膜炎，后者是伴随急性或者亚急性损伤的角膜感染，它的治疗更困难并且可能损害视力[1,2]。

发病率/患病率 没有找到有关细菌性结膜炎发病率的有力证据。

病因/危险因素 结膜炎可能是感染性（细菌或者病毒引起）或过敏性的。成年人细菌性结膜炎比病毒性结膜炎少，尽管这一数据变化很大（病毒性结膜炎占急性结膜炎的 8%～75%）[3-5]。葡萄球菌是成年人细菌性结膜炎最常见的致病菌，其次是肺炎链球菌和流感嗜血杆菌[6,7]。儿童细菌性结膜炎比病毒性结膜炎常见，常由流感嗜血杆菌、肺炎链球菌、卡他莫拉菌引起[8,9]。叙述性综述表明接触镜相关的细菌性结膜炎和角膜炎的致病菌通常是革兰染色阴性细菌，比如铜绿假单胞菌，但是也可包括以上提到的致病菌。阿米巴原虫感染的诊断和治疗都非常困难，通常和戴接触镜有关[1,2]。

诊断 传统区分细菌性结膜炎与其他类型结膜炎的要点是：黄白色浆液性分泌物，乳头增生（睑结膜表面小的纤维血管突起，外观上呈天鹅绒样），双眼发病。近期的系统综述中没有找到关于这些标准的研究，但是综述作者在其后来的研究中提出眼部分泌物增多、不伴眼痒提示为细菌性结膜炎。如果存在近期结膜炎病史，可能不支持细菌性结膜炎诊断[10,11]。

预后 大多数细菌性结膜炎是自限性的。一篇系统综述（检索时间为 2004 年）发现安慰剂治疗 2～5 天后 65% 患者临床症状好转[12]。有时也可以出现角膜或其他器官并发症的症状。流感嗜血杆菌所致的儿童细菌性结膜炎中 25% 出现中耳炎[13]，原发性脑膜炎球菌性结膜炎中 18% 可能出现脑膜炎症状[14]。接触镜佩带者中细菌性结膜炎比例为 (10～30)/10 万[15]。

请参见《临床证据》中文全版本和英文网络版获取全文和参考文献。

271

白内障

检索时间：2005 年 10 月

原作者：David Allen

曲进锋　译　黎晓新　校

单纯年龄相关性白内障的手术治疗效果如何？

肯定有效

囊外摘除（其效果优于囊内摘除但差于超声乳化摘除）

我们没有找到比较囊外摘除与不摘除的随机对照试验，但是进行白内障摘除被公认为比保守治疗更有效。一项随机对照试验发现囊外白内障摘除联合人工晶状体植入比囊内摘除后佩戴矫正眼镜更有利于患者视力恢复和提高生活质量，同时发生的并发症也较少。一项由系统综述收入的随机对照试验发现，囊外白内障摘除联合后房硬性人工晶状体植入术后视力改善不如超声乳化摘除联合后房可折叠人工晶状体植入术有效，这种差别可以持续到术后 1 年。有随机对照试验和一些观察性研究的系统综述发现囊外白内障摘除术后发生并发症的人数比超声乳化摘除术后要多。

超声乳化摘除（比囊外摘除更能改善视力且并发症较少）

我们没有找到比较超声乳化摘除与不摘除的随机对照试验或系统综述，但是进行白内障摘除被公认为比保守治疗更有效。一项随机对照试验发现，与候诊对照组相比超声乳化摘除能够改善患者 6 个月后的视力并降低 12 个月后视力下降的比例。系统综述收入的一项随机对照试验发现，与囊外白内障摘除联合后房硬性人工晶状体植入比较，超声乳化摘除联合后房可折叠人工晶状体植入术后视力更好，这种差别可以持续到术后 1 年。该随机对照试验和一篇总结观察性研究的系统综述发现囊外摘除术比超声乳化摘除发生并发症的比例高。我们没有找到有关比较超声乳化摘除和囊内摘除的系统综述或随机对照试验。

很可能有效

囊内摘除（比不摘除更有效*，但是不如囊外摘除有效，且并发症更多）

我们没有找到比较囊内摘除和不摘除的随机对照试验或者系统综述，但是，共识认为白内障手术治疗对于改善病情，提高患者的生活质量是有益的，如果随机对照试验中设立非治疗组是不符合伦理道德的。一项随机对照研究表明，囊外摘除联合眼内人工晶状体植入术比囊内摘除联合配镜矫正无晶状体状态更有利于改善视力和提高生活质量，并且前者的并发症也少于后者。我们没有找到比较囊内摘除和超声乳化摘除的系统综述或随机对照试验，在发达国家，囊外摘除已经替代了囊内摘除，所以这类随机对照试验不太容易进行。 272

* 基于共识。

对于合并有青光眼的老年性白内障患者治疗效果如何？

很可能有效

白内障摘除联合抗青光眼手术（比单纯白内障摘除手术更有利于降低眼压）

一篇系统综述中收入的 3 项随机对照试验发现，白内障手术（不论是超声乳化还是囊外摘除）联合抗青光眼手术比单纯进行白内障摘除手术更能有效地降低合并青光眼的白内障患者的眼压。另一项包括在此系统综述内的随机对照试验发现单纯超声乳化摘除与超声乳化摘除联合抗青光眼手术相比，两者降眼压的效果类似，并且视力的改善情况也没有显著性差异。一篇系统综述中没有找到在同时行青光眼手术的患者中比较超声乳化与囊内摘除的治疗效果的随机对照试验。

效果不明

单纯白内障摘除（超声乳化或者囊外摘除）

一篇系统综述中没有找到在合并青光眼的白内障患者中比较单纯白内障摘除（超声乳化和囊外摘除）与不进行治疗的效果的随机对照试验。这一综述中收入了 4 项比较单纯白内障摘除与白内障摘除联合抗青光眼手术疗效的随机对照试验。其中 3 项研究发现白内障手术联合抗青光眼手术比单纯进行白内障摘除手术更能有效地降低合并青光眼的白内障患者的眼压。另一项随机对照试验发现单纯超声乳化摘除与超声乳化联合抗青光眼手术相比，两者降眼压的效果相似，并且视力的改善情况也没有显著性差异。

白内障摘除手术联合二期抗青光眼手术

一篇系统综述没有找到对单纯白内障摘除、白内障摘除手术联合二期抗青光眼手术、白内障摘除手术同时联合抗青光眼手术三者的效果进行比较的随机对照试验。

定义 **白内障**是指眼内晶状体（通常情况下应当是完全透明的）发生混浊的一种情况。它可以导致视力下降。**年龄相关性白内障**是指发生在 16 岁以上，没有已知的机械原因，没有化学或者放射性损伤的情况下发生的白内障。这一章主要涉及年龄相关性白内障的治疗，不包括合并糖尿病或者复发性葡萄膜炎的患者，这些情况可能影响手术预后。这一章中提出老年性白内障合并青光眼患者的治疗。对于这类患者的手术方案将影响到青光眼的控制情况，应当怎样选择目前还没有明确的答案。参见青光眼一章。

发病率/患病率 1990 年的调查显示在全球盲人中有 40%（大约有 1580 万人）的致盲原因是白内障[1]。一项 1997 年在澳大利亚的新南威尔士
273 进行的横断面研究显示，在 49～96 岁的 3654 个病人中，各种类型的过熟期白内障在 65～74 岁人群中占 21.6%，在 85 岁以上人群中占 67.3%[2]。这一数据中不包括已经做过白内障手术的人群。非老年性白内障在其中占的比例极小，可以被纳入到老年性白内障发病率的统计中。总的人群中青光眼的比例为 2.0%，而 70 岁以上人群中，这一比例升高为 4.5%，这也是白内障手术的高发期。2006 年的一项研究显示 50 岁以上合并开角型青光眼人群中 5 年内发生核性白内障的比例约为 25%[3]。

病因/危险因素 节食、吸烟[4]、紫外线暴露[5]是年龄相关性白内障发生的危险因素。此外，有些人可能存在发生年龄相关性白内障的易感基因[6]。

预后 年龄相关性白内障随着年龄而发展，但是其发展速度是不可预知的。如果预计手术的利大于弊时就应当进行手术治疗，而不是取决于术后是否能达到一定的视力标准。如果白内障妨碍了已有的视网膜疾病（比如糖尿病视网膜病变）的治疗和随访，也应当进行手术。

请参见《临床证据》中文全版本和英文网络版获取全文和参考文献。

青光眼

274

检索时间：2006 年 1 月

原作者：Rajiv Shah，Richard Wormald

曲进锋　译　黎晓新　校

原发性开角型青光眼和（或）眼高压的治疗效果如何？

很可能有效

激光小梁成形术联合外用药物治疗（与没有先行治疗或单独外用药物治疗相比）

针对新近诊断的原发性开角型青光眼或假性囊膜剥脱性青光眼患者的随机对照试验发现激光小梁成形联合降眼压药物局部治疗与先不治疗或单独局部治疗 6～7 年相比，能够降低青光眼进展的可能。

局部药物治疗（在有原发开角型青光眼或眼高压患者中）

一篇系统综述发现，与安慰剂组比较，局部药物治疗（首选噻吗洛尔和贝他洛尔）组能够降低发生青光眼的比例（定义为高眼压患者合并视野受损和/或视盘受损）。但是该综述后发表的一项针对高眼压患者的大规模随机对照研究发现，多佐胺治疗组和安慰剂治疗组 5 年后发展为原发性开角型青光眼的患者比例没有显著性差异。系统综述还从一项随机对照试验中发现一些有限的证据证明局部药物治疗能够降低原发性开角型青光眼患者 6 年内病变进展的危险。一项在美国黑人中进行的长期研究发现了局部药物治疗相似的作用效果。一项针对原发性开角型青光眼患者的随机对照研究发现，与单纯局部药物治疗比较，激光小梁成形术后联合局部药物治疗在平均随访 7 年时间内，更能够有效地降低眼压、减轻视神经的损伤以及改善视野。一篇系统综述发现，对于原发性开角型青光眼患者，局部药物治疗与小梁切除术两组在 2～5 年内视野受损的发生率上无显著性差异，但发现手术治疗可增加进展为白内障以及需要行白内障手术治疗的风险。两项随机对照试验发现局部药物治疗与手术治疗两组对视野和视力的影响没有差别，但是另一项较大规模的随机对照试验发现药物治疗组相对手术治疗组视力损伤的几率更小，因此在视野和视力损伤方面未得出结论性结果。

益害相当

小梁切除术

一篇系统综述发现，对于原发性开角型青光眼患者，小梁切除术与局部药物治疗两组在2～5年内视野受损的发生率上无显著性差异，但发现手术治疗可增加进展为白内障以及需要行白内障手术治疗的风险。对视野和视力损伤方面的影响未得出结论性结果。两项针对新近诊断的或者进展的原发性开角型青光眼患者的随机对照试验发现，外科小梁切除术与激光小梁成形术相比能更有效地降低眼压。这两个随机对照试验还发现，比较两组在5～7年后的视力变化和视野损失，不同人群的结果不完全一致。有报道认为外科小梁切除术可能造成中央视力的下降。

275 效果不明

激光小梁成形术（与小梁切除术相比）

两项随机对照试验发现激光小梁成形术在降低眼内压的效果上不如外科小梁切除术有效，但是5～7年后视力的变化受到了混杂因素的影响。

降低正常眼压青光眼患者眼压的效果如何？

很可能有效

药物治疗

一篇包含两项随机对照试验的系统综述的研究对象为眼压正常或原发性开角型青光眼的患者，综述发现局部药物治疗与安慰剂相比减少了5～6年青光眼进展的人群比例。亚组分析时发现在眼压正常的青光眼患者中尽管应用局部药物治疗与安慰剂相比有较少的人群青光眼进展，但其之间的差异无显著性。

益害相当

手术治疗

系统综述中收入的一项随机对照试验发现分别单独使用或联合应用外科和局部药物治疗与不治疗相比在治疗5年后可减少眼压正常的青光眼患者视野丧失的进展，但同时发现外科治疗8年后增加了白内障形成的几率。

急性闭角型青光眼的治疗效果如何？

很可能有效

药物治疗*

我们没有找到安慰剂做对照的随机对照试验，但是药物对于急性闭角型青光眼的治疗作用已经得到了公认。一项在接受乙酰唑胺治疗的闭角型青光眼患者中进行的小规模随机对照试验发现小剂量的匹罗卡品、增强剂量的匹罗卡品和匹罗卡品眼内给药在治疗2小时后均可降低眼内压，但三者之间在眼内压降低效果上无显著性差异。我们没有发现其他药物治疗的随机对照试验。

手术治疗*

我们没有找到安慰剂做对照的随机对照试验，但是手术治疗对于急性闭角型青光眼的治疗作用已经得到了公认。一项在单眼急性闭角型青光眼患者中进行的小型随机对照试验发现周边虹膜切除术与激光虹膜造孔术相比，3年后视力和眼压改变差别无显著性。

* 无安慰剂作对照的随机对照试验，但疗效得到公认。

定义 青光眼是一组以视神经进行性病变为特征的疾病。通常是双眼发病，但是两眼的眼压可能不一致。所有类型的青光眼都表现为与视野缺损对应的视神经损伤（凹陷变大或变白）。**原发性开角型青光眼**的患者前房引流角开放并且没有继发因素。原发性开角型青光眼的自然病程不完整，目前认为是由于眼压的升高超过了视神经所能承受的程度。 276
但是在青光眼中有一大部分（约40%）的患者眼压在统计学定义的正常范围内。高眼压症是指那些眼压超过正常范围上限（约21mmHg）的患者，但是他们当中只有10%左右会发生视神经损伤。因为眼压是主要并且唯一可调整的危险因素，研究降眼压效果的试验对象通常包括原发性开角型青光眼和高眼压症患者。很多针对原发性开角型青光眼治疗效果的研究将高眼压症患者作为对照组。比较治疗方法的一些研究选择原发性开角型青光眼和高眼压症患者作为研究对象，但是这些研究观察的指标通常只是眼压。**正常眼压青光眼**患者的眼压一直低于正常眼压范围的上限（21mmHg，高于人群平均2SD）。**急性闭角型青光眼**是前房角阻塞引起眼压迅速而明显升高的青光眼。

发病率/患病率 青光眼在40岁以上的白人中发病率为1%～2%，70岁以上白人中为5%。其中2/3为原发性开角型青光眼，后者中1/4为正常眼压青光眼[1,2]。黑人中青光眼的发病率更高，发病年龄更小，眼压更高，更难以控制，也是黑人不可逆转盲的主要病因[1,3]。英国新登记的盲人中有8%是由于青光眼所致[4]。

病因/危险因素 原发性开角型青光眼进展的主要危险因素是眼压升高。在一项针对眼压高于22mmHg、合并1项青光眼危险因素、视野正常人群的随机对照研究中（共90人，平均年龄55～56岁），有3项基线因素被认为与青光眼的视野损失有关[5]。这3项因素分别是眼压高（$P=0.047$，每升高1mmHg）、可疑视盘损伤（$P=0.007$）、年龄大

（P=0.034，每增大 1 岁）[6]。其他危险因素包括家族史和人种。血压与眼压的关系是决定视神经血液供应的重要因素，因此也可作为危险因素之一[6]。一些基于医院就诊患者的研究发现低血压、血管痉挛（包括雷诺病和偏头疼）、失血史是正常眼压青光眼的危险因素[7]。急性闭角型青光眼的危险因素包括家族史、女性、远视和白内障。一篇系统综述（检索日期 1999 年，包括 6 项观察性研究，594 662 名瞳孔散大患者）没有找到任何证据支持快速散瞳剂常规散瞳是急性闭角型青光眼发病的危险因素[8]。

预后 明显的视野缺损发生在 20% 初诊的原发性开角型青光眼患者[9]，是青光眼致盲的重要预后指标[10]。青光眼的视野缺损和中心视力下降
277 可以造成失明。眼压高于 30mmHg 的患者一旦出现早期的视野损伤，如果不进行治疗，将会在 3 年内失明[11]。青光眼进展期的患者从明亮的地方进入黑暗的地方或者下台阶时有困难。正常眼压青光眼患者视野缺损发展比较慢。急性闭角型青光眼患者角膜水肿、视神经缺血也可以引起急性视力下降。

请参见《临床证据》中文全版本和英文网络版获取全文和参考文献。

眼部单纯疱疹

检索时间：2006 年 6 月

原作者：Nigel H Barker
曲进锋　译　黎晓新　校

上皮性角膜炎的治疗效果如何？

肯定有效

局部应用抗病毒药物

一篇系统综述发现与安慰剂相比，局部应用抗病毒药物［疱疹净（Idoxuridine）或阿糖腺苷（Vidarabine）］能够提高 14 天后的治愈率；与疱疹净相比，三氟尿苷（Trifluridine）或阿昔洛韦（Aciclovir）能够提高 7 天和 14 天后的治愈率；与单纯抗病毒药物相比，抗病毒药物联合清创能够增加 7 天后的治愈率，但是 14 天后这种差别消失；局部疱疹净与局部干扰素治疗相比，两者 7 天时的治愈率差别无显著性，但是 14 天时干扰素的治愈率更高；与单纯抗病毒药物相比，抗病毒药物联合干扰素局部治疗能够提高 7 天时的治愈率。但是这些研究中有些没有提出治愈的标准。

局部应用干扰素

一篇系统综述发现与安慰剂相比，局部干扰素（α 干扰素或 β 干扰素）治疗能够提高 7 天和 14 天后的治愈率。局部干扰素与局部疱疹净治疗相比，两者 7 天时的治愈率差别无显著性，但是 14 天时干扰素的治愈率更高。与单纯抗病毒药物相比，抗病毒药物联合干扰素局部治疗能够提高 7 天时的治愈率。但是这些研究中有些没有提出治愈的标准。

效果不明

清创

一篇系统综述发现物理化学清创与不治疗在效果上的差别无显著性。与单纯抗病毒或者单纯物理化学清创相比，物理化学清创联合抗病毒能够增加 7 天后的治愈率，14 天后物理化学清创联合抗病毒的治愈率仍高于单纯物理化学清创。物理清创联合阿昔洛韦与物理清创联合疱疹净 7 天或 14 天后的治愈率差别无显著性。

实质性角膜炎的治疗效果如何？

肯定有效

抗病毒药物联合皮质激素局部应用

一项随机对照试验发现局部使用抗病毒药物的患者加用皮质激素点眼比点安慰剂更可以控制病情发展，缩短病程。

不太可能有效

抗病毒药物和皮质激素局部应用联合口服阿昔洛韦

一项随机对照试验发现给局部使用抗病毒药物联合皮质激素点眼的患者加用口服阿昔洛韦或者安慰剂后，两者 16 周后的治愈率差别无显著性。

预防眼部单纯疱疹复发的措施效果如何？

肯定有效

长期（1 年）口服阿昔洛韦

一项针对曾经患眼部单纯疱疹（上皮性或基质性）患者的随机对照试验发现，与安慰剂相比，长期（1 年）口服阿昔洛韦能够降低眼部单纯疱疹 1 年后的复发率。

279
不太可能有效

短期（3 周）口服阿昔洛韦

一项针对上皮性角膜炎患者的随机对照试验发现在局部三氟尿苷治疗的基础上加用短期（3 周）口服阿昔洛韦与安慰剂相比，两者 1 年后的实质性角膜炎或虹膜炎的发生率差别无显著性。

角膜移植后预防眼部单纯疱疹复发的措施效果如何？

效果不明

口服阿昔洛韦

一项小型开放随机对照试验发现口服阿昔洛韦与安慰剂相比，可能会降低单纯疱疹的复发率，提高植片成活率。

定义 眼部单纯疱疹通常是由于单纯疱疹病毒 1 型（HSV-1）引起的，有时也由单纯疱疹病毒 2 型（HSV-2）引起。眼部单纯疱疹的表现不同，包括睑缘炎（眼睑的炎症）、泪道阻塞、结膜炎、角膜并发症、虹膜炎和视网膜炎。角膜并发症主要分为两种：炎症累及角膜表层称为**上皮性角膜炎**，炎症累及角膜基质称为**实质性角膜炎**。单纯疱疹病毒感染可以分为新生儿性、初发性（之前没有病毒感染）和复发性（以前曾有体液或者细胞感染病毒）。

发病率/患病率 HSV 的感染通常发生较早。美国的一项研究表明 30 岁的人群中，HSV-1 抗体阳性者占经济条件较好人群的 50%，占经济条件较差人群的 80%。其中引用的一篇报道提出过度拥挤可能是危险因素之一[1]。在 HSV 抗体阳性的人群中只有 20%～25% 的患者曾经有眼部或者皮肤疱疹的病史[2]。眼部 HSV 感染是高收入人群角膜致盲的首位原因，也是单眼角膜致盲的最常见原因[3]。一项在 Rochester（Minnesota）人群进行了 33 年的研究报告眼部单纯疱疹的新发病例每年约为 8.4/10 万（95% CI 6.9/10 万～9.9/10 万），每年单次病例（新病例和复发病例）是 20.7/10 万（95% CI 18.3/10 万～23.1/10 万）[4]。人群中眼部单纯疱疹的发病率为 149/10 万（95% CI 115/10 万～183/10 万）。12% 患者为双眼发病[4]。 280

病因/危险因素 上皮性角膜炎是角膜上皮被有复制能力和溶解性的病毒感染所致。实质性角膜炎和虹膜炎是病毒感染及其所引起的免疫力下降共同作用的结果。观察性研究（涉及眼部单纯疱疹患者 346 人）报告实质性角膜炎病史是眼部单纯疱疹复发的危险因素，没有实质性角膜炎病史的患者复发的比例是 6/174（4%），而有实质性角膜炎病史的患者复发的比例是 53/172（32%）；RR 10.0，95% CI 4.3～23.0，$P<0.001$[5]。年龄、性别、人种和既往非眼部 HSV 病史与复发率高低无关[5]。

预后 上皮性单纯疱疹角膜炎一般在 1～2 周内自行缓解，而实质性角膜炎往往造成角膜瘢痕和视力下降。一项针对正在接受三氟尿苷点眼患者的研究中，研究对象（271 人）被随机分为口服阿昔洛韦组和安慰剂组，1 周后安慰剂组病变完全消失或者小于 1mm 的比例为 89%，2 周后为 99%[6]。上皮性角膜炎患者中 25% 出现实质性角膜炎或虹膜炎[7]。实质性单纯疱疹角膜炎的并发症包括瘢痕、组织结构破坏、新生血管形成、青光眼和上皮病变持续存在。单次眼部单纯疱疹发病后的复发率 1 年时为 10%，2 年时为 23%，10 年时为 50%[8]。以前的发病次数越多复发率越高，2～3 次发病与 1 次发病相比，复发的 RR 1.41，95% CI 0.82～2.42；大于 4 次发病与 1 次发病相比，复发的 RR 2.09，95% CI 1.24～3.50[5]。在澳大利亚有 5% 的实质性单纯疱疹角膜炎患者在随访 10 年时间内由于失明、急性或即将发生角膜穿孔而接受角膜移植。角膜植片单纯疱疹复发是影响植片成活率的主要因素。澳大利亚角膜植片登记显示在随访9年时间内，单纯疱疹角膜炎患者的角膜植片中至少有58%复发一次[9]。

请参见《临床证据》中文全版本和英文网络版获取全文和参考文献。

沙　眼

检索时间：2006 年 1 月

原作者：Anthony W Solomon，Denise Mabey，David CW Mabey

曲进锋　译　黎晓新　校

通过减少活动期沙眼的发病率预防瘢痕化沙眼形成的治疗方法效果如何?

很可能有效

杀虫剂灭蝇

一项在随机对照试验之前进行的预试验研究发现，与不进行治疗相比，用溴氰菊酯灭蝇可以降低 3 个月后活动性沙眼的发生率。一项更大规模的随机对照试验发现，与不治疗相比，用苄氯菊脂灭蝇可以降低活动性沙眼的发生率。尽管研究发现这一方法在短期内有效，但是如果能够扩大研究规模，无论从个体或者环境角度来讲，都会更有说服力并且更有意义。这一研究的目的是证明灭蝇这一方法总的来说可能有效。

勤洗脸联合局部使用四环素（优于单纯使用四环素）

一项随机对照试验发现勤洗脸联合局部四环素治疗比单纯使用四环素更能有效降低 1 年后“严重沙眼”（一个非标准的诊断）的发病率，但是两者在“所有沙眼”总的发病率上差别无显著性。但是这一研究可能缺乏足够的力度检测出有重要临床意义的差别。另一项随机对照试验发现与不进行干预相比，由教师进行的洗脸加局部使用四环素可以降低儿童 3 个月后沙眼的发病人数。

效果不明

抗生素

一篇系统综述比较了抗生素与安慰剂控制沙眼活动的效果，但是没有得到足够的证据证明抗生素的有效性。这一综述还将口服阿奇霉素和局部使用四环素、口服阿奇霉素以外的其他抗生素和局部使用抗生素进行了比较，也没有得到足够的证据。但是综述中涉及的研究具有异质性，可能并不能得出有重要临床意义的结论。

单纯洗脸

一项随机对照试验发现单纯洗脸（由教师进行）与不进行干预相比 3 个月后儿童沙眼的发病率差别无显著性。

蹲坑厕所的灭蝇

一项随机对照试验发现，不使用或者使用原有蹲坑厕所的一组和使用灭蝇后蹲坑厕所的另一组在活动性沙眼的发生率上没有显著性差异。

健康教育

一项小规模随机对照试验提供的有限证据发现与不治疗相比健康教育可降低活动性沙眼的发生率。

282 眼睑手术治疗睑内翻和倒睫的效果如何?

很可能有效

双层睑板翻转或者睑板前徙翻转术（优于其他术式）

对于较重的倒睫，有一项随机对照试验发现了有限的证据证明双层睑板翻转术后 2 周成功率高于缝线法、睑板前徙或睑板楔形切除且不良反应较低，但是双层睑板翻转与睑板前徙翻转两者术后 2 周成功率差别无显著性。另一项随机对照试验发现双层睑板翻转术后 25 个月的成功率高于睑板前徙翻转。这两项研究的手术均由资深的医生操作。对于轻度倒睫，有一项随机对照试验发现双层睑板翻转与单纯冷冻或者电解的方法相比，术后 25 个月成功率更高。另一项随机对照试验发现，不管对于轻度还是重度倒睫，双层睑板翻转与睑板前徙翻转两者术后 3 个月的成功率差别无显著性，但是前者并发症（眼睑切迹和脓性肉芽肿）的发生率相对较高。这一研究的手术由经验较少的医生在指导下完成。

定义 **活动性沙眼**是由于沙眼衣原体感染导致的结膜的慢性炎症。世界卫生组织简化了沙眼的分级标准，将活动性沙眼定义为 TF 和/或 TI。TF（沙眼炎症-滤泡）是指上睑结膜中央存在 5 个及 5 个以上直径≥0.5mm 的滤泡。TI（沙眼炎症-重度）是指上睑结膜明显的炎症性增厚，有一半以上的结膜深血管模糊不清[1]。**瘢痕性沙眼**是由于沙眼衣原体的反复感染造成的，包括睑结合膜可见的瘢痕形成（沙眼瘢痕），上睑缩短或翻转（睑内翻），睫毛乱生损伤角膜（倒睫）。沙眼瘢痕形成不一定伴有睑内翻和倒睫，但是沙眼引起的睑内翻和倒睫一定伴随有沙眼瘢痕形成。沙眼引起的失明可能是由于睑内翻和倒睫造成角膜损伤最终角膜混浊而引起的。临床上沙眼的**诊断**根据 WHO 制定的改良分级系统[2]或者简化分级系统[1]确定。简化分级系统是目前使用最广泛的标准。

发病率/患病率 沙眼是排在世界感染性致盲首位的病因[3]。沙眼患者在全世界约 8400 万亿，多数是儿童，其中有 760 万人因此失明或有失明危险[4]。沙眼的发病与地域无关而与经济水平有关。瘢痕化沙眼多见于非洲大部分地区、中东、亚洲、澳大利亚的土著部落，美洲中部和南部也有些小的聚集地[3]。在一些沙眼发病率一直较高的地区，学龄前儿童中活动期沙眼的比例占 50% 以上，可能有 60% ～90%[5]。45 岁以上女性和男性中有瘢痕化沙眼的比例分别为 75% 和 50%[6]。随着年龄增加沙眼的发病率减少[5]。男女的发病比例虽然相同，但是女性发生上睑内翻、倒睫、角膜混浊的比例较男性高[5]。 283

病因/危险因素 活动期沙眼与年纪较轻、用水和环境较差、人与人的密切接触有关。眼鼻的分泌物可能传播眼沙眼衣原体感染[7]。与其他有沙眼活动的人共用寝具是感染的危险因素[8]。有研究发现社区中接触眼睛的苍蝇的密度与活动性沙眼有关[9,10]。与传播沙眼有关的苍蝇将它们的卵置于暴露于土壤的人的粪便当中，由此提示我们改善卫生环境可能有助于控制沙眼活动[11,12]。

预后 沙眼的多种机制都可以造成角膜损伤。瘢痕性沙眼损伤了眼部的腺体器官造成泪液分泌不足，角膜干燥使角膜更容易受到倒睫的损伤以及受到细菌和真菌的侵袭而感染，从而导致角膜混浊。

请参见《临床证据》中文全版本和英文网络版获取全文和参考文献。

急性前葡萄膜炎

检索时间：2006 年 2 月

原作者：André Curi，Kimble Matos，Carlos Pavesio

曲进锋　译　黎晓新　校

消炎眼药水治疗急性前葡萄膜炎的效果如何？

很可能有效

皮质激素类眼药水*

20 世纪 50 年代以来，皮质激素眼药水一直是前葡萄膜炎的常规治疗方法。但是我们发现一些随机对照试验有一些不充足的证据，证明皮质激素对于急性前葡萄膜炎的治疗并不一定是必需的。一项小型随机对照试验发现，皮质激素（倍他米松磷酸盐/氯倍他松丁酸盐）与安慰剂比较治疗 14 或 21 天后，两组的症状严重程度差别无显著性。两项随机对照试验发现泼尼松龙和利美索龙在减少前房浮游细胞（病变严重程度的一个指标）的效果方面差别无显著性。一项随机对照试验发现与氯替泼诺相比，泼尼松龙治疗 28 天后每视野前房浮游细胞数小于 5 个的比例增加。第 2 项泼尼松龙和利美索龙比较的随机对照试验结果难以解释。随机对照试验发现利美索龙和氯替泼诺引起眼压升高的可能性比泼尼松龙要低，但是这种差别没有显著性。有 3 项随机对照试验发现，皮质激素与非甾体消炎药治疗 14 或 21 天后，两组临床治愈率差别无显著性。

*得到公认，不必进行随机对照试验。

非甾体消炎类（NSAID）眼药水

1 项随机对照试验发现非甾体消炎类眼药水与安慰剂治疗相比 21 天后两组在临床治愈率上差别无显著性。3 项随机对照试验发现，皮质激素与非甾体消炎药治疗 14 或 21 天后，两组临床治愈率差别无显著性。

定义　前葡萄膜炎是葡萄膜的炎症，包括虹膜炎和虹膜睫状体炎。根据临床过程分为急性和慢性，根据临床表现分为肉芽肿性和非肉芽肿性。**急性前葡萄膜炎**的特点是眼红、眼痛伴有畏光，有时视力下降[1]。**慢性前葡萄膜炎**指炎症持续 6 周以上。通常没有症状，有些患者在病情恶化时有轻度症状。

发病率/患病率 急性前葡萄膜炎每年的发病率为 12/10 万[2]，在芬兰人中较多（每年发病率 22.6/10 万，患病率 68.7/10 万），这可能是由于芬兰人中 HLA-B27 基因阳性率较高[3]。男女发病率相等，90% 发生在 20 岁以上人群中[3, 4]。

病因/危险因素 60% ～80% 的急性前葡萄膜炎患者找不到确切的病因。可能与之相关的全身疾病包括强直性脊柱炎、Reiter 综合征、川崎病、感染性葡萄膜炎、白塞病、炎症性肠病、间质性肾炎、结节病、小柳原田病、飞蚊症[5]。急性前葡萄膜炎还与 HLA-B27 基因的表达有关。急性前葡萄膜炎可以在手术后出现，也可以是某种药物的不良反应或过敏反应的表现[3, 4]。

预后 急性前葡萄膜炎通常是自限性的，但是我们没有找到其自行缓解率、缓解时间和缓解见于哪些患者的相关证据。并发症包括虹膜后粘连、白内障、青光眼和慢性葡萄膜炎。一项针对急性前葡萄膜炎患者的研究（共 154 人，232 眼），其中 119 人 HLA-B27 阳性，209/232 285
（90%）的患者视力好于 20/60，23/232（10%）患者视力低于 20/60，11/232（5%）患者视力低于 20/200（法律定义盲）[6]。

请参见《临床证据》中文全版本和英文网络版获取全文和参考文献。

HIV 感染

检索时间：2005 年 6 月
原作者：Martin Talbot
安媛　译　栗占国　校　陈顺乐　审

预防性干预措施的效果如何？

很可能有效

性传播疾病的早期诊断及治疗（HIV 感染上升区）

关于性传播 HIV 感染的早期诊断与治疗，三个随机对照试验得出不同的结果。在 HIV 感染率相对稳定的大型社区进行的一个随机对照试验和一个关于女性性工作者的小样本随机对照试验结果都显示，在降低 HIV 感染率方面，常规检查措施与改进的性传播疾病诊断管理措施没有显著性差异。在 HIV 感染上升区进行的另一个随访时间超过 2 年的大样本随机对照试验发现，在降低 HIV 感染率方面，改进的性传播疾病诊断管理措施优于常规检查。通过干预性传播途径来减少 HIV 感染发生率的措施，可能仅在 HIV 感染高发区和主要通过性传播感染的高危人群有效。

医务工作者职业暴露后预防

一个病例对照研究发现有限的证据，叠氮胸苷进行暴露后预防，可以减少职业暴露 6 个月感染 HIV 的风险。随机对照试验发现抗逆转录病毒药物联合治疗已确诊的 HIV 感染者较单一的抗逆转录病毒治疗更有效，提示在预防 HIV 感染方面的作用可能也是相同的。但是，抗逆转录病毒治疗的不良反应很常见，尤其抗逆转录病毒药物联合治疗导致相当多的接受预防性治疗的人很短时间就终止用药。

效果不明

群体治疗性传播疾病

一个为期 20 个月的随机对照试验发现，群体治疗性传播疾病与控制 HIV 感染病例没有显著性差异。以 HIV 阴性的女性性工作者为研究对象，进行了一个历时 2 年的随机对照试验，试验组每月经验性应用抗生素（阿奇霉素）预防，对照组为安慰剂，两组的 HIV-1 感染率没有显著性差异。

治疗 HIV 感染的抗逆转录病毒药物的效果如何？

肯定有效

蛋白酶抑制剂为基础的强化治疗（至少在减低病毒载量方面疗效与标准蛋白酶抑制剂为基础的三联治疗相同）

两个随机对照试验显示，在 24～48 周时，蛋白酶抑制剂为基础的强化治疗较标准蛋白酶抑制剂为基础的三联治疗更显著降低病毒载量。总体药物不良反应没有显著性差异。另一个随机对照试验发现，蛋白酶抑制剂为基础的强化治疗和两种标准蛋白酶抑制剂为基础的治疗在延缓艾滋病（AIDS） 287
病情发展或死亡率或 72 周时检测不到病毒血症的患者的比例方面没有显著性差异。接受包含利托那韦（ritonavir）的标准蛋白酶抑制剂为基础的三联药物治疗后中途退出的患者，比服用增强型蛋白酶抑制剂或茚地那韦（indinavir）为基础的标准蛋白酶抑制剂三联疗法治疗的患者要多。我们没有找到比较蛋白酶抑制剂强化治疗与二联 NRTI 治疗、三联 NRTI 或 NNRTI 为基础的三联治疗疗效的随机对照试验。一个观察性研究的系统综述发现，蛋白酶抑制剂为基础的治疗引起总胆固醇、甘油三酯和低密度脂蛋白增高。一些其他的观察性研究发现某些 NRTI 药物（尤其是司他夫定）可引起脂肪营养不良。

二联核苷类逆转录酶抑制剂（NRTI）（疗效较单一核苷类逆转录酶抑制剂好，较蛋白酶抑制剂为基础的或非核苷类逆转录酶抑制剂为基础的三联治疗差）

已经证实二联 NRTI 疗效优于单一用药。一个系统综述发现，在为期 1 年的治疗中，二联 NRTI 减低病毒载量作用不如蛋白酶抑制剂为基础的三联治疗。二联 NRTI 不良反应少，但在阻止 AIDS 发展和降低 AIDS 死亡率上不如后者有效。目前还没有比较二联 NRTI 和蛋白酶抑制剂为基础的强化三联治疗效果的随机对照试验。一个系统综述发现，在为期 1 年的治疗中，二联 NRTI 病毒抑制作用弱于 NNRTI 为基础的三联治疗，两组总体不良事件相同。一个随机对照试验结果显示，二联和三联 NRTI 治疗在降低病毒载量及不良事件方面没有显著性差异。然而，三联 NRTI 治疗 48 周时增加 CD4 细胞数量。一个观察性研究的系统综述发现，蛋白酶抑制剂为基础的治疗引起总胆固醇、甘油三酯和低密度脂蛋白增高。一些其他的观察性研究发现某些 NRTI 药物（尤其是司他夫定）可引起脂肪营养不良。

非核苷类逆转录酶抑制剂（NNRTI）为基础的三联治疗（病毒抑制作用强于二联核苷类逆转录酶抑制剂或蛋白酶抑制剂为基础的三联治疗）

一个系统综述发现，在为期 1 年的治疗中，NNRTI（依法韦仑或奈韦拉平）为基础的三联治疗较二联 NRTI 治疗更有效地抑制病毒，两组总体不良事件没有显著性差异。一个系统综述发现，NNRTI 为基础的三联治疗与蛋白酶抑制剂为基础的三联治疗在减缓 HIV 病情发展方面没有显著性差异。蛋白酶抑制剂的总体不良事件发生率高，但较少出现红斑。这一综述以及随后的随机对照试验结果证实，NNRTI 为基础的三联治疗的病毒学反应高于蛋白酶抑制剂为基础的三联治疗。一个随机对照试验研究提示，NNRTI 为基础的三联治疗和蛋白酶抑制剂为基础的三联治疗的相对有效性取决于使用哪种 NRTI。我们没有找到比较 NNRTI 为基础的三联治疗与蛋白酶抑制剂为基础的强化治疗或三联 NRTI 疗效的随机对照试验。一个观察性研究的系统综述发现，蛋白酶抑制剂为基础的治疗引起总胆固醇、甘油三酯和低密度脂蛋白增高。一些其他的观察性研究发现某些 NRTI 药物（尤其是司他夫定）可引起脂肪营养不良。

288 **蛋白酶抑制剂为基础的三联治疗（比二联 NRTI 更有效，病毒学反应不如 NNRTI 为基础的三联治疗）**

一个系统综述发现，在 1 年的研究过程中，蛋白酶抑制剂为基础的三联治疗减少病毒载量作用强于二联 NRTI 治疗。与二联 NRTI 相比，蛋白酶抑制剂为基础的三联治疗能够减缓 AIDS 的进程及死亡。研究发现二联 NRTI 治疗不良反应少于蛋白酶抑制剂为基础的三联治疗。两个随机对照试验发现，在 24～48 周，蛋白酶抑制剂为基础的强化治疗降低病毒载量强于标准蛋白酶抑制剂为基础的三联治疗，总体不良事件没有显著性差异。一个随机对照试验发现，增强型蛋白酶抑制剂为基础的方案和两个不同的标准蛋白酶抑制剂为基础的三联治疗在延缓 AIDS 进程或死亡，或治疗 72 周内不可检测的病毒血症方面的作用没有显著性差异。与服用增强型蛋白酶抑制剂或茚地那韦的患者相比，更多服用利托那韦作为标准蛋白酶抑制剂的患者终止治疗。一个系统综述发现，蛋白酶抑制剂为基础的三联治疗和 NNRTI 为基础的三联治疗在延缓 HIV 病程发展方面没有显著性差异，并且 NNRTI 为基础的三联治疗总体不良事件少，但红斑的发生率高于蛋白酶抑制剂为基础的三联治疗。这个系统综述和随后的随机对照试验证实 NNRTI 为基础的三联治疗较蛋白酶抑制剂为基础的三联治疗增加病毒学应答。一个随机对照试验证实，NNRTI 和蛋白酶抑制剂为基础的三联治疗的相对有效性可能主要由使用哪种 NRTI 决定。一个观察性研究的系统综述发现，蛋白酶抑制剂为基础的治疗引起总胆固醇、甘油三酯和低密度脂蛋白增高。一些其他的观察性研究发现某些 NRTI 药物（尤其是司他夫定）可引起脂肪营养不良。

三联 NRTI 治疗（抑制病毒作用与二联 NRTI 治疗疗效相似）

一个随机对照试验发现，二联与三联 NRTI 治疗在降低病毒载量方面没有显著性差异，但发现三联 NRTI 治疗增加 48 周时 CD4 细胞的计数。两组 3 级、4 级不良事件发生率相同。一个随机对照试验发现，蛋白酶抑制剂为基础的三联治疗和三联 NRTI 治疗在病毒抑制、CD4 细胞计数或 48 周内因不良事件终止治疗率等方面没有显著性差异。我们没有发现比较三联 NRTI 与 NNRTI 为基础的三联治疗或蛋白酶抑制剂为基础的强化治疗的随机对照试验。一个观察性研究的系统综述发现，蛋白酶抑制剂为基础的治疗引起总胆固醇、甘油三酯和低密度脂蛋白增高。一些其他的观察性研究发现某些 NRTI 药物（尤其是司他夫定）可引起脂肪营养不良。

效果不明

早期治疗与延期治疗的比较

一个系统综述发现，单一叠氮胸苷早期或延期治疗 AIDS，平均随访时间为 50 个月时，两组 AIDS 无病生存期或总生存时间无显著性差异。该综述未报道害处。我们没有发现此方面二联或三联药物的研究。

定义 HIV 感染是由人免疫缺陷病毒 1 型或 2 型感染引起。临床特征是感染后有一个时间不等（平均大约 8～10 年）的无症状期，随后出现反复发作日益严重的症状，例如免疫功能低下，导致获得性免疫缺陷综合征（AIDS）。疾病的类型因地区、针对 HIV 的治疗措施、机会性感染的预防等不同而异。目前的治疗仅能干扰病毒的生存周期，并不能治愈疾病。病毒基因变异导致耐药性连续变异从而增加药物的失效率。 289

发病率/患病率 2004 年 11 月在世界范围内，患病人数估计为 3940 万，仅 2004 年新发病例约 490 万，约 310 万人因 AIDS 死亡[1]。大约 95% 的 HIV 感染发生在发展中国家[1]。截至 1999 年，职业性感染 HIV 的医务工作者确定人数是 102 例，疑似 217 例，但是这些数据可能被低估了[2]。

病因/危险因素 HIV 传播的主要危险因素是无保护同性或异性性交。其他的危险因素包括针刺伤、共用吸毒工具、血液传播。感染 HIV 的母亲可以通过胎盘、分娩或哺乳传染给婴儿。有报道 15% ～30% 感染 HIV 的孕妇通过此途径传播。HIV 的母婴传播将有独立的章节论述（HIV：母婴传播）。不是每一个接触 HIV 的人都会感染，但是暴露的次数多、病毒量大或血液感染危险性增高在性传播疾病人群中 HIV 感染风险至少增加 2～5 倍[3]。

预后 约 50% 未治疗的 HIV 感染者在 10 年内发病或死亡。欧洲和美国 13 个队列研究观察了 12 574 名 AIDS 初治患者，采用 HAART 治疗，且至少联合了三种药物[4]。Meta 分析发现低 CD4 细胞计数和高 HIV 病毒载量与 AIDS 迅速进展乃至死亡相关。其他提示预后不良的独立性危险因素包括患病年龄、通过注射药物感染和早先诊断为 AIDS。疾病初始阶段 CD4 细胞计数与 HAART 治疗显著相关。预后相对较好的因素包括年龄＜50 岁、非注射药物使用感染、病毒载量＜100 000拷贝/ml 及接受 HAART 治疗前 CD4 细胞计数＞350 个/ml，这组患者在 3 年内大约 3.5% 发展为 AIDS 或死亡。预后不良的危险因素包括年龄≥50 岁、注射药物使用感染、病毒载量＞100 000 拷贝/ml 和接受 HAART 治疗前 CD4 细胞计数＜50 个/ml，这些患者 3 年内有大约 50% 会发展为 AIDS 或死亡。研究结果提示遗传因素影响抗逆转录病毒治疗的反应，但是在 Meta 分析中两者没有相关性[4]。

请参见《临床证据》中文全版本和英文网络版获取全文和参考文献。

HIV：母婴传播

检索时间：2006 年 1 月
原作者：Jimmy Volmink，Unati Mahlati
安媛　译　栗占国　校　陈顺乐　审

干预措施减少 HIV 母婴传播的效果如何？

肯定有效

抗逆转录病毒药物

一个系统综述发现叠氮胸苷与安慰剂比较可以减少新生儿的 HIV 感染率。其中一个随机对照试验发现长疗程较短疗程给予母亲和新生儿叠氮胸苷减少新生儿 HIV 感染率。通过给予 HIV 感染母亲标准抗逆转录病毒治疗减少了 HIV 的母婴传播危险后，再给予母亲和新生儿奈韦拉平较安慰剂比较没有明显益处。然而，另一个试验给予母亲和新生儿奈韦拉平较叠氮胸苷减少 HIV 传播的危险。一个随机对照试验发现在婴儿出生后 24 小时内给予单剂奈韦拉平与出生后 6 周内给予叠氮胸苷相比，两组 12 周 HIV-1 感染率没有显著性差异。一个研究分别在分娩前、分娩过程中及分娩后给予 HIV 感染母亲叠氮胸苷联合拉米夫定治疗，与安慰剂比较，更有效地减少出生后 6 周的 HIV 传播危险。另一个研究分别在母亲分娩过程中和分娩后给予母亲和婴儿叠氮胸苷联合拉米夫定治疗，与奈韦拉平单一用药比较，减少婴儿 HIV 感染率没有明显差异。然而，一个试验发现新生儿出生后 7 天内每日给予两次奈韦拉平联合叠氮胸苷较出生后一次给予单一剂量奈韦拉平减少 6～8 周的婴儿 HIV 感染率。另一个试验发现在分娩过程中给予母亲单一剂量奈韦拉平与新生儿出生后 7 天内每日给予新生儿两次奈韦拉平联合叠氮胸苷比较，6～8 周婴儿的 HIV 感染率相近。还有一个试验发现，先给母亲和婴儿预防性应用叠氮胸苷，再加用奈韦拉平与加入安慰剂相比，减少了 6 个月时的 HIV 传播。研究发现给母亲和婴儿同时加用单一剂量的奈韦拉平与只给母亲加用单一剂量的奈韦拉平相比，在 6 个月婴儿的 HIV 感染率上无显著性差异。

很可能有效

避免母乳喂养（提供洁净水和健康教育的机会）

一个以感染 HIV 的女性患者为研究对象的随机对照试验发现，给婴儿洁净水和健康教育较母乳喂养减少 24 个月的 HIV 感染率，不增加死亡率。

选择剖宫产

两篇系统综述中收入的一个随机对照试验提供了有限的证据，剖宫产较阴道分娩减少 18 个月时婴儿的 HIV 感染率。

291 效果不明

免疫治疗

一个随机对照试验发现，给予母亲叠氮胸苷或丙种球蛋白（免疫球蛋白不含有 HIV 抗体）在减少 HIV 的母婴传播方面没有显著性差异。然而，这个试验样本量太小不足以进行临床差异性的比较。

应用阴道杀微生物剂

一篇收入了两项方法学上存在缺陷的随机对照试验的系统综述发现，应用含杀微生物剂的阴道灌洗剂与不含杀微生物剂的阴道灌洗剂相比，在 HIV 传播危险上无显著性差异。

很可能无效甚至有害

补充维生素

一篇系统综述比较了给 HIV 感染孕妇补充维生素 A 与安慰剂或不补充维生素 A 的效果，发现婴儿的 HIV 感染率没有差异。一个随机对照试验发现在妊娠和分娩过程中给予母亲多种维生素与安慰剂比较并不能减少新生儿的 HIV 感染率。

定义 HIV 母婴传播是指感染 HIV 的母亲在妊娠、分娩或哺乳过程中将 HIV 传染给婴儿。HIV-1 可以通过母亲传播给婴儿[1]，但是 HIV-2 很少通过这个途径传播[2]。感染的婴儿通常在出生时没有症状，但是在随后的几个月或几年会逐渐出现症状[3]。

发病率/患病率 一个分析了 13 个队列研究的系统综述发现未接受抗逆转录病毒治疗的 HIV 感染者，母婴传播率在欧洲为 15%～20%，美国为 15%～30%，非洲为 25%～30%[4]。传播的危险分别为：妊娠期 15%～30%、产后哺乳再增加 10%～20%[5]。UNAIDS 估计截至 2005 年底，世界范围内有 230 万 15 岁以下的儿童感染 HIV 或患 AIDS[6]。据估计仅 2004 年 1 年 15 岁以下新发 HIV 感染人数达 70 万，75% 以上生活在非洲 sub-saharan 地区[6]。

病因/危险因素 母亲病毒负荷较大的情况下更易发生母婴传播[1,7,8]。母亲有可检测的病毒血症（p24 抗原或培养）比没有可检测的病毒血症者 HIV-1 传染性增加 1 倍[9,10]。回顾性分析发现母乳喂养也是母婴传播的高危因素。其他的危险因素包括性传播疾病、绒毛膜羊膜炎、延迟破水、阴道分娩、低 $CD4^+$ 细胞计数、母亲进展型 HIV 疾病、增加出血的产科事件（外阴切开术、外阴破口和宫内出血），母亲年龄小和既往分娩死婴史[9,11~15]。

预后 大约 25% 感染 HIV 的新生儿迅速进展为 AIDS 并于 1 年内死亡。一些存活儿童已经超过 12 岁[3]。一个欧洲的研究发现 HIV 感染儿童 1 年内死亡率为 15%，5 年内死亡率为 28%[16]。一个近期的研究表明，在非洲 sub-saharan 地区的 5 岁以下儿童，1990 年有 2% 死于 HIV 感染，1999 年有将近 8% 死于 HIV 感染[17]。5 个国家（博茨瓦纳、纳米比亚、斯威士兰、赞比亚和津巴布韦）5 岁以下儿童有 30/1000 死于 HIV 感染。 292

请参见《临床证据》中文全版本和英文网络版获取全文和参考文献。

HIV：预防机会感染

检索时间：2004 年 12 月
原作者：John Ioannidis，Taryn Young
刘栩 译 栗占国 校 陈顺乐 审

预防卡氏肺孢子虫肺炎（PCP）和弓形虫病的效果如何？

很可能有效

阿托伐醌

我们没有发现阿托伐醌与安慰剂对比的随机对照试验。阿托伐醌通常用于对甲氧苄啶-磺胺甲噁唑不耐受或治疗失败的患者。进行阿托伐醌与安慰剂比较的研究被认为是不符合伦理的。随机对照试验发现，对甲氧苄啶-磺胺甲噁唑不耐受或治疗失败的患者，阿托伐醌与氨苯砜或戊烷脒气雾剂对卡氏肺孢子虫肺炎（PCP）的预防效果相当。

阿奇霉素（预防 PCP：单用或与利福布汀合用，与单用利福布汀比较）

一项随机对照试验发现，在接受标准预防卡氏肺孢子虫肺炎（PCP）方案的患者中，与单用利福布汀比较，单用阿奇霉素或与利福布汀联用可以减少 PCP 的风险。

甲氧苄啶-磺胺甲噁唑预防 PCP

多项系统综述发现，在减少 PCP 的发病率方面，甲氧苄啶-磺胺甲噁唑比戊烷脒或安慰剂更有效。一项系统综述及一项随后的随机对照试验发现，在预防 PCP 的效果方面，大剂量与小剂量甲氧苄啶-磺胺甲噁唑无显著性差异，但大剂量组不良反应更常见。两项系统综述发现，与氨苯砜（单用或与乙胺嘧啶合用）比较，甲氧苄啶-磺胺甲噁唑可以减少 PCP 的发病率。但是，仅一项综述证实这种差异有显著性。

效果不明

甲氧苄啶-磺胺甲噁唑预防弓形虫病

一项随机对照试验显示，甲氧苄啶-磺胺甲噁唑预防弓形虫病的效果与安慰剂无显著性差异。另一项系统综述发现，该药效果与氨苯砜（单用或与乙胺嘧啶联用）相比也无显著性差异。

在 HIV 感染患者中预防性抗结核的效果如何？

肯定有效

预防性抗结核与安慰剂的比较

一项系统综述发现，在感染 HIV 且结核菌素皮试阳性的患者中给予预防性抗结核药物，随访 1～3 年后发现，其结核患病率比安慰剂组少。但是，是否给予预防性治疗对任何原因造成死亡的风险的影响无显著性差异。该系统综述还发现，对于结核菌素皮试阴性的 HIV 感染者，预防性抗结核药物与安慰剂之间在结核发病率及任何原因引起的死亡的发生率方面均无显著性差异。一项随机对照试验发现，预防性抗结核的益处在停药后消失。294

益害相当

异烟肼治疗 6～12 个月（与联合治疗 2～3 个月相比：疗程延长，益处相似，害处减少）

一项系统综述显示，异烟肼单药治疗 6～12 个月与联合治疗（异烟肼加利福平，利福平加吡嗪酰胺，或异烟肼加利福平加吡嗪酰胺）2～3 个月，在结核发病或死亡（任何原因）的发生风险方面无显著性差异。该综述还显示，联合治疗组较异烟肼单药治疗组导致停药的不良反应更多。

在既往无相应感染史的患者中预防弥漫性鸟型分枝杆菌病（MAC）的效果如何？

很可能有效

阿奇霉素

一项随机对照试验发现，与安慰剂比较，阿奇霉素可以减少鸟型分枝杆菌病（MAC）的发病率。另一项随机对照试验发现，单用阿奇霉素或阿奇霉素加利福布汀比单用利福布汀的 MAC 发病率低。

克拉霉素

一项随机对照试验发现，与安慰剂比较，克拉霉素可以减少鸟型分枝杆菌病（MAC）的发病率。另一项随机对照试验发现，单用克拉霉素或克拉霉素加利福布汀比单用利福布汀的 MAC 发病率低。

益害相当

利福布汀加大环内酯类药物

一项随机对照试验发现，与单用利福布汀相比，利福布汀加大环内酯类药物可以减少鸟型分枝杆菌病（MAC）的发病率。另一项随机对照试验发现，与单用阿奇霉素或单用利福布汀比较，阿奇霉素加利福布汀可以减少 MAC 的发病率。一项系统综述以及两项随后的随机对照试验证实，与单用克拉霉素或单用利福布汀相比，色素膜炎等毒性反应在联合治疗中较常见。

在既往有相应感染史的患者中预防弥漫性鸟型分枝杆菌病（MAC）的效果如何？

很可能有效

295 **克拉霉素、利福布汀加乙胺丁醇（比克拉霉素加氯法齐明更有效）**

一项随机对照试验发现，与克拉霉素加氯法齐明相比，克拉霉素、利福布汀及乙胺丁醇联合治疗可以减少 MAC 的复发。

乙胺丁醇、克拉霉素加氯法齐明

一项随机对照试验发现，在克拉霉素及氯法齐明联用的方案中加入乙胺丁醇后，可以减少 MAC 的复发。

效果不明

利福布汀、克拉霉素加乙胺丁醇

一项随机对照试验发现，对确诊 MAC 感染的患者，在克拉霉素加乙胺丁醇治疗方案中加用利福布汀，其生存率无显著性差异。

很可能无效甚至有害

氯法齐明、克拉霉素加乙胺丁醇（比氯法齐明加乙胺丁醇的死亡率更高）

一项随机对照试验发现，在克拉霉素、氯法齐明联用的方案中加入乙胺丁醇后，死亡率升高。

预防巨细胞病毒（CMV）、单纯疱疹病毒（HSV）以及水痘-带状疱疹病毒（VZV）的效果如何？

肯定有效

阿昔洛韦

一项系统综述显示，在 HIV 感染的不同临床阶段中，与安慰剂比较，阿昔洛韦可以减少单纯疱疹病毒（HSV）和水痘-带状疱疹病毒（VZV）感染的发生率和总体死亡率。但在巨细胞病毒（CMV）感染的发生率上，各治疗药物之间无显著性差异。一项随机对照试验发现，与阿昔洛韦相比，伐昔洛韦可以减少CMV病的发病率，但可能增加死亡率。另一项随机对照试验显示，阿昔洛韦与伐昔洛韦在减少肛门生殖器HSV感染复发方面无显著性差异。

益害相当

口服更昔洛韦（重度CD4缺乏的患者）

一项随机对照试验发现，与安慰剂相比，口服更昔洛韦可以减少重度CD4减少患者巨细胞病毒（CMV）感染的发病率。该研究发现，约26%口服更昔洛韦的患者出现重度中性粒细胞减少。另一项随机对照试验发现，在预防CMV感染方面，更昔洛韦的效果与安慰剂无显著性差异。

伐昔洛韦

一项随机对照试验显示，在接受HAART治疗的患者中，与安慰剂比较，伐昔洛韦治疗6个月可以减少生殖器及口腔单纯疱疹病毒（HSV）的复发。一项随机对照试验显示，与阿昔洛韦相比，伐昔洛韦可以减少巨细胞病毒病的发病率，但可能增加死亡率。而另一项随机对照试验发现，阿昔洛韦和伐昔洛韦在肛门和生殖器HSV复发率方面无显著差异。还有一项随机对照试验发现，伐昔洛韦500mg每日两次与伐昔洛韦1000mg每日一次相比，可降低肛门生殖器HSV的复发。

效果不明 296

泛昔洛韦（治疗复发性HSV感染）

一项小样本随机对照试验发现，与安慰剂相比，泛昔洛韦可以减少病毒释放速度。但未给出足够的证据证实泛昔洛韦治疗单纯疱疹病毒（HSV）感染复发有效。

在既往无真菌感染病史的患者中预防侵袭性真菌病的效果如何？

益害相当

氟康唑或伊曲康唑

在进展期HIV感染者中进行的随机对照试验发现，与安慰剂相比，氟康唑与伊曲康唑都可以减少侵袭性真菌感染的发病率。一项随机对照试验发现，氟康唑组侵袭性真菌病和皮肤黏膜念珠菌病的发病率比克霉唑组低。另一项随机对照试验发现，大剂量与小剂量氟康唑无差异。曾发现唑类抗真菌药有致畸作用，且可能与其他药物有较强的潜在相互作用。

在既往有侵袭性真菌感染病史的患者中预防侵袭性真菌病的效果如何？

很可能有效

伊曲康唑（较安慰剂预防马尔尼菲青霉菌的复发更为有效）

两项随机对照试验发现，与安慰剂相比，伊曲康唑可以减少马尔尼菲青霉菌的感染及念珠菌病的复发。

很可能无效甚至有害

伊曲康唑（在预防隐球菌脑膜炎复发的效果上不如氟康唑有效）

一项随机对照试验发现，与氟康唑比较，伊曲康唑增加了隐球菌脑膜炎复发的风险。我们没有发现有关伊曲康唑治疗组织胞浆菌病效果的随机对照试验。

在接受高效抗逆转录治疗（HAART）的患者中，停止预防机会感染的后果如何？

很可能有效

在 CD4>100/mm³ 的患者中停止预防 MAC

两项随机对照试验发现，接受 HAART 且 CD4>100/mm³ 的患者停止预防后，鸟型分枝杆菌（MAC）病的风险并不增加。

297 **在 CD4>200/mm³ 的患者中停止预防 PCP 及弓形虫病**

一项包括两项非盲法随机对照试验的系统综述发现，在接受 HAART 且 CD4>200/mm³ 的患者中，停止预防并不增加卡氏肺孢子虫肺炎（PCP）的发病率。两项非盲法随机对照试验也发现，对 HAART 治疗有良好反应的人群，停止预防并不增加弓形虫病的发病率。

效果不明

在 CD4>100/mm³ 的患者中停止预防 CMV

没有足够的证据证实停止维持治疗巨细胞病毒（CMV）视网膜炎及其他 CMV 终末器官疾病在接受 HAART 且 CD4>100/mm³ 患者中的效果。

定义 机会感染是 HIV 感染患者并发的其他病原体感染。预防的目的包括避免此类感染的发生（一级预防）或避免其反复发作（二级预防，维持治疗）。本章内容包括预防卡氏肺孢子虫肺炎（PCP），刚地弓形虫脑炎，结核分枝杆菌感染，鸟型分枝杆菌（MAC）病，巨细胞病毒（CMV）病（多数为视网膜炎），其他疱疹病毒感染（单纯疱疹病毒［HSV］及水痘-带状疱疹病毒［VZV］），以及侵袭性真菌病（新型隐球菌，组织胞浆菌以及马尔尼菲青霉菌）。

发病率/患病率 在免疫缺陷的人群中，机会感染的发病率很高。有证据显示，在高效抗逆转录病毒治疗（HAART）开始之前，CD4＜250/mm^3 的患者 2 年内 PCP 发生率为 40%，CMV 感染发生率为 22%，MAC 发生率为 18%，弓形虫病发生率为 6%，隐球菌脑膜炎发生率为 5%[1]。HAART 的开展减低了机会感染的发病率。一项队列研究发现，HAART 的开展使艾滋病患者发病时 PCP 的发生率减低了 94%，CMV 病的发生率减低了 82%，MAC 病的发生率减低了 64%。HAART 使艾滋病患者发病后出现 PCP 的发生率减低了 84%，CMV 病的发生率减低了 82%，MAC 病的发生率减低了 97%[2]。

病因/危险因素 机会感染可以由很多种病原体引起，是 HIV 引起的免疫系统缺陷导致的。随着免疫系统损伤的不断进展，发生机会感染的危险也显著增高。每一种机会感染的发生都有不同免疫系统损伤的阈值，在此阈值之上，机会感染的发生危险明显增高[1]。感染免疫低下宿主的机会病原体可能来自体外，但大多数只是潜伏病原体的再激活。

预后 预后取决于机会感染的类型。即使在积极治疗下，机会感染也有很高的发病率和死亡率。大部分 HIV 感染引起的死亡是由机会感染导致的。

请参见《临床证据》中文全版本和英文网络版获取全文和参考文献。

HIV 感染者的肺孢子虫肺炎

检索时间：2005 年 11 月
原作者：Richard Bellamy
刘栩　译　粟占国　校　陈顺乐　审

在 HIV 感染患者肺孢子虫肺炎中，一线抗肺孢子虫治疗的效果如何？

肯定有效

阿托伐醌

在 HIV 感染患者的肺孢子虫肺炎治疗中，我们没有找到将阿托伐醌作为一线治疗，并与安慰剂或无治疗组对比的随机对照试验，这些随机对照试验被认为不符合伦理学标准。一项随机对照试验发现，阿托伐醌与静脉戊烷脒同样有效。另一项随机对照试验发现，阿托伐醌与甲氧苄啶-磺胺甲噁唑（复方新诺明）相比，疗效稍弱。而阿托伐醌出现导致停药的不良反应少于甲氧苄啶-磺胺甲噁唑和静脉戊烷脒。

克林霉素-伯氨喹

由于不符合伦理学标准，我们没有找到与安慰剂或无治疗组对比的克林霉素-伯氨喹作为一线用药治疗 HIV 患者肺孢子虫肺炎的随机对照试验研究。研究显示，克林霉素-伯氨喹与甲氧苄啶-磺胺甲噁唑（复方新诺明）及甲氧苄啶-氨苯砜疗效相当，而且在严重不良反应发生率方面也无显著性差异。

戊烷脒（气雾剂）

由于不符合伦理学标准，我们没有找到使用戊烷脒气雾剂作为一线药物治疗 HIV 感染者肺孢子虫肺炎，并与安慰剂或无治疗组对比的随机对照试验。一项随机对照试验发现，戊烷脒气雾剂及静脉注射剂在死亡率及治疗失败率方面无显著性差异。另外两项随机对照试验发现，该药与甲氧苄啶-磺胺甲噁唑在死亡率方面无显著性差异。这两项研究还显示，戊烷脒气雾剂的严重不良反应发生率较低。

戊烷脒（静脉）

我们没有找到在感染 HIV 并患肺孢子虫肺炎的患者中，使用静脉戊烷脒作为一线治疗，并与安慰剂或无治疗对比的随机对照试验；这些随机对照试验被认为不符合伦理学标准。一项随机对照试验发现，静脉戊烷脒与阿托伐醌在疗效方面无显著性差异，但阿托伐醌组导致停药的不良反应较少。另一项随机对照试验显示，静脉戊烷脒与戊烷脒气雾剂在死亡率及治疗失败率方面无显著性差异。两项随机对照试验发现，静脉戊烷脒与甲氧苄啶-磺胺甲噁唑（复方新诺明）在死亡率、治疗失败率或不良反应发生率方面均无显著性差异。但是，另一项随机对照试验显示，与甲氧苄啶-磺胺甲噁唑（复方新诺明）相比，静脉戊烷脒增加了患者死亡率。

甲氧苄啶-氨苯砜

我们没有找到在感染 HIV 并患肺孢子虫肺炎的患者中，使用甲氧苄啶-氨苯砜作为一线治疗，并与安慰剂或无治疗对比的随机对照试验；这些随机对照试验被认为不符合伦理学标准。一项随机对照试验发现，甲氧苄啶-氨苯砜与克林霉素-伯氨喹同样有效。另一些随机对照试验发现，甲氧苄啶-氨苯砜与甲氧苄啶-磺胺甲噁唑（复方新诺明）同样有效，不良反应发生率也类似。 299

甲氧苄啶-磺胺甲噁唑（复方新诺明）

我们没有找到在感染 HIV 并患肺孢子虫肺炎的患者中，使用甲氧苄啶-磺胺甲噁唑（复方新诺明）作为一线治疗，并与安慰剂或无治疗对比的随机对照试验；这些随机对照试验被认为不符合伦理学标准。一项随机对照试验发现，甲氧苄啶-磺胺甲噁唑疗效优于阿托伐醌。另一些随机对照试验发现，该药与克林霉素-伯氨喹、甲氧苄啶-氨苯砜及戊烷脒气雾剂疗效相当。两项随机对照试验显示，甲氧苄啶-磺胺甲噁唑（复方新诺明）与静脉戊烷脒在死亡率、治疗失败率及不良反应发生率方面均无显著性差异。但是，另一项随机对照试验显示，与静脉戊烷脒相比，甲氧苄啶-磺胺甲噁唑降低了死亡率。还有研究显示，甲氧苄啶-磺胺甲噁唑组导致停药的不良反应发生率较阿托伐醌及戊烷脒气雾剂组更常见。

在 HIV 感染患者肺孢子虫肺炎中，接受一线抗肺孢子虫治疗时，使用激素辅助治疗的效果如何？

肯定有效

激素辅助治疗中度至重度肺孢子虫肺炎

一项综述显示，在治疗中重度肺孢子虫肺炎时，若早期使用激素，可以降低死亡率（参见“定义”）。

效果不明

激素辅助治疗轻度肺孢子虫肺炎

尚无足够证据证实早期使用激素辅助治疗对感染轻度肺孢子虫肺炎的

HIV 患者有益。

在 HIV 感染患者肺孢子虫肺炎中，对一线抗肺孢子虫治疗无效时，采用其他治疗措施的效果如何？

效果不明

一线治疗失败后的治疗

我们没有找到肺孢子虫肺炎一线治疗失败后，其他治疗措施疗效及不良反应评价的系统性综述或随机对照试验。一项总结了对照研究、病例系列分析及病例报告的系统综述提示：在此情况下，克林霉素-伯氨喹疗效可能优于其他治疗措施。

定义 肺孢子虫肺炎（PCP）是由机会性真菌耶氏肺孢子菌（*Pneumocystis jiroveci*）引起的。本病发生于免疫功能缺陷的患者，大多数为 HIV 感染者。在这些患者中，PCP 是提示 AIDS 的表现之一。PCP 分为三
300 级，轻度患者在呼吸室内空气条件下，PaO_2 大于 70mmHg，或肺泡-动脉氧分压差小于 35mmHg，或二者都符合。中/重度患者 PaO_2 通常小于 70mmHg，或肺泡-动脉氧分压差大于 35mmHg，或二者都符合。本章集中讨论成人 HIV 感染者 PCP 的治疗。PCP 的预防见“HIV：预防机会感染”。

发病率/患病率 在发达国家，PCP 是提示 AIDS 最常见的表现之一[1]。该病在发展中国家也很常见，但由于诊断较困难，其患病率较难估计。据估计，在各种预防感染措施被广泛使用之前，多达 80% 的 AIDS 患者最终患 PCP[2]。随着 PCP 的预防及高效抗逆转录治疗的广泛使用，其发病率正迅速降低（参见“HIV：预防机会感染”）。

病因/危险因素 PCP 的危险因子包括 HIV 感染，原发性免疫缺陷，早产，肿瘤，器官移植后免疫抑制剂的使用，以及较长时间使用大剂量皮质激素。目前，HIV 感染是绝大多数 PCP 患者的病因。在 HIV 感染的成人中，CD4 计数低于 $200/mm^3$ 的患者危险性最高。在 PCP 诊断时，平均 CD4 计数约为 $50/mm^3$[3]。

预后 通常，在 AIDS 患者中，未经治疗的 PCP 是致命的。基于伦理学原因，没有关于未经治疗 PCP 患者短期预后的研究。患 AIDS 及 PCP 的患者通常同时合并其他严重的机会感染，对预后有较差的影响。

请参见《临床证据》中文全版本和英文网络版获取全文和参考文献。

HIV 感染者的结核病

检索时间：2005 年 7 月
原作者：Richard Bellamy
刘栩 译 栗占国 校 陈顺乐 审

一线抗结核药在 HIV 感染患者中的效果如何？

肯定有效

传统的抗结核治疗*

目前的共识是，传统的抗结核治疗（2 个月的利福平、异烟肼加吡嗪酰胺［在可能有耐药性结核的地区还要加乙胺丁醇］，之后改为 4～7 个月的利福平加异烟肼）在 HIV 感染患者的结核治疗中是有效的。无足够的证据证实传统的抗结核治疗比含利福布汀或喹诺酮类药物的抗结核治疗更有效。一项随机对照试验提示，与含氨硫脲的抗结核治疗比较，传统的抗结核治疗增加了治疗 2 个月后痰培养阴性患者的比例，但该随机对照试验提供的证据不十分充分。该随机对照试验还发现，两种治疗在生存率方面差异不显著，而传统治疗的不良反应较少。

* 基于共识分类。

效果不明

辅助性高效抗逆转录治疗（与滞后的高效抗逆转录治疗比较）

我们没有找到比较抗结核治疗加辅助性高效抗逆转录治疗，与传统抗结核治疗加滞后高效抗逆转录治疗的随机对照试验。

含喹诺酮类药物的抗结核治疗（与不含者比较）

一项随机对照试验提示，含喹诺酮类药物（左旋氧氟沙星）抗结核治疗比传统治疗更有效，但此证据不充分。作为感染 HIV 患者结核病的一线治疗，目前尚无比较含喹诺酮类的方案与含利福布汀或氨硫脲方案的随机对照试验。

含利福布汀的抗结核治疗（与不含者比较）

一项小样本随机对照试验提示，含利福布汀方案比传统治疗更有效，但此证据不充分。作为感染 HIV 患者结核病的一线治疗，我们没有找到比较含利福布汀方案与含喹诺酮类药物或含氨硫脲方案的系统综述或随机对照试验。

短程督导治疗（与非督导治疗比较）

我们没有找到比较短程督导与非督导治疗 HIV 感染者结核病的随机对照试验。

302 **长疗程抗结核治疗（与传统的短程抗结核治疗比较）**

关于大于 6 个月的长程抗结核治疗与短于 6 个月的传统短程治疗的效果，随机对照试验未能提供充分的证据证明哪一个更好。

不太可能有效

分枝杆菌疫苗辅助性免疫治疗

随机对照试验发现，抗结核治疗加分枝杆菌疫苗免疫在生存率及痰结核分枝杆菌培养转阴率方面，并不比抗结核治疗加安慰剂更好。

很可能无效甚至有害

含氨硫脲的抗结核治疗

一项随机对照试验提示，与传统的抗结核治疗比较，含氨硫脲的方案减少了治疗 2 个月后痰培养阴性患者的比例，但该证据不充分。在生存率方面两种治疗无显著性差异，但是，含氨硫脲的方案发生不良反应者更多，多为皮疹。一项观察性研究报道，在接受含氨硫脲方案治疗的 HIV 阳性的儿童中，致命的皮肤黏膜不良反应发生率较高。在 HIV 感染者的结核中，我们没有找到以含氨硫脲的方案作为一线治疗，并与含喹诺酮类药物或利福布汀方案比较的系统综述或随机对照试验。很多国家已停止使用氨硫脲，因为该药不良反应发生率较高。

含≤3 个月利福平的抗结核治疗（与含≥5 个月利福平的抗结核治疗比较）

一项系统综述显示，与含 3 个月或更少时间利福布汀的抗结核方案比较，含至少 5 个月利福布汀的抗结核方案可以减少结核病复发。

二线抗结核药在 HIV 感染患者中的效果如何？

效果不明

联合抗分枝杆菌治疗（不同方案的比较尚不清楚）

在 HIV 感染者的结核病中，我们没有找到在一线抗结核治疗失败后，比较其他抗结核方案的随机对照试验。

定义 与其他感染性疾病相比，HIV 感染可导致更多患者死亡[1]。无论在发达国家还是在发展中国家，结核分枝杆菌感染都是最重要的 HIV

相关机会感染之一。HIV 感染削弱了宿主的免疫防御，导致宿主的免疫系统不能控制结核分枝杆菌的潜伏感染，从而导致活动性（即有症状）结核感染。在很多国家，HIV 的流行已经成为结核病流行的重要因素。结核菌通常感染肺，但也可以感染其他器官，例如淋巴结、肾脏、肝脏、胃肠道以及中枢神经系统。在 San Francisco 进行的一项研究中，入选了 132 例 HIV 阳性并且感染结核的患者，50 例（38%）有肺部感染，40 例（30%）有肺外感染，42 例（32%）二者都有[2]。在非洲及南美洲，40%～80% 伴有结核病的 HIV 阳性患者有肺部受累[3]。结核的特异临床表现取决于感染部位。肺部感染的症状有咳嗽、咯血、胸痛以及全身症状，全身症状包括体重减低及盗汗。本章主要讨论 HIV 感染者中活动性结核病（包括肺结核及肺外结核）的治疗。HIV 感染者结核病的预防在其他章节讨论（参见“HIV：预防机会感染”）。 303

发病率/患病率 大约世界人口的 1/3 有潜伏结核分枝杆菌感染[4]。每年 HIV 阳性患者中，约出现 3 百万活动性结核病患者，并导致其中 1 百万患者死亡[1]。HIV 感染被认为是目前世界范围内结核病数量增加的主要原因之一[5]。大多数感染 HIV 的患者生活在撒哈拉沙漠地区。在这一地区的某些国家中，超过 40% 的结核患者是 HIV 感染者[5~8]。在非洲地区 HIV 感染者中，结核是主要的致死原因[9]。

病因/危险因素 结核的危险因子包括很多社会因素，比如贫穷、居住环境拥挤、无住房以及激素治疗等医疗原因。在 HIV 感染合并结核感染者中，每年发展为活动性结核病的危险为 5%～10%[10, 11]，人数是未感染 HIV 的结核患者的 10 倍还多。

预后 HIV 感染者中，活动性结核在未经治疗的情况下，很可能是致命的。基于伦理学原因，在 HIV 感染者中，尚无研究未经治疗的活动性结核患者的预后研究。一项高效抗逆转录治疗开始之前的研究显示，因结核而治疗的 HIV 感染者，平均生存时间为 16 个月[2]。但是，只有 13/99（13%）的死亡与结核相关。其他常见的死因还有：卡氏肺孢子虫肺炎（24%），细菌性肺炎（14%），消耗综合征（9%）及 Kaposi 肉瘤（9%）[2]。HIV 感染患者中结核复发者比未感染 HIV 患者更常见。在纽约的一项研究中，83/1530（5.4%）完成抗结核治疗的 HIV 感染者出现了结核复发，而未感染 HIV 患者中仅 21/1413（1.5%）出现复发[12]。一项在南非 326 例成功治疗结核的矿工中进行的队列研究显示，HIV 阳性患者的结核复发率更高。HIV 阳性者为 16.0 例/（100 人·年），而 HIV 阴性者为 6.4 例/（100 人·年）[13]。

请参见《临床证据》中文全版本和英文网络版获取全文和参考文献。

阿米巴痢疾

检索时间：2005 年 7 月
原作者：Leonila Dans，Elizabeth Martíez
陈美芳 译 魏来 校 斯崇文 审

在流行地区药物治疗阿米巴痢疾的效果如何？

很可能有效

奥硝唑

一项随机对照试验发现，与安慰剂相比，奥硝唑可降低治疗的失败率。但恶心、呕吐症状较安慰剂更常见。两项随机对照试验发现，治疗儿童阿米巴痢疾，奥硝唑与替硝唑或塞克硝唑相比有相似的治疗失败率。

塞克硝唑*

我们没有发现有关塞克硝唑与安慰剂对照的随机对照试验。一项随机对照试验发现，在治疗儿童阿米巴痢疾，塞克硝唑与奥硝唑有相似的治疗失败率。

替硝唑*

我们没有发现有关替硝唑与安慰剂对照的随机对照试验。却发现 9 项替硝唑与甲硝唑对比的随机对照试验，大部分试验发现替硝唑治疗组治疗失败率和不良反应发生率都较低。一项治疗儿童阿米巴痢疾的随机对照试验发现，替硝唑与奥硝唑清除寄生虫的效果相似。我们没有发现替硝唑与塞克硝唑、依米丁、巴龙霉素对比的随机对照试验。

效果不明

依米丁

我们没有发现有关评价依米丁治疗阿米巴痢疾的随机对照试验。

巴龙霉素

我们没有发现有关评价巴龙霉素治疗阿米巴痢疾的随机对照试验。

不太可能有效

甲硝唑*

我们没有发现有关甲硝唑与安慰剂对比的随机对照试验。我们发现 9 项关于甲硝唑与替硝唑对比的随机对照试验，大部分试验发现甲硝唑治疗组治疗失败率和不良反应发生率都较高。

*没有与安慰剂对比的随机对照试验。根据共识和效果相似证据将这些药物进行分类。

定义 阿米巴痢疾是由溶组织内阿米巴原虫感染引起。侵袭性肠道寄生虫感染可导致暴发型痢疾样症状，如发热、寒战、血便或黏液便、腹部不适或黏液血便。此痢疾可出现便秘和腹泻缓解交替出现。此章节主要讲述阿米巴痢疾和感染水平不会因时间而产生波动的流行地区内的疑似和确诊患者[1]。“阿米巴痢疾”这词包括有症状的肠道阿米巴病、阿米巴结肠炎、阿米巴腹泻或侵袭性肠道阿米巴病。肠外阿米巴病（如阿米巴肝脓肿）和无症状阿米巴病不包括在内。 305

发病率/患病率 我们没有发现准确的溶组织内阿米巴感染和阿米巴痢疾的全球性流行数据。阿米巴感染的患病率估计占中部和南部美洲、非洲和亚洲人口的1%～40%左右，在发达国家流行病区患病率估计占0.2%～10.8%，如美国[2-5]。然而这些估计又难以解释，主要因为有无症状感染的存在或有未报道的现象存在[6]。还有因为许多较早的报道没有把溶组织内阿米巴从与之形态学一致的非致病的dispar内阿米巴中鉴别出来。目前随着更多先进检测方法的发展和使用（如酶联免疫吸附试验［ELISA］）使得两种不同的阿米巴能被区分开并可以给出一个更准确的全球性患病率的估计[7]。在发展中国家溶组织内阿米巴感染是急性腹泻的常见病因。在埃及的一个调查发现，门诊急性腹泻患者约38%为阿米巴痢疾[8]。

病因/危险因素 进食被含有包囊粪便污染的食物和水是溶组织内阿米巴传播的主要途径。卫生设备和卫生环境差，尤其那些相对拥挤、热带气候地区、粪便污染水和食物，粪便不恰当处理等，所有这些可解释高感染率的现象在发展中国家可见[9,10]。一些动物如狗、猪、猴可以作为原虫的储存宿主，但现在还没被证实。在发达国家，危险因素包括群居、口和肛门性交、自身免疫功能低下、从流行病区移居或旅游回来等[9,11,12]。

预后 阿米巴痢疾可发展为阿米巴瘤、暴发型结肠炎、中毒性巨结肠、结肠溃疡，甚至可引起穿孔[13]。阿米巴瘤可能被误诊为结肠癌或脓肿。阿米巴痢疾也可导致慢性携带和慢性阿米巴包囊排出。暴发型阿米巴痢疾被报道死亡率达55%～88%[14,15]。据估计全世界约超过5亿人被感染溶组织内阿米巴[10]。其中每年因此感染而死亡者达 4 万～10 万，死亡率仅次于疟疾，排列于因原虫感染而死亡的第二位[16]。

请参见《临床证据》中文全版本和英文网络版获取全文和参考文献。

水 痘

检索时间：2006 年 3 月
原作者：George Swingler
吕飒 译 魏来 校 斯崇文 审

在健康成人和儿童中预防水痘的措施效果如何？

肯定有效

在健康儿童中应用减毒活疫苗

经过一个系统综述证明的两个随机对照试验发现，与安慰剂相比，减毒活疫苗可以减少健康儿童临床型水痘的发生，而且不良作用无显著性增加。一个疫苗接种后的随机对照试验发现，减毒活疫苗和安慰剂相比较，在临床发病率方面无显著性差异。但是却发现减毒活疫苗可以降低水痘的严重程度。

效果不明

在健康成人中应用减毒活疫苗

我们没有发现关于健康成人应用水痘减毒活疫苗效果方面的系统综述或随机对照试验。

在出生前暴露儿童中预防水痘的措施效果如何？

效果不明

阿昔洛韦

我们没有发现在出生前暴露儿童中应用阿昔洛韦效果方面的系统综述或随机对照试验。

在出生前暴露儿童中应用带状疱疹免疫球蛋白

我们没有发现关于在出生前暴露儿童中应用带状疱疹免疫球蛋白效果方面的系统综述或随机对照试验。

在免疫功能低下的成人和儿童中预防水痘的措施效果如何？

肯定有效

在 HIV 感染人群中应用高剂量阿昔洛韦（＞3200mg/d）

一个关于 HIV 感染人群的系统综述发现，与安慰剂相比，高剂量阿昔洛韦（＞3200mg/d）能降低发生临床型水痘的风险，并能在经过 22 个月治疗后与安慰剂组比较降低全因死亡率。

效果不明

在非 HIV 感染的免疫功能低下人群中应用阿昔洛韦

我们没有发现关于在非 HIV 感染的免疫功能低下人群中应用阿昔洛韦效果方面的系统综述或随机对照试验。

在免疫功能低下人群中应用减毒活疫苗

我们没有发现在免疫功能低下成人或儿童中应用水痘减毒活疫苗效果方面的系统综述或随机对照试验。

307 **在免疫功能低下成人中应用带状疱疹免疫球蛋白**

我们没有发现在免疫功能低下成人中应用带状疱疹免疫球蛋白效果方面的系统综述或随机对照试验。

在免疫功能低下儿童中应用带状疱疹免疫球蛋白和水痘带状疱疹免疫球蛋白的比较

一组在接触了水痘患者兄弟姐妹的免疫功能低下儿童之中进行的随机对照试验发现，应用带状疱疹免疫球蛋白与应用水痘带状疱疹免疫球蛋白相比，在 12 周预防临床型水痘发病方面两者之间无显著性差异。

在健康成人和儿童中治疗水痘的效果如何？

很可能有效

健康人群口服阿昔洛韦（在出疹 24 小时内给予）

一个对儿童的系统综述发现在出疹 24 小时内口服阿昔洛韦能减少发热的持续时间，但是在出现新的损伤时间方面没有显著性差异。一个经过系统综述证明的一组随机对照试验也发现早期应用阿昔洛韦能减轻成人水痘的症状。

效果不明

健康人群口服阿昔洛韦（在出疹 24 小时后给予）

一个对成人的系统综述发现，与安慰剂相比，在出疹 24 小时后给予口服阿昔洛韦不能减轻水痘的症状。

在免疫功能低下的成人和儿童中治疗水痘的效果如何？

很可能有效

在有恶性肿瘤的水痘患儿中静脉注射阿昔洛韦治疗

两个随机对照试验对给肿瘤患儿静脉注射阿昔洛韦和安慰剂进行了比较。一个大型的随机对照试验发现阿昔洛韦能减少临床的恶化。另一个稍小的随机对照试验发现在减少临床恶化方面两者没有显著性差异。

效果不明

在免疫功能低下成人中应用阿昔洛韦

我们没有发现关于在免疫功能低下成人中应用阿昔洛韦效果方面的系统综述或随机对照试验。

定义 水痘是由水痘-带状疱疹病毒引起的原发感染。在健康人群中，通常为一个轻度的自限性疾病，以低热、不适，并有普遍的伴瘙痒感的水疱样皮疹为特征[1]。

发病率/患病率 水痘传染性很强。超过 90% 的未接种疫苗的人将受到感染。但是在不同年龄，在世界不同地区感染发生情况也不同：在美国、英国和日本，到 10 岁的时候超过 80% 的人群曾经受到感染，但是在印度、东南亚和西印度群岛要到 30 岁才有超过 80% 的人群受到感染[2,3]。

病因/危险因素 水痘是由于接触到水痘-带状疱疹病毒而引起。 308

预后 **婴儿和儿童：** 在健康儿童中，通常为轻度自限性疾病。在美国，患水痘的婴儿死亡率大约为 7/100 000，患水痘的儿童（1～14 岁之间）死亡率大约为 1.4/100 000[4]。在澳大利亚，1～11 岁水痘患儿的死亡率约为 0.5～0.6/100 000，婴儿的死亡率约为 1.2/100 000[5]。细菌性皮肤败血症是 5 岁以下儿童最常见的并发症，急性小脑性共济失调是年长儿童最常见的并发症；因上述两种原因需要入院治疗的约为 2～3/10 000[1]。**成人：** 成人死亡率较高，大约为 31/100 00[4]。水痘性肺炎是最常见的并发症，入院率约为 20～30/10 000[1]。潜伏的水痘-带状疱疹病毒再激活能够引起带状疱疹（见后遗神经痛）。**肿瘤化疗：** 一组病例系列研究（以 77 个同时患肿瘤和水痘患儿为研究对象，1 个儿童在接触水痘 72 小时内注射了带状疱疹免疫球蛋白）发现，与那些伴有多脏器受累的缓慢进展型水痘儿童相比，接受化疗越多（接受化疗的儿童为 19/60［32%］，缓慢进展型的儿童为 0/17［0%］），死亡的儿童越多（接受化疗的儿童为 4/60［7%］，缓慢进展型的儿童为 0/17［0%］）[6]。HIV **感染：** 一组回顾性病例系列研究以 45 个 AIDS 儿童为研究对象，但没有治疗报告。这个研究发现在医院受到水痘感染的 AIDS 儿童中 1/4（25%）发展为肺炎，并有 5% 死亡[7]。一个回顾性队列研究以 73 个 HIV 伴水痘感染的儿童为研究对象，其中 83% 有 HIV 感染症状。共有 14 个儿童接种了水痘带状疱疹免疫球蛋白，其中有 9 个儿童在接触 48 小时内注射。这个研究发现有 10 个儿童（14%）发生超过 2 个月的感染，38 个儿童（55%）发生复发性水痘-带状疱疹病毒感染。在复发数量的增加和低 CD4 细胞数量之间有很强的关联性[8]。在复发感染中一半表现为皮疹扩散，另一半是出现带状疱疹。**新生儿：** 我们没有发现在围生期接触水痘的未治疗儿童中进行的队列研究。一个队列研究以 281 例因为母亲在分娩前或后的 1 个月患水痘皮疹而接种水痘带状疱疹免疫球蛋白的新生儿为研究对象，结果发现 134 例（48%）发展为水痘皮疹，19 例（14%）发展为严重水痘[9]。19 例严重水痘中有 16 例发生在其母亲在生产前 4 天至生产后 2 天开始出皮疹的新生儿。

请参见《临床证据》中文全版本和英文网络版获取全文和参考文献。

先天性弓形虫病

检索时间：2004 年 3 月
原作者：Piero Olliaro
朱建莹　译　魏来　校　斯崇文　审

在孕期治疗弓形虫病对母婴的效果如何？

效果不明

抗寄生虫药

两个有关在孕期血清转化妇女研究的系统综述发现，现在的抗寄生虫药治疗与未治疗相比对母婴疗效的不足。

定义 弓形虫病是由刚地弓形虫引起的。免疫功能正常的个体感染后无症状或症状不明显，但引起终身的抗体应答。孕期可通过胎盘传染弓形虫病，并引起胎儿死亡、新生儿生长停滞、智力迟钝、视觉缺陷、日后失明。先天性弓形虫病（被证实的胎儿或新生儿的感染）也可出现在出生时：既可为亚临床疾病，它在日后可能进展为神经系统或眼科的疾病；也可为严重程度不同的一种疾病，范围从轻度的眼损伤到严重智力障碍。

发病率/患病率 与过去一样，弓形虫血清阳性报告率在不同的国家之间及在一个国家之内不同。年轻人中原发感染的危险很高，包括怀孕期的年轻女性。我们没有发现描述育龄妇女每年的血清转化率的队列研究，也没有原发感染的发病率。一个系统综述（检索日期 1996 年）确认了 15 项研究，报告的无免疫孕妇中血清转化率在欧洲的范围为 2.4～16/1000，而美国为 2～6/1000[1]。法国在 1978 年开始对先天性弓形虫病进行筛选，在 1980～1995 年期间，无免疫妇女怀孕期间血清转化率为 4～5/1000[2]。

病因/危险因素 弓形虫感染常常通过摄食包囊（来源于被猫粪污染的未洗的水果或蔬菜）或组织包囊（来源于生的或未煮熟的肉）而获得，感染的危险性与不同的饮食习惯，和猫及其他宠物的接触，以及职业性暴露有关。

预后 一个关于在 1983～1996 年间实施的研究的系统综述发现没有基于孕

期弓形虫感染的自然史的前瞻性研究的人群[1]。一个系统综述（检索日期 1997 年，9 个非随机对照研究）发现，未治疗的孕期获得性弓形虫病与 10%～100% 的儿童期感染率相关[3]。我们发现两个欧洲的研究显示新生儿感染的危险性和疾病的严重程度与孕期母体血清转化的时间相关[4，5]。传染的危险性随着母体血清转化的胎龄增加而增加，当血清转化发生在妊娠 30 周后，传染的危险性达 70%～90%。相反，当母体血清转化发生在早孕期，婴儿发展为临床疾病的危险性相对最高。当血清转化发生在妊娠 24～30 周之间，记录到的早期病症（包括脉络膜视网膜炎和脑积水）发生的最高危险性约为 10%[5]。出生时患先天性弓形虫病和泛发神经系统畸形的婴儿，智力发展迟
310 缓、生长发育迟滞、失明或视觉障碍、癫痫发作和强直。出生时处于亚临床感染的儿童可能有认知、运动和视觉的障碍，这可能在很多年内无法被诊断。一个病例对照研究（在巴西 845 名学龄儿童）发现智力迟钝和视网膜脉络膜炎与弓形虫血清阳性显著相关（人群归因危险度 6%～9%）[6]。

请参见《临床证据》中文全版本和英文网络版获取全文和参考文献。

登革热

检索时间：2005 年 11 月

原作者：Marissa Alejandria

吕飒　译　魏来　校　斯崇文　审

在儿童中使用支持疗法对于登革出血热和登革休克综合征的治疗效果如何？

很可能有效

晶体液和胶体液相比较（在中重度登革热休克综合征中，证据显示晶体液和胶体液一样有效；在重度登革热休克综合征中证据不足）

两个在以患登革休克综合征的越南儿童为研究对象的随机对照试验发现，急性复苏时应用晶体液和胶体液相比，在死亡率，休克的复发，或进一步灌注的需要方面没有显著性差异。但该试验其效力可能不足以检测出临床上存在的重要差异。第三项在越南儿童中进行的有足够权威的大规模随机对照试验发现，对于患中重度登革热休克综合征的儿童，在进行初始复苏治疗时，根据复苏胶体液的需要量，使用晶体液（林格乳酸液）和胶体液一样有效。此项试验没有在重度登革热休克综合征患儿中进行晶体液和胶体液的比较。

静脉补液*

我们没有发现比较静脉补液与安慰剂或非治疗组的随机对照试验。普遍接受的观点是在患登革出血热或登革休克综合征的儿童中应立即进行补液。在安慰剂对照试验中来检测补液的效果是不符合伦理道德的。

效果不明

在标准的静脉补液中加入卡络磺钠（AC-17）

一个以患登革出血热/登革休克综合征的泰国儿童为研究对象的随机对照试验发现，在标准静脉补液中加入卡络磺钠与加入安慰剂相比，在休克和胸腔积液的发生，及住院时间长短方面没有显著性差异。另一个以患Ⅱ级登革出血热的印尼儿童为研究对象的随机对照试验（本试验的方法有缺陷）发现有效的证据表明，与单独应用标准静脉补液相比，加入卡络磺钠能减少胸腔积液发生。

在标准静脉补液中加入皮质激素

两个以患登革休克综合征的泰国和印尼儿童为研究对象的随机对照试验发现，在标准补液中加入皮质激素与加入安慰剂相比，在死亡率方面没有显著性差异。一个以患登革休克综合征的缅甸儿童为研究对象的开放的随机对照试验（本试验的方法有缺陷）发现有效的证据表明，与单独应用标准静脉补液相比，加入皮质激素能降低死亡率。

在标准静脉补液中加入静脉免疫球蛋白

我们没有发现关于在患登革出血热或登革休克综合征的人群中应用静脉免疫球蛋白的已经发表的随机对照试验。一个以患登革休克综合征的菲律宾儿童为研究对象的未发表的随机对照试验发现，与在标准静脉补液中加入安慰剂相比，加入静脉免疫球蛋白能降低死亡率。

312 *尽管我们没有发现直接的证据支持他们的用法，但是因为登革出血热或登革休克综合征可以引起血管通透性的急性升高，并导致血浆外渗，从而导致红细胞比容升高和血压的下降。因此普遍共识的方法是在患这些疾病的儿童中应普遍静脉补充晶体液。安慰剂对照试验被视为不符合伦理道德。

定义 登革热感染是一种经蚊子传播的虫媒病毒感染。登革热病毒感染可以引起从无症状或未分型的发热性疾病到登革热和登革出血热或登革休克综合征各种表现。诊断登革热感染的一个重要的标准是有旅游史或在发热两周内居住在登革热流行的地区。**登革热**是一种急性发热性疾病，年龄不同临床表现也不同。新生儿或幼儿表现为伴斑丘疹的未分型的发热性疾病。15 岁或 15 岁以上的年长儿童及成人表现为轻度的发热性疾病或典型的极度疲乏样疾病，也被称为“断骨热（breakbone fever）”，表现为突然出现高热，非特异性症状，严重的头痛，眼后痛，肌肉、骨骼或关节痛，恶心，呕吐和皮疹。**登革出血热**诊断标准有 4 个：急起高热；出血表现包括止血带试验阳性，皮肤出血，黏膜和胃肠道出血；血小板减少；以及血细胞比容升高或降低，胸腔或腹腔积液，低蛋白血症为表现的血浆外渗。登革出血热根据严重程度分为 4 级（见表 1 T）[1]。血小板减少和血液浓稠性的出现可以将登革出血热的Ⅰ级和Ⅱ级与登革热区分开来。Ⅲ级和Ⅳ级登革出血热又称**登革休克综合征**[1]。血浆外渗是登革出血热主要的病理生理特征。

发病率/患病率 登革热和登革出血热是世界范围的公共健康问题，尤其是在低洼地区，那里有一种蚊子叫埃及伊蚊。在安迪斯山脉附近的城市虽然离赤道较近，但是海拔较高，就是因为在如此高的海拔伊蚊无法生存所以没有登革热。在世界范围内，每年大约有 5 千万～1 亿的登革热病例和数十万的登革出血热病例[2]。流行区域在美国，东南亚，西太平洋，非洲和东地中海。全球人口的变化及相应的后果（由于媒介防除的削弱，蚊虫的密度和地理分布增加，不可靠的供水系统；非生物降解包装物的增加及固体废弃物处理的缺乏；由于空中旅行增加导致的病毒传播的地理分布区的变化；市区人口密度的增加[3, 4]）是 20 世纪登革热疾病活跃的主要原因。世界卫生组织估计全球温度升高 1.0～3.5℃就可以通过缩短在伊蚊体内的病毒潜伏期而引起传播的增加，每年将增加 20 000～30 000 以上的致死病例[5]。

病因/危险因素 登革热的病原体为登革热病毒，有 4 个血清型（DEN 1、2、3、4），属于黄病毒属。这些血清型非常接近，但是有抗原区别。埃及伊蚊是主要的将病毒传染给人的传播媒介。尽管登革热主要发病人群为成人和年长儿童，但是登革出血热和登革休克综合征主要发病人群为 15 岁以下的儿童。在流行时，容易发展为登革出血热和登革休克综合征的重要危险因子包括病毒株和病毒的血清型、宿主的免疫状态、年龄和遗传易感性。有证据显示连续的感染或以前存在抗登革抗体，会通过抗体依赖性增加导致登革出血热发生的危险性增高[3, 4, 6-8]。

预后 登革热是一种表现为极度疲乏的疾病。尽管登革出血热和登革休克综合征是儿童死亡和住院的主要原因，但是在健康成人中预后较好。登革热是自限性疾病，只有少于 1% 的死亡率。疾病的急性期持续 2～7 天，但是恢复期可以持续数周，尤其是在成人中常伴有乏力、抑郁有关。登革出血热和登革休克综合征的预后依赖于预防或早期诊断以及休克的治疗。住院病例死亡率在 2.5%～5.0% 之间。一旦出现休克，死亡率将升高到 12%～44%[9]。如能够给予合适监护、支持疗法为中心的治疗，死亡率可以低于 1%。没有特异的抗病毒疗法。标准的治疗是给予静脉补液以扩充血容量。病人在经过迅速充分的补液和补充电解质后可以康复。但是最佳的补液疗法仍是讨论的热点。尤其在登革热中更为重要。因为登革热在治疗方面的难点就是迅速纠正低血容量症但是不能出现补液过多。 313

请参见《临床证据》中文全版本和英文网络版获取全文和参考文献。

成人急性腹泻

检索时间：2006年1月
原作者：Guy de Bruyn
陈美芳 译　魏来 校　斯崇文 审

发达国家成人急性腹泻的治疗效果如何？

很可能有效

抗动力药

一些随机对照试验发现，与安慰剂相比，盐酸洛哌丁胺（loperamide hydrochloride）和氧洛哌丁胺（loperamide oxide）可缩短腹泻持续时间和改善急性腹泻症状。另外，有一项随机对照试验发现，与安慰剂相比，地芬诺脂-阿托品（diphenoxylate-atropine）可减少肠蠕动次数，但至最后一次腹泻的中位时间，两组差异无显著性。还有一项随机对照试验发现，同样疗程，与安慰剂相比，盐酸洛哌丁胺和2mg氧洛哌丁胺可增加便秘发生，但1mg氧洛哌丁胺与安慰剂相比无显著性差异。

抗分泌药

两项随机对照试验发现消旋卡多曲（醋托泛）与安慰剂相比缩短了腹泻的持续时间。三项随机对照试验发现消旋卡多曲和洛哌丁胺在缩短腹泻持续时间的效果上无显著性差异。

益害相当

抗生素（经验性治疗轻-中度腹泻）

一些随机对照试验发现，与安慰剂相比，抗生素可缩短腹泻持续时间和改善急性腹泻的症状，并且能较好地清除粪便中的病原体。一项随机对照试验发现，口服抗生素患者可出现许多不同的自限性的不良反应，但只在出现皮疹时才被停服抗生素，同时试验还发现弯曲菌感染患者服用抗生素（环丙沙星［ciprofloxacin］或甲氧苄啶-磺胺甲噁唑［trimethoprim-sulfamethoxazole］），其细菌耐药率达20%左右。

效果不明

饮食

一项随机对照试验发现限制饮食与不限制饮食相比在止泻时间上无显

著性差异。

口服补液盐

我们没有发现有关评价口服补液盐治疗发达国家成人急性腹泻效果的系统性综述和随机对照试验。

到过发展中国家旅游的发达国家成人轻-中度腹泻的治疗效果如何？

很可能有效

抗动力药

两项随机对照试验发现，与安慰剂相比，盐酸洛哌丁胺可以缩短腹泻持续时间。其中一项随机对照试验还发现，单独使用洛哌丁胺和单独使用甲氧苄啶-磺胺甲噁唑对腹泻持续时间的影响相似。但与单独使用洛哌丁胺相比， 315
洛哌丁胺和甲氧苄啶-磺胺甲噁唑联合应用可缩短腹泻持续时间。两项随机对照试验发现，洛哌丁胺联合环丙沙星和单用环丙沙星治疗急性腹泻，在改善症状方面两组间差异无显著性。

碱式水杨酸铋

多组随机对照试验发现碱式水杨酸铋与安慰剂相比能够缩短腹泻的持续时间，但不如洛哌丁胺有效。碱式水杨酸铋可导致一些常见的小的不良反应如黑舌苔或黑便等。

益害相当

抗生素（经验性治疗轻-中度腹泻）

一篇系统综述、一项该综述后发表的随机对照试验和一项该综述遗漏的随机对照试验均发现抗生素与安慰剂相比缩短了腹泻的持续时间。该系统综述对 5 项随机对照试验进行了 Meta 分析并报道抗生素与安慰剂相比增加了不良反应的发生，但这些不良反应无一被判定为严重类型。

抗分泌药

一项随机对照试验发现马来酸扎达来特与安慰剂相比缩短了腹泻的持续时间。一项随机对照试验发现洛哌丁胺与马来酸扎达来特相比，治疗 48 小时后减少了未成形排便的平均次数。因更高剂量的马来酸扎达来特会导致产生心血管症状故未对其进行更深入的研究。

效果不明

饮食

一项随机对照试验没有提供充足的证据评价限制饮食与不限制饮食相

比较的效果。

口服补液盐

我们没有发现有关评价口服补液盐对曾到过发展中国家旅游的发达国家成人轻-中度急性腹泻患者治疗效果的系统性综述和随机对照试验。一项随机对照试验发现，洛哌丁胺联合口服补液盐和单用洛哌丁胺治疗急性腹泻，在控制腹泻持续时间和症状方面两组间差异无显著性。

发展中国家成人轻-中度急性腹泻的治疗效果如何？

很可能有效

抗动力药

两项随机对照试验发现，与安慰剂相比，利达脒（lidamidine）和洛哌丁胺可改善急性腹泻的症状。

抗分泌药

一项随机对照试验发现消旋卡多曲（醋托泛）和洛哌丁胺相比在疾病的持续时间上无显著性差异。服用消旋卡多曲的人群与服用洛哌丁胺的人群相比，较少发生不良反应，尤其是反跳性便秘的发生较少。

316

效果不明

抗生素（经验性应用）

两项方法学存在缺陷的随机对照试验发现，在发展中国家，使用抗生素和安慰剂治疗成人轻-中度腹泻，在改善症状方面两组间差异无显著性。

口服补液

一项随机对照试验发现，使用柠檬酸盐口服补液盐与碳酸氢盐口服补液盐，48 小时后粪便排出量两组间差异无显著性。

发展中国家成人重度急性腹泻的治疗效果如何？

肯定有效

氨基酸口服补液盐

一些随机对照试验发现，对霍乱和非霍乱腹泻患者的治疗，与标准口服补液盐相比，氨基酸口服补液盐有一定的临床益处。

谷物基础口服补液盐

一项系统性综述发现，与标准口服补液盐相比，对霍乱和非霍乱腹泻患者，用谷物基础口服补液盐可减少粪便排出量。另外一项随机对照试验也发现，与标准口服补液盐相比，谷物基础口服补液盐可减少粪便排出量。

标准口服补液盐*

一些口服补液与不补液治疗间对比的随机对照试验被认为是不道德的。大家一致公认用标准口服补液盐补液对重度腹泻患者是有益的。

效果不明

抗生素（经验性应用）

我们没有发现关于评价经验性应用抗生素治疗发展中国家成人重度腹泻效果的系统性综述和随机对照试验。

抗动力药

我们没有发现关于抗动力药治疗发展中国家成人重度腹泻效果评价的系统性综述和随机对照试验。

抗分泌药

一项随机对照试验发现，消旋卡多曲（醋托泛）和安慰剂在腹泻的持续时间上无显著差异。一项随机对照试验发现，硫酸黄连素、四环素和黄连素加四环素与安慰剂相比在非霍乱腹泻患者的平均腹泻持续时间上无差异。该随机对照试验还发现，与安慰剂相比，黄连素加四环素和四环素均可缩短霍乱腹泻患者的平均腹泻持续时间。另一项随机对照试验发现，与不治疗相比，硫酸黄连素可减少大肠杆菌感染患者的平均排便量并增加 24 小时内停止腹泻患者的比例。该随机对照试验还发现，与不治疗相比，硫酸黄连素可减少霍乱患者第二个 8 小时期间的平均排便量。一项在成人和儿童重症腹泻
患者中进行的随机对照试验发现，氯丙嗪与安慰剂对患者所需住院时间、补 317
液量和丢失液体量的影响结果相似。另一项随机对照试验发现，与不治疗相比，氯丙嗪可缩短成人霍乱腹泻患者的腹泻持续时间。

碳酸氢盐口服补液盐

三项随机对照试验发现，在霍乱和非霍乱腹泻患者治疗中，碳酸氢盐口服补液盐、标准口服补液盐和含氯口服补液盐对整个粪便排出量和腹泻持续时间的影响，三组间差异无显著性。

静脉补液（与单独鼻胃管肠道补液或口服补液相比）

一项关于一开始都接受静脉补液治疗的成人霍乱伴重度脱水患者的小型随机对照试验发现，通过鼻胃管肠道补液和静脉补液对腹泻持续时间和粪便排出量的影响，两组间差异无显著性。我们没有发现关于单独口服补液与静脉补液间相对比的系统综述和随机对照实验。

低渗口服补液盐

三项随机对照试验发现，与标准口服补液盐相比，低渗口服补液盐对减

少霍乱腹泻患者的腹泻持续时间和粪便排出量有一定的效果，但效果不一致。低渗口服补液盐可能与增加无症状性低钠血症风险有关。

* 分类基于共识，该随机对照试验不太可能实施。

定义 腹泻为水样便或稀便，通常一天粪便量超过 200g 和一天的排便次数增加。这一章将阐述被疑为成人感染性腹泻的经验性治疗（empirical treatment）。

发病率/患病率 据估计，1996 年全世界发生腹泻病例约 40 亿例，导致 250 万人死亡。据估计，在美国每人每年发生肠道感染性疾病的发病率约为 0.44 次（每人每 2.3 年发作一次），导致大约每人每 28 年就诊医生一次[2]。最近英国一项社区研究报道，每 100 人年发病 19 例，其中每 100 人中 3.3 例须就诊普通开业医生[3]。两个报道均来自人口基础研究，包括成人和儿童。旅游者腹泻（travellers' diarrhoea）的流行病学尚不十分清楚。去发展中国家旅游者发生旅游者腹泻的发病率较高，但发病率随旅游地理位置和季节有很大的变化[4]。在发展中国家成人腹泻的发病率还不十分清楚，因为在这些国家还没有大样本的调查研究。

病因/危险因素 腹泻主要受地理位置、食品卫生、环境卫生、供水卫生和季节等因素影响。发达国家成人散发性腹泻常见病原包括空肠弯曲菌、沙门菌、致贺菌、大肠杆菌、耶尔森菌、原虫和病毒。（见表 1）Ⓣ[5, 6]。约有半数以上腹泻患者的病原尚未明确。在回来的旅游者中，约 50% 的腹泻发病者由细菌引起，如产毒素大肠杆菌、沙门菌、致贺菌、空肠弯曲菌、弧菌、肠聚集性大肠杆菌、耶尔森菌、气单胞菌（见表 1）Ⓣ[5]。

预后 在发达国家，尽管有严重的并发症包括严重脱水和肾功能衰竭，因有
这些并发症而需去医院治疗，但因感染性腹泻而导致死亡的病例却很
少。不过老年人和在长期康护中心的腹泻患者，其死亡的风险就增加
318 了[7]。据报道，与其他地区相比，发展中国家腹泻导致 5 岁以下儿童
死亡更多见[1]。有关能预测成人腹泻较差结局的检测指标研究很少。

请参见《临床证据》中文全版本和英文网络版获取全文和参考文献。

乙型肝炎的预防

检索时间：2005 年 11 月

原作者：Suzanne Norris，Abdul Mohsen

于浩　译　魏来　校　斯崇文　审

高流行国家预防免疫的效果如何？

肯定有效

高危人群的选择性免疫（证据仅针对 HBsAg 阳性母亲所生婴儿）

一项针对于血源疫苗和重组疫苗的重要观察性研究的非系统综述以及两个关于血源性乙肝疫苗的随机对照试验均发现，与应用安慰剂或不作预防免疫相比，HBsAg 阳性母亲所生婴儿应用预防免疫可以阻止慢性携带状态的发生。1 个随机对照试验发现应用预防免疫有轻微的不良反应发生；其他随机对照试验没有报告不良反应。在其他高危人群中我们没有找到好的证据。1 个整群随机对照试验发现在防止慢性携带状态和急性肝炎发生中，高危人群选择性免疫不如在婴儿中普遍预防免疫有效。

婴儿普遍预防免疫（较应用安慰剂或不作预防免疫有效，有限证据提示可能较高危人群选择性免疫有效）

1 个非系统性综述和 4 个附加及后续的随机对照试验发现，与安慰剂相比，婴儿进行普遍预防免疫（应用重组或血源性疫苗）可以减少急性肝炎和慢性携带状态的发生。最长的随机对照试验发现普遍预防免疫保护期可达 15 年。来自大量疫苗预防免疫项目的数据发现，普遍预防免疫可以使肝细胞肝癌的发病率、继发于肝细胞肝癌的病死率、急性肝衰竭病死率、乙肝病毒携带率、乙肝病毒慢性携带状态、慢性肝病及肝硬化的患病率下降。3 个非系统性综述和 1 个随机对照试验发现，应用重组乙肝疫苗预防免疫后仅有轻微不良反应。1 个整群随机对照试验发现，与高危人群选择性预防免疫相比，应用血源性或重组疫苗进行普遍预防免疫可以使慢性携带状态和急性肝炎事件下降。

低流行国家预防免疫的效果如何？

很可能有效

高危人群的选择性免疫

1 个系统综述发现，在低流行国家中，乙型肝炎血源性疫苗预防免疫对于暴露于体液的高危医务工作者可以预防急性乙型肝炎和慢性携带状态的发生。1个系统综述发现，在血液透析病人中应用疫苗，和安慰剂相比，在乙型肝炎病毒感染的发病率或死亡率方面没有明显差异。3个随机对照试验发现，应用血源性乙肝疫苗可以阻止男性同性恋者急性乙型肝炎的发生。1个小型随机对照试验发现，乙肝病毒感染者异性伴侣中乙肝事件的发生没有明显不同。1项观察性研究显示，尽管国家对于高危人群有预防免疫策略，在年轻的同性恋者中仍有较高的乙型肝炎病毒携带状态流行率和较低的免疫激活。来自日本国家预防免疫计划的监测数据发现，HBsAg阳性母亲所生的新生儿应用重组乙肝疫苗加乙肝免疫球蛋白预防免疫，可以使95%的新生儿免于发展为慢性乙型肝炎病毒（HBV）携带状态。我们没有发现有关在低流行国家中对高危人群进行选择性免疫与其他免疫策略疗效对比的充足的证据。

青少年的普遍预防免疫

1项观察性研究发现，系统的预防免疫可使报告的急性乙型肝炎病毒感染的发生率下降。另一项观察性研究提示，在这个群体中应用乙肝预防免疫后仅有轻微的不良反应。我们没有找到充分的证据比较青少年普遍预防免疫与其他免疫策略。

婴儿的普遍预防免疫

1项历史队列研究发现，在一个低流行国家应用普遍预防免疫后乙型肝炎慢性携带状态的流行率有下降。我们没有发现足够的证据来就其效果与其他策略进行比较。两项队列研究和监测数据没有报告乙肝免疫接种与严重不良反应之间有任何联系。

效果不明

对于非乙肝所致的已知慢性肝病患者的选择性预防免疫

我们没有发现充足的证据来比较在非乙肝所致的已知慢性肝病患者中进行选择性预防免疫与不进行预防免疫有无差别。1个随机对照试验比较了几个不同剂量的疫苗，以及几个观察性研究发现，在酒精或丙型肝炎所致的慢性肝病患者中进行选择性免疫没有出现严重的不良反应。

定义 乙型肝炎是一种病毒感染性疾病，潜伏期40～160天。急性乙型肝炎表现为食欲减退、腹部不适、恶心、呕吐、黄疸，有时伴有发热，常伴有肝功能异常（特别是丙氨酸氨基转移酶升高）并且出现急性乙型肝炎感染的病毒学标记（例如乙肝表面抗原HBsAg、抗-HBc IgM)[1]。

发病率/患病率 急性乙型肝炎的发病率及慢性携带状态的患病率在全球存

在较大差异。在高流行国家（HBsAg流行率≥8%，例如东亚和非洲），半数以上的人在一生中曾经感染HBV[2]。在低流行国家（HBsAg流行率＜2%，例如北美、西欧、澳大利亚），大多数人未感染HBV[2]。全世界近1/3的人一生中曾经感染HBV，至少3.5亿人（占世界人口的5%～6%）为HBV慢性携带状态[3]。

病因/危险因素 在高流行国家，多数感染发生于儿童期，由被感染的母亲传染给孩子（垂直传播）或从一个家庭成员传染给另一个（水平传播）[4]。水平传播被认为是婴幼儿期一种重要的乙肝病毒感染途径，可能主要通过已感染HBV的家庭成员的未被注意的血液接触而感染[5]。在高流行国家，由垂直传播途径感染的慢性HBsAg携带者约占5%～50%[6~8]。虽然中国一项研究发现27.2%的家庭中有1个或1个以上HBsAg阳性者[8]，但是由水平传播途径引起HBsAg慢性携带状态的比例尚不清楚。在发达国家，大多数乙型肝炎感染发生较晚，感染途径主要是性活动、药物注射或职业暴露。少数通过日常生活接触、常规血液透析、医疗操作，以及接受器官移植或血液制品而感染HBV[9]。国家的预防免疫政策对乙肝疾病的发展起着决定性作用。20世纪80年代早期研发出血源性乙肝疫苗，随后血源性疫苗又被重组疫苗所取代，很多国家采取了对所有的婴儿进行普遍接种乙肝疫苗的政策。基于疾病的危害，世界卫生组织建议到1995年为止，高流行国家把乙肝疫苗列入到婴儿和儿童常规免疫项目中，到1997年为止，这个项目应用于所有国家[10]。然而，在很多低流行国家，普遍预防免疫政策尚有争议，还没有被采纳[11]。这些国家中一部分采用的政策为对高危人群进行选择性免疫，另外的国家采用的政策为对青少年进行普遍免疫接种。 321

预后 在急性感染后，90%～95%的乙肝感染可以痊愈。在剩余的病例中（5%～10%），HBV感染可以导致几种严重的后果。在急性病毒性肝炎病例中，约有1%的病例发生大片肝组织坏死，导致严重的、常常是致命的情况，即急性肝衰竭。成人感染者中约2%～10%成为慢性携带者，表现为HBsAg持续阳性超过6个月。儿童感染者中发展为慢性携带者更加常见，而围生期感染的婴儿中，90%发展为慢性携带者[1]。约20%～25%的慢性携带者发展为进展性慢性肝病。这些病例中，又有1/3～1/4进展为肝硬化或肝细胞肝癌[12]。这些并发症在年龄较大的病人中发病率常常上升，也是乙肝高流行人群病死的主要原因[4]。一些观察性研究提示，在这些国家中约80%的慢性肝脏疾病和肝硬化由乙型肝炎引起，这些并发症在世界范围内每年导致1百万人死亡。

请参见《临床证据》中文全版本和英文网络版获取全文和参考文献。

慢性丙型肝炎

检索时间：2005 年 5 月
原作者：Abdul Mohsen，Suzanne Norris
郭芳 译 魏来 校 斯崇文 审

在初治的没有肝脏功能失代偿的慢性 HCV 感染患者中治疗效果如何？

肯定有效

干扰素

一个系统综述发现，与安慰剂或不治疗相比，干扰素治疗初治患者持续病毒学应答比例更高。同时还发现与不治疗相比，更多的肝硬化或进展性纤维化患者进行干扰素治疗出现持续的病毒学应答。这一综述还发现与安慰剂或不治疗相比，干扰素治疗可有肝脏组织学改善。一个随机对照试验发现，与不治疗相比，干扰素治疗降低 Child-Pugh A 级肝硬化患者中肝细胞癌的发生率没有显著性差异。

干扰素联合利巴韦林

一个系统综述和两个随后的随机对照试验发现，与单用干扰素相比，干扰素联合利巴韦林提高初治患者的持续病毒学应答比例。

聚乙二醇干扰素

一个系统综述和一个随后的随机对照试验发现，与单用普通干扰素相比，聚乙二醇干扰素（α-2a 或 α-2b）提高初治患者的持续病毒学应答比例。这个系统综述证实的一个包含三个随机对照试验的 meta 分析发现，与普通干扰素相比，聚乙二醇干扰素更能抑制肝纤维化。

聚乙二醇干扰素联合利巴韦林

四个随机对照试验发现，与单用聚乙二醇干扰素或联合安慰剂、或普通干扰素联合利巴韦林、或不治疗相比，聚乙二醇干扰素联合利巴韦林治疗初治患者增加持续病毒学应答的比例。

在干扰素无效的没有肝脏功能失代偿的慢性 HCV 感染患者中治疗效果如何?

肯定有效

干扰素 α 联合利巴韦林

两个系统综述和一个随后的随机对照试验发现，与单用干扰素相比，干扰素 α 联合利巴韦林治疗干扰素无效的患者大部分有持续的病毒学应答。

很可能有效

聚乙二醇干扰素联合利巴韦林*

我们没有发现有关聚乙二醇干扰素联合利巴韦林治疗干扰素无效患者的系统综述或随机对照试验。但是，对干扰素无效患者进行干扰素联合利巴韦林治疗有效，而且有共识认为聚乙二醇干扰素联合利巴韦林很可能有效。

效果不明

干扰素

一个系统综述发现，没有随机对照试验报告对干扰素无效患者进行干扰素再治疗的病毒学应答结果。

聚乙二醇干扰素

我们没有发现有关聚乙二醇干扰素治疗干扰素无效患者的系统综述或随机对照试验。

在干扰素治疗后复发的没有失代偿的慢性 HCV 感染患者中治疗效果如何?

肯定有效

干扰素 α 联合利巴韦林

一个系统综述发现，与单用干扰素相比，干扰素 α 联合利巴韦林治疗的患者有持续的病毒学应答的比例更高。

很可能有效

聚乙二醇干扰素联合利巴韦林*

我们没有发现有关聚乙二醇干扰素联合利巴韦林治疗干扰素治疗后复发患者的系统综述或随机对照试验。但是，对干扰素治疗后复发患者进行干扰素联合利巴韦林治疗有效，而且有共识认为聚乙二醇干扰素联合利巴韦林很可能有效。

效果不明

干扰素

一个系统综述发现，没有随机对照试验对干扰素治疗后复发患者进行干扰素再治疗，与安慰剂或不治疗进行比较。

聚乙二醇干扰素

我们没有发现有关聚乙二醇干扰素治疗干扰素治疗后复发患者的系统综述或随机对照试验。

* 没有随机对照试验结果，分类基于共识。

定义 丙型肝炎病毒（HCV），于1989年发现，属于黄病毒科的球形病毒，有包膜，为单股正链RNA病毒[1,2]。有6个不同基因型。基因1型最为常见且对治疗应答最差[3]。慢性HCV感染定义为血清可检测出
324 HCV RNA持续6个月以上，不论是否合并肝脏功能检查异常。与急性HCV感染相区别，急性HCV感染在6个月内血清HCV RNA消失。前瞻性研究提示60%～85%的HCV感染者可转化为慢性感染[2,4]。本章仅总结了没有失代偿肝脏疾病的慢性HCV感染的治疗措施效果。治疗效果的评估通过能否在血清中检测到HCV RNA来衡量。在治疗结束时不能检测到HCV RNA，定义为治疗结束时病毒学应答。治疗结束随访24周或更长时间，不能检测到HCV RNA，定义为持续病毒学应答。有应答定义为血清不能检测到HCV RNA。无应答定义为治疗过程中不能清除血清中的HCV RNA。复发定义为治疗过程中不能检测到HCV RNA，但治疗结束后随访过程中再次检测到HCV RNA，特别是治疗结束后24周内。

发病率/患病率 HCV在过去的20年中成为主要的流行病毒，全世界有约3%的人口被慢性感染[5]。HCV的感染率在世界各地各不相同，埃及报道感染率最高（6%～28%）[6]。在美国，大约400万人抗-HCV阳性，感染率为2%，每年估计有大约35 000人新发HCV感染[2]。在欧洲，HCV感染率在0.5%～2.0%之间[7]。由于HCV传播的危险因素广泛存在，特别是静脉注射毒品，真正的HCV感染率很难精确计算。

病因/危险因素 HCV在血液中存在，并且主要通过暴露于感染的血液传播。这种暴露发生于使用感染的针头注射毒品，未经严格筛查输血或接受由感染的供者提供的器官移植，母婴（垂直）传播，不安全的医

疗操作，职业性接触感染血液[8]。经过对 HCV 的筛查，经接受输血或血制品感染 HCV 的危险性显著降低，发生已低于 1/400 000 单位血制品[9]。HCV 垂直传播不常见，传播几率低于 6%[10]。贫穷、高度危险的性行为、受教育年限小于 12 年与感染的危险增加有关[11]。但是，仍有一些 HCV 感染者感染途径不明[12]。

诊断 诊断 HCV 感染依靠有效筛查，因为许多慢性感染者没有症状，包括相当大部分已进展到肝硬化的感染者。因此，建议常规筛查高危人群。

预后 诊断 HCV 感染依靠有效筛查，因为许多慢性感染者没有症状，包括相当大部分已进展到肝硬化的感染者。肝脏疾病的程度和疾病进展的程度在慢性 HCV 感染者中各有不同。HCV 慢性感染的并发症包括肝硬化，代偿期和失代偿期肝脏疾病和肝细胞癌。研究提示三分之一的 HCV 慢性感染者属于“快速进展”型（从感染到发生硬化<20 年）；三分之一属于“中速进展”型（发生硬化时间 20～50 年）；三分之一为“慢速或不进展”型（发生硬化时间>50 年）[13]。影响疾病进展的因素包括感染年龄大；男性；合并 HIV 感染；合并乙型肝炎病毒感染，或 HIV 及乙型肝炎病毒均感染；同时存在肝脏疾病；过度嗜酒。已发生硬化的患者，5 年内发生失代偿比例为 15%～20%，5 年发生肝细胞癌的比例为 10%，每年发生肝细胞癌的比例为 1%～5%[14~16]。

请参见《临床证据》中文全版本和英文网络版获取全文和参考文献。

325 # 流行性感冒（流感）

检索时间：2006 年 4 月

原作者：Tom Jefferson

高燕　译　魏来　校　斯崇文　审

流感疫苗对预防流感的效果如何？

很可能有效

流感疫苗在成人的应用（病例预防）

一项系统综述检索发现，与安慰剂比较，如果其抗原成分较大程度上符合世界卫生组织（WHO）推荐者，活的或灭活流感疫苗均可减少流感病例数。这项综述发现，流感疫苗适当地缩短了病休的时间，但是无证据表明流感疫苗可以预防流感并发症的效果。喷雾疫苗增加了咽痛、鼻炎，而灭活疫苗可引起注射局部疼痛。

流感疫苗在儿童的应用（预防流感症状或感染）

随机对照试验中的一项系统综述和观察性的研究发现，在年长儿童（2～16 岁）中，流感疫苗减少了流感和流感样病例数。2 岁以下儿童尚无研究资料。但是有一项不够充足的（资料）证据评估了流感疫苗预防流感并发症的效果。这项综述也发现流感疫苗减少了学校的缺勤数。这项综述没有发现评估疫苗副作用的充分证据。

效果不明

流感疫苗在老年人的应用（病例和并发症的预防）

队列和病例控制研究中的一项系统综述发现，在灭活片段疫苗和安慰剂组（或没有干预的老年社区流感或流感样病例组）之间差异无显著性。这项综述发现与无干预组比较，新近的疫苗减少了流感样病例数。在人群聚集的地方如护理之家，灭活疫苗减少了流感样病例数，但是与无干预组比较，流感病例数并未减少。一般这些研究质量差，难以评估疫苗的副作用。

流感抗病毒药物的效果如何？

很可能有效

经口吸入扎那米韦治疗（预防甲型和乙型流感症状）

一项系统综述发现，与安慰剂组比较，经口吸入扎那米韦治疗增加了流感症状的预防，但是不增加流感样病例的预防。因此当确诊了流感或高度提示流感局部流行时，经口吸入扎那米韦治疗的益处可能是明显的。这项综述发现，在经口吸入扎那米韦治疗和安慰剂对照组之间，感染的差异无显著性。二项随机对照试验发现，与安慰剂组比较，经口吸入扎那米韦作为流感暴露后预防治疗，可减少家庭和个体中有症状的流感病例数，并可缩短至少1.5天的症状持续时间。

口服奥塞米韦治疗（预防甲型和乙型流感症状）

一项系统综述发现，与安慰剂组和未经预防的感染病例组比较，口服奥塞米韦治疗改善了流感病例的症状，但是未改善流感样病例的症状。二项随机对照试验发现，与安慰剂组比较，口服奥塞米韦作为暴露后预防治疗可以减少家庭和接触者中有症状的流感病例数。恶心是一个常见的副反应。 326

很可能无效甚至有害

口服金刚烷胺治疗*

一项系统综述发现，与安慰剂组比较，口服金刚烷胺可预防成人季节性流感和流感样病例的症状，但是对感染或流涕症状无效。一个共识是：由于金刚烷胺的耐药病毒株多并且仅对甲型流感病毒有效，因此不能作为抗流感病毒治疗的一线用药。尚无充足的（资料）证据评估口服金刚烷胺对于老年人、孕妇、儿童中预防甲型流感的效果。其副作用包括失眠、幻觉和易激动。

口服金刚乙胺治疗

一项系统综述发现，以金刚乙胺和安慰剂分别预防甲型流感症状或感染，二组之间差异无显著性。这项综述没有发现在儿童、老年人及孕妇中的相关研究，它发现与安慰剂组比较，口服金刚乙胺治疗增加了副反应。

治疗流感的抗病毒药物效果如何？

很可能有效

经口吸入扎那米韦早期治疗甲型或乙型流感（减少了症状持续时间和并发症的发生）

一项系统综述发现，与安慰剂组比较，经口吸入扎那米韦治疗减少了成人及 12 岁以下儿童的流感症状持续时间，并降低了成人的病毒载量和排毒时间。这项综述没有发现经口吸入扎那米韦治疗可降低成人流感并发症发生的证据。经口吸入扎那米韦和服用安慰剂组患者的不良反应是相似的。没有充足的证据评估经口吸入扎那米韦治疗老年人流感的效果。

口服奥塞米韦早期治疗甲型和乙型流感（减少了流感症状的持续时间和并发症的发生）

一项系统综述发现，与安慰剂组比较，口服奥塞米韦减少了 12 岁以下儿童和成人的流感症状持续时间，它还减少了成人流感（不是流感样病例）呼吸道并发症的发生。在成人患者中，它降低了病毒载量和排毒时间，服用奥塞米韦和安慰剂组患者的不良反应是相似的。这项综述发现口服奥塞米韦治疗增加了儿童患者的呕吐发生。

很可能无效甚至有害

口服金刚烷胺早期治疗甲型流感*

一项系统综述发现，与安慰剂组比较，口服金刚烷胺治疗缩短了成年患者大约 1 天的发热时间，但是对减少鼻部排毒无效。有一个共识：由于金刚烷胺耐药病毒株多并且它仅对甲型流感病毒有效，因此它不用做一线治疗
327 用药。没有发现充足的证据评估口服金刚烷胺治疗儿童或老年人甲型流感的效果。副反应包括失眠、幻觉和易激动。

口服金刚乙胺早期治疗甲型流感*

一项系统综述发现，与安慰剂组比较，口服金刚乙胺治疗缩短了大约 1 天的发热时间，但是对减少鼻部排毒无效。我们没有发现充足的证据评估这种情况下的不良反应。有一个共识：金刚乙胺耐药病毒株多并且仅对甲型流感病毒有效，因此它不用做一线治疗用药。也没有充足的证据评估口服金刚乙胺治疗儿童或老年人甲型流感的效果。

* 基于共识进行分类。

定义 流感是由甲型和乙型流感病毒感染引起的急性呼吸道疾病。流感常侵犯上或下呼吸道并伴随全身症状和体征，如骤起发热、寒战、干咳、肌痛、头痛、鼻塞、咽痛和乏力[1]。

诊断 不是所有感染了流感病毒的患者都有症状，也不是具有上述症状的患者都是流感。这是因为每年都有许多不同的病毒和细菌可以引起流感样病例，其临床表现与流感难以区分[2~4]。根据患者的年龄和对流感病毒的免疫力不同，有 40% ～85% 的流感病毒感染可导致临床发病[5]。尽管流感常是临床诊断，但是真正的流感病毒感染只能是通过病毒培养、血清免疫反应或通过床旁检测来确认实验室证实的诊

断。已上市的快速床旁检测法主要是通过免疫法检测抗原（不像病毒培养或 RT-PCR 方法的实验室检测），30 分钟内即可得到结果。然而，这些检测方法的结果必须谨慎解释。在流感病毒流行的低峰期间内，其阳性预测值较低，因此可能导致假阳性结果的比例增多；而在流感病毒流行的高峰期间内，其阴性预测值较低，因而可能导致假阴性结果的比例增多[6]，它也不能实际检测出所有潜在的流感病例。如果有一个完善的快速反应流感监测系统，仅临床诊断（基于高热和咳嗽症状）的阳性预测值可能类似于床旁检测法（79%～87%）[6]。人群：由于流感样病例和流感病例临床上难以区分，为了检索这篇综述，我们包括了评估这两种病例的临床试验。而其对流感流行资料的适用性是已经通过充分讨论的。

发病率/患病率 季节性流感：在每年、每个季节、每个地区，季节性流感病毒的流行可能大不相同。在温热带的北半球地区，典型的季节性流感活动高峰时间是十二月下旬到三月上旬；南半球地区的高峰时间是五月到九月；在（赤道）热带地区全年均无流感活动高峰[7]。流感每年的发病率不同，部分程度上依赖于人群对流行的流感病毒潜在的免疫水平[1]。在美国，一个地区的研究发现，无论是否伴随流感症状，一年中 10%～20% 的人群发生了血清转换，20 岁以下人群感染率最高[8]。一项系统综述发现，19 岁以下人群的流感平均发病率为 4.6%～9.5%[9]。人群聚集的机构和地方受流感病毒感染的比例较高[10]。流感大流行：在其他因素中，有症状的流感发病率依赖于宿主的易感性。偶然情况下，通过病毒直接变异或者通过病毒基因的重组，可产生新型的流感病毒。由于人群对这种新型的流感病毒免疫力 328
较低，因此它能以侵袭的方式导致全球性的发病率和死亡率，主要是由于人体不能抵御这种高病毒载量、细胞病变作用的影响，导致诸如影响肺和气道这些靶器官的合并症。广泛的流行被称作“大流行”（来自希腊语的“pan”意为“all”，全部的意思）。在 20 世纪，由不同的甲型流感病毒亚型（见病因）引起了三次大流行，即：1918～1919 年（H1N1），1957 年（H2N2），1968 年（H3N2）。禽流感：流感的感染也可以动物的感染出现，如禽流感病毒直接传播到人类。2003 年 4 月，荷兰地区 87 人被禽流感病毒 H7N7 感染，大多数病例仅有结膜炎症状。然而，一位 57 岁从事动物卫生干预的兽医死于急性呼吸窘迫。自 1997 年以来，禽流感病毒（H5N1）偶然可从禽类传播到人类（有时也可能从人传到人）。这种传播经常发生在卫生条件差及禽类和人密切接触的地方[11]。

病因/危险因素 病毒分类：流感病毒是以 RNA 为核心包裹蛋白衣壳组成。

包膜表面有两种抗原：神经氨酸酶（N抗原）和植物血凝素（H抗原）。流感病毒有一个显著的特点：即通过改变其外膜抗原组成产生变异以逃避宿主的免疫防御。根据这一高度变异性，可将流感病毒分类为H型和N型的不同亚型。传播：流感病毒通过喷嚏、咳嗽及说话时产生的呼吸道飞沫导致人到人的传播，并可通过接触被污染物体的表面而传播[1,12]。流感的潜伏期为1～4天，成年患者通常从症状开始之前直到发作后5天具有传染性。流感大流行：通常认为流感大流行主要起源于中国南方地区的鸭类（动物宿主和繁殖产生新的毒株）、猪（被认为是中间宿主和“混合器”）及居住在人口拥挤地区的人群[13]。由于猪的呼吸道上皮细胞表面同时具有禽类（如鸭类）和人类流感病毒的植物血凝素受体，因此被认为是流感病毒的中间宿主。病毒抗原结构较小的变异称作“漂移”，可引起局部或较局限的流行。

预后 无并发症流感的症状和体征通常1周内缓解，但是咳嗽和乏力症状可能持续[1]。并发症包括中耳炎、细菌性鼻窦炎、继发细菌性肺炎及少见的病毒性肺炎、呼吸衰竭、基础病的恶化等[1,7]。在英国每年大约有1.3%的流感样病例患者需要住院治疗（95% CI 0.6%～2.6%）[14]。据估计每年大约有300～400人死于流感，而在一次流感的流行期间，死亡数可以上升到2.9万人以上[14]。需要住院治疗的高危人群是65岁以上老年人、幼儿及那些有慢性基础病的患者[1,15,16]。近年来在美国季节性流感流行中，90%以上与流感有关的死亡病例是65岁以上的老年人[1]。在流感的大流行期间，较年轻的人群可能也有较高的发病率和死亡率[1]。甲型流感病毒感染比乙型流感病毒感染的严重病例更多见[1]。流感大流行请看发病章节。

请参见《临床证据》中文全版本和英文网络版获取全文和参考文献。

麻风

检索时间：2004 年 9 月
原作者：Diana Lockwood
王晓艳 译 张建中 校 斯崇文 审

预防麻风的措施效果如何？

肯定有效

卡介苗

一项随机对照试验和三项非随机或类随机对照试验经过 13～16 年的随访发现：单用卡介苗（BCG）可降低麻风的发病率。这项试验也评估了其他疫苗，发现：单用 BCG 较分枝杆菌疫苗更有效，但是比 ICRC 疫苗、BCG 加灭活麻风分枝杆菌疫苗效果差。试验同时发现了单用 BCG 不良反应极轻微。

BCG 加灭活麻风分枝杆菌疫苗

两项随机对照试验 5～9 年的随访发现：与安慰剂相比，BCG 加灭活麻风分枝杆菌疫苗可降低麻风的发病率。其中的一项随机对照试验还评估了其他一些疫苗，发现：BCG＋灭活麻风分枝杆菌疫苗比单用 BCG 或分枝杆菌疫苗更有效，但是较 ICRC 疫苗效果差。这项试验同时发现 BCG ＋ 灭活麻风分枝杆菌疫苗疗法不良反应极轻微。

很可能有效

ICRC 疫苗

一项随机对照试验经过 6～7 年的随访发现：与安慰剂相比，ICRC 疫苗可降低麻风的发病率。这项试验同时评估了其他疫苗，发现：ICRC 疫苗比 BCG 加灭活麻风分枝杆菌疫苗、单用 BCG 以及分枝杆菌疫苗更有效。这项试验也发现了 ICRC 疫苗不良反应极轻微。

不太可能有效

分枝杆菌疫苗

一项随机对照试验经过 6～7 年的随访发现：与安慰剂相比，分枝杆菌疫苗可降低麻风的发病率，虽然降低的程度很小。这项试验同时评估了其他疫苗，发现：分枝杆菌疫苗较 ICRC 疫苗、BCG 加灭活麻风分枝杆菌疫苗和单用 BCG 效果差。这项试验也发现了分枝杆菌疫苗不良反应极轻微。

治疗麻风的措施效果如何？

肯定有效

多种药物联合治疗多菌型麻风*

我们没有发现将利福平＋氯法齐明＋氨苯砜多药物联合治疗多菌型麻风与安慰剂进行对照的可靠的研究，也没有发现氨苯砜＋利福平或者利福平单独治疗的研究。目前专家们一致认为多药物联合治疗是有效的，但是氨苯砜逐渐升高的耐药率将使得类似的研究不符合伦理。病例序列分析发现：多药物联合治疗能更好的治愈皮损，加速神经的恢复，复发率也降低。不良反应的发生率的证据很少。

330 **多种药物联合治疗少菌型麻风***

我们没有发现将利福平＋氯法齐明＋氨苯砜多药物联合治疗少菌型麻风与安慰剂进行对照的可靠的研究，也没有发现氨苯砜＋利福平或者利福平单独治疗的研究。目前专家们一致认为多药物联合治疗是有效的，但是氨苯砜逐渐升高的耐药率将使得类似的研究不符合伦理。病例序列分析发现：多药物联合治疗能更好的治愈皮损，加速神经的恢复，复发率也降低。不良反应的发生率的证据很少。

多剂量和单剂量治疗单发皮损麻风病的对照（均达到很高的治愈率，但是多剂量的治愈率更高）

一项随机对照试验发现：利福平/月＋氨苯砜/日多剂量治疗 6 个月，在第 18 个月时观察疗效，比利福平＋米诺环素＋氧氟沙星单剂量治疗的治愈率高。两组中 99% 的患者均有不同程度的临床好转。两种疗法的不良反应相似。

* 根据观察的证据和共识制定分类；不可能进行随机对照试验。

定义 麻风是由麻风杆菌引起的一种慢性肉芽肿性疾病，主要侵犯周围神经和皮肤。临床表现主要取决于个体对麻风杆菌的免疫应答。在 Ridley-Jopling 分型中，结核样型麻风的个体可产生有效的细胞免疫，皮损很少，而麻风结节（瘤型麻风）型的个体对麻风杆菌的反应性很低，导致细菌广泛播散，皮肤和粘膜受到浸润。在整个免疫“谱”中，均可发生周围神经损害。神经损害可以在治疗前、中及治疗后发生。有些患者没有神经损伤，有些出现手足麻木，导致发生神经损伤的风险。手、足和眼睛的小块肌肉的无力和麻痹有发展至畸形和挛缩的危险。虚弱、四肢麻木和反复受损可导致四肢末端的缺损。这些明显的畸形是造成麻风患者被歧视的原因。分类主要依据临床表现和病损的细菌指数。世界卫生组织的麻风分类主要依据病损的数目：单皮损麻风（1个皮损），少菌型麻风（2～5个皮损），多菌型麻风（>5个皮损）[1]。

发病率/患病率　世界上每年有720 000例新发麻风[2]，大约2千万人有麻风相关性残疾。6个主要流行国家的新发病例（印度、巴西、缅甸、马达加斯加、尼泊尔和莫桑比克）占所有新发病例的88%。队列研究显示本病的发病高峰在10～20岁之间[3]。青春期过后，男性发病率是女性的2倍。

病因/危险因素　麻风杆菌从未治疗的瘤型麻风患者的鼻黏膜中排出，经由被感染者的鼻黏膜播散，侵犯皮肤和神经。麻风杆菌是一种耐寒的生物，被证实可在人类宿主体外存活几个月[4]。感染的危险因素包括与麻风患者的家庭接触。我们没有发现麻风感染与HIV感染、营养状态及社会经济情况相关的可靠的临床证据[5]。

预后　麻风的并发症包括神经损伤、麻风反应、麻风杆菌的浸润。未经治疗，结核样型的麻风感染可最终自愈。大多数界限类偏结核样型和界限类偏瘤型的麻风患者最终会发展为麻风结节（瘤型麻风）。许多患者在确诊麻风时已有神经损伤，从孟加拉国[6]的15%到埃塞俄比 331
亚[7]的55%。无论是否使用抗生素治疗均可出现麻风反应。免疫介导反应（1型反应）和神经炎可导致进一步的神经损伤。麻风结节性红斑（2型反应）是免疫复合物介导的反应，可出现发热、不适和神经炎。20%的瘤型麻风和5%界限类偏瘤型麻风患者可出现此型反应[8]。33%～56%的已确定神经损伤的麻风患者可出现继发性损伤（创伤、挛缩和指趾末端吸收）[9]。我们没有发现关于死亡率的近期资料。

请参见《临床证据》中文全版本和英文网络版获取全文和参考文献。

旅行者疟疾的预防

检索时间：2006 年 2 月
原作者：Ashley M Croft
封波 译 魏来 校 斯崇文 审

成年旅行者中非药物预防疟疾的效果如何？

很可能有效

杀虫剂处理的衣服

两项在未接受过化学药物预防的士兵和难民中进行的随机对照试验发现，穿着苄氯菊酯（permethrin）处理的织物（衣服或被单）能减少疟疾的发病率。然而，一项在经化学药物预防的士兵中进行的对照试验发现，穿着苄氯菊酯处理衣服的士兵与对照组疟疾发病率没有显著性差异，可能是药物预防掩盖了苄氯菊酯处理衣服的效果。

杀虫剂处理的蚊帐

我们没有发现杀虫剂处理蚊帐预防旅行者疟疾的系统综述或随机对照试验。一项在疟疾流行区成人和儿童居民中进行的系统综述发现，杀虫剂处理的蚊帐能减少轻型疟疾的例数及儿童的病死率。

局部（皮肤）使用含二乙基甲苯酰胺（DEET）的驱蚊剂*

我们没有发现有关局部（皮肤）使用驱蚊剂预防旅行者疟疾的系统综述或随机对照试验。一项小型交叉随机对照试验发现二乙基甲苯酰胺（DEET，diethyltoluamide）制剂能预防蚊虫叮咬。多年的临床经验得出共识认为局部应用含二乙甲苯酚胺（DEET）的驱虫剂可能会预防疟疾。但有报告显示 DEET 能导致全身性和皮肤局部不良反应，尤其在延长疗程时。

效果不明

蜂鸣器

我们没有发现有关蜂鸣器预防成人疟疾的系统综述或随机对照试验。

喷雾型杀虫剂

我们没有发现有关喷雾型杀虫剂预防旅行者疟疾的系统综述或随机对照试验。一项针对旅行者的大型问卷调查没有发现有关喷雾型杀虫剂预防疟疾的充分证据。两项针对疟疾流行区居民的社区随机对照试验发现，室内喷洒喷雾型杀虫剂能减少疟疾的发生。

空调和电扇

我们没有发现有关空调和电扇预防旅行者疟疾的系统综述或随机对照试验。一项大型问卷调查发现，空调能减少疟疾的发病率。一项小型观察性研究发现，吊扇能减少室内库蚊密度，但并不能减少按蚊密度。

生物学控制方法

333

我们没有发现有关生物学控制方法预防旅行者疟疾的系统综述或随机对照试验。

着长衣长裤及浅色衣服

我们没有发现有关着长衣长裤或浅色衣服预防旅行者疟疾的系统综述或随机对照试验。一项在军事人员中进行的对照试验和一项针对旅行者的大型问卷调查显示，着长裤和长袖衬衫能减少疟疾的发病率。

蚊香和蚊香片

我们没有发现有关蚊香和蚊香片预防旅行者疟疾的随机对照试验，但发现一项有关蚊香预防旅行者疟疾的系统综述。一项针对旅行者的病例对照研究没有发现使用蚊香能预防疟疾的证据。

烟雾

我们没有发现有关烟雾预防疟疾的系统综述或随机对照试验。一项临床对照试验发现在晚间烟雾能驱散蚊虫。

成年旅行者中药物预防疟疾的效果如何？

很可能有效

阿托伐醌-盐酸氯胍（atovaquone-proguanil）

一项针对不完全免疫移居者的随机对照试验发现：与安慰剂比较，阿托伐醌-盐酸氯胍能减少患疟人群的比例。一项随机对照试验发现，在预防疟疾方面阿托伐醌-盐酸氯胍与氯喹-盐酸氯胍（chloroquine-proguanil）没有显著性差异。一项随机对照试验比较了阿托伐醌-盐酸氯胍与甲氟喹（mefloquine），整个试验过程中没有发现临床疟疾病例，但发现甲氟喹神经精神损害的发生率高于阿托伐醌-盐酸氯胍。一项随机对照试验发现与甲氟喹、氯喹-盐酸氯胍比较阿托伐醌-盐酸氯胍能减少不良反应的发生，但与多西环素（doxycycline）比较不良反应的发生率相似，另一项随机对照试验发现阿托伐醌-盐酸氯胍与氯喹-盐酸氯胍的不良反应没有显著性差异。

氯喹（在氯喹敏感的地区）*

我们没有发现有关氯喹预防旅行者疟疾的系统综述或随机对照试验。

一项针对居住于尼日利亚的奥地利工人进行的随机对照试验发现，应用氯喹或磺胺多辛-乙胺嘧啶 6～22 个月后疟疾的发病率没有显著性差异。现在世界大多数疟疾流行区出现了恶性疟原虫对氯喹的抗药性。然而，临床经验达成共识认为氯喹可有效预防非氯喹耐药地区旅行者疟疾。

多西环素

一项针对士兵的随机对照试验和一项针对不完全免疫移居者的随机对照试验发现，与安慰剂相比，多西环素能减少罹患疟疾的风险。一项在军人中进行的随机对照试验发现多西拉敏和甲氟喹减少疟疾发生的效果相似。一项随机对照试验发现，服用多西环素超过 13 周可以出现恶心、呕吐、腹泻、咳嗽、头痛和尚未明确的皮肤症状。我们没有发现此药长期安全性的证
334 据。一项随机对照试验发现，多西环素的不良反应比甲氟喹和氯喹-盐酸氯胍少，与阿托伐醌-盐酸氯胍类似。

益害相当

氯喹-盐酸氯胍

一项随机对照试验发现，在控制恶性疟的发病率方面氯喹-盐酸氯胍与氯喹加乙胺嘧啶-磺胺多辛（pyrimethamine-sulfadoxine）没有显著性差异。一项随机对照试验发现，在控制恶性疟的发病率方面氯喹-盐酸氯胍与单用盐酸氯胍没有显著性差异。另一项随机对照试验发现，氯喹-盐酸氯胍与阿托伐醌-盐酸氯胍在预防疟疾方面没有显著性差异。多项随机对照试验比较了氯喹-盐酸氯胍与阿托伐醌-盐酸氯胍的不良反应，结果存在差异，其中一项随机对照试验发现与其他三种抗疟药（多西环素、甲氟喹、阿托伐醌-盐酸氯胍）相比氯喹-盐酸氯胍的不良反应增加，另一项随机对照试验发现氯喹-盐酸氯胍与阿托伐醌-盐酸氯胍的不良反应没有显著性差异。

甲氟喹

一项系统综述涉及一个在士兵中进行的随机对照试验，发现与安慰剂比较，甲氟喹能减少疟疾病例并且有 100% 的保护率。三项针对旅行者的随机对照试验发现，与安慰剂或另一种化学预防方法比较，甲氟喹在神经精神方面的不良反应增加。

效果不明

乙胺嘧啶-氨苯砜（pyrimethamine-dapsone）

我们没有发现有关乙胺嘧啶-氨苯砜预防旅行者疟疾的随机对照试验。一项针对泰国士兵的随机对照试验比较了乙胺嘧啶-氨苯砜和盐酸氯胍-氨苯砜，但没有发现其预防旅行者疟疾的充分证据。有限的观察性证据显示，乙

胺嘧啶-氨苯砜可能导致粒细胞缺乏症。

乙胺嘧啶-磺胺多辛

我们没有发现有关单用乙胺嘧啶-磺胺多辛预防旅行者疟疾的随机对照试验。一项随机对照试验发现，在控制恶性疟发病率方面氯喹-盐酸氯胍和氯喹加乙胺嘧啶-磺胺多辛没有显著性差异。一项回顾性观察研究提示，乙胺嘧啶-磺胺多辛与严重的皮肤反应有关。

很可能无效甚至有害

氨酚喹（amodiaquine）

我们没有发现有关氨酚喹预防旅行者疟疾的随机对照试验。有限的观察性证据显示，氨酚喹可能导致中性粒细胞减少症、肝脏损害和肝炎。考虑到不良反应，阿莫地喹在发达国家仅限于疟疾的治疗而不用于预防。

伯氨喹

一项随机对照试验发现，在未经免疫的士兵中，伯氨喹对恶性疟的保护率为 94%，对间日疟的保护率为 85%。同时发现伯氨喹在某些患者中可导致出现严重胸口痛、腹痛和呕吐。对于 6-磷酸葡萄糖脱氢酶（G6PD）缺乏的人群，伯氨喹可能会引起致死性急性血管内溶血，而在 G6PD 活性正常的人群中可能出现正铁血红蛋白血症。发生严重溶血的风险尽管很小，一旦发生，其危害性就超过伯氨喹预防疟疾而可能带来的好处。

抗疟疾疫苗预防旅行者疟疾的效果如何？

效果不明

疫苗

我们没有发现有关疫苗预防旅行者疟疾的随机对照试验。一项针对疟疾流行区居民抗疟疾疫苗效果的系统综述发现，与安慰剂相比，SPf66 疫苗能减少疟疾的首次发生。

抗疟处理对儿童旅行者的预防效果如何？

很可能有效

氯喹（在氯喹敏感区）*

在对氯喹没有形成耐药的地区，应用氯喹预防疟疾的几十年经验使人们达成了共识，认为氯喹在这种地区是有效的。我们没有发现评价其他抗疟药预防儿童旅游者疟疾有效性的充分证据。

益害相当

含有二乙基甲苯酰胺（DEET）的局部（皮肤）使用驱蚊剂*

我们没有发现有关二乙基甲苯酰胺（DEET）预防儿童旅行者疟疾的随机对照试验。然而，多年的临床经验得出共识认为局部应用含二乙甲苯酚胺（DEET）的驱虫剂可能会预防疟疾。针对幼儿的病例报告发现 DEET 可致严重的不良反应。

抗疟处理对妊娠旅行者的预防效果如何?

很可能有效

氯喹（在氯喹敏感区）*

一篇系统综述没有收入评价抗疟药对妊娠期旅游者影响的随机对照试验。该系统综述发现，与未经预防相比，抗疟药可以减少疟疾流行区妊娠妇女的疟疾的发生率和发热的发作次数。该综述发现，两者在围产期死亡率和早产率上无显著性差异。我们没有发现评价氯喹、多西环素和甲氟喹在妊娠期使用的安全性的充足证据。在对氯喹没有形成耐药的地区，应用氯喹预防疟疾的几十年经验使人们达成了共识，认为氯喹在这些地区是有效的。

效果不明

杀虫剂处理的衣服

我们没有发现有关穿着杀虫剂处理的衣服预防妊娠旅行者疟疾的随机对照试验。

336 **杀虫剂处理的蚊帐**

我们没有发现有关杀虫剂处理的蚊帐预防妊娠旅行者疟疾的随机对照试验。一项针对居住于疟疾流行区妊娠妇女的随机对照试验没有发现有关苄氯菊酯处理的蚊帐能预防疟疾的充分证据。

局部（皮肤）使用驱蚊剂

我们没有发现有关局部（皮肤）使用驱蚊剂预防妊娠旅行者疟疾的随机对照试验。尚不清楚哪些局部（皮肤）使用驱蚊剂对妊娠是安全的。

抗疟处理对飞行员的预防效果如何?

效果不明

抗疟药

一项小规模随机对照试验报告了在飞机座舱压力条件下，阿托伐醌-盐酸氯胍在没有参加旅行的志愿者中的不良反应，发现阿托伐醌-盐酸氯胍与安慰剂在不良反应的发生上无显著性差异。

* 分类基于共识。

定义 疟疾是由一种或多种疟原虫（恶性疟原虫、间日疟原虫、卵形疟原虫和三日疟原虫）侵犯和破坏红细胞引起的热带、亚热带急性寄生虫病[1]。由于疟原虫种类、遗传因素、免疫状态和被感染者年龄的不同，疟疾的临床表现而有变化[2]。人类最严重的疟疾是由恶性疟原虫所致，其临床特点包括峰型热、寒战、头痛、肌痛乏力、呕吐、咳嗽、腹泻和腹痛，可以并发器官衰竭的症状，如急性肾功能衰竭、全身性惊厥和循环衰竭，甚至昏迷、死亡[3,4]。在大多数东亚国家恶性疟原虫占疟疾感染的 50% 以上，在非洲撒哈拉以南地区占 90% 以上，而在西班牙几乎占 100%[5]。本文中的旅行者是指从非疟区进入疟疾流行区并停留 1 年以上的人员。

发病率/患病率 疟疾是人类最危险的寄生虫病，世界上大约 5% 的人口被感染，每年死亡约 100 万人[6]。由于战争、气候变化、大规模人口流动、带疟蚊虫孳生机会的增加、药物和杀虫剂抗性的迅速扩散以及对公众健康问题的忽视，使得疟疾不断爆发[1,7]。目前疟疾流行于 100 多个国家，每年超过 1.25 亿国际旅行者访问这些国家[4]。每年约有 2.5 万来自于工业化国家的国际旅行者罹患疟疾，其中报告约 1000 例，150 例死亡[8]。

病因/危险因素 人类罹患疟疾源于感染性雌按蚊叮咬人体传入子孢子[9]。迄今描述的大约 3200 种蚊虫中，430 种属于按蚊属，已知约有 70 种按蚊可以传播疟疾，其中约 40 种是重要的带虫者[10]。嗜血雌蚊逆风飞行以寻找宿主的气味[11]。通过许多刺激物包括二氧化碳、乳酸、其他宿主的气味、温度和湿度，在 7～20 米范围就可将雌按蚊吸引至
人体[12]。大个身材比小个、成人比婴儿和儿童易于被蚊虫叮 337
咬[12,13]。试验发现女性比男性更易于被蚊虫叮咬[14]。儿童所分泌的吸引蚊虫的化学物质的水平较低而较少受到蚊虫叮咬[15]。16℃以下或 35℃以上、赤道上海拔高度超过 3000 米（气候越冷海拔越低），均不会传播疟疾，因为此时蚊虫体内的子孢子不能发育[16]。传播的最佳条件是湿度大于 60%、环境温度 25～30℃[17]。大多数重要的带疟蚊虫几乎不需要食物就可在阳光照射的短暂潴留地表水或干涸河床残留的水中繁殖[18]。尽管降雨可以提供蚊虫的繁殖地，但过多的降雨会冲掉幼虫和蚊蛹[19]。相反，如果干旱减小河水的面积和流量至足以产生按蚊的繁殖地，那么延长干旱时间会增加疟疾的传播[20]。

尽管叮咬大多发生在晚上和夜间，但按蚊会随嗜好的食物和休息地而改变[21]。除非极饿，按蚊通常白天不进食[22]。尽管有人观察到按蚊能飞行 7 千米以上，但成年按蚊通常仅飞离繁殖地 2～3 千米[23]。一项在大约 7000 名 10 岁以下儿童中进行的横断面研究发现，在疟疾传播高峰的数月内，生活在按蚊繁殖地 3 千米以内比生活在 8～10 千米以外会显著增加罹患疟疾的风险（RR 21.00，95% CI 2.87～153.00）[24]。例外的是，强风会将按蚊带至 30 千米以外[12]。对于旅行者，罹患疟疾的风险与目的地、活动程度和旅行的持续时间有关。一项在 1989～1997 年意大利旅行者中进行的回顾性队列研究（5898 例确诊病例）发现，到南非的旅行者疟疾发病率是 1.5/1000，到亚洲的发病率是 0.11/1000，到中南美洲的发病率是 0.04/1000[25]。一项覆盖了近 17 万瑞典旅行者的调查显示，旅行至中美和加勒比的人群疟疾患病率最低（0.01/1000），而旅行至东非、中非和西非的人群患病率较高（旅行至东非的人群的患病率 2.4/1000，中非 3.6/1000，西非 3.0/1000）[26]。一项研究调查了 2131 名到非洲撒哈拉以南地区的德国旅行者，发现自助旅行者罹患疟疾的风险比参加旅行团者高 9 倍[27]。一项病例对照研究（46 例患者，557 例对照）报告，到热带旅行 21 天以上者罹患疟疾的风险两倍于不超过 21 天者[28]。

预后 一只按蚊叮咬就可能引起疟疾[29]。人类疟疾的潜伏期通常是 10～14 天（恶性疟原虫、间日疟原虫、卵形疟原虫）至大约 28 天（三日疟原虫）[30]。间日疟原虫和卵形疟原虫的某些株潜伏期可长达 6～18 个月[20]。90% 出现疟疾症状的旅行者中部分在家里发作[31]。回家后发作的病例约 36% 是在回家 2 个月后发生的[32]。从流行区返回并伴有发热的人员均应考虑罹患疟疾的可能，除非证实为其他原因所致[4, 6, 22, 29, 33]。一旦出现疟疾感染，年龄越大的旅行者临床预后越差，甚至死亡。在 1966～1987 年的美国旅行者中，疟疾病死率 0～19 岁为 0.4%，20～39 岁为 2.2%，40～69 岁为 5.8%，70～79 岁为 30.3%[34]。疟疾患者出现并发症和死亡主要是因为治疗不合理或延迟治疗[35]。疟疾如果得到迅速诊断和治疗，约 88% 既往健康的旅行者会痊愈[36]。

请参见《临床证据》中文全版本和英文网络版获取全文和参考文献。

致命的重症疟疾

检索时间：2005年12月
原作者：Aika Omari，Paul Garner
封波　译　魏来　校　斯崇文　审

抗疟疾治疗对非妊娠人群中有并发症的恶性疟的效果如何？

很可能有效

高初始剂量的奎宁（能减少疟原虫数量并缩短退热时间，但不能降低死亡率）

一项系统综述收入了4项在成人和儿童中进行的小型随机对照试验，发现应用高初始剂量奎宁与正常剂量奎宁相比，重症疟疾患者的死亡率没有显著性差异。该综述发现，与不增加剂量相比，使用高初始剂量奎宁能减少疟原虫数量并缩短退热时间。该综述收入的一项小型随机对照试验发现，与不增加剂量相比，使用高初始剂量奎宁会增加暂时性部分听力丧失的风险；而另一项小型随机对照试验发现，高初始剂量奎宁与正常剂量奎宁相比，重症疟疾患者神经系统后遗症的发生没有显著性差异。

肌肉注射蒿甲醚（与奎宁一样有效）

2项系统综述和5项随后的随机对照试验发现，肌肉注射蒿甲醚（artemether）或奎宁（quinine），重症疟疾患者的死亡率没有显著性差异。其中一项综述发现，肌肉注射蒿甲醚或奎宁，患者昏迷恢复的速度、退热时间、神经系统后遗症等方面没有显著性差异；另一项综述发现，肌肉注射蒿甲醚或奎宁对于神经系统后遗症的恢复没有显著性差异。

奎宁*

国际上一致推荐奎宁用于重症恶性疟的治疗。安慰剂或没有治疗的对照试验被认为是不合伦理的。

直肠用青蒿素及其衍生物

一项小规模随机对照试验发现，在患有脑型疟疾的儿童中，直肠应用蒿甲醚（artemether）与奎宁相比在死亡率、发热、寄生虫清除时间和昏迷后清醒时间上无显著性差异。一项收入了数个小型随机对照试验的系统综述发现，重症疟疾患者应用直肠用青蒿素（artemisinin）或奎宁，其死亡率及昏迷后清醒时间无显著性差异。一项小型随机对照试验发现，应用直肠用青蒿酯或奎宁，中等程度重症疟疾患者的死亡率无显著性差异。该试验发现青蒿酯与奎宁相比减少了儿童的发热和寄生虫清除时间，但上述结果在成人中无显著性差异。另一项小型随机对照试验发现，直肠应用二氢青蒿素（dihydroartemisinin）或奎宁，重症疟疾患者的死亡率及昏迷后清醒时间也无显著性差异，但发现二氢甲蒿素减少了寄生虫清除时间。

效果不明

肌肉注射蒿甲醚与奎宁比较

一项系统综述收入了数个针对患疟疾儿童的小型随机对照试验，发现肌肉注射蒿甲醚与静脉注射奎宁比较，重症疟疾患者的死亡率、苏醒时间、
339 疟原虫清除时间、退热时间以及疟原虫在第 7、28 天的清除率等方面没有显著性差异。然而，该综述缺乏足够的说服力说明临床上具有显著差异。

肌肉与静脉注射奎宁比较

一项在儿童中进行的随机对照试验发现，肌肉与静脉注射奎宁相比，重症疟疾患者的痊愈时间或死亡率无显著性差异。然而，该综述缺乏足够的说服力说明临床上具有显著差异。

静脉注射青蒿酯与奎宁比较

两项小型随机对照试验发现，静脉注射青蒿酯（artesunate）与奎宁比较，患者的死亡率无显著性差异，但这些研究都缺乏足够的说服力说明临床上具有显著差异。

辅助治疗对非妊娠人群中有并发症的恶性疟的效果如何？

效果不明

甲磺酸去铁胺

一项系统综述发现的有限证据显示，与安慰剂相比，甲磺酸去铁胺（desferrioxamine mesylate）能减少脑型疟患儿持续发作惊厥的风险。

血浆置换疗法

系统综述没有发现相应的随机对照试验。一项收入病例对照研究的系统综述发现，应用血浆置换和灌流加抗疟疾药物与单用抗疟疾药物，死亡率没有显著性差异。

初始输血疗法

一项系统综述发现，对于并发疟原性贫血但临床稳定（没有呼吸窘迫或心力衰竭）的患儿，初始输血和择期输血疗法的死亡率无显著性差异，但初始输血疗法的不良事件更为常见。该综述还发现，是否输血对死亡和不良事件总结局的影响无显著性差异。综述没有报告乙型肝炎或 HIV 的传染。我

们没有发现输血对成人疟疾疗效的随机对照试验。

很可能无效甚至有害

地塞米松

一项系统综述发现，与安慰剂相比，地塞米松并不能减少重症疟疾患者的死亡率，相反应用地塞米松后消化道出血和疟疾持续发作惊厥更为常见。

苯巴比妥

一篇系统综述发现苯巴比妥与安慰剂或未进行抗惊厥治疗相比减少了惊厥的发生，但同时也增加了死亡率。

* 基于共识，相关随机对照试验是不合伦理的。

定义 疟疾是由恶性疟原虫感染红细胞引起的一组症候群。本文综述了临床复杂性疟疾（即有致命情况包括昏迷、严重贫血、肾衰竭、呼吸窘迫综合征、低血糖、休克、自发性出血以及惊厥等的疟疾）。疟原虫 340
存在的情况下，只要有脑病的表现就应考虑脑型疟的诊断。严格定义上讲，脑型疟是指恶性疟原虫感染的情况下，出现难以复苏的昏迷，需排除引起脑病的其他原因（如低血糖、镇静剂）[1]。目前，本综述尚未涉及妊娠妇女疟疾的治疗。

发病率/患病率 疟疾是热带威胁人类健康的主要疾病，每年发生的临床病例3亿～5亿，据估计每年死于重症疟疾的患者为110万～270万[2]。死者中90%以上是5岁以下的儿童，死因主要是脑型疟和贫血[2]。在疟疾传播率稳定的地区（呈地方流行性），罹患重症疟疾风险最大的人群是5岁以下的儿童，因为成人和年长儿童具有部分免疫力，可获得一定程度的保护。在疟疾传播率不稳定的地区（非地方流行性），成人和儿童均可罹患重症疟疾。未经免疫的旅行者和外来移居者也有罹患重症疟疾的风险。

病因/危险因素 疟疾是通过感染性雌按蚊叮咬人体传染的。对重症疟疾的抵抗力与特定基因有关。人类白细胞抗原 HLA-Bw53 和 HLA-DRB1*1302 可保护免受重症疟疾的困扰。然而，HLA 抗原与重症疟疾的相关性局限于特殊人群[3,4]。血红蛋白 S[3] 和 C[5] 也具保护性。诸如肿瘤坏死因子基因的那些基因也与重症疟疾易感性的增加有关（参见旅行者疟疾的病因学）[6]。

预后 据估计，5岁以下经治脑型疟患儿死亡率为19%，尽管报告显示院内死亡率高达40%[1,7]。2%以上的幸存者神经系统后遗症会持续超过6个月，包括共济失调、偏瘫、失语、行为障碍、癫痫及失明。重症疟原性贫血的死亡率高于 13%[7]。成人脑型疟的死亡率为 20%，妊娠患者升至 50%，其中 3% 的幸存者会出现神经系统后遗症[8]。

请参见《临床证据》中文全版本和英文网络版获取全文和参考文献。

恶性疟原虫引起的无并发症疟疾

检索时间：2006 年 9 月

原作者：David Taylor-Robinson，Katharine Jones，Paul Garner
高燕 译 魏来 校 斯崇文 审

疟疾流行地区居住人群（东南亚地区除外）中采用青蒿素类药联合治疗是否比非青蒿素类药联合治疗更有效？

很可能有效

蒿甲醚-本芴醇（6 次疗法，比阿莫地喹联合磺胺多辛-乙胺嘧啶治疗更有效）

一篇系统综述中收入的一项随机对照试验发现，与阿莫地喹联合磺胺多辛-乙胺嘧啶治疗相比，蒿甲醚-本芴醇（6 次疗法）显著地降低了 28 天时的寄生虫学失败率（但不是临床失败率）。

青蒿琥酯（3 日疗法）联合阿莫地喹（比阿莫地喹联合磺胺多辛-乙胺嘧啶治疗更有效）

两项随机对照试验发现，在患有无并发症疟疾的儿童中，与阿莫地喹联合磺胺多辛-乙胺嘧啶治疗相比，青蒿琥酯联合阿莫地喹降低了 28 天时的治疗失败率（新的感染除外）。其中第一项随机对照试验发现，青蒿琥酯联合阿莫地喹与阿莫地喹联合磺胺多辛-乙胺嘧啶在需要补救治疗方面无显著性差异，而青蒿琥酯联合阿莫地喹治疗组新发感染的风险更高。该试验还发现，青蒿琥酯联合阿莫地喹治疗缩短了退热时间。

效果不明

青蒿琥酯（3 日疗法）联合磺胺多辛-乙胺嘧啶治疗（与阿莫地喹联合磺胺多辛-乙胺嘧啶治疗相比未被证实有益）

一项随机对照试验发现，与阿莫地喹联合磺胺多辛-乙胺嘧啶治疗相比，青蒿琥酯联合磺胺多辛-乙胺嘧啶增加了临床及寄生虫学治疗的失败率，但当排除了新的感染病例后，这些差异不再具有显著性。第二项随机对照试验发现，青蒿琥酯联合磺胺多辛-乙胺嘧啶与阿莫地喹联合磺胺多辛-乙胺嘧啶治疗组间，在治疗 28 天后临床及寄生虫学治疗反应方面无显著差异。该试验发现，与阿莫地喹联合磺胺多辛-乙胺嘧啶相比，青蒿琥酯联合磺胺多辛-乙胺嘧啶治疗增加了新感染率。

疟疾流行地区居住人群中采用何种青蒿素类药联合治疗更有效？

很可能有效

蒿甲醚-本芴醇（6 次疗法比 4 次疗法更有效）

一项随机对照试验发现，与蒿甲醚-本芴醇（4 次疗法）治疗相比，蒿甲醚-本芴醇（6 次疗法）治疗增加了 28 天时的寄生虫学治愈率。

342 **蒿甲醚-本芴醇（6 次疗法比青蒿琥酯联合阿莫地喹治疗更有效）**

一篇系统综述中收入的一项随机对照试验发现，与青蒿琥酯联合阿莫地喹治疗相比，蒿甲醚-本芴醇（6 次疗法）显著地降低了治疗 28 天时的寄生虫学失败率（但未降低临床失败率）。

效果不明

蒿甲醚-本芴醇（6 次疗法）与青蒿琥酯联合磺胺多辛-乙胺嘧啶治疗比较

我们没有找到对蒿甲醚-本芴醇（6 次疗法）与青蒿琥酯联合磺胺多辛-乙胺嘧啶治疗进行比较的随机对照试验。

青蒿琥酯联合阿莫地喹与青蒿琥酯联合磺胺多辛-乙胺嘧啶治疗比较（相关的益处不明确）

一项随机对照试验发现，青蒿琥酯联合阿莫地喹治疗与青蒿琥酯联合磺胺多辛-乙胺嘧啶治疗组间，在治疗 28 天后的临床及寄生虫学反应率上无显著性差异。而第二项随机对照试验发现，与青蒿琥酯联合磺胺多辛-乙胺嘧啶治疗相比，青蒿琥酯联合阿莫地喹在治疗 28 天后显著地降低了临床及寄生虫学反应率。

不太可能有效

蒿甲醚-本芴醇（6 次疗法）不如青蒿琥酯（3 日疗法）联合甲氟喹治疗有效

一篇系统综述发现，与青蒿琥酯（3 日疗法）联合甲氟喹治疗相比，应用蒿甲醚-本芴醇治疗 42 天后增加了的治疗失败率。该综述所收入的两项随机对照试验发现，两者在治疗 28 天时的治疗失败率上无差异。该综述后发表的一项随机对照试验发现，蒿甲醚-本芴醇与青蒿琥酯联合甲氟喹治疗组间，在 42 天时的治愈率方面无差异。该综述后发表的另一项随机对照试验发现，两个治疗组间在 42 天时的临床及寄生虫学反应方面无明显差异。但如果排除新的感染病例，则蒿甲醚-本芴醇治疗增加了 48 天时的寄生虫学失败率。

定义 疟疾是由按蚊传播引起的寄生虫病，人类的疟疾有四种：恶性疟、间日疟、卵形疟、三日疟，恶性疟是引起发病和死亡最重要的原因，其病原体-恶性疟原虫是已知对抗疟疾药产生耐药性的重要类型[1]。本章仅叙述恶性疟的治疗和居住在疟疾流行地区定义为疟疾暴露人群（季节性或全年暴露）的成人和儿童的治疗，不涉及未经免疫预防的旅行者、孕妇、HIV 感染人群的疟疾治疗。恶性疟的反复感染可导致暂时的或不完全的免疫力，因此，居住在疟疾流行地区的成人常被发现具有“半免疫力”，而表现为无症状或慢性疟疾（是由于其免疫力减轻了临床的病情）。**重症疟疾**的定义是具有重要器官功能障碍表现的一种疟疾（2000 年 WHO 定义）[1]。而具有疟疾症状但不产生重症疟疾表现的定义为**无合并症疟疾**。本章仅评估无合并症疟疾人群的抗疟药治疗的效果。表 1 Ⓣ提供了本章中包含的每一种治疗及其对比的随机对照试验的数量概况。

发病率/患病率 在热带地区疟疾是威胁健康的一个主要问题，每年有 3 亿～5 亿新发的临床病例，其中大多数是无合并症疟疾。据估计，每年由于重症疟疾导致 1.1 百万～2.7 百万人的死亡[1]。 343

病因/危险因素 疟原虫是通过感染的按蚊传播的。发病的危险因素包括被感染的按蚊叮咬（居住在疟疾流行地区，屋内进蚊子而未使用蚊帐；或居住在按蚊繁殖旺盛的地区）。此病的严重性与宿主的免疫力有关，而与严重性有关的危险因素主要是由被感染的按蚊叮咬决定的，因此，根据当地的传播水平及宿主的年龄而不同。在婴孩出生后的前 6 个月疟疾很少见（胎儿的血红蛋白具有保护作用）；但是，大于 6 个月的儿童疟疾较常见。在疟疾高发区，随着年龄的增长由于宿主的免疫力而致感染较轻，但在非疟疾高发区成年人的发病率和死亡率也可较高。

预后 无合并症的疟疾可进展为重症疟疾、慢性化或由于有效的治疗而恢复或产生一定的免疫力。因此，疟疾的转归取决于宿主的免疫力和是否得到及时有效的治疗。未经有效治疗、患者缺乏免疫力或免疫功能低下都会增加进展为重症疟疾的风险（见威胁生命的重症疟疾）而导致较高的发病率和死亡率。

请参见《临床证据》中文全版本和英文网络版获取全文和参考文献。

脑膜炎球菌病

检索时间：2004 年 5 月
原作者：Jailson B Correia，C A Hart
吕飒　译　魏来　校　斯崇文　审

在接触者和携带者中预防脑膜炎球菌病的措施效果如何？

很可能有效

咽喉部携带者应用抗生素（减少携带者，但是对疾病出现的风险效果不明）

随机对照试验发现，与安慰剂相比，抗生素能减少咽喉部脑膜炎球菌的携带。我们没有发现随机对照试验或观察证据检验是否根除咽喉部脑膜炎球菌的携带能降低脑膜炎球菌病发生的风险。

在接触者中应用预防性抗生素（磺胺嘧啶）*

我们没有发现随机对照试验观察预防性抗生素在接触者中，对于脑膜炎球菌病的发病率的效果。一个观察研究发现有限的证据表明，与不用预防性抗生素相比，预防性应用磺胺嘧啶能在 8 周后减少脑膜炎球菌病的发生风险。我们没有发现关于接触者需要接受治疗的证据。

对可疑脑膜炎球菌病的病例在住院前的治疗效果如何？

效果不明

在疑似病例中住院前注射青霉素*

我们没有发现研究在各个年龄疑似脑膜炎球菌病的人群中，在住院前应用注射青霉素效果的随机对照试验。从住院前抗生素治疗益处的观察研究中，我们获得了非结论性的证据。但是，因为在一些人群中疾病进展迅速，不可预测，以及延误治疗中的高风险与引起危害的低风险相结合，研究住院前抗生素治疗的随机对照试验不太可能实施。

在住院的儿童中治疗流行性脑膜炎球菌病的效果如何?

很可能有效

加入皮质激素（减少由任何原因引起的细菌性脑膜炎中的严重听力丧失，但是在流行性脑脊髓膜炎中的死亡率无差异而且效果不明）

我们没有发现研究在流行性脑脊髓膜炎儿童中特别加入皮质激素的随机对照试验。一个系统综述发现，在由各种病原体引起的细菌性脑膜炎的儿童中，或是在患流行性脑脊髓膜炎的任何年龄的人群中，加入皮质激素与加入安慰剂相比，在死亡率方面没有显著性差异。综述发现，与加入安慰剂相比，加入皮质激素可以降低由各种病原体引起的细菌性脑膜炎儿童中严重 345
的听力丧失，但是它不能特异地评价对于流行性脑脊髓膜炎儿童的效果如何。综述发现，在由各种病原体引起的细菌性脑膜炎的各个年龄阶段的人群中，加入皮质激素和加入安慰剂两组比较，短期或长期神经系统后遗症方面没有显著性差异，但是它不能个别地评价在患流行性脑脊髓膜炎儿童中的效果如何。因为年龄和病原特异性证据还很少，所以解释在患流行性脑脊髓膜炎儿童中使用皮质激素治疗为有效的这个结果需要谨慎。在已经引进结合性疫苗的区域，流感（嗜血）杆菌 b（Hib）的发病率已经显著减少，但是从试验中得到的证据是否能在流行病学发生变化的地区同样适用仍有疑问。然而，在初始治疗中加入皮质激素几乎总是在特异的病原学治疗之前就进行的。

在住院的成人中治疗脑膜炎球菌病的效果如何?

很可能有效

加入皮质激素（减少由任何原因引起的细菌性脑膜炎的死亡率，但是在流行性脑脊髓膜炎中的效果不明）

我们没有发现研究在患流行性脑脊髓膜炎的成人中特别加入皮质激素效果的随机对照试验。一个系统综述发现，与加入安慰剂相比，加入皮质激素能降低由任何病原体引起的细菌性脑膜炎成人患者的死亡率。流行性脑脊髓膜炎的亚群分析发现，加入皮质激素与加入安慰剂相比，在死亡率方面没有显著性差异。综述发现，与加入安慰剂相比，加入皮质激素能减少由各种原因引起的细菌性脑膜炎的神经系统后遗症，但是没有达到统计学上的显著性差异。流行性脑脊髓膜炎的亚群分析发现，加入皮质激素与加入安慰剂相比，在神经后遗症方面没有显著性差异。在系统综述里的随机对照试验没有能够研究在患流行性脑脊髓膜炎的人群中使用皮质激素治疗的显著效果，可能是因为在这组人群中死亡率和发生后遗症的几率较低。但是，在初始治疗中加入皮质激素几乎总是在特异的病原学治疗之前就进行的。

在儿童中治疗脑膜炎球菌性败血症的效果如何？

效果不明

加入皮质激素

我们没有发现在患脑膜炎球菌性败血症的儿童中特别使用皮质激素的随机对照试验。2 个随机对照试验发现，在患由任何细菌性病原体引起的严重败血症和败血症性休克的儿童中，使用皮质激素与使用安慰剂相比，在死亡率方面没有显著性差异。是否在由任何病原体引起的严重败血症和败血症性休克的儿童中进行的随机对照试验中得到的证据适合于脑膜炎球菌性败血症的儿童还有疑问。

346 在成人中治疗脑膜炎球菌性败血症的效果如何？

效果不明

加入皮质激素

我们没有发现在患流行性脑脊髓膜炎的成人中特别使用皮质激素的随机对照试验。一个以患由任何病原体引起的严重败血症和败血症性休克的成人为研究对象的系统综述发现，在抗生素中加入皮质激素或加入高剂量、短疗程的皮质激素与加入安慰剂相比，在 28 天后的总死亡率方面没有显著性差异。但是加入低剂量、长疗程的皮质激素，即长期以 300mg 或少于 300mg 的剂量，或是平均的剂量给予 5 天或 5 天以上的疗程，与加入安慰剂相比，能降低 28 天时各种病因的死亡率。在由任何病原体引起的严重败血症和败血症性休克的成人中进行的随机对照试验中所得到的证据是否适合于脑膜炎球菌性败血症的成人还有疑问。

* 基于共识或观察证据。随机对照试验不太可能实施。

定义 脑膜炎球菌病是由脑膜炎奈瑟（氏）菌（脑膜炎双球菌）A、B、C、W135 或其他亚群引起的一组疾病。这些疾病包括化脓性结膜炎、脓毒性关节炎、脑（脊）膜炎和有/无脑（脊）膜炎的败血症。在本章中我们介绍了有或无脑膜炎的流行性脑脊髓膜炎和脑膜炎球菌性败血症。

发病率/患病率 脑膜炎球菌病在温带地区国家散发，通常是由脑膜炎球菌 B 或 C 群引起。在欧洲，每年的发病率范围从在法国少于 1 例/

100 000，到在英国和西班牙高至 4～5 例/100 000，在美国为 0.6～1.5 例/100 000[1, 2]。偶然的爆发流行发生在密闭的家庭成员接触中、初中学生中、军队新兵中和在寄宿食堂的学生中。撒哈拉以南的非洲地区呈规律性流行，并有“脑膜炎条带”之说，在流行时可达到 500 例/100 000，通常由 A 群引起，最近也有由于 W135 引起的爆发流行[3～5]。在撒哈拉以南的非洲地区，超过 90% 的病例仅仅表现为脑膜炎[3]。

病因/危险因素 脑膜炎球菌可以通过密切接触在健康人群中寄生和传染，这可能是因为上呼吸道分泌物的直接传播而引起（见表Ⓣ）[6～14]。在接触后的第一周传染的危险性最高[9]。危险因素包括人员密集和吸烟[15]。在英国，小于 2 岁的儿童脑膜炎球菌病的发病率最高，15～24 岁为第二个高峰。尽管我们没有找到准确的数字来估计密切接触（如在食堂中）的危险性，但是目前在大学生中脑膜炎球菌病发病率升高，尤其是在第一学期和生活在供餐宿舍的学生中[16]。在上面所指的密切接触者比普通人群有更高的感染危险[9, 12, 13]。脑膜炎球菌 A 和 C 群引起流行的危险性比 B 群多[6-8, 10]。还不知道是什么造成脑膜炎球菌的致命毒力。确定的克隆在不同时间不同群中占优势。在人群中咽喉部携带脑膜炎球菌率在 10% ～15%。最近采集到的一种致命性脑膜炎球菌似乎与侵袭性疾病有关。

预后 在婴儿和青少年中死亡率最高，而且与疾病的表现和可获得的治疗资源有关。在发展中国家，败血症病例死亡率在 19% ～25% 之间，脑膜炎加上败血症死亡率在 10% ～12% 之间，单独脑膜炎死亡率低于 1%，但是近年来，在儿科 ICU 中总体死亡率下降[17-21]。 347

请参见《临床证据》中文全版本和英文网络版获取全文和参考文献。

耐甲氧西林金黄色葡萄球菌（治疗）

检索时间：2005 年 6 月
原作者：Tim Weller
郭晓琳 译 魏来 校 斯崇文 审

对身体任何部位耐甲氧西林金黄色葡萄球菌（MRSA）感染的治疗效果如何？

益害相当

利奈唑胺（与糖肽类的比较）

随机对照试验发现，对身体任何部位 MRSA 感染的治疗，利奈唑胺与万古霉素或替考拉宁相比无显著性差异。两个随机对照试验中的一项 Meta 分析发现，对于院内肺炎的存活和治愈方面，利奈唑胺加氨曲南明显优于万古霉素加氨曲南。不过，一项随机对照试验的亚组分析，单用利奈唑胺与单用万古霉素相比，两者无显著性差异。随机对照试验发现，对于皮肤和软组织 MRSA 感染的治疗，与万古霉素相比，利奈唑胺有混合效果；然而在一些结局方面，并没有发现万古霉素优于利奈唑胺。

替考拉宁、万古霉素（糖肽类）（与利奈唑胺、奎奴普汀-达福普汀或甲氧苄氨嘧啶-磺胺甲基异噁唑的比较）

随机对照试验发现，对身体任何部位 MRSA 感染的治疗，万古霉素或替考拉宁与利奈唑胺相比，无显著性差异。两项随机对照试验的一个 Meta 分析发现，万古霉素加氨曲南与利奈唑胺加氨曲南相比，在院内肺炎的存活和治愈方面有很小的效果。然而，一项随机对照试验的亚组分析发现，单用万古霉素和单用利奈唑胺相比，两者无显著性差异。随机对照试验发现，与利奈唑胺相比，在治疗皮肤和软组织的 MRSA 感染方面，万古霉素有混合效果。然而，在一些结果中，没有发现万古霉素比利奈唑胺更好。一项随机对照试验发现，在治愈院内 MRSA 感染性肺炎方面，万古霉素与奎奴普汀-达福普汀相比，无显著性差异。一项随机对照试验发现，对治疗静脉吸毒者 MRSA 的感染，万古霉素与甲氧苄氨嘧啶-磺胺甲基异噁唑相比，在临床治愈方面，两者具有同样的疗效。

效果不明

阿奇霉素、克拉霉素、红霉素（大环内酯类）

我们没有发现大环内酯类药物（阿奇霉素、克拉霉素、红霉素）治疗 MRSA 感染者的系统综述或随机对照试验。

环丙沙星、左氧氟沙星、莫西沙星（喹诺酮类药物）

我们没有发现喹诺酮类药物（环丙沙星、左氧氟沙星、莫西沙星）治疗 MRSA 感染者的系统综述或随机对照试验。

氯林可霉素

我们没有发现氯林可霉素治疗 MRSA 感染者的系统综述或随机对照试验。

达托霉素

我们没有发现达托霉素治疗 MRSA 感染者的系统综述或随机对照试验。

强力霉素、二甲胺四环素、土霉素（四环素类）

我们没有发现四环素类药物（强力霉素、二甲胺四环素、土霉素）治疗 MRSA 感染者的系统综述或随机对照试验。

349

夫西地酸（夫西地酸钠）

我们没有发现夫西地酸治疗 MRSA 感染者的系统综述或随机对照试验。

奎奴普汀-达福普汀

一项随机对照试验提供了不充分的证据，评价奎奴普汀-达福普汀在治愈院内 MRSA 感染性肺炎方面，与万古霉素的比较。

利福平

我们没有发现利福平治疗 MRSA 感染者的系统综述或随机对照试验。

甲氧苄氨嘧啶

我们没有发现单独使用甲氧苄氨嘧啶治疗 MRSA 感染者的随机对照试验或系统综述。

甲氧苄氨嘧啶-磺胺甲基异噁唑

一项随机对照试验发现，对静脉吸毒者 MRSA 感染的治疗，在临床治愈方面，甲氧苄氨嘧啶-磺胺甲基异噁唑和万古霉素有同样的疗效。

对鼻部或鼻外部定植的 MRSA 的治疗效果如何？

很可能有效

莫匹罗星鼻软膏

一项随机对照试验发现，与安慰剂相比，治疗后 30 天和 90 天，莫匹罗星鼻软膏可以提高身体所有部位的 MRSA 的根除率。然而，另一项随机对照试验发现，治疗后 26 天时，两者差异无显著性。一项随机对照试验发现，莫匹罗星鼻软膏或局部使用夫西地酸加口服甲氧苄氨嘧啶-磺胺甲基异噁唑相比，清除鼻孔部的 MRSA 有同样的效果。然而，口服抗生素将会有更多的不良反应。通过系统综述确定的一项随机对照试验发现，在清除鼻孔部定植的 MRSA 方面，与茶树油预防相比，莫匹罗星鼻软膏更有效，但是对鼻部外，两者无显著性差异。另一项经综述确定的、较小的、方法较弱的随机对照试验发现，比较了两种治疗方法，差异无显著性。我们没有发现，莫匹罗星鼻软膏治疗 5 天与治疗大于 5 天相比较的系统综述或随机对照试验。

效果不明

全身杀菌洗液

我们没有发现全身杀菌洗液治疗鼻部或鼻外部 MRSA 定植者的系统综述或随机对照试验。

洗必泰-新霉素鼻乳膏

我们没有发现洗必泰-新霉素鼻乳膏治疗鼻部或鼻外部 MRSA 定植者的系统综述或随机对照试验。

全身抗菌药物

我们没有发现更好的证据，来比较全身抗菌药物与安慰剂对鼻部或鼻外部 MRSA 定植的治疗。一项随机对照试验发现，对根除全身所有部位
350 MRSA 的定植，甲氧苄氨嘧啶-磺胺甲基异噁唑加利福平与利福平加新生霉素相比，两者无显著性差异。

不太可能有效

茶树油预防

我们没有发现茶树油预防和安慰剂相比的系统综述或随机对照试验。系统综述确定的一项随机对照试验发现，与莫匹罗星相比，对鼻部 MRSA 定植的根除率，茶树油有较小的效果，但是对鼻外部，两者差异无显著性。综述确定的另一项较小的、方法较弱的随机对照试验发现，两种治疗无显著性差异。

定义 耐甲氧西林金黄色葡萄球菌（MRSA）是一种通过表达 *mecA* 基因抵抗甲氧西林的微生物。抵抗所有 β-内酰胺类抗生素，包括氟氯西林、苯甲异噁唑青霉素、头孢菌素和碳青霉烯类。抗菌药的耐药定义为抗菌药在感染的组织中达到可以抑制微生物生长的浓度，但抗菌失败。MRSA 可同样地表现为敏感的金黄色葡萄球菌。它可以是部分正常

菌群（定植菌），也可造成感染。定植现象和感染应以单独的实体来治疗。MRSA 的定植：身体任何部位的体液或拭子都有 MRSA 的生长。最常见的定植部位是在前鼻孔，但 MRSA 也能在其他部位被发现，比如腋窝、异常皮肤（如湿疹）、尿液和喉咙。应该没有任何迹象或感染的症状。定植的部位可能成为 MRSA 的贮藏处，导致其他部位的感染或传递给他人。虽然被定植的病人（或工作人员）并不需要接受治疗，但为根除菌量的携带和防止今后发生感染或传播可以进行一个疗程的去定植治疗[1]。MRSA 的感染：身体无菌部位（如血培养或脑脊液）的 MRSA 生长或身体的非无菌部位的 MRSA 生长（如伤口、尿液或痰），并有感染的症状表现和体征。MRSA 的感染还伴随发热和炎症反应，包括皮肤/软组织、创伤、骨与关节、院内感染性肺炎、心内膜炎和假肢材料。MRSA 感染正在成为越来越重要的问题，比如那些没有住院或进行医疗活动的人们在社区获得性的感染。但是，这项对社区进行的治疗对策的调查，与正在进行的院内 MRSA 感染相比，将不会列入这里。

发病率/患病率 各国 MRSA 感染的发病率不同[2]。与北欧和斯堪的纳维亚半岛相比，英国、爱尔兰、南欧国家（如西班牙、意大利和希腊）具有高发病率。评价发病率的最客观标准是在血培养中发现的耐甲氧西林金黄色葡萄球菌所占百分比。目前认为在英国大约有 40%[3]。

病因/危险因素 MRSA 定植的风险因素包括：住院时间较长、严重的基础疾病、预先的抗生素治疗、定植病人的暴露和进入高风险病房（重症监护、肾病科等）。

预后 发现与甲氧西林敏感金黄色葡萄球菌的毒力同等的 MRSA 的毒力，即使没有被重视，但在动物模型和感染 MRSA 的所有发病人数和死亡人数中仍较高。一项 31 个队列研究的 Meta 分析发现，与甲氧西林敏感的金黄色葡萄球菌菌血症相比，MRSA 菌血症相关的死亡率更高（平均死亡率没有报道；OR 1.93%，95% CI 1.54～2.42）[4]。 351

请参见《临床证据》英文网络版获取全文和参考文献。

带状疱疹后神经痛

检索时间：2005 年 12 月
原作者：David Wareham
朱建莹　译　魏来　校　斯崇文　审

为预防带状疱疹后神经痛而进行的带状疱疹急性发作期干预治疗的效果如何?

很可能有效

口服抗病毒药（阿昔洛韦、泛昔洛韦、伐昔洛韦、奈替夫定）

一个系统综述从一些随机对照试验中发现有限的证据证明，与安慰剂相比，给予阿昔洛韦治疗 7～10 天可减轻 1～3 个月内的疼痛。然而，这些随机对照试验发现阿昔洛韦和安慰剂相比在治疗 6 个月时的疼痛程度上无显著性差异。包含一项大型随机对照试验的一个系统综述发现，与安慰剂相比，泛昔洛韦可减少急性带状疱疹后平均疼痛持续时间。一个随机对照试验发现，与阿昔洛韦相比，伐昔洛韦减少了 6 个月内带状疱疹后神经痛的患病率。一项随机对照试验发现，经过 6 个月的治疗，与服用奈替夫定的人群相比，更多的服用阿昔洛韦的人群的带状疱疹后神经痛得到了完全缓解。一个随机对照试验发现，伐昔洛韦和泛昔洛韦对带状疱疹后神经痛的消退无显著性差异。一个随机对照试验发现，皮疹痊愈后一个月，口服阿昔洛韦与局部用碘苷相比，疼痛无显著性差异。一个系统综述发现，从两个有关皮质激素联合抗病毒药疗效的随机对照试验得到的证据不够充分。

效果不明

敷料

我们没有发现评价在带状疱疹急性发作时使用敷料对于预防带状疱疹后神经痛的效果的系统综述或随机对照试验。

局部抗病毒药（碘苷）对 6 个月内的疼痛

一个包含一些非均质的质量粗糙的随机对照试验的系统综述发现，在 6 个月内，局部应用碘苷组与安慰剂组之间疼痛无显著性差异。由该综述确认的一个随机对照试验发现，皮疹痊愈后一个月，局部应用碘苷组与口服阿昔洛韦组之间疼痛无显著性差异。

三环抗抑郁药（阿米替林）

一个不太完善的随机对照试验在阿米替林预防带状疱疹后神经痛的疗效方面所提供的证据不够充分。

很可能无效甚至有害

皮质激素

系统综述从有关单用皮质激素或与抗病毒药物联合应用治疗带状疱疹后神经痛疗效的随机对照试验发现了不充分的证据。皮质激素有引起带状疱疹播散的可能。

干预治疗对缓解皮疹痊愈后的顽固性带状疱疹后神经痛效果如何？ 353

肯定有效

加巴喷丁

一个包含两项随机对照试验的系统综述发现，在患有带状疱疹后神经痛的人群中，与安慰剂相比，加巴喷丁治疗 7～8 周可减轻疼痛。

三环抗抑郁药

一个包含 4 个小规模交叉随机对照试验的系统综述证明，与安慰剂相比，三环抗抑郁药治疗 3～8 周后，促进了带状疱疹后神经痛的疼痛缓解。

效果不明

口服类罂粟碱（羟考酮、吗啡、美沙酮、曲马多）

我们没有发现涉及吗啡或美沙酮对带状疱疹后神经痛患者疗效的随机对照试验。一个小型的随机交叉对照试验发现有限的证据证明，口服羟考酮与安慰剂相比可减轻疼痛，但伴随着更多的不良反应。一个包含一个小型随机对照试验的系统综述发现有限的证据证明，与氯米帕明联合或不联合左美丙嗪相比，曲马多治疗 6 周后可减轻疼痛。一个随后的随机对照试验发现有限的证据证明，与安慰剂相比，曲马多治疗 6 周后减少了疼痛。

局部麻醉

我们从有关利多卡因治疗带状疱疹后神经痛疗效的三个随机对照试验中发现的证据不够充分。

局部抗刺激剂（辣椒辣素）

一个包含两个随机对照试验的系统综述发现有限的证据证明，与安慰剂相比，局部抗刺激剂促进了带状疱疹后神经痛的疼痛缓解。一个随后的随机对照试验发现，辣椒辣素组与安慰剂组之间治疗 6 个月时疼痛无显著性差异。辣椒辣素可引起痛苦的皮肤反应（包括烧灼感、针刺感和红斑）。

很可能无效甚至有害

右美沙芬

包含一个小型的随机交叉对照试验和一个随后的随机对照试验的一个系统综述没有发现证据证明，右美沙芬治疗 3～6 周后，比安慰剂或劳拉西泮更有效，但是发现大剂量右美沙芬伴随着镇静作用和共济失调。

定义 带状疱疹后神经痛是在急性带状疱疹消退和带状疱疹皮疹痊愈后出现的疼痛。疼痛可能很严重，伴随着瘙痒，且沿着原先感染部位分布。带状疱疹由通过早先感染水痘而已获得部分免疫力的人群中潜伏的水痘-带状疱疹病毒（人类疱疹病毒 3）被激活而引起。带状疱疹感染感觉神经节及其神经分布区域。它以疼痛沿着受累神经分布，相应区域分批出现簇生的小囊泡为特征。

发病率/患病率 在英国一项包含 3600～3800 人的综合医疗观察中，带状疱疹每年的发病率为 3.4/1000[1]，发病率随年龄而变化。带状疱疹在 50 岁以下人群中相对罕见（一年<2/1000），但在 50～79 岁的人群中上升到一年 5～7/1000，且在 80 岁或更老的人群中达 11/1000。一项以人群为基础的在荷兰进行的研究报道了相似的发病率（3.4/1000 每年）以及相似的发病率随年龄增加的程度（在大于 50 岁的人群中 3～10/1000 每年）[2]。带状疱疹后神经痛的患病率依赖于其在急性感染后被判断的时间。没有一致的诊断的时间点。

病因/危险因素 带状疱疹后神经痛的主要危险因素是渐增的年龄。在英国的一个综合医疗研究中（包括 3600～3800 人，急性带状疱疹 321 例），年龄在 50 岁以下者，危险性很小，但是年龄在 60～65 岁的急性带状疱疹患者中，超过 20% 发生带状疱疹后神经痛，年龄超过 80
354 岁者中达 34%[1]，没有发现其他危险因素来协助预测哪些带状疱疹患者将经历持续性疼痛。在冰岛的一个综合医疗研究中（421 人，带状疱疹开始发作后随访 7 年），年龄小于 60 岁者，发生带状疱疹后神经痛的危险率为 1.8%（95% CI 0.6%～4.2%），且所有病例疼痛均较轻[3]。年龄超过 60 岁者中，三个月后重度疼的危险率是 1.7%（95% CI 0%～6.2%）。

预后 在英国的这个综合医疗观察中，大约 2% 的急性带状疱疹患者疼痛超过 5 年[1]。在开始发病后，疼痛患病率随着时间的推移而下降。英国一个试验中，183 名年龄超过 60 岁的接受安慰剂组患者中，急性感染后 1 个月的疼痛患病率为 61%，3 个月为 24%，6 个月为 13%[4]。

近期一个更大的随机对照试验中，安慰剂组 72 名年龄超过 60 岁的患者，6 个月疱疹后神经痛的患病率为 35%[5]。

请参见《临床证据》中文全版本和英文网络版获取全文和参考文献。

结核病

检索时间：2005 年 7 月
原作者：Lilia Ziganshina，Paul Garner
郭晓琳　译　魏来　校　斯崇文　审

在无 HIV 感染的高危人群中预防结核病的治疗效果如何？

益害相当

异烟肼

一项在有结核病高危因素而无 HIV 感染的研究对象中进行的系统综述发现，与安慰剂相比，预防性服用异烟肼 6～12 个月可以减少活动性结核病或肺外结核病的危险性。同时也发现 6 个月短程疗效同 12 个月疗程。一项大型随机对照试验发现，与安慰剂相比，含有异烟肼的治疗方案中肝毒性的危险性增加。

利福平加异烟肼

一项随机对照试验发现，对隐性结核病感染的患者，利福平加异烟肼治疗 3 个月，与单用异烟肼治疗 6～12 个月相比，能够同样减少 1～3 年后活动性结核病的发生率。两组间需要停药的不良反应（肝毒性、皮疹、胃肠道不耐受）的发生率也相似。

在新诊断的无 HIV 感染的肺结核病人中不同的药物治疗方案的效果如何？

肯定有效

短程化疗（6 个月的治疗方案其疗效同长程化疗）

两项随机对照试验发现 6 个月化疗和长程化疗在复发率上无显著性差异。

很可能有效

化疗时加用吡嗪酰胺治疗 6 个月及以上

三项随机对照试验发现，与其他的治疗方案相比较，含有吡嗪酰胺的化疗方案能改善最初 2 个月的痰菌清除，但是关于复发率的效果只有有限的证据。

应用异烟肼时加用利福平（比单独应用异烟肼更有效）

一项大规模随机对照试验发现异烟肼加利福平治疗 6 个月与单独应用异烟肼相比减少了复发率。

效果不明

间歇化疗≥6 个月

两项随机对照试验（其中一项被收入到一篇系统综述中）发现，对新诊断的结核病患者，每日给药的短程化疗方案和每周二或三次给药的短程化疗方案相比，在治愈率上两者无显著性差异。然而，这些随机对照试验其效力可能不足以检测到临床上存在的重要差异。

含有喹喏酮类药物的治疗方案 356

一篇系统综述发现，对有或无 HIV 感染的结核病患者，环丙沙星在减少复发率方面不如标准的一线药物（乙胺丁醇、利福平、吡嗪酰胺）有效。其他喹诺酮类药没有得到充分的评价。

不太可能有效

在维持阶段由乙胺丁醇代替利福平

一项多中心的随机对照试验比较了 8 个月的化疗方案，发现在维持阶段，乙胺丁醇加异烟肼治疗 12 个月在减少细菌学失败和复发率方面不如利福平加异烟肼有效。

很可能无效甚至有害

短于 6 个月的化疗

一项系统综述发现有限的证据，与 12 个月的治疗方案相比，3 个月的化疗方案在减少复发率方面效果较差。

在耐多药的无 HIV 感染的结核病病人中不同药物治疗方案的效果如何？

效果不明

比较耐多药结核病的不同治疗方案的益处

我们没有发现有关比较耐多药结核病的不同药物治疗方案的系统综述和随机对照试验。

低剂量激光治疗无 HIV 感染的结核病患者的效果如何?

效果不明

低剂量激光治疗

一项系统综述发现，没有充分的证据表明低剂量激光治疗结核病患者的有效性。

哪些干预措施可以提高无 HIV 感染的结核病患者治疗的依从性?

很可能有效

现金鼓励方式

一项系统综述发现，与常规关怀方式相比，现金鼓励方式可以改善生活在贫穷环境中人们治疗的持续性。一项随后在静脉吸毒者中进行的随机对照试验发现，现金鼓励方式能够促使治疗的完成。第二项随后的随机对照试验发现，立即现金鼓励和延迟现金鼓励相比较，在治疗的完成方面没有显著性差异。第三项随后的随机对照试验发现，有现金支付和无现金支付（快餐或食品店的代金券，电话卡或公交车卡）相比较，在治疗的完成方面没有显著性差异。

357 **对不履行者的行为**

一项系统综述发现，对不履行者进行加强行为（多次家访和多次信件提示）与常规行为（单次信件提示和单次家访）相比较，在治疗完成方面有所改善。

由护士进行健康教育

一项随机对照试验发现，由护士对受试者进行健康教育与单独发放教育传单相比，能提高治疗的完成。一项对吸毒者进行的随机对照试验发现，在受试者按随访计划的参加率上，由门诊护士对受试者进行 5～10 分钟的健康教育与无目的的健康教育相比，效果差别无显著性。

效果不明

社区健康顾问

一项随机对照试验发现，由社区招募的健康顾问进行健康咨询，参加治疗的人数显著高于不进行健康咨询组。

全程督导化疗与自我督导化疗比较

一项系统综述没有提供充足的证据比较全程督导化疗和自我监督治疗

在改善结核病治愈率方面的效果。

由医生或相同教育背景的人员进行健康教育

一项随机对照试验表明，在治疗的完成方面，由门诊医生进行健康咨询和单独发放健康传单相比，无显著性差异。一项随机对照试验表明，由相同教育背景的人员进行依从性的指导训练加常规关怀，由大学生进行的自我辅导加常规关怀，与单独进行常规关怀相比，治疗的完成率无显著性差异。

提示对治疗的依从

一篇系统综述没有收入关于提示治疗依从性治疗结核病的随机对照试验。

对不能坚持者进行惩罚

一篇系统综述没有收入关于惩罚治疗结核病效果的随机对照试验。

全体职员的培训

两篇系统综述没有能够提供充分的证据表明对全体职员进行培训在治疗依从性方面的效果。

全程督导治疗的支持机制

随机对照试验发现，全程督导治疗的依从性在不同地点（受试者选择的地点与医生指定地点）进行或由不同的人（医学专业人员与家庭成员）进行，均没有显著性差异。

哪些干预措施在结核病患者中可以提高曼托试验（Mantoux test）（一种测定结核菌素敏感性的皮内试验）记录的重新加入人数?

效果不明

提示和签定合约来提高曼托试验（结核菌素敏感性的皮内试验）记录的重新加入人数

一项在健康人群中进行的随机对照试验发现，与无电话提示相比，电话提示曼托试验记录的回访能略微增加重新加入人数，但是差异无显著性。另一项对健康人群进行的随机对照试验发现，与不使用签定合约相比，使用口头或书面签定合约更有可能提高曼托试验记录的重新加入人数。 358

定义 结核病是由结核分枝杆菌引起，累及多个脏器。特异性的症状与感染的部位有关，通常伴随有发热、出汗、体重减轻。

发病率/患病率 结核分枝杆菌病原体与其他感染性微生物相比，能导致更多患者死亡。2004 年，六个世界卫生组织（WHO）地区中的五个地区结核病的病例数稳定或有所下降，但是，在全球范围内每年仍以 0.6%的比例增长[1]。在非洲，由于人类免疫缺陷病毒（HIV）的传播带动了结核病的流行，而使其发病率呈上升的趋势。根据 WHO 的数据，在 2004 年，全球共有 890 万新发结核病例（140/10 万人口），其中 390 万人（62/10 万）痰菌涂片阳性，并且 74.1 万成人同时感染了 HIV。据数据报道，共有 1460 万患病人数（229/10 万人口），其中 610 万人痰菌涂片阳性（95/10 万）。2004 年，在所有新诊断的结核病患者中，超过 80%的病例发生在非洲、东南亚和西太平洋地区[1]。大约三分之一的世界人口有隐性结核病（见病因部分）[2]。

病因/危险因素 病因：主要的传染途径是吸入了由活动性肺结核患者经咳嗽、打喷嚏或说话释放到空气中的细菌。吸入的分枝杆菌到达肺脏并缓慢生长几周。大多数健康暴露人群（80%～90%）的免疫系统可以杀死细菌，并从体内清除，仅留下皮肤试验阳性作为暴露的标志。在一小部分被感染者中，感染灶的周围建立起防御屏障，结核菌没有被杀死而是处于休眠状态[2]。这被称为隐性结核病，患者无症状也无传染性。其余的被感染者，迅速进展为活动性结核病。**危险因素：** 社会因素包括贫穷、过度拥挤、无家可归以及不完善的健康服务。医学因素包括 HIV 和免疫抑制。

预后 预后有较大的差别，取决于治疗[3]。在 2004 年，估计有 170 万人（27/10 万）死于结核病，包括那些同时感染了 HIV 的患者者（24.8 万）[1]。

请参见《临床证据》中文全版本和英文网络版获取全文和参考文献。

终末期肾病

检索时间：2005 年 3 月

原作者：Yoshio N Hall，Glenn M Chertow
赵慧萍　甘良英　译　王梅　校　王海燕　审

不同剂量及不同渗透剂的腹膜透析效果如何？

很可能有效

艾考糊精（与 1.36% 或 2.27% 的葡萄糖透析液相比，能减轻容量负荷过重）

通过在持续不卧床腹膜透析（CAPD）患者中进行的三项随机对照试验发现，与 1.36% 或 2.27% 的葡萄糖透析液相比，7.5% 的艾考糊精透析液长时间存腹可增加超滤（液体丢失）。其中两项随机对照试验发现，与 1.36% 或 2.27% 的葡萄糖透析液相比，7.5% 的艾考糊精透析液能减少细胞外液或体内的总水分。一项随机对照试验发现，与 1.36% 的葡萄糖透析液相比，7.5% 的艾考糊精透析液可减少左心室重量。然而，其中一项随机对照试验发现 7.5% 的艾考糊精透析液与 3.86% 的葡萄糖透析液在长时间存腹后，平均超滤量无显著性差异。

不太可能有效

增加透析剂量（在减少死亡率方面并不比标准剂量透析更有效）

一项随机对照试验发现，标准剂量与增加剂量的腹膜透析相比，死亡率无显著性差异。

不同剂量及不同膜通量的血液透析效果如何？

不太可能有效

高通量膜血透（在减少死亡率方面并不比低通量膜血透更有效）

一项随机对照试验发现，高通量膜血透与低通量膜血透相比，各种原因导致的死亡率无显著性差异（无论是标准剂量或增加剂量的血透）。

增加血透剂量（在减少死亡率方面并不比标准剂量血透更有效）

一项随机对照试验发现，标准剂量血透与增加剂量血透相比，各种原因导致的死亡率无显著性差异（无论是使用高通量膜不是低通量膜）。

针对预防继发性并发症的治疗措施效果如何？

肯定有效

司维拉姆（与钙盐相比，能减轻冠状动脉及主动脉钙化的进展）

一项随机对照试验发现，与钙盐相比，司维拉姆在52周时能够减轻冠
360 状动脉及主动脉钙化的进展。一项交叉随机对照试验发现，司维拉姆与醋酸钙相比，在减少血磷方面无显著性差异。两项随机试验发现，与钙盐相比，斯维拉姆可减轻血清低密度脂蛋白胆固醇的水平以及高钙血症的发生率。我们尚未发现有关斯维拉姆与铝剂或碳酸镧之间对比的随机对照试验。

很可能有效

红细胞生成素或达贝汀

一项随机对照试验发现，在25～32周时，达贝汀α和重组人红细胞生成素在维持血红蛋白水平方面无显著性差异。基于观察研究的一致意见认为，红细胞生成素用于治疗ESRD患者的贫血是有效的。

定义 终末期肾病（ESRD），定义为自身的肾功能不可逆性地下降，病情严重至必须进行透析或移植，否则足以致命。ESRD处在在美国国家肾脏基金会-肾脏病转归质量指南（NKF-K/DOQI）的慢性肾脏病（CKD）分期中的第5期，此期主要指估计的肾小球滤过率（eGFR）低于每标准体表面积（$1.73m^2$）15 ml/min，或指那些需要透析的患者，不论肾小球滤过率（GFR）高低[1]。肾功能减退或丧失导致一系列调节紊乱，包括液体潴留（细胞外液容量负荷过重）、贫血、骨和矿物质代谢紊乱、血脂异常及蛋白质能量营养不良。本章仅涉及成人ESRD。在ESRD患者中可以观察到的**液体潴留**会导致高血压、心室功能不全以及更多的心血管事件的发生。CKD相关的**贫血**属于正常细胞正常色素性贫血，最常见的原因是病变肾脏的促红细胞生成素合成减少，其他原因还包括：频繁抽血、血残留在透析器和管路中以及胃肠道出血引起的铁缺乏、严重的继发性甲状旁腺功能亢进、急性或慢性炎症状态（例如感染），红细胞寿命缩短。**骨和矿物质代谢紊乱**，如甲状旁腺功能亢进、高磷血症、低/高钙血症，在CKD患者中很常见[1]。若不予治疗，这些紊乱可能引起疼痛、瘙痒、贫血、骨流失、骨折危险性增加，促成高血压及心血管疾病的发生[2]。CKD患者的**血脂异常**特征性表现为极低密度脂蛋白水平升高、高密度脂蛋白水平降低以及修饰的低密度脂蛋白水平升高，这些与心血管疾病的危险增加相关。

发病率/患病率 ESRD的发病率和患病率正在世界范围内持续增长。根据来源于120个国家的透析资料显示，在2001年底，约有1 479 000人接受肾脏替代治疗（RRT）[3]。在这些个体中，1 015 000人（69%）接受血液透析，126 000人（9%）接受腹膜透析，还有338 000人（23%）依靠一个移植肾存活[3]。由于国际肾脏登记数据库排除了那些不接受肾替代治疗的ESRD患者，ESRD的发病率/患病率仍然难以精确估计[4]。由于卫生保健系统、政府经费、治疗的接受情况、人口统计以及护理方法等方面的差异，国际上RRT的对比也存在类似的挑战。在世界上，最高的发病率和患病率报道来自美国、中国台湾和日本。下面列出几个国家和地区的患病率资料，尽管并不全面。根据美国肾脏数据系统（USRDS）2004年年度报告，2002年新增ESRD病例100 359例，相当于年发病率333例/百万人口[5]。2002年美国ESRD的患病率为456 010例（1446例/百万人口）。与此类 361
似，根据日本透析治疗协会的报道，2002年每百万人口中225人开始透析。在2002年，日本每百万人口中有1801人接受透析治疗，是患病率报道最高的工业化国家[6, 7]。根据台湾有关方面的报告，2000年ESRD的患病率是1352例/百万人口，ESRD的发病率是355例/百万人口[8]。相比之下，根据欧洲肾脏学会-欧洲透析与移植学会的登记以及英国肾脏登记的数据，2002年肾脏替代治疗的发病率从冰岛76例/百万人口到比利时170例/百万人口不等。2002年RRT的患病率从冰岛大约438例/百万人口到西班牙1080例/百万人口不等。2003年，澳大利亚和新西兰透析与移植登记报道，ESRD的年发病率在澳大利亚为98例/百万人口，在新西兰为112例/百万人口。2003年ESRD的患病率在澳大利亚为685例/百万人口，在新西兰为715例/百万人口[4, 9-12]。

病因/危险因素 每日的尿蛋白量仍然是进展到ESRD的最有力的预测因素之一[13-15]。高血压是进展到ESRD的强独立危险因素，尤其对于有蛋白尿的患者[15, 16]。年龄也是ESRD的预测因素：与65岁以下的人相比，超过65岁的人发生ESRD的危险性增加4～5倍[17]。导致ESRD的其他危险因素还包括慢性肾功能不全的病史、糖尿病、滥用海洛因、使用烟草及镇痛剂、黑人、低社会经济地位、肥胖、高尿酸血症、肾脏病家族史[18-26]。

预后 未予治疗的ESRD患者的总体预后仍然很差。大多数ESRD患者最终死于心血管疾病的并发症、感染，或者如果不能透析而死于进展的尿毒症（高钾血症、酸中毒和营养不良）[1, 5, 9, 27]。然而，由于国际肾脏登记忽略了那些未行RRT的ESRD患者[4]，故尚无精确的死亡率估计。在接受 RRT 的患者中，心血管疾病是死亡率的首位死因，占这一人群死亡原因的 40% 以上[1, 5, 9]。细胞外容量负荷过重和高血压在 CKD 患者中很常见，是左室肥厚及心血管死亡率已知的预测因素[28]。甚至在校正了年龄、性别、种族、糖尿病的存在之后，与总人口对比，尤其在年轻人中，ESRD 患者每年心血管病的死亡率仍然居高不下[1, 10]。

请参见《临床证据》中文全版本和英文网络版获取全文和参考文献。

肾结石

362

检索时间：2005 年 4 月

原作者：Robyn Webber，David Tolley，James Lingeman

杨波　译　王晓峰　校　郭应禄　审

各种治疗方法清除无症状肾结石（asymptomatic kidney stones）的效果如何?

效果不明

无症状肾或输尿管结石的体外冲击波碎石术（extracorporeal shock wave lithotripsy，ESWL）治疗

一个随机对照试验发现对于直径小于 15mm 的无症状肾结石，预防性的体外冲击波碎石和保守治疗 1 年左右的净石率没有显著性差异。但是有限的证据表明有较多接受保守治疗的患者后续还需要侵入性治疗。我们没有发现有关体外冲击波碎石术治疗较大的肾或输尿管结石的系统综述或随机对照试验，也没有发现体外冲击波碎石术与经皮肾镜取石术或输尿管镜治疗无症状肾结石的随机对照试验。

无症状肾或输尿管结石的经皮肾镜取石术（percutaneous nephrolithotomy，PCNL）治疗

我们没有发现有关经皮肾镜取石术治疗无症状肾或输尿管结石的系统综述或随机对照试验。

无症状肾或输尿管结石的输尿管镜（ureteroscopy）治疗

我们没有发现有关输尿管镜治疗无症状肾或输尿管结石的系统综述或随机对照试验。

各种治疗方法清除有症状肾结石（symptomatic kidney stones）的效果如何?

很可能有效

小于 20mm 肾结石的体外冲击波碎石术治疗

一个随机对照试验发现，与经皮肾镜取石术相比，体外冲击波碎石术治疗直径小于 30mm 有症状的肾结石 3 个月的净石率较低，而治疗失败率较高。虽然经皮肾镜取石术的并发症更常见，并发症的发生率两者无显著性差异。我们没有发现有关体外冲击波碎石术与输尿管镜或开放手术比较治疗肾结石的系统综述或随机对照试验。由于相对于经皮肾镜取石术创伤小，目前一致认为体外冲击波碎石术是治疗直径小于 20mm 肾结石的一线治疗手段。

肾结石的经皮肾镜取石术治疗

一个随机对照试验发现，与体外冲击波碎石术相比，经皮肾镜取石术治
363 疗直径小于 30mm 有症状的肾结石 3 个月的净石率较高，而治疗失败率较低。虽然经皮肾镜取石术的并发症更常见，并发症的发生率两者无显著性差异。我们没有发现经皮肾镜取石术与保守治疗、输尿管镜或开放手术比较治疗肾结石的随机对照试验。

效果不明

肾结石的开放手术（open nephrolithotomy）治疗

我们没有发现有关开放手术治疗肾结石的系统综述或随机对照试验。

肾结石的输尿管镜治疗

我们没有发现有关输尿管镜治疗肾结石的系统综述或随机对照试验。

各种治疗方法清除有症状输尿管结石（symptomatic ureteric stones）的效果如何？

很可能有效

中段和下段输尿管结石的体外冲击波碎石术治疗

3 个随机对照试验发现与输尿管镜相比，体外冲击波碎石术治疗中、下段输尿管结石的总净石率较低，清除结石所需时间较长；但是另一个随机对照试验显示两种治疗方法治疗小于 15mm 的下段输尿管结石的净石率无显著性差异。一个随机对照试验显示与输尿管镜相比，体外冲击波碎石术治疗的失败率较低。3 个随机对照试验均显示，与输尿管镜相比，体外冲击波碎石术治疗的严重并发症的发生率较低。

益害相当

中段和下段输尿管结石的输尿管镜治疗

3 个随机对照试验发现与体外冲击波碎石术相比，输尿管镜治疗中、下段输尿管结石的总净石率较高，清除结石所需时间更短。但是另一个随机对照试验显示两种治疗方法治疗小于 15mm 的下段输尿管结石的净石率无显著性差异。一个随机对照试验显示与体外冲击波碎石术相比，输尿管镜治疗的

失败率较高。3 个随机对照试验均显示与体外冲击波碎石术相比，输尿管镜治疗并发症的发生率较高。

效果不明

上段输尿管结石的体外冲击波碎石术治疗

我们没有发现有关体外冲击波碎石术和输尿管镜比较治疗上段输尿管结石的系统综述或随机对照试验，也没有发现体外冲击波碎石术与保守治疗或输尿管切开取石（开放或经腹腔镜）比较治疗输尿管结石的随机对照试验。

输尿管结石的切开取石治疗（开放或腹腔镜） 364

我们没有发现有关开放或经腹腔镜输尿管切开取石治疗输尿管结石的系统综述或随机对照试验。

上段输尿管结石的输尿管镜治疗

我们没有发现有关体外冲击波碎石术和输尿管镜比较治疗上段输尿管结石的系统综述或随机对照试验，也没有发现体外冲击波碎石术与保守治疗或输尿管切开取石（开放或经腹腔镜）比较治疗输尿管结石的随机对照试验。

定义 **肾结石**（nephrolithiasis）是指肾脏内的结石。**尿石症**（urolithiasis）是一个更为宽泛的概念，指泌尿系统任何部位存在结石。尿石症常根据结石存在的解剖部位分类（肾盏、肾盂、输尿管、膀胱和尿道）。输尿管结石根据结石停留的部位进一步被分为上段、中段或下段输尿管结石。本章评价结石的治疗效果仅限于有症状或无症状的肾或输尿管结石的排石治疗；不包括妊娠妇女，有些结石的诊断和治疗对于她们是禁忌证；也不包括存在严重合并症（包括严重心血管和呼吸系统疾病）的患者，因为全麻会增加治疗的风险。

发病率/患病率 虽然各年龄段均会发生结石，但其发病高峰年龄为 20～40 岁[2]。男女比例为 3∶1。草酸钙结石最为常见。在北美，草酸钙肾结石首次发病后，在其后的 1 年、5 年和 5 年后的复发率分别为 10%、35% 和 50%。

病因/危险因素 当结晶从尿中析出并聚集于肾乳头、肾盂或输尿管等部位，就形成肾结石。最常见的结石成分为草酸钙，而感染结石（struvite）为镁、氨和磷酸盐的混合物。感染结石几乎全部与产尿素酶细菌的感染有关，而草酸钙结石的成因则很多。尿酸、胱氨酸和嘌呤结石等其他成分的结石均少见。目前健康人产生结石的病因尚不明确[3]。但是，患有甲状旁腺功能亢进、小肠功能失调、泌尿系感染（尤其是产

尿素酶细菌引起的感染）以及肾和输尿管结构或解剖异常（包括肾盂输尿管连接部梗阻、肾盂或肾盏积水、肾盏憩室、马蹄肾、输尿管囊肿、膀胱输尿管反流、输尿管狭窄或髓质海绵肾）的人群结石的发病率较高。与肾结石有关的因素还包括：痛风（产生尿酸结石）和慢性代谢性酸中毒（产生典型的含磷酸钙结石）。妇科手术后绝经的妇女由于骨吸收以及尿钙排出增加也是高危人群。抗充血剂、利尿剂以及抗惊厥药也可增加结石形成的危险。

诊断

诊断通常基于病史，经影像学检查证实。1/3 的肾结石有典型的临床症状：典型的剧烈疼痛、肾区触痛、血尿或者消化道症状（如恶心、呕吐或腹泻）[1]。疼痛往往是突发的，感觉在腰部并向腹股沟区和外生殖器（阴囊或阴唇）放射。患者坐立不安，疼痛难忍并被描述为前所未有的剧烈疼痛。结石的病因和化学成分可能会对诊断、治疗，尤
365 其是预防复发有意义。虽然所有结石总的外科处理原则是相同的，但是特殊病因的结石，例如产尿素酶细菌引起的反复感染性结石或者胱氨酸尿症导致的胱氨酸结石需要进一步针对病因的治疗。**鉴别诊断：** 尿路的出血会表现出与结石相同的症状，尤其是血块存留在肾盂或输尿管内。许多其他类似肾绞痛的情况也需要加以鉴别，包括：尿路感染（结石和感染并存），麻醉剂成瘾（麻醉药物过量引起的肾功能损害或鸦片成瘾者为获得阿片类镇痛药物假装的肾绞痛）。少数镰状细胞病患者可以表现为腹痛，需要与肾绞痛鉴别。

预后

大多数肾结石经保守治疗（摄入足量的液体和镇痛剂）会在 48 小时内排出，有的可能需要更长的时间，因此观察期可以延长至 3～4 周。90% 直径小于 5mm 的输尿管结石会自行排出，直径 5～10mm 的输尿管结石只有 50% 会自行排出[4]。保守治疗因人而异，只有对于无症状或非常小的结石（虽然结石的大小可能与症状的严重程度不相关）以及具有严重合并症（包括严重的心血管和呼吸系统疾病的患者，因为全麻会增加危险）的患者，治疗的风险才会大于可能的益处。无论治疗与否，结石都可能移动。当结石移动至输尿管内会产生相应的临床表现，也可能没有任何症状。结石梗阻尿流可导致肾积水和肾萎缩。这可能导致严重的并发症，包括尿路感染、肾周脓肿或尿源性脓毒血症。侵入性排石治疗也可能导致感染。有些并发症会损害肾脏并危及肾脏功能[5]。10% ～20% 的肾结石最终需要治疗。

请参见《临床证据》中文全版本和英文网络版获取全文和参考文献。

急性肾衰竭

366

检索时间：2005年4月

原作者：John Kellum，Martine Leblanc，Ramesh Venkataraman

隋准　燕宇　译　王梅　校　王海燕　审

在高危患者中预防急性肾衰竭的干预效果如何？

肯定有效

低渗造影剂（在伴有基础肾衰竭患者中，相对于标准造影剂可减低肾毒性）

一篇系统综述发现，伴有基础肾衰竭的患者如需使用造影剂检查，应用低渗造影剂相对于标准渗透压造影剂可减低肾毒性。

很可能有效

补液

一项在行选择性心脏导管检查患者中进行的随机对照试验发现，与术后48小时内不限制饮水的方法相比，通过静脉注射氯化钠溶液进行水化可以减少术后急性肾衰竭的发生。另一项随机对照试验显示，相对于0.45%的氯化钠溶液，使用0.9%的氯化钠溶液水化可减少造影剂肾病的发生。其中女性、糖尿病以及造影剂使用剂量超过250ml的患者受益更明显。一项随机对照试验对住院病人和非住院病人应用不同水化方法的效果进行了比较，未得出具有确定结论性的证据。

脂质体两性霉素B（相对于普通两性霉素B，可减低肾毒性）

我们未发现相关的随机对照试验。脂质体两性霉素B相对于普通两性霉素B可能会减低肾毒性，但目前尚无长期安全性的直接对比研究。

***N*-乙酰半胱氨酸**

多篇系统综述发现在发生造影剂肾病的高危人群中，相对于单独水化，*N*-乙酰半胱氨酸联合水化可以减少造影剂肾病的发生。一项进一步的小规模随机对照试验发现，使用双倍剂量的*N*-乙酰半胱氨酸能够比单剂量的*N*-乙酰半胱氨酸更为有效地预防造影剂肾病的发生，尤其是在应用了高剂量非离子性低渗造影剂的患者中。

非离子性等渗造影剂（优于非离子性低渗造影剂）

一项随机对照试验证明，在糖尿病患者中，非离子性等渗造影剂（碘克沙醇）相对于非离子性低渗影剂（碘海醇）可以减少造影剂肾病的发生。

氨基糖苷类单次给药（与多次给药治疗感染效果相同，但可降低肾毒性）

一篇系统综述和一项该综述遗漏的随机对照试验对每日单次和多次使用氨基糖苷类药物所致的肾毒性作用进行了比较，其结果存在差异。系统综述中，发热伴中性粒细胞减少的患者接受了包括氨基糖苷类在内的抗生素
367 治疗，发现每天单次给药与每天三次给药相比，在治愈率或肾毒性方面没有显著性差异。然而随机对照试验发现发热病人应用包括氨基糖苷类在内的抗生素治疗时，每日单次给药与多次给药相比可减低肾毒性。

效果不明

碳酸氢钠溶液（有限的证据说明在预防造影剂肾病的方面可能优于氯化钠溶液）

一项在血肌酐稳定的患者中进行的单中心随机对照试验提供的有限证据说明，在接受造影剂的前后给予碳酸氢钠溶液，比给予氯化钠溶液能更有效地预防造影剂肾病的发生。

不太可能有效

非诺多泮

我们发现了五项有关非诺多泮预防急性肾衰竭的随机对照试验，尽管其中四项规模小、质量差的随机对照试验都显示，相对于传统治疗手段，非诺多泮可能能够改善肾脏灌注及肌酐清除率。然而第五项也是规模最大的随机对照试验主要关注接受了侵入性心血管操作患者的临床结局，没有证据显示非诺多泮比传统治疗在预防肾衰竭方面更有效。同时，非诺多泮可能会导致低血压。

甘露醇

在创伤性横纹肌溶解症、进行冠状动脉搭桥术及血管或胆道手术的患者中进行的多个小规模随机对照试验发现，相对于单独水化，应用甘露醇加水化并没有降低急性肾衰竭的发生。另一项随机对照试验发现，相对于0.45%氯化钠溶液，应用甘露醇增加了发生急性肾衰竭的风险，但差异没有显著性。

预防性肾脏替代治疗（血液滤过/透析）

一项在存在基础慢性肾功能不全行冠状动脉介入（应用造影剂）手术的患者中进行的单中心随机对照试验发现，在院内生存率及1年生存率方面，低剂量血液滤过要优于单独盐水水化。但是，该研究有许多局限性。血液滤过是有创性操作，价格昂贵，并可能会导致重要的临床并发症如低血压。

茶碱或氨茶碱

一篇系统综述显示，与对照组相比，茶碱/氨茶碱能够减轻应用造影剂后血清肌酐上升的程度。但是未影响到病人的临床结局。该综述中的许多随机对照试验的水化状况不明。其中的一项随机对照试验发现，在需要应用放射性造影剂的患者中给予了充分的静脉水化后，与安慰剂相比，茶碱并未能够预防造影剂肾病的发生。一项随机对照试验发现，在行选择性冠状动脉搭桥术的患者中，茶碱与单独水化相比并不能显著减少术后肾功能损伤的发生，但该试验其效力可能不足以检测到临床上重要的差异。

很可能无效甚至有害

钙通道阻滞剂（在预防早期同种异体移植物功能不全方面）

一项在接受尸源或活体肾移植的患者中进行的随机对照试验发现，在预防早期同种异体移植物功能不全的作用方面，伊拉地平与安慰剂之间无显著性差异。一篇仅限于尸源肾移植人群的系统综述发现，尽管钙通道阻滞 368
剂的应用在减少移植物功能丧失、对血液透析的需求以及死亡率方面没有明显作用，但来自于不同随机对照试验的有限证据证明围手术期应用钙通道阻滞剂能够减少移植后急性肾小管坏死的发生。我们没有发现评价钙通道阻滞剂预防其他形式急性肾衰竭作用方面的随机对照试验。钙通道阻滞剂可能会引起低血压和心动过缓。

多巴胺

两篇系统综述和一项该两篇综述后发表的随机对照试验都显示多巴胺和安慰剂相比，在急性肾衰竭的进展、对血液透析的需求及死亡率方面无显著性差异。多巴胺可能会引起严重的不良反应如外渗性坏死、坏疽和心脏传导异常。

袢利尿剂

一篇系统综述和一项该综述后发表的随机对照试验发现，在急性肾衰竭的高危患者中，补液时加用袢利尿剂与单独补液相比，对于预防急性肾衰竭是无效的，甚至可能有害。

利钠肽

一项大规模随机对照试验发现，利钠肽和安慰剂相比，在预防造影剂引起的急性肾衰竭方面没有显著性差异。另一项在早期急性肾衰竭患者中进行的大规模随机对照试验的亚组分析发现，与安慰剂相比，利钠肽降低了非少尿型患者的非透析存活率。一项在心脏手术后发生心衰需要强心及血管活性药物支持的患者中进行的小规模随机对照试验提供的有限证据发现，与安慰剂相比，持续输注人类重组利钠肽能够减少需透析治疗（术后 21 天及之前）患者比例以及透析或死亡（21 天前及第 21 天）复合结局患者的比例。

在伴急性肾衰竭的危重患者中治疗的效果如何?

很可能有效

高剂量持续肾脏替代治疗（相对于低剂量治疗可以降低死亡率）

一项随机对照试验发现，高剂量持续肾脏替代治疗（血液滤过）与低剂量持续性治疗相比，能够降低患者死亡率。一项小规模前瞻性研究发现，与常规隔日血液透析相比，强化（每日）的间断血液透析治疗能够降低急性肾衰竭患者死亡率。一项随后进行的有三个比较组的随机对照试验显示：早期低剂量血液滤过组、早期高剂量血液滤过组和晚期低剂量血液滤过组，三组患者在 28 天存活率方面没有显著性差异。

效果不明

持续注射袢利尿剂（与单次大剂量注射比较）

我们未检索到对伴急性肾衰竭的危重患者给予持续输注与单次快速静脉注射袢利尿剂的效果进行比较的随机对照试验。

369 **持续肾脏替代治疗（相对于间断肾脏替代治疗）**

一篇系统综述发现，在伴有急性肾衰竭的成年危重患者中，持续肾脏替代治疗与间断肾脏替代治疗相比，在死亡率、肾脏死亡或血液透析依赖方面没有显著性差异。

静脉补充白蛋白后加用袢利尿剂

我们没有发现有关急性肾衰竭患者静脉补充白蛋白后加用袢利尿剂治疗效果方面的随机对照试验。

合成透析膜（与纤维素膜相比）

两篇系统综述未能就伴急性肾衰竭的危重患者使用合成透析膜与纤维素透析膜相比对死亡率的影响提供有结论性的证据。

不太可能有效

袢利尿剂

在少尿型肾衰患者中进行的一项大规模及两个小规模随机对照试验发现，袢利尿剂与安慰剂相比，在肾功能恢复、血液透析天数及死亡率方面没有显著性差异。袢利尿剂具有耳毒性，还可能会导致容量不足。

很可能无效甚至有害

多巴胺

一篇系统综述发现，与安慰剂相比，多巴胺在死亡率或对血液透析需求方面没有显著性差异。一项该综述遗漏的随机对照试验发现，与安慰剂相比，低剂量多巴胺并不能减少肾功能不全的发生。多巴胺可能会引起严重不良反应如外渗性坏死、坏疽及传导异常。

利钠肽

多项在少尿及非少尿的急性肾衰竭患者中进行的随机对照试验都发现，心房利钠肽、乌拉立肽（Urodilatin）和安慰剂在非透析的生存率方面没有显著性差异。其中一项随机对照试验发现心房利钠肽可能降低非少尿型急性肾衰竭患者的生存率。

定义 急性肾衰竭表现为肾小球滤过率急剧并且持续下降[1]，导致血液中尿素和其他化学物质蓄积。大多数研究都将急性肾衰竭的生化变化定义为血清肌酐达 2～3mg/dl（200～250mmol/L），或血清肌酐低于 2mg/dl 的患者较基线水平升高 0.5mg/dl（45mmol/L），或较基线水平升高两倍以上。最近一个国际的跨学科小组根据血肌酐相对于基线水平的变化及尿量的变化将急性肾衰竭进行了分类。包括三个等级，开始为“危险”：定义为血肌酐较基线水平上升超过 50% 或尿量少于 0.5ml/(kg·h) 持续至少 6 小时，最终为“衰竭”：定义为血肌酐较基线水平上升超过 3 倍或尿量少于 0.3ml/(kg·h) 持续 24 小时[2]。通常又根据原发病变的部位对急性肾衰竭进行分类，分为肾前性、肾实质性和肾后性。危重患者是指那些临床情况不稳定，濒临死亡，通常需要或已经在重症监护病房治疗的患者。

发病率/患病率 两项对 2576 例病例的前瞻性观察研究发现，根据以上定义，在所有住院病人中急性肾衰竭的患病率大约 5%，而在危重患者中达到了 15%[3,4]。

病因/危险因素 **一般危险因素**：急性肾衰竭的危险因素是多方面的，包括 370
年龄，低血容量，低血压，脓毒血症，基础肾脏、肝脏或心脏功能异常，糖尿病以及暴露于肾毒性物质（如氨基糖苷类、两性霉素、免疫抑制剂、非甾体抗炎药、血管紧张素转换酶抑制剂、静脉应用造影剂）（见表 1）T[4-8]。**危重患者的危险因素/病因**：危重患者发生单纯急性肾衰竭的情况很少见，常常作为多器官功能不全综合征的一部分出现。只有不到 5% 的患者因单纯急性肾衰竭需要透析治疗。肾脏通常是第一个衰竭的器官[9]。在围手术期，急性肾衰竭的危险因素包括主动脉钳夹时间延长，急诊手术而非择期手术，大剂量静脉应用造影剂（>100ml）。一项对 3695 例病例的多因素 Logistic 回归分析显示，发生急性肾衰竭的独立危险因素包括：基线肌酐清除率小于 47ml/min（OR 1.20，95% CI 1.12～1.30），糖尿病（OR 5.5，95%

CI 1.4～21.0），造影剂用量超过 100ml（OR 1.01，95% CI 1.00～1.01）。住院患者中急性肾衰竭需透析治疗者的死亡率为 36%[5]。肾前性急性肾衰竭是由于肾血管疾病、全身低血压或血流分布异常引起肾血流量减少造成的。肾实质性急性肾衰竭是由于肾实质损害（急性肾小管坏死、间质性肾炎、栓塞性疾病、肾小球肾炎、血管炎或小血管疾病）所致。肾后性急性肾衰竭是由于尿路梗阻造成。一项对数百例来自欧洲、北美及西非的急性肾衰竭病例的观察性研究发现，肾前性因素占 40%～80%，肾实质性因素占 10%～50%，肾后性因素占 10%[7, 8, 10-13]。危重患者发生急性肾衰竭的最常见类型是肾前性急性肾衰竭[7, 14]。肾实质性急性肾衰竭往往是多器官功能衰竭综合征的一部分，且常常是由缺血和（或）肾毒性损伤致肾小管坏死引起的[15, 16]。

预后 一项回顾性研究共总结了 1347 例急性肾衰竭病例，发现单纯急性肾衰竭病人的死亡率低于 15%[17]。近期一项对超过700例的急性肾衰竭患者的前瞻性研究发现，重症监护病房的患者，其总体死亡率、对血液透析需求的比例均高于非重症监护病房患者，但两组患者的平均血肌酐峰值不具有统计学差异（需要血液透析比例：ICU 病人为 71%，非 ICU 病人为 18%，$P<0.001$；死亡率：ICU 病人为 72%，非 ICU 病人为 32%，$P=0.001$）[18]。澳大利亚的一项针对超过 17 000例 ICU 患者的大型研究发现：急性肾衰竭与死亡率升高呈 4 倍以上相关性[19]。即使在对严重病情进行控制后，急性肾衰竭患者的死亡率仍明显高于非急性肾衰竭患者（62.8% v 38.5%），提示即使进行血液透析，急性肾衰竭也仍是死亡率升高的独立危险因素。但导致死亡率升高的具体机制尚不清楚。

请参见《临床证据》中文全版本和英文网络版获取全文和参考文献。

良性前列腺增生

检索时间：2005 年 5 月
原作者：Robyn Webber
徐涛　译　王晓峰　校　郭应禄　审

药物治疗的效果如何？

肯定有效

5α 还原酶抑制剂

一篇系统综述和随后的三项随机对照试验结果显示，5α 还原酶抑制剂较安慰剂更有利于缓解症状，并减少并发症的发生。随机对照试验还证实，5α 还原酶抑制剂非那雄胺（Finasteride）对前列腺增生症状的缓解效果不如 α 受体阻滞剂。另有一项系统综述显示，非那雄胺和锯叶棕（saw palmetto）提取物在改善症状方面的疗效没有显著性差异。我们没有找到有关 5α 还原酶抑制剂与其他植物类药物或手术治疗相比较的随机对照试验。

α 受体阻滞剂

系统综述和随机对照试验显示，与安慰剂相比，α 受体阻滞剂能够改善前列腺增生的症状。不同 α 受体阻滞剂的疗效相似。随机对照试验发现，与 5α 还原酶抑制剂非那雄胺相比，α 受体阻滞剂对症状的改善更明显。在一项随机对照试验中，应用 α 受体阻滞剂特拉唑嗪（Terazosin）治疗 18 个月，对症状的改善效果不如经尿道微波热疗术（transurethral microwave thermotherapy）。另一项随机对照试验表明，服用坦索罗辛（Tamsulosin）或锯叶棕提取物一年，在改善症状和提高最大尿流率的疗效方面均无显著性差异。我们没有找到 α 受体阻滞剂与其他植物类药物比较的随机对照试验。

手术治疗的效果如何？

肯定有效

经尿道前列腺微波热疗术

3 项随机对照试验发现，与假治疗相比，经尿道前列腺微波热疗术能有效改善症状。一篇系统综述所引用的有限证据显示，经尿道微波热疗术治疗 6～12 个月，在改善症状和提高最大尿流率方面疗效差于经尿道前列腺切除术。结果还显示，与经尿道前列腺切除术相比，经尿道前列腺微波热疗术可减少术中输血、术后尿路狭窄及逆行射精的风险；但经尿道前列腺切除术后，一般不再需要接受其他针对良性前列腺增生的治疗。一项随机对照试验显示，与α受体阻滞剂特拉唑嗪相比，经尿道微波热疗术治疗18个月后可显著改善症状。

经尿道前列腺切除术与非手术治疗比较

随机对照试验表明，经尿道前列腺切除术较警惕性等待能更显著地改善症状，同时不增加勃起功能障碍及尿失禁的发生风险。

效果不明

经尿道前列腺切除术与微创手术比较

一篇系统综述比较了经尿道前列腺切除术与经尿道前列腺切开术的疗效，认为二者没有显著性差异。一篇系统综述指出，尚无确凿证据显示经尿道前列腺切除术与可视激光消融术（visual laser ablation）、接触式激光消融术（contact laser ablation）间在症状缓解方面存在差异。一篇系统综述与随
372 后的三项随机对照试验表明，在改善症状方面，经尿道前列腺切除术与电切汽化术（electrical vaporisation）的疗效类似。一篇系统综述显示，经尿道微波热疗术治疗6～12个月后，在改善症状、提高最大尿流率等方面的疗效差于经尿道前列腺切除术。结果还表明，相对于经尿道前列腺切除术，经尿道微波热疗术一般无需输血，且尿道狭窄及逆向射精的发生率低。但经尿道前列腺切除术后的患者，一般不再需要接受其他针对良性前列腺增生的治疗。

经尿道前列腺切除术与经尿道射频消融术比较

一项随机对照试验显示，尽管经尿道射频消融术（transurethral needle ablation）较经尿道前列腺切除术的不良反应发生率更低，但经尿道前列腺切除术治疗后一年缓解症状的疗效优于经尿道射频消融术。

植物类药物治疗的效果如何？

很可能有效

β-谷甾醇植物提取物

一篇系统综述结果显示，与安慰剂相比，短期使用β-谷甾醇植物提取物能够改善下尿路症状。我们没有找到有关β-谷甾醇植物提取物与其他疗法相比较的随机对照试验。

锯叶棕提取物

一篇系统综述发现，与安慰剂相比，锯叶棕提取物能够改善良性前列腺增生的症状。同时，锯叶棕提取物在缓解症状方面的疗效与α受体阻滞剂坦

索罗辛或 5α 还原酶抑制剂非那雄胺相比均无显著性差异。一项随机对照试验比较了单用坦索罗辛与联合应用坦索罗辛/锯叶棕提取物在缓解症状方面的疗效，结果显示二者无显著性差异。

效果不明

非洲臀果木

一篇系统综述所引述的少量证据认为，与安慰剂相比，非洲臀果木(Pygeum africanum) 具有一定疗效，即应用 4～16 周能够提高最大尿流率、减少残余尿量。我们没有找到非洲臀果木与其他疗法相比较的随机对照试验。

黑麦草花粉提取物

一篇系统综述显示，只有少数研究证据证实与安慰剂相比，黑麦草花粉(rye grass pollen) 提取物应用 12～24 周后能够提高症状评分、减少夜尿次数。不过，该系统综述中仅引述了两个小样本的随机对照试验，因此难以获得可靠的结论。我们没有找到黑麦草花粉提取物与其他疗法比较的随机对照试验。

定义　良性前列腺增生是组织学定义。临床上它以下尿路症状为特点（尿频、尿急、尿线细、尿流间断、排尿费力、尿不净感、夜尿增加），可引起并发症，如急性尿潴留等。

发病率/患病率　症状性良性前列腺增生的患病率与其不同的定义方法有关，在 70 多岁男性中为 10%～30%[1]。

病因/危险因素　良性前列腺增生引发一系列症状和并发症的机制尚不清 373
楚，其中膀胱出口梗阻是重要的因素之一[2]。年龄增加和正常的睾丸功能是广泛报道的两个危险因素[3]。

预后　基于社区和临床研究的结果显示，男性患者的下尿路症状多进展缓慢[4,5]，但是如不进行治疗，症状可能反复、加重。前列腺增生患者急性尿潴留的发生率为 1%～2%[5-7]。

请参见《临床证据》中文全版本和英文网络版获取全文和参考文献。

慢性前列腺炎

检索时间：2005 年 7 月
原作者：Bradley A Erickson，Thomas L Jang，
Christina Ching，Anthony J Schaeffer
叶海云 译 王晓峰 校 郭应禄 审

慢性细菌性前列腺炎的治疗效果如何？

很可能有效

α 受体阻滞剂

我们没有发现有关 α 受体阻滞剂治疗慢性细菌性前列腺炎的系统综述，以及与安慰剂或不治疗比较的随机对照试验。只有 1 个随机对照试验提供的有限证据提示：与单用抗生素比较，抗生素加用 α 受体阻滞剂可改善慢性细菌性前列腺炎的症状并减少其复发。

口服抗生素

我们没有发现有关口服抗生素治疗慢性细菌性前列腺炎的系统综述，以及与安慰剂或不治疗比较的随机对照试验。2 个随机对照试验发现环丙沙星与其他喹诺酮类药物（左旋氧氟沙星或洛美沙星）比较，6 个月后的临床治愈率和细菌学治愈率均无显著性差异。在这 2 项随机对照试验中，依所应用的抗生素不同，临床治愈率为 73%～89%，细菌学治愈率为 63%～77%。

效果不明

局部注射抗生素

我们没有发现有关局部注射抗生素治疗慢性细菌性前列腺炎的系统综述，以及与安慰剂或不治疗比较的随机对照试验。一个规模较小的随机对照试验发现，与肌肉注射阿米卡星（Amikacin）相比，肛门黏膜下注射阿米卡星 3 个月后可改善症状评分并提高细菌清除率。

非甾体抗炎药

我们没有发现有关非甾体抗炎药治疗慢性细菌性前列腺炎的系统综述或随机对照试验。

根治性前列腺切除术

我们没有发现有关根治性前列腺切除术治疗慢性细菌性前列腺炎疗效

的系统综述或随机对照试验。

经尿道前列腺切除术

我们没有发现有关经尿道前列腺切除术治疗慢性细菌性前列腺炎疗效的系统综述或随机对照试验。

慢性非细菌性前列腺炎（CP/CPPS）的治疗效果如何?

很可能有效

α 受体阻滞剂

1 篇系统综述收入的 2 个小样本的随机对照试验以及随后的 4 个小样本的随机对照试验提供的有限证据显示：与安慰剂比较，α 受体阻滞剂可改善慢性非细菌性前列腺炎患者的生活质量和临床症状。这些随机对照试验样本量过小，故难以发现其他重要的临床疗效。我们没有发现有关不同的 α 受体阻滞剂间比较的系统综述或随机对照试验。 375

效果不明

5α 还原酶抑制剂

1 篇系统综述中收入的 1 个随机对照试验以及随后的 1 个随机对照试验提供的不充分证据表明，与安慰剂比较，5α 还原酶抑制剂对慢性非细菌性前列腺炎有疗效。

别嘌呤醇（Allopurinol）

1 篇系统综述收入的 1 个随机对照试验提供的不充分证据表明，与安慰剂相比，别嘌呤醇对慢性非细菌性前列腺炎（CP/CPPS）有疗效。

生物反馈治疗

我们没有发现有关生物反馈治疗慢性非细菌性前列腺炎疗效的系统综述或随机对照试验。

非甾体抗炎药

我们没有发现有关非甾体抗炎药治疗慢性非细菌性前列腺炎疗效的系统综述或随机对照试验。

口服抗生素

2 个随机对照试验显示，口服抗生素治疗慢性非细菌性前列腺（CP/CPPS）6 周后，与对照组相比，美国国家卫生研究院-慢性前列腺炎症状评分表（NIH-CPSI）评分无显著性差异。目前支持抗生素对慢性非细菌性前列腺炎有效的证据不多。

多硫戊聚糖（Pentosan polysulfate）

1 篇系统综述收入的 1 个随机对照试验以及随后的 1 个随机对照试验提供的不充分证据说明与安慰剂或未治疗组相比，多硫戊聚糖对慢性非细菌性前列腺炎有疗效。

前列腺按摩

我们没有发现有关前列腺按摩治疗慢性非细菌性前列腺炎疗效的系统综述或随机对照试验。

坐浴

我们没有发现有关坐浴治疗慢性非细菌性前列腺炎疗效的系统综述或随机对照试验。

经尿道微波热疗

1 篇系统综述收入的 1 个小样本随机对照试验提供的有限证据显示，与假治疗组相比，经尿道微波热疗在 3 个月内可改善生活质量，21 个月以上可改善临床症状。但我们难以从该小样本试验中获得确切结论。

定义 **慢性细菌性前列腺炎**（chronic bacterial prostatitis）定义为前列腺液细菌培养阳性，其引起的症状有：耻骨上、腰骶部或会阴疼痛，轻度的尿急、尿频和尿痛等，可能与反复尿路感染有关。该病也可急性发作或突然加重，而期间可能无症状。**慢性非细菌性前列腺炎或慢性盆腔疼痛综合征**（chronic abacterial prostatitis/chronic pelvic pain syn-
376 drome，CP/CPPS）定义为盆腔或会阴疼痛，但前列腺液中未发现致病细菌。该病常伴有排尿刺激或梗阻症状，如尿急、尿频、排尿踌躇或尿中断。此外，还可有耻骨上、腰骶部、阴茎或阴囊疼痛，以及射精疼痛等症状。CP/CPPS 可为炎症性（前列腺液含白细胞）或非炎症性（前列腺液不含白细胞）[1]。美国国家卫生研究院已制定了前列腺炎分类标准[2]。

发病率/患病率 美国一项在社区进行的研究（包括 2115 例 40～79 岁男性）估计，9% 的男性曾被诊断为前列腺炎[3]。另一项观察研究发现，以泌尿生殖系症状就诊于泌尿外科的男性约 8% 被诊断为慢性前列腺炎，而就诊于社区医生者，约 1% 被诊断为慢性前列腺炎[4]。慢性前列腺炎以非细菌性为主，慢性细菌性前列腺炎虽诊断容易，但较少见。

病因/危险因素 与细菌性前列腺炎相关的微生物主要是大肠杆菌和其他革兰阴性肠杆菌，有时可为假单胞菌，极少数为革兰阳性肠球菌。慢性细菌性前列腺炎的危险因素有导尿或尿道器械操作、避孕套式集尿

器、排尿功能障碍（高压排尿）以及无保护的性交。慢性非细菌性前列腺炎（CP/CPPS）的病因尚不清楚，曾有提示沙眼衣原体[5]、解脲支原体[6]、人型支原体[7]和阴道滴虫[8]等感染与之有关。病毒[9,10]、念珠菌（免疫抑制人群）[11]和寄生虫[12]在少数情况下也可能引起该病。非感染性因素包括：炎症反应[13]、自身免疫[14]、激素失衡[15]、盆底张力性肌痛[16]、前列腺内尿液反流[17]和心理失调[18]等。1 项病例对照研究（463 例 CP/CPSS 患者，121 例无症状年龄匹配男性作为对照）显示，慢性非细菌性前列腺炎患者的非特异性尿道炎（12% *vs* 4%，$P=0.008$）、心血管疾病（11% *vs* 2%，$P=0.004$）、神经系统疾病（41% *vs* 14%，$P<0.001$）、精神疾患（29% *vs* 11%，$P<0.001$）、造血淋巴系统或感染性疾病（41% *vs* 20%，$P<0.001$）等的患病率显著高于对照组[19]。这些因素是否与慢性非细菌性前列腺炎（CP/CPPS）致病有关有待进一步研究[19]。

预后 慢性细菌性前列腺炎和非细菌性前列腺炎（CP/CPPS）如不予治疗，其自然病史如何尚不清楚。慢性细菌性前列腺炎可引起反复尿路感染，而非细菌性前列腺炎则无此影响[20]。有研究人员报告慢性细菌性前列腺炎和慢性非细菌性前列腺炎与不育有关[21]。一项研究发现慢性非细菌性前列腺炎对生活质量的影响与咽峡炎、Crohn 病或既往心梗相似[22]。

请参见《临床证据》中文全版本和英文网络版获取全文和参考文献。

勃起功能障碍

377

检索时间：2005年8月

原作者：Prathap Tharyan，Ganesh Gopalakrishanan

许清泉 译 王晓峰 校 郭应禄 审

男性勃起功能障碍（erectile dysfunction）的治疗效果如何？

肯定有效

阴茎海绵体注射前列地尔

2个随机对照试验发现与安慰剂相比，阴茎海绵体注射前列地尔能显著改善阴茎勃起。3个随机对照试验发现前列地尔阴茎海绵体注射较尿道内给药更能有效地改善勃起，提高性交成功率。3个随机对照试验发现阴茎海绵体注射前列地尔对改善勃起较注射罂粟碱疗效更佳。2个随机对照试验发现注射前列地尔与罂粟碱加酚妥拉明两联在改善勃起方面疗效相同。2个随机对照试验发现注射前列地尔在治疗两联无效的患者方面，其疗效不及前列地尔加罂粟碱加酚妥拉明三联治疗。1个小规模的随机对照试验发现西地那非与阴茎海绵体注射前列地尔均能改善阴茎勃起，获得成功性交，两者的疗效无显著性差异。1个小规模的随机对照试验发现有限的证据表明负压吸引装置与阴茎海绵体注射前列地尔在改善阴茎勃起硬度方面疗效相似，但前者在性高潮或总体性交满意度方面的疗效不及后者。注射部位疼痛是阴茎海绵体注射前列地尔最常见的不良反应，发生率高达40%。

前列地尔尿道内给药

1篇系统综述及一个随机对照试验（针对既往对前列地尔治疗有效的患者）发现与安慰剂相比，前列地尔能有效改善阴茎勃起和性交成功率。3个随机对照试验发现前列地尔尿道内给药在改善阴茎勃起和性交成功率方面疗效不及阴茎海绵体注射给药。阴茎疼痛是最常见的不良反应，见于1/3的男性患者。

阿朴吗啡

3个随机对照试验发现与安慰剂相比，舌下含服阿朴吗啡能显著增加成功勃起及性交成功率。最常见的不良反应包括恶心、头晕、头痛及困倦。持续用药后这些不良反应会减少。

西地那非

1篇系统综述及随后的23个随机对照试验发现与安慰剂相比，西地那非能改善勃起、提高性交成功率。1个小规模的随机对照试验发现使用西地那非或阴茎海绵体注射前列地尔4～9个月（平均为6个月），两者均能增加足以成功性交的勃起次数，但两组疗效无显著性差异。西地那非的不良反应包括轻中度头痛、面部潮红及消化不良，见于1/4的男性患者。西地那非禁忌与硝酸酯类药物合用，已有两者合用后出现患者死亡的报告。

他地那非

1篇系统综述及随后的3个随机对照试验发现与安慰剂相比，他地那非能改善勃起、提高性交成功率，药效可持续36个小时。2个药物交叉随机 378
对照试验中，患者喜欢选用他地那非胜过西地那非。服用降压药的糖尿病患者，20mg他地那非的疗效好于10mg他地那非或安慰剂。不良反应包括轻中度头痛、肌肉疼痛、背痛、消化不良及面部潮红，见于1/3的男性患者。他地那非禁忌与硝酸酯类药物合用，因两者合用可导致致命性的低血压。

伐地那非

1篇系统综述及随后的1个随机对照试验发现与安慰剂相比，伐地那非能改善阴茎勃起，增加性交成功率。不良反应包括轻中度头痛、面部潮红及消化不良，见于1/3的患者。伐地那非禁忌与硝酸酯类药物合用，两者合用可导致致命性的低血压。我们尚未发现有关伐地那非与西地那非或他地那非直接比较的研究。

很可能有效

人参

1个小规模的随机对照试验发现有限的证据表明，与安慰剂相比，高丽红参（Korean red ginseng）能增加成功勃起次数、改善性欲及增加性交成功率。未报告不良反应。

阴茎假体*

我们未发现有关阴茎假体治疗男性勃起功能障碍的系统综述或随机对照试验。无对照研究提示患者满意度高，但我们未发现足够质量的研究来进行评估。但是，一致的观点认为阴茎假体很可能有效。阴茎假体植入最严重的并发症为机械故障和感染。通常创伤小的措施无效时才考虑植入阴茎假体。

性心理咨询

1个小规模的随机对照试验发现接受性心理咨询患者与候诊对照患者的性交成功率无显著性差异，而另一个随机对照试验则发现与候诊对照患者相比，性心理咨询能改善性功能和满意度。该随机对照试验还发现与单纯性心理咨询相比，针对改善社交技能的人际关系治疗辅助或不辅助性心理咨询能改善性功能及性满意度。所有随机对照试验的对象均为心理性勃起功能障碍患者。害处未充分描述。

负压吸引装置

负压吸引装置尚未在随机对照试验中得到充分的评价。1个小规模随机对照试验发现有限的证据表明负压吸引装置与阴茎海绵体注射前列地尔在改善阴茎勃起硬度方面疗效相似，但前者在改善性高潮方面的疗效不及后者。1项随机对照试验发现尽管负压吸引装置联合性心理治疗改善勃起的患者数多，但其疗效不比单纯性心理治疗更好。随机对照试验的规模太小，因此不能发现可能实际存在的重要的临床效果。一些患者发现负压吸引装置产生的勃起硬度不足，且射精受阻。

379 **育亨宾**

1篇系统综述发现与安慰剂相比，服用育亨宾2～10周能改善自评的性功能和阴茎硬度。1个随后的随机对照试验未能证实育亨宾的疗效，但试验的规模可能太小以致不能发现可能实际存在的重要的临床效果。1/3的患者出现短暂的不良反应。

益害相当

局部用前列地尔

2个随机对照试验发现与安慰剂相比，前列地尔胶涂抹于龟头能改善阴茎勃起和性交成功率。约1/3的患者诉阴茎疼痛和红斑。

罂粟碱

1个小规模的随机对照试验发现有限的证据表明单纯阴茎海绵体注射罂粟碱改善勃起的疗效不及罂粟碱加酚妥拉明两联药物注射。3个随机对照试验发现阴茎海绵体注射罂粟碱改善阴茎勃起的疗效不及注射前列地尔。高达25%的患者出现短暂的阴茎烧灼痛。1项研究发现，长期注射罂粟碱的患者有1/10出现阴茎瘀斑、延长勃起及阴茎海绵体纤维化。

罂粟碱加酚妥拉明两联用药

1个小规模的随机对照试验发现与注射生理盐水相比，罂粟碱加酚妥拉明两联阴茎注射能增加有效勃起患者的比例。另外1个小规模的随机对照试验发现有限的证据表明两联用药改善勃起的疗效优于单纯阴茎海绵体罂粟碱注射。2个随机对照试验发现两联药物注射改善阴茎勃起与注射前列地尔一样有效。不良反应包括注射部位轻度一过性疼痛及瘀斑。1项前瞻性队列研究发现用药1年后，高达半数患者出现阴茎无痛性纤维结节及轻中度肝功能异常，不到1/10的患者出现瘀斑、延长勃起及阴茎海绵体纤维化。

罂粟碱加酚妥拉明加前列地尔三联用药

2个随机对照试验发现注射三联药物对两联用药无效的患者的疗效优于

注射前列地尔。三联用药阴茎疼痛的发生率少于注射前列地尔。

效果不明

认知行为治疗

我们没有发现评价认知行为疗法治疗男性勃起功能障碍的系统综述或随机对照试验。无对照研究提示该疗法可能有效，但我们未发现足够质量的研究。

* 基于共识进行分类；随机对照试验不太可能进行。

定义 勃起功能障碍指不能持续达到或维持足够的阴茎勃起硬度以完成满意性交。该术语基本已取代旧称“阳痿（impotence）”。本章涉及的对象只包括血睾酮及促性腺激素正常、有正常夜间勃起的男性，以及合并心血管疾病、前列腺癌、糖尿病及脊髓损伤的患者，不包括药物引发的性功能障碍患者。由于伴发心血管疾病的勃起功能障碍的原因不明（疾病或治疗药物），因此纳入此类患者。 380

发病率/患病率 全球横断面流行病学研究[1-4]发现年龄 40～70 岁的男性有 30%～50% 存在不同程度的勃起功能障碍。全球有 1 亿 5 千万男性不能达到和维持足够的勃起以获得满意的性交[1]。年龄是勃起功能障碍的最重要的相关因素，40～70 岁的男性中，中度勃起功能障碍的发生率为 17%～34%，而重度勃起功能障碍的发生率为 5%～15%[4]。

病因/危险因素 约 80% 的勃起功能障碍为器质性原因，其余为心理性。多数病例存在多种病因，继发于疾病、压力、外伤（脊髓损伤、盆腔及前列腺手术），或药物引发的与正常勃起相关的心理、神经、内分泌、血管及肌肉方面的不良反应。危险因素包括年龄增加、吸烟和肥胖。糖尿病、高血压、心脏病、焦虑及抑郁的男性，其勃起功能障碍的患病率增加。

预后 我们未发现器质性勃起功能障碍不进行治疗预后的好的证据。

请参见《临床证据》中文全版本和英文网络版获取全文和参考文献。

早期前列腺癌

检索时间：2006 年 2 月
原作者：Melissa L James
叶海云　译　王晓峰　校

早期前列腺癌的治疗效果如何？

益害相当

根治性前列腺切除术

1 项大规模的随机对照试验显示，与观察等待相比，根治性前列腺切除术可降低前列腺癌的特异死亡率、总死亡率和远处转移（随访时间为 8.2 年）。1 项小规模的随机对照试验提供的有限证据显示，对临床诊为前列腺癌的患者随访中位时间 23 年后，根治性前列腺切除术与观察等待相比，总死亡率没有显著性差异。1 项随机对照试验发现，与观察等待相比，根治性前列腺切除术患者在术后 12 个月或以后有更多的勃起功能障碍和尿漏症状，而生活质量无显著性差异。我们没有发现有关根治性前列腺切除术和外放射治疗相比较的足够质量的随机对照试验。1 篇系统综述显示，与外放射治疗相比，保留神经的根治性前列腺切除术在术后 12 个月时较少出现勃起功能障碍。根治性前列腺切除术是一个大型外科手术，会增加性功能与排尿功能障碍的危险。

观察等待（watchful waiting）

1 项大规模的随机对照试验发现，在减少前列腺癌的特异死亡率、总死亡率和转移方面（随访时间为 8.2 年），观察等待的效果不如根治性前列腺切除术。1 项小规模的随机对照试验提供的有限证据显示，在临床诊为前列腺癌并随访中位时间 23 年后，观察等待与根治性前列腺切除术在总死亡率方面无显著性差异。1 项随机对照试验发现，与根治性前列腺切除术相比，12 个月后，观察等待出现勃起功能障碍和漏尿症状者较少，但二者在生活质量方面无显著性差异。我们没有发现有关观察等待与外放射治疗比较的随机对照试验。1 项随机对照试验提供的有限证据显示，与观察等待相比，早期即行雌激素治疗能减少前列腺癌的特异死亡率，但在总死亡率方面无显著性差异。

效果不明

外放射治疗加激素治疗

2 项随机对照试验发现，在 12 个月至 5 年内，与单独外放射治疗（external beam radiation therapy，ERBT）相比，激素新辅助治疗加外放射治疗（有或没有同时激素辅助治疗）更有效改善 PSA 水平、残余病灶情况和无生化复发生存率。1 项随机对照试验发现，激素新辅助治疗和辅助治疗加外放射治疗有利于改善总死亡率、前列腺癌特异死亡率、补救雄激素抑制治疗存活率和 PSA 复发率，中位随访时间为 4.52 年。1 项随机对照试验发现，在前列腺癌无生化复发率方面，ERBT 加不同的激素联合方案之间无显著性差异。

短距放射治疗

我们没有发现有关早期前列腺癌短距放射治疗与其他治疗方法相比较的随机对照试验。

外放射治疗

382

我们没有发现有关外放射治疗（EBRT）与观察等待相比较的随机对照试验。也没有发现有关 EBRT 与根治性前列腺切除术相比较的足够质量的随机对照试验。1 篇系统综述发现，在 12 个月时，与保留神经的根治性前列腺切除术相比，EBRT 有较高的勃起功能保持率。1 项随机对照试验（1/5 的病例为 T3 期）发现，适形 EBRT 与传统 EBRT 在 5 年总生存率方面无显著性差异，但更长时间随访后发现，在直肠毒性方面，适形放疗（剂量不断增大）较传统放疗严重。1 项随机对照试验（大部分病例为 T3～T4 期）发现，与适形 EBRT 相比，传统 EBRT 在治疗期间和治疗后即刻肛门毒性反应较大，但随访 2 年后无显著性差异。而另 1 项随机对照试验（包括 T3～T4 期病例）则发现，随访 2 年后，与适形 EBRT 相比，传统 EBRT 的直肠炎较多见。我们没有发现有关适形 EBRT 与调强 EBRT 相比较的随机对照试验。

激素治疗加短距放射治疗

在激素辅助治疗加短距放射治疗对临床限局型前列腺癌延长生命或生活质量的作用评价方面，我们没有发现相关的随机对照试验。

激素治疗加标准治疗

有关 T1 和 T2 期前列腺癌（也包括 T3～T4 期）的随机对照试验发现，与安慰剂加标准治疗相比，激素治疗加标准治疗降低客观的疾病进展率，中位随访时间为 2.6～5.3 年，但在总生存率方面，二者无显著性差异。与安慰剂加标准治疗相比，激素治疗加标准治疗增加相关不良反应，如男性乳房女性化和乳房疼痛。

无症状临床限局型前列腺癌即行激素治疗

我们没有发现对无症状临床限局型前列腺癌即行激素治疗评估死亡率或生活质量的随机对照试验。

有症状临床限局型前列腺癌即行激素治疗

1 项随机对照试验提供的有限证据显示，与观察等待比较，即行雌激素治疗降低前列腺癌特异死亡率，但对总死亡率无影响。

不太可能有效

外科手术并激素辅助治疗加激素新辅助治疗

1 项随机对照试验（1/4 的病例为 C 期）发现，随访 5 年后，外科手术加激素辅助治疗前接受激素新辅助治疗与没有接受者相比，总生存率、临床无复发生存率或 PSA 无复发生存率均无显著性差异。

激素新辅助治疗加外科手术

4 项随机对照试验发现，随访 6 年后，在生化复发率方面，激素新辅助治疗加外科手术与单独外科手术间无显著性差异。但其中 1 项随机对照试
383 验，只有半数患者为 T1～T2 期，另 1 项随机对照试验还包括 T3 期患者。1 项随机对照试验提供的有限证据显示，与单独外科手术相比，激素新辅助治疗加外科手术增加不良反应和外科手术难度。

定义 前列腺癌有 2 种分期系统：TNM（T，肿瘤；N，淋巴结；M，转移）分类系统（其中 T0，T1，T2，T3，T4，N0，M0 指没有转移的前列腺癌）和美国泌尿分期系统（其中 A，B，C 期指没有转移的前列腺癌）（见表 1Ⓣ）。无转移前列腺癌可进一步分为临床限局型和临床进展型。临床限局型（T0，T1，T2）指经临床检查认为仍限局于前列腺内的前列腺癌。临床进展型（T3 和 T4）指肿瘤已突破前列腺包膜但仅侵犯前列腺周边的前列腺癌。本章主要涉及未突破前列腺包膜的临床限局型前列腺癌（TNM 分类系统中的 T0、T1 和 T2，以及美国泌尿分期系统中的 A 和 B 期）。

发病率/患病率 前列腺癌在世界最常见癌症中居第 6 位，在男性最常见癌症中居第 3 位。2000 年，全世界约有 513 000 例前列腺癌新发病例，约有 250 000 例死于前列腺癌。2005 年美国约有 232 090 例前列腺癌新发病例[1]。50 岁以下者，前列腺癌不常见。约 85% 的病例为 65 岁以上男性患者。活检研究显示各年龄段的亚临床型前列腺癌患病率均很高：30～39 岁男性为 30%；50～59 岁男性为 50%；85 岁以上男性大于 75%。前列腺癌发病率有显著的种族差异和地域差异。

病因/危险因素 前列腺癌的危险因素包括：年龄增长，前列腺癌家族史，

黑色人种；脂肪和肉类高摄入，番茄红素（来自西红柿制品）低摄入，水果摄入少，高钙饮食也可能为危险因素。美国黑人发病率比白色人种高 60%[3]。美国黑人男性 65 岁以下的前列腺癌发病率约为 90/10 万，65～74 岁发病率约为 1300/10 万。白人男性 65 岁以下的发病率约为 44/10 万，65～74 岁发病率约为 900/10 万[3]。

预后 分化较好、可触及的临床限局型前列腺癌患者，5 年内约 70% 不出现临床症状，10 年内为 40%[4]。分化较差者出现临床症状进展的危险较高[5]。1 组大规模的临床限局型前列腺癌外科病例的回顾性研究显示，从 PSA 升高发展到远处转移的中位时间为 8 年[6]。PSA 倍增时间和 Gleason 分级对发生远处转移的几率和时间有预测作用。转移一旦发生，至患者死亡的中位时间少于 5 年。限局性或区域进展性前列腺癌的并发症包括贫血、膀胱梗阻和下肢水肿。1991 ～1997 年，美国 65 岁及以上男性，其年龄调整的前列腺癌特异死亡率降低了 15%（从 244/10 万降至 207/10 万）。虽然死亡证明不准确、但 PSA 筛查、早期和广泛治疗（根治性前列腺切除术、放射治疗和雄激素抑制治疗）可能与死亡率降低有关，但确切原因仍不清楚。在美国和加拿大，PSA 检测和早期治疗较普遍地区的前列腺癌死亡率与检测治疗率较低地区相近[7]。同样，英国等 PSA 检测和治疗率较低国家的年 384
龄调整的前列腺癌死亡率与美国等高检测和治疗率国家相近[8]。

请参见《临床证据》英文网络版获取全文和参考文献。

385

睾丸癌：精原细胞瘤

检索时间：2005 年 4 月

原作者：Richard Neal，Nicholas Stuart，Clare Wilkinson
许克新 译 王晓峰 校 郭应禄 审

行睾丸切除术的Ⅰ期精原细胞瘤患者（肿瘤局限于睾丸），其治疗效果如何？

肯定有效

辅助放疗

20Gy 分 10 次照射主动脉旁淋巴结，与 30Gy 分 15 次照射主动脉旁淋巴结及同侧髂淋巴结相比较（治疗效果相似，但前一种方法的毒性更小）：一篇系统综述收入的 1 个大规模的随机对照试验发现，对于Ⅰ期精原细胞瘤患者，于睾丸切除术后行腹主动脉旁淋巴结照射与同侧髂淋巴结照射相比，对于降低 3 年复发率的效果相似，但腹主动脉旁淋巴结照射患者，其恶心、呕吐、白细胞减少等不良反应的发生率较低。该系统综述收入的另一个大规模的随机对照试验对两组患者分别采用 20Gy 分 10 次照射和 30Gy 分 15 次照射的放疗方案，平均观察期超过 37 个月。结果表明，两组的肿瘤复发率无显著性差异；同时，20Gy 照射组患者，在第 4 周时较少出现嗜睡，并且能更早恢复工作；而在第 12 周时，两组的不良反应的发生率无显著性差异。此试验还发现有 6 名接受 30Gy 照射的患者，在 61 个月后出现了继发恶性肿瘤。

益害相当

辅助化疗（与密切随访相比能够降低复发的风险，但增加即刻毒性反应，影响患者远期生育能力，以及可能继发恶性肿瘤）*

我们没有找到有关Ⅰ期精原细胞瘤患者行睾丸切除术后，行辅助化疗和密切随访两种方法相比较的随机对照试验。但观察研究的证据表明，辅助化疗与密切随访相比，能够降低肿瘤的复发风险，但增加即刻毒性反应（如恶心、腹泻、消化不良等），并且可能降低患者远期生育能力，以及存在继发恶性肿瘤的可能。一个最近完成、以摘要形式发表的随机对照试验发现，一个疗程的卡铂辅助化疗和辅助放疗相比，其提高无复发生存率的效果相似。一个队列研究提供的有限证据支持上述观点，该研究发现，尽管卡铂辅助化疗和辅助放疗相比，患者较少出现恶心，且能较早地恢复工作，但两种方法的复发率和即刻不良反应的发生率相似。

辅助放疗（与密切随访相比能够降低复发风险，但增加即刻毒性反应，影响患者远期生育能力，以及可能继发恶性肿瘤）*

我们没有找到有关Ⅰ期精原细胞瘤患者行睾丸切除术后，行辅助放疗与辅助化疗或密切随访相比较的随机对照试验。精原细胞瘤是一种放疗敏感性肿瘤，目前该病Ⅰ期患者的标准治疗方法为睾丸切除术加术后膈下淋巴结照射。观察研究的证据表明，尽管一些患者因肿瘤复发而需要补救化疗，但睾丸切除术加放疗的最终治愈率可达100%；辅助放疗与密切随访相比，能够降低肿瘤的复发风险，但增加即刻毒性反应（如恶心、腹泻、消化 386
不良等），并且可能降低患者远期生育能力，以及可能出现继发恶性肿瘤。一个最近完成、以摘要形式发表的随机对照试验发现，辅助放疗和一个疗程的卡铂辅助化疗相比，其提高无复发生存率的效果相似。一个队列研究提供的有限证据支持上述观点，该研究发现，尽管辅助放疗和卡铂辅助化疗相比，患者较多出现恶心，且恢复工作较晚，但两种方法的复发率和即刻不良反应的发生率相似。

密切随访（避免了辅助放、化疗相关的毒性反应，但增加了复发的风险）*

我们没有找到有关Ⅰ期精原细胞瘤患者行睾丸切除术后，密切随访与辅助放疗或辅助化疗相比较的随机对照试验。不可能用随机对照试验来评价该病的生存率指标，因为该病本身就预后很好，且单纯行睾丸切除术与行睾丸切除术加术后放疗或化疗相比，远期效果差异不大，所以很难发现两组在死亡率上的差异。精原细胞瘤是一种放疗敏感性肿瘤，目前该病Ⅰ期患者的标准治疗方法为睾丸切除术加术后膈下淋巴结照射。观察研究的证据表明，密切随访避免了辅助放、化疗相关的毒性反应，但增加了复发的风险。因此，随访需要至少10年。

效果不明

比较辅助化疗不同药物联合方案的疗效

一篇系统综述没有找到有关Ⅰ期精原细胞瘤患者行睾丸切除术后，比较辅助化疗不同药物联合方案疗效的随机对照试验或足够质量的观察研究。

比较辅助化疗不同化疗周期数的疗效

一篇系统综述没有找到有关Ⅰ期精原细胞瘤患者行睾丸切除术后，比较辅助化疗不同化疗周期数疗效的随机对照试验。一项前瞻性队列研究比较了采用卡铂化疗一个周期和两个周期的治疗效果，结果发现，2年后两组的复发率分别为9%和0%，无复发生存率均为91%。

行睾丸切除术的预后较好的非Ⅰ期精原细胞瘤患者，其治疗效果如何？

很可能有效

依托泊苷和顺铂，加用或不加用博来霉素的化疗方案（与其他联合化疗方案相比，能够提高肿瘤的无复发生存率）

一篇系统综述收入的一个随机对照试验发现，依托泊苷和顺铂联合化疗与依托泊苷和卡铂联合化疗相比，前种方案能增加患者平均2年的无复发生存率，但总生存率无显著性差异。该系统综述收入的另一个随机对照试验发现，在包含有依托泊苷的两种药物联合化疗方案中再加入博来霉素，能降低患者3～4年的复发率和死亡率。该系统综述收入的第三个随机对照试验发现，采用两种药物（依托泊苷和顺铂）的联合化疗方案，与采用五种药物
387 （顺铂、长春碱、博来霉素、环磷酰胺、更生霉素）的联合化疗方案相比，两组平均5年的无复发生存率和总生存率无显著性差异，而两种药物的联合化疗方案能减少毒性反应。

长春碱、顺铂、博来霉素三种药物联合的化疗方案（与长春碱和顺铂两种药物联合的化疗方案相比，能减少复发率和死亡率）

一个随机对照试验发现，在长春碱和顺铂的联合化疗方案中加入博来霉素，可减少3～4年的肿瘤复发率和死亡率。

放疗（30～36Gy，分15～18次照射方案）

我们没有找到有关预后较好的非Ⅰ期精原细胞瘤患者行睾丸切除术后，比较放疗与化疗效果或评价不同照射剂量放疗效果的随机对照试验。对于行睾丸切除术，预后较好的非Ⅰ期精原细胞瘤患者，我们没有找到用来比较放疗与化疗效果或评价不同照射剂量放疗效果的随机对照试验。目前临床上比较认同采用30～36Gy分15～18次照射的放疗方案，但我们没有找到相关的随机对照试验证明该方案是否是最佳的。尽管一个随机对照试验发现，对于Ⅰ期精原细胞瘤患者，较低剂量的照射与30～36Gy照射相比，有效率接近，但该结果不能应用于非Ⅰ期精原细胞瘤患者。

三个周期与四个周期化疗方案比较（两者的生存率无显著性差异，但前者毒性反应小）

2个随机对照试验发现，三个周期的联合化疗方案与四个周期的化疗方案相比，两者的总生存率无显著性差异；而且另有一个随机对照试验发现采用三个周期的化疗方案，较四个周期的化疗方案可提高患者的生存率。这三个随机对照试验都得出了三个周期化疗方案可减轻毒性反应的结论。这些随机对照试验的研究对象包括精原细胞瘤和非精原细胞瘤患者，但这些结

果可以外推到预后较好的非Ⅰ期精原细胞瘤患者。

益害相当

放疗与化疗比较（放疗的毒性反应较小，但复发风险较高）*

我们没有找到有关预后较好的非Ⅰ期精原细胞瘤患者行睾丸切除术后，比较放疗与化疗效果或评价不同照射剂量放疗效果的随机对照试验。观察研究的证据表明，放疗的即刻毒性反应小于化疗，但对于体积较大的肿瘤患者（直径大于2cm，ⅡB期），放疗后的肿瘤复发风险较高。因此，我们推荐放疗用于体积较小的肿瘤（ⅡA期），化疗用于体积较大的肿瘤（ⅡB期）。

效果不明

在两种药物的联合化疗方案中，加入高、低两种剂量的顺铂或长春碱的疗效比较

一个随机对照试验发现，在长春碱和博来霉素的联合化疗方案中，加入较高剂量的顺铂与加入较低剂量的顺铂相比，前者能增加第一年的有效率。但另一个随机对照试验发现，在顺铂和博来霉素的联合化疗方案中，加入较高剂量的长春碱和加入较低剂量的长春碱相比，两者第一年的有效率无显著性差异。

不太可能有效 388

单独使用卡铂的化疗方案（与联合化疗方案相比，无复发生存率较低）

一个随机对照试验发现，单独使用卡铂的化疗方案与联合应用顺铂和依托泊苷的化疗方案相比，3年的无复发生存率或总生存率无显著性差异，但该试验可能把握度较低，不足以发现重要的临床效果。一篇系统综述收入的另一个以摘要形式发表的随机对照试验发现，单独使用卡铂的化疗方案与联合应用依托泊苷、顺铂加异环磷酰胺的化疗方案相比，前者52个月的无复发生存率相对较低，但总生存率无显著性差异。

对于预后较好的非Ⅰ期精原细胞瘤患者，在行睾丸切除术及化疗后的缓解期，维持化疗的治疗效果如何？

不太可能有效

维持化疗

两个随机对照试验发现，起始化疗后完全缓解的患者，使用长春碱进行维持化疗不能降低1～5年的复发率。这些随机对照试验的研究对象包括精原细胞瘤和非精原细胞瘤患者，但这些结果可以外推到预后较好的非Ⅰ期精原细胞瘤患者。

行睾丸切除术的预后中等的精原细胞瘤患者，其治疗效果如何？

效果不明

化疗

一篇系统综述未发现评价化疗对预后中等的精原细胞瘤疗效的随机对照试验。预后中等的精原细胞瘤仅占精原细胞瘤总数的10%，并且是精原细胞瘤中预后相对最差的一类。

* 没有相关的随机对照试验。根据观察研究的证据和一致的意见。

定义 尽管与睾丸有关的症状比较常见，但睾丸癌较少见。睾丸实性肿大，累及整个睾丸，高度（>50%可能性）提示睾丸癌的存在。睾丸癌最常见的症状为无痛性睾丸肿块或睾丸肿胀感（>85%）。约有10%的患者表现为急性疼痛，20%～30%的患者表现为重物牵拉样的感觉或广泛疼痛。这些不典型的症状可能会导致医生将其误诊为附睾炎或急性睾丸扭转。少数病人表现为肿瘤转移症状和不育。睾丸癌可分为精原细胞瘤和非精原细胞瘤，其中精原细胞瘤约占所有睾丸肿瘤的一半，并且好发于老年男性；非精原细胞瘤主要包括畸胎瘤、混合瘤以及其他细胞类型的肿瘤，好发于年轻男性。关于睾丸癌的分期有几种方法（见表1）Ⓣ，目前临床上最常用的是国际生殖细胞分类法（International Germ Cell Consensus Classification，IGCCC），该方法将
389 睾丸肿瘤分为预后较好、预后中等、预后较差三类[1]。由于90%的精原细胞瘤患者预后较好，所以该分类方法不适用于精原细胞瘤患者，于是我们将预后较好的精原细胞瘤进一步分为Ⅰ期（肿瘤局限于睾丸）和非Ⅰ期（有淋巴结转移但无其他脏器转移），该方法基于Royal Marsden和TNM两种分期系统。

发病率/患病率 在英国，每年大约有1400例新发睾丸癌患者（包括精原细胞瘤、畸胎瘤、精原细胞瘤和畸胎瘤的混合瘤），25～45岁年龄段为发病高峰[2]。睾丸癌大约占男性恶性肿瘤的1%，并且是年轻男性中最常见的恶性肿瘤。该病发病率的高低与地理位置显著相关，一项研究统计了北欧10个不同地区的癌症登记数据资料，结果发现各国家发病率差异很大，丹麦的发病率最高（7.8/10万），立陶宛的发病率最低（0.9/10万）[3]。

病因/危险因素 睾丸癌的发病既与个体因素有关，又与环境因素有关[2]。一级亲属患有睾丸癌的人群中该病的发病风险增高，约 1/5 的患者发病可能与遗传因素有关。如果男性既往存在发育异常（如隐睾、性腺发育不良）、对侧睾丸癌、HIV 感染和（或）艾滋病、睾丸扭转、睾丸外伤（尽管可能存在巧合）、Klinefelter 综合征等病史，则睾丸癌的发病风险增高[2]。由于以上描述的个体因素不能解释该病全球发病率分布不均的现象，所以该病的发生可能还与地理变异等环境因素有关[3]。

预后 总的来说，睾丸肿瘤的预后较好。按照国际生殖细胞分类法（见表 1）Ⓣ，90% 的精原细胞瘤患者被划分为“预后较好”，包括肿瘤局限于睾丸（Royal Marsden 或 TNM 分期为Ⅰ期）和有淋巴结转移但无非肺部脏器转移的患者。剩下 10% 的精原细胞瘤患者被划分为“预后中等”，包括非肺部脏器转移的患者。精原细胞瘤患者没有被划分为“预后较差”的。精原细胞瘤延误治疗将发生进展，导致肿瘤局部生长和远处转移。远处转移的首发部位是淋巴系统，尤其是盆腔和腹主动脉旁淋巴结。血行转移可至肺、肝和脑，但较少见。约 75% 的患者为Ⅰ期精原细胞瘤。根据国际生殖细胞肿瘤合作组织（International Germ Cell Cancer Collaborative Group）的预后分类，90% 的精原细胞瘤表现为“预后较好”，5 年生存率为 86%；10% 的精原细胞瘤表现为“预后中等”，5 年生存率为 73%[1]。精原细胞瘤为放疗敏感性肿瘤，目前对于Ⅰ期患者的标准治疗方法为睾丸切除术加术后行膈下淋巴结照射[4]。观察研究的证据表明，采用该方法的治愈率接近 100%。

请参见《临床证据》中文全版本和英文网络版获取全文和参考文献。

精索静脉曲张

检索时间：2005 年 9 月

原作者：Chandra Shekhar Biyani，Jon Cartledge，Güter Janetschek
叶雄俊 译 王晓峰 校 郭应禄 审

男性精索静脉曲张（varicocele）的治疗效果如何？

效果不明

栓塞（embolisation）

我们没有找到栓塞与不治疗和硬化治疗相比较的系统综述和随机对照试验。三个随机对照试验认为男性精索静脉曲张患者采用栓塞治疗在改善生育方面效果要优于手术结扎，但是证据不充分。我们没找到检验栓塞对精索静脉曲张所致的疼痛或不适有治疗效果的临床证据。

等待治疗（expectant management）

一篇系统综述收录的质量较差的异质性随机对照试验发现，由男性因素导致的生育力低下的夫妻，采用等待治疗、手术结扎或硬化治疗在受孕率方面的差异并没有一致的证据。这篇综述发现没有比较等待治疗和栓塞的随机对照试验。我们没有找到检验等待治疗对精索静脉曲张所致的疼痛或不适有治疗效果的系统综述和随机对照试验。

硬化治疗（sclerotherapy）

一个随机对照试验证实硬化治疗和不治疗相比，受孕率无显著性差异。我们没有找到检验硬化治疗对精索静脉曲张所致的疼痛或不适有治疗效果的系统综述。

手术结扎（surgical ligation）

一篇系统综述和另一个随机对照试验并未能提供充分证据证实不同的手术结扎术式和不治疗、栓塞及不同术式之间比较，在受孕率方面的差异。我们没有找到检验结扎对精索静脉曲张所致的疼痛或不适有治疗效果的系统综述和随机对照试验。

定义 精索静脉曲张是指精索蔓状血管丛的扩张。按严重程度分级如下：**0 级**，仅仅通过专项检查（如超声检查等）才能显示；**1 级**，仅当 Valsalva 动作（用力憋气）时可以触及或者看到；**2 级**，室温下站立时可以触及但是看不到；**3 级**，室温下站立时即可看到。至少 85% 的精索静脉曲张患者为左侧单发，其余的大多数病例为双侧，右侧单发的精索静脉曲张相当少见。患者大多没有症状。常见症状为睾丸疼痛或者不适以及外观所致压力。通常认为精索静脉曲张与男性不育有关，而不育是患者就诊最为常见的原因，但两者的因果关系只有零星证据[1]。

发病率/患病率 关于精索静脉曲张发病率的数据很少。据估计在一般人群中大约 10%～15% 的男性和青少年患有精索静脉曲张[1]。一项多中心研究发现，在生育力低下的夫妻中，男性配偶精索静脉曲张的发病率约为 12%[2]。精液分析异常的男性中精索静脉曲张的发病率约为 25%。

病因/危险因素 我们没有找到精索静脉曲张流行病学危险因素的可靠数据，如家族史或环境暴露等。从解剖学上来说，精索静脉曲张是因为精索静脉的静脉瓣功能障碍导致血流在蔓状血管丛中淤积，左侧比右侧常见是由于正常的解剖不对称导致的。 391

预后 一般认为，精索静脉曲张与生育力低下有关，但缺少可靠的证据，其自然病史尚不清楚。

请参见《临床证据》中文全版本和英文网络版获取全文和参考文献。

神经性厌食症

检索时间：2004 年 12 月
原作者：Janet Treasure，Ulrike Schmidt
李雪霓 译 于欣 校

神经性厌食症治疗的效果如何？

效果不明

赛庚啶

两项针对住院病人的随机对照试验提供的证据不足以评估该药对神经性厌食症患者的作用。

住院治疗与门诊治疗比较

一项小型随机对照试验发现不需要紧急干预的神经性厌食症女患者在接受住院治疗或门诊治疗后的 1 年、2 年和 5 年时在体重增长和摩根拉塞尔量表（Morgan Russell Scale）总体得分上未见显著性差异。

心理治疗

小型的随机对照试验在心理治疗与常规治疗、饮食咨询的比较或不同心理治疗之间的比较上提供的证据不够充分。

选择性 5-羟色胺再摄取抑制剂

3 项小型随机对照试验，主要在同时接受心理治疗的患者中进行，将选择性 5-羟色胺再摄取抑制剂治疗与安慰剂或无治疗进行比较，其在神经性厌食症的疗效方面提供的证据不够充分。其中两项试验的退出率都很高。

锌

一项小型随机对照试验未能提供充足证据来评估锌对神经性厌食症患者的作用。

很可能无效甚至有害

抗精神病药物

我们没有发现有关的系统综述或随机对照试验。神经性厌食症患者可能出现 QT 间期延长，而许多神经阻滞剂（氟哌啶醇、匹莫齐特、舍吲哚、硫利达嗪、氯丙嗪和其他药物）都会延长 QT 间期。QT 间期延长可能增加室性心动过速、尖端扭转型室性心动过速和猝死的风险。

三环类抗抑郁剂

两项小型随机对照试验，一个在同时接受心理治疗的患者中进行，没有提供充足的证据评估阿米替林对体重增长的作用；另一个发现阿米替林与更多的不良反应相关，如困倦、口干和视物模糊。神经性厌食症患者可能出现 QT 间期延长。三环类抗抑郁剂（阿米替林、普罗替林、去甲替林、多塞平、马普替林）也会延长 QT 间期，QT 间期延长可能增加室性心动过速、尖端扭转型室性心动过速和猝死的风险。

预防或治疗神经性厌食症并发症的干预手段的效果如何？

效果不明

雌激素治疗

我们没有发现有关雌激素对神经性厌食症女性患者骨折率影响的系统综述或随机对照试验。有两个小型随机对照试验发现，雌激素治疗组和安慰剂或无治疗组比较，神经性厌食症女患者的骨矿物质密度未见显著性差异。

定义 神经性厌食症的特点是拒绝将体重维持在正常体重最低限或之上[低于与年龄和身高匹配的预期体重的 85%，或体重指数（BMI）< 17.5kg/m^2]，或者在生长发育期内体重增长达不到预期水平。与此相应，通常会有对体重增加的强烈恐惧、对体重的先占观念，以及对当前低体重和低体重所带来的对健康的不良影响及闭经的否认。神经性厌食症有两种明确定义过的亚型，暴食型和限制型[1]。

发病率/患病率 1950 年至 1992 年间发表的 12 个累积研究（主要来自美国［49%］和荷兰［22%］）估计神经性厌食症在女性中年平均发病率是 19/10 万，在男性是 2/10 万[2]。青少年（13～19 岁）女性年发病率最高，为 50.8/10 万。1985 年的一个大型队列研究筛查了 4291 名瑞典 16 岁学龄儿童，通过测量体重和随后的面谈，发现神经性厌食症（通过 DSM-Ⅲ和 DSM-Ⅲ-R 标准定义）的患病率为女孩 7/1000，男孩 1/1000[3]。亚洲、南美洲及非洲的发病率或患病率不明。

病因/危险因素 神经性厌食症的发病与家庭因素、生物学因素、社会和文化因素有关。研究发现神经性厌食症的发病与神经性厌食症、神经性贪食症、抑郁症、广泛性焦虑障碍、强迫障碍或强迫性人格障碍的家族史相关（厌食症：调整后的 HR 11.4，95% CI 1.1～89.0；贪食症：调整后的 HR 3.5，95% CI 1.1～14.0[4]；抑郁症、广泛性焦虑障碍、强迫障碍或强迫性人格障碍：调整后的 RR 3.6，95% CI 1.6～8.0[5]）。一个孪生子研究提示神经性厌食症与基因有关，但是它不能可靠地估计非共享环境因素在发病中所起的作用[6]。儿童期气质的独特方面被认为与神经性厌食症有关，包括完美主义、负性的自我评价和极度顺从[7]。围生期因素包括早产，尤其是小于胎龄儿（早产：OR 3.2，95% CI 1.6～6.2；早产和小于胎龄儿：OR 5.7，95% CI 1.1～28.7）[8]。

预后 一项前瞻性研究追踪了51名青少年期起病的神经性厌食症患者，他们当中将近一半的人没有接受或仅接受了很少的治疗（<8次治疗）[9]。10年以后，51人当中的14人（27%）一直存在进食障碍，3人（6%）正患有神经性厌食症，6人（12%）曾经历过一段时间的神经性贪食症。厌食症患者相比于在性别、年龄和学校都匹配的正常对照组更容易出现情感障碍（厌食症患者的情感障碍终生危险为96%，而对照组是23%；ARI 73%，95% CI 60%～85%）。相似地，跟对照组相比，强迫障碍在厌食症患者中更常见（30% *vs* 10%；ARI 20%，95% CI 10%～41%）。但是共患强迫障碍和厌食症的患者中，35%的强迫障碍出现在厌食症之前。研究对象中大约一半在10年随访时心理社会功能仍很差（使用摩根拉塞尔量表和总体
394 功能评估量表评估）[9]。一项对治疗研究的总结（总结了1953至1989年发表的68项研究，研究对象共3104个人，随访时间1～33年不等）发现43%的人完全康复（波动范围7%～86%），36%好转（波动范围1%～69%），20%发展成慢性进食障碍（波动范围0%～43%），5%死于厌食症（波动范围0%～21%）[10]。好的预后因素包括发病早，从症状出现到接受治疗之间的时间短。不良的预后因素包括呕吐、贪食、严重的体重下降、慢性化、病前存在发育异常或既往病史。进食障碍（包括神经性厌食和贪食）的所有原因的标化死亡率比值估计为538，高出其他精神障碍3倍[11]。1970至1996年间发表的研究显示，在10组进食障碍人群中（1322人）女性平均年死亡率为0.59%，研究中最短的随访时间为6年[12]。低体重和就诊晚的患者死亡率高。神经性厌食症的青年女性在后来的生活中骨折风险增加[13]。

请参见《临床证据》中文全版本和英文网络版获取全文和参考文献。

双相障碍

检索时间：2004 年 11 月
原作者：John Geddes，David Briess
原岩波　杨磊　译　于欣　校

躁狂治疗的效果如何？

肯定有效

锂盐

一篇系统综述中的一项双相Ⅰ型躁狂发作期的随机对照试验表明，与安慰剂对照，锂盐在 3～4 周后有效率更高。另一篇系统综述发现，在 3 周时，锂盐较之氯丙嗪能增加躁狂症状缓解的比例。还发现在 3～6 周时，锂盐和氟哌啶醇、卡马西平或氯硝西泮对于症状改善没有显著差异。另一篇系统综述发现，锂盐和丙戊酸盐疗效无显著性差异。这篇系统综述中的一项随机对照试验发现，利培酮在 4 周时对于减少躁狂症状比锂盐更有效。其他随机对照试验则表明在 4 周时锂盐和奥氮平、拉莫三嗪在改善症状方面没有显著差异。另一项系统综述中的随机对照试验表明，与安慰剂对照，锂盐合并奥氮平能够增加在 3～6 周时有效人数的比例。锂盐可能导致一系列的不良反应，包括：胃肠道不适、细微震颤、肾损害、烦渴多饮、白细胞增多、体重增加、水肿和甲状腺功能减退。随机对照试验所提供的关于锂盐和其他抗精神病药相比较的不良反应证据还不充足。

奥氮平

一篇系统综述和一项随后进行的随机对照试验发现，与安慰剂对照，奥氮平不管是单独使用还是合并锂盐或丙戊酸盐，都可以增加双相Ⅰ型障碍患者在 3～6 周起效的人数比例。一项随机对照试验发现，使用奥氮平或锂盐在 28 天时对于改善症状没有显著差异。一篇系统综述和该综述后发表的一项随机对照试验发现，奥氮平在减轻症状方面疗效优于丙戊酸盐，但是在有效率和缓解率方面未发现显著差异。他们发现，与丙戊酸盐组相比，奥氮平组镇静状态、口干和体重增加出现较多，但是恶心和神经过敏出现较少。一项随机对照试验发现，在治疗 6 周时的缓解率和复发率以及缓解所需时间方面，氟哌啶醇与奥氮平之间没有显著差异。体重增加限制了奥氮平的可接受性。

丙戊酸盐

一篇关于双相Ⅰ型躁狂发作的系统综述发现，丙戊酸盐较之安慰剂增加了在3周起效的患者比例，但也导致了更多的头晕。还发现丙戊酸盐和锂盐、氟哌啶醇、卡马西平在1～6周的有效率没有显著差异。该系统综述发现丙戊酸盐与氟哌啶醇相比较少地引起锥体外系不良反应和镇静状态。该综述以及后来发表的一项随机对照试验发现，在减轻躁狂症状方面丙戊酸盐疗效不如奥氮平，但是发现在有效率及缓解率上两者之间无显著差异。研究发现，与奥氮平组相比，丙戊酸盐组恶心和神经过敏出现较
396 多，但镇静状态、口干和体重增加出现较少。系统综述中的一项随机对照试验发现，与安慰剂比较，丙戊酸盐合并奥氮平增加了3～6周起效的人数比例。

很可能有效

卡马西平

一项随机对照试验发现，与安慰剂相比，缓释卡马西平提高了治疗21天时的有效率，但同时也增加了不良反应。一篇系统综述中的关于双相Ⅰ型躁狂发作的随机对照试验发现，卡马西平和锂盐或丙戊酸盐相比，在4～6周时对于躁狂症状的改善没有显著差异。该综述没有提供评价卡马西平不良反应的足够证据。

氯硝西泮

一项小样本随机对照试验发现，与安慰剂相比，在治疗5天时，氯硝西泮减轻了躁狂症状，但是未减轻精神病症状。一篇系统综述发现，锂盐组和氯硝西泮组之间在治疗3～6周时的症状上没有显著差异。

氟哌啶醇

没有找到氟哌啶醇与安慰剂对照治疗躁狂的随机对照试验。一篇系统综述中的关于双相Ⅰ型躁狂发作的随机对照试验发现，尽管氟哌啶醇比丙戊酸盐有更多的锥体外系不良反应和镇静作用，但1～3周时氟哌啶醇与锂盐或丙戊酸盐比较对于改善躁狂症状没有显著差异。一项随机对照试验发现，在治疗6周时的缓解率和复发率以及缓解所需时间方面，氟哌啶醇与奥氮平之间没有显著差异。

利培酮

没有找到单用利培酮与安慰剂对照的随机对照试验。一项治疗躁狂的随机对照试验，患者服用锂盐、丙戊酸盐或卡马西平，加用利培酮与加用安慰剂对照对于症状改善没有显著差异，加用利培酮增加了锥体外系不良反应。另一项有关双相Ⅰ型躁狂发作的随机对照试验发现，在4周时利培酮比锂盐更多减少了躁狂症状。

齐拉西酮

一项随机对照试验发现，齐拉西酮与安慰剂对照增加了 3 周时的有效率，但同时也增加了不良反应如镇静作用、头晕和静坐不能等。

效果不明

氯丙嗪

一项规模很小的关于躁狂的随机对照试验提供的有限证据表明，氯丙嗪与安慰剂或丙咪嗪对照，经过 7 周后可以更好改善躁狂症状。一篇综述发现，经过 3 周后服氯丙嗪比服锂盐症状缓解人数更少。该综述和上述随机对照试验没有提供评价氯丙嗪不良反应的足够证据。

加巴喷丁 397

一项有关双相Ⅰ型躁狂发作或混合发作的随机对照试验发现，已经服用锂盐或丙戊酸盐的患者加用加巴喷丁，10 个月后对于减轻躁狂症状没有加用安慰剂有效。加巴喷丁伴有嗜睡、头晕、腹泻和记忆丧失。

拉莫三嗪

没有找到拉莫三嗪与安慰剂对照治疗躁狂的随机对照试验。一篇系统综述中的一项关于双相Ⅰ型躁狂发作的随机对照试验发现，拉莫三嗪与锂盐对照，在 4 周时躁狂症状没有显著差异。该综述没有提供评价拉莫三嗪不良反应的足够证据。

喹硫平

一项在青少年中进行的随机对照试验提供的有限证据表明，喹硫平与安慰剂对照，能增加 6 周时的有效率，但导致镇静作用。

托吡酯

一篇系统综述中收入的一项随机对照试验发现托吡酯治疗 3 周与安慰剂相比在症状上无显著性差异。

双相抑郁治疗的效果如何？

很可能有效

抗抑郁剂

一篇系统综述发现，与安慰剂相比，抗抑郁剂（氟西汀、帕罗西汀、丙米嗪、反苯环丙胺和司来吉兰）显著提高了治疗 4～10 周时的有效率。该综述发现，选择性 5-羟色胺再摄取抑制剂在 4～10 周时的临床疗效优于三环类抗抑郁剂。该项分析的样本量可能太小以至于无法检测出临床存在的重要差异。抗抑郁剂与转为躁狂有关。该综述提出，三环类抗抑郁剂诱发躁狂的可能性也许大于选择性 5-羟色胺再摄取抑制剂。

拉莫三嗪

一篇系统综述中的一项关于双相Ⅰ型抑郁发作的随机对照试验发现，与安慰剂对照，使用拉莫三嗪 200mg 能增加 7 周后的有效率。使用拉莫三嗪 200mg 较安慰剂导致头痛的比例更高。

效果不明

托吡酯

我们找到一篇托吡酯治疗双相抑郁的系统综述，但其中没有随机对照试验。随后进行的一项随机对照试验发现，服用锂盐或丙戊酸盐的患者，加用托吡酯或者加用丁氨苯丙酮，在 8 周时症状没有显著差异。该随机对照试验发现，有三分之一服用托吡酯的患者和五分之一服用丁氨苯丙酮的患者因不良反应退出试验。不良反应包括焦虑、食欲亢进或减退、视物模糊、背痛、头痛和恶心。

卡马西平、锂盐

一篇系统综述没有找到足够质量的随机对照试验来评估这两种药治疗双相抑郁的价值。

398 **心理治疗、丙戊酸盐**

没有找到关于这两种方法治疗双相抑郁的系统综述或随机对照试验。

预防躁狂或双相抑郁复发的治疗措施效果如何？

肯定有效

锂盐

一些系统综述和其后的 3 项随机对照试验发现，锂盐较安慰剂可以减少 2 年内的复发。服用锂盐和丙戊酸盐、卡马西平或拉莫三嗪在预防复发方面没有显著差异。一些随机对照试验发现，与应用安慰剂相比，应用锂盐的人群更容易发生腹泻、嗜睡和震颤等不良反应，锂盐还会导致甲状腺功能减退。和丙戊酸盐相比，锂盐导致更多的多尿、口渴和腹泻，但镇静作用和感染较少。该综述和随后进行的随机对照试验发现锂盐与卡马西平相比具有更多的不良反应。3 项随后进行的随机对照试验发现锂盐比拉莫三嗪更容易导致腹泻和震颤。

很可能有效

卡马西平

一篇系统综述中收入的一项小规模随机对照试验发现卡马西平和安慰

剂在有效率上无显著性差异，但该试验可能样本量太小不足以检测出临床上存在的重要差异。一篇系统综述和一项随后进行的随机对照试验发现卡马西平和锂盐在1～3年内的复发率没有显著差异，这篇综述和随后的随机对照试验都发现卡马西平比锂盐不良反应更少。

认知治疗

一篇系统综述中收入的两项随机对照试验发现，和常规治疗相比，认知治疗能减少6～12个月内的复发。另一项随机对照试验发现采用认知治疗和常规治疗在6个月内的复发率上没有显著差异。这项随机对照试验的把握度似乎不足以判定治疗方法之间的差异有临床意义。这些随机对照试验没有提供认知治疗不良反应的足够证据。

识别复发症状的教育 399

一篇系统综述中收入的一项随机对照试验提供的有限证据表明，识别复发症状的教育计划能减少18个月内的躁狂复发，但可能增加抑郁发作。该综述找到的第二项随机对照试验发现，与使用标准药物治疗的对照组患者相比，集体心理教育14周降低了2年复发率。在综述后发表的一项随机对照试验中，一部分患者可能也是该综述收入的第二项随机对照试验的参加者。该试验发现，与使用标准药物治疗且依从性很高的对照组患者相比，集体心理教育20周降低了2年复发率和住院率。

以家庭为焦点的心理教育

一项随机对照试验发现采用21次以家庭为焦点的心理教育比2次家庭教育加上危机管理更能减少2年内的复发。另一项随机对照试验发现以家庭为焦点的心理教育比以个人为焦点的治疗更能减少复发。这些随机对照试验没有提供不良反应的信息。

拉莫三嗪

4项随机对照试验发现拉莫三嗪和安慰剂相比能减少复发。有的随机对照试验发现拉莫三嗪和锂盐在复发率上没有显著差异，同时发现锂盐与拉莫三嗪相比更容易导致腹泻而较少发生头痛。

丙戊酸盐

一篇系统综述中的一项随机对照试验发现丙戊酸盐与安慰剂对照能减少12个月内的复发，但增加了震颤、体重增加和脱发的发生。一篇系统综述发现丙戊酸盐和锂盐比较对于12个月内的复发没有显著差异。这篇综述发现丙戊酸盐比锂盐导致镇静作用更多，但多尿、口渴和腹泻较少。

效果不明

抗抑郁剂

一篇系统综述为评价抗抑郁剂预防双相障碍复发提供的证据尚不充分。

定义 双相障碍（双相情感障碍、躁郁症）的特点是情感波动于躁狂（情感高涨）和双相抑郁之间，导致明显的个人痛苦和社会功能障碍，但并非由药物或已知躯体障碍所致。抑郁发作之间出现躁狂或混合发作诊断为**双相Ⅰ型障碍**，抑郁发作之间出现不严重的情感高涨发作且不导致功能障碍或残疾（轻躁狂）则诊断为**双相Ⅱ型障碍**。还可以通过其他方法进一步细分双相障碍（见表1）T[1]。

发病率/患病率 1996年进行的一项基于社区的跨国研究（38 000人）发现，双相障碍的终生患病率范围从中国台湾的0.3%到新西兰的1.5%[2]。男性和女性发病风险类似，首次发病年龄在19～29岁（比重性抑郁症的首发年龄平均早6年）。

病因/危险因素 虽然家系研究和双生子研究表明存在遗传基础，但双相障碍病因不明[3]。双相障碍患者的一级亲属中双相障碍的终生患病风
400 险增加（单卵双生子40%～70%，其他一级亲属5%～10%）。如果在成年晚期首次躁狂发作，那么可能是由于潜在的躯体疾病或物质诱发因素所致的继发躁狂[4]。

预后 双相障碍是一种复发性疾病，是全世界导致残疾的主要原因之一，特别是在15～44岁年龄组[3]。一项为期4年的队列研究（173例首次发作躁狂或混合情感障碍患者）发现93%的患者在2年时不再符合躁狂的诊断标准（症状缓解时间的中位数为4.6周），但只有36%的人能够恢复到病前功能水平[4]。研究发现40%的人在首次发作缓解之后的2年内复发躁狂（20%）或抑郁（20%）。一项Meta分析，通过与一组年龄性别相匹配的正常人群对比双相障碍的实测自杀率和预期自杀率，发现双相障碍患者自杀的终生发生率为2%，是预期自杀率的15倍[5]。

请参见《临床证据》中文全版本和英文网络版获取全文和参考文献。

神经性贪食症

检索时间：2005 年 6 月
原作者：Phillipa J Hay，Josue Bacaltchuk
李雪霓　译　于欣　校

成人神经性贪食症治疗的效果如何？

很可能有效

神经性贪食症的认知行为治疗

一篇系统综述中的一项随机对照试验中发现，与等待治疗或不治疗的对照组相比，神经性贪食症的认知行为治疗（CBT-BN）提高了贪食症的临床疗效。有一项随机对照试验发现，认知行为治疗与暴露反应预防法的联合治疗与 CBT-BN 相比在贪食症的缓解率或症状变化方面差异无显著性。有两项随机对照试验发现，指导下的自助式认知行为治疗与 CBT-BN 相比，患者在 1 年后暴食呕吐的缓解方面差异无显著性。一篇引用了两项随机对照试验的系统综述发现，治疗结束时，认知行为治疗组的患者能克制暴食和清除行为的显著多于人际心理治疗组，但这一差异在 1 年后随访到的患者中消失了。一项随机对照试验发现，催眠行为治疗与 CBT-BN 在贪食行为症状改善上没有明显差异，但这两组的基线水平不平衡。在一项随机对照试验中，没有发现动机强化治疗与 CBT-BN 在改善暴食频率上有具临床意义的差异。两项随机对照试验发现，CBT-BN 与氟西汀治疗在贪食症缓解率或症状变化上无明显差异。两项比较三环类抗抑郁剂与 CBT-BN 的随机对照试验有不同结果，一个发现与丙咪嗪相比，CBT-BN 能提高缓解率；而另一个发现，CBT-BN 与地昔帕明在贪食症缓解率上没有明显差异。两项随机对照试验发现，CBT-BN 与 CBT-BN 合并三环类抗抑郁剂在贪食症缓解率或症状变化方面没有明显差异。两项随机对照试验发现，CBT-BN 与 CBT-BN 合并氟西汀在贪食症缓解率或症状变化方面没有明显差异。

联合治疗（抗抑郁剂联合认知行为治疗与任一单一治疗效果相当）

有两项随机对照试验发现，CBT-BN 合并三环类抗抑郁剂与单独使用这两种治疗在贪食症缓解率或症状变化方面没有明显差异。在一篇系统综述引用的一项随机对照试验中发现，CBT-BN 联合氟西汀治疗和单独使用 CBT-BN 或氟西汀治疗在贪食症缓解率或症状变化方面没有明显差异。一项随机对照试验发现，无指导的自助式认知行为治疗联合氟西汀治疗和单独使用这两种治疗之一在贪食症缓解率上没有明显差异。

单胺氧化酶抑制剂

一篇系统综述引用的随机对照试验发现，与安慰剂相比，单胺氧化酶抑制剂提高了贪食症的缓解率，但是在贪食症状或抑郁评分的改善上没有明显差异。

选择性 5-HT 再摄取抑制剂（证据仅限于氟西汀）

一篇系统综述中引用的 3 项随机对照试验发现，与安慰剂对比，每天 60mg 氟西汀增加了临床好转的人数，但不是缓解。另外 2 项随机对照试验发现，CBT-BN 与氟西汀治疗在贪食症缓解率或症状变化方面没有明显差异。我们没有找到关于其他选择性 5-HT 再摄取抑制剂（氟伏沙明、帕罗西
402 汀、舍曲林、西酞普兰）的随机对照试验。有一项随机对照试验发现，氟西汀与单纯自助式认知行为治疗或单用氟西汀与联合治疗在贪食症缓解率上没有明显差异。

三环类抗抑郁剂

一篇系统综述发现，与安慰剂相比，三环类抗抑郁剂（地昔帕明与丙咪嗪）能改善贪食症状，减少暴食。两项比较三环类抗抑郁剂与 CBT-BN 的随机对照试验得出不同结果。其中一项发现丙咪嗪在提高贪食症缓解率上不如 CBT-BN，而另一项发现 CBT-BN 与地昔帕明治疗在贪食症缓解率上没有明显差异，两项随机对照试验均未发现三环类抗抑郁剂单用与联合治疗之间有显著差异。

效果不明

认知行为治疗联合加强暴露反应预防法

一项随机对照试验发现，与等待治疗组相比，尽管暴露反应预防法能改善抑郁评分，但在呕吐频率上认知行为治疗联合加强暴露反应预防法与等待治疗组没有明显差异。一篇系统综述引用的一项随机对照试验发现，认知行为治疗联合暴露反应预防法与 CBT-BN 在贪食症缓解率或症状变化方面没有明显差异。

认知定向治疗

我们没有找到神经性贪食症患者认知定向治疗的随机对照试验。

辩证行为治疗

一项小型的随机对照试验中的有限证据显示，与等待治疗组相比，辩证行为治疗增加了停止暴食及清除行为的比例，改善了贪食症状，但在抑郁评分上没有明显差异。

指导下的自助式认知行为治疗

一项随机对照试验发现，面谈或通过电话提供指导的自助式认知行为治疗与等待治疗相比在行为症状的改善方面没有显著性差异。两项随机对照试验发现，指导下的自助式认知行为治疗组与 CBT-BN 组治疗 1 年后的暴食呕吐缓解率无明显差异。

催眠行为治疗

一项随机对照试验中得到的有限证据表明，与等待治疗组相比，催眠行为治疗在短期内改善了对暴食或清除行为的控制。同一个随机对照试验发现，催眠行为治疗与 CBT-BN 在对贪食行为症状的疗效上没有明显差异，但这两组的基线状态不平衡。

人际心理治疗（与认知行为治疗效果相当）

我们没有找到人际心理治疗与不治疗组、等待治疗组或安慰剂组做比较的随机对照试验。一篇系统综述引用的两项随机对照试验发现，治疗结束
时，经过人际心理治疗能克制暴食及清除行为的人明显比经 CBT-BN 治疗 403
后能克制的人少，但这种差别在 1 年后的随访中消失了。

米氮平

我们没有发现相关随机对照试验。

动机强化治疗

我们没有找到动机强化治疗与不治疗组、等待治疗组或安慰剂组做比较的随机对照试验。一项随机对照试验发现，动机强化治疗组与 CBT-BN 组在 4 周的治疗结束时暴食频率没有具临床意义的差异。

奈法唑酮

我们没有发现相关的随机对照试验。

单纯或无指导的自助式认知行为治疗

两项随机对照试验发现单纯或无指导的自助式认知行为治疗在缓解率或暴食清除频率的减少上与等待治疗组没有明显差异。一项随机对照试验发现无指导的自助式认知行为治疗和氟西汀治疗单用或二者合用相比，在缓解率上均无明显差异。

瑞波西汀

我们没有发现相关的随机对照试验。

文拉法辛

我们没有发现相关的随机对照试验。

中止治疗对已获临床缓解的患者有何影响?

不太可能有效

中断氟西汀治疗

一项随机对照试验发现，在最初使用 8 周氟西汀治疗反应较好的患者中，继续使用氟西汀 60mg/d 比换用安慰剂能更有效地维持呕吐频率的降低。

定义 神经性贪食症是一种强烈的对体重与体型的先占观念，规律性、发作性地出现不可控的过量进食大量食物（暴食），伴随用极端手段来对抗过量进食的可怕后果。如果一个患者同时满足神经性厌食症的诊断标准，则神经性厌食症的诊断优先[1]。因为暴食及清除行为的极端隐秘性，神经性贪食症的识别可能存在困难。体重可以是正常范围，但通常会有神经性厌食或节食的病史。有些患者在神经性厌食和神经性贪食之间转换。一些随机对照试验纳入了未达神经性贪食症诊断标准的或相关的进食障碍如暴食障碍患者。本章尽可能地只报告与神经性贪食症相关的结果。

发病率/患病率 在以社区为基础的研究中，年轻女性神经性贪食症的患病率为 0.5%～1%，而社会各阶层分布平均[2-6]。大约 90% 诊断为神经性贪食症的患者为女性。在 20 世纪 70 年代后期得到重视之后的 10 年里，工业化国家给出的神经性贪食症的患病数字在增长，并且在社区调查中报告了“队列效应（cohort effect）”[2, 7, 8]，提示发病率的升高。进食障碍，例如神经性贪食症，在非工业化人口中患病率较低[9]，而且有种族差异。非裔的美国女性比美国白人女性节食率低，但两者的暴食率是相似的[10]。

404

病因/危险因素 节制饮食摄入量的发达国家年轻女性罹患神经性贪食症或其他进食障碍的风险最高。一项以社区为基础的病例对照研究对比了 102 例神经性贪食症患者与 204 例健康对照，发现进食障碍患者具以下情况的比例较高：肥胖、心境障碍、性或躯体虐待、父母肥胖、物质滥用、低自尊、完美主义、紊乱的家庭动力模式、父母对体重/体型的关注、月经初潮早[11]。以 102 例有其他精神障碍的女性患者做对照，神经性贪食症的女性患者存在父母问题及肥胖问题的比率更高。

预后 一项为期 10 年的随访研究（共 50 例神经性贪食症患者接受米安色林与安慰剂对照治疗的试验）发现 52% 接受安慰剂治疗的患者完全康

复，只有9%持续表现神经性贪食症的丰富症状[12]。一个更大的研究（来自一个抗抑郁剂与定式强化集体心理治疗试验的222例患者）发现，经过平均11.5年的随访，11%的患者仍符合神经性贪食症诊断标准，而70%的患者完全或部分缓解[13]。短期研究发现相似结果：大约50%的人完全康复，30%部分康复，20%仍有丰富症状[14]。对远期结局的预测因子研究少有一致。预后好与病程较短、发病年龄较小、社会阶层较高，及酒精滥用家族史相关[12]。预后差与物质滥用史[15]、病前肥胖或父母肥胖相关[16]，在一些研究里，与人格障碍也有相关[17-20]。一个关于神经性贪食症自然病程的研究（102名女性）发现31%的人15个月内，15%的人5年内，仍有这种障碍[21]。仅28%在随访期内接受了治疗。在一项评估认知行为治疗疗效的研究中，早期获得的进步（6次治疗内）能最好地预测结局[22]。随后的一篇系统综述对结局研究的文献进行回顾，没有发现一致性的证据支持早期干预与良好预后的关系。一篇更近期的系统综述评估了各种治疗的成本效益与预后指标，发现只有4种治疗前因素与神经性贪食症治疗结局不佳稳定相关：边缘性人格障碍的特征、合并物质滥用、改变的动机弱、肥胖史[24]。

请参见《临床证据》中文全版本和英文网络版获取全文和参考文献。

405

故意自伤（与自杀未遂）

检索时间：2005 年 10 月
原作者：G Mustafa Soomro
李雪霓　译　于欣　校

青少年和成年人故意自伤与自杀未遂的治疗效果如何？

效果不明

认知治疗

一项随机对照试验发现，在最近有过故意自伤行为的 120 名成人中，常规治疗加用认知治疗 18 个月以后，自杀企图的反复、抑郁的程度以及绝望感均比单用常规治疗者轻。一项单独的随机对照试验发现，以手册辅助的认知治疗与常规治疗（包括问题解决方法、动力性心理治疗、短期咨询或转诊到全科医师或志愿者小组）之间在治疗 1 年时的反复自伤率上无显著性差异。

全程治疗

在一篇系统综述中的一项随机对照研究的有限证据提示，住院患者在出院后 3 个月内，由住院时的同一名治疗师随访的患者比由不同于住院时的治疗师随访的患者重复自伤的更多见。但是，这一差异也可能由于由同一名治疗师随访的那组患者重复自伤的危险因素水平更高所致。

辩证行为治疗

在一篇包括一项随机对照试验的系统综述里，有限且不确定的证据提示，在 12 个月的随访中，相比常规治疗，辩证行为治疗可能减少故意自伤者的比例。

急诊卡

系统综述中收入的一项随机对照试验没有提供充足的证据评价获权使用急诊卡与常规治疗相比较的疗效。

氟哌噻吨长效针剂注射

一篇包括了一项小型随机对照试验的系统综述发现，与安慰剂相比，氟哌噻吨长效针剂可以减少 6 个月内重复自伤的比例。但是，从这个小型试验中无法得出可靠的结论。而像氟哌噻吨这样的典型抗精神病药还有着很多的不良反应。

住院

一篇系统综述发现，自伤后住院治疗与处理后立刻离院者相比，在 16 周内重复自伤的比例没有显著性差异。

米安色林

一篇系统综述提供了对米安色林疗效评估的不够充分的证据。

由护士进行的个案管理 406

一项随机对照试验发现，由护士进行的个案管理与常规治疗相比，在 12 个月内因自伤而收治入急诊部的患者比例无显著性差异。

口服抗精神病药

我们没有找到有足够质量的评价口服抗精神病药对故意自伤行为影响的随机对照试验。

帕罗西汀

在一篇系统综述中，一个对有自伤史的患者所做的随机对照试验里，在同时合并心理治疗的情况下，帕罗西汀治疗和安慰剂治疗相比，12 个月内重复自伤的比例差异无显著性，而帕罗西汀可增加腹泻和震颤的发生率。与其他选择性 5-羟色胺再摄取抑制剂（SSRIs）相似，帕罗西汀也与自杀意念相关。在儿童和青少年抑郁症的临床试验中，使用帕罗西汀者自杀相关事件发生率较高。SSRIs 类药物应避免突然撤药。撤药反应可有头痛、恶心、感觉异常、眩晕、焦虑。锥体外系反应（包括口面部肌张力障碍）和撤药反应在帕罗西汀使用中的报告要比其他 SSRIs 类药多见。

问题解决治疗

包含一组随机对照试验的系统综述发现，问题解决治疗与常规治疗相比，在 6～12 个月内自伤者重复自伤的比例差异无显著性。另一篇系统综述中则发现与常规治疗相比，问题解决治疗减少了自伤者的抑郁、焦虑及无望症状，缓解了问题。

心理动力人际治疗

一项随机对照试验发现，与常规治疗相比，为期 4 周的短期心理动力人际治疗减少了 6 个月内自伤、抑郁、自杀意念的重复出现率。然而，单凭这一项随机对照试验我们无法得出可靠结论。

电话联系

一项随机对照试验发现，在第 4 个月和第 8 个月与患者电话联系，与常规治疗相比，12 个月内在患者重复自伤、整体功能及自杀观念方面差异无显著性。

不太可能有效

根据指南进行的全科医疗

一项大型的整群随机试验把使用全科医师指南处理自伤患者与常规治疗进行了比较，在 12 个月内重复自伤的比例或再次发生自伤行为的时间未见显著性差异。

强化式门诊随访并主动出击式服务

一篇系统综述发现，强化式门诊随访并主动出击式服务与常规治疗相比，4～12 个月内自伤者重复自伤的比例无显著性差异。

407 **定义** 故意自伤是一种急性的、非致命性的自伤行为，是由个体在不同动机的驱使下故意采取的一种激烈的行为[1]。结束生命的意向可有可无，程度也有轻重不同。其他用于描述这一现象的术语有“自杀未遂”、“自杀姿态”。根据本章的目的，将一律使用故意自伤这一术语。用于故意自伤的常见方法有切割和服毒，如过量服药。有些自伤行为以高度自杀意向为特征，计划周密（包括如何防止被发现），自伤方法的致死性高。另外一些自伤行为则以无或低自杀意向为特征，行为缺乏计划性、不隐蔽，方法的致死性也低。相关的术语“自杀”指的是个体在知晓或期待其行为的致死性的情况下故意实施的以致死为结局的行为[1]。本综述重点针对的是在≥15 岁的人群中最近发生的故意自伤行为，且故意自伤是个体目前存在的主要问题，也是随机对照试验的主要选择标准。那些将故意自伤作为其他障碍诸如抑郁症或边缘人格障碍的相关结局之一而不是目前存在的主要问题来进行评估的随机对照试验被排除在外。故意自伤未在精神障碍诊断统计手册(DSM-Ⅳ)[2]或国际精神行为障碍分类（ICD-10)[3]中定义。

发病率/患病率 根据 1989～1992 年来自 16 个欧洲国家的数据，在医院或其他医疗机构，包括全科门诊接受治疗的故意自伤者的终身患病率大约在女性为 3%，男性 2%[4]。过去 50 年来，英国的故意自伤发生率呈上升趋势[4]。较为合理的现况估计大约为每年 400/10 万[5]。美国的两个社区研究显示，应答者中有 3%～5% 的人承认在一生中的某个时候曾试图故意自伤[6]。服用有机磷自伤在发展中国家尤其常见[7]。在斯里兰卡一家覆盖 90 万人口的大型医院，两年内报告因服用有机磷故意自伤的成年住院病例 2559 例，而重症监护病床的占用率为 41%[8]。一项使用了有代表性的社区成年人样本（18～64 岁）的国际调查显示，自我报告的故意自伤终生患病率在加拿大为 3.28%，在波多黎各为 5.93%，在法国为 4.95%，在西德为 3.44%，在黎巴嫩为 0.72%，在中国台湾为 0.75%，在韩国为 3.2%，在新西兰为 4.43%[6]。

病因/危险因素 家族因素、生物学因素及心理社会因素均可能对自伤行为的发生有作用。遗传因素的证据有家族的高自杀风险，故意自伤在单卵双生子中的共病多于双卵双生子[9]。生物学的证据有脑脊液里 5-羟吲哚乙酸浓度降低，对芬氟拉明刺激试验的反应迟钝，提示中枢神经系统 5-羟色胺功能的降低[10]。故意自伤者同时还显示出冲动和攻击特质，认知模式上的僵化和冲动，以及决策和解决问题能力受损[11]。故意自伤更多见于女性、成年早期、单身或离婚、教育水平低、失业、残疾，或患有精神障碍[12]（尤以抑郁症[13]、物质滥用[14]、边缘和反社会型人格障碍[15]、严重的焦虑障碍为多[16]）、躯体疾病的群体中[17]。

预后 故意自伤发生后的 1 年内自杀成功率最高[18]。一篇系统综述发现故意自伤后 1 年内自伤行为再发率的中位数是 16% ［四分位区间（interquartile range，IQR）12%～25%］，1～4 年内再发率的中位数是 21%（IQR 12%～30%），在 4 年或更长的时间里再发率的中位数是 23%（IQR 11%～32%）。故意自伤后 1 年内自杀致死率的中位数是 1.8%（IQR 0.8%～2.6%），1～4 年内是 3.0%（IQR 2.0%～4.4%），5～10 年内是 3.4%（IQR 2.5%～6.0%），9 年或更长的时间里自杀致死率的中位数是 6.7%（IQR 5.0%～11.0%）[18]。重复自伤多见于 25～49 岁的失业、离婚、较低社会阶层，或有物质滥用、抑郁症、无望、无力、人格障碍、生活无着或独居、有犯罪记录、有精神科治疗史、有创伤性生活事件史、幼时家庭破裂或有家庭暴力史的群体[12]。故意自伤后发生自杀的相关危险因素有年龄超过 45 岁、男性、失业、退休、分居、离婚、寡（鳏）居、独居、躯体健康状况差、有精神障碍（尤其是抑郁症、酒瘾、精神分裂症、反社会型人格障碍）、自伤当时的自杀意向强烈（包括留有遗书、自伤使用的手法激烈）、既往有故意自伤史[19]。 408

请参见《临床证据》中文全版本和英文网络版获取全文和参考文献。

409

痴 呆

检索时间：2006 年 2 月

原作者：James Warner，Rob Butler，Balaji Wuntakal
王华丽 译 于欣 校

治疗对痴呆的认知症状效果如何?

肯定有效

多奈哌齐

两篇系统综述和后来的一项随机对照试验发现，与安慰剂相比，在长达 2 年的时间里，多奈哌齐改善轻度至重度阿尔茨海默病患者的认知功能和总体临床状况，同时在 24 周内多奈哌齐改善了血管性痴呆患者的认知功能但未改善总体状况。综述找到的一项大样本随机对照试验发现，与安慰剂相比，多奈哌齐使患者发展至“临床明显功能衰退”的时间中位数延缓达 5 个月。对轻度至中度阿尔茨海默病患者进行的一项开放性随机对照试验发现多奈哌齐与卡巴拉汀治疗 12 周患者认知功能差异无显著性，尽管服用多奈哌齐的患者退出试验的例数更少。阿尔茨海默病患者的一项随机对照试验发现治疗 1 年多奈哌齐组与加兰他敏组认知功能或不良反应无显著差异。我们没有发现关于多奈哌齐治疗路易体痴呆的随机对照试验。

加兰他敏

随机对照试验发现在 6 个月的时间里，与安慰剂相比，加兰他敏改善阿尔茨海默病患者或血管性痴呆患者的认知功能和总体临床状态。一项在阿尔茨海默病患者中开展的随机对照试验发现，在 1 年时间里，多奈哌齐和加兰他敏对认知功能和不良反应方面差异无显著性。我们没有发现加兰他敏治疗路易体（Lewy body）痴呆患者的随机对照试验。

很可能有效

银杏叶提取物

随机对照试验的有限证据提示，与安慰剂相比，在长达 52 周的时间里，银杏叶提取物改善阿尔茨海默病或血管性痴呆患者的认知功能。与多数随机对照试验中使用的高纯度提取物（EGb 761）相比，市面上有的非处方银杏叶提取物在纯度和活性成分浓度方面存在差异。我们没有发现有关银杏叶提取物治疗路易体痴呆的随机对照试验。

美金刚

一篇系统综述中的随机对照试验发现，在 24～48 周之后，美金刚改善轻度至中度阿尔茨海默病患者的认知功能和总体印象，改善中度至重度阿尔茨海默病患者的认知和日常生活能力。两项随机对照试验发现，在 28 周后，美金刚改善轻度至中度血管性痴呆患者的认知功能，但对总体状况无影响。未找到美金刚治疗路易体痴呆的随机对照试验。

益害相当

卡巴拉汀

一篇系统综述发现，卡巴拉汀改善阿尔茨海默病患者的认知功能和总
体临床状态。两项随机对照试验发现，与安慰剂相比，卡巴拉汀改善路易 410
体痴呆或帕金森病所致痴呆患者的认知和总体功能。诸如恶心、呕吐和厌食等不良反应在卡巴拉汀治疗过程中较常见。一项对轻度至中度阿尔茨海默病患者进行的开放性随机对照试验，发现在 12 周治疗中，卡巴拉汀和多奈哌齐对患者认知功能的影响无显著差异，尽管服用卡巴拉汀的患者退出试验的例数更多。我们没有发现有关卡巴拉汀治疗血管性痴呆的随机对照试验。

他可林

两篇系统综述的有限证据提示，与安慰剂相比，在 3～36 周的治疗中，他可林改善阿尔茨海默病患者认知功能和总体状态，但不良反应包括恶心、呕吐、腹泻、厌食和腹痛较常见。我们没有发现有关他可林治疗路易体痴呆或血管性痴呆的随机对照试验。

效果不明

音乐治疗

一项随机对照试验发现，与和治疗师进行一对一交谈相比，以音乐为基础的锻炼在 3 个月后改善认知功能。两篇系统综述中的几项研究质量较差，评估了音乐治疗对痴呆患者的作用，但依据不足。

非甾体抗炎药

一项对阿尔茨海默病患者的随机对照试验发现，双氯芬酸合并米索前列醇治疗 25 周后对认知功能的作用与安慰剂相比无显著差异。另一项对阿尔茨海默病患者的随机对照试验发现，与安慰剂相比，吲哚美辛治疗 6 个月后改善阿尔茨海默病患者的认知功能。第 3 项随机对照试验发现在 1 年的时间里，萘普生或罗非昔布与安慰剂对认知功能的作用差异无显著性。已有研究认为非甾体抗炎药物（NSAIDs）的使用与心脏功能衰竭和卒中的发生危险增高有关。罗非昔布已撤出全球市场。我们没有发现

NSAIDs 类药物治疗路易体痴呆的随机对照试验。

ω3（鱼油）

我们没有发现 ω3 治疗痴呆的系统综述或随机对照试验。

毒扁豆碱

一项对阿尔茨海默病患者进行的小规模随机对照试验的有限证据提示，在 12 周的时间里，与安慰剂相比，缓释毒扁豆碱改善认知功能，但是，不良反应恶心、呕吐、腹泻、眩晕和胃痛较常见。我们没有发现毒扁豆碱治疗路易体痴呆或血管性痴呆的随机对照试验。

怀旧治疗

一篇系统综述发现，怀旧治疗改善了认知，但是对行为指标没有影响。所纳入的研究使用的结局测量指标各不相同，而且往往样本量小。

司来吉兰

一篇系统综述发现，与安慰剂相比，对轻度至中度阿尔茨海默病患者，司来吉兰治疗 2～4 个月改善患者的认知功能。但发现对总体临床状
411 态或日常生活活动能力影响的差异无显著性。为数不多的几项随机对照试验得出有限证据提示，4 个月后司来吉兰治疗结局未得到改善。我们没有发现司来吉兰治疗路易体痴呆或血管性痴呆的随机对照试验。

他汀类药物

我们没有发现有关他汀类药物在痴呆患者中治疗效果的系统综述或随机对照试验。

不太可能有效

雌激素

一篇系统综述发现雌激素合并/不合并孕激素改善痴呆的绝经后妇女认知症状的依据不足。但是，也有人担心雌激素治疗可能增加患者乳腺癌和心血管事件的发生危险。此综述没有发现有关雌激素治疗路易体痴呆或血管性痴呆的随机对照试验。

治疗对痴呆的精神行为症状（译者注：原文为 behavioural and psychological symptoms，下同）效果如何？

很可能有效

卡马西平

一项随机对照试验发现，与安慰剂相比，在 6 周的时间里，卡马西平缓解各种痴呆伴精神行为症状患者的激越和攻击行为。我们没有发现卡马

西平治疗路易体痴呆的随机对照试验。

益害相当

氟哌啶醇

一篇对各类痴呆伴发精神行为症状的患者进行的系统综述发现，在6～16周的时间里，氟哌啶醇与安慰剂对激越症状的影响差异无显著性。但是，该综述发现，氟哌啶醇可能在3～13周时缓解攻击行为。该综述发现，与安慰剂相比，氟哌啶醇增加锥体外系症状的发生频率和严重程度。另一项对各类痴呆伴发精神行为症状的患者进行的系统综述发现有限证据提示，在12周内，氟哌啶醇和利培酮缓解激越的疗效相似，但氟哌啶醇引起更频繁、更严重的锥体外系症状。两项小规模随机对照试验发现，与氟哌啶醇相比，在9～16周后，曲唑酮对总体状态或行为症状的影响依据不足。行为症状也许会自发缓解，并且需要开展深入研究，以探讨新型抗精神病药物治疗痴呆尤其是路易体痴呆的益/弊之比是否更好。

奥氮平

一篇系统综述发现，在患有各种类型痴呆以及痴呆的行为和心理症状的患者中，能够证明奥氮平有效的证据微弱。已有人认为，奥氮平与卒中风险增高有关，而且并不认为对存在痴呆相关精神病性症状的患者是安全的。

利培酮

两篇系统综述的随机对照试验发现，与安慰剂相比，在12周内，对血管性痴呆、阿尔茨海默病和混合性痴呆患者，利培酮改善精神行为症状。一篇综述发现有限证据表明，在12周内，利培酮与氟哌啶醇在缓解激越方面 412
同样有效，但利培酮引起的锥体外系症状更少、程度更轻。已有人认为，利培酮与死亡和脑血管事件（包括卒中和一过性脑缺血发作）发生风险增高有关。并未表明利培酮对痴呆伴发精神病性症状的患者是安全的。

效果不明

地西泮

一篇系统综述提供的有限证据表明肌内注射地西泮后2小时减少了激越的发生。

多奈哌齐

两篇包括四项随机对照试验的系统综述在研究多奈哌齐对中到重度阿尔茨海默病患者行为症状的治疗效果时得出了不一致的结论。

加兰他敏

随机对照试验对与安慰剂相比，加兰他敏对轻度至中度阿尔茨海默病患者伴发精神行为症状的作用尚无定论。

喹硫平

一项随机对照试验发现喹硫平对痴呆行为和心理症状无显著疗效。

卡巴拉汀

一篇系统综述和一项随后的随机对照试验发现卡巴拉汀与安慰剂相比对痴呆行为和心理症状的治疗并无显著性效果。

丙戊酸钠/丙戊酸

一篇系统综述的有限证据表明，与安慰剂相比，6周后，丙戊酸钠/丙戊酸对痴呆伴发精神行为问题的患者表现出的激越、攻击行为和敌意无作用。

曲唑酮

一篇系统综述发现，与安慰剂相比，在6～16周内，曲唑酮对总体状态和行为症状的依据不足。两项小规模随机对照试验发现，与氟哌啶醇相比，在9～16周里，曲唑酮对总体状态或行为症状的作用依据不足。一项小规模随机对照试验报道，曲唑酮治疗组不良反应比氟哌啶醇组少见。

定义 **痴呆**以慢性的、全面的、不可逆的脑功能损害为特征，通常导致记忆丧失（最初是近期事件的记忆丧失）、执行功能损害（如进行决策或将复杂任务进行排序的能力）和人格改变。**阿尔茨海默病**是一种以隐袭起病、缓慢衰退，以及言语、运动、人格、执行功能损害为特征的痴呆。通常在临床和实验室检查排除其他系统性、精神科和神经科原因所致的痴呆后才作出诊断。**血管性痴呆**常由多发性梗死或广泛小血管疾病所致，常表现为认知功能阶梯式衰退，可伴或不伴语言和运动功能障碍。血管性痴呆通常发生于存在血管性危险因素（糖尿病、高血压、动脉硬化和吸烟）的个体。典型的表现是，血管性痴呆比阿尔
413 茨海默病起病更急，呈阶梯状恶化。**路易体痴呆**是一种执行功能隐袭损害的痴呆，伴帕金森综合征、幻视、认知能力波动和跌倒危险增高或自主功能衰竭[1, 2]。对轻度至中度痴呆患者进行仔细的临床检查，并使用既定的诊断标准，能对70%～90%尸检证实诊断的病例作出正确诊断[3, 4]。在所有类型的痴呆中，患者将会出现认知功能方面的问题，并且有可能出现痴呆的精神行为症状。在可能的情况下，我们已经将预后分成认知的和行为/心理的，但这些预后在临床和研究中都常常有很大的交叉。

发病率/患病率 65岁以上老人中大约6%，90岁以上老人中大约30%患有某种形式的痴呆[5]。在60岁以前痴呆较罕见。阿尔茨海默病和血管性痴呆（包括混合性痴呆）分别各占痴呆的35%～50%，路易体痴呆估计占老年期痴呆的20%，随地理、文化和种族因素等存在差

异[1, 5-9]。痴呆有许多其他原因，这些原因均相对罕见，其中包括额颞叶痴呆、饮酒相关的痴呆、亨廷顿痴呆（Huntington's disease）、正常压力脑积水、HIV 感染、梅毒、硬膜下血肿和一些脑肿瘤。

病因/危险因素 **阿尔茨海默病：** 阿尔茨海默病的病因尚未明确。一个主要病理过程是中枢神经系统的异常淀粉样蛋白沉积[10]。相对罕见的早发性阿尔茨海默病（60 岁以前）的大多数患者存在早老素基因或淀粉样前体蛋白基因突变所致的常染色体显性遗传。研究已经发现几种基因突变（位于*APP*、*PS-1* 和 *PS-2* 基因）。更晚发的痴呆有时也有家族聚集性，但尚未发现特定的基因突变。头部外伤、唐氏综合征和病前低智力水平可能是阿尔茨海默病的危险因素。**血管性痴呆：** 血管性痴呆与心血管危险因素有关，如吸烟、高血压、动脉硬化和糖尿病。**路易体痴呆：** 路易体痴呆的病因尚未明确。许多种痴呆的脑部乙酰胆碱活性都下降，其下降水平与认知损害相关。阿尔茨海默病的许多治疗增强胆碱能活性[1, 6]。

预后 **阿尔茨海默病：** 阿尔茨海默病通常隐袭起病，伴脑功能进展性衰退。早期诊断较困难。诊断后的预期寿命中位数是 5～6 年[11]。**血管性痴呆：** 我们没有发现有关预后的可靠资料。**路易体痴呆：** 路易体痴呆在诊断后的平均预期寿命为 6 年[5]。行为问题、抑郁和精神病性症状在所有类型痴呆中均较常见[12, 13]。最终，大多数痴呆患者发现，没有任何他人帮助，他将难以完成简单任务。

请参见《临床证据》中文全版本和英文网络版获取全文和参考文献。

成人抑郁症

检索时间：2004 年 9 月

原作者：Rob Butler，Stuart Carney，Andrea Cipriani，John Geddes，
Simon Hatcher，Jonathan Price，Michael Von Korff
刘津　译　于欣　校

针对轻度至中度或重度抑郁的疗效如何？

肯定有效

认知治疗（针对轻度至中度抑郁）

一篇针对年轻成人和年长成人的系统综述发现，与无治疗相比，认知治疗改善了症状。3 篇针对有轻度至中度抑郁的年轻成人和年长成人的系统综述发现，与对照组（常规治疗、常规治疗加安慰剂片剂，或支持性治疗）相比，心理治疗（主要是人际心理治疗和认知治疗）增加临床痊愈期超过10～34 周的患者的比例。这些综述未报告认知治疗与对照单独比较的结果。一篇系统综述虽然发现认知治疗比人际治疗、短时心理动力学治疗或支持性治疗的联合治疗更成功，但发现认知治疗和人际治疗间的差异无显著性。一篇系统综述发现短期心理动力学治疗和认知治疗在抑郁症状的临床痊愈率或好转率上的差异无显著性。一篇针对年龄≥55 岁、具有轻度至中度抑郁人群的低质量随机对照试验的系统综述发现，心理治疗（例如认知治疗或认知行为治疗）和无治疗对于症状改善的差异无显著性。

电痉挛治疗（针对重度抑郁）

一篇针对中度至重度抑郁障碍患者（许多是住院患者）的系统综述发现，与模拟电痉挛治疗或处方抗抑郁剂治疗相比，电痉挛治疗改善症状达1～6 周。该综述发现与单侧电痉挛治疗相比，双侧电痉挛治疗改善症状，并且高剂量的电痉挛治疗比低剂量的电痉挛治疗更有效。所报告的短期认知损害的程度似乎与疗效呈负相关。另一篇系统综述对电痉挛治疗对年长成人的作用提供的证据不充足。因为有些人可能不接受电痉挛治疗，因为这是一种短期治疗，所以人们有一种共识，即通常应该给不能耐受抗抑郁剂治疗或对抗抑郁剂治疗无反应的患者使用电痉挛治疗，虽然当要求有快速疗效时电痉挛治疗可有用处。

人际心理治疗（针对轻度至中度抑郁）

2篇针对轻度至中度抑郁成人的系统综述发现，与对照组（常规治疗、常规治疗加安慰剂片剂，或支持性治疗）相比，心理治疗（主要是人际心理治疗和认知治疗）增加临床痊愈期超过10～34周的患者的比例。这些综述未报告人际治疗与对照单独比较的结果。第3篇综述中提到的一项随机对照试验发现，与常规治疗相比，人际治疗提高了有效率，虽然该综述发现认知治疗和人际治疗间的差异无显著性。一项随机对照试验发现，在乌干达，与无治疗相比，小组人际心理治疗改善成人的抑郁症状。一篇系统综述发现人际治疗、心理动力学心理治疗或无治疗对年长成人的疗效差异无显著性。 415

单胺氧化酶抑制剂与其他处方抗抑郁剂比较

3篇系统综述发现不同抗抑郁剂（三环类抗抑郁剂、选择性5-羟色胺再摄取抑制剂，或单胺氧化酶抑制剂）治疗抑郁的结局的差异无显著性。一篇系统综述发现单胺氧化酶抑制剂对重度抑郁障碍者不如三环类抗抑郁剂有效。然而，该综述发现单胺氧化酶抑制剂对伴生物学特征（例如睡眠增多和食欲增加）的非典型抑郁障碍可能更加有效。

处方抗抑郁剂［三环类抗抑郁剂（包括低剂量三环类抗抑郁剂），选择性5-羟色胺再摄取抑制剂，单胺氧化酶抑制剂，瑞波西汀，或文拉法辛］与安慰剂相比改善轻度至中度和重度抑郁症状

系统综述及后来在初级和二级保健机构针对≥18岁人群的随机对照试验发现，与安慰剂相比，处方抗抑郁剂［三环类抗抑郁剂（包括低剂量三环类抗抑郁剂），选择性5-羟色胺再摄取抑制剂，单胺氧化酶抑制剂，或文拉法辛］可有效治疗各种程度的抑郁障碍。然而，可获得的最强有力的抗抑郁剂疗效的证据来源于对中度和重度抑郁的药物处理。1篇系统综述和2项针对≥55岁人群的随机对照试验发现，与安慰剂相比，针对所有程度的抑郁，三环类抗抑郁剂、选择性5-羟色胺再摄取抑制剂或单胺氧化酶抑制剂减少了痊愈未达26～49天的患者的比例。该综述对于与安慰剂相比抗抑郁剂的严重不良反应几乎未提供信息。针对选择性5-羟色胺再摄取抑制剂的试验存在发表偏倚的证据。目前的证据未表明选择性5-羟色胺再摄取抑制剂和增加成人自杀的危险性之间有明确的关系，但选择性5-羟色胺再摄取抑制剂和三环类抗抑郁剂在治疗早期可诱发或加重自杀观念和行为。这可能是因为增加了激越和兴奋。与安慰剂相比，选择性5-羟色胺再摄取抑制剂针对儿童和青少年通常增加不良事件。目前在数个国家正由管理机构对这些药物的安全性进行审核。

选择性5-羟色胺再摄取抑制剂和相关药物与其他处方抗抑郁剂比较

尽管一篇系统综述发现选择性5-羟色胺再摄取抑制剂在增加有效率方

面不如文拉法辛有效，但 3 篇系统综述发现不同种类的抗抑郁剂（TCAs、SSRIs、MAOIs）在治疗结局上不存在差异。针对重性（major）抑郁患者的随机对照试验发现氟西汀和瑞波西汀 6 周的有效率类似，但瑞波西汀对改善社会功能可能略微更加有效。一项随机对照试验发现米氮平在治疗的前 2 周
416 比舍曲林显著更加有效，虽然这种益处持续不超过 2 周。另一项随机对照试验发现 24 周后帕罗西汀和米氮平间的差异无显著性。一篇系统综述发现与三环类抗抑郁剂相比，选择性 5-羟色胺再摄取抑制剂引起的不良反应更少，但两者间的差异小。2 篇系统综述、1 项回顾性队列研究和 2 项病例对照研究针对成人使用选择性 5-羟色胺再摄取抑制剂后的自杀危险，发现了矛盾的证据。其中一篇系统综述和病例对照研究报告使用选择性 5-羟色胺再摄取抑制剂和三环类抗抑郁剂后的自杀危险的差异无显著性。一项随机对照试验和观察数据提示，突然停用选择性 5-羟色胺再摄取抑制剂与包括眩晕和鼻炎的症状有关，并且这些症状更易出现在停用半衰期短的药物，例如帕罗西汀。针对选择性 5-羟色胺再摄取抑制剂的试验存在发表偏倚的证据。目前的证据未表明选择性 5-羟色胺再摄取抑制剂和增加成人自杀的危险性之间有明确的关系，但选择性 5-羟色胺再摄取抑制剂和三环类抗抑郁剂在治疗早期可诱发或加重自杀观念和行为。这可能是因为增加了激越和兴奋。与安慰剂相比，选择性 5-羟色胺再摄取抑制剂针对儿童和青少年通常增加不良事件。目前在数个国家正由管理机构对这些药物的安全性进行审核。

三环类抗抑郁剂与其他处方抗抑郁剂比较

3 篇系统综述并未发现不同种类的抗抑郁剂（TCAs、SSRIs、MAOIs）在治疗结局上存在差异。一篇系统综述和随后的一项随机对照试验发现三环类抗抑郁剂和文拉法辛在 1～12 个月的有效率上差异不显著。另一篇系统综述提示三环类抗抑郁剂比单胺氧化酶抑制剂对重度抑郁障碍的患者更有效，但对伴生物学特征（例如睡眠增多和食欲增加）的非典型抑郁障碍的疗效更差。第 3 篇系统综述发现与选择性 5-羟色胺再摄取抑制剂相比，三环类抗抑郁剂可引起更高的不良反应率，但这种差异很小。一篇系统综述和两项病例对照研究发现选择性 5-羟色胺再摄取抑制剂和三环类抗抑郁剂引起的自杀危险差异无显著性。主要针对重度抑郁的 2 项随机对照试验发现，地昔帕明或丙咪嗪和瑞波西汀之间对 4 周中的抑郁症状改善差异无显著性，但结果对所使用的结局量表敏感。一篇系统综述虽然发现丙咪嗪组的不良事件总体发生率更高，但米那普仑和丙咪嗪对重性抑郁障碍患者的疗效差异并无显著性。一篇系统综述发现低剂量三环类抗抑郁剂和标准剂量三环类抗抑郁剂在 6～8 周的有效率上的差异无显著。一篇系统综述发现与单独使用抗抑郁剂相比，苯二氮䓬类药物和抗抑郁剂（主要是三环类抗抑郁剂）合用提高了 1 周内的有效率，虽然这种差异在 6 周中已不

显著。

文拉法辛与其他处方抗抑郁剂比较

一篇系统综述和一项随机对照试验发现文拉法辛和三环类抗抑郁剂在有效达1～12个月的患者比例上的差异无显著性。该综述发现与选择性5-羟色胺再摄取抑制剂相比，文拉法辛的有效率更高，虽然一项随后的随机对照试验发现文拉法辛缓释剂和依他普仑的有效例数的差异无显著性。一项随机对照试验发现文拉法辛和米氮平的有效率的差异无显著性，但与基线相比，两者都改善了抑郁症状。 417

很可能有效

处方抗抑郁剂和心理治疗合用（针对轻度至中度和重度抑郁）

2篇系统综述发现与单独药物治疗和单独心理治疗相比，两种治疗合用改善了抑郁症状。一项随后的低质量的随机对照试验发现，舍曲林和人际治疗合用与单独使用舍曲林的有效率差异无显著性。第2项随机对照试验发现，短期心理动力学心理治疗加上抗抑郁剂与单独使用抗抑郁剂的有效率差异无显著性，虽然亚组的分析发现联合治疗对共患抑郁症和人格障碍的患者更有效。

非指导性咨询（针对轻度至中度抑郁）

一篇针对≥18岁、最近发生心理问题（包括抑郁）人群的系统综述发现，在初级保健机构中，与常规治疗相比，简短、非指导性咨询可在短期（<6个月）降低轻度至中度抑郁的症状评分。然而，该综述发现长期（>6个月）的评分差异无显著性。一项随机对照试验发现与无治疗相比，8次咨询显著改善了焦虑和抑郁症状。

瑞波西汀与其他抗抑郁剂（针对轻度至中度或重度抑郁）

2项主要针对重度抑郁患者的随机对照试验发现，瑞波西汀和地昔帕明或丙咪嗪在4周中的抑郁症状差异无显著性，但结果对所使用的结局量表敏感。针对重性抑郁患者的随机对照试验发现瑞波西汀和氟西汀的6周有效率类似，且瑞波西汀可轻度改善社会功能。

圣·约翰草（St John's Wort）（针对轻度至中度抑郁，比安慰剂更有效，与其他抗抑郁剂同样有效）

一篇系统综述发现针对抑郁障碍者，与安慰剂相比，圣·约翰草（贯叶金丝桃属植物）改善抑郁症状超过4～12周。该综述发现圣·约翰草和三环类抗抑郁剂或选择性5-羟色胺再摄取抑制剂之间的差异无显著性。应该谨慎解释随机对照试验的结果，因为许多研究并未使用圣·约翰草的标准化制剂，且抗抑郁剂的剂量各异。有人对可用研究的方法学质量提出质疑，这些研究针对的是多类患者人群，且未使用相同的标准化症状评定工具。与以前的报告相比，圣·约翰草易与更多药物产生相互作用。

效果不明

朋友帮助（针对轻度至中度抑郁）

一项小规模随机对照试验提供了不足的证据，评估了朋友帮助对轻度至中度抑郁患者的疗效。

锻炼（针对轻度至中度抑郁）

一篇针对年轻和年长成人的系统综述从低质量随机对照试验中发现了有限的证据，表明与无治疗相比，锻炼可改善症状，且与认知治疗同样有效。该综述中提到的一项针对年长成人的低质量随机对照试验发现了有限的证据，表明锻炼在改善症状方面与抗抑郁剂可能同样有效，且可减少复发超过 10 个月。

问题解决疗法（针对轻度至中度抑郁）

一篇针对有轻度至中度抑郁的年轻和年长成人的系统综述发现，在初级保健机构中，与常规治疗相比，心理治疗（包括问题解决疗法）改善了结局。该综述未报告针对中度抑郁患者单独使用问题解决疗法的结果。该综述发现针对轻度抑郁或心境恶劣者，问题解决疗法和常规治疗在 6～11 周时对症状的改善差异无显著性。随后一项大型随机对照试验发现，与常规治疗相比，问题解决疗法增加了在 6 个月时患者不再抑郁的比例。然而，该研究在 1 年时发现两者间的差异无显著性。另一项较小规模的随机对照试验发现，针对因情绪障碍（绝大多数是抑郁）去全科医生处就诊的患者，在 8 周或 26 周中，问题解决疗法和常规治疗间的抑郁症状改善的差异无显著性。随机对照试验发现，针对重度抑郁，评估药物和非药物治疗的相对功效的证据不足。

各种治疗措施对难治性抑郁的疗效如何？

效果不明

锂的增效作用

随机对照试验提供的证据不足以评估针对患有难治性抑郁的年轻和年长成人，锂对处方抗抑郁剂的增效作用。

418 **心得乐的增效作用**

随机对照试验提供的证据不足以评估针对患有难治性抑郁的年轻和年长成人，心得乐对处方抗抑郁剂的增效作用。

哪些治疗措施可降低复发率?

肯定有效

处方抗抑郁剂巩固治疗（减少轻度至中度抑郁患者痊愈后的复发危险）

一篇系统综述发现，与安慰剂相比，在痊愈后继续处方抗抑郁剂，减少了1～3年复发的患者比例。处方抗抑郁剂巩固治疗的作用与复发的风险、在随机分组前的疗程或既往抗抑郁剂的疗程无关。随后的5项随机对照试验也发现与中断治疗相比，继续抗抑郁剂治疗减少复发的绝对危险达一半。2项针对年龄60岁以上患者的随机对照试验发现与安慰剂相比，在痊愈后度硫平或西酞普兰巩固治疗减少复发危险达1～2年，但可能增加缺血性心脏病的危险。一项随机对照试验发现与安慰剂相比，舍曲林巩固治疗没有在又一个2年内预防复发的益处。 419

效果不明

认知治疗（有微弱证据表明与抗抑郁剂比较，可减少轻度至中度抑郁患者停止治疗后的复发达1～2年）

一篇针对有轻度至中度抑郁的年轻成人和年长成人的系统综述将不同随机对照试验的复发率综合起来，发现了有限的证据，表明与抗抑郁剂相比，认知治疗减少了停止治疗后1～2年间的复发危险。4项随后的随机对照试验发现了有限的证据，表明在达到临床痊愈后，认知治疗降低复发率达1年。我们未找到特别针对年长成人的系统综述或随机对照试验。

复发预防方案（改善已痊愈的轻度至中度抑郁患者的症状达1年，但复发率差异无显著性）

一篇系统综述中的一项随机对照试验发现，针对经8周抗抑郁剂治疗后已痊愈的患者，与继续既往治疗组相比，复发预防方案改善抑郁症状达1年。然而，复发率的差异无显著性。

治疗措施对改善服务提供有何作用?

很可能有效

医疗途径（针对轻度至中度抑郁）

2篇系统综述和8项随后的随机对照试验发现，与常规治疗相比，针对年龄18岁以上的轻度至中度抑郁患者，医疗途径改善了抑郁症治疗（抗抑郁剂或认知行为治疗）的效果。这些途径包括初级保健医生和精神科医生之间的协作、患者强化教育、个案管理和电话支持。随机对照试验还发现与常规治疗相比，临床实践指南和无其他组织过程的教育方案既不能改善对抑郁症的识别，也不能改善抑郁症的结局。不能从结果中找出哪些医疗途径是最有效的。一项针对老年抑郁患者的随机对照试验发现与常规全科医生提供的医疗相比，一开始由社区精神卫生队伍提供医疗不能改善抑郁症状。另一项随机对照试验发现与常规全科医生提供的医疗相比，由社区护士对老年抑郁患者提供服务显著改善了抑郁症状，并提高3个月后的痊愈率。一项随机对照试验针对年龄60岁以上的重性抑郁、心境恶劣或两者兼有的患者，在各种初级保健诊所提供治疗，发现协作医疗比常规治疗能更有效地减少抑郁症状。一项随机对照试验发现与常规内科治疗相比，针对老年抑郁患者，治疗建议对抑郁症状无显著效果。然而，干预组对抑郁的诊断和对抗抑郁剂的处方更多。

420 **定义** 抑郁障碍的特点是持续的心境低落，丧失兴趣和快感，以及精力下降，常常损害人们的日常功能。本综述所评价的绝大多数随机对照试验使用《精神障碍诊断与分类手册第四版》(DSM-Ⅳ)[1]或《精神与行为障碍国际分类第十版》(ICD-10)[2]对抑郁症进行分类。DSM-Ⅳ将抑郁症分为重性抑郁障碍或心境恶劣障碍。**重性抑郁障碍**的特点是1次或多次重性抑郁发作（即至少有2周心境低落或兴趣丧失，伴至少4项抑郁症的附加症状）。**心境恶劣障碍**的特点是在至少2年中的多数日子有心境低落，伴尚未达到重性抑郁障碍标准的附加症状[1]。ICD-10将抑郁症分为轻度至中度或重度抑郁发作[2]。轻度至中度抑郁的特点是抑郁症状和一些功能损害。重度抑郁的特点是伴明显躯体症状的激越或精神运动性迟滞[2]。**难治性抑郁**被定义为经相当于最小剂量150mg/d丙咪嗪（或等价药物）的三环类抗抑郁剂治疗4～6周后没有临床好转[3]。在本综述中，我们使用DSM-Ⅳ和ICD-10分类，但如果随机对照试验中包括住院病人，则认为已在重度抑郁部分对此类治疗进行了评价。**年长成人：** 通常被定义为≥65岁的人群。然而，在此综述中针对年长成人的一些随机对照试验包括年龄≥55岁的人群。抑郁症在年长成人中的表现可不典型：心境低落可被掩盖，主要表现出的症状为焦虑或记忆损害。在对年长成人的抑郁症进行鉴别诊断时应该考虑痴呆[4]。此综述不包括对妇女产后抑郁（见产后抑郁）或季节性情感障碍的干预。

发病率/患病率 抑郁障碍很常见，在初级保健机构就诊的人群中，重性抑郁的患病率在5%～10%[5]。相当于此数值2～3倍的人可存在抑郁症状，但不符合DSM-Ⅳ重性抑郁的标准。女性受影响的比例是男性的2倍。抑郁障碍在全球范围内是第4位最重要的致残原因，并且据估计到2020年之前将成为第2位最重要的原因[6,7]。**年长成人：** 虽然重性抑郁在年长成人中相对少见，但 10% ～15% 的老年人有抑郁症状[8]。

病因/危险因素 抑郁症的病因不明，但人们认为包括了童年期的事件和目前的心理社会困境。近期的研究提示遗传因素也可以很重要，指出了数个受累的染色体区域，但表型似乎未显示出典型的孟德尔遗传规律。精神病学的研究也集中在心理社会因素（例如社会环境和人格特点）在抑郁症中所起的作用。许多理论强调气质（适应系统的差异）的重要性，气质可增加对心境紊乱的易感性。社会关系损害、性别、社会经济状况和认知功能不良也可起作用。整合模型考虑了生物学和社会学变量的交互作用，似乎为揭示抑郁症的复杂病因提供了最可靠的途径。

预后 在首发重性抑郁障碍的患者中，约有一半在以后的 10 年中再次出现症状[9]。**年长成人：**一篇系统综述（检索日期 1996 年，12 项前瞻性队列研究，1268 名受试者，平均年龄 60 岁）发现针对有慢性或复发性抑郁的老年人，预后尤其差[10]。另一篇系统综述（检索日期 1999 年，23 项针对年龄≥65 岁人群的前瞻性队列研究，包括上述综述中纳入的 5 项研究）发现老年人的抑郁症与死亡率增高有关（15 项研究；总 OR 1.73，95% CI 1.53～1.95）[11]。 421

请参见《临床证据》中文全版本和英文网络版获取全文和参考文献。

广泛性焦虑障碍

检索时间：2006 年 2 月
原作者：Christopher Gale
胜利 译 于欣 校

广泛性焦虑障碍不同治疗都有哪些效果？

肯定有效

认知行为治疗

两项系统综述和其后的 4 项随机对照试验发现，与候诊病例、单独采用焦虑处理、单独采用放松方法或非指导性的心理治疗相比，认知行为治疗（采用联合干预措施，包括暴露、放松以及认知重构）在 4～12 周改善焦虑和抑郁。其后的两项随机对照试验发现，在 13 周和 6 个月时认知治疗与采用放松方法两组症状差异无显著性。其后的一项随机对照试验发现，包含行为成分的认知治疗和不包含行为成分的认知治疗与采用可视化的放松之间，在 24 个月时焦虑、抑郁水平差异无显著性。

很可能有效

抗抑郁剂（丙咪嗪、奥匹哌醇、帕罗西汀、舍曲林、依他普仑和文拉法辛）

一项系统综述发现，与安慰剂对照相比，经过 4～28 周，抗抑郁剂（丙咪嗪、帕罗西汀和文拉法辛）可以改善症状。多组随机对照试验发现依他普仑在治疗 8 周时与安慰剂相比改善了焦虑。一项随机对照试验发现奥匹哌醇、帕罗西汀和舍曲林与安慰剂相比改善了症状。随后另一项随机对照试验发现，在 24 周时，文拉法辛组与安慰剂组有效率没有显著差别，虽然其后的一项随机对照试验发现文拉法辛组缓解率增加。各项随机对照试验都没有发现不同抗抑郁剂治疗效果之间存在显著性差异，抗抑郁剂与苯二氮草或丁螺环酮之间也没有显著区别。随机对照试验和观察性研究发现，抗抑郁剂与出现镇静、头晕、恶心、摔倒以及性功能障碍有关。一项随机对照试验发现，与帕罗西汀相比，依他普仑增加了性功能障碍的发生率。一项随机对照试验发现，治疗 8 周时，在汉密尔顿焦虑量表评分或有效率上，卡法与奥匹哌醇之间没有显著差异。

采用放松治疗

我们发现没有随机对照试验将放松方法和安慰剂或无治疗进行比较。

两项随机对照试验发现，在 13 周和 6 个月时，放松治疗与认知行为治疗组症状没有显著差别。其后的一项随机对照试验发现，在 24 个月时，采用可视的放松与包含行为成分或不包含行为成分的认知治疗之间焦虑和抑郁症状没有显著差别。

丁螺环酮

随机对照试验发现，与安慰剂相比，丁螺环酮在 4～9 周使症状得到改善。随机对照试验发现，在 6～8 周，丁螺环酮和抗抑郁剂（文拉法辛）、地西泮、安他乐或卡法在改善症状上没有显著差别，但是这些研究把握度不 423
够，无法发现不同治疗间有临床意义的差异。与丁螺环酮相关的不良反应包括恶心和嗜睡。

安他乐

3 项随机对照试验发现，与安慰剂相比，安他乐在第 4 周、第 5 周或第 12 周时改善了焦虑症状，尽管其中的一项显示在第 5 周时两者的差异无显著性。其中一项随机对照试验发现，与安慰剂相比，安他乐增加嗜睡和头痛。一项随机对照试验发现，6 周以后，安他乐和溴西泮有效率没有显著差别。另一项随机对照试验发现，在 4 周后，安他乐和丁螺环酮有效率没有显著差别。

普瑞巴林

两项随机对照试验发现，普瑞巴林在治疗 4 周时对汉密尔顿焦虑量表的改善作用优于安慰剂。一项随机对照试验发现，治疗 4 周时，普瑞巴林与劳拉西泮之间汉密尔顿焦虑量表评分没有显著差异；而另一项随机对照试验发现，治疗 4 周时，普瑞巴林对焦虑的改善作用优于阿普唑仑。普瑞巴林的不良反应包括瞌睡、头晕和头痛。

益害相当

抗精神病药（三氟拉嗪）

一项大规模随机对照试验发现，与安慰剂相比，三氟拉嗪在 4 周后能减轻焦虑，但引起更多困倦、锥体外系反应和其他运动障碍。我们没有发现三氟拉嗪以外的其他抗精神病药物的随机对照试验。

苯二氮䓬类

两篇系统综述发现，与安慰剂相比，苯二氮䓬类药物在 2～9 周能减少症状。阿普唑仑与溴西泮或美沙西泮之间，各种苯二氮䓬类药物与丁螺环酮、安他乐、阿贝卡奈（苯二氮䓬受体激动剂）或抗抑郁剂之间，经多个随机对照试验研究，在 3～8 周未发现有显著差异。一项随机对照试验发现劳拉西泮和普瑞巴林治疗 4 周在焦虑评分上无显著性差异，同时另一项随机对照试验发现，经过 4 周的治疗，阿普唑仑改善焦虑评分不如普瑞巴林有效。

随机对照试验和观察性研究发现，苯二氮䓬类药物增加药物依赖、镇静、生产事故和道路交通事故发生的风险。如果在怀孕晚期使用或哺乳期间使用，苯二氮䓬类药物会给新生儿带来不良影响。对质量不高的随机对照研究进行的一项系统综述表明，在长期使用苯二氮䓬类药物进行治疗的评估上证据不足。

卡法

一篇系统综述发现，卡法治疗 4～24 周时降低汉密尔顿焦虑量表评分的幅度大于安慰剂。但是，后来发表的一项随机对照试验发现，在第 4 周时，卡法与安慰剂组之间焦虑状态问卷评分没有显著差异。一项随机对照试验发现，治疗 8 周时，在汉密尔顿焦虑量表评分或有效率上，卡法与奥匹哌醇之间，或者卡法与丁螺环酮之间，均无显著差异。病案报告证据显示，卡法与肝脏损害有关。

424

效果不明

阿贝卡奈

一项随机对照试验的有限证据表明，与安慰剂相比，低剂量阿贝卡奈可改善症状。另一项随机对照试验发现，在 6 周时，阿贝卡奈组与安慰剂组或地西泮组症状之间没有显著差别。这两个随机对照试验都发现，高剂量的阿贝卡奈组比安慰剂组困倦增加。

定义 广泛性焦虑障碍（GAD）的定义是，大多数时间里对日常事件和问题过分担心和紧张，这种情况存在至少 6 个月，而且使当事人感到难受或造成履行日常任务明显困难[1]。其特征性症状和体征如下：运动紧张度增加（易疲劳，颤抖，坐立不安，以及肌肉紧张）；自主神经亢进（气短，心率快，口干，手凉和头晕）；以及警觉性和惶惑增强（感到上紧了发条，惊跳增加，以及注意难以集中），但没有惊恐发作[1]。一项非系统性综述纳入了流行病学和临床研究，发现焦虑障碍患者（包括广泛性焦虑患者）的生活质量和心理-社会功能明显下降[2]。研究还发现，广泛性焦虑障碍患者总体生活满意度低，完成某些角色或社会任务的能力或两者同时受损[2]。

发病率/患病率 对观察性研究的综述发现，在欧洲的成人中，0.2%～1.0% 在过去 1 个月内患 GAD，0.1%～2.1% 在过去 1 年内患 GAD，0.1%～21.7% 在一生中患过 GAD[3]。该综述发现，在初级保健机构就诊的连续病例中，4%～7.9% 符合 DSM-Ⅳ的 GAD 标准，出现焦虑的病人中 22% 被诊断为 GAD。GAD 通常伴发于其他诊断。该综述发现，高达 75% 的 GAD 病人有其他共病。德国的一项社区调查发现，91%的患者有共病[3]；欧洲的一项社区调查发现，51.6%的男性和75.7%的女性患者有共病[4]。流行病学研究中用以诊断广泛性焦虑障碍的测量方法可靠性不够令人满意[5,6]。美国的一项研究，明确采用了DSM-Ⅲ-R诊断标准，该研究估计，5%的人在一生中的某个时段会发展为广泛性焦虑障碍[6]。最近，一项针对抑郁和焦虑障碍的队列研究发现，最初诊断为广泛性焦虑障碍的人两年后还保留这一诊断的只有49%[7]。男性广泛性焦虑障碍的发病率是女性的一半[8]，在老人中发病率更低[9]。一项非系统性综述（纳入了观察年轻和年老的成年人的20个观察性研究）提示，老年人面临应激性任务时自主神经唤起性降低，而且老人变得比年轻人更快习惯于应激性任务[10]。

病因/危险因素 广泛性焦虑障碍与琐碎生活事件数量增加有关，与人口学因素无关[11,12]，但是这一发现在其他障碍患者中同样常见[7]。一项非系统性综述（5个病例对照研究）总结了民事创伤的心理结果，发现5项研究中有4项报告广泛性焦虑障碍的比例高于对照组（RR 3.3，95%CI 2.0～5.5）[13]。一项针对横断面研究的系统综述（检索日期1997年）发现，欺负（或欺骗同伴）与广泛性焦虑障碍的发病率显著增高相关（作用的大小0.21，未报告CI）[14]。一项系统综述（未报告检索日期，2个家系研究，45个先证者病例，225个一级亲属）发现，广泛性焦虑障碍在先证者及其一级亲属之间存在显著关联（OR 6.1，95%CI 2.5～14.9）[15]。一篇有关孪生子研究和家系研究的系统综述（检索时间2003年，23项孪生子研究，12项家系研究）发现，GAD、其他焦虑障碍和抑郁症之间存在关联，推测这些疾病拥有共同的遗传因素[16]。

预后 一项系统综述发现，患有广泛性焦虑障碍的成年人2年后有25%完 425
全缓解，5年后38%缓解[17]。Harvard-Brown焦虑研究计划报告了对167位广泛性焦虑障碍患者随访5年的结果[18]。在随访期间，加权的完全缓解率为38%，至少有部分缓解的比例为47%；从完全缓解复发的可能为27%，从部分缓解复发的可能为39%。

请参见《临床证据》中文全版本和英文网络版获取全文和参考文献。

强迫障碍

检索时间：2005 年 7 月

原作者：G Mustafa Soomro

付艺 译 于欣 校

在成年人中，初始治疗的疗效是什么？

肯定有效

行为治疗

我们没有找到行为治疗与不治疗相比较的随机对照试验。有一篇系统综述和一项随后的随机对照试验发现，与放松疗法相比，行为治疗能改善症状。该篇综述和三项随后进行的随机对照试验没有提供一致的证据证明行为治疗与认知或认知行为治疗之间在症状上存有差异。一项小规模的随机对照试验发现行为治疗加放松疗法治疗 6 周与无治疗的候诊对照组相比改善了症状。同时发现行为治疗联合放松疗法与行为治疗联合认知治疗相比无论在 6 周治疗结束当时还是随访 12 个月时症状上无显著性差异。一篇系统综述通过间接比较的方法对 5-羟色胺再摄取抑制剂和行为治疗进行了比较，因而未能提供充足的证据评价两者之间的差异。多组随机对照试验亦未能提供充足的证据评价在行为或认知治疗的同时加用 5-羟色胺再摄取抑制剂的疗效。

认知或认知行为治疗

我们没有找到认知治疗与不治疗相比较的随机对照试验。两项随机对照试验发现认知行为治疗 6～12 周后与不治疗或候诊对照组相比改善了症状。一篇系统综述和三项随后进行的随机对照试验没有提供一致的证据证明行为治疗与认知或认知行为治疗之间在症状上存有差异。

5-羟色胺再摄取抑制剂（西酞普兰、氯丙咪嗪、氟西汀、氟伏沙明、帕罗西汀、舍曲林）

一些随机对照试验发现，与安慰剂比较，选择性和非选择性 5-羟色胺再摄取抑制剂（西酞普兰、氯丙咪嗪、氟西汀、氟伏沙明、帕罗西汀、舍曲林）可以改善症状，但也增加了不良反应。两个系统综述比较了舍曲林与安慰剂的疗效，发现了不一致的结果。一些随机对照试验发现，与三环类抗抑郁剂或单胺氧化酶抑制剂相比较，选择性和非选择性 5-羟色胺再摄取抑制剂（西酞普兰、氯丙咪嗪、氟西汀、氟伏沙明、帕罗西汀、舍曲林）可以改善症状。各项随机对照试验中，没有一致的证据显示不同5-羟色胺再摄取抑制剂之间有疗效的差异，但是发现，和选择性5-羟色胺再摄取抑制剂相比，非选择性5-羟色胺再摄取抑制剂氯丙咪嗪与更多的不良反应有关系。一项随机对照试验发现，氯丙咪嗪和文拉法辛对症状的改善没有显著差异，但是可能此研究的把握度不足以发现有临床意义的差别。一项随机对照试验发现文拉法辛和帕罗西汀对症状的改善无显著差异。一篇系统综述通过间接比较的方法对5-羟色胺再摄取抑制剂和行为治疗进行了比较，因而未能提供充足的证据评价两者之间的差异。多组随机对照试验亦未能提供充足的证据评价在行为或认知治疗的同时加用5-羟色胺再摄取抑制剂的疗效。选择性5-羟色胺再摄取抑制剂已经被与自杀观念联系起来。应该避免突然停用选择性5-羟色胺再摄取抑制剂。

效果不明

行为或认知治疗合并5-羟色胺再摄取抑制剂

一些随机对照试验所提供的有关行为或认知治疗合并5-羟色胺再摄取抑制剂的疗效评估证据不充分。

电痉挛治疗

我们没有找到电痉挛治疗强迫障碍患者的随机对照试验。

在成年人中，维持治疗的最佳形式是什么？

效果不明

5-羟色胺再摄取抑制剂维持治疗的最适宜持续时间

随机对照试验不能提供充分的证据以确定5-羟色胺再摄取抑制剂维持治疗的最适宜持续时间。

对那些最初用5-羟色胺再摄取抑制剂无效的成年人，治疗效果何在？

很可能有效

5-羟色胺再摄取抑制剂合并抗精神病性药物

在对5-羟色胺再摄取抑制剂无效的患者中，5项小规模随机对照试验发现，与5-羟色胺再摄取抑制剂合并安慰剂相比，加上抗精神病性药物能改善症状。然而，一项小规模随机对照试验发现，6周后，氟西汀合并安慰剂和氟西汀合并奥氮平比较并无显著差异。

定义 强迫障碍（OCD）是指具有强迫思维和（或）强迫行为，它们并非由于药物或躯体障碍所致，而且导致个体明显的苦恼和社会功能不良[1,2]。该障碍可以是持续性或发作性的病程。**强迫思维**是指反复出现持久的思想、表象、冲动，并引起患者显著的焦虑，同时患者能认识到这些思想、表象、冲动是源于自己。**强迫行为**是指患者作为对强迫观念的反应或依照某规则而采取的重复行为或精神活动。这些行为或精神活动的目的在于减少苦恼或预防出现某种想象的可怕事件。强迫障碍患者对其自身的状况可以具有自知力，患者能认识到自己的强迫思维和强迫行为，并加以抵抗。在第三版、第三版修订版和第四版的诊断和统计手册（DSM-Ⅲ，DSM-Ⅲ-R，DSM-Ⅳ）[1]及第十版国际分类和诊断标准（ICD-10）的精神和行为障碍分类中[2]，强迫障碍的诊断标准差别很小。

发病率/患病率 英国一项对强迫障碍的全国性社区调查（1993 年，10 000 人）发现，在调查前的 1 个月中，1.0% 的男性和 1.5% 的女性报告有强迫症状[3]。英国的一项对来源于居住在私人住宅的随机样本（2000 年，16～74 岁 8580 位成年人）的调查发现，1.1% 的调查对象报告在调查前的 1 周内有强迫障碍的症状[4]。1984 年美国进行的一项流行病学抽样区域调查（10 000 人）发现，在 26～64 岁的人群中，强迫障碍的年龄和性别标准化年患病率为 1.3%，终生患病率为
428 2.3%[5]。后来的全国性调查使用了与美国调查类似的方法，结果发现在加拿大、波多黎各、德国、韩国和新西兰，经过年龄和性别标化的年患病率和终生患病率大体接近，但是中国台湾的患病率略低（见表 1）T[5]。

病因/危险因素 强迫障碍（OCD）的病因还不清楚，涉及行为、认知、遗传和神经生物学多种因素[6-12]。从遗传学家系和双生子研究中得到有限的证据提示，至少在一些群体中，遗传因素是参与其中的[8,13-17]。危险因素包括强迫障碍家族史、单身（可能是障碍的结果），以及属于社会经济地位较高的阶层[18]。在英国，2000 年强迫障碍的患病率是女性 1.3% 和男性 9.0%[4]。在其他大多数国家中，女性患强迫障碍的风险比男性高[5]。其他危险因素包括可卡因滥用、失业、酒精依赖、情感性障碍，以及恐惧症的既往史[5]。

预后 一项研究（对 144 人平均进行 47 年的随访）发现，强迫障碍在最初的几年（大约 1～9 年）多见为发作性的病程，但是之后更常见的是持续性的病程[19]。后来，研究发现有 39%～48% 的患者症状得到改

善。一项为期 1 年的前瞻性队列研究发现，46% 的患者为发作性病程，54% 的患者为持续性病程[20]。

请参见《临床证据》中文全版本和英文网络版获取全文和参考文献。

429

惊恐障碍

检索时间：2004 年 7 月

原作者：Shailesh Kumar，Mark Oakley-Browne

胜利 译 于欣 校

各种治疗对惊恐障碍有哪些效果？

肯定有效

认知行为治疗

一个系统综述中的某个随机对照试验发现，与安慰剂相比，在 3 个月和 6 个月后，认知行为治疗改善了症状。其后的两个随机对照试验随访 6 个月，得出了相似的结果。两个随机对照试验发现，与最低水平接触对照相比，10～12 周后，认知行为治疗改善了症状，并且改善的程度与放松疗法的结果相当。3 个随机对照试验比较放松疗法和认知行为治疗，得出的结果不同。一个随机对照试验发现，经过 12 周后，放松疗法对症状改善的程度大于认知行为治疗。两个随机对照试验发现，经过 12 周后，放松疗法对症状改善的程度不及认知行为治疗。一项小型随机对照试验比较了附加呼吸再训练的认知行为治疗与单独采用认知行为治疗，发现在治疗结束时或在 12 个月时两者对症状的改善情况无显著区别。一项随机对照试验比较了认知行为治疗和丙咪嗪或认知行为治疗加上丙咪嗪与单用认知行为治疗，结果发现，在 6 个月时对症状的改善没有显著区别。一项随机对照试验发现，与单用认知行为治疗相比，认知行为治疗加用帕罗西汀在 2 周时使不再有惊恐发作的患者比例升高。一项随机对照试验，同样以安慰剂作对照，采用氟伏沙明 150mg、氟伏沙明加上认知行为治疗和单用认知行为治疗，同样经过 3 个月，对症状的改善没有显著区别；但是，与安慰剂组和单用氟伏沙明相比，接受过认知行为治疗的患者中有更多的人可以保持改善效果。我们发现没有足够的证据比较丁螺环酮与认知行为治疗在治疗惊恐障碍上的不同。

选择性 5-羟色胺再摄取抑制剂

系统综述和额外的一个随机对照试验发现，与安慰剂相比，选择性 5-羟色胺再摄取抑制剂使惊恐障碍的症状得到改善。随后的一个随机对照试验发现，在反应良好的病人，若中断舍曲林会使症状加重。这个随机对照试验采用对药物反应良好者作为样本，可能造成倾向于该药物的偏倚。第 2 个有方法学缺陷的随机对照试验发现，与安慰剂加认知行为治疗相比，帕罗西汀加上认知行为治疗使症状得到改善。一个随机对照试验发现，氟伏沙明150mg、氟伏沙明加认知行为治疗、单独采用认知行为治疗和安慰剂四者对症状的改善没有显著差别，但是，与使用了认知行为治疗的患者相比，单独使用氟伏沙明或安慰剂的患者6个月时症状的改善得以维持的比例低。

三环类抗抑郁剂（丙咪嗪）

一个系统综述、随后的两个随机对照试验和一个额外的随机对照试验发现，与安慰剂或候诊名单上的对照相比，丙咪嗪使惊恐障碍患者的症状得以改善。此后的一个随机对照试验发现，与安慰剂相比，在12个月后丙咪嗪使复发率下降。

很可能有效 430

放松疗法

两个随机对照试验发现，与最低接触对照相比，经过10～12周，放松疗法使症状得以改善，改善的程度与认知行为治疗相同。进一步比较放松疗法与认知行为治疗有3个随机对照试验，得出了不同的结果。一个随机对照试验发现，经过12周后，放松疗法比认知行为治疗对症状的改善程度更大。两个随机对照试验发现，经过12周后，放松疗法比认知行为治疗对症状的改善程度小。

咨客中心疗法

我们没有找到将咨客中心疗法与安慰剂或无治疗进行比较的随机对照试验。两个随机对照试验发现，单独使用咨客中心疗法或与暴露疗法合用，经过14周后使症状得以改善。一个随机对照试验发现，与单独使用咨客中心疗法相比，加上暴露疗法在3个月时使场所恐惧症的症状得以改善。然而，一个随机对照试验发现，与加上暴露疗法的咨客中心疗法相比，单独使用咨客中心疗法的患者有更大的比例感到较少依赖于他人的期盼，所感受到的压力更小。

认知重构

我们没有找到比较认知重构与安慰剂或无治疗的随机对照试验。一个随机对照试验发现，治疗15周后，认知重构和内感性加上外感性暴露相比，在改善症状上没有显著区别。

内感性和外感性暴露疗法

一个随机对照试验发现，与推迟治疗的对照相比，在10周时暴露疗法使症状得以改善。随访6个月改善得以保持。一个随机对照试验发现，在10周时暴露疗法和认知重构在改善症状上没有显著差异。一个随机对照试验发现，与基线测量相比，暴露加上阿普唑仑，阿普唑仑加上放松，安慰剂加上暴露，以及安慰剂加上放松在8周时都使症状得以改善。然而，在随访

6 个月时，暴露加上安慰剂组的患者比其他组患者维持疗效的比例更高。

益害相当

苯二氮䓬类药物

一个系统综述和一个另外的随机对照试验发现，与安慰剂相比，阿普唑仑使惊恐发作次数减少、症状减轻。然而，苯二氮䓬类药物与多种不良反应有关，在治疗期间和治疗后都是如此。

效果不明

呼吸再训练

一个小型随机对照试验发现，与推迟治疗的对照相比，认知行为治疗加上呼吸再训练和单独使用认知行为治疗使症状得以改善。在治疗结束时或 12 个月时，认知行为治疗加上呼吸再训练和单独使用认知行为治疗对症状的改善没有显著区别。

431 **丁螺环酮**

我们没有找到足够的证据来评价丁螺环酮对惊恐障碍患者的作用。

夫妇治疗

我们没有找到将夫妇治疗和安慰剂或无治疗进行比较的随机对照试验。一个随机对照试验发现，经过 6 周后，以丈夫为合作治疗者的行为治疗对症状的改善程度与以女性朋友为合作治疗者的行为治疗对症状的改善程度相同。一个随机对照试验发现，经过 8 周后，夫妇交流训练比夫妇放松训练更能改善症状。一个随机对照试验发现，经过 4 周，有朋友或配偶陪伴的逐级暴露疗法对症状的改善程度与有朋友或配偶陪伴的问题解决方法相同。

内省导向的治疗

我们没有找到将内省导向治疗与安慰剂或无治疗进行比较的随机对照试验。一个随机对照试验发现，在住院病人焦虑治疗项目中，经过 14 周，采用咨客中心疗法加上内省导向治疗比单独使用咨客中心疗法更能改善症状。

单胺氧化酶抑制剂

我们没有找到研究单胺氧化酶抑制剂对惊恐障碍作用的随机对照试验。

心理教育

我们没有找到心理健康教育治疗惊恐障碍的系统综述或随机对照试验。

定义 惊恐发作时，突然发生强烈的害怕，充满恐惧或惊骇，经常伴有厄运即将临头的感觉。当反复发生不可预期的发作，而且随后有不止 1 个月持续存在对再次发作的担心，担忧惊恐发作可能引起并发症或不好的结果，或者存在与发作相关的显著的行为改变，可判断为发生惊恐障碍[1]。惊恐障碍这个术语除外由全科医疗情况、某种物质或另一种精神障碍的直接生理效应造成的惊恐发作。有时把惊恐障碍分类为伴有/不伴有场所恐惧两类[1]。另一种分类方法是从恐惧焦虑障碍出发，以是否伴有惊恐障碍来指定场所恐惧[2]。**诊断：** 虽然惊恐发作是诊断惊恐障碍的必要特征，但只有惊恐发作不足以下惊恐障碍的诊断。惊恐发作可以发生在特殊情境背景下，如社交恐惧症或特异性恐惧症，这些情况不同于惊恐障碍[1]。诊断惊恐障碍要存在反复发作的不可预期的惊恐发作，随后至少 1 个月持续存在再次发作的担心[1]。

发病率/患病率 惊恐障碍经常始于 20 岁（在青春期后期和 30 多岁之间）[3]。终生患病率为 1%～3%，女性中比男性中更常见[4]。澳大利亚的一项社区研究发现，采用疾病国际分类第 10 版（ICD-10）诊断标准，惊恐障碍的月患病率为 0.4%，而采用诊断统计手册第四版（DSM-Ⅳ）的诊断标准，月患病率为 0.5%[5]。

病因/危险因素 在惊恐障碍发作之前倾向于存在应激性生活事件[6,7]，虽然对这些事件的消极解释与事件的发生本身都是重要的原因[8]。惊恐障碍与重性抑郁有关[9]，与社交恐惧、广泛性焦虑障碍及强迫障碍有关[10]，而且，是毒品和酒精滥用的重要的危险因素[11]。它还与回避性人格障碍、表演性人格障碍和依赖性人格障碍有关[10]。 432

预后 惊恐障碍患者症状的严重程度波动明显，而且患者通常经历到没有症状的时期，或者只有少量症状的轻微发作。在症状初次发作与就诊寻求治疗之间常有一个相当长时间的延搁。反复发作可以持续数年，特别是当与场所恐惧相伴时。不同的惊恐障碍患者社会功能和职业功能下降的程度有所不同，伴有场所恐惧的惊恐障碍患者情况更糟。惊恐障碍还与自杀未遂比例增高有关[12]。对随机对照试验的数据进行再分析的一个研究和系统综述发现，随访 12 年，与治疗单纯的惊恐障碍相比，同时存在焦虑和抑郁特征对治疗反应有不利影响[13]。

请参见《临床证据》中文全版本和英文网络版获取全文和参考文献。

433

创伤后应激障碍

检索时间：2005 年 12 月
原作者：Jonathan Bisson
田成华　译　于欣　校

预防性治疗的作用是什么？

很可能有效

对急性应激障碍病人进行多次认知行为治疗（与支持性心理咨询比较，减少了 PTSD）

两项小样本随机对照试验发现，在创伤事件（道路交通事故或非强奸类攻击）之后，急性应激障碍病人经过 5 次认知行为治疗，6 个月后发生创伤后应激障碍（PTSD）的比例低于接受支持性心理咨询者。一项在急性应激障碍病人中进行的随机对照试验发现，与支持性心理咨询相比，单独认知行为治疗及认知行为治疗联合催眠均减少了创伤后应激障碍的发生率。但是组间的差异无显著性。

效果不明

氢化可的松

在因感染性休克进行重症监护的病人中，进行了一项小样本随机对照试验，结果表明以氢化可的松预防创伤后应激障碍的证据不充分。

对所有暴露于创伤事件的人进行多次认知行为治疗

一项随机对照试验发现，在躯体损伤后出现心理应激的病人中，与没有心理干预相比，4 次认知行为治疗减轻了第 13 个月的创伤后应激症状。但是，该试验发现符合 DSM-Ⅳ 创伤后应激障碍诊断标准的病人比例没有显著差异。另一项随机对照试验发现，在过去 5 个月内遭到攻击的公共汽车司机中，与标准治疗相比，认知行为治疗更多地改善了 6 个月时的焦虑和闯入性症状。但是，该研究发现在抑郁或回避症状方面，两种治疗措施的效果没有显著差异。关于认知行为治疗联合心理教育对预防创伤后应激障碍的作用，在道路交通事故幸存者中进行了一项随机对照试验，结果表明证据不充分。关于记忆构建与支持性倾听技术在道路交通事故幸存者中的作用比较，另一项小样本随机对照试验的结果表明证据不充分。

多次合作性创伤支持

在过去 24 小时到 1 周内遭遇创伤事件的人中，关于包括情绪、社交和实际支持在内的多次合作性创伤支持的作用，两项随机对照试验结果表明证据不充分。

多次教育

我们没有发现评价单独使用多次教育的系统综述或随机对照试验。有一项随机对照试验在道路交通事故幸存者中，研究了教育合并认知行为治疗对于创伤后应激障碍的预防作用，结果表明证据不充分。

普萘洛尔

一项小样本随机对照试验在创伤事件后出现创伤后应激障碍早期症状者中，评价了普萘洛尔预防创伤后应激障碍的作用，结果表明证据不充分。

单次小组汇报 434

一篇系统综述发现，没有随机对照试验将单次小组汇报与没有汇报的作用进行过比较。一项随机对照试验发现，与延期小组汇报（48 小时以后）相比，早期小组汇报（创伤事件之后 10 小时之内）减少了 2 周时的创伤后应激障碍。

替马西泮

一项小样本随机对照试验在道路交通事故、工业事故或非强奸类攻击后有急性应激障碍或创伤后应激障碍早期症状的人中，评价了替马西泮预防创伤后应激障碍的作用，结果表明证据不充分。

不太可能有效

单次个别汇报

对几项随机对照试验进行的一篇系统综述发现，在前 1 个月遇到创伤事件的人中，无论是进行单次个别心理汇报，还是没有汇报，3～6 个月时创伤后应激障碍的发生率都没有显著差异。该综述发现，与没有进行汇报者相比，个别心理汇报增加了第 13 个月时创伤后应激障碍的发生率。

支持性心理咨询

3 项随机对照试验发现，在创伤事件（道路交通事故或非强奸类攻击）之后出现急性应激障碍的人中，在减少 6 个月后创伤后应激障碍者比例方面，支持性心理咨询的效果不如 5 次认知行为治疗。

各种治疗的作用是什么？

肯定有效

认知行为治疗

一篇系统综述和 3 项该综述后发表的随机对照试验发现，与无治疗、应激管理、支持性心理治疗、精神动力治疗、支持性心理咨询或催眠治疗相比，认知行为治疗降低了创伤后应激障碍的发生率。该综述发现，在认知行为治疗组与眼动脱敏和再加工组之间，创伤后应激障碍的发生率没有显著差异。一项随机对照试验发现认知行为治疗与现有被广泛应用的治疗相比在降低创伤后应激障碍评分上有相似的效果。

眼动脱敏和再加工

一篇系统综述发现，与无治疗或使用一般治疗相比，眼动脱敏和再加工改善了症状。该综述发现，在眼动脱敏和再加工组与应激管理或认知行为治疗组之间，创伤后应激障碍的发生率没有显著差异。

很可能有效

氟西汀

一篇系统综述和一项大规模随机对照试验发现，与安慰剂相比，氟西汀减轻了 3 个月时创伤后应激障碍的症状。一项随后进行的随机对照试验发现氟西汀比安慰剂在降低复发率上更为有效。

435 **帕罗西汀**

一篇系统综述发现，与安慰剂相比，帕罗西汀改善了创伤后应激障碍病人在 3 个月时的症状。

效果不明

情感管理

关于情感管理在改善创伤后应激障碍症状方面的作用，一项随机对照试验结果表明证据不充分。

苯二氮䓬类药物

一篇系统综述发现，在创伤后应激障碍病人中，未进行过具有足够质量的苯二氮䓬类药物随机对照试验。

溴法罗明

关于溴法罗明在改善创伤后应激障碍症状方面的作用，一篇系统综述中的一项随机对照试验结果表明证据不充分。

卡马西平

关于在创伤后应激障碍病人中卡马西平的作用，我们未找到系统综述或随机对照试验。

戏剧治疗

关于戏剧治疗改善创伤后应激障碍症状的作用，我们未找到系统综述或随机对照试验。

小组治疗

关于小组治疗改善创伤后应激障碍症状的作用，一篇系统综述中的几项随机对照试验结果表明证据不充分。一项随后进行的随机对照试验发现小组联合个体认知行为治疗与不治疗相比在改善创伤后应激障碍症状上更为有效。

催眠治疗

关于催眠治疗改善创伤后应激障碍症状的作用，一篇系统综述中的一项随机对照试验结果表明证据不充分。

住院治疗项目

关于住院治疗项目改善创伤后应激障碍症状的作用，我们未发现系统综述或随机对照试验。

基于互联网的心理治疗

关于基于互联网的心理治疗改善创伤后应激障碍症状的作用，一项随机对照试验结果表明证据不充分。

米氮平 436

关于米氮平改善创伤后应激障碍症状的作用，一项随机对照试验结果表明证据不充分。

奈法唑酮

关于奈法唑酮改善创伤后应激障碍症状的作用，我们未发现充分的证据。

奥氮平

一篇系统综述发现，没有质量良好的随机对照试验可以评价奥氮平对创伤后应激障碍病人的作用。

苯乙肼

关于苯乙肼改善创伤后应激障碍症状的作用，一篇系统综述中的一项随机对照试验结果表明证据不充分。

普萘洛尔

关于普萘洛尔改善创伤后应激障碍症状的作用，我们未发现系统综述或随机对照试验。

精神动力治疗

关于精神动力治疗改善创伤后应激障碍症状的作用，一篇系统综述中的一项随机对照试验结果表明证据不充分。

利培酮

关于利培酮与安慰剂相比改善创伤后应激障碍症状的作用，一篇系统综述中的一项随机对照试验结果表明证据不充分。然而，该系统综述后进行的两项随机对照试验发现利培酮与安慰剂相比显著降低了创伤后应激障碍的症状评分。

舍曲林

一篇系统综述发现，与安慰剂相比，舍曲林改善了3～7个月时创伤后应激障碍的症状，但差异未达到显著性。

5-羟色胺再摄取抑制剂（SSRIs）之间的比较

两项随机对照试验对奈法唑酮和舍曲林进行了比较。第一项试验发现应用两组药物治疗5个月时在改善创伤后应激障碍症状上无显著性差异，另一项试验发现两组降低创伤后应激障碍评分的效果相似。

支持性心理治疗

关于支持性心理治疗改善创伤后应激障碍症状的作用，一项随机对照试验结果表明证据不充分。

三环类抗抑郁剂

关于丙米嗪或阿米替林对创伤后应激障碍病人的作用，一篇系统综述中的几项随机对照试验结果表明证据不充分。

不太可能有效

文拉法辛

一篇系统综述中的一项大样本随机对照试验发现，在第12周时，创伤后应激障碍病人的症状严重程度在文拉法辛组与安慰剂组之间没有显著差异。

定义 **创伤后应激障碍**（PTSD）可在任何重大的创伤事件之后发生。其症状包括有关创伤事件的令人难受的想法和梦魇、回避行为、整体反应麻木、更易激惹、警觉过度[1]。若符合精神障碍诊断与统计手册第四版（DSM-Ⅳ）PTSD的诊断标准，病人必须接触创伤事件；至少有1次闪回体验、3次回避行为、2次觉醒过度现象；这些症状持续至
437 少1个月；这些症状必须导致具有临床意义的痛苦或日常功能减退[1]。亚综合征性PTSD病人除了缺少闪回体验、回避或觉醒过度中的一个症状以外，符合PTSD的全部标准。**急性应激障碍**发生在重大创伤事件之后1个月内，且至少2天存在症状。它与PTSD类似，但是做出诊断需要有分离症状。不论引起PTSD的创伤事件是什么，PTSD的治疗措施均可能起类似的作用。但是，从一类创伤推广到另一类创伤时，应该非常慎重。

发病率/患病率 在美国进行的一项大样本横断面研究发现，1/10（10%）

女性和1/20（5%）男性在一生中某个阶段出现PTSD[2]。

病因/危险因素 危险因素包括重大创伤（如强奸）、患过精神障碍、创伤后出现急性应激和抑郁、缺少社会支持和人格因素[3]。

预后 在美国进行的一项大样本横断面研究发现，患过PTSD的病人在首次诊断以后第6年时，1/3以上仍然符合PTSD的标准[2]。但是，关于预后，横断面研究提供的证据微不足道。

请参见《临床证据》中文全版本和英文网络版获取全文和参考文献。

精神分裂症

检索时间：2005 年 9 月

原作者：Zia Nadeem，Andrew McIntosh，Stephen Lawrie
田成华 译 于欣 校

药物治疗对阳性和阴性症状有什么作用？

益害相当

氨磺必利

两篇系统综述发现，氨磺必利对症状的改善作用优于标准抗精神病药。与所有抗精神病药一样，氨磺必利的害处可能有帕金森综合征、肌张力障碍、胆碱能作用和体重增加。但是，一篇系统综述发现，氨磺必利产生锥体外系不良反应的可能性小于标准抗精神病药。一项随机对照试验发现，氨磺必利组与奥氮平组的症状没有显著差异。一篇系统综述发现，氨磺必利组与利培酮组的症状没有显著差异。

氯丙嗪

一篇系统综述发现，根据一个精神科医生评定量表的评定结果，在治疗 6 个月后病情没有进步或病情加重的病人比例上，氯丙嗪组低于安慰剂组。该综述发现，与安慰剂相比，氯丙嗪的不良反应较多，如镇静、急性肌张力障碍和帕金森综合征。

氯氮平

一篇系统综述发现，与标准抗精神病药（主要是氟哌啶醇和氯丙嗪）相比，氯氮平治疗 4～10 周对症状的改善幅度较大，引起药源性运动障碍的可能性较小。关于氯氮平与其他新型抗精神病药的比较，几项随机对照试验的结果表明依据不足。几项随机对照试验发现，氯氮平可引起恶病质。

长效溴哌利多癸酸酯

一篇系统综述复习了 3 项小样本随机对照试验，发现在 6～12 个月内需要加用其他药物、提前退出试验或出现运动障碍的病人比例上，长效溴哌利多癸酸酯与长效氟哌啶醇癸酸酯或长效氟奋乃静癸酸酯之间没有显著差异。该综述可能缺乏统计学把握度，检测不到具有临床意义的差异。与所有抗精神病药物一样，溴哌利多的害处可能有帕金森综合征、肌张力障碍、胆碱能作用和体重增加。

长效氟哌啶醇癸酸酯

一篇系统综述中的一项小样本随机对照试验发现，治疗4个月时在总体临床状态上，长效氟哌啶醇癸酸酯与口服氟哌啶醇之间没有显著差异，但是其样本量太小，无法检测出具有临床意义的差异。氟哌啶醇可引起急性肌张力障碍、静坐不能和帕金森综合征。

氟哌啶醇

一篇系统综述发现，与安慰剂相比，氟哌啶醇增加了6个月和24个月时医生评定的总体进步评分，但是它可以引起急性肌张力障碍、静坐不能和帕金森综合征。

洛沙平

一篇系统综述发现，在症状改善和不良事件方面，洛沙平与标准抗精神病药之间没有显著差异。与所有抗精神病药一样，其害处可能包括帕金森综合征、肌张力障碍、胆碱能作用和体重增加。

吗茚酮

一篇系统综述发现，在4～12周内总体临床改善或出现不良反应的病人比例上，吗茚酮组与标准抗精神病药组之间没有显著差异，吗茚酮的害处包括帕金森综合征、肌张力障碍、胆碱能作用和体重增加。

奥氮平

一篇系统综述发现，在持续存在的精神病性症状上，奥氮平与标准抗精神病药之间没有显著差异。与所有抗精神病药一样，奥氮平可有帕金森综合征、肌张力障碍、胆碱能作用和体重增加。但是，该综述和后来的一项随机对照试验发现，奥氮平引起的锥体外系不良反应比标准抗精神病药少。几项随机对照试验发现，奥氮平、氨磺必利、利培酮和氯氮平之间在症状或不良反应上均没有显著差异。

匹莫齐特

一篇系统综述发现，在临床总体印象上匹莫齐特与标准抗精神病药之间没有显著差异，匹莫齐特引起的镇静较少，震颤较多。该综述发现，在心血管不良反应方面（如血压升高或降低、头晕），匹莫齐特与标准抗精神病药之间整体上没有差异。匹莫齐特剂量超过20mg/d时可引起心源性猝死。

喹硫平

一篇系统综述发现，在精神状态上，喹硫平与标准抗精神病药（主要是氟哌啶醇）之间没有显著差异。与所有抗精神病药一样，喹硫平可引起肌张力障碍、胆碱能作用和体重增加。但是，该综述发现，喹硫平减少了静坐不能、帕金森综合征的发生率和提前退出试验的病人比例。

利培酮

一篇系统综述发现，治疗 12 周和 26 周时，在症状出现具有临床意义的改善的病人比例上，利培酮优于标准抗精神病药（主要是氟哌啶醇）。该综述发现，与标准抗精神病药相比，利培酮引起的锥体外系症状较少，对抗帕金森综合征药的需要较少，但是体重增加较多。还有一项小样本随机对照试验发现，利培酮组与氟哌啶醇组在 8 周时的有效率上没有显著差异。几篇系统综述发现，利培酮与其他新型抗精神病药（奥氮平、舒必利、氯氮平）在症状上没有显著差异。

舒必利

几篇系统综述发现，在症状的改善程度上，新型抗精神病药舒必利与标准抗精神病药之间没有显著差异，不良反应特点各异。但是，与所有抗精神病药一样，舒必利的害处有帕金森综合征、肌张力障碍、胆碱能作用和体重增加。

硫利达嗪

一篇系统综述发现，与安慰剂相比，硫利达嗪在 3～12 个月内改善了整体的精神状态。与所有抗精神病药一样，硫利达嗪的害处可能包括帕金森综合征、肌张力障碍、胆碱能作用和体重增加。硫利达嗪可引起室性心律失常，作为精神分裂症的二线治疗药物限制使用。

440 **齐拉西酮**

一篇系统综述发现，在齐拉西酮与标准抗精神病药（主要是氟哌啶醇）之间，症状没有显著差异。与所有抗精神病药一样，齐拉西酮的害处可能包括帕金森综合征、胆碱能作用和体重增加。但是，一篇早期的系统综述发现，与氟哌啶醇相比，齐拉西酮引起的静坐不能和急性肌力障碍较少，恶心和呕吐较多。

佐替平

一篇系统综述发现，有微弱的证据表明，与标准抗精神病药相比，佐替平增加了具有临床意义的症状改善的病人比例。该结果的说服力不强，因为从分析中删除一项随机对照试验后，佐替平与标准抗精神病药之间的差异不再具有显著性。与所有抗精神病药一样，佐替平的害处可包括帕金森综合征、胆碱能作用和体重增加。然而，一篇系统综述发现，与其他抗精神病药物相比，佐替平减少了静坐不能、肌张力障碍和强直。

效果不明

培拉嗪

一项质量较差的随机对照试验发现，培拉嗪与氟哌啶醇治疗 28 天后，其总体临床印象的差异不显著。两项小样本随机对照试验比较了培拉嗪和佐替平，结果未发现充分的证据；一项小样本随机对照试验发现，培拉嗪和氨磺必利治疗 28 天时的精神状态没有显著差异。与所有抗精神病药一样，培拉嗪的害处可包括帕金森综合征、肌张力障碍、胆碱能作用和体重增加。3 项随机对照试验发现，在培拉嗪和佐替平之间，或培拉嗪与氨磺必利之间，治疗 28 天时的锥体外系反应没有显著差异。

哪些治疗措施可以降低复发率?

肯定有效

急性期后继续抗精神病药治疗至少 6 个月

几篇系统综述发现，与没有治疗或使用安慰剂治疗相比，急性期后持续使用抗精神病药至少 6 个月可降低复发率。8 篇系统综述发现，不同抗精神病药之间的复发率没有显著差异。一篇系统综述发现，与标准抗精神病药相比，氯氮平降低了治疗 12 周时的复发率。另外一篇综述发现，与使用其他长效制剂的病人相比，使用长效珠氯噻醇癸酸酯的病人在 12 周到 1 年内复发者较少。第 3 篇综述发现，与氟哌啶醇或氟奋乃静相比，溴哌利多增加了复发的病人比例。一篇系统综述发现，与氟哌啶醇相比，利培酮降低了 1 年时的复发率。

多次家庭治疗

一篇系统综述发现，与常规治疗、单次家庭治疗或心理教育相比，多次家庭治疗降低了 12 个月时的复发率。

心理教育 441

一篇系统综述发现，与常规治疗相比，心理教育降低了 9～18 个月时的复发率。干预方法和干预结果均存在不同。我们找到一篇系统综述但没有提供充足的证据比较心理教育和社会技能训练的效果。

效果不明

认知行为治疗

一篇系统综述发现，有限的证据表明，在认知行为治疗加标准治疗与单用标准治疗之间，复发率没有显著差异。

社会技能训练

对几项小样本随机对照试验进行的一篇系统综述发现，没有充分的证据可评价社会技能训练对复发率的影响。

对于标准抗精神病药治疗无效的病人，哪些治疗措施有效?

肯定有效

氯氮平（与标准抗精神病药比较）

一篇系统综述发现，在标准抗精神病药治疗无效的病人中，氯氮平治疗

12 周和 2 年后，对症状的改善程度优于标准抗精神病药。一篇系统综述发现，在标准抗精神病药治疗无效的病人中，氯氮平与其他新型抗精神病药之间在症状上没有显著差异。一篇系统综述中收入的一项小规模随机对照试验发现，经过 8 周的治疗，氯氮平和奥氮平在改善精神病症状上无显著性差异。

效果不明

奥氮平

一篇系统综述找到的几项小样本随机对照试验发现，在奥氮平与氯丙嗪之间，或者奥氮平与氯氮平之间，治疗 8 周时的精神病性症状没有显著差异。

哪些治疗措施可以改善对抗精神病药的依从性？

很可能有效

行为治疗

一项小样本随机对照试验发现的有限证据表明，与常规治疗相比，行为治疗改善了病人对抗精神病药的依从性。两项随机对照试验发现的有限证据表明，行为治疗对依从性的改善作用优于心理教育。

依从性治疗

两项随机对照试验发现的有限证据表明，与支持性咨询或非特异性咨询相比，依从性治疗增加了 6 个月和 18 个月时病人对抗精神病药的依从性。一项随机对照试验发现，在 1 年时的服药依从性上，依从性治疗与非特异性治疗之间没有显著差异。

442
心理教育

一篇系统综述发现的有限证据表明，与常规治疗相比，心理教育改善了病人对抗精神病药的依从性。两项随机对照试验发现的有限证据表明，心理教育对依从性的改善作用不如行为治疗。

效果不明

多次家庭治疗

一篇系统综述发现，与常规治疗、单次家庭治疗或心理教育相比，接受多次家庭治疗的病人在 9～24 个月时“服药依从性”较高，但是差异无显著性。

定义 精神分裂症的特征为幻听、妄想和思维障碍等阳性症状，以及动机缺

乏、自我忽视和情感平淡等阴性症状[1]。病人若符合下述条件，则被确定为标准抗精神病药治疗无效者：在过去 5 年内，采用2～3 种标准抗精神病药分别治疗至少 6 周（药物属于至少两类，剂量相当于≥1000mg/d 的氯丙嗪），而后症状仍未出现具有临床意义的改善，且没有功能正常的时候[2,3]。约 30%（10%～45%）精神分裂症病人符合这些标准[3]。

发病率/患病率 症状一般发生在成年早期（平均 25 岁），男性早于女性[4,5]。全球的患病率为（2～4）/1000。在一生中 1% 的人会发生精神分裂症。

病因/危险因素 危险因素包括家族史（尽管未找到主要基因）、产科并发症、发育困难、儿童期中枢神经系统感染、使用大麻以及急性生活事件[4]。对于这些因素的确切作用及其相互作用方式尚不清楚。

预后 约 3/4 的病人反复发作，长期功能残疾，但是 20 世纪 50 年代中期以后病情改善的比例显著增加（均值：1956～1985 年为 48.5%，1895～1956 年为 35.4%）[6]。有以下因素者可能结局不佳：起病隐袭、开始治疗较晚、社会隔离或家庭史阳性者；生活在工业化国家者；男性；滥用药物者[5]。药物治疗一般能成功地治疗阳性症状，但是近 1/3 病人疗效甚微，而众所周知阴性症状难以治疗。约半数精神分裂症病人在短期治疗时不遵守治疗方案。该数字在长期治疗时更高[7]。

请参见《临床证据》中文全版本和英文网络版获取全文和参考文献。

443 踝扭伤

检索时间：2005 年 3 月

原作者：Peter Struijs，Gino Kerkhoffs

李大森　译　郭卫　校　党耕町　审

急性踝关节韧带断裂处理方式的效果怎样？

肯定有效

功能治疗（在外支撑协助下早期活动）

一篇系统综述和一项随后的随机对照试验发现与最基本的治疗相比较有证据显示功能治疗减少发生踝无力的风险。一篇系统综述和一项随后的随机对照试验发现与制动相比，功能治疗能在短期（<6 周）、中期（6 周至 1 年）或长期（>1 年）的随访过程中改善症状和恢复功能。但是，在长期随访中发现这种效果并不显著。一篇系统综述和一项随后的随机对照试验提供了比较功能治疗和手术治疗的不太充分的证据。一篇系统综述和两项综述遗漏的随机对照试验提供了比较不同功能治疗的不充分证据。

很可能有效

制动

目前已有共识认为制动比不治疗有效；然而一篇系统综述和一项随后的随机对照试验发现与功能治疗相比，制动对于症状改善和功能恢复的效果无论在短期（<6 周）、中期（6 周至 1 年）或长期（>1 年）随访中均较差。长期随访中效果不显著。一篇系统综述发现制动和手术在疼痛、肿胀、复发或自觉不稳定性方面比较均没有显著性差异。然而这篇综述同时发现与制动比较，手术能改进稳定性，使术后能够恢复运动的患者比例增加。在比较超声与制动的疗效方面，一项被系统综述收录了的随机对照试验提供了不充分的证据。

益害相当

手术

一篇系统综述发现手术和制动在疼痛、肿胀、复发或自觉不稳定性方面无显著性差异。然而，这篇综述也发现与制动相比，手术治疗后恢复运动的患者比例增加，踝关节稳定性增加。一篇系统综述和随后的随机对照试验提供了比较手术和功能治疗效果的不充分证据。神经损伤、感染、出血、骨关节炎和死亡是已知的手术害处。

效果不明

透热疗

一篇系统综述以安慰剂做对比，提供了透热疗对于恢复行走功能和减轻肿胀效果的证据。

顺势药膏治疗

444

一项系统综述收录的小规模的随机对照试验提供了有限的证据，证实与安慰剂相比，顺势药膏治疗对"治疗成功的复合标准"提到的治疗结果有改善作用。

不太可能有效

冷敷

一项随机对照试验发现冷包裹法和安慰剂（模拟治疗）治疗在症状改善方面无显著性差异。一项随机对照试验发现与透热疗或损伤后 3～5 天进行冷热交替浴比较冷包裹法能减少水肿。

超声

一篇系统综述比较超声和伪超声治疗效果，发现二者对于 7 天的整体症状改善或行走能力、负重均没有显著性差异。在比较超声、制动和电疗的效果方面，两项被系统综述收录了的随机对照试验提供了不充分证据。

定义 踝扭伤是踝关节侧副韧带的一种损伤。损伤等级评估基于损伤严重程度[1-5]。Ⅰ级是韧带复合体轻度伸展不伴关节不稳定；Ⅱ级指韧带复合体部分断裂伴轻度关节不稳定（例如距腓前韧带分离断裂）；Ⅲ级包括韧带复合体完全断裂和关节不稳定。在实际工作中，这种分级被认为是纯理论上的，因为它不提示治疗或预后[6]。除非特别指出，否则在本题目中提到的研究不再说明损伤的分级或涉及的损伤级别范围。

发病率/患病率 踝扭伤是常见的急性医疗事件，发生率大约是每天每10 000人中有 1 例发生[7]。踝侧副韧带损伤占所有运动损伤的四分之一[7]。

病因/危险因素 导致损伤的机制通常是足部屈曲时跖肌内翻和内收（通常见于旋后位）。危险因素包括既往踝扭伤病史和特殊的排列不齐如内翻足和马蹄内翻足。

预后 某些运动（如篮球、足球/橄榄球和排球）具有较高的踝扭伤发生率。

疼痛是最常见的后遗症，通常见于踝关节中部侧面[4]。其他后遗症包括机械不稳定性，间断肿胀和僵硬。伴较多处软骨损伤的患者具有较高几率出现后遗症[4]。长期软骨损伤可导致退行性改变，特别在伴有永久或间断不稳定性的情况下。任何一次进一步的扭伤都可能导致新的损害。

请参见《临床证据》中文全版本和英文网络版获取全文和参考文献。

踇囊炎

检索时间：2006 年 6 月

原作者：Jill Ferrari

李大森 译 郭卫 校 党耕町 审

保守治疗的疗效如何？

效果不明

儿童抗旋前支具

一项针对儿童的随机对照试验发现，虽然与不给治疗比较没有显著性差异，抗旋前支具在 3 年之后还是加速了跖趾关节间角度的恶化。

夜间夹板

一篇系统综述没有发现比较夜间夹板与任何其他治疗或没有治疗的可靠的随机对照试验。

治疗成人踇趾外翻的支具

一项成人随机对照试验发现，与不给治疗相比较，应用支具在 6 个月后能够缓解疼痛，但 1 年后疗效就不好了。在治疗效果方面，支具不如“V”形截骨术。

手术治疗的效果如何？

很可能有效

远端“V”形截骨术（比不给治疗或支具有效，但尚无足够的证据与其他的截骨术或者关节融合术相比较）

一篇系统综述收录了的随机对照试验比较了远端“V”形截骨术与其他的远端跖骨截骨术的疗效，研究结果自相矛盾。一项随机对照试验发现 1 年之后，与支具或没有治疗相比较，远端“V”形截骨术能够缓解疼痛，改善功能。被系统综述收录了的一项随机对照试验发现 2 年之后近端截骨术和远端“V”形截骨术在功能上没有显著性差异。这项随机对照试验还发现，与近端截骨术相比，远端“V”形截骨术在 2 年之后能够显著改善踇趾外翻角和跖骨间角度。一项被系统综述收录了的随机对照试验没有发现远端“V”形截骨术加趾（Akin）截骨术与趾截骨术加远端软组织重建在功能或者 X

光片表现方面存在显著性差异。一项随机对照试验发现 Lapidus 术式与远端截骨术的疗效比较没有显著性差异。

效果不明

关节融合术（Lapidus 术式）

我们没有找到比较 Lapidus 术式与远端截骨术的随机对照试验。一项随机对照试验发现 Lapidus 术式与远端截骨术（Hohmann 术式）的疗效没有显著性差异。一篇系统综述发现尚缺乏足够的证据来比较关节融合术与 Keller 关节成形术的疗效。

关节融合术（与没有治疗项比较）

我们没有找到比较关节融合术与不给治疗疗效的随机对照试验。

446 **"V"形截骨术加上内收肌肌腱切断术和单独"V"形截骨术相比较（相对益处未明）**

一项被系统综述收录了的随机对照试验发现，与单独远端"V"形截骨术相比，"V"形截骨术加内收肌肌腱切断术能够提高疗效。

骨固定的不同方法（标准固定、可吸收钉固定，螺丝钉固定加上早期负重，缝合固定加延迟负重）

一项被系统综述收录了的小规模的随机对照试验发现，标准固定和可吸收钉在临床或放射学方面的疗效没有统计学方面的显著性差异；然而这项试验规模太小，有可能分析不出二者在临床疗效上可能存在的差异。第二项被综述收录了的小规模随机对照试验发现，与缝合固定加延迟负重相比较，螺丝钉固定加上早期负重减少了回归工作和社会活动所需的时间。但是在放射学表现方面二者没有显著性差异。

Keller 关节成形术

我们没有发现比较 Keller 关节成形术与不给治疗的随机对照试验。为比较 Keller 关节成形术与其他手术疗效，一篇系统综述找到了有限的几项随机对照试验，但得到的证据不够充分。

Keller-Lelievre 关节成形术

一篇系统综述找到了一项小规模的随机对照试验，后者为比较 Keller-Lelievre 关节成形术与这个术式的改良型术式提供了充分的证据。我们没有发现比较 Keller-Lelievre 关节成形术与没有治疗的随机对照试验。

趾（Akin）截骨术加远端"V"形截骨术

一项被系统综述收录了的随机对照试验发现，Akin 截骨术加上远端"V"形截骨术和 Akin 截骨术加远端软组织重建术在功能或者 X 光片表现方面没有统计学上的显著性差异。然而这项试验规模太小，有可能分析不出二者在临床疗效上可能存在的差异。

近端“V”形截骨术与其他类型的近端截骨术（相对益处未明）相比较

一项被系统综述收录了的随机对照试验发现，近端“V”形截骨术与近端新月形截骨术治疗 22 个月之后在功能或 X 光片表现方面的差异没有显著性。

近端截骨术和远端“V”形截骨术比较（相对益处未明）

一项被系统综述收录了的随机对照试验发现，在 2 年之后近端截骨术和远端“V”形截骨术在功能或 X 光片表现方面的差异没有显著性。这项随机对照试验还发现，近端截骨术在 2 年后能够显著改善踇趾外翻角度和跖骨间角度。

手术后康复的效果如何？

447

效果不明

连续的被动运动

一篇系统综述为连续被动运动在功能和 X 光片表现方面的疗效提供了不充分的证据。

早期负重

系统综述收录的一项随机对照试验为早期负重的效果提供了不充足的证据。

石膏管型拖鞋

一篇系统综述为在 Wilson 截骨术或第一跖趾关节融合后行石膏管型拖鞋固定的效果提供了不充分的证据。

定义 **踇趾外翻**是大脚趾畸形，大脚趾向第二脚趾移位，在严重的病例可重叠在第二脚趾上。这种外展（远离身体中线的运动）通常会伴有脚趾一定程度的旋转，使得指甲朝向身体中线（外翻旋转）。与此畸形伴随，第一跖骨头变得更突出，第一跖骨会向身体中线移动[1]，即内收。放射学上踇趾外翻的诊断标准不一，但普遍接受的标准是测量第一跖骨与外展的大脚趾之间的角度，这叫跖趾关节角或踇趾外翻角，当其大于 14.5°时为异常[2]。**踇囊炎**是一个非专业术语，用来描述突出并时常有炎症的第一跖骨头和其表面的滑囊。症状包括疼痛、行走受限，难以穿正常鞋子等。

发病率/患病率 不同人群踇趾外翻的患病率不同。一项最近的研究以 6000 名 9～10 岁的英国在校儿童为研究对象，2.5% 具有踇趾外翻临床证据，而且2%同时符合踇趾外翻的临床和放射学诊断标准。一项较早期的研究发现48%的成人存在踇趾外翻[3]。测量方法的不同、人群的年龄不同或诊断标准不一均可能导致患病率的差异。（例如，跖关节角度>10°或>15°）。

病因/危险因素 几乎所有的人群研究均发现踇趾外翻在女性中更普遍。鞋类可能有助于畸形的产生，但是比较了穿鞋的人群和不穿鞋的人群后发现了相反的结果。第一跖列运动过度、过度脚内收均与踇趾外翻有关[4]。

预后 我们没有发现观察踇趾外翻进展的研究。虽然有些人的畸形和症状进展迅速，但其他人可以一直没有症状。一项研究发现踇趾外翻时常是单侧起病，随着病情的进展出现双侧畸形[2]。

请参见《临床证据》中文全版本和英文网络版获取全文和参考文献。

腕管综合征 448

检索时间：2005 年 12 月

原作者：Nigel Ashworth

李大森　译　郭卫　校　党耕町　审

药物治疗腕管综合征的效果如何？

很可能有效

皮质激素（局部注射）

两项小规模的随机对照试验发现，与安慰剂或不给治疗相比，局部注射皮质激素（甲基强的松、氢化可的松）治疗 4～6 周后能够显著改善症状。一篇系统综述中收录的一项小规模的随机对照试验发现局部注射倍他米松 1 个月后能够改善症状，疗效优于三角肌内注射倍他米松。在同一篇综述中的另一项小型随机对照试验发现，局部注射甲基强的松 2 周时与口服强的松相比，在减轻症状方面没有显著性差异，但治疗 8 周和 12 周后在改善症状方面口服强的松不如局部注射甲基强的松有效。一项随机对照试验显示，局部皮质类固醇注射 3 个月时能够比腕管松解术更有效地减轻症状和改善功能，尽管在治疗 6 个月和 12 个月时两者治疗效果没有显著性差异。已知的腕管内局部注射皮质类固醇的严重不良反应包括肌腱断裂和激素注入正中神经。

激素（全身应用）

一篇系统综述收录的两项小规模的随机对照试验以及一项随后的随机对照试验发现，与安慰剂相比，口服强的松 2 周后能够缓解症状。这 3 项随机对照试验中有两项发现上述症状改善能够持续 4～8 周。我们没有找到有关口服激素缓解症状长期疗效的系统综述或随机对照试验。一篇系统综述所收录的一项小规模随机对照试验发现局部注射倍他米松 1 个月后能够改善症状，疗效优于三角肌内注射倍他米松。同一篇系统综述收录了另一项小规模的随机对照试验，发现在治疗 2 周之后口服强的松与局部注射甲基强的松比较疗效没有显著性差异，然而治疗 8 周及 12 周后发现局部注射甲基强的松的患者症状改善更明显。一项随机对照试验发现，与非甾体抗炎药（替诺昔康）或利尿剂（三氯噻嗪）相比，口服强的松 4 个星期后能够缓解症状。

效果不明

非甾体抗炎药

一篇系统综述收录的一项随机对照试验发现非甾体类抗炎药（替诺昔康）与安慰剂之间的疗效无显著性差异。这项研究还发现替诺昔康治疗 4 周后不如口服强的松有效。该随机对照试验同时发现经过 2 周或 4 周的治疗替诺昔康和利尿剂（三氯噻嗪）之间的疗效无显著性差异。

维生素 B_6

一项小规模的随机对照试验发现，维生素 B_6 治疗 10 周后在改善症状方面的疗效与安慰剂或不给予治疗相似。这项随机对照试验可能是规模太小，
449 无法发现治疗组之间临床疗效的重要差别。另一项小规模的随机对照试验发现，治疗 12 周后，维生素 B_6 和安慰剂在缓解夜痛、麻木以及麻刺感方面的疗效比较没有显著性差异。

不太可能有效

利尿剂

两项小规模的随机对照试验发现，治疗 2～4 周后，利尿剂与安慰剂比较疗效没有显著性差异。一项随机对照试验发现，治疗 4 个星期时，利尿剂三氯噻嗪和非甾体抗炎药替诺昔康在缓解症状方面的疗效比较没有显著性差异；研究还发现，治疗 4 周后，三氯噻嗪在缓解症状方面的疗效不如口服强的松。

非药物治疗腕管综合征的效果如何？

效果不明

神经肌腱滑动练习

一项小规模的随机对照试验比较了应用神经肌腱滑动练习加中立位夹板与单纯应用中立位夹板治疗 4 周的疗效，结果发现，治疗后 8 周时，两组患者的疗效没有显著性差异。

治疗性超声波

一项随机对照试验提供的有限证据表明，与安慰剂相比，应用超声波治疗的患者症状改善满意率或症状消失率较高。一项随机对照试验发现，治疗两周后，高或低强度超声波治疗与安慰剂相比较或高强度和低强度超声波治疗之间比较在症状的严重程度上无显著性差异。

腕部夹板

一项随机对照试验发现，以不给治疗为对照，夜间佩戴手部支具治疗 2

周及 4 周后能够改善症状。两项随机对照试验发现夹板治疗在 18 个月间对症状的缓解不如外科手术有效。一项小规模的随机对照试验发现中立位夹板与伸腕 20°夹板治疗两周后的疗效没有显著性差异。一项小规模的随机对照试验发现全天佩戴与夜间佩戴中立位腕部夹板 6 周的疗效比较没有显著性差异。

外科治疗腕管综合征的效果如何？

益害相当

闭合性腕管内镜松解术和开放性松解术比较

一篇系统综述提供的有限证据表明，术后 12 周时，内镜手术在提高手的抓、捏力量方面比开放手术有效。一项随机对照试验发现，术后 2 周和 4 周时，开放手术能够比内镜手术更有效减轻伤口疼痛，但 8 周后二组之间无差异。同时一篇系统综述提供的有限证据表明，术后 12 周时，二组间在疼痛上也无显著性差异。第二篇系统综述总结出闭合性腕管内镜松解术在短期或长期减轻症状方面并不比开放性松解术更有效。7 项随机对照试验发现，与开放性松解术相比，闭合性腕管内镜松解术可缩短患者恢复正常工作和（或）日常活动的时间。然而，一项随机对照试验却发现，内镜松解术与开放性松解术相比延迟了恢复正常工作的时间，而一篇系统综述和 4 项随机对照试验发现两种手术方法在恢复正常工作的时间上无显著性差异。两篇系统综述发现，可逆性神经损伤在内镜手术中更常见，而伤口瘢痕触痛在开 450
放性手术后更常见。

手术和局部类固醇注射比较

一项随机对照试验发现，腕管松解术在术后 3 个月时对于症状减轻和功能改善方面不如局部类固醇注射有效，尽管在术后 6 个月和 12 个月时两组之间无显著性差异。

手术和安慰剂比较

我们没有发现对手术和不治疗或安慰剂进行比较的随机对照试验。

手术和腕部夹板比较

两项随机对照试验发现，随访至 18 个月，手术比腕部夹板更有效地使症状得到缓解。

不太可能有效

开放性腕管松解术与神经内松解术联合应用

一篇系统综述收录的随机对照试验发现单独开放性腕管松解术与开放

性腕管松解术加神经内松解术在缓解症状方面没有显著性差异。

手术后腕管综合征康复的效果？

很可能无效甚至有害

在腕部松解术后应用腕部夹板

两项随机对照试验比较了腕管松解术后应用或不应用夹板的疗效，结果发现治疗 2～4 周后，在抓持力或认为自己治愈患者的比例方面，二者没有显著性差异。

定义 腕管综合征是正中神经在腕管内受压迫所导致的一种神经病变[1]。腕管综合征的典型症状为正中神经所支配的 3 个手指（即拇指、示指和中指）中至少两个出现麻木感、麻刺感、灼烧感或疼痛[2]。美国神经学会诊断标准依赖症状和体征的组合情况[3]。其他的诊断标准需要电生理试验的结果[2]。

发病率/患病率 明尼苏达州罗彻斯特进行的一项综合性人口调查发现年龄校正后的腕管综合征的发病率为 105/100 000（95% CI 99～112）[4, 5]。男性年龄校正后的年发病率为 52/100 000（95% CI 45～59），女性为 149/100 000（95% CI 138～159）。这项研究发现此病的发生率在 1961～1965 年为 88/100 000（95% CI 75～101），而到 1976～1980 年时，发病率上升到了 125/100 000（95% CI 112～138）。在男性，腕管综合征的发病率随年龄的增长而增加；在女性，发病高峰年龄为 45～54 岁。荷兰的一项综合人口调查发现，此病的患病率在男性和女性分别为 1% 和 7%[6]。在瑞典南部进行的一项比较广泛的研究发
451 现，腕管综合征人群总体患病率为 3%（95% CI 2%～3%）[7]。与其他的研究一样，女性的总体患病率高于男性（男性对女性的比 1.0∶1.4）。然而在老人中，女性的患病率几乎高于男性 4 倍（年龄 65～74 岁：男性患病率为 1%，95% CI 0%～4%；女性为 5%，95% CI 3%～8%）。

病因/危险因素 大多数腕管综合征缺乏明确的病因（特发性）[4]。腕管综合征的继发因素包括：占位性病变（肿瘤、肥厚的滑膜组织、骨折骨痂和骨赘等），代谢性和生理学因素（怀孕、甲状腺机能不全和风湿性关节炎）；感染；神经病（与糖尿病或酒精中毒相关），家族性疾病等[4]。一项病例对照研究发现，一般人群的危险因素包括：需要手腕屈伸的重复活动、肥胖、控制饮食过快、身材较矮、不切除卵巢的子宫切除术和刚进入更年期等[8]。

预后 一项观察研究（根据症状和电生理学检查结果确诊的腕管综合征）发现，原发性腕管综合征患者即使不给予治疗，6 个月后也有 34% 的人症状完全缓解（消退）[9]。在年轻人、妇女和孕妇，上述症状消退的几率更大。一项最近的观察研究发现，部分腕管综合征患者即便不给予治疗，症状也可能自发消失；然而，双侧出现症状与 Phalen 试验阳性提示预后不良[10]。

请参见《临床证据》中文全版本和英文网络版获取全文和参考文献。

慢性疲劳综合征

检索时间：2005 年 9 月
原作者：Steven Reid，Trudie Chalder，Anthony Cleare，Matthew Hotopf，Simon Wessely
李大森　译　郭卫　校　党耕町　审

治疗效果如何？

肯定有效

认知行为疗法

一篇系统综述研究发现，与标准的药物治疗或放松治疗相比较，认知行为疗法能够提高生活质量和躯体功能。一项随机对照试验发现，应用认知行为疗法，即使是没有慢性疲劳综合征治疗经验的治疗师也能取得较好的疗效。一项该系统综述以后发表的随机对照试验发现在青少年中进行认知行为治疗与不治疗相比可减少疲劳严重程度、功能损伤和改善学校出勤率。

分级需氧锻炼

一篇收录了 3 项随机对照试验的系统综述，发现与适应性训练、放松训练以及给予全面指导相比，分级需氧锻炼项目更能够改善疲劳，提高躯体功能。一项该系统综述以后发表的随机对照试验发现，与标准药物治疗相比，分级锻炼可增加自觉症状改善患者的比例。这篇系统综述收录了一项随机对照试验，即与单独给予书面信息相比，鼓励分级需氧锻炼的教育策略 1 年后显著提高了患者的躯体功能，改善了疲劳感、情绪及睡眠。

效果不明

抗抑郁药物

随机对照试验未能提供足够证据证明抗抑郁药物能够有效治疗慢性疲劳综合征。

皮质激素

随机对照试验未能提供足够证据证明皮质激素类药物能够有效治疗慢性疲劳综合征。

膳食补充剂

一项小规模的随机对照试验表明，应用营养补充（包括多种维生素、矿物质以及辅酶）治疗疲劳综合征 10 周，其缓解疲劳程度与功能障碍方面的疗效与安慰剂相比无显著性差异。

月见草油

一项小规模的随机对照试验表明，应用月见草油治疗疲劳综合征 3 个月，其缓解症状的疗效与安慰剂相比无显著性差异。

顺势疗法

一项在慢性疲乏综合征患者中进行的随机对照试验没有提供充足的证据评价顺势疗法与安慰剂相比较的效果。

镁剂（肌肉注射）

一项小规模的随机对照试验表明，肌肉注射镁剂 6 周的疗效优于安慰剂组。然而，样本量较小，尚不能得出确切结论。

口服辅酶 I

一篇系统综述收录的一项随机对照试验研究发现未能提供足够证据证明口服辅酶 I 能够有效治疗慢性疲劳综合征。

延长休息时间

我们发现尚无随机对照试验来验证延长休息时间对慢性疲劳综合征的疗效。在健康志愿者和病毒性疾病恢复人群获得的数据表明，延长休息时间会使疲劳综合征的症状迁延甚至加重。

不太可能有效

加兰他敏

一项大规模随机对照试验发现，经过 16 周的治疗，加兰他敏和安慰剂相比在症状改善上无显著性差异。

很可能无效甚至有害

免疫疗法

小规模的随机对照试验所提供的一些有限的证据表明，与安慰剂相比，免疫球蛋白 G 治疗 3 个月能够在一定程度上改善患者的躯体功能及疲劳症状。然而，这种治疗存在相当的不良反应。小规模的随机对照试验未能证实干扰素 α 或阿昔洛韦比安慰剂更有效。一项随机对照试验表明，与应用安慰剂相比，葡萄球菌毒素治疗 6 个月后能够改善患者症状。但这种疗法会引起局部反应并可能导致过敏反应。

定义 慢性疲劳综合征（CFS）以使人丧失劳动能力的重症疲劳以及包括肌肉骨骼疼痛、睡眠障碍、注意力不集中、头痛等其他症状为特点。在研究慢性疲劳综合征时，目前有两种定义方法被广泛应用，一种来自于美国疾病预防与控制中心（[CDC]，现行标准由美国疾病预防与控制中心 1994 年制定颁布，其取代了美国疾病预防与控制中心 1988 年标准）[1]；另一个定义由英国的牛津大学制定（表 1 Ⓣ）[2]。这两种定义方法存在重要的区别。英国标准坚持要求存在心理疲劳，而美国标准要求存在几项躯体症状，这反映出后者认为慢性疲劳综合征存在潜在的免疫或感染的病理机制。

发病率/患病率 根据不同的诊断标准，基于社区及初级护理的研究报告一般成人慢性疲劳综合征的发病率为 0.007%～2.8%；而基于初级护理的研究报告认为上述发病率为 0.006%～3.0%[3]。

病因/危险因素 尽管人们已经开展了大量的研究并提出了几项假说，人们对慢性疲劳综合征的病因依然知之甚少。许多患者会出现内分泌及免疫紊乱，但目前还不清楚这些改变是这种综合征的病因还是其伴发表现。女性比男性容易发病（基于不同的诊断标准，RR 1.3～1.7；未报道可信区间）[4]。美国的群体普查发现与拉丁美洲人、非裔美洲人及美洲土著人相比，白种人慢性疲劳综合征的发病率较低[5,6]。

预后 研究均以到专家门诊就诊的人群为研究对象。有人系统综述有关预后的研究（检索时间 1996 年）发现，儿童慢性疲劳综合征患者的预后优于成人：54%～94% 的儿童症状明显好转（随访 6 年）；而只有 20%～50% 的成人在中期随访（12～39 个月）时有所好转，只有 6% 的人恢复到患病前的状态[7]。尽管慢性疲劳综合征会给患者带来诸多
454 痛苦，但是我们没有发现死亡率增高的证据。这篇系统综述研究发现慢性疲劳综合征患者患病时间长、疲劳程度重、并发抑郁或焦虑以及存在躯体表现时，预后不佳。

请参见《临床证据》中文全版本和英文网络版获取全文和参考文献。

绝经后妇女的骨折预防

检索时间：2005 年 1 月
原作者：Leif Mosekilde，Peter Vestergaard，Bente Langdahl
汤小东 译 郭卫 校 党耕町 审

对绝经后妇女骨折预防的治疗效果如何？

肯定有效

阿伦膦酸钠

一篇对绝经后妇女的系统综述研究结果显示，与对照组相比，阿伦膦酸钠在 1 年时间内明显降低了脊柱骨折和非脊柱骨折的发生率。另一篇系统综述研究显示，阿伦膦酸钠在 1～4 年减少了脊柱和髋关节骨折的发生率。还有一篇系统综述研究发现，在因不良反应而停止阿伦膦酸钠治疗的妇女中，试验组和安慰剂组比较没有显著性差异。

甲状旁腺素

一项有关既往脊柱骨折妇女的随机对照试验发现，与安慰剂组相比，甲状旁腺素能降低妇女脊柱骨折和其他部位骨折的发生率。一项有关骨质疏松妇女的小规模随机对照试验发现，使用甲状旁腺素联合雌二醇 3 年后，比单独使用雌二醇更能减少脊柱骨折的发生。甲状旁腺素可以引起暂时性的恶心和头痛。

雷洛昔芬

一项关于绝经后骨质疏松妇女的大规模随机对照试验发现，雷洛昔芬与安慰剂相比可以减少脊柱骨折的发生，但在非脊柱部位却未能发现显著性差异。另一项较小规模的随机对照试验显示雷洛昔芬与安慰剂在减少骨折方面的作用没有显著性差异。我们发现没有随机对照试验对其他选择性雌激素受体调节剂的效果进行评价。一项大规模随机对照试验发现，与安慰剂相比雷洛昔芬可以增加妇女静脉栓塞的发生。

利塞膦酸盐

一篇对绝经后妇女的系统综述显示，在 4 年时间中，与对照组（安慰剂，钙剂或钙剂联合维生素 D）相比，利塞膦酸盐可以减少脊柱和非脊柱部位骨折的发生。另一篇系统综述也发现，与安慰剂相比利塞膦酸盐可以降低脊柱和髋关节骨折的发生率。而另一篇系统综述发现，服用利塞膦酸盐、安慰剂、钙剂或钙剂联合维生素 D 的过程中因副反应而退出的妇女，其骨折发生率没有显著性差异。

雷尼酸锶

一项有关绝经后妇女骨质疏松的大规模随机对照试验发现，与安慰剂相比雷尼酸锶可以减少脊柱骨折的发生。而另一项大规模随机对照试验没有发现该药能够减少非脊柱部位的骨折。随机对照试验还发现在雷尼酸锶治疗的头三个月，发生腹泻的病例明显增加。

456

很可能有效

降钙素

一篇系统综述发现，与安慰剂组相比，在降钙素治疗后的 1～5 年中，绝经后妇女的脊柱骨折发生有所降低，但非脊柱部位骨折发生率没有显著性差异。另一篇系统综述发现，每日给予 50～400IU 降钙素可以减少脊柱骨折的发生，但不能减少非脊柱骨折的发生。前一项研究显示，降钙素可以加重头痛和更年期症状。

钙剂联合维生素 D 或维生素 D 类似物

一篇大规模系统综述研究发现，与安慰剂或无干预组相比，钙剂联合维生素 D 减少了非脊柱部位和髋部的骨折发生，但两者差异不是非常明显。另一篇系统综述发现，当钙剂用量超过 700IU（17.5μg）时，联合应用维生素 D 与安慰剂或单独使用钙剂相比，能够减少非脊柱部位和髋部的骨折发生。一篇系统综述研究发现，钙剂联合维生素 D 与安慰剂或钙剂相比，可以降低脊柱骨折的发生率，但无论是钙剂联合羟基维生素 D 或钙剂联合维生素 D 都未能显著降低非脊柱骨折的发生。系统综述研究发现，维生素 D 或其衍生物增加了高钙血症的危险。

氯膦酸盐

一项小规模的随机对照试验发现，氯膦酸盐与安慰剂相比，可以减少脊柱骨折，但不能减少非脊柱部位的骨折。研究没有给出不良反应的相关信息。

依替膦酸盐

一篇关于绝经后妇女的系统综述发现，依替膦酸盐与安慰剂、钙剂或钙剂联合维生素 D 相比，可以在 2 年以上的时间减少脊柱骨折的发生。一篇小规模的系统综述发现，依替膦酸盐与安慰剂比较对预防脊柱骨折没有显著性差异。一篇系统综述发现，几组病例在非脊柱部位骨折发生率上没有显著性差异。一篇系统综述没有对药物害处进行特殊的报道，但其发现依替膦酸盐与安慰剂的病人试验中途退出率没有差别。

髋关节保护肢具

一篇系统综述研究发现，虽然差异不是很显著，但在养老院的老人中，采用髋关节保护肢具的比未用者，髋部骨折发生率低。但在对其他骨折的研究中，二者没有显著性差异。

伊班膦酸盐

一项大规模随机对照试验发现，伊班膦酸盐与安慰剂比较，能够减少脊柱骨折的发生，但是不能减少非脊柱部位骨折的发生，二者副作用没有差别。

帕米膦酸盐

一项小规模随机对照试验发现，虽然非脊柱部位骨折的结果没有达到显著性差异，但帕米膦酸盐与安慰剂相比能够降低骨折的发生率。另一项小规模随机对照试验的结果也证实了这一点。在副作用方面二者没有显著性差异。

维生素 D 类似物（α-骨化醇或骨化三醇） 457

在一篇包括多性别和病理状态人群的系统综述研究中发现，维生素 D 类似物与安慰剂相比，能够减少骨折的发生。一篇系统综述研究发现，在绝经后妇女中，维生素 D 类似物比维生素 D 能更好地预防脊柱骨折。一篇系统综述发现维生素 D 类似物比维生素 D 有更高的高钙血症发生率。

效果不明

单用钙剂

一篇有关绝经后妇女的系统综述研究发现，在 1.5～4 年的时间中，补充钙剂同安慰剂比较在防止脊柱或非脊柱部位的骨折上没有显著性差异。

环境改善

我们没有发现有关独立的环境改善的系统综述或随机对照试验。

锻炼

5 项在不同人群（包括老年病人）的小规模随机对照试验结果显示，在 8 个月至 2 年的时间中，锻炼（每周三次快走，平衡和力量练习加行走，或者低强度的练习）与对照组比较在外周骨骨折或外伤所致外周骨骨折上没有显著性差异。一项小规模随机对照试验显示，在绝经后妇女，2 年的背部力量练习计划和 10 年以上的脊柱骨折常规护理比较没有显著性差异。

多因素的非药物干预

三项有关多因素非药物干预骨折作用的随机对照试验，得出了相互矛盾的结果。一项随机对照试验发现，多因素的非药物干预与安慰剂组比较可以减少股骨骨折的发生，而另两项随机对照试验却发现二者比较没有显著性差异。

不太可能有效

单用维生素 D

一篇系统综述发现，维生素 D（剂量高达每天 800IU）和安慰剂对于预防骨折没有显著性差异。另一篇系统综述发现，维生素 D 与其类似物（α-骨化醇和骨化三醇）相比，增加了脊柱骨折的发生率。还有一篇系统综述研究发现，与安慰剂相比，维生素 D 可以增加高钙血症的发生率。

很可能无效甚至有害

激素替代治疗

两篇系统综述随后的两项大型随机对照试验发现激素替代治疗与安慰剂、无治疗、钙剂和（或）维生素 D 治疗相比，减少了非脊柱部位和脊柱部位的骨折发生。另一篇系统综述研究发现，激素替代治疗与安慰剂比较在预防骨折方面没有显著性差异。综合四项大型随机对照试验和一项随后的随机对照试验，以及另一项大范围观察研究的结果显示，激素替代治疗与安慰剂相比可以增加乳腺癌的发生。其中四项随机对照试验结果显示激素替
458 代治疗还可能增加中风及肺栓塞的可能。一项小型随机对照试验结果发现骨质疏松妇女单独应用雌二醇来预防骨折的效果比合用甲状旁腺素的效果差。

定义 这篇文章的内容主要涉及绝经后妇女骨折的预防措施。骨折是骨或软骨的折断或碎裂，可以有症状或无症状。症状和体征包括活动受限、疼痛、触痛、麻木、碰伤、关节畸形、关节肿胀、肢体畸形和肢体短缩[1]。**诊断：** 诊断骨折通常需要有以上所述的各种典型临床特征，并结合适当的影像技术结果。通常在骨质疏松的试验中，绝经是指最后一次月经 12 个月以后[2]。

发病率/患病率 白人女性一生的骨折发生率为，脊柱 20%，腕关节 15%，髋关节 18%[3]。绝经后骨折的发生可能随年龄的增加而升高[4]。观察研究发现，50 岁以后，年龄特异性的绝经后髋部骨折发生率呈指数增长。人种不同，骨折的发生率也有所不同。髋部骨折的发生率在高加索人最高，其后是西班牙人、亚洲人和非洲裔的美国人[5]。

病因/危险因素 当骨所承受应力超过骨的生物机械强度时，就会发生骨折。骨折常见的原因是创伤，但没有明显的外伤也可以发生骨折。危险因素是指增加创伤危险，以及降低骨生物机械强度的因素。增加创伤危险的因素如视力受损、身体平衡能力的下降或神经系统紊乱（共济失

调、中风、癫痫)。降低骨骼生物机械强度并导致骨质疏松的因素包括年龄的增长、体重减少、遗传、疾病(如甲亢、甲旁亢、类风湿性关节炎)、药物(如皮质激素)、环境因素(如吸烟)[5]。由于与激素相关的骨丢失,绝经后妇女比绝经前妇女及各年龄的男性都更容易发生骨折。

预后 骨折可导致疼痛、短期或长期的运动障碍、出血、血栓栓塞性疾病(参见血栓栓塞相关章节)、休克和死亡。脊柱骨折可导致疼痛、运动损害、肌肉萎缩、身体外形的改变、运动功能的丧失、生活质量下降[6]。有20%的妇女死于髋部骨折后的第一年,与同年龄无髋部骨折的女性相比,死亡率增加了12%～20%。髋部骨折后,近半数原先能够生活自理的老年女性丧失了部分自理能力。三分之一完全丧失自理能力。

请参见《临床证据》中文全版本和英文网络版获取全文和参考文献。

459

痛　风

检索时间：2005年6月

原作者：Martin Underwood

贾园　译　栗占国　校

急性痛风的疗效如何？

效果不明

秋水仙碱

一项小型的随机对照试验提示秋水仙碱可以减轻痛风患者的疼痛。由于秋水仙碱的不良反应发生率很高，限制了它在临床上的常规应用。

皮质激素

尚缺乏经关节内、胃肠道外或口服皮质激素对痛风治疗有效的随机对照试验。

非甾体抗炎药

一项随机对照试验提示替诺昔康（tenoxicam）与安慰剂比较可以短期减轻痛风患者的疼痛和压痛。但是，该研究样本量太小，不能据此定论。尚缺乏在痛风患者中进行的有关其他非甾体抗炎药与安慰剂比较的随机对照试验。五项随机对照试验发现在不同的非甾体抗炎药之间疗效没有显著性差异。但是，这些研究尚不足以区分不同药物在临床应用时所具有的差异性。有两项研究发现，艾托考昔（etoricoxib）和吲哚美辛（indometacin）在止痛效果方面没有差异，但吲哚美辛的不良反应更为明显。非甾体抗炎药的不良反应包括胃肠道溃疡和出血，并且，有些COX-Ⅱ抑制剂还可能增加心血管疾病的危险性。

在既往曾有急性发作的患者中预防痛风再次发作的疗效如何？

效果不明

减轻体重

未发现有关减轻体重可以预防痛风再次发作的随机对照试验。

减少酒精摄入量

未发现有关减少酒精摄入可以预防痛风再次发作的随机对照试验。

低嘌呤饮食

未发现有关减少饮食中的嘌呤摄入量可以预防痛风再次发作的随机对照试验。

别嘌呤醇

未发现有关别嘌呤醇可以预防痛风再次发作的随机对照试验。

秋水仙碱 460

一项随机对照试验提供了有限证据提示当患者开始服用别嘌呤醇时，秋水仙碱可以减少痛风的复发率。

苯磺唑酮

未发现有关苯磺唑酮可以预防痛风再次发作的随机对照试验。

定义 痛风是由尿酸结晶沉积所导致的一组综合征[1]。典型的痛风表现为突发的急性单关节炎。最常受累的关节为第一跖趾关节，其他关节还包括足部、踝、膝、腕、手指及肘关节。结晶沉积物（痛风石）可见于手部、足部、肘部及耳部。**诊断：** 痛风常为临床诊断。美国风湿病学会（ACR）的痛风诊断标准如下：（1）关节液中找到特异性的尿酸结晶；（2）有尿酸盐结晶所形成的痛风石；（3）满足六条或以上的临床实验室和 X 线表现（见表 1 T）[2]；被我们纳入研究的患者包括满足 ACR 标准的患者，根据临床表现予以诊断的患者以及用其他标准进行研究的患者。

发病率/患病率 痛风在老年人和男性中更为常见[3]。65～74 岁的英国男性，痛风患病率约为 50/1000，女性约为 9/1000[4]。50 岁以上的美国人，痛风的年发病率男性为 1.6/1000，女性为 0.3/1000[5]。一项长达 12 年的随访追踪研究显示，在既往没有痛风病史的 47 150 位男性中，年龄 40～44 岁者，痛风的年发病率为 1/1000，而 55～64 岁之间者为 1.8/1000[6]。由于人类寿命的增长、肥胖的发生率增高、进食鱼和肉以及利尿剂应用的增加导致痛风的发病率越来越高[7]。痛风可能在某些非白种人中更为常见[3]。两项在以往的医学生中进行的队列研究发现，黑人男性痛风的年发病率为 3.1/1000，而白人男性为 1.8/1000[8]。在对黑人男性高血压（痛风的危险因素之一）的高患病率进行校正之后，黑人男性相比白人男性痛风的相对危险性为 1.30（95% CI 0.77～2.19）。

病因/危险因素 当血清尿酸浓度超过 0.42mmol/L 时，就会形成尿酸盐结晶[9]。血清尿酸的浓度升高是痛风首次急性发作的重要危险因素[10]，虽然有 40% 的患者在痛风急性发作期间血尿酸正常[9,11-13]。包括2046名男性在内的一项长达15年的随访研究发现，尿酸浓度介于0.42～0.47mmol/L之间者年发病率约为0.4%，当尿酸浓度升至0.45～0.59mmol/L时，发病率上升为4.3%[14]。一项5年的随访追踪研究结果显示，在223位无症状的高尿酸血症男性中，基础血清尿酸介于0.42～0.47mmol/L之间者，5年内痛风的总发病率为10.8%，基础血尿酸介于0.48～0.53mmol/L之间者，5年总发病率达27.7%，而当基础血尿酸在0.54mmol/L以上时，发病率升至61.1%[10]。此研究发现，基础血尿酸每升高0.6mmol/L，痛风的发作几率升高1.8倍（对其他危险因素进行校正后的OR为1.84，95% CI 1.24～2.72）。一项长达12年的随访追踪研究对以往无痛风史的47150位男性进行调查，结果显示，痛风的患病危险性（RR）与每日（海产品每周）进食的食物有关，具体如下：

肉类1.21（95% CI 1.04～1.41）；

海产品（鱼、龙虾和贝类）1.07（95% CI 1.01～1.12）；

高嘌呤蔬菜0.97（95% CI 0.79～1.19）；

低脂奶制品0.79（95% CI 0.71～0.87）；

高脂奶制品0.99（95% CI 0.89～1.10）[6,15]。

当每日的酒精消耗超过14.9克时，痛风的风险相比无酒精摄入者显著升高（当酒精摄入15.0～29.9克/天时，RR 1.49，95% CI 1.14～1.94；当酒精摄入30.0～49.9克/天时，RR 1.96，95% CI
461 1.48～2.60；当酒精摄入超过50克/天时，RR 2.53，95% CI 1.73～3.70）[15]。这项研究同时提示痛风的相对危险性还与啤酒、葡萄酒和白酒有关：饮用啤酒355ml，酒精摄入量为12.8克；饮用葡萄酒118ml，酒精摄入量为11.0克；饮用白酒44ml，酒精摄入量为14.0克。由此显示摄入啤酒（355 ml/d，RR 1.49，95% CI 1.32～1.70）和白酒（44 ml/d，RR 1.15，95% CI 1.04～1.28）与痛风显著相关，而葡萄酒（118 ml/d，RR 1.04，95% CI 0.88～1.22）则不具有相关性。其他和痛风相关的危险因素还包括肥胖、胰岛素抵抗、血脂异常、高血压和心血管疾病[16,17]。

预后 关于痛风预后和并发症的研究数据很少。一项研究发现，以第一跖趾关节受累为表现的、未治疗的痛风患者有3/11（27%）在7天后病情可以自行缓解[18]。在614例未接受降尿酸治疗的痛风患者中进行痛风复发间隔时间的研究，所有患者都能回忆起痛风首次和二次发作的间隔时间。结果显示，痛风复发于1年后的为62%，2年后的为78%，3年后的为84%[19]。两项前瞻性的队列研究入选了371例黑人男性以及1181例白人男性，均为以往的医学生，随访30年后发现，发展为痛风者其冠心病的危险性并没有显著升高（RR 0.85，95% CI 0.40～1.81）[20]。

请参见《临床证据》中文全版本和英文网络版获取全文和参考文献。

腰椎间盘突出

检索时间：2005 年 5 月

原作者：Jo Jordan，Kika Konstantinou，Tamara Shawver Morgan，James Weinstein
汤小东　译　郭卫　校　党耕町　审

药物治疗的效果如何?

效果不明

止痛剂

没有发现使用止痛剂治疗有症状的腰椎间盘突出的系统综述和随机对照试验。

抗抑郁药

没有发现使用抗抑郁药治疗有症状的腰椎间盘突出的系统综述和随机对照试验。

皮质类固醇（硬膜外注射）

一篇系统综述提供了有限的资料提示与安慰剂相比，硬膜外注射皮质类固醇改善了总体腰椎间盘突出的状况。然而，随后有项随机对照试验发现使用硬膜外注射皮质类固醇联合保守治疗与单纯保守治疗在治疗疼痛患者活动性以及 6 个月后继续工作的能力等方面无显著性差异。随后另一项随机对照试验发现和对照注射组比较，使用 35 天硬脑膜外注射皮质类固醇在改善疼痛、残疾或自我评估等方面无显著性差异。一项随机对照试验提供了有限的证据证明硬膜外注射皮质类固醇在第 1～3 个月改善腿痛和功能方面没有标准切除有效，但在第 2 ～3 年时没有发现显著性差异。

肌松药

没有发现有关使用肌松药治疗有症状的腰椎间盘突出的系统综述和随机对照试验。

不太可能有效

非甾体抗炎药

一篇系统综述发现非甾体抗炎药与安慰剂组比较在改善由腰椎间盘突出导致的坐骨神经痛整体效果方面没有显著性差异。

非药物治疗的效果如何？

很可能有效

脊柱推拿术

一篇系统综述收录的一项随机对照试验发现与安慰剂和低频红外热疗相比，脊柱推拿治疗由腰椎间盘突出引起的坐骨神经痛 2 周后使得患者自我感觉改善更加明显。此综述收录的另一项随机对照试验，对比了脊柱推拿、手工牵引、锻炼和佩戴腰围，发现这些组在治疗 1 个月后患者自我感觉是否有所改进方面没有显著性差异。一项随后的随机对照试验发现与牵引相比，脊柱推拿增加了症状改善病人的比例。准备手术治疗病人存有对脊柱推拿可能导致椎间盘更加突出的焦虑。

效果不明

463

针刺疗法

一篇系统综述没有发现对腰椎间盘突出病人进行针刺疗法效果的充分证据。

建议保持活动

一篇关于腰椎间盘突出导致坐骨神经痛保守治疗的系统综述没有发现有关建议保持活动的随机对照试验。

运动疗法

没有发现系统综述和随机对照试验对比了运动治疗组与安慰剂组或无治疗组。一篇系统综述收录的小型随机对照试验发现：对由腰椎间盘突出导致的坐骨神经痛的病人进行人工牵拉和肌肉等容收缩训练在改变整体效果方面上没有显著性差异。此综述收录的另一项随机对照试验对比了脊柱推拿术、人工牵引、锻炼以及佩戴腰围，发现这几组在 1 个月后患者自我感觉症状的改善方面没有显著性差异。

热敷和冷敷

系统综述没有发现关于热敷和冷敷治疗腰椎间盘突出导致坐骨神经痛的随机对照试验。

按摩

系统综述没有发现关于按摩治疗腰椎间盘突出导致坐骨神经痛的随机对照试验。

不太可能有效

卧床休息

一篇保守治疗的系统综述没有发现有关卧床治疗有症状腰椎间盘突出

的随机对照试验。一项随后的有关坐骨神经痛的随机对照试验发现 12 周后，卧床休息治疗组与密切观察治疗 2 周组对于患者自我感觉症状，平均疼痛评分，平均残疾评分以及平均满意度评分没有显著性差异。

牵引治疗

一篇系统综述发现对于改善总体坐骨神经痛以及腰椎间盘突出病人的症状，牵引组与安慰剂组没有显著性差异。一篇系统综述收录的小型随机对照试验发现人工牵引组与肌肉等长收缩组在改善坐骨神经痛以及腰椎间盘突出病人全面评估方面没有显著性差异。此综述收录的另一项随机对照试验对比了脊柱推拿组、人工牵引组、锻炼组以及腰围组，发现 1 个月的治疗对于自我感觉症状改善没有显著性差异。此综述收录一项小型随机对照试验发现自动牵引组与人工牵引组在全面改善患者自我感觉症状方面没有显著性差异。此综述收录的另一项随机对照试验发现与被动牵引相比，自动牵引组提高了接受治疗后即见效的病人的比例，并提供了有限的证据。

---

464 手术治疗的效果如何？

很可能有效

显微椎间盘切除（与标准椎间盘切除术效果相同）

没有发现有关微创切除与保守治疗相对比的随机对照试验。3 项随机对照试验发现微创切除与标准切除的临床结果比较没有显著性差异。一项随机对照试验发现关节内镜下微创切除组与标准切除组在第 30 个月时患者满意程度以及疼痛缓解程度方面没有显著性差异，虽然术后恢复与标准切除一样慢。一篇系统综述收录的 2 项随机对照试验没有提供与微创切除相比，自动经皮切除效果的充分证据。

标准切除（短期好处）

一项随机对照试验发现与保守治疗（物理疗法）相比，标准切除增加了患者 1 年时自我感受症状改善的比例，但 4 年与 10 年时无显著性差异。一项随机对照试验提供了与硬膜外注射皮质类固醇激素组相比，标准切除组在 1～3 个月时改善患者腿疼痛与功能的有限证据，没有发现各治疗组间在 2～3 年时有显著性差异。3 项随机对照试验发现标准切除组与微创切除组的临床结果没有显著性差异。不良反应两组类似。一项随机对照试验发现关节内镜下微创切除组与标准切除组在第 30 个月时患者满意程度以及疼痛缓解程度方面没有显著性差异，虽然术后恢复与标准切除组一样慢。

效果不明

自动经皮椎间盘切除术

发现没有随机对照试验比较自动经皮椎间盘切除术与保守治疗或标准椎间盘切除术。系统综述收录的 2 项随机对照试验未能提供自动经皮椎间盘切除术与显微椎间盘切除临床效果比较的足够证据。

激光椎间盘切除术

发现没有关于使用激光椎间盘切除术治疗有症状的腰椎间盘突出病例的系统综述或随机对照试验。

定义 腰椎间盘突出是指椎间盘内组织（髓核或纤维环）移位，超出椎间盘的空间[1]。可以通过放射学检查来确定诊断；但是 MRI 检查发现椎间盘突出时并不总是伴有临床症状[2, 3]。本综述包括治疗所有经过证实或怀疑椎间盘突出，具有临床症状的病例。它不包括治疗脊髓压迫或马尾综合征这些需要急诊干预的病例。非特异性急性腰背部疼痛和慢性腰背部疼痛，在《临床证据》的其他部分叙述。

发病率/患病率 在芬兰和意大利，有症状的腰椎间盘突出的患病率约为 1%～3%，不同年龄和性别的数据有所不同[4]。年龄 30～50 岁的人群患病率最高[5]，男女比例为 2∶1[6]。在 25 岁至 55 岁之间的病例，大约 95% 的椎间盘突出发生于下腰部脊柱（L4-L5 节段）；高于这个节段的椎间盘突出多见于 55 岁以上的年龄[7, 8]。

病因/危险因素 椎间盘突出的放射学证据不能可靠预测将来出现的腰背部疼痛或症状；19%～27% 没有症状的人在影像检查上可见椎间盘突出[2, 9]。椎间盘突出的危险因素包括吸烟（OR 1.7，95% CI 1.0～2.5），负重运动（例如举重，投掷铅球等）以及某些较弱的活动，例如反复提升、驾驶机动车被认为是椎间盘突出的一个危险因素，虽然证据并不是结论性的（OR 1.7，95% CI 0.2～2.7）[6, 10, 11]。可能的解释是脊柱的共振频率可能与某些车辆的相似。 465

预后 很难确定椎间盘突出的自然病史，这是因为大多数人都曾接受过某种形式的针对背部疼痛的治疗，并且没有正式确诊[6]。多数人会获得临床症状的缓解，仅有大约 10% 的病人 6 周后疼痛仍然较重而考虑手术。序列 MRI 影像显示突出的椎间盘部分经过一段时间后有复原的趋势，2/3 的病例 6 个月后可以得到部分至全部的缓解[12]。

请参见《临床证据》中文全版本和英文网络版获取全文和参考文献。

髋部骨折

检索时间：2005 年 12 月
原作者：Helen Horoll，Martyn Parker
汤小东　译　郭卫　校　党耕町　审

外科治疗髋部骨折的作用是什么？

益害相当

内固定与关节置换在髋关节内骨折的比较

有关老年病人移位的关节内骨折的两篇系统综述和 4 项随后的随机对照试验研究结果显示，内固定与关节置换相比增加了其后翻修手术的机会。但内固定手术创伤较小，出血和输血较少，减少了深部的伤口感染。两者在死亡率方面没有显著性差异。更大规模的综述研究发现，两种治疗方法在功能预后上无显著性差异。但该综述后发表的随机对照试验中的三项提供的有限证据表明，关节成形术与内固定相比可以改善某些老年患者的短期功能预后。由于关节成形术与内固定相比可降低再手术的发生率，多数骨科医生倾向于对老年病人进行关节成形术。对于年龄在 60～70 岁以下的患者，因为预期生存期较长导致关节成形术后翻修率较高，所以通常选择保留股骨头。所有随机对照试验均针对老年人群，而非年龄较轻的人群。

效果不明

关节置换与内固定在髋关节外骨折的比较

一篇系统综述中的一项方法学上存在缺陷的随机对照试验和一项该综述以后发表的随机对照试验未能提供足够的证据来比较不稳定关节外骨折病例中关节置换和内固定的差别。

髋关节内骨折内固定器械的选择

一篇系统综述未能提供足够的证据证明哪种内固定方法最适合于关节内骨折。

不同的人工关节置换方法治疗髋关节内骨折

一篇系统综述和两项随后发表的随机对照试验未能提供足够的证据证明对于关节内骨折病例最佳的人工关节置换方法（骨水泥与非骨水泥假体；单极和双极半髋置换或半髋置换与全髋置换）。

关节囊外骨折的外固定

一篇系统综述未能提供足够的证据证明关节囊外骨折病例中使用外固定与滑动髋螺钉的区别。

除老式钉板系统以外的髓外内固定器械与滑动髋螺钉比较治疗关节囊外骨折

一篇系统综述未能提供足够证据证明，在髋关节囊外骨折的病例中，滑动髓外固定器械与除老式钉板系统以外的其他非滑动固定器械的区别。

不太可能有效

467

保守治疗与手术在各种髋部骨折中的比较

系统综述收录的一项小规模随机对照试验仅发现有限的证据证明，与内固定治疗相比，在无移位的关节内骨折病例采用保守治疗，可能增加骨折不愈合的可能。综述未能发现有关移位的关节囊内骨折的随机对照试验。该综述还发现有限的证据证明，与内固定治疗相比，对关节外骨折采用保守治疗，可能增加 12 周以后的病人住院人数，以及肢体短缩、外翻畸形的比例。综述未能提供足够的证据对保守和手术治疗的并发症、病死率、长期疼痛或失去自理能力进行评估。

短的头髁钉（如 Gamma 钉）与滑动髋螺钉治疗髋关节囊外骨折的比较

一篇系统综述发现采用短的头髁钉（如 Gamma 钉）进行髓内固定，与滑动髋螺钉的髓外固定，在病死率、随访中的疼痛，回到原来住处的能力，以及 3～12 周后的行走能力方面没有显著性差异。该综述还发现两者的伤口感染或内固定取出率没有显著性差异。但头髁髓内固定增加了术中和术后股骨骨折和再手术率。

很可能无效甚至有害

髁头钉髓内固定（如 Ender 钉）与髓外固定治疗关节外骨折的比较

一篇系统综述发现，与髓外固定相比，采用髁头钉进行髓内固定增加了再手术率、肢体不等长的可能和外旋畸形，但采用髁头钉（如 Ender 钉）减少了手术时间、伤口深部感染和失血量。

关节外骨折，髓外固定中老式的钉板固定（与滑动髋螺钉比较增加了内固定失败的几率）

一篇系统综述发现，老式固定钉板系统和滑动髋螺钉固定在死亡率、随访中的疼痛或行动能力损害方面没有显著性差异。滑动髋螺钉在髋关节囊外骨折的病例减少了内固定失败的几率。

围手术期治疗对于手术效果和预防并发症的作用是什么？

肯定有效

围手术期预防性应用抗生素

一篇系统综述发现，与安慰剂或无抗生素组比较，围手术期多次给予抗生素和术前单次预防性给药减少了髋关节术后的深部和表浅伤口感染。

468

很可能有效

足和小腿的周期性压迫泵减少静脉血栓栓塞的发生

一篇系统综述发现，周期性压迫的方式（足或小腿静脉泵）可以减少深静脉血栓和肺栓塞的发生，但有时会出现病人难以耐受或皮肤破损。

髋关节骨折后口服多种营养食物对营养的补充

一篇系统综述发现，有限的证据表明与对照组比较，经口的蛋白质和能量摄入的多种营养供应可以减少髋关节手术后不良预后的发生（术后并发症或死亡）。

围手术期预防性应用抗血小板药物

一篇系统综述及随后的一项大规模随机对照试验发现，与安慰剂组或无预防组比较，围手术期和术后预防性应用抗血小板药物可以减少深静脉血栓和肺栓塞的发生率。但对死亡率没有明显影响。这些研究还发现很多接受抗血小板治疗的病人出现了出血性并发症。

益害相当

围手术期预防应用肝素以减少静脉血栓栓塞

一篇系统综述发现，与安慰剂或无治疗相比，围手术期预防应用肝素或低分子肝素降低了深静脉血栓的发生率。综述发现，没有充足的证据证明肝素可以减少肺栓塞或降低死亡率。也没有证据表明肝素增加出血或其他的并发症。但另一篇有关非小分子肝素在普通外科、骨科、泌尿外科应用的系统综述却发现，与对照组比较，肝素会增加整体出血和输血的情况。

效果不明

连续的弹性挤压预防静脉血栓栓塞

我们没有发现关于髋关节骨折病人应用弹力袜预防栓塞并发症发生的随机对照试验。两篇在接受骨科手术（包括选择性全髋关节置换术）的患者中进行的系统综述发现，与对照相比，无论是否应用其他抗血栓治疗，连续的弹性挤压降低了深静脉血栓的发生危险。

低分子与普通肝素在减少髋关节骨折术后静脉血栓栓塞上的作用比较

一篇系统综述收录了 5 项随机对照试验，但未能提供足够的证据来证明低分子肝素比普通肝素更能够减少深静脉血栓。另一篇关于骨科手术的系统综述发现，没有证据表明低分子肝素与普通肝素之间存在出血并发症方面的差异。

髋关节骨折后的鼻饲营养供应

一篇系统综述和一项随后发表的随机对照试验发现，与对照相比，没有证据显示多种营养成分的鼻饲供应可以降低死亡率。但是这些随机对照试验规模较小，方法上也存在一定缺陷，并包括了不同营养状态的病人。没有足够的证据去评价其他的结局。

髋关节骨折前后疼痛的神经阻滞

一篇包含小规模随机对照试验的系统综述发现，与不进行神经阻滞相比，神经阻滞可以减少止痛药的总体摄入量（一种疼痛的替代测量方法）。但这些随机对照试验分别在不同时间对不同神经进行阻滞，因此没有能够提供充足证据以最终得出结论。

手术当天（<24 小时）与长期多种剂量抗生素的使用

两篇系统综述，分别总结了两项或三项随机对照试验。它们提供的有限证据表明，在接受髋关节手术的病人中，预防性长期使用和手术当天使用多种剂量抗生素的伤口感染率没有显著性差异。

髋关节骨折手术的局部与全麻比较

一篇关于髋关节骨折术后病人的系统综述发现有限的证据表明，局部麻醉与全身麻醉相比，可以降低急性术后昏迷的危险。该综述发现没有足够证据可以对死亡率或其他结局做出判断。

抗生素单剂（长效）与多次给药比较

两篇系统综述提供的有限证据表明，在接受髋关节手术的病人中，某些单剂和多次给药抗生素治疗的伤口感染率没有显著性差异。

不太可能有效

术前患肢牵引

一篇系统综述发现，常规术前牵引和对照相比，在术前疼痛缓解，以及随后手术的骨折复位难度和质量上没有显著性差异。

髋部骨折后康复治疗和计划的作用是什么？

很可能有效

老年住院病人的多学科协同康复

一篇系统综述对老年住院病人的协同多学科护理和普通护理（常是骨科护理）进行比较，发现二者在死亡率以及死亡与常规护理或死亡与功能状态的损害，或死亡与再次入院的复合结局方面没有显著性差异。但接受多学科护理的病人似乎有更好的结局，有限的证据表明多学科护理的并发症（压迫性溃疡、肺部感染或心脏疾病）较少。综述提示，在不同的模式下界定最佳的多学科护理方法是不可能的。

470

效果不明

以家庭康复为基础的早期支持性出院

三项随机对照试验中的两项发现，对于家庭状况较好且活动障碍较轻的患者，早期有支持的出院并进行以家庭为基础的康复和以医院为基础的康复在总体的生活质量、死亡率、摔倒情况或再次住院方面没有显著性差异。其中一项随机对照试验发现，早期支持性出院康复与以医院为基础的康复相比，在12个月内减轻了护理负担。两项随机对照试验均发现，早期支持性出院减少了病人住院时间，但延长了整体康复护理过程。第三项随机对照试验提供的有限证据表明，与机构内康复相比，经过12个月的在理疗师指导下进行的家庭康复治疗减少了发病率。

髋关节骨折术后尽早活动的策略

一篇系统综述未能提供足够的证据证明各种髋关节骨折术后早期开始活动策略的效果。

系统的多学科家庭康复

一项随机对照试验对系统的多学科家庭康复计划和常规护理进行比较，发现在12个月内，二者在恢复骨折前自理水平、家庭管理、社会活动、平衡及下肢力量方面没有显著性差异。

定义 髋部或股骨近端骨折是指任何位于髋关节关节软骨和小粗隆远侧5cm以内的股骨骨折。股骨头骨折没有被包括在这个定义中[1]。根据与髋关节囊的关系，髋部骨折被分为两类。**关节囊内骨折**发生于髋关节囊股骨附着点的近端部分，并可以进一步分为移位和非移位骨折[2]。非移位骨折包括嵌插骨折和内收骨折。移位的关节囊内骨折可能会因影响股骨头血供而导致缺血性坏死。**关节囊外骨折**发生在髋关节囊远侧[1]。在股骨近端的远段（小粗隆以下）的骨折，多称为“粗隆下”骨折。还有许多更进一步的关节囊内和囊外骨折分型方法[1, 2]。

发病率/患病率 髋部骨折可以发生于任何年龄，但最常见于老年人（这里定义为年龄>65 岁的人群）。在工业社会，髋部骨折的平均年龄是 80 岁，其中 80% 发生于女性。在美国，50 岁后发生髋部骨折的终生危险，白人女性为 17%，白人男性为 6%[3]。一项美国的研究报告显示，65～74 岁女性的患病率为 3/100，85 岁及以上女性的患病率则增加至 12.6/100[4]。在一些社会中，年龄分层的趋势也有所增加。这不仅仅是因为人类寿命的延长，而且是因为每个年龄段的骨折风险均有增加造成的[3]。据估计，1990 年的髋部骨折病例数为 126 万，而到 2050 年有可能增加到 730 万～2130 万[5]。

病因/危险因素 髋部骨折通常是由于自站立或更低的高度摔倒后造成的。易患因素包括摔倒危险性的增加、防御反射机制的缺失、骨质疏松引起的骨骼强度降低。这些危险因素都随年龄的增加而提高。

预后 有关成人髋部骨折死亡率的报道数据有很多不同。一年死亡率从 12%～37%[6]不等，其中 9% 的死亡病例与髋部骨折有直接关系[7]。髋部骨折后，进行日常活动的能力可以降低 15%～25%，10%～20% 的幸存者将更多依靠照顾[8]。 471

请参见《临床证据》中文全版本和英文网络版获取全文和参考文献。

小腿痉挛

检索时间：2006 年 1 月
原作者：Gavin Young
汤小东 译 郭卫 校 党耕町 审

对自发性小腿痉挛治疗的效果如何？

肯定有效

奎宁

一篇系统综述发现，与安慰剂相比，使用奎宁 4 周以上可以减少自发性夜间下肢痉挛的发生频率，一项以病人自身作为对照的小规模交叉随机对照试验所提供的较弱证据也支持上述结论。我们尚未发现有关奎宁的最佳服用剂量和治疗时间的证据。一项随机对照试验发现，服用奎宁的病人比服用维生素 E 的病人较少发生夜间下肢痉挛，但两组间所发生痉挛的严重程度相似。另一项随机对照试验提供的有限证据表明，奎宁联合茶碱治疗 2 周以上比单用奎宁能更有效地减少自发性的夜间下肢痉挛的发生。

很可能有效

奎宁联合茶碱

一项随机对照试验发现了有限的证据显示，联合使用奎宁与茶碱 2 周较单独使用奎宁 2 周能更好地降低自发性夜间小腿痉挛的发生。

效果不明

镇痛剂

没有发现有关镇痛剂药物的使用对治疗自发性小腿痉挛效果的系统综述或随机对照试验。

抗癫痫药物

没有发现有关抗癫痫药物的使用对治疗自发性小腿痉挛效果的系统综述或随机对照试验。

弹力袜

没有发现使用弹力袜对于自发性小腿痉挛病人治疗效果的系统综述或随机对照试验。

镁离子

两项随机交叉对照试验提供了使用镁离子后自发性小腿痉挛发生的频率、严重程度以及持续时间不充分的证据。

伸展练习

一项随机对照试验发现，与被动非伸展“卧位”练习相比，教给病人伸展“站位”练习并不能有效减少自发性下肢痉挛的发生。

维生素 E

一项小规模的随机对照试验发现，与安慰剂对比，2 周维生素 E 的使用在降低自发性夜间小腿痉挛发生频率方面无显著性差异。另一项小规模随机对照试验发现，服用奎宁的病人与服用维生素 E 的病人相比，较少出现夜间痉挛，但两组间痉挛的严重程度相似。

对孕妇小腿痉挛治疗的效果如何？ 473

很可能有效

镁盐

一篇系统综述收录的 1 项随机对照试验发现，与安慰剂对比，3 周镁片的使用降低了孕妇小腿痉挛的发生率。

效果不明

钙盐

一篇系统综述收录的 2 项随机对照试验没有提供充分的证据证明给小腿痉挛的孕妇使用钙盐有明显的效果。

多种维生素及矿物质补充

一篇系统综述收录的一项小规模的随机对照试验发现，与安慰剂对比，对妊娠 3 个月的小腿痉挛的孕妇使用多种维生素与矿物质补充直到妊娠第 9 个月，二者效果无显著性差异。该随机对照试验其效力可能不足以检测出组间存在的重要临床差异。

氯化钠

一篇系统综述没有收入研究给小腿痉挛的孕妇使用氯化钠的效果的随机对照试验。

定义 小腿痉挛是不随意的，局部疼痛的骨骼肌不规则地收缩，通常发生在小腿。典型的小腿痉挛发生在夜晚而且通常持续几秒钟至几分钟不等。小腿痉挛可以是先天的（无诱因的），也可以是有原因的抑或在特定情况下发生的比如怀孕、肾透析或静脉血容量不足时。本章不讨论肾透析及静脉血容量不足导致的小腿痉挛。

发病率/患病率 小腿痉挛很普遍而且发病率随着年龄的增长而增长。约有一半看普通门诊的人就诊前一个月内发生过小腿痉挛，有超过 2/3 的 50 岁以上的人发生过小腿痉挛。

病因/危险因素 现在对于小腿痉挛的发生原因了解得很少。危险因素包括：怀孕，体育锻炼，电解质失衡，盐分耗损，肾透析，外周血管病（包括动脉和静脉），外周神经损伤，多发神经病，运动神经元病，肌肉病和某些药物。其他急性小腿疼痛原因包括创伤，深静脉血栓（见血栓栓塞）和贝克囊肿破溃。

预后 小腿痉挛会导致剧烈的疼痛并且影响睡眠。

请参见《临床证据》中文全版本和英文网络版获取全文和参考文献。

急性腰背痛

474

检索时间：2004 年 11 月
原作者：Bart Koes，Maurits van Tulder
杨毅　译　郭卫　校　党耕町　审

在急性腰背痛的治疗中口服药物的效果如何？

肯定有效

非甾体抗炎药

一篇系统综述和随后的随机对照试验显示，与安慰剂相比，服用非甾体抗炎药一周后病人整体生活质量得到提高。另一篇系统综述和随后的随机对照试验显示，在缓解疼痛方面，不同非甾体抗炎药比较无显著性差异，非甾体抗炎药与肌松药、扑热息痛、类罂粟碱或非甾体抗炎药联用肌松药的止痛效果也没有显著性差异。另一篇系统综述显示，没有足够证据证实，非甾体抗炎药的疗效优于非药物治疗。

益害相当

肌松药

一篇系统综述显示，与安慰剂相比，服用肌松药可以有效缓解疼痛并提高整体临床评估。该研究同时显示，在不同肌松药物之间没有疗效差异。与安慰剂相比，苯二氮䓬类和非苯二氮䓬类药物均增加患者的不良反应，尤其是困倦、眩晕和恶心。

效果不明

镇痛药

作者没有发现有关镇痛药的安慰剂对照随机对照试验。一篇系统综述收录了三项小型随机对照试验，结果显示，在疼痛缓解和工作能力恢复等指标方面，扑热息痛、类罂粟碱和非甾体抗炎药没有统计学差异。另一篇系统综述收录了两项低质量小型随机对照试验，结果显示，扑热息痛和另一种未详细说明的镇痛药的止痛效果分别不及电针疗法和超声治疗。

在急性腰背痛的治疗中局部注射治疗的效果如何?

效果不明

硬膜外类固醇注射

一篇系统综述显示没有关于硬膜外类固醇注射治疗急性腰背痛的随机对照试验。

在急性腰背痛的治疗中非药物治疗的效果如何?

肯定有效

建议坚持活动

一篇系统综述和随后的两项随机对照试验显示，建议患者坚持锻炼活动可以有效减少患者的病假天数，并降低慢性残疾的发生率，而传统的治疗方法（包括疼痛时应用镇痛药、建议休息、根据疼痛情况决定治疗方法等）
475 则无法达到这样的效果。另一篇系统综述显示，与建议患者卧床 3～4 周和 12 周相比较，建议患者坚持锻炼可以缓解疼痛，并促进功能的恢复。

很可能有效

综合治疗计划（针对亚急性腰背痛）

一篇系统综述显示有限的证据证实，与常规治疗相比，包括工作场所调查在内的综合治疗计划可以降低亚急性腰背痛患者的病假天数。

脊柱推拿疗法（短期）

一篇系统综述和随后的随机对照试验显示，脊柱推拿疗法可以在 6 周内缓解疼痛，但对功能恢复没有明显作用。该研究还显示，脊柱推拿疗法在疼痛缓解和功能恢复方面的疗效与其他一系列方法相比（全科医生护理、理疗、锻炼和腰背训练等）无显著性差异。

效果不明

针刺治疗

一篇系统综述显示没有足够证据证实针刺疗法对急性腰背痛有确切疗效。

腰背训练

一篇系统综述显示没有足够证据证实腰背训练对急性腰背痛有确切疗效。

行为治疗

一篇系统综述收录了一项小型随机对照试验，有限的证据证实经过 9～12 个月的认知行为治疗，急性腰背痛患者的疼痛可以得到缓解，功能也会有所改善。

肌电生物反馈法

没有发现有关肌电生物反馈法有效治疗急性腰背痛的随机对照试验。

腰部支具

没有发现有关腰背部支具有效治疗急性腰背痛的随机对照试验。

按摩

一篇系统综述收录了一项小型随机对照试验，没有足够证据证实按摩对急性腰背痛的疗效优于脊柱推拿疗法和电刺激治疗。

综合治疗计划（针对急性腰背痛）

没有发现有关综合治疗计划有效缓解急性腰背痛的随机对照试验。

温度治疗（短波透热疗法、超声、冰敷、热敷）

两篇系统综述均没有发现有关温度治疗有效缓解急性腰背痛的随机对照试验。

牵引

三篇系统综述均没有发现有关牵引治疗有效缓解急性腰背痛的随机对照试验。

经皮电刺激神经疗法

作者没有发现有关经皮电刺激神经疗法有效缓解急性腰背痛的随机对照试验。

不太可能有效 476

腰背锻炼

一篇系统综述显示，对于急性腰背痛（持续 6 周以内）患者来说，锻炼对缓解疼痛和功能恢复没有明显作用，该研究还显示，锻炼对缓解疼痛和功能恢复的疗效并不优于其他保守治疗方法。对于亚急性腰背痛（持续 6～12 周）患者来说，有限的证据显示，有计划的阶段性锻炼可以减少患者病假时间，但在其他方面无明确疗效。

很可能无效甚至有害

卧床休息

一篇系统综述显示，与建议患者保持锻炼 3～4 周和 12 周相比较，建议患者卧床休息可能会导致疼痛加重，并不利于功能的恢复。这篇系统综述收录的一些随机对照试验显示，有限的证据证明，建议患者卧床休息和坚持锻炼对患者预后没有明显影响，另外卧床时间长短（3 天或 7 天）对预后也没有明显影响。另一项随机对照试验显示，有限的证据证明在缓解疼痛方面卧床休息与其他医疗指导（保持锻炼、教育、无任何指导）相比无显著性差异。另一项随机对照试验显示，有限的证据证明在症状改善方面卧床休息与按摩推拿、药物治疗、理疗、腰背训疗或安慰剂相比无显著性差异。一项随机对照试验显示，卧床休息会增加患者卧床并发症，包括关节僵直、肌肉萎缩、骨密度下降、褥疮和静脉血栓栓塞等。

定义 腰背痛是指肋缘以下、臀沟下端以上区域的疼痛、肌紧张和僵直，可以伴有或不伴有腿痛（坐骨神经痛），持续时间在12周以内的称之为急性腰背痛[2]。非特异性腰背痛是指腰背痛的发生没有明确的病理学基础（包括感染、肿瘤、骨质疏松、类风湿性关节炎、骨折或炎症）[1]，本综述所讲解的急性腰背痛首先排除了存在上述特殊疾病的患者，坐骨神经痛（腰骶神经根综合征）和腰椎间盘突出的患者同样也被排除。如未特殊说明，本综述提及的急性腰背痛患者疼痛持续时间在12周以内，一些随机对照试验进一步将这些患者分为急性（持续时间在6周以内）和亚急性（持续时间在6～12周）两组。

发病率/患病率 在发达国家中，70%以上的人在一生中会出现腰背痛[3]，每年受到腰背痛困扰的成年人高达15%～45%，其中20%的患者就诊于专业医疗机构。35～55岁是腰背痛的常见发病年龄[3]。大约30%的欧洲工人认为他们的腰背痛是由于工作引起的，患病率在不同国家有所不同，自13%至44%不等。约70%的腰背痛患者在病假一周内恢复工作，90%在2个月内恢复工作，而当病假时间进一步延长，患者恢复工作的可能性逐步减小。不工作长达6个月的腰背痛患者恢复工作的机会不足50%[3,4]。

病因/危险因素 患者的症状、病理以及影像学表现之间几乎没有任何联系。大约85%的患者疼痛没有特异性。大约4%的患者在最初就诊时有压缩骨折，而1%的患者存在肿瘤性病变[5]。椎间盘突出的患者约占1%～3%[3]。强直性脊柱炎和脊柱感染并不常见[5]。导致腰背痛等危
477 险因素包括重体力劳动、频繁弯腰、扭动、抬举和长时间静态姿势。心理学危险因素包括焦虑、抑郁和工作时精神紧张等[3,6]。

预后 大多数急性腰背痛具有自愈性（90%的患者在6周内恢复），2%～7%的患者转为慢性腰背痛。急性腰背痛复发率很高，50%～80%的患者在1年内会再次出现症状。

请参见《临床证据》中文全版本和英文网络版获取全文和参考文献。

慢性腰背痛

检索时间：2004 年 11 月
原作者：Maurits van Tulde，Bart Koes
杨毅 译 郭卫 校 党耕町 审

在慢性腰背痛的治疗中口服药物的效果如何？

很可能有效

镇痛药

一项随机对照试验显示，与安慰剂相比，服用曲马多 7 周后病人疼痛缓解，功能得到改善。另一项随机对照试验显示，与安慰剂相比，联合服用曲马多和扑热息痛 3 个月后病人疼痛缓解，功能得到改善。一篇系统综述收录了一项小型随机对照试验，结果显示，服用双氟尼酸后认为治疗效果优良的患者比例高于应用扑热息痛的患者。

抗抑郁药

两篇系统综述收录了相同的一组随机对照试验，结果显示，应用抗抑郁药的患者疼痛缓解程度优于安慰剂组，但两组患者的功能改善无显著性差异。一项随机对照试验显示，马普替林对疼痛的缓解作用优于帕罗西丁。

非甾体抗炎药

一项随机对照试验显示，与安慰剂相比，甲氧萘丙酸可减轻患者疼痛。一篇系统综述和随后的随机对照试验显示，在缓解疼痛的疗效方面，不同非甾体抗炎药之间无显著性差异。一篇系统综述收录了一项小型随机对照试验，结果显示，服用双氟尼酸后认为治疗效果优良的患者比例高于应用扑热息痛的患者。两项随机对照试验显示，与安慰剂相比，服用环氧化酶 2 抑制剂 4 周和 12 周后，病人疼痛缓解，功能得到改善，但效果轻微。

益害相当

肌松药

一篇系统综述收录了两项随机对照试验，结果显示，与安慰剂相比，服用四氢安定 10～14 天后，患者疼痛减轻，整体情况得到改善。一篇系统综述收录了两项随机对照试验，结果显示，服用非苯二氮䓬类药物（氟吡丁和甲哌酮）7～21 天后，整体情况得到改善，但疼痛无减轻。患者服用肌松药后的不良反应主要是是困倦和眩晕。

在慢性腰背痛的治疗中局部注射治疗的效果如何？

效果不明

硬膜外类固醇注射

我们没有发现关于硬膜外类固醇注射治疗慢性腰背痛（不伴有坐骨神经痛）的系统综述和随机对照试验。

局部注射

一篇系统综述显示，局部注射局麻药或皮质激素对短期疼痛的缓解效果与安慰剂相比没有显著性差异。

479 ### 很可能无效甚至有害

小关节注射

一篇系统综述收录的一项小型随机对照试验显示，小关节注射皮质激素或盐水在 1 个月和 3 个月后对疼痛缓解和功能恢复没有显著性差异。

在慢性腰背痛的治疗中非药物治疗的效果如何？

肯定有效

锻炼

一篇系统综述显示，与各对照组比较（安慰剂组、非治疗组、其他保守疗法组），建议患者坚持锻炼活动可以有效缓解患者疼痛，并促进功能的恢复。

强化的综合治疗计划（证据显示强化计划有益，而非强化计划无益）

一篇系统综述发现，与常规治疗相比，对住院和出院患者实施强化的生物心理社会学康复（治疗时间在 100 小时以上）并配合功能康复，可以有效缓解患者疼痛，并促进功能的恢复。该综述还发现，非强化治疗没有上述疗效。

很可能有效

针刺治疗

一篇系统综述发现有限的证据证实，与安慰治疗相比，针刺治疗在短期内可以缓解患者疼痛，并促进功能的恢复，而与其他常规疗法比较，单纯应用针刺疗法没有明显优势，有限的证据证实，针刺疗法与常规疗法配合应用可提高疗效。

腰背训练

一篇系统综述发现有限的证据证实，与安慰治疗（候诊对照组、凝胶安慰剂组、书面建议组）相比，6个月的腰背训练可以缓解患者疼痛，并促进功能的恢复，但疗效维持时间比较短。一篇综述收录了三项随机对照试验，在比较腰背训练和其他治疗的疗效后得到了混杂结果。

行为治疗

一篇系统综述发现，与对照组（非治疗组、安慰剂组、候诊对照组）相比，行为治疗可以缓解患者疼痛，并促进功能的恢复。该综述和随后的一项随机对照试验发现，在功能评分、疼痛和行为结果等指标方面，不同行为疗法相比没有疗效差异，行为疗法与其他治疗方法的疗效也没有显著性差异。

脊柱推拿疗法

一篇系统综述发现，与非治疗组相比，经过脊柱推拿疗法后，患者早期和远期的疼痛均可以缓解，早期功能得到恢复，但6周后的远期功能无明显改善。脊柱推拿疗法与其他治疗方法（全科医生护理、理疗、锻炼、腰背训练）的疗效也没有显著性差异。2项随后的随机对照试验分析了脊柱推拿疗 480
法组、保持锻炼组和无治疗组的恢复情况，结果发现脊柱推拿疗法可缓解6～12个月的疼痛，但对功能改善无明显作用。其中1项随机对照试验发现，经过脊柱推拿疗法后，患者在12个月内恢复工作的几率大于锻炼治疗。另1项随机对照试验发现，脊柱推拿疗法与锻炼治疗疗效没有显著性差异。

效果不明

肌电生物反馈法

一篇系统综述收录了三项小型随机对照试验，结果发现，肌电生物反馈法与对照组（安慰剂组、候诊对照组）相比，疼痛缓解和功能恢复方面的疗效没有显著性差异，也没有足够的证据证实肌电生物反馈法优于其他治疗方法。

腰部支具

没有发现有关腰部支具有效缓解慢性腰背痛足够的证据。

按摩

一篇系统综述发现，没有足够的证据证实按摩的疗效优于其他治疗方法。

牵引

没有发现有关牵引有效缓解慢性腰背痛的随机对照试验。

经皮电刺激神经疗法

一篇系统综述发现，没有足够的证据证实经皮电刺激神经疗法的疗效优于安慰剂。

定义 腰背痛是指肋缘以下、臀沟下方以上区域的疼痛、肌紧张和僵直，可以伴有或不伴有腿痛（坐骨神经痛）[1]，持续时间在12周以上的称之为慢性腰背痛（见腰背痛和坐骨神经痛的定义）[2]。非特异性腰背痛是指腰背痛的发生没有明确的病理学基础（包括感染、肿瘤、骨质疏松、类风湿性关节炎、骨折或炎症）[1]，本综述所讲解的慢性腰背痛首先排除了存在上述特殊疾病的患者，坐骨神经痛（腰骶神经根综合征）和腰椎间盘突出的患者同样也被排除。

发病率/患病率 在发达国家中，70%以上的人在一生中会出现腰背痛[3]，每年受到腰背痛困扰成年人高到15%～45%，其中20%的患者就诊于专业医疗机构。35～55岁是腰背痛的常见发病年龄[3]。2%～7%的急性腰背痛会迁延为慢性腰背痛。

病因/危险因素 患者的症状、病理以及影像学表现之间几乎没有任何联系。大约85%的患者疼痛没有特异性。大约4%的患者在最初就诊时有压缩骨折，而1%的患者存在肿瘤性病变。椎间盘突出的患者约占1%～3%[3]。强直性脊柱炎和脊柱感染并不常见[4]。本章仅针对慢性腰背痛展开讨论。导致腰背痛的危险因素包括重体力劳动、频繁弯腰、扭动、抬举和长时间静态姿势。社会心理学危险因素包括焦虑、抑郁和工作时精神紧张等[3, 5]。曾有腰背痛病史并长时间不愈是慢性腰背痛的高危因素。最近发表的一篇前瞻性群组研究的系统综述显示，一些心理因素（悲伤、情绪压抑和躯体化）会增加罹患慢性腰背
481 痛的风险[6]。另有报道显示，个人和工作场所等因素与慢性腰背痛的转变相关[7]。

预后 一般情况下，腰背痛的临床预后较好，大多数患者在2周内自愈。经初步治疗后背痛逐渐恢复，这个过程不是自限性的迅速好转，而是在不断变化中完成[8]。大多数慢性腰背痛患者会有疼痛急性加重的经历。一般来说，慢性腰背痛复发的几率很高，频繁复发且持续时间延长时疼痛也往往逐渐加剧。由于腰背痛造成的病假并不太长，一项研究显示，67%的腰背痛患者在病假1周内恢复工作，90%在2月内恢复工作。但是随着病假天数的延长，患者恢复工作的可能性也逐渐降低。腰背痛停止工作6个月以上的患者恢复工作的机会低于50%，停止工作2年的患者重返工作的几率几乎为零[9]。

请参见《临床证据》中文全版本和英文网络版获取全文和参考文献。

颈部疼痛

检索时间：2006 年 5 月
原作者：Allan Binder
杨毅　译　郭卫　校　党耕町　审

在没有严重神经症状的非复杂性颈部疼痛人群中什么样的治疗是有效的？

很可能有效

锻炼

对于慢性非复杂性颈痛患者，系统综述收录的以及随后的随机对照试验发现强化训练，以及包括锻炼在内的积极物理治疗比起包括药物治疗，放松疗法，或没有特殊训练的锻炼计划在治疗颈痛方面更为有效。几篇系统综述收录的随机对照试验没能提供足够的证据证明锻炼比牵引更为有效。综述收录的一项随机对照试验比较了低技巧的强化锻炼加推拿治疗，高技巧的强化锻炼以及仅应用推拿治疗。结果发现在 11 周时低技巧的强化训练加推拿治疗比起单纯推拿治疗有更好的满意度，客观的力量以及锻炼幅度。在 1 年和 2 年时低技巧强化训练加推拿治疗组和高技巧强化锻炼组在治疗疼痛和患者满意度方面都优于单纯推拿治疗组。但是 2 年来仅随访到一部分受试者。另一项随机对照试验发现对于慢性不复杂颈痛在治后或在 12 个月后，锻炼、推拿治疗和活动没有显著性差异。第三项随机试验发现颈痛 2 周以上的病人锻炼不如单纯的活动有效。一项随机对照试验发现，与单纯应用红外治疗相比，锻炼配合红外治疗 6 周和 6 个月可减轻疼痛。另一项小样本的随机试验比较了锻炼，McKenzie 活动以及对照组。结果发现颈痛在 6 个月和 12 个月时没有显著性差异。一项随机对照试验发现，建议保持锻炼的基础上增加手法治疗（63% 为活动物理疗法）或增加脉冲短波透热法治疗 6 周或 6 个月后，在缓解疼痛方面与单纯锻炼治疗相比无显著性差异。

推拿治疗

在亚急性或慢性颈肩痛患者中一篇系统综述发现推拿治疗和其他治疗（包括一般的治疗，安定或抗炎药物）在缓解症状方面没有显著性差异。这篇综述做 Meta 分析没能发现临床有价值的差异。一项系统综述收录的随机对照试验没有发现足够的证据证明治疗 1 年后手工治疗（推拿治疗或活动）

比被动治疗（按摩，电脉冲治疗和轻度牵引）在减轻疼痛方面更有效。一项综述收录的随机对照试验比较了低技巧的力量锻炼加推拿治疗，高技巧的强化锻炼以及仅应用推拿治疗。结果发现在11周时低技巧的强化训练加推拿治疗比起单纯推拿治疗有更好的满意度，强化以及锻炼幅度。在1年和2年时低技巧强化训练加推拿治疗组和高技巧强化锻炼组在治疗疼痛和患者
483 满意度方面都优于单纯推拿治疗组。但是2年来仅随访到一部分受试者。两项随机对照试验比较推拿治疗和活动在治疗不复杂颈痛时的效果，结果没有得出明确的证据。另一项随机对照试验发现对于慢性不复杂颈痛在治后或在12个月后，锻炼、推拿治疗和活动没有显著性差异。

推拿治疗加锻炼

一项综述收录的随机对照试验比较了低技巧的强化锻炼加推拿治疗，高技巧的强化锻炼以及仅应用推拿治疗。结果发现在11周时低技巧的强化训练加推拿治疗比起单纯推拿治疗有更好的满意度，强化以及锻炼幅度。在1年和2年时低技巧强化训练加推拿治疗组和高技巧强化锻炼组在治疗疼痛和患者满意度方面都优于单纯推拿治疗组。但是2年来仅随访到一部分受试者。一项随机对照试验发现，建议保持锻炼的基础上增加手法治疗（63%为活动物理疗法）6周或6个月后，在缓解疼痛方面与单纯锻炼治疗相比无显著性差异。

活动

一项随机对照试验证明了对于颈痛2周以上的患者活动比一般治疗（药物）或锻炼更能改善症状。另一项随机对照试验发现对于慢性不复杂颈痛在治后或在12个月后锻炼，推拿治疗和活动没有显著性差异。第三项随机对照试验没有发现足够的证据证明手工治疗（活动或推拿）比较低积极物理治疗在治疗一年后缓解疼痛更有效。两项随机对照试验比较推拿治疗和活动在治疗不复杂颈痛时的效果，结果没有得出明确的证据。一些缺乏说服力的随机对照试验没能提供足够的证据证明活动与针刺疗法或经皮神经电刺激在治疗非复杂颈痛方面的差异。另一项小样本的随机对照试验比较了锻炼，McKenzie活动以及对照组。结果发现颈痛在6个月和12个月时没有显著性差异。一项随机对照试验发现，建议保持锻炼的基础上增加手法治疗（63%为活动物理疗法）6周或6个月后，在缓解疼痛方面与单纯锻炼治疗相比无显著性差异。

效果不明

针刺疗法

系统综述收录的一些无说服力的随机对照试验，没能提供足够证据证明针刺疗法与其他一些治疗相比较在治疗急性或慢性非复杂颈痛方面更为

有效。相比较的其他治疗包括：假针刺疗法，假经皮神经电刺激，安定，牵引，短波热疗以及锻炼。

生物反馈疗法

三篇系统综述没有发现关于生物反馈疗法治疗非复杂性颈痛的随机对照试验。

药物治疗（镇痛药，非甾体抗炎药，抗抑郁药或肌松药） 484

尽管人们广泛应用药物止痛，但是我们没有发现足够的证据证明镇痛药，非甾体抗炎药，抗抑郁药或肌松药在治疗颈痛方面有效。一些药物在治疗颈痛的同时还带来了相关的副作用。

热疗和冷敷

两篇系统综述没有发现证实热疗或冷敷治疗非复杂性颈痛有效的随机对照试验。一项研究慢性颈肩痛病人的大型随机对照试验发现热疗联合其他物理治疗没有推拿治疗或活动有效。一项随机对照试验发现，单纯应用红外治疗的止痛效果不如经皮电刺激神经疗法联合红外疗法或锻炼联合红外疗法。一项随机对照试验发现，建议保持锻炼的基础上增加脉冲短波透热法治疗 6 周或 6 个月后，在缓解疼痛方面与单纯锻炼治疗相比无显著性差异。

综合治疗

系统综述收录的一项随机对照试验和随后的一项随机对照试验没有提供足够的证据评估综合治疗在治疗非复杂性颈痛方面的作用。

病人教育

针对慢性颈肩背痛的病人进行的两项随机对照试验，没有比较出以下因素的治疗差异。这些因素包括：不加治疗对病人教育（个人建议，教育手册或群体指导）加用或不加用镇痛药物，应激疗法和认知行为疗法。

脉冲电磁场治疗

三篇系统综述收录的随机对照试验在对比脉冲电磁场疗法和安慰组治疗时没有发现治疗非复杂性颈痛方面有显著性差异。另一篇系统综述收录的随机对照试验发现慢性颈肩痛的患者在接受脉冲电磁场疗法联合其他物理疗法，治疗效果不如推拿治疗或活动。

软式围领和特殊枕头

我们没有找到有关软式围领或特殊枕头治疗非特殊性颈痛的随机对照试验。

喷雾或伸展锻炼治疗

多篇系统综述收录的一项随机对照试验没有提供足够的证据证明其在治疗非复杂性颈痛方面有效。

牵引

关于急性或慢性颈痛的患者的系统综述在比较牵引与其他物理疗法，包括：安慰性牵引，安慰剂片，锻炼，针刺疗法，热疗，围领和镇痛药方面没有提供足够的证据证明其有效。系统综述没有发现可信的随机对照试验比较牵引与针刺疗法和活动的差异。

经皮神经电刺激

六篇系统综述没有提供有关经皮神经电刺激治疗非特殊性颈痛的可靠
485 的随机对照试验。一项该综述后发表的随机对照试验发现，经皮电刺激神经疗法联合红外治疗 6 周时缓解疼痛的疗效优于单纯红外治疗，但两组在治疗 6 个月时缓解疼痛的疗效无显著性差异。

在急性挥鞭伤的颈痛人群中什么样的治疗是有效的？

很可能有效

早期活动

系统综述收录的四项随机对照试验提供了有限的证据证明早期活动比起不活动或戴围领休息更能减轻疼痛。

早期恢复正常活动

一篇系统综述收录的随机对照试验比较“正常活动”加非甾体抗炎药改善症状（包括：日常活动引起的疼痛，颈强直，记忆力，注意力和头疼）和 14 天不活动加用非甾体抗炎药，两者在颈部活动度或病假方面没有显著性差异，并且发展为严重颈痛的患者比例相似。

效果不明

药物治疗（镇痛药，非甾体抗炎药，抗抑郁药或肌松药）

三篇系统综述没有提供有关药物治疗急性颈痛的随机对照试验。一项随后的随机对照试验比较痛力克（一种镇痛药）和按摩治疗急性颈痛的效果，结果没有提供足够的证据证明镇痛药更有效。

锻炼

一项随机对照试验比较两组家庭锻炼计划，结果在疼痛和活动能力方面没有显著性差异。另一项随机对照试验比较早期锻炼与软围领制动 6 周的效果，结果在减轻疼痛和自我评价活动能力方面，有限的证据证明早期锻炼组会更好。另一项随机对照试验发现，对于持续 4 周以上的挥鞭伤患者，以锻炼为主的理疗与全科医师护理相比，两者治疗 52 周以上在疼痛缓解、头痛以及工作能力方面无显著性差异。

综合治疗

两篇系统综述收录的随机对照试验发现综合治疗比起物理疗法在1个月和6个月时减轻了疼痛。

脉冲电磁场治疗

系统综述收录的一项小型随机对照试验发现有限的证据证明，在4周时脉冲电磁场疗法可以减轻疼痛，但是在3个月时与安慰性治疗效果相当。

在慢性挥鞭伤的颈痛人群中什么样的治疗是有效的？ 486

效果不明

综合治疗

一篇系统综述收录的一项小型随机对照试验比较综合治疗和物理治疗，发现治疗结束后和3个月后在能力丧失、疼痛、活动度方面没有显著性差异。但也许是因为这个试验的样本量太小而不能发现可能存在的差异。

经皮射频神经切断术

系统综述收录的一项随机对照试验比较经皮射频神经切断术和安慰治疗，发现有限的证据证明前者在27周后减轻疼痛更为有效。

物理治疗

一项小型随机对照试验比较综合治疗和物理治疗，发现治疗结束后和3个月后在能力丧失、疼痛、活动度方面没有显著性差异。但是也许因为这个试验的样本量太小而不能发现可能存在的差异。

在伴有神经根性疼痛的颈痛人群中什么样的治疗是有效的？

效果不明

药物治疗（硬膜外类固醇注射，镇痛药，非甾体抗炎药或肌松药）

我们没有发现有关镇痛药、非甾体抗炎药或肌松药治疗伴有神经根疼痛的颈痛的系统综述或随机对照试验。两项随机对照试验没有发现足够的证据证明硬膜外类固醇注射有效。

手术治疗与保守治疗比较

一项随机对照试验没有发现在1年时两种方法治疗伴有神经根疼痛的颈痛有显著性差异。

定义 尽管对于慢性颈痛（时间>3个月）的病人，许多研究并未对颈痛进行分类，在这一章里我们将鉴别非复杂性颈痛和挥鞭伤。很多研究急性颈痛（时间<3个月）的研究仅局限于挥鞭伤。非复杂性颈痛被定义为由于姿势或机械因素造成的颈痛，经常被称作颈强直。但它不包括伴随纤维肌痛的疼痛。非复杂性颈痛包括那些有过外伤史的病人，但是不包括由于颈部突然的前后锻炼所造成的颈部损伤，后者我们称为挥鞭伤。挥鞭伤常见于交通事故或锻炼损伤。不伴有影像学的改变，临床上也没有神经根损伤的体征。颈痛经常伴随活动受限和难以形容的影响上肢功能的神经症状。疼痛严重而且难以治愈，并且可以发展为神经根病变或脊髓病变。我们的研究不包括由颈部脊髓引起神经根性症状的病人。

487 **发病率/患病率** 在人的一生中大约有2/3的人经历过颈痛[1,2]。中年是高发年龄。在英国，15%的物理疗法，在加拿大30%的按摩疗法都针对于颈痛[3,4]。在荷兰，超过2%的私人医生进行颈痛的咨询与治疗。

病因/危险因素 非复杂性颈痛的病因尚不明确。大多数非复杂性颈痛与不良的姿势、焦虑和抑郁、颈部拉伤、职业性损伤或锻炼损伤有关。慢性颈痛则与机械因素和退行性病变（即常规所说的颈强直）有关。有些颈痛源于软组织损伤，最典型的就是挥鞭伤。罕见的有：椎间盘突出、炎症、感染或影响颈椎的恶性肿瘤，造成颈痛伴或不伴有神经症状。

预后 颈痛可以在数天或数周内消退，但是可以复发或转为慢性。在一些工厂，颈部不适所造成的休假与腰背痛相当（见腰背痛和坐骨神经痛[急性]）[6]。转变为慢性颈痛的比例大约在10%，主要与颈痛的病因有关，与腰背痛比例相当。颈痛造成5%的人严重的功能障碍。由于其他的因素，挥鞭伤比普通的颈痛更容易造成功能的丧失；有超过40%的挥鞭伤患者忍受着病痛的折磨，甚至有人在受伤15年后出现症状[7]。挥鞭伤后造成不良预后的相关因素目前尚不明确[8]。挥鞭伤后造成慢性功能丧失的发病率在各个国家不同，但是这种不同的原因还不明了[9]。

请参见《临床证据》中文全版本和英文网络版获取全文和参考文献。

非甾体抗炎药

488

检索时间：2004 年 12 月

原作者：Peter C Gtzsche

杨毅　译　郭卫　校　党耕町　审

非甾体抗炎药相互之间有何重要区别？

益害相当

不同非甾体抗炎药的选择

系统综述没有发现不同类非甾体抗炎药在治疗肌肉骨骼系统疾患有效性上有重要区别。系统综述还发现环氧化酶 2 抑制剂类非甾体抗炎药与老一代非甾体抗炎药相比较少引起症状性溃疡。但是，环氧化酶 2 抑制剂类非甾体抗炎药-罗非考昔在 2004 年它被发现能增加心肌梗死风险，被撤出了市场，有足够的证据表明其他环氧化酶 2 抑制剂类非甾体抗炎药也能增加心血管发病率。

不太可能有效

非甾体抗炎药剂量的增加

系统综述发现当非甾体抗炎药接近最大剂量时其益处也增加。所推荐的剂量与产生最大效果的剂量接近。对比三篇系统综述发现当剂量呈接近线性增加时其不良反应没有上限。

非甾体抗炎药联合使用时在减少胃肠道不良反应方面效果如何？

益害相当

胶体次枸橼酸铋对必须使用非甾体抗炎药的患者的作用

一篇系统综述发现与安慰剂相比胶体次枸橼酸铋能减少严重的胃肠道并发症和症状性溃疡。该综述有评估胶体次枸橼酸铋的不良反应。然而，另一篇系统综述发现与安慰剂相比胶体次枸橼酸铋可引起腹泻及腹痛等不良反应。对比胶体次枸橼酸铋与质子泵抑制剂或 H_2 受体阻滞剂的减少胃肠道不良反应方面，随机对照试验并不能给出足够的证据。

效果不明

H_2 受体阻滞剂对必须使用非甾体抗炎药的患者的作用

一篇系统综述没能给出足够的证据证明 H_2 受体阻滞剂比安慰剂更能减少严重的胃肠道并发症和症状性溃疡。该综述发现 H_2 受体阻滞剂与安慰剂相比能减少内镜诊断的症状性溃疡，但是该综述的临床相关性不清楚。随机对照试验在对比 H_2 受体阻滞剂和胶体次枸橼酸铋或质子泵抑制剂的减少胃肠道不良反应方面没能给出足够的证据。

489 **质子泵抑制剂对必须使用非甾体抗炎药患者的作用**

一篇系统综述没能给出足够的证据证明质子泵抑制剂比安慰剂更能减少严重的胃肠道并发症和症状性溃疡。另一篇系统综述发现与安慰剂相比质子泵抑制剂能减少内镜诊断的症状性溃疡，但是其临床相关性不明。随机对照试验在对比质子泵抑制剂和胶体次枸橼酸铋或 H_2 受体阻滞剂的减少胃肠道不良反应方面没能给出足够的证据。

外用类非甾体抗炎药的作用有哪些？

很可能有效

外用非甾体抗炎药（最多 2 周）

针对有急性肌肉骨骼系统疼痛疾患的患者，一篇系统综述发现有限的证据表明在使用不超过 1 周时，外用非甾体消炎药比安慰剂更能减少疼痛。在骨关节炎患者一篇系统综述发现有限的证据表明外用非甾体抗炎药与安慰剂相比在使用 2 周时更能减少疼痛，但是在治疗 4 周时并没有发现二者有何重要区别。

效果不明

外用非甾体消炎药（长于两周）

系统综述在针对骨关节炎患者使用 4 周时发现对比安慰剂二者在减少疼痛方面没有显著性差异。该综述发现没有证据支持外用非甾体抗炎药与安慰剂相比在使用超过 4 周时药效更好。

外用类非甾体抗炎药与全身类非甾体抗炎药或镇痛药的比较

对比外用类和口服类非甾体抗炎药，两篇系统综述没有给出足够证据支持在减少急性骨关节炎疼痛和肌肉骨骼疼痛方面那个更好。在治疗肌肉骨骼疼痛方面，作者没有检索到对比外用类非甾体抗炎药和对乙酰氨基酚方面的系统综述或随机对照试验。

定义 非甾体抗炎药的作用有抗炎、镇痛和解热，而且还有抑制血小板聚集的作用。该章主要讨论非甾体抗炎药治疗肌肉骨骼疼痛症状的详细应用。非甾体抗炎药在缓解肌（与）骨骼系统的疼痛方面，比如骨关节炎并没有明确的记录。非甾体抗炎药抑制环氧化酶，该酶有两个亚型，环氧化酶-1 和环氧化酶-2。环氧化酶通常按照其抑制不同亚型的能力而分类。新一代非甾体抗炎药通常主要抑制环氧化酶-2，而老一代通常认为其缺乏特异性。

发病率/患病率 非甾体抗炎药被广泛应用。1987 年，大约有 10% 荷兰的人在使用非阿司匹林类的非甾体抗炎药，用量为平均每天每 1000 人 11 个每日规定量[1]。1994 年，澳大利亚，用量为平均每天每 1000 人 35 个每日规定量，36% 的人使用非甾体抗炎药来治疗骨关节炎，42% 的人是因为挫伤和劳损或腰背痛，有 4% 的人选择非甾体抗炎药来治疗类风湿性关节炎；使用非甾体抗炎药的人群中，有 35% 的人年龄超过 60 岁[2]。

请参见《临床证据》中文全版本和英文网络版获取全文和参考文献。 490

491

髋关节骨性关节炎

检索时间：2005 年 11 月

原作者：Jiri Chard，Claire Smith，Stefan Lohmander 和 David Scott

燕太强　译　郭卫　校　党耕町　审

非药物治疗髋关节骨性关节炎的效果如何？

效果不明

针刺

一项随机对照试验表明，在改善髋关节骨性关节炎患者的疼痛、功能和生活质量方面，传统的中医针刺与假仿（sham）针刺没有显著性差异。

指导患者自我调整

我们没有发现指导患者自我调整的系统综述，也没有发现提供单独的髋关节骨性关节炎患者数据的随机对照试验。

锻炼

一篇系统综述和随后的随机对照试验发现锻炼对髋关节骨性关节炎疗效是不确定的。

肢体辅助

我们没有发现有关肢体辅助的系统综述或随机对照试验，肢体辅助包括行走辅助器（棒/手杖）和鞋垫。

药物治疗髋关节骨性关节炎的效果如何？

益害相当

口服非甾体抗炎药（包括环氧化酶 2 抑制剂）

系统综述和随机对照试验发现，与安慰剂相比，非甾体抗炎药（包括环氧化酶 2 抑制剂）短期内缓解髋关节骨性关节炎的疼痛方面是有效的。一篇研究对象主要为膝关节骨关节炎的系统综述发现有限的证据表明口服非甾体抗炎药在缓解疼痛方面对乙酰氨基酚（扑热息痛）更有效。研究还发现使用非甾体抗炎药增加胃肠道损害的风险，包括出血。

效果不明

辣椒素

我们没有发现辣椒素应用于髋关节骨性关节炎的系统综述和随机对照试验。

软骨素

一篇髋关节或膝关节骨关节炎的系统综述发现，相对于安慰剂，软骨素可缓解疼痛并改善关节功能。

氨基葡萄糖 492

一篇包括身体多关节骨关节炎的系统综述发现，在药物分配的隐秘性非常充分的随机对照试验中，氨基葡萄糖在缓解疼痛和改善关节机能方面与安慰剂无显著性差异。

吗啡类强烈镇痛剂

我们没有发现将吗啡类强烈镇痛剂治疗髋关节骨性关节炎疗效的数据单独分开的系统综述和随机对照试验。

口服非甾体抗炎药加上普通的口服止痛剂或吗啡类强烈镇痛剂

一项随机对照试验提供了有限证据证明，萘普生联合对乙酰氨基酚（扑热息痛）在缓解髋关节骨性关节炎疼痛方面比萘普生单药使用更有效。

普通的口服镇痛剂（与安慰剂比较—安慰剂不如非甾体抗炎药有效）

我们没有发现普通口服镇痛剂与安慰剂比较的系统综述或随机对照试验，或者它们单独治疗髋关节骨性关节炎的独立数据。一篇研究对象主要为膝关节骨关节炎的系统综述发现有限的证据表明对乙酰氨基酚（扑热息痛）在缓解疼痛方面不如口服非甾体抗炎药有效。

手术治疗髋关节骨性关节炎的效果如何？

肯定有效

全髋关节置换

我们发现许多观察研究报告了需要进行翻修手术的时间，但关于术后疼痛、功能、生活质量方面改善的证据则较少。研究已表明髋关节全面置换术在治疗髋关节骨性关节炎上是有效并有益的。我们发现在随机对照试验或观察研究中，预测哪些患者进行全髋关节置换术将获益和无法获益的证据并不充分。

效果不明

截骨术

我们没有发现有关截骨术应用于髋关节骨性关节炎患者的随机对照试验或比较观察研究。

定义 根据身体受累关节的不同，骨关节炎的患病率、风险因素、临床表现和预后都不同，因此骨关节炎是一种异质性疾患。骨关节炎最常累及膝关节、髋关节、手和脊椎小关节。它表现为滑膜关节的软骨表面的局灶性缺损，并常伴软骨下骨的重塑和轻微的滑膜炎。根据一系列的临床和/或影像学的改变来定义多种多样的骨关节炎。临床表现包括疼痛、骨压痛和摩擦感。严重时，经常出现特征性关节间隙狭窄和骨赘形成，伴随影像学可见的软骨下骨改变。髋关节是第二大易患骨关节炎的大关节。它常伴随有重度疼痛、残废及生活质量的降低。

发病率/患病率 在年老人群中，骨关节炎是引起疼痛和残疾的一种常见的和重要的因素[1,2]。60岁以上的人群中，至少某些关节的骨关节炎在
493 影像学上的表现基本上是一致的，但大约10%～20%的患者临床表现非常严重。60岁以上的老年人，髋关节骨性关节炎的发生率（大约5%）没有膝关节高（10%）[3,4]。事实上，骨关节炎对患者生活的影响是来自身体（包括内科合并症）、心理、文化的和社会等因素综合作用的结果。如果合并症在分析中不予以考虑，将会影响研究的结果。

病因/危险因素 髋关节骨性关节炎与肥胖、参加体育锻炼包括跑步，还有职业性的活动尤其是重体力劳动，如耕种（特别超过10年的人群）或扛重物（≥25公斤）有相当程度的正相关性。只有有限的证据表明髋关节骨性关节炎的老年人与职业田径运动生涯或髋关节发育不良有正相关性[5-8]。

预后 我们对髋关节骨性关节炎的自然发展病史了解得很少。只有一小部分髋关节骨性关节炎患者临床症状进行性发展而必须接受手术治疗。

请参见《临床证据》英文网络版获取全文和参考文献。

膝关节骨性关节炎

494

检索时间：2005 年 12 月

原作者：Jiri Chard，Claire Smith，Stefan Lohmander，David Scott

姬涛　译　郭卫　校　党耕町　审

膝关节骨性关节炎的非外科治疗的效果如何?

肯定有效

锻炼和物理治疗（缓解疼痛和改善功能）

系统综述和随后的随机对照试验发现对于膝关节骨性关节炎患者，锻炼和物理治疗可以减少疼痛和功能丧失。

口服非甾体抗炎药（仅短期缓解疼痛）

一篇系统综述和两项随后发表的随机对照试验发现，与安慰剂相比，口服非甾体抗炎药（NASID）减少短期疼痛，但没有找到证据评价 NSAIDs 类药物的长期疗效。几篇系统综述和几项随后发表的随机对照试验发现口服 NSAIDs 类药物比扑热息痛可更为有效地减轻疼痛症状。三项随机对照试验提供了对比局部与口服应用非甾体抗炎药效果的不充分证据。一篇系统综述发现有限的证据证明非甾体抗炎药在缓解疼痛方面不如氨基葡萄糖有效。一项大规模的以人群为基础的观察研究发现目前应用罗非昔布、双氯芬酸和布洛芬会增加心肌梗死的风险。罗非考昔因其可增加心肌梗死的发生危险而于 2004 年从市场中撤出。研究还发现非甾体抗炎药能增加肾和胃肠损害的风险（包括出血），特别是对老年人和有间发性疾病的病人。涉及争议的存在，与实验质量和商业背景影响有关。

很可能有效

针刺

两篇系统综述和三项随后发表的随机对照试验发现了有限的证据支持与对照相比针刺减少疼痛和改善功能。

软骨素

一篇系统综述和一项随后发表的随机对照试验发现与安慰剂相比口服或肌肉注射软骨素减少疼痛和改善功能。另一篇系统综述报告了五项随机对照试验发现与安慰剂相比软骨素减少疼痛和改善功能，但是有一项随机对照试验报告软骨素与安慰剂相比没有显著性差异。

皮质激素（关节内应用—短期缓解疼痛）

一篇系统综述发现，关节腔内皮质类固醇注射疗法可迅速缓解关节疼痛，但是相对来说只能短期使用（大约1～3周）。一篇系统综述发现，直至注射后4周，关节腔内皮质类固醇注射疗法与透明质酸和透明质酸衍生物注射疗法在疗效上无显著性差异，提示作用效果相似。然而，在注射后5～13周，透明质酸和透明质酸衍生物注射疗法疗效持续时间更长，且在缓解疼痛和改善关节功能方面比皮质类固醇更有效。

495 **透明质酸盐（关节内应用）**

一篇大规模系统综述和一项该综述后发表的随机对照试验发现，与安慰剂相比，关节腔内注射透明质酸和透明质酸衍生物能更有效地缓解关节疼痛和改善关节功能。在注射后5～13周的治疗效果最为显著。该综述后发表的两项随机对照试验发现，直至治疗后1年，透明质酸和安慰剂在疗效上无显著性差异。一篇系统综述发现，直至注射后4周，关节腔内注射皮质类固醇与透明质酸和透明质酸衍生物疗法在疗效上无显著性差异，提示治疗效果类似。然而，在注射后5～13周，透明质酸和透明质酸衍生物注射疗法的疗效持续时间更长，且在缓解疼痛和改善关节功能方面比皮质类固醇更有效。

关节支具

一篇系统综述提供的有限证据表明，使用关节支具或氯丁橡胶套筒在缓解关节疼痛和改善关节功能上比单纯药物治疗更有效。该综述还发现，在治疗6个月时关节支具比氯丁橡胶套筒能更有效地缓解疼痛并改善关节功能。

单纯口服止痛剂（仅短期缓解疼痛）

几篇系统综述和几项随后发表的随机对照试验提供的有限证据表明扑热息痛（对乙酰氨基酚）与安慰剂相比可短期内减轻疼痛，但发现在缓解疼痛效果上不如口服非甾体抗炎药有效。

绷带缠绕

一项随机对照试验发现与对照治疗相比，绷带缠绕可能改善症状存在有限的证据。

局部应用非甾体抗炎药（短期缓解疼痛）

一篇系统综述和一项该综述后发表的随机对照试验发现，治疗2周的时间内，外用非甾体抗炎药（NSAIDs）能够比安慰剂更为有效地缓解疼痛。该综述发现，在治疗3周和4周时两者在缓解疼痛方面无显著性差异。但该综述后发表的两项随机对照试验发现，在治疗4周和12周时外用非甾体抗炎药能够比安慰剂更有效地缓解疼痛和改善功能。我们没有找到评价外用非甾体抗炎药超过 12 周疗效的随机对照试验。3 项随机对照试验没有能够提供充足的证据比较外用非甾体抗炎药和口服非甾体抗炎药的疗效。

效果不明

辣椒素

我们发现没有单独针对辣椒素对膝关节骨性关节炎作用的系统综述和随机对照试验。

教育（以帮助自我管理）

一项随机对照试验发现，针对膝关节骨关节炎患者的基础护理教育组和等候治疗对照组（日常护理）之间在生活质量、疼痛或残疾改善方面无显著性差异。另一项随机对照试验发现，护士指导下的自我管理方案能有效降低对非甾体抗炎药的依赖而并不引起疼痛和关节功能的恶化。

葡糖胺

两篇在膝关节骨性关节炎患者中进行的系统综述提供的有限证据表明，葡糖胺在缓解疼痛和改善关节功能方面比安慰剂更有效。一篇更新近发表的主要在膝关节骨性关节炎患者中进行的系统综述收入了分组隐藏充分的 496
随机对照试验，发现葡糖胺与安慰剂在缓解疼痛和改善关节功能方面无显著性差异，但是提供了有限的证据表明葡糖胺比非甾体抗炎药能更有效地缓解疼痛症状。葡萄糖被认为与安慰剂一样安全，并不像非甾体抗炎药那样易产生不良反应。

鞋垫

一篇系统综述和该综述后发表的几项随机对照试验没有得出充分的证据评估鞋垫对膝关节骨性关节炎的治疗效果。

阿片类止痛药

两项随机对照试验提供的有限证据表明，与安慰剂相比，曲马多在一定程度上缓解了疼痛并改善关节功能，但同时也增加了不良反应的发生。我们没有找到关于阿片类止痛药之间相互比较或阿片类止痛药与口服非甾体抗炎药比较方面的随机对照试验。阿片类止痛药可引起便秘、恶心、呕吐和昏睡，剂量较大时还可引起低血压及呼吸抑制。经常使用可产生耐受性和依赖性。潜在的不良反应使得阿片类止痛药并不被推荐作为一线治疗骨性关节炎的药物。

膝关节骨性关节炎的外科治疗的效果如何？

很可能有效

膝关节置换（单髁对全膝）

一篇系统综述中收入的一项随机对照试验发现有限的证据证明在5年随访时，单髁置换比全膝关节置换更有效。

截骨术

我们发现没有随机对照试验比较截骨术和保守治疗的差别。一篇包含两项随机对照试验的系统综述提供的有限证据表明，高位胫截骨术在治疗内侧膝关节骨性关节炎方面和单髁置换术一样有效。

定义 骨性关节炎是一个复杂多变的疾病，它的流行病学、危险因素、临床表现和预后根据不同的关节受累而变化。它最常侵犯膝关节、髋关节、手部和脊柱关节突关节。它的主要特征是滑膜关节的局灶性软骨表面损害以及与之相关的软骨下骨的重构和轻度滑膜炎。根据一些临床和放射学特点对它有多种定义。临床表现包括疼痛、骨性压痛和捻发音。当病情严重时，经常可见特征性的关节间隙变窄和骨赘形成，以及在X线下可见的软骨下骨的改变。膝关节骨性关节炎很常见，会引起相当程度的疼痛和频繁的关节不稳定，接下来经常造成身体上的残疾[1]。X线改变和残疾不强烈相关[2]。

发病率/患病率 骨性关节炎是老年人群中引起疼痛和残疾的常见和重要原因[3,4]。在60岁以上的人群中骨性关节炎的放射学特征性改变普遍存在于身体上的某些关节，但显著的临床病变会影响到10%～20%的人。膝关节疾病的患病率是髋关节的两倍（大概10% *v* 5%）[5,6]。在一个普通诊所，假设45岁以上的人群中有1%的人目前患有膝关
497 节骨性关节炎，那么5%的人会在以后的某个时刻也患上此病[7]。一项基于社区的队列研究提示膝关节骨性关节炎的放射学改变普遍存在：在45～65岁的妇女人群中13%的人出现新生的膝关节骨赘，发病率为每年3%[8]。

病因/危险因素 骨性关节炎的危险因素包括关节变形、外伤和以前的关节炎症。肥胖是膝关节骨性关节炎的一个主要危险因素。遗传因素调控肥胖和其他危险因素[9]。

预后 有关膝关节骨性关节炎的自然病程我们了解甚少。尽管X线进展与临床表现不相关[11]，但是25%最初关节间隙正常的膝关节骨性关节炎患者在10年后都出现了严重的损害[10]。周围关节骨性关节炎严重

以至于需要住院的患者一般结局都不好，结局包括高等级的身体残疾、焦虑和情绪压抑。他们通常都使用了高等级的医疗资源，包括关节置换、药物和行走辅助[12]。

请参见《临床证据》中文全版本和英文网络版获取全文和参考文献。

足跟痛及筋膜炎

检索时间：2005 年 12 月

原作者：Fay Crawford

姬涛 译 郭卫 校 党耕町 审

足跟痛治疗效果如何？

效果不明

矫形（定制鞋垫）

一篇系统综述没有发现随机对照试验将安慰剂组或未予治疗组与矫形铸造组就治疗效果进行对比。一项随机对照试验发现足跟垫联合矫形治疗组与皮质类固醇注射联合局部麻醉剂注射联合非甾体抗炎药组在缓解疼痛方面无显著性差异。一项随机对照试验发现与足跟垫联合扑热息痛组相比，8 周矫形联合足跟垫组减轻了疼痛。一项随机对照试验发现与单独伸展练习相比，8 周伸展练习联合足跟垫（混入硅油，橡胶或毡制品）更好地改善了症状。一项随机对照试验发现，8 周的矫形联合伸展练习（跟腱伸展与足底筋膜伸展）与单独伸展练习在改善疼痛方面无显著性差异。一项随机对照试验对比了矫形与夜间夹板并提供了不充分的证据。一项随机对照试验发现，功能性矫形器和调节性矫形器治疗 4 周或 8 周时在疼痛的缓解上无显著性差异。

短期皮质类固醇注射

系统综述没有发现将皮质类固醇注射组与安慰剂组、矫形组、足跟垫组、服用止痛剂组和皮质类固醇注射联合局部使用麻醉剂组，在短期疗效方面进行对比的随机对照试验。观察研究发现：对于某些人类固醇激素注射导致高的足底筋膜撕裂与其他并发症几率并导致慢性残疾。

皮质类固醇注射联合短期局部麻醉剂注射（使用或不使用非甾体抗炎药或足跟垫）

一篇系统综述没有发现将皮质类固醇注射联合短期局部麻醉剂注射组与安慰剂组或无治疗组短期疗效相对比的随机对照试验。随机对照试验提供了与其他治疗组相比，使用皮质类固醇注射联合短期局部麻醉剂注射临床重要的短期疗效不充分的证据（单独治疗或联合非甾体抗炎药或联合足跟垫治疗）。观察研究发现：对于某些人类固醇激素注射导致高的足底筋膜撕裂与其他并发症几率并导致慢性残疾。

体外震波疗法

一篇在患有足跟痛的人群中进行的系统综述发现，体外震波疗法与安慰剂、假仿或低剂量体外震波疗法相比，在缓解疼痛上存在较小但具有统计学意义的差异。

脚跟垫和踵杯

一篇系统综述没有发现与安慰剂组、无治疗组和皮质类固醇注射组相比，脚跟垫和踵杯组治疗效果的随机对照试验。一项随机对照试验没有提供充足的证据评价单纯脚跟垫组与脚跟垫联合皮质类固醇组在缓解疼痛方面的差异。一项随机对照试验提供了跟皮质类固醇联合局部麻醉组（单独治疗或联合非甾体抗炎药）相比，脚跟垫组临床重要效果不充分的证据。一项随机对照试验发现与单独伸展练习相比，8 周的伸展练习联合脚跟垫（内含硅油，橡胶或毡制品）能更好地改善症状。一项随机对照试验发现与常规矫形 499
联合伸展练习相比，8 周的脚跟垫联合伸展练习减轻了患者的疼痛。一项随机对照试验发现与足跟垫联合扑热息痛组相比，足跟垫联合矫形组更好地减轻了疼痛。

激光治疗

一篇系统综述收录的小型随机对照试验发现激光治疗组与安慰剂组相比在疗效上没有显著性差异。

局部注射麻醉剂

一篇系统综述没有发现对比局部注射麻醉剂组与安慰剂组和无治疗组的随机对照试验。一项随机对照试验发现与单独局部注射麻醉剂组相比，1 个月时局部注射麻醉剂联合皮质类固醇注射组轻微地改善了疼痛评分，而 1 个月后两组则没有显著性差异。这项结果的临床重要性还不清楚。

夜间夹板联合非甾体抗炎药

一项随机对照试验发现 3 个月时，夜间夹板联合非甾体抗炎药与单独使用非甾体抗炎药相比，在改善疼痛方面无显著性差异。此随机对照试验对比了夜间夹板与矫形并提供了不充足的证据。

伸展练习

一篇系统综述没有收录对比了足跟痛人群中伸展练习组与无治疗组的随机对照试验。一项随机对照试验发现 8 周时单独伸展练习组（跟腱伸展与足底筋膜伸展）与伸展练习联合矫形组在改善疼痛方面无显著性差异。该随机对照试验同时发现 8 周时伸展练习联合足跟垫（内含硅油，橡胶或毡制品）与单独伸展练习组相比更好地改善了症状。一项随机对照试验发现持续跟腱伸展锻炼与间断跟腱伸展锻炼在改善疼痛方面无显著性差异。一项随机对照试验发现足底筋膜伸展联合足跟垫组与跟腱伸展联合足跟垫组相比，在改善晨起足跟痛方面更加有效。

外科治疗

一篇系统综述没有发现有关外科治疗足跟痛的随机对照试验。

超声波治疗

一篇系统综述收录的随机对照试验没有发现超声波组以及假超声波组对于改善疼痛有显著性差异。

有可能无效甚至有害

中长期注射皮质类固醇激素（联合或不联合足跟垫）

一篇系统综述没有收录对比了中长期注射皮质类固醇激素组与安慰剂组、矫形组、足跟垫组、止疼剂组和皮质类固醇激素注射联合局部麻醉剂注射组的随机对照试验。一项小型随机对照试验提供了关于皮质类固醇注射联合足跟垫组与安慰剂联合足跟垫组长期效果对比不充分的证据。观察研究发现：对于某些人类固醇激素注射导致高的足底筋膜撕裂与其他并发症几率高发，这些并导致慢性残疾。

500 **中长期注射皮质类固醇激素联合局部麻醉剂注射（联合或不联合非甾体抗炎药）**

一篇系统综述没有发现对比了中长期注射皮质类固醇激素联合局部麻醉剂注射组与安慰剂组和无治疗组的随机对照试验。这篇综述收录的随机对照试验提供了与其他治疗组相比，中长期注射皮质类固醇激素联合局部麻醉剂注射（单独或不联合非甾体抗炎药或足跟垫）组临床重要的长期效果不充分的证据。观察研究发现：对于某些人类固醇激素注射导致高的足底筋膜撕裂与其他并发症几率并导致慢性残疾。

定义 足跟痛是局限于足底跟部的痛苦或敏感，它常从足跟垫中心或跟骨结节中间放射沿着足底筋膜至脚弓的中央。其严重性可以从轻至足底筋膜起源的只有休息后才被发觉的刺痛，重至无可忍受的疼痛。这篇综述排除了临床显著性的根本功能障碍，比如：感染、跟骨骨折和跟骨神经压迫，这些很显然在临床上会导致疼——跟骨骨折会在创伤后出现，跟骨神经压迫会导致枪击痛并在脚跟中心部位感到烧灼感与针刺感。

发病率/患病率 足跟痛的流行病学还不清楚，主要影响中老年人的生活[1]。

病因/危险因素 不清楚。

预后 一篇系统综述发现几乎所有包括在内的试验报道了不适症状有所改善，至少部分自我局限，无论是否受到干预（比如安慰剂）[1]。电话随访了100位保守治疗的人（平均随访47个月）发现有82人症状完全改善，15人仍有症状但活动工作不受限，3人仍有双重症状并限制活动与工作[2]。31人在没有药物治疗时已经很慎重地考虑了手术治疗。

请参见《临床证据》中文全版本和英文网络版获取全文和参考文献。

501

原发性雷诺现象

检索时间：2005 年 10 月
原作者：Janet Pope
姬涛　译　郭卫　校　党耕町　审

对于原发性雷诺现象的治疗效果如何？

益害相当

硝苯地平

一篇系统综述发现，硝苯地平组的病人在发作频率和严重程度上较安慰剂组都有所降低。一些随机对照试验发现，硝苯地平组病人更容易出现不良反应，包括面部潮红、头痛、水肿和心动过速。

效果不明

氨氯地平

目前还未找到报道氨氯地平疗效的满意的随机对照试验。

地尔硫䓬

目前还未找到报道地尔硫䓬疗效的满意的随机对照试验。

运动

目前还未找到关于运动疗效的随机对照试验。

烟酸肌醇酯

没有足够的证据来确切评估它的疗效。

保暖

目前还未发现关于保暖疗效满意的随机对照试验。

莫西赛利

（百里胺）我们没有找到满意的随机对照试验。

草酸萘呋胺

一项持续 2 个月的随机对照试验发现，与安慰剂组相比，草酸萘呋胺可以减低雷诺现象发作的持续时间和强度，同时可以降低疾病发作对日常生活的影响。但是，仅仅通过一项随机对照试验，我们还不能对它的疗效做出确切的定论。

尼卡地平

一项持续 8 周的随机对照试验发现，与安慰剂组相比，它能降低雷诺病发作的频率，但在发作强度的改善上与对照组无显著性差异。另一项随机对照试验发现尼卡地平在发作的频率、强度和持续时间上与对照组无显著性差异，考虑是由于该组试验的样本量太小。

哌唑嗪

一项持续 6 周的交叉随机对照试验发现与安慰剂组相比，它能减少发作的次数和持续时间，但不能明显降低发作的强度。但是我们也不能依此对它的疗效下定论。

定义 雷诺现象是一种突发性的外周血管痉挛，皮肤出现苍白、发绀和潮红，伴有疼痛和麻木。有很少一部分病人可出现手指和足趾的皮肤破溃（也有病变在耳朵和鼻子）。原发性或特发性雷诺现象（雷诺病）是指单独发病，而继发性雷诺现象（雷诺综合征）是继发于其他基础疾病——多是结缔组织疾病如硬皮病，系统性红斑狼疮，风湿性关节炎或多肌炎。在本文中不包括继发性雷诺现象。 502

发病率/患病率 原发性雷诺现象的发病率与性别、地区有关。美国的一份大样本研究（4182 人）发现 9.6% 的女性和 8.1% 男性有症状的患者中，81% 患有雷诺现象[1]。在西班牙的一份小样本研究估计该病的发病率在 3.7%～4.0%，其中有 90% 是原发性的[2, 3]。一份日本的样本（332 男性，731 女性）研究发现有 3.4% 的女性和 3.0% 的男性患有原发性雷诺现象[4]。

病因/危险因素 病因不明[5]，有证据表明该病与基因有关[6, 7]，尤其是那些早期发病者（年龄小于 40 岁）[8]。一项前瞻性的研究（424 例雷诺现象患者）发现有 73% 的人可以在 40 岁前出现症状[8]。性别方面，女性较男性更易患病（OR 3.0，95% CI 1.2～7.8，来自美国的一项对照研究，235 个病例）[9]。日本的一项研究还发现，长期接触产生震动的工具的人，该病的发病率也会增加[10, 11]，肥胖病人不易患病[9]。寒冷和情绪激动都会加重症状。

预后 本病发作时症状持续数分钟到数小时不等。一篇系统综述发现 13% 的长期患病者随后会出现基础性疾病，例如硬皮病[12]。

请参见《临床证据》中文全版本和英文网络版获取全文和参考文献。

503

肩痛

检索时间：2006 年 2 月

原作者：Cathy Speed

姬涛　译　郭卫　校　党耕町　审

口服药物治疗效果如何？

很可能有效

口服非甾体抗炎药（减轻了急性肌腱炎和/或肩峰下滑囊炎患者的疼痛）

我们发现口服非甾体抗炎药在肩痛治疗中的作用效果仅有非决定性的证据。一篇收录了两项弱随机对照试验的系统综述发现肩痛患者口服非甾体抗炎药组和安慰剂组在第 4 周时无显著性差异。但是 3 项随机对照试验发现口服氟比洛芬，塞来考昔和萘普生较安慰剂组在急性肌腱炎和（或）肩峰下滑囊炎减轻疼痛发面均有着更明显的效果。多组随机对照试验没有发现有关不同非甾体抗炎药之间不良反应的发生率或发病性质区别的证据。不良反应主要包括胃肠道症状、皮疹、头痛及眩晕。

效果不明

皮质激素（口服）

三项随机对照试验提供了不充分的证据评价口服皮质醇激素在肩痛治疗中的疗效。皮质醇的不良反应被明确指出。

阿片类镇痛药

我们没有发现关于阿片类镇痛药在肩痛治疗方面的系统综述和随机对照试验。

对乙酰氨基酚

我们没有发现关于对乙酰氨基酚在肩痛治疗方面的系统综述或随机对照试验。

外用药物的效果如何？

效果不明

外用非甾体抗炎药（局部）

我们没有发现关于肩痛患者局部应用外用非甾体抗炎药物疗效方面的

系统综述和随机对照试验。

超声药物透入疗法

我们没有发现超声药物透入疗法在肩痛治疗方面的系统综述和随机对照试验。

经皮硝酸甘油疗法

我们没有发现高质量的系统综述或随机对照试验评价经皮硝酸甘油疗法治疗肩痛的疗效。

局部注射治疗的效果如何？ 504

很可能有效

神经阻滞

一项随机对照试验发现，与安慰剂相比，肩胛上神经阻滞治疗一个月能够改善粘连性囊炎患者的疼痛。另一项在患有退行性疾病和（或）关节炎的患者中进行的随机对照试验也得出了相似的结论，但该结论是否也适用于非肩关节炎疼痛的患者尚不清楚。一项随机对照试验发现，肩胛上神经阻滞延长了非关节镜肩部手术后无痛的持续时间，但并未改善临床结局。我们没有发现关于肩袖损伤的系统综述或随机对照试验。

关节内注射激素

随机对照试验提供了不充分的证据来评价关节内皮质激素治疗的效果，治疗联合或不联合局部麻醉或理疗与安慰剂组或单用局部麻醉患者比较。随机对照试验也没有提供充足的证据评价关节内和肩峰下联合注射皮质激素的效果。随机对照试验发现关节内注射皮质醇联合理疗会在6～7周时缓解疼痛改善功能，但两组在12个月时无显著性差异。

关节内注射胍乙啶

我们没有发现关于非关节炎性肩痛利用该疗法疗效的系统综述和随机对照试验。

关节内注射非甾体抗炎药（NSAID）

我们没有发现关于关节内非甾体抗炎药注射在肩痛治疗方面的系统综述和随机对照试验。

肩峰下皮质激素注射

我们没有发现肩峰下注射皮质激素和安慰剂对比的随机对照试验，三项针对肩袖肌腱炎患者的小规模随机对照试验和两项肩峰下撞击症人群中的小型随机对照试验不能提供足够的证据以比较利多卡因或布比卡因加用激素对于单用利多卡因或布比卡因的临床疗效。随机对照试验也没有提供充足的证据评价关节内和肩峰下联合注射皮质激素的效果。一项随机对照试验发现，在由于初发单侧肩痛而就诊的患者中，在6个月时，肩峰下皮质激素加利多卡因注射治疗与物理治疗在功能或理想疗效方面没有显著性差异，但是皮质激素注射需要更多的重复就医或其他医学干涉。

很可能有效

体外震波治疗（在钙化性肌腱炎患者中）

三项随机对照试验发现高能和低能体外震波较安慰剂组能减轻钙化性肌腱炎患者的疼痛，改善肩关节功能，减轻钙化。由于受试者的高退出率及未维持原随机分组分析，上述随机对照试验中的一项所得结果应谨慎对待。对于这些患者高能体外冲击波疗法可能优于低能体外冲击波疗法。随机对
505 照试验没有发现显示高能体外冲击波疗法在治疗非钙化性肩袖肌腱炎上更有效的证据。体外冲击波疗法在治疗过程中会引起疼痛。

激光治疗

一篇系统综述收入了3项关于激光治疗的随机对照试验。其中2项发现与安慰剂组比较激光治疗后2～3周疼痛减轻，另外一项随机对照试验发现治疗后8周时无显著性差异，尽管该差异缺乏统计学意义。另外一项随机对照试验发现与安慰剂组比较激光治疗在治疗后1个月时会加快恢复速度。

物理治疗（手法治疗，锻炼）

多个在混合型肩痛患者中进行的随机对照试验发现物理治疗较不治疗或假仿激光治疗患者的疼痛和功能障碍均有所改善。随机对照试验没有给出充足的证据评估 Maitland 活动疗法或家庭锻炼时加用口服皮质类固醇是否比单独家庭锻炼更有效。一项关于肩袖相关疾病的随机对照试验发现保护下锻炼行为疗法联合疼痛治疗在第6个月和2.5年时较假激光疗法更能改善疼痛症状和肢体功能。另一项较弱的随机对照试验比较 Maitland 活动，皮质醇，冰敷疗法和无任何治疗措施的证据不够充分。第四项随机对照试验研究未提供充足的证据比较家庭锻炼联合口服皮质醇疗法与单独家庭疗法。第六项随机对照试验发现物理疗法和外科关节镜减压治疗在第6个月和2.5年时就疼痛缓解和功能恢复方面没有显著性差异。第七项随机对照试验发现物理治疗与肩峰下注射皮质醇加用利多卡因比较没有显著性差异，该评价是在这些患者治疗后6个月再次就诊时明确的，再次就诊的原因是单侧肩痛，但是该研究发现理疗可以减少重复就诊的可能。随机对照试验发现理疗较关节内注射皮质类固醇在减轻疼痛症状改善功能方面在6～7周时效果欠佳，但在12个月时不再有显著性差异。

效果不明

电刺激

一篇系统综述收录了3项不够严格的随机对照试验结果发现对于肩痛患者进行电刺激治疗没有足够的证据证明其有效性。

冰敷

一项小规模的随机对照试验并未提供充分的证据来评价冰敷疗效。

多学科的生物心理社会康复训练

一篇系统综述发现没有高质量的随机对照试验就肩痛患者进行多学科生物心理社会康复疗法进行研究。

超声治疗

一项由系统综述收录的随机对照试验显示，在钙化性肌腱炎的人群中，超声治疗在治疗结束时（6周）可以缓解疼痛并改善生活质量，但在9个月时没有显著性差异。其他四项由综述收录的随机对照试验显示，超声和假超声治疗没有显著性差异，不过很有可能是由于规模过小而不能发现显著的临床差异。

手术治疗效果如何？ 506

很可能有效

“冰冻肩”患者麻醉下推拿联合关节囊内注射

一项随机对照试验发现，对于“冰冻肩”患者，麻醉下推拿联合关节囊内注射氢化可的松与仅进行关节内注射氢化可的松在3个月时比较会明显加快恢复速度。另一项随机对照试验发现有限的证据支持较仅进行推拿或推拿联合关节内注射甲强龙的患者比较，接受麻醉下推拿联合关节内注射生理盐水患者关节活动度改善，疼痛缓解和恢复正常活动的机会要多。麻醉下手法复位潜在的不良反应是盂肱关节内损伤。

外科关节镜下减压

一项随机对照试验发现对于肩袖疾病患者有经验的外科医生进行关节镜下肩峰减压手术，并在术后进行物理治疗在6个月及2.5年时较假激光疗法可以明显减轻疼痛改善功能，但较保护下的锻炼无显著性差异。一项小型随机对照试验发现在肩袖修复后进行关节镜下肩峰下减压并不会改善功能。

效果不明

关节镜下激光肩峰下减压

一篇系统综述发现关于关节镜下肩峰下减压没有相关的随机对照试验。

定义 肩痛源于肩关节和周围软组织，肩关节包括盂肱关节、肩锁关节、胸锁关节、“肩峰下”和胸肩胛关节，以及周围的软组织。无论何种肩部疾病，疼痛都是就医的最常见原因，在粘连性关节囊炎（冰冻肩），疼痛会伴有显著的活动受限。肩袖损伤可以影响肩部回旋肌群的一个或多个部分，并可进一步定义为肩袖撕裂（部分/全部厚度）、非钙化性肌腱变性（以前称为肌腱炎）或钙化性肌腱炎。肩峰下/三角肌下滑囊炎可与这些疾病的任何一种相关，也可独立于这些疾病单独发生。对于绝大多数肩部疾病，诊断依靠临床表现，对某些患者影像学检查有一定作用。此章没有涵盖脑卒中后肩部疼痛和颈椎病所致疼痛的相关内容。

发病率/患病率 在英国每年的初诊病例中，45 岁以上的成年人中约有 1%存在初发的肩部疼痛[1]，患病率尚不明确，估计在 4%～20%之间[2-6]。一项社区调查（392 例）显示 1 个月内肩痛患病率为 34%[7]，另一项社区调查（644 例，年龄大于等于 70 岁）报告肩痛点患病率为 21%，女性频数高于男性（25%/17%）[8]。70%的肩痛病例累及肩袖，一项基于临床风湿病学的 134 例的社区调查发现 65%的病例是肩袖损伤；11%是由于关节囊周围肌肉组织的局部压痛；10%是肩锁关节疼痛；3%是盂肱关节关节炎；另有 5%是源自颈部的牵涉
507 痛[9]。另一项调查显示，在成年人中，冰冻肩的年发病率约为 2%，那些 40～70 岁的人群最常受累[10]。特定的肩痛在整体人群中的年龄分布尚不清楚。

病因/危险因素 肩袖疾病与过度负重、盂肱关节和肩锁关节不稳定、肌肉失调、解剖结构不良（喙突肩峰弓狭窄和钩状肩峰）、老年性肩袖退变、局部缺血以及导致肩袖肌劳损的肌肉骨骼疾病有关[11-14]。冰冻肩的危险因素包括女性、高龄、肩部创伤、外科手术、糖尿病、心肺疾病、脑血管事件、甲状腺疾病和偏瘫等[10, 15, 16]。盂肱关节关节炎可以以多种形式出现，包括原发和继发性骨性关节炎、类风湿关节炎以及晶体性关节炎[11]。肩痛也可以是源于其他部位的牵涉痛，特别是颈椎，但牵涉痛不在本章讨论。

预后 一项在老年人群中进行的调查发现，大多数肩痛患者在最初的调查之后的 3 年中将持续受累[17]。一项针对 122 例成年初诊病例的前瞻性队列研究显示，25%的肩痛患者报告之前曾有肩痛发作，而 49%的患者报告在 18 个月的随访中完全康复。

请参见《临床证据》英文网络版获取全文和参考文献。

网 球 肘

508

检索时间：2006年8月

原作者：Rachelle Buchbinder，Sally Green 和 Peter Struijs

燕太强　译　郭卫　校　党耕町　审

网球肘的治疗效果如何？

很可能有效

皮质类固醇局部封闭（短期疼痛缓解）

随机对照试验发现局部注射皮质类固醇同安慰剂或单纯观察、局部注射麻醉药物、外固定（肘关节支具）、理疗或口服非甾体抗炎药相比，短期内缓解网球肘症状的证据并不充分。整体来说，同上述的措施相比，我们也没有发现皮质类固醇局部封闭长期缓解网球肘症状的有力证据。而我们确实发现有限的证据表明理疗和口服非甾体抗炎药长期缓解症状比皮质类固醇局部封闭更有效。一项随机对照试验显示皮质类固醇局部封闭比体外冲击波治疗在3个月时能更有效地减轻疼痛。另外注射哪种类型的皮质类固醇，单次还是多次注射，并无一致结论。

效果不明

针刺（短期疼痛缓解）

小型的，研究方法较差的随机对照试验对细针针刺，激光针刺和电极针刺治疗网球肘提供的证据互相矛盾。5项随机对照试验中的3项报道针刺比安慰剂或无治疗措施短期内有效，然而其他的2项试验发现二者之间没有显著性差异。

主动锻炼和被动活动

一项随机对照试验发现与安慰剂相比，主动锻炼在治疗后和11个月时可缓解疼痛，改善功能。另一项随机对照试验发现主动锻炼6～8周时与超声加按摩可减轻疼痛。有限的证据表明理疗短期内改善症状不如皮质类固醇注射有效，但长期来说比皮质类固醇注射可能更有效。一项随机对照试验发现主动锻炼和无治疗相比，对网球肘的短期和长期（6～52个月）疗效均没有显著性差异。

口服非甾体抗炎药（长期疼痛缓解）

一篇系统综述发现与安慰剂相比，有限的证据表明口服非甾体抗炎药短期内可改善症状，尽管我们也发现短期内他们不如皮质类固醇注射有效，但证据同样有限。与安慰剂相比，评估口服非甾体抗炎药长期缓解网球肘疼痛的证据并不充分。一项随机对照试验发现口服非甾体抗炎药长期效果比皮质类固醇注射更显著。我们没有发现口服和局部外用非甾体抗炎药疗效对比的随机对照试验。

外固定支具

一篇系统综述发现外固定支具治疗网球肘比安慰剂、单纯观察、理疗或
509 非甾体抗炎药乳剂更有效的证据并不充分。有限的证据表明外固定支具没有皮质类固醇注射的短期效果明显。另一项随机对照试验发现 6 周时外固定支具在缓解疼痛或患者主观满意度方面没有理疗有效，但在功能改善方面比理疗效果好。

手术

我们发现一篇系统综述中没有进行比较手术和单纯观察或其他治疗措施的随机对照试验。一项小型的非盲随机对照试验表明，对保守治疗 12 个月无效的患者经皮切断伸肌总腱起点，患者康复并且恢复正常工作的时间比开放切除异常组织的方法快得多。

外用非甾体抗炎药（长期疼痛缓解）

一篇系统综述发现与安慰剂相比，局部皮肤外用非甾体抗炎药短期内可缓解症状。应用非甾体抗炎药观察到轻微的副作用。评估非甾体抗炎药的较长期疗效优于安慰剂的证据欠充分。我们没有发现比较局部皮肤应用和口服非甾体抗炎药的随机对照试验。

不太可能有效

体外冲击波治疗

一篇系统综述，其中收录了总共 9 项安慰剂对照的随机对照试验，1 006人参与试验，加上另一项 62 人的随机对照试验，发现与安慰剂相比，体外冲击波治疗有效的证据互相矛盾。然而，将结果整合后的分析发现在治疗疼痛方面，体外冲击波治疗和安慰剂没有显著性差异。副作用大多数都是暂时的，包括局部疼痛、皮肤红肿和恶心。一项随机对照试验发现有限的证据表明 3 个月时体外冲击波治疗不如皮质类固醇注射有效。我们没有发现比较早期和晚期应用冲击波治疗，比较不同震荡模式之间有无差异的随机对照试验。

定义 网球肘有许多同名术语，包括外侧肘痛、外上髁炎、划船肘、伸肌起点肌腱炎和肘关节腱鞘炎。肱骨外上髁疼痛和压痛，且疼痛在腕关

节，中指或两者主动背伸时加重为网球肘的典型特点，本文中网球肘局限于外侧肘痛或外上髁炎。

发病率/患病率 网球肘常见（人群发病率1%～3%）[1]，高发年龄40～50岁。42～46岁的女性，发病率增加至10%[2,3]。在英国、荷兰和斯堪的纳维亚，综合医院每年诊疗的1 000个患者中4～7个为网球肘[3-5]。

病因/危险因素 网球肘被认为是一种过劳性损伤，典型的病例继发于前臂伸肌的微小创伤，但经常没有明显的创伤史。尽管称为网球肘，网球只是5%肱骨外上髁炎的直接病因[6]。

预后 尽管网球肘通常具有自限性，但有小部分患者症状持续18个月到2年，某些患者时间更长[7]。如果计算网球肘对患者正常工作的影响和治疗费用，其花费还是相当高的。80%的症状超过4周的网球肘患者治疗1年之后才痊愈[8]。 510

请参见《临床证据》英文网络版获取全文和参考文献。

511

高空病

检索时间：2006 年 1 月

原作者：David Murdoch

张伟赫 译 郭淮莲 校 李舜伟 审

预防急性高山病的措施效果如何?

肯定有效

乙酰唑胺（acetazolamide）

一篇系统综述及三个随机对照试验发现，与安慰剂相比，乙酰唑胺可以减少急性高山病（acute mountain sickness）的发病率。在其中规模最小的一项随机对照试验中，高山病发病率的下降并未达到统计学显著性，但其把握度可能不足以检测出临床上重要的差异。该综述和几项随后的随机对照试验还发现在大部分人群中，乙酰唑胺可以引起多尿，感觉异常，或者两者兼有。我们没有发现有关乙酰唑胺与地塞米松相比较的高质量随机对照试验。两项随机对照试验发现乙酰唑胺与银杏叶制剂相比减少了急性高山病的发病率，但未评价其差异是否有显著性。

地塞米松（dexamethasone）

一篇系统综述及两个随机对照试验发现，与安慰剂相比，地塞米松在急性高山病的预防中效果更佳。一个随机对照试验发现在控制急性高山病的发病率方面，地塞米松与安慰剂无显著差异，但该试验在检测临床差异显著性方面可能缺乏把握度。然而，该综述发现在停用地塞米松的人群中，有四分之一发生不良反应（包括抑郁）。我们没有发现比较地塞米松与乙酰唑胺的高质量随机对照试验。

缓慢上升（或环境适应）*

我们没有发现有关评估不同上升速度或环境适应（acclimatisation）在预防急性高山病效果的系统综述或随机对照试验。普遍性观点认为与快速上升相比，缓慢上升可以减低急性高山病的风险。

效果不明

银杏叶制剂

两项随机对照试验发现，服用银杏叶制剂和安慰剂比较在急性高山病发病率上无显著性差异。一项随机对照试验发现，与安慰剂相比，银杏叶制剂能降低严重急性高山病的发病率，但银杏叶制剂治疗组急性高山病的总发病率并未降低。另一项随机对照试验发现，与安慰剂相比，银杏叶制剂能降低急性高山病的发病率。两项随机对照试验发现，与银杏叶制剂相比，乙酰唑胺能降低急性高山病的发病率，尽管未评价其差异是否有显著性。

治疗急性高山病的措施效果如何？ 512

很可能有效

降低高度（与在同一海拔高度休息相比较）*

我们没有发现在急性高山病患者中比较降低高度和在同一海拔高度休息的效果的系统综述或随机对照试验。一般观点认为：如果可能，急性高山病患者应该降低高度。然而，我们没有发现检验不同下降高度的效果的随机对照试验，也没有找到下降困难患者利弊比较的随机对照试验。

地塞米松

一个在具有急性高山病症状及体征的登山者中进行的小型随机对照试验发现，与安慰剂相比，地塞米松能减低急性高山病的症状平均评分。

效果不明

乙酰唑胺

我们没有发现有关乙酰唑胺与安慰剂治疗急性高山病效果比较的系统综述或高质量的随机对照试验。

*尽管我们没有发现有关这些干预效果的随机对照试验，但一般观点认为这些干预是有效的。

定义 高空病（altitude sickness），又称高原病，包括急性高山病、高原肺水肿以及高原脑水肿。**急性高山病**常发生在2500米（约8000英尺）以上的海拔高度，其临床特征包括：头痛，无力，疲乏，倦怠，恶心，失眠，以及食欲缺乏。依据上升的速度及到达的高度不同，症状可在数小时或数天内发生。现已发现高空病更严重的类型。**高原肺水肿**表现为典型肺水肿的症状与体征，如气短、咳嗽以及咳红色泡沫痰。**高原脑水肿**表现为意识混浊、共济失调以及意识水平下降。本文仅阐述急性高山病。

发病率/患病率 急性高山病的发病率随到达的绝对高度以及上升速度的增加而增加。在中国台湾就93名登上3000米以上高度的人群进行了一项调查，发现这些人中有27%出现了急性高山病[1]。在喜马拉雅山脉进行的一项调查（调查对象为278名登上4243米高度的未适应者）发现：53%的调查对象发生了急性高山病[2]。在瑞士的阿尔卑斯山脉的一项调查（调查对象为466名登上2850米至4559米之间的4个不同高度的登山者）发现调查对象发生2个或2个以上急性高山病症状的比例：2850米高度为9%，3050米高度为13%，3650米高度为34%，4559米高度为53%[3]。

病因/危险因素 在喜马拉雅山脉的一项调查表明上升的速度以及到达的绝对高度为急性高山病的独立危险因素[2]。没有证据表明男女之间存在危险性的差异，亦无证据表明既往有登高史、负重或者近期有呼吸系统感染对危险性可产生影响。然而，这一研究样本量太小，不能排除上述因素是危险因素，也不能肯定上述因素是危险因素。一个系统
513 综述（检索时间为1999年）对应用预防性药物以及安慰剂作了比较，结果发现，服用安慰剂的人群中，以较快速度上升时急性高山病的发病率要高一些：平均上升速度为91米/小时的时候急性高山病的发病率为54%，平均上升速度为1268米/小时的时候急性高山病的发病率为73%，在一个模拟低气压室中以1647米/小时速度上升时急性高山病发病率为89%[4]。在瑞士就827名登上4559米高度的登山者进行了一项调查，检测了易感性、预暴露以及上升速度对急性高山病的影响[5]。在这项调查中，预暴露是指提前两个月在3000米以上高度生活4天以上，缓慢上升是指上升时间超过3天。结果发现，在易感人群（既往登高曾发生过急性高山病的人群）中，急性高山病的患病率在快速上升且无预暴露组为58%，在仅有预暴露组为29%，在仅有缓慢上升组为33%，预暴露加缓慢上升组为7%[5]。在非易感人群中，相应的比例分别为31%，16%，11%以及4%。发生急性高山病人群中，易感人群与非易感人群的总OR值为2.9，95% CI 2.1～4.1[5]。

预后 我们没有发现有关本病预后的可靠数据。一般认为：如果不继续登高，急性高山病的症状可能在数天后消失。有关症状完全消失人群的长期预后，我们没有发现可靠数据。

请参见《临床证据》中文全版本和英文网络版获取全文和参考文献。

Bell 麻痹

514

检索时间：2006 年 2 月

原作者：Julian Holland

李永杰　译　孙莉　校　李舜伟　审

在成人和儿童，Bell 麻痹的治疗措施效果如何？

很可能有效

皮质激素加抗病毒治疗

系统综述中引用的一项随机对照试验发现，有限的证据表明，与单用泼尼松龙治疗相比，阿昔洛韦和泼尼松龙合用使面部功能在 4 个月以后完全恢复的机会增加。

效果不明

抗病毒治疗

一篇系统综述指出，没有发现将阿昔洛韦和安慰剂进行对比的随机对照试验。该综述中引用的一项随机对照试验发现，在 12 周时，泼尼松龙治疗比单用阿昔洛韦治疗更常获得治愈，但在联带运动方面，两个治疗组之间无显著性差异。该综述中引用的另一项随机对照试验发现，有限的证据表明，在 4 个月后，与单用泼尼松龙治疗相比，阿昔洛韦和泼尼松龙合用更常获得面部功能的完全恢复。

皮质激素

一篇系统综述发现，6 个月后，在面部运动功能的恢复或减少美容残疾后遗症的发生方面，皮质激素（醋酸可的松、泼尼松龙、甲基泼尼松龙龙）治疗组与对照组之间不存在显著性差异。该综述中引用的一项随机对照试验发现，与安慰剂相比，泼尼松龙缩短了面神经功能恢复所需的时间。但是，该综述还发现在 12 个月时，在联带运动和自主神经功能异常方面，两个治疗组之间无显著性差异。一篇系统综述中引用的一项随机对照试验发现，在 12 周时，与单用阿昔洛韦治疗相比，泼尼松龙更常获得治愈，但两个治疗组之间在联带运动方面无显著性差异。一篇系统综述中引用的一项随机对照试验发现，有限的证据表明，在 4 个月以后，与单用泼尼松龙治疗相比，阿昔洛韦和泼尼松龙合用能获得更多的面部功能完全恢复。

面神经减压术

一篇系统综述指出，没有找到关于面神经减压术治疗 Bell 麻痹的随机对照试验。

定义 Bell 麻痹是一种特发性的、急性的、单侧面部轻瘫或瘫痪，与周围性面神经功能障碍的表现形式一致，瘫痪可能是部分性的，也可能是完全的，左右两侧面部发病几率相同。支持 Bell 麻痹是由疱疹病毒所致的证据在增加[1]，但首先需要除外其他可能的原因。Bell 麻痹的其他症状还包括耳内或耳后区的轻度疼痛、咽部或面部的麻木感、不能忍受一般程度的噪声和舌前部的味觉障碍[2]。严重的疼痛更提示有带状疱疹病毒的感染，同时可能进展为拉姆剂·亨特综合征，但需谨慎排除其他原因。高达 30% 的急性周围性面神经麻痹并不是 Bell 麻痹；其他的原因包括卒中、肿瘤、外伤、中耳疾病和莱姆病。诸如上
515 面部运动不受累（中枢性面瘫的特点）或面神经某一分支支配区力弱（节段性受累的特点）提示是其他原因所致[3]。在 10 岁以下的儿童，Bell 麻痹不常见（少于 40%），因此更应仔细排除其他原因[4]。在流行区内，应考虑到急性化脓性耳部疾病（包括乳突炎）、腮腺炎或莱姆病[5]。

发病率/患病率 年发病率约为 20/100 000 人，终生发病率约 1/60 人[4]。Bell 麻痹在 15 岁到 40 岁之间有一个发病高峰。尽管怀孕妇女发病率增加，但总的患病几率男女相同[4]。

病因/危险因素 Bell 麻痹可能是由面神经节部位的疱疹病毒激活所引起。在患者中，单纯疱疹病毒 1 型的检出率高达 50%，带状疱疹检出率约为 30%。尽管带状疱疹病毒相关的面神经麻痹患者中有 6% 最终发展成有水疱的亨特综合征，但更常表现为无疹性带状疱疹（没有小水疱）[6]。因此，Bell 麻痹的治疗计划中应考虑到带状疱疹病毒高感染率的问题，这与不良结局有关[7]。面神经的炎症最初导致可逆性的神经失用症，但最终会发生华勒变性。

预后 总体上，即使不给任何治疗，Bell 麻痹也有很好的预后。85% 的患者在 3 周内有明显好转，余下的 15% 在 3～5 个月内好转[4]。在 3 周内无好转迹象的患者，可能有面神经的明显变性或是其他的疾病，需要专家诊查或诸如 CT、MRI 等检查来确诊。总的来说，71% 的患者面部肌肉功能完全恢复（61% 的患者是完全麻痹，94% 的患者是部分麻痹）[4]。余下的 29% 留下轻度或严重的面肌力弱后遗症，17% 有挛缩，16% 有半侧面部痉挛或联带运动[4]。面部表情的不全恢复对生活质量有长期的影响。儿童 Bell 麻痹的预后总体上是好的，自然恢复

率很高（>90%），部分原因是由于儿童多为不全性麻痹[4]。而完全性麻痹的儿童患者和成人一样，常常预后不良[8]。

请参见《临床证据》中文全版本和英文网络版获取全文和参考文献。

癫痫

检索时间：2005 年 11 月
原作者：Anthony Marson，Sridharan Ramaratnam
孙莉 译 魏岗之 审

单次发作开始抗癫痫药物治疗的益处和危害是什么？

益害相当

单次发作后的抗癫痫药物

四项随机对照试验发现，与未治疗或安慰剂相比，使用抗癫痫药物治疗单次发作 1～3 年减少了癫痫的复发。一项在有一次或多次癫痫发作的人群中进行的随机对照试验发现，与不治疗相比，立即给予抗癫痫药物治疗延长了随后第一次和第二次癫痫复发的时间间隔，并缩短了达到持续两年缓解目标的时间。然而，我们并未发现治疗改变远期预后的证据。长期用抗癫痫药物治疗具有潜在的危害。

新近诊断为部分性癫痫的单药治疗效果如何？

肯定有效

卡马西平*

虽然我们没有发现卡马西平用作部分性癫痫人群的单药治疗、具有安慰剂对照的随机对照试验，但广泛公认它是有效的，而安慰剂对照试验目前认为是不符合伦理的。在根据发作控制情况从诸多抗癫痫药物中进行药物选择方面，系统综述并未发现可靠证据，卡马西平被认为是治疗部分性癫痫的备选药物。系统综述发现，苯巴比妥比卡马西平更易成为撤药对象。

苯巴比妥*

虽然我们没有发现苯巴比妥用作部分性癫痫人群的单药治疗、具有安慰剂对照的随机对照试验，但广泛公认它是有效的，而安慰剂对照试验目前认为是不符合伦理的。在根据发作控制情况从诸多抗癫痫药物中进行药物选择方面，系统综述并未发现可靠证据。系统综述发现，苯巴比妥比苯妥英或卡马西平更易成为撤药对象。

苯妥英*

虽然我们没有发现苯妥英用作部分性癫痫人群的单药治疗、具有安慰剂对照的随机对照试验，但广泛公认它是有效的，而安慰剂对照试验目前认为是不符合伦理道德的。在根据发作控制情况从诸多抗癫痫药物中进行药物选择方面，系统综述并未发现可靠证据。系统综述发现，苯巴比妥比苯妥英更易成为撤药对象。

丙戊酸钠*

虽然我们没有发现丙戊酸钠用作部分性癫痫人群的单药治疗、具有安慰剂对照的随机对照试验。但广泛公认它是有效的，而安慰剂对照试验目前认为是不符合伦理的。在根据发作控制情况从诸多抗癫痫药物中进行药物 517
选择方面，系统综述并未发现可靠证据。

新近诊断为全面性癫痫（强直阵挛型）的单药治疗效果如何？

肯定有效

卡马西平*

虽然我们没有发现卡马西平用作全面性癫痫人群单药治疗的、具有安慰剂对照的试验，但广泛公认这些药物是有效的，而安慰剂对照试验目前认为是不符合伦理的。在根据控制发作情况从诸多抗癫痫药物中进行药物选择方面，系统综述发现了并不充分的证据。

苯巴比妥*

虽然我们没有发现苯巴比妥用作全面性癫痫人群单药治疗的、具有安慰剂对照的试验，但广泛公认它是有效的，而安慰剂对照试验目前认为是不符合伦理的。在根据控制发作情况从诸多抗癫痫药物中进行药物选择方面，系统综述发现了并不充分的证据。

苯妥英*

虽然我们没有发现苯妥英用作全面性癫痫人群单药治疗的、具有安慰剂对照的试验，但广泛公认它是有效的，而安慰剂对照试验目前认为是不符合伦理的。在根据控制发作情况从诸多抗癫痫药物中进行药物选择方面，系统综述发现了并不充分的证据。

丙戊酸钠*

虽然我们没有发现丙戊酸钠用作全面性癫痫人群单药治疗的、具有安慰剂对照的试验，但广泛公认它是有效的，而安慰剂对照试验目前认为是不符合伦理的。在根据控制发作情况从诸多抗癫痫药物中进行药物选择方面，系统综述发现了并不充分的证据。

部分性癫痫耐药人群的补充治疗效果如何?

肯定有效

补充的二线药物(加巴喷丁,左乙拉西坦,拉莫三嗪,奥卡西平,噻加宾,托吡酯,氨己烯酸,或唑尼沙胺)

研究对象为部分性癫痫耐药人群的诸多系统综述发现,与补充安慰剂相比,在常规治疗中补加药物加巴喷丁(gabapentin)、左乙拉西坦(levetiracetam)、拉莫三嗪(lamotrigine)、奥卡西平(oxcarbazepine)、噻加宾(tiagabine)、托吡酯(topiramate)、氨己烯酸(vigabatrin)或唑尼沙胺(zonisamide)减少了发作频率。这些综述发现,与补充安慰剂相比,补加以上任何一种药物均增加不良反应(如眩晕和嗜睡)的出现频率。我们没有发现有关其他二线抗癫痫药物的随机对照试验。我们未能从有关药物选择依据的随机对照试验中找到有利证据。

518

哪类人群在发作缓解期具有撤药复发的危险?

益害相当

缓解期人群的抗癫痫药物撤除

一个在癫痫发作停止至少两年的人群中进行的随机对照试验发现,终止治疗与继续用抗癫痫药物相比更有可能复发。撤药后预测复发的临床因素包括年龄,发作类型,服用抗癫痫药物的数量,开始使用抗癫痫药物后是否还有发作出现,以及撤药前的缓解周期。

癫痫人群的行为与心理学治疗效果如何?

很可能有效

教育课程

一个随机对照试验发现一个为期两天的教育课程与候诊名单上的对照组比较,在6个月时减少了发作频率。然而,这个随机对照试验也发现在与生活质量相关的健康方面,两者并无显著差异。随机对照试验发现,与对照组相比,教育套装软件改善了人们对癫痫的认识与理解、对癫痫的适应性以及相应的社会心理活动。

效果不明

生物反馈

一篇系统综述提供了并不充分的证据,报告有关脑电图与电流皮肤反应的生物反馈效果。

认知行为疗法

两个小型随机对照试验提供了并不充分的证据，报告有关认知行为疗法对癫痫人群的治疗效果。

家庭咨询

一个具有方法学缺陷的小型随机对照试验提供了有关家庭咨询效果的并不充分的证据。

放松加行为矫正疗法

一篇系统综述提供了并不充分的证据，报告有关采用放松与行为矫正相结合的方法治疗癫痫发作的效果。

放松疗法

一篇系统综述提供了有关在癫痫人群中放松治疗效果的不充分证据，并与对照组进行了比较。

瑜伽

一篇系统综述提供了并不充分的证据，报告有关瑜伽对癫痫人群的效果。

颞叶癫痫耐药人群的手术治疗效果如何？ 519

肯定有效

颞叶切除术*

一篇系统综述中的一个随机对照试验发现在难治性颞叶癫痫的人群中，与继续药物治疗相比，颞叶切除术在一年后改善了发作的控制情况和生活质量。一致的看法是颞叶切除术对于治疗颞叶癫痫的耐药人群是肯定有效的。

很可能有效

杏仁核海马切除术*

我们没有发现相关的系统综述或有关检验杏仁核海马切除术对颞叶癫痫耐药人群治疗效果的随机对照试验。但一致的看法是杏仁核海马切除术对于治疗颞叶癫痫的耐药人群很可能是有效的。

迷走神经刺激作为部分性癫痫的辅助疗法

一篇收入了两项随机对照试验的系统综述发现，与低密度迷走神经刺激（对照组）相比，高密度迷走神经刺激减少了部分性癫痫耐药人群的癫痫发作频率。

效果不明

病灶切除术

我们没有发现相关的系统综述或有关检验病灶切除术对被认为是因为脑部病变而导致的颞叶癫痫耐药人群治疗效果的随机对照试验。

* 分类基于共识。

定义 癫痫是一组疾患，而非单一疾病。其发作类型分为部分性或局限性发作（又细分为简单部分性发作、复杂部分性发作和继发性全面强直阵挛发作）或全面性发作（又细分为全面性强直阵挛发作、失神发作、肌阵挛发作、强直发作和失张力发作）[1]。一个人如果已经具有两次或更多次不明原因的癫痫发作，则被认为是患有癫痫。

发病率/患病率 癫痫很常见，估计在发展中国家的患病率为5～10/1000人，每年发病率为50/10万人[2]。大约有3%的人群在他们生命的某个时期被诊断为癫痫[3]。

病因/危险因素 癫痫与其说是一个疾病不如说是一种症状，并可能因各种累及大脑的疾病而引发。其病因或危险因素包括产伤或新生儿创伤，先天性或代谢性疾病，头颅外伤，肿瘤，大脑或脑膜的感染，基因缺陷，大脑的变性疾病，脑血管疾病或脱髓鞘疾病。癫痫可根据其病因分类[1]。**特发性全面性癫痫**（如少年肌阵挛性癫痫或儿童失神性癫痫）大多数是基因遗传性的。**症状性癫痫**则由于已知的脑部异常所致，例如，颞叶癫痫可能由于先天性缺陷，近中线的颞叶硬化或肿瘤而产生。**隐源性癫痫**是指那些不能被分类为特发性或症状性的患者。

520 **预后** 约有60%未经治疗的人群在首次发作后的两年内没有再次发作[4]。对于多数癫痫人群而言预后良好。约有70%转入缓解阶段，即规定为在治疗或无治疗情况下持续五年没有发作。剩余的20%～30%发展为慢性癫痫，常需用多种抗癫痫药物治疗[5]。

请参见《临床证据》中文全版本和英文网络版获取全文和参考文献。

特发性震颤

检索时间：2004 年 3 月

原作者：Joaquim Ferreira，Cristina Sampaio
唐文雄　译　郭淮莲　校　李舜伟　审

特发性手震颤患者的药物治疗效果如何？

很可能有效

普萘洛尔

小规模的随机对照试验发现与安慰剂相比，普萘洛尔治疗 1 个月可改善临床评分、震颤幅度，治疗 6 周可改善震颤严重程度的自我评估。一项比较普萘洛尔和可乐定的随机对照试验发现与治疗初期症状相比，两种药物的初始症状改善是相似的，并且症状改善在随访的一年中持续存在。随机对照试验未能提供普萘洛尔与其他 β-受体阻断剂比较的充分证据。

托吡酯（治疗 2 周后改善震颤评分，但是伴随食欲减退、体重减轻和感觉异常）

一项随机对照试验发现有限的证据表明，与安慰剂相比，托吡酯治疗 2 周后可改善观察者分级的震颤评分，但是伴随不良反应，包括食欲减退、体重减轻和感觉异常。震颤评分之间临床重要的差异尚不确定。我们没有发现关注长期临床结局的随机对照试验。

益害相当

肉毒杆菌毒素 A-血细胞凝集素复合物（治疗 4～12 周改善临床分级量表评分，但是伴随手无力）

两项在患有特发性手震颤的患者中进行的随机对照试验发现，肉毒杆菌毒素 A-血细胞凝集素复合物治疗 4～12 周可改善临床分级量表评分。结果还发现在运动任务和功能残疾方面没有持续的改善。剂量依赖性的一过性的手无力是一个常见的不良反应。我们没有发现关注长期临床结局的随机对照试验。

苯巴比妥（治疗 5 周可改善震颤症状，但是伴随抑郁和认知的不良反应）

一项随机对照试验发现与安慰剂相比，苯巴比妥治疗 5 周时可改善震颤症状。然而另外两项随机对照试验发现治疗 4～5 周时苯巴比妥组和安慰剂组间的震颤评分没有显著性差异。苯巴比妥伴随有抑郁及认知和行为的不良反应。

扑米酮（与安慰剂相比，治疗 5 周可改善震颤症状及手的功能；治疗 1 年与治疗初期相比，震颤症状及手的功能也有改善；但是伴随抑郁和认知的不良反应）

三项小的、短期的随机对照试验发现有限的证据表明，与安慰剂相比，扑米酮治疗超过 4～10 周可改善震颤症状和功能。一项比较不同剂量扑米酮的随机对照试验发现扑米酮治疗 1 年与治疗初期相比可改善震颤症状，不同剂量组间结局没有显著性差异。扑米酮伴随有抑郁及认知和行为的不良反应。

522 效果不明

苯二氮䓬类

两项短期的随机对照试验发现较弱的证据表明，与安慰剂相比，阿普唑仑治疗 2～4 周可能改善震颤症状和功能。然而我们不能得出关于其疗效的可靠结论。一项非常小的随机对照试验未能提供氯硝西泮与安慰剂比较的充分证据。苯二氮䓬类药物的不良反应，包括依赖性、镇静作用以及认知和行为的不良反应，已经在其他章节作了详细的描述（详见惊恐障碍）。

普萘洛尔以外的 β 受体阻断剂（阿替洛尔，美托洛尔，纳多洛尔，吲哚洛尔和索他洛尔）

三项小的随机对照试验发现较弱的证据表明与安慰剂相比，阿替洛尔或索他洛尔治疗 5 天～4 周可改善震颤症状和自我评估的震颤测量值。一项随机对照试验发现美托洛尔组和安慰剂组间震颤症状没有显著性差异。还有一项小的随机对照试验发现，与安慰剂相比，吲哚洛尔可导致震颤幅度的加剧。另一项很小的随机对照试验没能提供纳多洛尔与安慰剂比较的充分证据。随机对照试验没能提供其他 β 受体阻断剂与普萘洛尔比较的充分证据。

钙通道阻滞剂（二氢吡啶类）

质量不佳的随机对照试验没能提供充分的二氢吡啶类钙通道阻滞剂尼卡地平和尼莫地平与安慰剂比较的证据。

碳酸酐酶抑制剂

小规模的随机对照试验没能提供充分的证据来评价甲酰唑胺和乙酰唑胺在特发性震颤患者中的作用。我们没有发现关注长期临床结局的随机对照试验。

可乐定

一项随机对照试验发现在特发性手震颤的治疗中，可乐定与安慰剂的疗效没有显著性差异。但是，这项研究可能没有足够的把握度去区分临床重要的差别。另一项比较可乐定和普萘洛尔的随机对照实验发现与治疗初期症状相比，两种药物的初始症状改善是相似的，并且症状改善在随访的一年中持续存在。

氟桂利嗪

一项小规模的随机对照试验发现较弱的证据表明，与安慰剂相比，氟桂利嗪治疗 1 个月降低特发性手震颤的症状。

加巴喷丁

小规模的随机对照试验没能提供充分的证据来比较加巴喷丁和安慰剂。我们没有发现关注长期临床结局的随机对照试验。

异烟肼

一项随机对照试验发现在特发性手震颤的治疗中，异烟肼和安慰剂之间没有显著性差异，但是该试验可能没有足够的把握度去发现临床重要的差别。我们没有发现关注长期临床结局的随机对照试验。

很可能无效甚至有害

米氮平

一项在服用抗震颤药物，比如普萘洛尔的患者中进行的随机对照试验发现，添加米氮平和添加安慰剂的疗效无显著性差异，还发现添加米氮平组不良反应很频繁。

定义 震颤是身体某个部分的一种节律性、机械性的摆动。“特发性震颤”一词用来表示双侧手或前臂持续性的震颤，或者单纯只有头部在正常姿势下的震颤，并且没有证据表明是有其他可知的原因引起的震颤。如果有异常的神经病学的体征，已知生理性震颤加强的原因，精神性震颤的病史或体征，震颤严重性的突然改变，特发性直立性震颤，单纯的声音震颤，单纯的姿势特异性或任务特异性震颤，和单纯的舌头、下巴和腿部震颤时，不能诊断为特发性震颤[1]。

发病率/患病率 特发性震颤是世界上最常见的运动障碍之一，总体人群的患病率为 0.4%～3.9%[2]。

病因/危险因素 特发性震颤有时通过常染色体显性遗传的方式遗传。大约 40% 的特发性震颤患者没有家族史。酒精摄入可给 50%～70% 的患者带来症状上的减轻[3]。

预后 特发性震颤是一种持续性的和进展性的状态。通常在成年早期起病，症状缓慢加重。特发性震颤患者中只有很少的一部分寻求医学帮助，在不同的调查中这个比例为0.5%～11%不等[2]。绝大部分特发性震颤患者只是轻度地受影响。但是，那些寻求医学治疗的患者大多数有不同程度的残疾，绝大多数患者因为震颤而导致社交残障[3]。四分之一的接受医学治疗的患者因为特发性震颤导致的残疾更换工作或者退休[4, 5]。

请参见《临床证据》中文全版本和英文网络版获取全文和参考文献。

慢性紧张性头痛

检索时间：2004 年 7 月
原作者：Nicholas silver
程敏 译 郭淮莲 校 李舜伟 审

慢性紧张性头痛的治疗效果如何？

肯定有效

阿米替林

一篇系统综述和三个小规模、短期随机对照试验发现：与安慰剂相比，阿米替林减少了慢性紧张性头痛的持续时间及发作频率。一个随机对照试验发现阿米替林在改善头痛持续时间、频率及严重程度方面比西酞普兰更有效。另一个随机对照试验发现：尽管阿米替林有一定的不良反应，但阿米替林与米氮平疗效相当。一个随机对照试验发现：阿米替林与认知行为疗法相比，治疗 6 个月后两组间在头痛评分或临床明显改善频率方面没有显著区别。

米氮平（仅有短期证据）

一个小型随机对照试验发现：与安慰剂相比，米氮平能减少慢性紧张性头痛的持续时间、发作频率及强度。一个随机对照试验发现：尽管米氮平有比较明显的不良反应，但在治疗慢性紧张性头痛方面与阿米替林疗效相当。

很可能有效

认知行为治疗

一篇系统综述及一个随后的随机对照试验发现：尽管证据有限，与安慰剂相比，6 个月的认知行为治疗可以减轻慢性紧张性头痛症状。另一个随机对照试验发现：无论是头痛评分还是临床明显改善频率，6 个月的认知行为治疗与阿米替林的治疗效果无显著差别。一篇系统综述未能提供足够的证据来比较认知行为疗法与松弛疗法及肌电生物反馈疗法的效果。

效果不明

针灸

两篇系统综述及一个随机对照试验均没有提供足够证据说明：与假仿针灸相比，针灸对慢性或发作性紧张性头痛患者的效果如何。

松弛疗法及肌电生物反馈疗法

两篇系统综述及一个随后的随机对照试验没有提供足够证据说明松弛疗法及肌电生物反馈疗法对慢性紧张性头痛症状的作用。

5-羟色胺再摄取抑制剂类抗抑郁药物

两个随机对照试验没有提供足够证据说明 5-羟色胺再摄取抑制剂类抗抑郁药物对慢性紧张性头痛的效果。

525 **阿米替林以外的其他三环类抗抑郁药**

我们没有发现足够证据说明阿米替林以外的三环类抗抑郁药的作用。

很可能无效甚至有害

苯二氮䓬类药物

两个随机对照试验没有提供足够证据说明：与其他药物或者安慰剂相比，苯二氮䓬类药物的效果如何。如果规律服用此类药物常常会产生不良反应。

肉毒杆菌毒素

一个系统综述没有提供证据说明：与安慰剂相比，肉毒杆菌毒素是否能够缓解头痛症状。不过，发现肉毒杆菌毒素与一些重要的不良反应有关。

规律应用缓解急性疼痛的药物

没有发现相关的系统综述或随机对照试验。一个观察性研究的非系统综述没有提供足够证据说明普通镇痛药对慢性紧张性头痛的效果。该综述发现长期频繁地服用镇痛药可引起慢性头痛，并可减弱预防性用药的效果。

定义 慢性紧张性头痛（chronic tension-type headache，CTTH）是由发作性紧张性头痛发展而来的疾病，每日发作头痛或者频繁发作头痛，每次持续时间数分钟至数天[1]。2004 年国际头痛协会给 CTTH 制定的诊断标准为：每月头痛 15 天或以上（1 年头痛时间不少于 180 天），持续至少 3 个月；疼痛性质为双侧、压迫性或紧箍性而非搏动性的轻中度头痛，不随日常体力活动比如走路、爬楼梯而加重；头痛以外的其他临床特点不多于一个（轻度恶心、畏光或畏声），不伴中重度的恶心呕吐[1]。CTTH 应该与需要不同治疗方案的、引起慢性每日头痛的其他原因相鉴别（例如新发的每日持续头痛、药物过量导致的头痛、慢性偏头痛及偏头痛持续状态）。与 CTTH 不同，发作性紧张性头痛每次持续 30 分钟至 7 天，1 年头痛时间少于 180 天。研究紧张性头痛的最大障碍是对此病缺乏一个被证实了的、可靠而且特异的临床或生物学定义的疾病特征。基于假定机制的术语（头部肌肉收缩，紧张性头痛）不是可操作的定义。以前的有关“慢性紧张性头痛”的研究可能包括了多种不同类型的头痛患者。

发病率/患病率 美国一个人群调查显示慢性每日头痛的患病率是 4.1%，其中半数患者符合国际头痛协会定义的 CTTH[2]。在美国对 2500 名大学生调查显示 CTTH 的患病率是 2%[3]。在丹麦对 975 人进行的调查显示 CTTH 患病率为 2.5%[4]。新加坡一项社区调查（总人口中抽取 2096 名）发现：女性此病的患病率为 1.8%，男性为 0.9%[5]。

病因/危险因素 紧张性头痛女性患病率高（一项调查显示占 65%）[6]，15% 的 CTTH 患者在 10 岁之前开始出现症状。患病率随年龄下降[7]。尽管有一项关于双胞胎的研究发现同卵及异卵双生人群中 CTTH 患病率相似[9]，但 40% 的慢性紧张性头痛患者有头痛家族史[8]。

预后 CTTH 患病率随年龄下降[7]。 526

请参见《临床证据》中文全版本和英文网络版获取全文和参考文献。

527

多发性硬化

检索时间：2006 年 1 月

原作者：Richard Nicholas，Jeremy Chataway

郭淮莲　译　李舜伟　审

旨在降低复发率和残疾的治疗措施的效果如何？

很可能有效

格拉默对复发缓解型多发性硬化患者的作用

一个在复发缓解型多发性硬化患者中进行的随机对照试验发现：与安慰剂相比，使用格拉默治疗 2 年，能降低复发率，但没有降低残疾率。一个在进展型多发性硬化患者中进行的随机对照试验发现：使用格拉默或安慰剂治疗 2 年，病情进展无显著性差异。

干扰素 β

两个在首次脱髓鞘患者中进行的随机对照试验发现：与安慰剂相比，使用干扰素 β-1a 能降低上述患者 2～3 年内转化为临床确诊的多发性硬化的风险。一个在活动性复发缓解型多发性硬化患者中进行的系统综述发现：尽管证据有限，与安慰剂相比，使用干扰素 β-1a/b 治疗 2 年，能减少病情恶化和进展。一个在复发缓解型多发性硬化患者中进行的随机对照试验发现：与每周一次干扰素 β-1a 相比，隔日一次干扰素 β-1b 治疗 2 年，能减少复发患者比例。另一项随机对照试验发现，免疫球蛋白和干扰素 β-1a 均可降低缓解复发型多发性硬化患者的一年复发率，两组间差异无显著性。

静脉注射免疫球蛋白对经历初次脱髓鞘事件患者的作用

一项在经历初次脱髓鞘事件的患者中进行的随机对照试验发现，静脉注射免疫球蛋白可降低再次临床事件发生的风险，从而减少了 1 年后转化为确诊的多发性硬化的风险。

益害相当

硫唑嘌呤

一个对复发缓解型或进展型多发性硬化患者的系统综述比较了硫唑嘌呤与安慰剂或非治疗组间的效果，发现：硫唑嘌呤治疗 2 年能降低复发率，但没有证据证明三组间残疾率存在差异。由于纳入的随机对照试验的临床异质性，无法得出可靠的结论。该综述发现，大约 10% 的患者不能耐受治疗剂量的硫唑嘌呤。较为明确的不良反应包括肝毒性和骨髓抑制作用，并且有一项大规模的病例对照试验引起了人们对硫唑嘌呤远期致癌风险的关注。

米托蒽醌对缓解复发型多发性硬化患者的作用

一篇在缓解复发型和进展型多发性硬化患者中进行的系统综述发现，与安慰剂相比，米托蒽醌治疗 2 年可延缓残疾的进展，同时降低年复发率。不过，米托蒽醌与严重的不良反应有关，包括心脏毒性、闭经及治疗相关的白血病。

效果不明 528

干扰素 β 对继发进展型多发性硬化患者的作用

关于干扰素 β 与安慰剂相比对继发进展型多发性硬化患者的疾病进展情况的影响，四项随机对照试验所得出的结果不一致：其中两项试验发现干扰素 β 可延缓疾病进展，而另外两项试验发现组间差异无显著性。其中三项随机对照试验发现干扰素 β 可降低疾病的复发率。

静脉注射免疫球蛋白对缓解复发型或继发进展型多发性硬化患者的作用

一项在缓解复发型多发性硬化患者中进行的随机对照试验发现，与安慰剂相比，静脉注射免疫球蛋白可减轻 2 年后的残疾情况。不过，这种残疾情况减轻的临床意义尚不清楚，因为残疾评分的下降幅度不大。另一项随机对照试验发现，免疫球蛋白和干扰素 β-1a 均可降低缓解复发型多发性硬化患者的一年复发率，而两组间差异无显著性。一项在继发进展型多发性硬化患者中进行的随机对照试验发现，静脉注射免疫球蛋白组和安慰剂组之间，起病到开始进展的时间和复发率上均无显著差异。

甲氨蝶呤

一个系统综述提到的一个小型随机对照试验没有提供充分的证据用来评价甲氨蝶呤降低原发性或继发性多发性硬化患者复发率和残疾率的效果。

急性复发时改善症状的治疗措施的效果如何？

很可能有效

皮质激素（甲泼尼龙或促皮质素）

一篇在因急性恶化而需要治疗的多发性硬化患者中进行的系统综述发现：与安慰剂相比，使用皮质激素（甲泼尼龙或促皮质素）治疗 5 周能改善症状。最佳剂量、给药途径及疗程尚不清楚。

效果不明

血浆置换

两项小型的随机对照试验没有提供充分的证据用来评价血浆置换对急性复发的多发性硬化患者的作用。

疲劳的治疗效果如何?

效果不明

金刚烷胺

两篇系统综述提到的 4 个质量欠佳的随机对照试验没有提供充分的证据用来评价金刚烷胺对于多发性硬化相关的疲劳患者的作用。

行为调节

我们没有发现有关行为调节治疗对多发性硬化相关疲劳的作用的系统综述或随机对照试验。

529 **锻炼**

一篇系统综述提供的一些证据表明，锻炼有助于维持肌力、维持身体适应性、维持日常生活活动相关的活动度。锻炼对缓解疲劳没有效果。不过，应该慎重对待该综述得出的结论，因为该综述中收入的各项试验所用的结局检测方法变化很大，从而限制了其分析能力。

莫达非尼（modafinil)

一项小规模的随机对照试验发现，多发性硬化患者使用莫达非尼或安慰剂治疗 5 周后，疲劳情况均没有改善。

痉挛的治疗效果如何?

效果不明

肉毒杆菌毒素

一个小型随机对照试验没有提供充分的证据用来评价肉毒杆菌毒素对多发性硬化所致痉挛患者的功能预后的效果。

加巴喷丁

我们没有发现有关加巴喷丁对多发性硬化患者痉挛治疗效果的系统综述或随机对照试验。

鞘内注射巴氯芬

一个小型随机对照交叉试验没有提供充分的证据用来评价鞘内注射巴

氯芬（baclofen）对多发性硬化所致痉挛患者的功能治疗效果。

口服药物治疗

一篇系统综述没有提供充分的证据用来评价口服巴氯芬、丹曲林（dantrolene）、替扎尼定（tizanidine）或地西泮对多发性硬化所致痉挛患者功能预后的效果。两项随机对照试验发现：使用大麻素（cannabinoids）或安慰剂治疗对改善痉挛的效果差异无显著性。

理疗

两个小型的随机对照试验没有提供充分的证据用来评价理疗对多发性硬化所致痉挛患者的效果。一个随机对照试验发现：有限的证据说明，与不做理疗相比，住院或院外理疗 8 周，每周 2 次，能短暂改善活动能力。另一个随机对照试验，研究对象为进展型多发性硬化患者，发现早期理疗与晚期理疗对活动能力或日常活动方面的效果，差异无显著性。

综合治疗的效果如何?

很可能有效

住院康复治疗（可短期减轻症状）

一项小规模随机对照试验发现住院康复治疗可短期改善功能，但不能减轻神经系统功能损害。长期效果尚不清楚。

效果不明

530

院外康复治疗

两个小型的随机对照试验提供了不充分的证据评价院外康复治疗对多发性硬化患者的效果。

定义 多发性硬化是中枢神经系统的慢性炎症性疾病。诊断多发性硬化需要有独立的两次发病、两个病灶的证据，并且需除外可出现类似临床表现的其他炎症性疾病、结构性或遗传性疾病。该病有三种主要形式：复发缓解型多发性硬化，该型特点为间断的神经功能障碍，两次发作之间有稳定期；原发进展型多发性硬化，该型表现为起病即开始的进展性神经功能障碍；继发进展型多发性硬化，该型表现为病程中开始的进展性神经功能障碍。在多发性硬化缓解复发过程中和进展期中，轴索损伤是炎症所造成的不可逆性（进展性）残疾严重程度的主要决定因素[1]，而且可能是神经变性的原因（由于失去营养支持）[2]。对多发性硬化的治疗使人们认识了首次脱髓鞘事件或“临床孤立综合征”（CIS），临床孤立综合征是指单次的持续时间超过 24 小

时的神经功能障碍发作，该发作可能是多发性硬化的一个前驱症状。特征性的发作包括视神经炎、单一脑干损伤和横贯性脊髓炎，后者如果出现相应的核磁共振影像学改变，则发展为多发性硬化的风险为30%～70%[3]。被认为不同于多发性硬化的其他脱髓鞘综合征也越来越多地被认识。这些脱髓鞘综合征包括Devic's病（视神经脊髓炎）、复发性视神经炎和复发性脊髓炎。除了神经功能障碍发作外，慢性症状还可造成多发性硬化患者的诸多残疾。这些症状包括疲劳（在2/3的多发性硬化患者中，疲劳为主要症状）、痉挛、膀胱/肠功能障碍、共济失调/震颤、视力障碍、疼痛、抑郁/焦虑、吞咽困难及性功能障碍。

发病率/患病率 患病率随地理分布及种族而不同，寒冷地区白人发病率最高[4]。在欧洲和北美，人群患病率为1/800，年发病率为2～10/10万，多发性硬化成为年轻人神经性残疾中最常见的原因[5,6]。发病年龄跨度较大，高发年龄为20～40岁[7]。

病因/危险因素 病因不清，尽管目前证据提示多发性硬化是环境因素作用于遗传易感个体所引起的中枢神经系统自身免疫性疾病。目前认为多发性硬化是存在临床变异的单一疾病，但有些证据提示：多发性硬化可能包含具有不同的免疫学、病理学、遗传学特征的几种相关疾病[4,8]。

预后 90%的多发性硬化患者早期呈复发缓解病程。尽管一些患者数年内呈现相对良性病程，大部分患者发展为继发进展型多发性硬化，通常在起病6～10年后发展为进展型。10%的患者起病即为原发进展型。除少数“恶性型”（aggressive）多发性硬化患者，该病对预期寿命影响不大，病程通常长于30年。

请参见《临床证据》中文全版本和英文网络版获取全文和参考文献。

帕金森病

检索时间：2005 年 8 月
原作者：Carl E Clarke，A Peter Moore
孙莉　译　魏岗之　审

帕金森病早期阶段人群的药物治疗效果如何？

很可能有效

速释左旋多巴[†]（与安慰剂或未治疗的比较）[*]

一项有关帕金森病早期人群的随机对照试验发现，与安慰剂相比，左旋多巴在治疗运动损害与残疾方面是有效的。该论点也得到多年临床经验的验证，共识认为左旋多巴对帕金森病早期的治疗有效，但长期使用可致运动障碍和运动波动，且为不可逆性。在帕金森病早期人群中进行的两项随机对照试验发现，在 5 年后的运动障碍、运动波动和运动损害方面，速释与缓释左旋多巴之间没有显著差异。第一项随机对照试验发现，在帕金森病统一分级标准的日常生活活动记分方面，两者没有显著差异。第二项随机对照试验发现，缓释左旋多巴改善了日常生活活动记分，并比速释左旋多巴具有更好的耐受性。

[*] 分类基于证据和共识。

益害相当

多巴胺受体激动剂（与左旋多巴[†]相比，运动障碍和运动波动减少，但是治疗性停药增多，运动记分较差）

一篇系统综述和一个随后的随机对照试验（仅发表一篇摘要）发现，与左旋多巴（levodopa）单药治疗相比，多巴胺受体激动剂的单药治疗（溴隐亭或培高利特）降低了运动障碍和运动并发症的发生率。然而，该综述和随后的随机对照试验发现多巴胺受体激动剂单药治疗组比左旋多巴单药治疗组可产生更为严重的运动功能损害，并增加了治疗性停药危险。

多巴胺受体激动剂加左旋多巴[†]（与单独使用左旋多巴相比，运动障碍减少，但残疾增多）

一篇系统综述和附加的几项随机对照试验发现，多巴胺受体激动剂联合左旋多巴与单独应用左旋多巴相比可减少运动障碍或运动波动。一项小规模的附加的随机对照试验发现在运动并发症方面，用麦角乙脲（lisuride/lysuride）加左旋多巴治疗 5 年与单独用左旋多巴之间没有显著差异。然而，一些随机对照试验发现单独应用左旋多巴与联合多巴胺受体激动剂相比可改善运动功能障碍和缺陷。一个随机对照试验发现，与单独用左旋多巴相比，普拉克索（pramipexole）加补救性左旋多巴增加了嗜睡和幻觉。

B 型单胺氧化酶抑制剂（monoamine oxidase B inhibitors）

我们找到了一篇在帕金森病早期人群中进行的系统综述，其中一些人群服用左旋多巴或其他抗帕金森病药物，并找到了随后发表的一项在未服用左旋多巴或其他抗帕金森病药物人群中进行的随机对照试验。此综述与该项随后的随机对照试验发现，与安慰剂或未用 B 型单胺氧化酶抑制剂（MAOBIs）治疗相比，MAOBIs 改善了帕金森病症状，减少了对左旋多巴的需求，并减轻了运动波动。然而，该综述发现，与安慰剂或未用 MAOBIs
532 治疗相比，使用 MAOBIs 的不良反应普遍增加。尽管该篇系统综述收入的一项随机对照试验发现了用司来吉兰治疗组的死亡率增加的证据，但对该篇综述全部有效试验进行的综合分析并未发现死亡率显著增加。我们没有发现充足的证据比较 MAOBIs 与其他类药品治疗早期帕金森病的效果。

不太可能有效

缓释左旋多巴[†]（并不比速释左旋多巴更有效）

两项在帕金森病早期人群中进行的随机对照试验发现在 5 年后的运动障碍、运动波动和运动损害方面，缓释与速释左旋多巴之间没有显著差异。第一项随机对照试验发现缓释和速释左旋多巴在帕金森病统一评分的每日起居活动记分方面无显著性差异。第二项随机对照试验发现缓释左旋多巴改善了日常生活活动的记分，并且比速释左旋多巴具有更好的耐受性。

对左旋多巴所致运动并发症的人群补充其他治疗的效果如何？

益害相当

在左旋多巴中添加儿茶酚-邻位-甲基转移酶抑制剂（catechol-O-methyl transferase inhibitor）

一篇系统综述发现，在服用左旋多巴人群中，儿茶酚-邻位-甲基转移酶（COMT）抑制剂恩他卡朋（entacapone）或托卡朋（tolcapone）缩短了“关”时间，减少了左旋多巴的用量，并适当地改善了运动损害和残疾。但因三例致命性肝损害，托卡朋被撤出了欧洲市场，并在其他国家被严格限制使用。最近托卡朋被再次用于那些对恩他卡朋无效的人群，但要密切监测肝功能。

在左旋多巴[†] 中添加多巴胺受体激动剂

诸多系统综述发现对左旋多巴具有运动波动反应的人群，某些多巴胺受体激动剂缩短了“关”的时间，改善了运动损害和日常生活活动，并减少了左旋多巴的剂量，但也增加了多巴胺的不良反应和运动障碍。

帕金森病晚期人群的手术效果如何?

益害相当

苍白球切开术

两篇系统综述所收入的两项随机对照试验发现，与药物治疗相比，单侧苍白球切断术改善了运动检测结果和日常生活活动。但苍白球切断术不良反应发生率较高。一个随机对照试验发现有关评估苍白球切断术对比苍白球深层脑部刺激治疗效果的证据，但并不充分。一项随机对照试验发现单侧苍白球切开术在改善帕金森病的症状上不如双侧底丘脑刺激有效。

效果不明

苍白球深层脑部刺激

我们并未发现有关苍白球深层脑部刺激与药物治疗进行比较的随机对照试验。一项随机对照试验发现了并不充分的证据评估苍白球深层脑部刺激与苍白球切开术相比较的治疗效果。苍白球深层脑部刺激的不良反应发生频率可能少于苍白球切开术。三项随机对照试验提供了并不充分的证据评估苍白球深层脑部刺激与底丘脑核团的深层脑部刺激相比较的治疗效果。

底丘脑核团的深层脑部刺激

三篇系统综述没有发现有关底丘脑核团的深层脑部刺激与药物治疗进行比较的优质随机对照试验。三项随机对照试验提供了并不充分的证据评估底丘脑核团的深层脑部刺激与苍白球深层脑部刺激相比较的治疗效果。一项随机对照试验发现在改善帕金森症状方面，双侧底丘脑刺激比单侧苍白球切开术更有效。

底丘脑切开术

一篇系统综述并未发现有关底丘脑切开术治疗帕金森病效果的随机对照试验。

丘脑深层脑部刺激

两篇系统综述未收入有关丘脑深层脑部刺激与药物治疗进行比较的随机对照试验。一项随机对照试验发现，丘脑深层脑部刺激改善了功能状态，并且比丘脑切开术引发的不良反应少。

丘脑切开术

三篇系统综述未发现有关丘脑切开术与药物治疗对比的随机对照试验。一个随机对照试验发现，与丘脑切开术相比，丘脑深层脑部刺激改善了功能状态，且较少引发不良反应。病例系列分析发现在 14%～23% 的人群中，丘脑切开术合并有永久性并发症，包括言语障碍、失用症或死亡。

帕金森病人群的护理和康复治疗的效果如何？

很可能有效

帕金森病护理专业人员干预治疗

两项随机对照试验提供了有关帕金森病护理专业人员干预治疗益处的有限证据。

效果不明

职业疗法

一篇系统综述提供了并不充分的证据来评估帕金森病晚期职业疗法的效果。

物理疗法

两篇系统综述和两个随后的随机对照试验发现有关帕金森病物理疗法效果的证据并不充分。

534 **言语障碍的言语与语言疗法**

一篇系统综述提供了并不充分的证据来评估帕金森病晚期言语障碍的言语（speech）与语言（language）疗法的效果。

吞咽困难的吞咽疗法

一篇系统综述没有收入与治疗吞咽困难有关的吞咽疗法的随机对照试验。

†我们使用“左旋多巴”一词是指左旋多巴和外周脱羧酶抑制剂的复合物。

定义 特发性帕金森病是一种与年龄相关的神经变性类疾病，具有非对称性运动徐缓，运动减少与僵硬，有时伴有静止性震颤和姿势改变的综合表现。临床诊断标准与尸检诊断金标准相比，其敏感性是 80%，其特异性是 30%（likelihood ratio ＋ve test 1.14，-ve test 0.67）[1]。主要病理改变是脑干内由黑质产生神经递质多巴胺的细胞进行性减少。治疗目的是替代或补充丧失的多巴胺。对治疗的反应良好支持本病诊断，但不能确诊。帕金森病也有个别其他的儿茶酚胺能神经递质系统受累。尚无界定帕金森病早、晚期阶段的一致性定义。在本章中，我们认为疾病早期阶段的人群是指那些长期使用左旋多巴治疗尚未发生运动并发症的人们（例如运动障碍和运动波动，也称为“开/关”波动）。帕金森病晚期阶段意味着长期使用左旋多巴治疗伴有运动并发症的出现。

发病率/患病率　帕金森病广泛见于世界各地，两性发病率相等。5%～10%的帕金森病人群，其症状出现在 40 岁以前（年轻起病），而起病的平均年龄大约为 65 岁。校正所有年龄的患病率在全世界为 1%，在欧洲为 1.6%，从 60～64 岁的 0.6% 上升到 85～89 岁的 3.5%[2, 3]。

病因/危险因素　病因不明。帕金森病可以表现各异，而最终结局相同。罹患人群的不同可能是遗传和环境因素（病毒，毒素，1-甲基-4-苯基-1，2，3，6-四氢吡啶，井水，维生素 E 和吸烟）的综合作用[4-7]。受累人群的第一级亲属发展成为帕金森病的危险比普通人群高出两倍（他们一生中有 17% 的机会发病）[8-10]。然而，单纯遗传变异可能只影响少数帕金森病人群[11, 12]。位于 6 号染色体上的帕金基因可能与家族性帕金森病（至少有一名成员年轻起病）有关，而多重遗传因素，包括在 17q21 染色体上的 tau 基因可能与特异性晚发疾病有关[13, 14]。

预后　帕金森病在目前是不能治愈的。进行性的劳动能力丧失，并伴随着死亡率的增加（与相匹配的对照人群比较，死亡的相对危险度范围 1.6～3.0）[15]。治疗可以减轻症状和减慢进展速度，但几乎无法完全有效地控制病情。治疗是否降低死亡率的问题仍然被争论不休[16]。在英国开始使用左旋多巴时曾被认为可减少 5 年死亡率，然而随着其不良反应被关注后，其总体死亡率又升至以前的水平。这意味着治疗延长生命有限[17]。一项澳大利亚队列研究随访了 130 名接受治疗长达 10 年之久的患者[18]。标准化的死亡率比例是 1.58（$P<0.001$）。在 10 年中，25% 的人群住进了护理之家，仅有 4 人仍被随访。从患病至死亡的平均生存期为 9.1 年。在一项相似的超过 8 年的意大利队列研究中，与健康对照组比较，受累人群的死亡相对危险为 2.3 535
（95% CI 1.60～3.39）[19]。在最初人口普查资料中，发病年龄是影响预后的主要因素（75 岁以下人群的死亡：RR 1.80，95% CI 1.04～3.11；75 岁以上人群的死亡：RR 5.61，95% CI 2.13～14.80）。

请参见《临床证据》中文全版本和英文网络版获取全文和参考文献。

三叉神经痛

检索时间：2005 年 8 月

原作者：Joanna M Zakrzewska，Bejamin C Lopez
李永杰 译 孙莉 校 魏岗之 审

三叉神经痛患者的治疗效果如何？

很可能有效

卡马西平

一篇含三项随机交叉对照试验的系统综述发现，与安慰剂相比，卡马西平促进疼痛缓解，但也使不良反应增加（困倦、头晕、便秘和共济失调）。一项回顾性队列研究提出，从长期来看（5～16 年），在开始觉得卡马西平有效的患者中，只有约 1/3 发现它持续有效。一项小样本的随机对照试验发现，卡马西平和替扎尼定相比较的证据尚不充分[12]。

效果不明

巴氯芬

我们没有找到关于巴氯芬治疗三叉神经痛患者疗效的系统综述或随机对照试验。

链霉素联合利多卡因神经阻滞

小样本的随机对照试验没能提供充分的证据，表明对三叉神经痛的患者，链霉素联合利多卡因周围神经阻滞的效果优于利多卡因单药神经阻滞。

周围神经冷冻疗法

我们没有发现关于周围神经冷冻疗法治疗三叉神经痛患者疗效的系统综述或随机对照试验。

拉莫三嗪

系统综述中引用的一项证据不太充分的随机对照试验表明，没有充分的证据证明拉莫三嗪治疗三叉神经痛患者有效。

神经阻滞

我们没有找到关于神经阻滞治疗三叉神经痛患者疗效的系统综述或随机对照试验。

其他药物（苯妥英、氯硝安定、丙戊酸钠、加巴喷丁、慢心律、奥卡西平、托吡酯）

我们没有找到系统综述或随机对照试验，为抗癫痫药物（苯妥英、氯硝安定、丙戊酸钠、加巴喷丁、奥卡西平、托吡酯）和抗心律失常药物（慢心律）治疗三叉神经痛患者提供充分的证据。

外周针刺治疗

我们没有找到关于外周针刺治疗三叉神经痛患者疗效的系统综述或随机对照试验。

外周注射乙醇

我们没有找到关于周围神经注射乙醇治疗三叉神经痛患者疗效的系统综述或随机对照试验。

外周注射苯酚

我们没有找到关于在周围神经注射苯酚来治疗三叉神经痛患者疗效的系统综述或随机对照试验。

外周激光治疗

我们没有找到系统综述或随机对照试验为外周激光治疗三叉神经痛患者提供充分的证据。

外周神经切除

我们没有找到关于外周神经切除治疗三叉神经痛患者疗效的系统综述或随机对照试验。

外周射频消融

我们没有发现关于外周射频消融治疗三叉神经痛患者疗效的系统综述或随机对照试验。

立体定向放射外科手术

3 篇系统综述指出，没有将立体定向放射外科治疗与安慰剂或其他治疗方法进行比较的随机对照试验。一项证据不太充分的随机对照试验提供了比较不同放射外科手术治疗效果的证据不充分。

替扎尼定

我们没有找到将替扎尼定和安慰剂对比的系统综述或随机对照试验。一篇对一项小样本随机对照试验的系统综述提供了比较替扎尼定和卡马西平的不充分的证据。

不太可能有效

丙美卡因滴眼液（单次给药）

一项随机对照试验发现，痛侧眼内滴入盐酸丙美卡因滴眼液治疗与安慰剂治疗相比，在 30 天时的疼痛情况无显著性差异。

定义 三叉神经痛是指第 5 对脑神经的单支或多支分布区域内的特征性疼痛。根据疼痛的典型特征，单靠病史即可做出诊断[1-3]。每次疼痛均呈发作性，持续数秒至 2 分钟。发作频率差异较大，最多可每日发作数百次，也有缓解期达数年之久者。在发作间期，患者没有任何症状。疼痛很严重，常被描述为剧烈的、急速的、尖锐的、浅表的、针刺样的、放射性的，常类似于电击样发作。任何患者，每次疼痛发作均表现为相同的特点。这种疼痛可由轻轻触摸特定区域诱发，或由进食、说话、洗脸或刷牙诱发。需要除外引起面部疼痛的其他原因[1-3]。在三叉神经痛的患者，神经科检查通常是正常的[1-3]。

发病率/患病率 关于三叉神经痛发病率和患病率方面的证据大多数都来自美国[4]。年发病率（按 1980 年美国的年龄分布来调整年龄）女性为 5.9/10 万，男性为 3.4/10 万。在所有年龄段，女性发病率都略高于男性，发病率随年龄增加而增加。在 80 岁以上的男性，发病率高达 45.2/10 万[5]。其他的研究报道都是小样本的。在一个法国农村进行的关于神经科疾病的问卷调查发现，993 人中有 1 人患三叉神经痛[6]。

病因/危险因素 三叉神经痛的病因尚不明确[7,8]。在多发性硬化患者中更常见（RR 20.0，95% CI 4.1～59.0）[5]。高血压是女性的一个危险因素（RR 2.1，95% CI 1.2～3.4），但在男性患者，证据没有女性明显
538 (RR 1.53，95% CI 0.30～4.50)[5]。美国的一项病例对照研究发现，三叉神经痛患者与对照组相比，较少吸烟，酒精消费相对低，较少经历过扁桃腺切除术，很少是犹太人或外来移民[9]。

预后 一项回顾性队列研究发现，三叉神经痛患者的 10 年生存率没有下降[10]。我们没有找到关于三叉神经痛患者自然病程的证据。本病以反复的发作和缓解为特点。很多患者在数月或数年的缓解期内没有疼痛[8]。一项未设对照组的研究提出，随着病程的延长，很多患者疼痛逐渐加重，同时对药物治疗反应减弱[11]。大多数三叉神经痛的患者起初用药物治疗，最终有一部分采取手术[8]。尚无很好的证据表明，三叉神经痛患者中有多大比例是为了控制疼痛而接受手术治疗。一项未设对照的研究的证据提示外科手术后，疼痛缓解优于药物治疗[8,11]。

请参见《临床证据》中文全版本和英文网络版获取全文和参考文献。

复发性阿弗他溃疡

检索时间：2004 年 4 月
原作者：Stephen Porter，Crispian Scully CBE
李智　译　高承志　校　刘宏伟　审

复发性阿弗他溃疡的治疗效果如何?

很可能有效

氯己定

随机对照试验发现葡萄糖酸氯己定漱口水可以减轻溃疡每次发作的严重程度，但对发病率没有影响。来自随机对照试验的有限证据表明，与对照组制剂相比，0.2% 氯己定凝胶能降低溃疡的发病率和病程持续时间。随机对照试验发现与无效制剂相比，氯己定可以降低溃疡的平均疼痛程度。

效果不明

局部用皮质类固醇

小型随机对照试验发现与对照制剂相比，局部用皮质类固醇可以减少溃疡持续天数。比较局部使用皮质类固醇和对照制剂对新溃疡发病率影响的随机对照试验得出的结论并不一致。试验发现一些微弱的证据表明局部用皮质类固醇可以在不导致局部或全身显著不良反应的前提下减少溃疡的病程持续时间和疼痛程度，加快疼痛缓解速度。

不太可能有效

海克替定

从随机对照试验得出有限的证据表明在任何报道结果中都没有发现海克替定漱口水、商品抗菌漱口水以及对照漱口水间有显著性差异。

定义　复发性阿弗他溃疡是一种表浅、圆形且伴疼痛症状的口腔溃疡，通常间隔数天至数月发作一次。[1]

发病率/患病率　据报道瑞典成人中复发性阿弗他溃疡的患病率为 2%[1]。一些儿童群体中患病率约为 5%～10%。达 66% 的年轻人曾有复发性阿弗他溃疡史。

病因/危险因素 复发性阿弗他溃疡的病因未明。它与铁、叶酸、维生素缺乏，感染，谷蛋白敏感性肠病，食物过敏，精神压力的关系很少被确证。类似的溃疡还可见于 Behçet 综合征。局部物理创伤可引发易感人群出现溃疡。复发性阿弗他溃疡很少发生于角化的口腔黏膜表面，如果人们终止吸食烟草的习惯，复发性阿弗他溃疡的发病率会降低[1]。

预后 约 80% 的复发性阿弗他溃疡患者溃疡直径小于 1cm，5～14 天内可愈合且不留瘢痕（这种类型称为轻型阿弗他溃疡）。典型的复发通常在 1～4 个月的间歇期之后。有 1/10 的复发性溃疡患者可出现多发的小溃疡（疱疹样阿弗他溃疡）。同样，另有 1/10 的患者可出现更严重的
540 类型（重型阿弗他溃疡），其病损范围超过 1cm，复发间歇期更短，且可留下瘢痕。综述中的大部分试验均聚焦于轻型阿弗他溃疡的治疗[1]。

请参见《临床证据》中文全版本和英文网络版获取全文和参考文献。

灼口综合征

检索时间：2006 年 2 月
原作者：John Buchanan，Joanna Zakrzewska
李智 译 高承志 校 刘宏伟 审

灼口综合征的治疗效果如何？

很可能有效

认知行为治疗

一篇系统综述收入的一项在有持续性灼口综合征的患者中进行的小型随机对照试验发现，与安慰剂治疗组相比，6 个月的认知行为治疗能减轻症状的程度。然而，此项研究在方法学上存在很大问题。

益害相当

抗惊厥药（局部用氯硝西泮）

一项小规模随机对照试验发现，与安慰剂相比，局部使用氯硝西泮 2 周以上可以减少灼口综合征患者的疼痛症状。然而，该项随机对照试验发现人体对氯硝西泮（一种苯二氮草类药物）有低水平的系统吸收，如果长期使用这种药物，系统吸收可以导致苯二氮草类药依赖。

效果不明

抗抑郁药

一项随机对照试验发现，经过 8 周的治疗，与安慰剂相比，曲唑酮在缓解疼痛和其他相关症状方面并没有显著性差异。一项小型的随机对照试验发现经过 8 周的治疗，舍曲林、帕罗西汀和氨磺必利具有相近的缓解疼痛程度的作用。然而，此次试验的样本量过小，以至于未能发现组间具有临床意义的重要差异。

盐酸苄达明

系统综述中的一项小规模随机对照试验没有提供充足的证据评价盐酸苄达明在灼口综合征患者中的治疗作用。

饮食补充

从三项小型的在方法上存在缺陷的随机对照试验中，我们没能获得足够的证据来证明硫辛酸对灼口综合征患者具有可靠的治疗作用。一项小型的质量较差的随机对照试验提供的有限证据表明，经过 6 个月的治疗，谷维素加维生素 E 在改善症状上不如替勃龙有效。

激素替代治疗在绝经后妇女中的应用

我们从一项小型的存在方法学缺点的随机对照试验中获得有限的证据表明，经过 6 个月的治疗，与谷维素加维生素 E 相比，替勃龙能改善症状。

定义 灼口综合征是排除了全身和口腔局部病因的一种原发性烧灼样不适或疼痛的综合征，患者口腔黏膜临床表现正常[1-3]。灼口综合征以前也被称为舌痛、舌灼痛、口痛、口腔灼热或口腔感觉迟钝[4]。一项对从 48 500 名 20～69 岁人群中随机选取的 669 男性和 758 女性的调查表明，罹患口腔烧灼的患者同时具有自觉干燥（64%）、服用某些药物（64%）、患有其他系统疾病（57%）和味觉的改变（11%）[5]。在很多对有灼口症状的患者的研究中，没有将灼口综合征（也就是原发性病变）与其他情况（如维生素 B 的缺乏）区分开来，从而导致结果的不可靠。在对灼口综合征进行诊断之前，应排除可能引起口腔烧灼症状的局部及系统性因素（如感染、变态反应、义齿不密合[6]、过敏[7]、激素和维生素的缺乏[8-10]）。此章节只讨论了原发性灼口综合征。

542

发病率/患病率 灼口综合征主要发生于女性[11-13]，特别是在绝经之后，绝经后女性发病率约为 18%～33%[14]。一项在瑞典进行的研究表明，临床上有灼口症状但无口腔黏膜异常的比例为 4%（男性 11/669 [2%]，平均年龄 59 岁；女性 42/758 [6%]，平均年龄 57 岁），在 60～69 岁女性中有最高的患病率（12%）[5]。在一般人群中报道的患病率为从 1%[14]到 15%[11]。发病率和患病率随诊断标准差异而不同[4]，很多研究也将那些具有灼口症状、但不符合上述灼口综合征定义的患者包含其中。

病因/危险因素 灼口综合征病因未明，我们也没有发现较好的病因研究。可能的原因包括与停经相关的内分泌紊乱[12-14]、心理因素（包括焦虑、抑郁、压力、生活事件、异常人格、恐癌症）[6,15,16]，以及所谓的超级味道敏感者中的神经病变[17]。对精神病因学的支持源自研究表明灼口综合征患者的感觉和疼痛阈值的改变[18]。两项使用瞬目反射和热定量感知的试验表明灼口综合征患者有神经病变的征兆[19,20]。

预后 我们没有发现前瞻性队列研究来揭示灼口综合征的自然病史[21]。我们发现的病例报告表明大约 50% 的灼口综合征患者在 6～7 年内至少有部分的自发缓解[15]。然而，最近的一项回顾性研究评价了53名灼口综合征患者（48名女性和5名男性，平均患灼口综合征的时间为5.5年，平均随访时间为56个月），发现未进行任何治疗的患者中有11%（2/19）的人群口腔症状完全自然消失。在所有患者中有30%（15/53）的人群有中等程度的症状改善，包括接受或未接受过治疗的患者。

请参见《临床证据》中文全版本和英文网络版获取全文和参考文献。

543

口咽念珠菌病

检索时间：2005 年 6 月
原作者：Caroline L Pankhurst
李智　译　高承志　校　刘宏伟　审

在因治疗导致免疫功能低下的成年人中进行的口咽部念珠菌病预防和治疗措施的效果如何？

肯定有效

使用可吸收的或可部分吸收的抗真菌药物对正在服用抗癌药物的成年人进行抗真菌预防（比安慰剂或不可吸收性药物有效）

一篇系统综述和一项随机对照试验发现，与安慰剂、非药物治疗或不可吸收的抗真菌药物（单独使用制霉菌素、合用制霉菌素与氯己定、单独使用两性霉素 B 或两性霉素 B 与制霉菌素合用、诺氟沙星、那他霉素、噻莫母林或氯己定合用）相比，可吸收的抗真菌药物（酮康唑、依曲康唑、氟康唑）更能预防口咽部念珠菌病。系统综述也发现与安慰剂或非药物治疗相比，可部分吸收的抗真菌药物（咪康唑、克霉素）更能预防口咽部的念珠菌病。系统综述发现不可吸收性抗真菌药物在口咽部念珠菌病变程度上无显著性差异。然而，关于不可吸收药物的研究之间具有异质性。系统综述发现任何抗真菌药物与安慰剂相比，或可吸收与不可吸收抗真菌药物相比，不良反应没有显著性差异。

效果不明

在组织移植患者中进行的抗真菌预防

两项在肝移植患者中进行的小型随机对照试验没有发现制霉菌素、氟康唑和克霉唑在预防口咽部念珠菌病方面有显著性差异。然而，这两项试验可能样本过少以至于缺少足够的把握度来检测出具有临床意义的重要差异。从这两项随机对照试验中我们没有发现与安慰剂相比，含有或不含有制霉菌素的氯己定漱口水在骨髓移植患者中预防作用的足够证据。其中一项随机对照试验没能提供足够的证据来比较在全身使用咪康唑的骨髓移植患者中局部使用不同的混悬液的区别。

在组织进行癌症化疗、放疗或放化疗的成年人中进行的抗真菌预防

一篇系统综述和随后的一项随机对照试验没能提供关于与安慰剂相比，

抗真菌药物对进行化疗或放疗的患者的口咽部念珠菌病治疗的临床效果的足够证据，也没有提供足够的证据来比较不同抗真菌药物或不同剂量对化疗或放疗患者的口咽部念珠菌病的治疗效果。

在婴儿与儿童中进行的口咽部念珠菌病预防和治疗措施的效果如何？ 544

肯定有效

使用咪康唑或氟康唑对免疫功能正常或免疫功能低下的婴儿和儿童进行的抗真菌治疗（比制霉菌素有效）

随机对照试验发现与制霉菌素相比，咪康唑和氟康唑能增加免疫功能正常或免疫功能低下的婴儿和儿童的口咽部念珠菌病的临床治愈率。

很可能有效

使用氟康唑对免疫功能低下的婴儿和儿童进行的抗真菌预防（比口服制霉菌素或两性霉素 B 有效）

一项在免疫功能低下的婴儿和儿童中进行的大型随机对照试验发现与口服制霉菌素、两性霉素 B 或两者合用相比，氟康唑能降低口咽部念珠菌病的发病率。

在糖尿病患者中进行的口咽部念珠菌病预防和治疗措施的效果如何？

效果不明

在糖尿病患者中进行的抗真菌预防或治疗

我们没有发现在糖尿病患者中进行的针对口咽部念珠菌病的预防性干预措施或治疗的系统综述或随机对照试验。

在佩戴义齿的患者中进行的口咽部念珠菌病预防和治疗措施的效果如何？

效果不明

对义齿性口炎进行的抗真菌治疗

我们没有发现关于为了预防口咽部念珠菌病而在义齿佩戴者中进行抗真菌治疗的系统综述或随机对照试验。从小型的随机对照试验中，我们未能发现足够的证据来比较抗真菌药物与安慰剂或抗真菌药物之间对义齿佩戴者口咽部念珠菌病的治疗效果。

义齿卫生

虽然观察性的证据表明口腔卫生较差或夜间佩戴义齿会增加义齿性口炎的风险，但我们并没有发现评估义齿卫生或晚上摘下义齿对义齿性口炎预防作用的随机对照试验。从三项随机对照试验中，我们没有发现足够的证据来评估口腔清洗剂、消毒剂、义齿浸泡、义齿刷洗以及对义齿进行微波照射对口咽部念珠菌病的临床作用，其中的两项试验是把握度不足。微波照射并非适合所有义齿。

545 在HIV感染者中进行的口咽部念珠菌病预防和治疗措施的效果如何？

肯定有效

使用氟康唑、伊曲康唑或制霉菌素对晚期HIV感染者进行的抗真菌预防

随机对照试验表明与安慰剂相比，在HIV感染者中每天或每周使用氟康唑、伊曲康唑或制霉菌素进行抗真菌预防能减少口咽部念珠菌病的发病率和复发。一项大型的随机对照试验发现与克霉唑相比，氟康唑减少了口咽部念珠菌病的复发。

局部抗真菌（在HIV感染者中使用可吸收的、部分可吸收的和不可吸收的抗真菌药物）

随机对照试验发现使用咪康唑、克霉唑局部用制剂和伊曲康唑混悬剂含漱能有效治疗HIV感染者的口咽部念珠菌病。一项随机对照试验发现与制霉菌素混悬液相比，氟康唑混悬液能减轻口咽部念珠菌病的症状。

何种治疗会降低抗真菌药物耐药性的风险？

效果不明

在HIV感染伴急性口咽部念珠菌病发作的患者中持续性预防给药与间断治疗的比较（在预防抗药性方面）

一项在HIV感染伴随急性口咽部念珠菌病发作的患者中进行的随机对照试验没有发现使用氟康唑持续预防性应用抗真菌和使用氟康唑间断抗真菌治疗在抗药性发生方面有显著性差异。

定义 在大多数病例中，口咽部念珠菌病（oropharyngeal candidiasis）是由白色念珠菌引起的黏膜机会感染。口咽部念珠菌病主要有四个类型：

(1) 假膜型［雪口病（thrush)］，由位于红色斑块基底上的离散的白色斑块组成，可发生于颊黏膜、咽喉、舌或牙龈；(2) 红斑型，由光滑的红色斑片组成，可位于软硬腭、舌背或颊黏膜；(3) 增生型，由紧密附着的斑块或白色斑片组成，通常位于双侧的颊黏膜；(4) 义齿性口炎，表现为在硬腭的义齿承托区的光滑的或颗粒样红斑，常伴有口角炎[1]。症状变异大，可从无症状到口痛伴舌灼痛及味觉改变。口咽部念珠菌病可损害语言功能、营养摄入及生活质量。

发病率/患病率 念珠菌属是胃肠道的共生菌。通过被感染者或传染媒介（含有病原微生物的物体）直接传播。在发达国家中，31%～36%的健康人群口腔中发现有念珠菌[2]。义齿佩戴者中与念珠菌病相关的义齿性口炎的发病率为65%[2]。对于有免疫功能低下的恶性血液病或肿瘤的患者，口咽部念珠菌病的发病率为15%～60%[3]，在HIV感染者中口咽部念珠菌病的发病率为7%～48%，而晚期的患者可超过90%。在严重的免疫功能低下的患者中，复发率可高达30%～50%，复发通常发生在停止治疗的14天内[4]。 546

病因/危险因素 与口咽部念珠菌病相关的危险因素包括局部或全身的免疫功能低下、血液病、广谱抗生素的使用、吸入或全身用类固醇、口腔干燥症、糖尿病，以及佩戴义齿、阻塞器或正畸矫治器[1,5]。菌株可存在数月或数年而不发生感染。在HIV感染者中，微生物的数量和疾病的临床表现并无直接的联系。5%晚期HIV感染者的口咽部念珠菌病伴发对氟康唑的体外耐药性[6]。吡咯类抗真菌药物的耐药性与重度的免疫功能低下（CD4细胞≤$50/mm^3$）、抗真菌药物治疗的次数多及吡咯类抗真菌药物全身治疗的平均时间相关[7]。

预后 对于大多数人来说，除非相关的危险因素被治疗或去除，否则未治疗的念珠菌病可成年累月存在。对于新生儿来说，口咽部的念珠菌病通常在发作3～8周后自愈。

请参见《临床证据》中文全版本和英文网络版获取全文和参考文献。

547

口　臭

检索时间：2005 年 12 月

原作者：Crispian Scully CBE，Stephen Porter

李智　译　高承志　校　刘宏伟　审

生理性口臭的治疗效果如何？

很可能有效

常规使用漱口水

三项随机对照试验发现，与安慰剂组相比，常规使用漱口水（一种漱口水含有氯己定外加西吡氯铵和乳酸锌，另一种含有西吡氯铵，第三种含有氯化锌加氯化钠）在 2～4 周时能减轻呼气中的气味。

单次使用漱口水（仅有短期效果）

三项小型的随机对照试验发现有限的证据表明，与安慰剂或蒸馏水相比，单次使用漱口水 1～8 小时内能减轻气味的难闻程度和强度。其中的一项随机对照试验发现单次使用漱口水与蒸馏水相比，24 小时后在气味的难闻程度和强度方面没有显著性差异。

效果不明

人工唾液

我们没有发现关于人工唾液治疗口臭效果的系统综述或随机对照试验。

饮食结构调整（大量饮水，咀嚼草药，多吃鱼和富含纤维的蔬菜如胡萝卜，避免饮用咖啡）

我们没有发现有关饮食结构调整（大量饮水，咀嚼草药，多吃鱼和富含纤维的蔬菜如胡萝卜，避免饮用咖啡）治疗口臭效果的系统综述或随机对照试验。

无糖口香糖

我们没有发现关于无糖口香糖治疗口臭效果的系统综述或随机对照试验。

舌部清洁、刷牙、刮治

我们没有发现关于舌部清洁、刷牙、刮治治疗口臭效果的系统综述或随机对照试验。

含锌牙膏

我们没有发现关于含锌牙膏治疗口臭效果的系统综述或随机对照试验。

定义 口臭是指从口腔散发的难闻的气味。口臭可能是由不良的口腔状况，包括口腔卫生差、口腔和牙周疾病[1, 2]，或慢性鼻窦炎、扁桃体炎或支气管扩张引起的。在本章中，我们主要讨论生理性口臭，也就是说存在持续的口臭而没有全身、口腔或牙周的疾患。我们排除了由潜在系统性疾病导致的口臭（需要对相应疾病的治疗）、假性口臭（认为自己有口臭而实际上并没有）以及人工诱导的口臭（例如让受试者在 548
研究期间停止刷牙）。因此，本主题仅针对那些排除了潜在全身疾患和假性口臭的患者。对口臭的标准感官检查要求至少在不同的 2～3 天里进行嗅诊检查，但是对呼吸臭味持续多久来作为诊断口臭的依据并没有统一的意见[1]。

发病率/患病率 虽然有几个报告[1, 3-5]说人群中口臭（包括生理性口臭和由潜在疾病导致的口臭）的患病率可达 50%，但是我们并没有发现关于患病率的可靠估计。一项在 491 人中进行的横断面研究表明，约 5% 的口臭患者为假性口臭，有 40% 的口臭患者是没有潜在疾病导致的生理性口臭[6]。我们没有发现关于生理性口臭的年龄和性别分布的可靠数据。

病因/危险因素 我们没有发现关于生理性口臭危险因素的可靠数据。质谱和气相色谱分析表明任何类型口臭患者呼出的气体中主要的臭味来源都是挥发性硫化物，包括硫化氢、甲基硫醇和二甲基硫[7, 8]。

预后 我们没有发现关于口臭预后的证据。

请参见《临床证据》中文全版本和英文网络版获取全文和参考文献。

阻生智齿

检索时间：2005 年 8 月
原作者：Marco Esposito
李智 译 高承志 校 刘宏伟 审

无症状且无疾病的阻生智齿应该被预防性拔除吗？

很可能无效甚至有害

预防性拔除

一篇系统综述收入的 2 项随机对照试验没有发现任何证据表明，预防性拔除无症状的阻生智齿与不拔除相比，可以改善临床效果。一个基于非随机对照试验证据的治疗指南认为，对于无相关局部或全身病状病史的深部阻生智齿，将其拔除是不明智的。约有 1% 的人群因拔除下颌阻生智齿而导致了下唇或舌的永久性麻木。

定义 智齿即第三磨牙，可发生于大部分成年人群中，通常在 18～24 岁萌出，虽然萌出年龄的变异范围非常大。在一些人群中，由于萌出空间不够、萌出障碍或者位置异常，智齿可部分或完全阻生于龈线以下。阻生智齿可因疼痛和肿胀而被诊断，或者因口腔常规放射学检查而偶然发现。

发病率/患病率 第三磨牙阻生是很常见的。在瑞典 20～30 岁人群中有超过 72% 至少有一个阻生的下颌第三磨牙[1]。手术拔除阻生的第三磨牙（有症状的和无症状的）是口腔和颌面外科医生最常进行的操作。在英格兰和威尔士，每年有 4/1000 的人接受智齿拔除，使之成为住院病人数量及日常病例最多的前十位之一[2-4]。在口腔颌面外科医院中预约等候拔除智齿的患者比例高达 90% [3]。

病因/危险因素 由于现在的饮食与过去相比更趋于柔软，使智齿阻生现象较过去更为常见[5]。

预后 阻生智齿可导致疼痛、肿胀和感染，且可破坏邻牙和骨组织。拔除有疾病的和有症状的智齿可以缓解疼痛和痛苦，并可改善口腔健康和功能。我们没有发现关于对无症状的智齿不予治疗的预后的有力证据。

请参见《临床证据》中文全版本和英文网络版获取全文和参考文献。

术后肺部感染

检索时间：2006 年 5 月
原作者：Michelle Conde，Valerie Lawrence
姜可伟 译 王杉 校

术后肺部感染预防性干预措施的效果如何?

肯定有效

预防性肺扩张术

一篇针对如何降低非心肺手术术后肺部并发症的系统综述显示，腹部手术术后，各种预防性肺扩张术与不进行预防治疗相比能降低肺部并发症风险。没有证据显示，在腹部手术术后肺部并发症的各种预防手段中，哪一项更优于其他。一项该综述后发表的随机对照试验显示，对于开放性腹部手术术后病人，标准化的早期活动指导与标准化的早期活动指导外加深呼吸练习和分泌物清除技术两者之间，肺部并发症的发生无显著差异。一篇系统综述收入的两项随机对照试验没有提供充分的证据评价心脏手术术后病人应用预防性肺扩张术的效果。

很可能有效

区域麻醉（硬膜外麻醉或腰麻）

一篇系统综述发现硬膜外麻醉或腰麻（单独使用或与全麻联合）与单独使用全麻对比，术后肺炎发生率下降。一篇小型的系统综述显示，对于髋关节骨折手术的病人，应用神经阻滞麻醉或全身麻醉在术后肺炎的发生率上无显著性差异。

效果不明

建议术前戒烟

一篇系统综述中的两项随机对照试验没有提供充分的证据评价建议戒烟在减少术后肺部感染方面的效果。三项观察研究发现吸烟的人比没有吸烟的人更可能出现各种类型的术后并发症。一项研究显示术前戒烟 6 个月的病人术后肺部并发症的风险降低到与无吸烟史的人相同水平。

定义 术后肺部感染的诊断可以基于 3 个或 3 个以上新发生症状来判断：咳

嗽、咳痰、呼吸短促、胸痛、体温超过 38℃，脉搏超过 100 次/分[1]。在这一章中，我们严格地将“术后肺部感染”定义为手术并发症的肺炎。我们研究术前、术中和术后操作减少这个并发症的风险。在这一章中，肺炎的诊断放在胸部放射诊断部分[2]。

发病率/患病率 胸部并发症的报道取决于检查的仔细程度以及手术类型。一项观察研究发现在胆囊切除术后大约有 50% 的患者血气和胸片异常[3]。然而这些人中仅有不足 20% 出现异常的临床症状，并且仅仅 10% 有了临床上明显的胸部感染。一项观察研究显示，胸部和腹部手术术后的肺炎发生率为 17.5%[4]。其他观察性研究显示，开腹手术术后的肺炎发生率为 2.8%（肺炎的定义更严格）[5]。

病因/危险因素 危险因素包括：高龄（>50 岁），50 岁以上每增加 10 岁，术后肺炎的发生率就相应增长；功能性依赖；慢性阻塞性肺病病史；过去 6 个月体重减少>10%；神志异常（急性意识错乱/当前疾病有关的谵妄状态）；吸烟；近期饮用酒精类物质；血尿素氮>7.5mmol/L[6,7]。血
551 清白蛋白<35g/L 也会增加术后肺部总体并发症的风险[7]。然而最大的危险因素还是术式（特别是动脉瘤修补、胸部手术、腹部手术、神经外科手术、头颈外科手术以及血管外科手术）[6,7]。有趣的是，在最近的一篇系统综述中，肥胖并非是非心肺手术术后肺炎的独立危险因素[7]。

预后 在一篇大型系统综述中（检索时间：1997 年，141 项随机对照试验，9559 人），10% 的术后肺部感染患者死亡[8]。如果发生全身败血症，死亡率将增加[9]。肺炎可延误患者康复，引起组织供氧降低，导致伤口延期愈合。一项针对美国 160 805 位做了大型非心脏手术的老兵的队列研究中，1.5% 术后发生了肺炎。较没发生的人群，发生肺炎者术后 30 日死亡率上升了 10 倍[6]。

请参见《临床证据》中文全版本和英文网络版获取全文和参考文献。

急性一氧化碳中毒

552

检索时间：2004 年 8 月

原作者：Nicholas Phin

余剑波　译　朱继红　校　邱泽武　审

氧气疗法对急性一氧化碳中毒的治疗效果如何？

肯定有效

单向活瓣面罩吸入 100% 氧气（与吸入空气比较）*

我们没有发现系统综述、随机对照试验以及观察分析性研究比较单向活瓣面罩吸入 100% 氧气与普通空气的临床相关益处结局。对怀疑急性一氧化碳中毒人群进行这一随机对照试验被认为不合伦理。一个回顾性图表回顾了一所三级教学医院将不同严重程度的急性一氧化碳患者分别接受单向活瓣面罩的 100% 氧气治疗或如果有插管则使用机械通气治疗。该研究发现，100% 氧气能够缩短碳氧血红蛋白的半衰期。我们没有发现急性一氧化碳中毒人群的其他临床益处结局的系统综述或随机对照试验。根据生理学的研究，在急诊室，经单向活瓣面罩吸入 100% 氧气疗法的益处已被广泛接受，但二级或三级医疗单位在治疗最佳持续时间上仍有相当大的争议。

很可能有效

吸入 100% 的高压氧（2～3 个大气压［ATA］）治疗（在中度到重度的中毒时，与正常气压的 100% 氧气比较）

一项关于中度到重度急性一氧化碳中毒的随机对照试验发现，与吸入 100% 正常大气压的氧气对比，在就诊 24 小时之内进行 2～3 个大气压 100% 高压氧治疗可以有效减少 6 周时的认知后遗症。然而，哪一类人群可能受益、哪一种是最佳的治疗方案以及治疗开始多久之后能起作用则尚不清楚。高压氧治疗的效果可能与供给氧气压力的大小、治疗持续时间和治疗控制的氧含量密切相关。

28% 氧气（与空气比较）*

我们没有发现相关的系统综述、随机对照试验以及观察分析性研究来比较 28% 正常大气压的氧气与空气对一氧化碳中毒人群的临床益处结局。进行此类分析性研究可能被认为不合伦理。28% 的氧气会影响碳氧血红蛋白的水平，却可能达不到高浓度氧气缩短碳氧血红蛋白半衰期的效果。英国急救人员常规使用 28% 氧气，目的是为了使这些患者依靠低氧兴奋呼吸以避免不良作用。

效果不明

100% 高压氧治疗（与在轻度中毒时使用 100% 氧气比较）

在轻度一氧化碳中毒的人群中，我们没有发现相关的系统综述或随机
553 对照试验。两项关于轻度到中度急性一氧化碳中毒患者的随机对照试验发现的证据不足以得出高压氧治疗比经单向活瓣面罩吸入 100% 氧气治疗更能预防迟发性神经系统并发症的结论。我们没有发现关于其他最终临床益处结局的系统综述或随机对照试验。

* 上述分类是基于共识和生理学研究。

定义 一氧化碳是一种无色、无嗅气体，中毒可导致缺氧、细胞损伤和死亡[1, 2]。**一氧化碳中毒的诊断：** 通过直接测定血液标本中碳氧血红蛋白的浓度或间接测定呼出气体中的一氧化碳来确定是否接触一氧化碳。碳氧血红蛋白浓度是最常用的接触一氧化碳的生物学指标。虽然血液中碳氧血红蛋白水平升高是确诊一氧化碳中毒的依据，但在有明确的一氧化碳接触史时，不应该忽视所出现的临床症状和体征。一氧化碳中毒的症状和体征主要涉及对缺氧最敏感的大脑和心脏。症状缺少特异性并且变化多样，包括头痛、疲乏[3]、不适、“思维倦怠”、精神错乱、恶心、头晕眼花、视觉障碍、胸痛、气短、意识丧失和抽搐[4-6]。在合并有其他疾病的人群中，胸痛、气短等症状可能会更加明显。一氧化碳中毒的典型体征，如樱桃红的嘴唇、周围型发绀、视网膜出血等，在临床实践中相当少见[7]。**碳氧血红蛋白水平分析：** 生活在郊区的不抽烟者的碳氧血红蛋白水平为 0.4%～1.0%，反映人体内源性一氧化碳的水平，但是在嘈杂市区和工厂附近，达到 5% 仍可以认为正常。吸烟者暴露于香烟产生的高一氧化碳环境中，因此健康的重度吸烟者能够耐受的碳氧血红蛋白水平高达 15%[9]。碳氧血红蛋白水平会受到患者脱离一氧化碳环境和采血之前吸入氧气的影响，因此在判断一氧化碳中毒的严重程度或者进行治疗方案的选择上，碳氧血红蛋白水平的使用都受到限制。此外，一些合并其他疾病的患者对一氧化碳引起的低氧则更加敏感，即使在碳氧血红蛋白水平较低或正常范围也表现出了中毒症状[10]。一些文献尝试寻找不同碳氧血红蛋白水平相同的症状和体征，但是文献普遍认为，在急性一氧化碳中毒的患者体内，碳氧血红蛋白水平仅仅大致地与临床症状和体征相关，特别是与神经系统功能相关的症状或体征[12]。

早期的研究曾尝试在吸烟者和不吸烟者之间进行鉴别。文献试图根据碳氧血红蛋白水平和临床症状将一氧化碳中毒分为轻度、中度、重度[13]，但在这一点上尚无确定的临床共识和一致意见。文献认为一氧化碳轻度中毒是指碳氧血红蛋白水平高于10%，无相应的临床症状和体征；中度中毒为碳氧血红蛋白水平超过10%但少于20%～25%，伴有轻度临床症状和体征，如头痛、嗜睡、乏力；重度中毒为碳氧血红蛋白水平超过20%～25%，伴随意识丧失和精神错乱或心肌缺血的表现或两者都有。**人群：**根据本综述目的，我们纳入了由专业的医务人员接诊的疑似一氧化碳中毒的成人患者。虽然在这一点 554
上仍然没有明确的共识，大多数评价一氧化碳中毒和相关治疗的研究均采用在已知一氧化碳接触史后，碳氧血红蛋白浓度为10%或更高的水平，或者出现相应的临床症状和体征来诊断为急性一氧化碳中毒。如非特殊说明，本章将一直使用该急性一氧化碳中毒的定义。在适当的地方，将在单独的研究中使用轻度、中度及重度描述中毒的人群。

发病率/患病率

一氧化碳中毒被认为是世界范围内最主要的死亡和损伤原因之一，它也是一个重大的公共卫生问题[14]。在2000年，英格兰和威尔士地区[15]登记的死亡原因中有521例是由一氧化碳中毒所致(ICD 9-E986)，而在1985年为1363例[16]；美国也出现了减少的趋势[17]。在521例由一氧化碳中毒引起的死亡病例中，148例为事故，其余的373例为自杀或自身造成的伤害。由于该病表现形式多变，一氧化碳的中毒肯定被过低诊断，而且据估计，美国每年有超过40 000名急诊救治的该病患者，其中很多都呈现流感样症状[18]。在2003年，英国医院仅有534个记录病案涉及一氧化碳中毒[19]。如果美国的经验能够反映一氧化碳中毒真实的发生率，则这一数据可能会大大低于估计的数字。美国的研究表明，一氧化碳中毒发病的高峰时节在冬季[20, 21]，这与室内取暖设备的增加、使用汽油发电机以及外界通风减少有关。这种季节性的数量增加与每年的流感发病相巧合，而且它们的症状又相似，因此很多轻度一氧化碳中毒病例可能被误诊。

病因/危险因素

高危人群：一氧化碳中毒最高危的人群包括冠心病、血管疾病或贫血患者，以及妊娠期女性及其胎儿、幼儿和老年人。实验发现，冠心病患者血液中碳氧血红蛋白水平达到4.5%时，运动诱发心绞痛的时间会缩短，且心绞痛持续时间也会延长[22～24]。贫血患者由于血液的氧气运输能力已经有所下降，因此对一氧化碳更加敏感[25]。老年人由于合并存在心脏病和肺部疾病等疾病，加上对缺氧的代偿能力的下降，因此也是高危人群。由于在怀孕期间内源性的一氧化碳生成增多，同时加上胎儿发育后也自己产生一氧化碳，导致血液中碳氧血红蛋白浓度增加，因此孕妇的携氧能力也会下降[26]。妊娠期间的肺通气增加也导致在高一氧化碳浓度的环境中对一氧化碳摄入的增加[27]。胎儿也是高危人群，即使母体在非致命的环境中，也会偶发胎儿死亡[26, 28, 29]。在胎儿的生长期，释放氧气时的氧分压更低，同时胎儿血红蛋白与一氧化碳结合比成人更为迅速。在母体碳氧血红蛋白浓度显著增加或母体发生中度到重度中毒时，一氧化碳会可能成为致畸源[30]。由于幼儿氧气的消耗量比成人增多，因此其可能会对一氧化碳的作用更为敏感，对一氧化碳的反应和症状也更为多变。有报道在同一辆行驶的汽车中的儿童临床症状不相同时碳氧血红蛋白的水平相似，或者接触相似浓度的一氧化碳时，碳氧血红蛋白水平的差异范围也很大[31]。**一氧化碳的来源：** 一氧化碳由燃料中的碳不完全燃烧而生成，比如煤气（当地或瓶装）、木炭、焦炭、石油和木材。煤气炉、篝火、锅炉；煤气水暖器、汽车尾气、炭烤肉、石
555 蜡加热器、固体汽油炉、热水器、错误或通风不良的室内使用加热器，都是潜在的来源。一个常常容易忽视的一氧化碳来源是一些涂料剥离剂和喷剂中的二氯甲烷。二氯甲烷很容易通过皮肤和肺吸收，一旦到达肝后就转化为一氧化碳。二氯甲烷贮存在身体组织内并逐步释放；接触了二氯甲烷者体内一氧化碳的清除半衰期超过了吸入一氧化碳的两倍多。户外一氧化碳的自然浓度范围是 0.01～0.23mg/m^3 (0.009～0.2ppm)[32]，但是在英国城区交通 8 小时内平均浓度高达 20mg/m^3 (17.5ppm)[33]；长期处于此环境中可能使碳氧血红蛋白大约升高到 3% 的水平。

预后 关于一氧化碳中毒预后的资料尚无结论而且相互矛盾。然而，总的意见是病人的结局和预后与所接触一氧化碳的浓度、接触时间和合并的基础危险因素有关[33]。一氧化碳接触时间过长、意识丧失、高龄等预示结局不良。此外，单纯低血压和心搏骤停不能预测永久性功能丧失和死亡。在急性一氧化碳中毒之后，器官对缺氧最为敏感，如大脑和心脏。如先前即有上述器官疾病则将会明显地影响临床表现和预后；在心脏疾病的患者可能表现为心肌缺血，导致心肌梗死和死亡。由一氧化碳中毒引起心搏骤停而进行复苏的患者预后很差。在一项小型回顾研究中[34]，18 名碳氧血红蛋白水平在 31.7%±11.0% 的患者经历心搏骤停和复苏后给予高压氧治疗，但最终都死亡。一氧化碳中毒对大脑的作用更为微妙，不论是氧气输送减少还是对细胞内代谢的直接作用，不同大脑层面对缺氧损伤都更为敏感[35]。因此，除了急性神经系统后遗症引起的意识丧失、昏迷和死亡以外，一氧化碳中毒患者神经系统后遗症如注意力不集中和记忆障碍（持续性神

经系统后遗症）可在从一氧化碳中毒恢复后出现，或在一段正常的时间之后才出现（迟发性神经系统后遗症）。迟发性神经系统后遗症发生在接触后 2～240 天，据报道发生在 10% ～32% 一氧化碳中毒恢复后的人群[36, 37]。其症状包括认知改变、人格改变、大小便失禁、精神错乱和帕金森病[38]。值得庆幸的是，50% ～75% 的患者在 1 年内都可以恢复[39]。

请参见《临床证据》中文全版本和英文网络版获取全文和参考文献。

急性有机磷中毒

检索时间：2005年8月
原作者：Michael Eddleston，Surjit Singh，Nick Buckley
余剑波　译　朱继红　校　邱泽武　审

急性有机磷中毒治疗的效果如何？

很可能有效

阿托品*

阿托品被认为是有机磷中毒治疗的支柱，许多病例研究都表明阿托品能够逆转急性有机磷中毒引起的早期毒蕈碱效应。我们没有发现有关阿托品与安慰剂比较的随机对照试验，但是目前认为进行这一随机对照试验有违伦理。一个小样本的随机对照试验发现阿托品和格隆溴铵治疗有机磷中毒时，在死亡或机械通气率上没有显著性差异，但它可能缺少足够的把握度以检测出有临床意义的重要差异。

用苯二氮䓬类药物控制有机磷中毒诱发的癫痫发作*

地西泮被认为是有机磷中毒诱发的癫痫发作的标准治疗。我们没有发现有关地西泮或其他苯二氮䓬类药物与安慰剂或其他抗惊厥药物比较的随机对照试验。在癫痫发作的病人中进行有关苯二氮䓬类药物与安慰剂比较的随机对照试验可能有违伦理。

格隆溴铵*

我们没有发现有关格隆溴铵与安慰剂比较的随机对照试验，但是这一试验也被认为是不太合乎伦理，除非格隆溴铵或安慰剂与阿托品一起使用。一项小样本的随机对照试验发现阿托品和格隆溴铵治疗有机磷中毒时，在死亡或机械通气率上没有显著性差异，但由于样本量太小，因而缺少足够的把握度以检测出有临床意义的重要差异。临床上使用格隆溴铵代替阿托品是因为前者引起的中枢神经系统性不良反应更少。

清洗中毒病人和脱掉被污染的衣物*

我们没有发现评价清洗中毒病人和脱掉被污染的衣物的随机对照试验或足够质量的观察研究。但是清洗似乎是一种很明显能够减少皮肤和黏膜中毒的方法，从而得到广泛的推崇。因此进行相关的随机对照试验也是违背伦理。医务工作者应该保证清洗病人不能干扰其他优先处置，在清洗病人时要戴手套、围裙和眼罩以保护自己，并仔细处理被污染的设施和衣服。

*基于共识，可能认为进行随机对照试验不合伦理。

效果不明

活性炭（单次或多次给药）

我们没有发现有关评价活性炭治疗急性有机磷中毒病人的系统综述、随机对照试验或足够质量的观察研究（不管是单次或多次给药）。

α_2 肾上腺素能受体激动剂（可乐定）

我们没有发现有关评价可乐定治疗急性有机磷中毒病人的随机对照试验或足够质量的观察研究。

新鲜的冰冻血浆 557

我们找到了一篇关于新鲜的冰冻血浆的系统综述，但其中没有收入有关急性有机磷中毒使用新鲜冰冻血浆的随机对照试验。

洗胃

我们没有发现有关急性有机磷中毒病人洗胃的随机对照试验或足够质量的观察研究。在病人活动受限、未经患者本人同意以及未采取认真的气道保护措施时，洗胃很容易发生不良反应。如果病人不能被镇静和插管，洗胃时误吸所导致的害处很可能超过其潜在的益处。

硫酸镁

我们没有找到提供充足证据评价硫酸镁治疗急性有机磷中毒效果的系统综述、随机对照试验或观察研究。

服毒后立即服用牛奶或使用其他家庭疗法

我们没有发现有关评价在口服有机磷毒物后立即采取家庭疗法的随机对照试验或足够质量的观察研究。

N-甲基-D-天冬氨酸（NMDA）受体拮抗剂

我们没有发现有关评价 N-甲基-D-天冬氨酸（NMDA）受体拮抗剂治疗急性有机磷中毒病人的随机对照试验或足够质量的观察研究。

有机磷水解酶

我们没有发现有关评价有机磷水解酶治疗急性有机磷中毒病人的系统综述、随机对照试验或足够质量的观察研究。

肟类

一篇含有两项方法学上存在缺陷的随机对照试验的系统综述并没有为在急性有机磷中毒病人中使用肟类药物提供足够的证据。

碳酸氢钠

一篇系统综述没有提供充足证据评价碳酸氢钠治疗急性有机磷中毒效果。

很可能无效或有害

导泻药

我们没有发现有关评价导泻药治疗急性有机磷中毒病人的系统综述、随机对照试验或足够质量的观察研究。有机磷中毒本身就会引起腹泻而导致电解质失衡。使用导泻药可能会使这一失衡加剧，提示导泻药的害处可能超过其潜在的益处。

吐根

我们没有发现有关评价吐根治疗急性有机磷中毒病人的系统综述、随机对照试验或足够质量的观察研究。虽然没有得到证实，但临床共识认为其害处超过可能的益处。

558 **定义**　在皮肤、呼吸道或口腔暴露于低强度的杀虫剂（如毒死蜱、乐果）或高强度的神经性毒气（如沙林、塔崩）时就会发生急性有机磷中毒。神经突触部位的乙酰胆碱酯酶受抑制导致乙酰胆碱的聚集和神经肌肉连接部位、自主神经系统和中枢神经系统胆碱能受体的过度激动[1]。早期的临床特点主要是副交感神经系统兴奋的表现：支气管黏液分泌增多、瞳孔缩小、流涎、流泪、排便、排尿和低血压。神经肌肉连接部位受累的表现（肌肉无力和肌束颤动）和中枢神经系统受累的表现（癫痫发作［在神经性毒气时］、昏迷和呼吸衰竭）在这一阶段也很常见。在早期胆碱能症状缓解之后出现的颅神经麻痹、近端肌肉无力伴远端肌力残存被称为中间综合征，但其定义、病理生理和发生率仍未明了。在一些有机磷毒物引起的急性中毒恢复之后也可能会出现迟发性运动型或运动/感知型周围神经病变[1]。急性中毒可能会导致长期的神经和精神影响，但证据并不明确[2,3]。各种杀虫剂中毒造成的临床表现、呼吸衰竭发生的频率和时间以及死亡方式都互不相同[4,5]。

发病率/患病率　大多数病例发生于发展中国家，主要是由于职业暴露或自服有机磷杀虫剂[6]。虽然缺少统计资料，但有机磷杀虫剂是全世界自服药物而中毒死亡的最主要原因[7]。如在斯里兰卡，每年有近10 000～20 000人因有机磷中毒而入院，其中至少10%死亡。大多数的中毒都是有意的[8]。在整个发展中国家病例的死亡率要超过20%[7]。在中美洲，有报道显示职业性中毒比自服中毒常见，但死亡较少[9]。世界卫生组织根据有限的资料进行分析，外推至全世界范围内每年有 200 000 多人因为杀虫剂中毒而死亡[10]，但这一数字早已过时而且有广泛的争议[6]。大多数的死亡都发生在亚洲，并且至少 50% 的死亡病例的可能原因是有机磷杀虫剂[7]。在两伊战争期间发生过有机磷神经性毒气导致的死亡[11]。在军队或恐怖袭击中仍有可能使用这些化学武器。在东京的一次恐怖袭击中有 12 人死亡；而在伊朗，由于军队使用毒气造成的死亡可能为数千人。

病因/危险因素 在发展中国家的农村杀虫剂随手可得，这样农民就很容易选择它们来自杀[7]。职业暴露通常都是由于防护设备不足或不正确地使用防护设备所致[6]。

预后 虽然提出了许多方法，但是没有有效的评分系统来对有机磷中毒的严重程度进行分类或预测其结局。由于中毒病史的各不相同和难以确定服毒剂量，因此很难准确地预测某一服毒者的结局和潜在害处，因为一些状况好的住院的病人可能会急剧恶化以及需要插管和机械通气。急性自服中毒者的预后很可能依赖于所摄入有机磷的剂量和毒性（如可能的神经毒性、半衰期和老化速率、毒物是否需要活化[如毒物前体]、是二甲基化或二乙基化 [见肟类下面的评论]）[5,12]。由于在职业暴露时的中毒剂量小而且经皮肤吸收，因此预后要好。

请参见《临床证据》中文全版本和英文网络版获取全文和参考文献。

559

扑热息痛（对乙酰氨基酚）中毒

检索时间：2005 年 3 月

原作者：Nick Buckley，Michael Eddleston

余剑波　译　朱继红　校　邱泽武　审

急性扑热息痛中毒的治疗效果如何?

肯定有效

N-乙酰半胱氨酸

一项小型系统综述收入的随机对照试验发现，与安慰剂相比，*N*-乙酰半胱氨酸可减少扑热息痛所致的肝衰竭人群的 21 天后的死亡率。一项队列研究发现，与未经治疗的历史对照组相比，早期给予 *N*-乙酰半胱氨酸治疗不容易发生肝损伤。我们没有发现 *N*-乙酰半胱氨酸与蛋氨酸之间比较的随机对照试验。我们没有发现将 *N*-乙酰半胱氨酸的不同疗法相互比较的随机对照试验，也未发现将 *N*-乙酰半胱氨酸和蛋氨酸治疗进行比较的随机对照试验。但明确的动物资料、观察性证据和临床经验表明 *N*-乙酰半胱氨酸能够显著改善扑热息痛（对乙酰氨基酚）中毒的自然病程。

很可能有效

蛋氨酸

一项系统综述收入的小型随机对照试验发现，蛋氨酸治疗和支持治疗的死亡率没有显著性差异，虽然缺少足够的把握度以检测出具有临床意义的重要差异。该综述中有限的证据显示，蛋氨酸比支持治疗更能减少肝毒性。我们没有发现 *N*-乙酰半胱氨酸与蛋氨酸比较的随机对照试验。

效果不明

活性炭（单次或多次给药）

一篇系统综述没有发现评价活性炭在扑热息痛中毒人群中临床效果的随机对照试验，不论是单次还是多次给药。一项大规模的病例系列研究发现，多次给予活性炭时，临床上很少发生重要的并发症。

洗胃

一篇系统综述没有发现关于洗胃在扑热息痛中毒人群中的临床效果的随机对照试验。

吐根

一篇系统综述没有发现关于吐根在扑热息痛中毒人群中的临床效果的随机对照试验。

肝移植

一篇系统综述没有发现关于肝移植对扑热息痛（对乙酰氨基酚）中毒引起的爆发性肝衰竭的作用的随机对照试验。

定义 偶然误服或故意吞服过量的扑热息痛（对乙酰氨基酚）就会发生扑热息痛中毒。

发病率/患病率 扑热息痛在英国是自己服毒的最常见药物[1]，也是欧洲、北美和澳大利亚自己服毒的常用药物。1968 年在英格兰和威尔士因扑热息痛中毒而死亡和住院的病人仅分别为 10 例和 150 例。而英格兰和威尔士地区在1989～1990 年发生的大约 41 200 例因服用含有扑热息痛成分药物中毒病例中，死亡率增长至 0.40% （95% CI 0.38% ～0.46%）。每年在英格兰和威尔士，单纯由扑热息痛过量所导致的死亡大约有 150～200 例，15～20 例需要肝移植（来自常规收集的卫生和 coronial 资料）[3,4]。最近的一些资料显示，目前在英国扑热息痛中毒相对少见了，2001 年登记的扑热息痛中毒的病人数为 25 000例[4]。有限的证据表明，英国自从 1998 年对药品包装限制以来，大剂量用药、肝移植和死亡发生情况已略有减少[3]。 560

病因/危险因素 在英国，绝大多数案例都是青少年冲动之下的自我伤害[1, 5]。在一份对 80 名扑热息痛过量患者的队列研究中，42 名患者获取药物是为了过量服用，33 名患者是在服药之前 1 小时之内得到药物的[5]。

预后 血液中扑热息痛浓度在标准治疗基线（英国规定为半对数图上 4 小时后 200mg/L 和 15 小时后 30mg/L 的连线）之上的患者如果不能及时得到治疗，则预后不良（图 1F）[6-9]。在一项对 57 名血清扑热息痛浓度在上述标准治疗基线之上但未经治疗的患者的队列研究中，33 人发展为严重肝衰竭，3 人死亡[7]。有慢性酒精滥用史、酶诱导剂使用史、饮食失调或多次扑热息痛过量的人群，血清浓度可能在上述连线之下时就有肝损伤的危险[9]。在美国则采用更低的连线作为治疗指征，但我们没有找到与该基线值相关的预后结果资料[10]。最近根据一个大型的队列研究的模拟数据专门设计了一个估计预后（无需治疗）的校正计算图。该图表考虑了 N-乙酰半胱氨酸开始治疗的时间和饮酒的影响。但该图表并未得到证实，也未广泛使用。**剂量效应：**吞服的剂量也能提示肝毒性的风险。一项病例系列分析表明摄入量低于125mg/kg 的人群没有明显的肝毒性，而在此剂量之上则会有密切的剂量依赖现象[12]。儿童急性吞服之后的中毒阈值可能要更高，还没有单次摄入少于200mg/kg致死的报道，也很少出现肝毒性[13]。儿童中毒阈值高可能与代谢途径不同或其肝体积相对大有关[14]。对于服药大于 24 小时或服药时间不明的人群，建议使用一些其他的预后指标，包括凝血酶原时间和检查肝功能的异常[15, 16]。这些尚未得到前瞻性的验证。

请参见《临床证据》中文全版本和英文网络版获取全文和参考文献。

异位妊娠

检索时间：2006年6月

原作者：Rajesh Varma，Janesh Gupta　赵昀　译　王建六　校

什么治疗方式可以改善女性未破裂输卵管妊娠的结局？

肯定有效

输卵管切除术（在无生育要求女性）

一项队列研究发现，最初采用输卵管切除术治疗的失败率要低于输卵管切开术或氨甲蝶呤药物治疗。一篇非系统综述与队列研究发现有限的证据显示在对侧输卵管有疾患的宫外孕病例中，输卵管切除术后宫内妊娠率低于输卵管切开术。然而，在对侧输卵管不存在疾患的病例中并没有发现相同的结果。

很可能有效

输卵管切开术后预防性甲氨蝶呤（全身性）治疗

一项随机对照试验发现，与术后不用甲氨蝶呤相比，输卵管切开术后应用甲氨蝶呤减少了滋养层细胞的持续存在。

全身性甲氨蝶呤治疗（单次用药或多次用药）

一篇系统综述发现，单次甲氨蝶呤治疗的失败率高于多次治疗。一篇系统综述发现，应用甲氨蝶呤治疗与输卵管切开术在初次治疗成功上无显著性差异，但在其他结局中，甲氨蝶呤所显示的有效性较低。

效果不明

未破裂异位妊娠的期待处理

一项队列研究发现采用期待处理和手术治疗后的宫内妊娠率相似。没有对照组的队列研究发现异位妊娠可以自然吸收。期待处理只能选择性地应用于未破裂的异位妊娠。

输卵管切开术（与腹腔镜下输卵管切除术比较）

一篇系统综述发现腹腔镜下输卵管切开术的首次治疗成功率低于开腹手术，但对于再次生殖或重复性异位妊娠而言，两者无显著性差异。一项队

列研究发现，输卵管切开术初次治疗失败率高于输卵管切除术，但低于甲氨蝶呤治疗方案。一篇非系统综述与队列研究发现有限的证据显示在对侧输卵管有疾患的宫外孕病例中，输卵管切开术后宫内妊娠率高于输卵管切除术；然而，在对侧输卵管不存在疾患的病例中并没有发现相同的结果。一篇系统综述发现，应用甲氨蝶呤治疗与输卵管切开术在初次治疗成功上无显著性差异，但在其他结局中，输卵管切开术所显示的有效性较高。一项队列研究发现，期待处理和手术治疗在随后的宫内妊娠率方面是相似的。

562

不太可能有效

全身性氨甲蝶呤联合米非司酮治疗（与单独全身性甲氨蝶呤治疗比较）

随机对照试验发现在治疗成功率方面，甲氨蝶呤加米非司酮与单用甲氨蝶呤相比两者无显著性差异；然而，其中一项随机对照试验发现对于孕激素水平较高的妇女，甲氨蝶呤加上非司酮的治疗成功率有所增加。

定义 异位妊娠指胚胎种植于子宫腔以外的部位。最常见的种植部位是输卵管（约占 95.5%），其次为卵巢妊娠（约占 3.2%）和腹腔妊娠（约占 1.3%）。输卵管种植最常见的部位是壶腹部（73.3%），其次分别是峡部（12.5%）、伞部（11.6%）和间质部（2.6%）[1]。**人群**：本系统综述所涉及的人群指采用有创或无创技术诊断的生命体征稳定、未破裂的输卵管妊娠妇女。

发病率/患病率 英国每年大约有 10 000 例患者被诊断异位妊娠。英国的发病率为 11.0/1000，与其他国家相似，如挪威（14.9/1000）、澳大利亚（16.2/1000）[2-4]，自 1994 起，英国异位妊娠发病率和患者死亡率一直比较稳定（0.4/1000）[4]。迄今为止，大多数流行病学都不能区别哪些异位妊娠是未使用避孕措施（妊娠失败）发生的，哪些异位妊娠是使用避孕措施（避孕失败）而发生的[5,6]。一项 1992～2002 年对法国的人群进行的研究发现，研究期间与妊娠失败有关的异位妊娠增加 17%，与避孕失败有关的异位妊娠减少 29%[6]。日益增加的衣原体感染、抽烟、辅助生育技术等可能导致与妊娠失败相关的异位妊娠与避孕失败相关的异位妊娠不成比例增加。广泛设立的早孕评估单位和无创性诊断技术的应用可能与异位妊娠诊断率增加有关[7,8]。

病因/危险因素 宫外孕病因不清。由于病因、危险因素、妊娠结局不同，与妊娠失败有关的异位妊娠和与避孕失败有关的异位妊娠应视为两个独立的事件[5,6,9]。与妊娠失败有关的宫外孕的主要危险因素包括盆腔炎性疾病、前次异位妊娠史、盆腔或输卵管手术史、不孕、抽烟以及辅助生育等[5,10]。与避孕失败有关的异位妊娠主要危险因素是宫内节育器避孕失败。宫内节育器不增加异位妊娠的绝对危险，但放置宫内节育器的女性发生宫外孕的几率要高于宫内妊娠。异位妊娠的其他危险因素包括前次自然流产史、前次流产史、子宫内膜异位症、子宫输卵管异常、宫内暴露于己烯雌酚。然而只有少于半数的宫外孕与危险因素有关[11]。

预后 **异位妊娠：** 随着妊娠的进展，输卵管妊娠包块可能缩小并自行吸收，或者包块逐渐增大最终导致输卵管破裂甚至死亡。没有明确的临床、超声影像或生物学标记（如β-hCG、孕激素等）可以预测输卵管妊娠破裂[12,13]。在发达国家，异位妊娠所致的患者近期死亡并不多见。 563
最近，英国 Confidential Enquiry into Maternal Deaths 指出异位妊娠位居女性死亡原因的第 11 位（0.4/1000）[4]。近期女性病率与疼痛、输血、手术并发症有关。首次治疗成功和远期妊娠结局依赖于异位妊娠临床特点（如患者是否采取避孕措施、输卵管是否破裂、对侧输卵管是否有疾患）、手术类型以及药物治疗的选择。一项随访 10 年的有关异位妊娠的研究显示，与不使用宫内节育器相比，在异位妊娠后指数期间放置宫内节育器者更易发生重复性异位妊娠；与此形成对照，放置有宫内节育器者宫内妊娠率是未放置宫内节育器的异位妊娠患者 1.7 倍（FRR 1.7，95% CI 1.3～2.3）[9]。对与健康有关的生活质量和心理问题的近期和远近期影响也非常重要（如死亡），但很少被量化。**位置不明确的妊娠**：位置不明确的妊娠指当β－HCG 低于可分辨的范围（1000～1500 IU/L）、阴道超声不能定位的妊娠（包括宫内和宫外）。一项对位置不明确妊娠的观察研究显示，约 55% 的位置不明确妊娠自行消失，34% 随后被诊断为宫内妊娠，11% 随后被诊断为异位妊娠[14]。

请参见《临床证据》英文网络版获取全文和参考文献。

早孕期恶心和呕吐

检索时间：2005 年 9 月

原作者：Mario Festin　于晓明　译　沈浣　校

对早孕期恶心和呕吐治疗的效果如何？

肯定有效

姜

一篇综述收入的两项随机对照试验发现，与安慰剂比较，姜能减轻早孕期恶心和呕吐。该综述收入的一项随机对照试验发现，与安慰剂比较，姜能减少恶心和干呕，但对呕吐没有效果。该综述收入的两项随机对照试验发现，姜和吡哆醇均能从基线水平减轻恶心和呕吐，两者的效果没有显著性差异。

很可能有效

指压疗法

一篇系统综述发现有限的证据表明与假仿指压疗法或无治疗相比，P6 点指压疗法能减少主诉晨吐的孕妇的比例。系统综述未收入的 3 项随机对照试验发现，P6 点指压疗法能缩短恶心和呕吐的持续的时间，但对强度没有影响。其中一项随机对照试验表明，63% 接受 P6 点指压疗法和 90% 接受假仿指压疗法的孕妇存在使用手腕按压带的困难。

抗组胺药（H_1 受体拮抗剂）

两篇系统综述发现有限的证据表明与安慰剂相比，抗组胺药（布克力嗪、茶苯海明、多西拉敏、羟嗪、美克洛嗪）能减轻恶心和呕吐，而没有致畸的证据。一项随机对照试验表明，使用吩噻嗪（丙氯拉嗪）和抗组胺药物（异丙嗪）的呕吐次数和自己报告的不适反应的发生率相似，但是没有提供统计学比较。

吡多醇（维生素 B_6）

两篇有关吡哆醇的系统综述发现有限的证据表明与安慰剂相比吡哆醇能减轻恶心，但是没有证据表明其对呕吐有效。一篇系统综述没有发现吡哆醇有致畸性的证据。系统综述收入的两项随机对照试验发现，吡哆醇和姜均能从基线水平减轻恶心和呕吐，两者的治疗效果没有显著性差异。

效果不明

针刺

一篇系统综述收入了两项随机对照试验。第一项随机对照试验发现与未接受针刺相比，针刺能减轻恶心和干呕的症状，且没有不良反应。然而，与不治疗相比，假仿针刺治疗也能改善症状。第二项相对较小的随机对照试验发现，针刺和假仿针刺治疗在缓解恶心发面没有显著性差异。

饮食干预（除姜外）

我们没有发现对早孕期恶心和呕吐进行饮食干预（除姜外）的随机对照试验。

吩噻嗪类

一篇系统综述发现，使用吩噻嗪或安慰剂在治疗恶心上没有显著性差异，也没有发现吩噻嗪具有致畸性的证据。一项随机对照试验表明，使用吩 565
噻嗪（丙氯拉嗪）和抗组胺药物（异丙嗪）的呕吐次数和自己报告的不适反应的发生率相似，但是没有提供统计学比较。

对妊娠剧吐治疗的效果如何？

效果不明

针刺

一项小型的交叉随机对照试验发现，PC6 点针刺与假仿针刺相比能更快地缓解妊娠剧吐患者的恶心症状，同时也能减少呕吐的次数。

皮质类固醇

两篇系统综述收入的一项小型的随机对照试验和随后的一项随机对照试验发现，对妊娠剧吐的患者给予泼尼松龙治疗一周后，与安慰剂比较，在改善持续性呕吐和再次住院的情况上没有显著性差异。综述收入的另一项小型的随机对照试验发现，泼尼松龙与抗组胺药异丙嗪在改善持续呕吐方面也没有显著性差异，然而，它发现泼尼松龙能减少住院机会。另一项随后的随机对照试验发现，泼尼松龙在缓解妊娠期剧吐的症状上没有异丙嗪快，但随着治疗的延长，泼尼松龙的作用与异丙嗪相同，而且不良反应更少。

促肾上腺皮质激素

一项小型的随机对照试验发现，肌注促肾上腺皮质激素和安慰剂在改善妊娠剧吐患者的恶心和呕吐症状上没有显著性差异。

地西泮

一项小型的随机对照试验对安定和安慰剂缓解妊娠剧吐症状的评估提

供了不充分的证据。

饮食干预（除姜外）

一项小型的交叉随机对照试验对饮食中添加角豆胶粉与安慰剂治疗妊娠剧吐效果的评估提供了不充分的证据。

姜

两篇系统综述收入的同一项小型的交叉随机对照试验对姜改善妊娠剧吐症状的效果提供了不充分的证据。

昂丹司琼

我们没有发现比较昂丹司琼和安慰剂的系统综述或随机对照试验。一项小型的随机对照试验提供了不充分的证据比较了昂丹司琼与抗组胺药物治疗妊娠剧吐的效果。

566

定义 恶心和呕吐是早孕期常见的问题。虽然我们常常称之为"晨吐"，但恶心和呕吐可以发生在一天中的任何时间，并且能持续一整天[1]。这些症状常在妊娠第4～7周开始出现（1项研究发现70%的有症状的孕妇在这段时间出现症状）[2]，大约90%的孕妇在妊娠16周前症状都会消失[1-3]。一项研究表明，只有不到10%的有症状的孕妇在停经之前出现恶心或（和）呕吐[3]。大多数人不需要治疗。然而，如果恶心和呕吐严重且持续存在，那么就可能发展为妊娠剧吐，尤其当孕妇不能保证足够的水、液体和电解质平衡以及营养维持的时候。**妊娠剧吐**是一个排除性诊断，以长时间的严重恶心、呕吐、脱水和体重下降为特征[1]. 实验室检查结果会提示酮症、低钠血症、低钾血症、低尿酸血症、代谢性低氯性碱中毒，以及酮尿。

发病率/患病率 孕妇中的70%会出现恶心，60%出现呕吐[1]。妊娠期剧吐的确切发病率至今尚不清楚。文献报道的发病率范围从3/1000至20/1000不等。而大多数作者报道的发病率是1/200。

病因/危险因素 导致妊娠期恶心和呕吐的原因至今尚不清楚。有一种理论提出，这些症状是由于hCG浓度上升所导致的。这种理论与实际病史情况、水泡样胎块影响其严重性、预后良好相符合（参考下文的预后[4]）。妊娠剧吐的病因也尚不清楚，内分泌和心理因素再次被认为是最有可能的影响因素，然而证据不确定[4]。一项前瞻性研究发现妊娠剧吐的妇女比非妊娠剧吐的妇女更容易有幽门螺杆菌感染（血清幽门螺杆菌IgG阳性：妊娠剧吐95/105［90.5%］*vs*非妊娠剧吐60/129［46.5%］)[5]。但这两者之间是否存在因果关系至今尚不明确。

预后 一篇检索日期为 1988 年的系统综述发现恶心和呕吐与低流产风险相关（6 项研究，14 564 名孕妇，OR 0.36，95% CI 0.32～0.42），但是与围产期死亡无关[6]。恶心、呕吐和妊娠剧吐常常随妊娠进展逐渐好转，但在一项横断面观察研究中，13% 的妇女自诉恶心和呕吐持续至妊娠 20 周以后[7]。

请参见《临床证据》英文网络版获取全文和参考文献。

567

会阴保护

检索时间：2006 年 4 月
原作者：Chris Kettle　黄振宇　译　沈浣　校

产时手术干预对会阴裂伤的发生率有何作用？

肯定有效

限制使用会阴切开术（与常规行会阴切开术相比降低了会阴后部损伤的风险）

一篇系统综述发现，与产时常规进行会阴切开术相比，根据母儿情况有指征地限制使用会阴切开术能减少会阴后部损伤的发生，从而不需要缝合伤口，减少伤口并发症的发生；虽然会阴前部损伤有所增加，但发生率极低；而严重阴道或会阴裂伤、性交困难以及尿失禁的发生率没有显著性差异。随后的一项随机对照试验发现与广泛使用的常规会阴切开术相比，根据胎儿情况有指征地限制会阴切开术，会阴完整的产妇比率有所增加，但两者在会阴前部裂伤或Ⅲ度裂伤的发生率上没有显著性差异。

益害相当

胎吸（与产钳相比，降低发生会阴裂伤的风险，但增加发生新生儿颅内出血的风险）

一篇系统综述及随后的随机对照试验发现，与产钳相比，胎吸助产降低了发生会阴裂伤的风险，但增加了发生新生儿颅内出血和视网膜出血的风险。该系统综述以后发表的一项随机对照试验发现产钳分娩的婴儿在出生后 3 个月时大便失禁症状更为常见。

不太可能有效

会阴正中切开术（与会阴侧切术比较增加了发生会阴Ⅲ度和Ⅳ度裂伤的风险）

我们尚未发现证据证实会阴正中切开术比侧切术能减轻会阴疼痛或增加伤口裂开。在一项类随机研究中有限的证据提示与侧切术比较会阴正中切开可增加Ⅲ度和Ⅳ度会阴裂伤的风险。

很可能无效甚至有害

硬膜外麻醉（增加手术助产机会，进而增加发生会阴裂伤的风险）

一篇系统综述发现，产时应用硬膜外麻醉与非硬膜外麻醉或不麻醉相比增加了手术助产的机会，进而增加了发生会阴裂伤的风险。

产时非手术方法预防会阴裂伤的效果如何? 568

肯定有效

分娩时的持续支持（减少手术助产机会，进而降低会阴裂伤发生的风险）

一篇系统综述发现在分娩时为孕妇提供持续的支持比常规处理方式能减少阴道手术助产（胎吸或产钳）的机会。两组在会阴切开或需要缝合的会阴裂伤发生率上没有显著性差异。

益害相当

直立位分娩（与仰卧位或截石位比较，较少需要行会阴切开术，但发生会阴Ⅱ度裂伤的风险增加）

一篇系统综述发现有限的资料证据表明，与平卧位或截石位比较，分娩时任何一种直立体位可减少会阴切开术，同时会阴Ⅱ度裂伤的发生增加。在直立位组手术助产率有轻度减少。

“hands poised”分娩法（与 hands on 分娩法比较，较少需要行会阴切开术，但疼痛较重，需要人工剥离胎盘的机会增加）

一项多中心的随机对照试验和一项类随机发现“hands poised”分娩法（不接触胎头或不保护会阴）比常规使用的“hands on”分娩法（对胎头施加压力或保护会阴）减少了会阴切开术。以上两项研究都没有证据证实这两种方法在需要缝合的会阴裂伤的发生风险上有影响，一项随机对照试验还发现采用“hands poised”的分娩手法组中，人工剥离胎盘和产后短期内疼痛人数有所增加。

效果不明

第二产程胎儿被动下降（与主动用力比较会阴裂伤的发生无差异）

一项随机对照试验显示与主动用力比较胎儿被动下降会阴裂伤的发生没有显著性差异。

分娩时使用持续憋气法（Valsalva 法）用力与自然呼吸比较会阴裂伤的发生无差异

收入了两项低质量的临床对照试验的系统综述发现，与自然呼吸组比较，第二产程用力时采用 Valsaval 呼吸法在会阴裂伤发生的程度和发生率上没有显著性差异。

569

不同手术方法及缝线对Ⅰ度和Ⅱ度会阴裂伤及会阴侧切术的一期愈合有什么影响？

肯定有效

使用人工合成可吸收缝线缝合Ⅰ度和Ⅱ度会阴裂伤或会阴切开伤口（与肠线比较可减少短效止痛药的使用）

一篇较大的系统综述发现，人工合成可吸收缝线与肠线比较可减少产后 10 天内止痛药的使用。但随后的两项随机对照试验发现使用两种缝线在产后 3 天内会阴疼痛以及产后 24～48 小时或 10～14 天使用止痛剂上没有显著性差异，然而尚缺乏足够的把握度以确定其是否有临床上重要的意义。一篇系统综述和随后的随机对照试验发现，与肠线比较，人工合成可吸收缝线在产后 3 个月内的疼痛和性交痛方面没有显著性差异。但综述收入的一项有 12 个月随访的随机对照试验发现，人工合成可吸收缝线组性交痛的发生率低。两项随机对照试验发现，快速可吸收缝线和标准可吸收缝线在会阴疼痛、坐痛、性交痛的发生率上没有显著性差异。这些随机对照试验也发现使用快速可吸收缝线可减轻行走时的会阴疼痛，并不用拆除缝线。

连续缝合Ⅰ度和Ⅱ度会阴裂伤或会阴切开伤口（与间断缝合比较，减少了短期内的疼痛）

一篇系统综述发现，与会阴皮肤间断缝合相比，连续皮内缝合可减轻产后的短期疼痛，且不用拆除缝线，但是两者在产后 3 个月内会阴疼痛和性交痛方面没有显著性差异。一项随机对照试验发现，比间断缝合相比，在全层修补时采用连续疏松的缝合方式能改善产后 10 天会阴疼痛和减少 3 个月内缝线拆除。

很可能有效

Ⅰ度和Ⅱ度会阴裂伤或会阴切开术时不缝合皮肤（与常规缝合比较可减少性交困难）

一项大样本的随机对照试验发现，不缝合皮肤（但缝合阴道黏膜和会阴肌肉）与常规缝合方法在产后 10 天内疼痛上没有显著性差异。另一项随机对照试验发现不缝合皮肤可减轻产后 3 个月内的疼痛。两项随机对照试验都发现不缝合皮肤可减轻产后 3 个月内的性交痛。

很可能无效甚至有害

Ⅰ度和Ⅱ度会阴裂伤或会阴切开术时不缝合肌肉和皮肤（与缝合比较伤口愈合差）

两项小型的随机对照试验发现，Ⅰ度和Ⅱ度会阴裂伤时，不缝合肌肉和皮肤与缝合肌肉和皮肤在产后短期会阴疼痛上没有显著性差异。其中一项存在方法学上缺陷的研究提示两者在伤口愈合方面没有显著性差异，但第二项随机对照试验发现不缝合组中产后6周内伤口愈合不良的比例增加。 570

不同手术方法及缝线对Ⅲ度和Ⅳ度产科肛门括约肌损伤的一期愈合有什么影响?

效果不明

使用不同手术方法和缝线缝合一期Ⅲ度和Ⅳ度产科肛门括约肌损伤

一项小型的随机对照试验采用重叠缝合和端端缝合方法缝合一期产后肛门外括约肌（Ⅲ度会阴裂伤），发现两组间在会阴部不适上没有显著性差异，与端端缝合方法比较，重叠缝合没有显著减少便急和大便失禁。

定义 会阴裂伤是指产时自然或由手术（会阴切开术）造成的生殖道损伤。会阴前部裂伤可涉及阴唇、阴道前壁、尿道或阴蒂，其发生率往往较低。会阴后部的裂伤包括阴道后壁、会阴肌肉或者肛门括约肌。自然Ⅰ度会阴裂伤仅有皮肤裂伤，Ⅱ度会阴裂伤包括会阴肌肉，Ⅲ度会阴裂伤包括部分或全部的肛门括约肌撕裂，Ⅳ度会阴裂伤包括全部的肛门内外括约肌和直肠黏膜撕裂[1]。

发病率/患病率 约有85%经阴道分娩的孕妇有不同形式的会阴裂伤[2]，其中60%～70%的人接受了缝合，此数据相当于1997年在英国有400 000名妇女接受了缝合[2, 3]。在不同国家会阴切开率有很大的差异：荷兰有8%，英国有14%，美国有50%，东欧国家有99%[4-6]。据报道在美国[6]和英国[7]自然产裂伤的缝合率有1/3，由于报道的差异和裂伤分类方法不同，还有可能低估了这一数据。肛门括约肌损伤的发生率也有很大不同，在英国是0.5%，丹麦是2.5%，加拿大是7%[8]。

病因/危险因素 会阴裂伤发生在自然分娩或阴道助产过程中，尤其在第一次阴道分娩后更常见[1]，相关的危险因素包括：胎儿大小、分娩方式、先露异常和胎位不正。其他会加重会阴裂伤范围和程度的母体因素有：种族（白种人比黑种人的危险性增加）、高龄、异常的胶原合成以及低营养状态[9]，临床医师的经验以及产时干预方案的选择也会影响会阴裂伤的发生率及严重程度。

预后 会阴裂伤可以影响孕妇产后短时间内及今后很长时期的生理、心理和社会健康状态，另外它也能中断母乳喂养，影响家庭生活甚至破坏性生活。在英国，有23%～42%的妇女在产后10～12天有持续疼痛或不适，7%～10%的妇女有长时期的疼痛（产后3～18个月）[2,3,10]；23%的妇女产后3个月有表浅的性交困难；3%～10%有大便失禁[11,12]；24%以上的妇女有排尿问题[2,3]；并发症的发生受会阴裂伤的严重程度和治疗有效性的影响。

请参见《临床证据》中文全版本和英文网络版获取全文和参考文献。

产后抑郁

检索时间：2005 年 9 月

原作者：Louise Howard 张超 译 沈浣 校

药物治疗产后抑郁的效果如何？

很可能有效

选择性 5 羟色胺再吸收抑制剂类抗抑郁药物（氟西汀和帕罗西汀）*

一项小型的随机对照试验发现有限的证据表明，与安慰剂加上一个或六个疗程的认知行为治疗相比，氟西汀配合一个或六个疗程的认知行为治疗在治疗 4 周和 12 周时能够缓解产后抑郁。该试验存在方法学上的缺陷，参加试验者退出率较高，并且不包含哺乳的妇女。第二项小型的随机对照试验提供有限的证据表明，与单纯应用帕罗西汀相比，帕罗西汀配合 12 个疗程的认知行为治疗对改善产后抑郁没有显著性差异。该试验规模很小，且不包括自杀或滥用药物者。尽管缺乏选择性 5 羟色胺再吸收抑制剂治疗产后抑郁的证据，但是它是已知的治疗普通抑郁人群的有效药物，因此认为其对产后抑郁的治疗很可能有效。

效果不明

除氟西汀和帕罗西汀外的其他抗抑郁药物

我们没有发现其他抗抑郁药物治疗产后抑郁疗效的随机对照试验，也没有发现对其他抗抑郁药物和心理治疗进行比较的随机对照试验。

激素

一项小型的随机对照试验发现，与安慰剂相比，雌激素能够在服用 3 个月和 6 个月时改善严重产后抑郁者的症状。

非药物治疗产后抑郁的疗效如何？

很可能有效

个体认知行为治疗

一项小型的随机对照试验提供有限的证据表明，个体认知行为治疗与理想的标准处理均能够迅速改善抑郁症状，并且治疗效果可持续至 6 个月，两种干预治疗措施没有显著性差异。来自另一项随机对照试验的有限的证据表明，与常规基础治疗相比，个体认知行为治疗能够在短期内改善产后抑郁症状（治疗后立即起效），但与常规基本治疗、非指导性咨询或精神动力学治疗相比，产后9个月到5年的长期疗效不明确。

人际心理治疗

一项随机对照试验认为，与期待治疗相比，人际心理治疗能够在12周改善产后抑郁症状。

572 **非指导性咨询**

有2项随机对照试验提供了有限的证据表明，与常规基础治疗相比，非指导性咨询能够在短期内改善抑郁症状（治疗后立即起效）。随访超过12个月的一项随机对照试验认为与常规基础治疗、个体认知行为治疗及精神动力学治疗相比，非指导性咨询产后9个月到5年的长期疗效并不明确。

精神动力学治疗

一项随机对照试验提供的有限证据表明，与常规基础治疗相比，精神动力学治疗能够在短期内改善抑郁症状（治疗后立即起效），但与常规的基础治疗、非指导性咨询及个体认知行为治疗相比，精神动力学治疗产后9个月到5年的长期疗效并不明确。

效果不明

群体认知行为治疗

一项小型的随机对照试验对筛查出的有显著产后抑郁症状的患者采用了群体认知行为治疗，发现与常规基础治疗相比，群体认知行为治疗能够在6个月时改善抑郁症状。

光疗

我们没有发现有关光疗的随机对照试验。

母婴交流培训

一项随机对照试验发现，与常规治疗相比，母婴相互交流培训没有显著降低产后抑郁评分，但是在开始治疗的10周内改善了母亲对婴儿的应答反应。

同配偶接受心理教育

一项小型的随机对照试验发现，与单独接受心理教育相比，与配偶共同接受心理教育能够在10周时降低患者的抑郁评分，且配偶的心理疾病患病率也减少。

以电话为基础的同伴支持（母亲与母亲）

一项小型的随机对照试验发现，与常规治疗相比，同龄人间通过电话的鼓励交流能够在4个月时降低抑郁评分。

* 根据氟西汀和帕罗西汀对普通抑郁人群的治疗效果对其进行分类。

定义 产后抑郁（postnatal depression，PND）是指产后发生的非精神病的抑郁，但对其发病时间的看法并不统一，有的定义为发生在产后6个月内，有的定义为产后4周或产后3个月内，而英国最近提出以产后3个月内作为产后抑郁发生的实用的临床诊断标准[1]。直到最近，产褥期精神异常才在精神性疾病分类中单独列出，但是如果归入国际疾病分类（International Classification of Disease，ICD-10）[2]和第四版精神疾病诊断及统计学手册（Diagnostic and statistical manual of mental disorders，fourth edition，DSM-IV）（见表1 Ⓣ）中则需要符合某些条件，从而限制了分类的应用。在ICD-10分类中是由于无法对产后发生的精神异常进行分类，而将其归入产褥期精神异常；DSM-IV中产后“情绪异常”特指发生在产后4周内[3]。在临床实践和研究中，我们通常采用的定义要更为宽泛，因为无论产后抑郁是否确实不同于一般概念的抑郁，由于母亲需要照顾和对正在生长发育的婴儿有影响，其治疗问题已经被提出（见预后部分）。然而，目前逐渐认识到许多产后抑郁其实在妊娠期间已经发生[4, 5]。产后抑郁的临床表现类似于其他时间发生的抑郁表现，并且除了情绪低落、睡眠障碍、食欲改变、白天情绪变化、注意力不集中、易激惹外，产妇还表现出对其无法照顾婴儿而感到内疚。许多国家都采用爱丁堡产后抑郁量表筛查健康人群是否有产后抑郁症状[6, 7]。 573

发病率/患病率 产后抑郁的患病率与女性总体人群抑郁症患病率相似，但其在分娩后第一个月的发生率是非分娩妇女每月抑郁发生率的3倍[8]。一项主要针对发达国家的Meta分析发现产后抑郁的发生率是12%～13%[9]，显著高于发展中国家[10, 11]。

病因/危险因素 有4篇系统综述认为产后抑郁的危险因素包括：既往有任何心理疾病史（包括前次产后抑郁病史）、低水平社会保障、婚姻关系紧张、新近发生过生活事件[9, 12-14]。来自印度的最新研究也提出配偶对新生婴儿性别特别是对女孩的失望与产后抑郁的发生相关[10, 15]。

预后 多数产后抑郁会在3～6个月内自然缓解[16]，但是大约1/4的妇女在产后1年仍表现抑郁症状[17]。目前在发达国家，自杀是产后第一年母亲死亡的主要原因[18]，但其自杀率要低于同年龄非产后妇女[19]。此外，产后抑郁与安全归属性降低[20]、母亲与婴儿交流不足[21]、婴儿特别是社会经济贫困地区的男孩认知和情感发育障碍相关[22, 23]。

上述相关性即使排除了产妇以后发生抑郁的因素后仍有统计学意义。但是也有证据表明对儿童的后期影响与母亲的长期抑郁或抑郁复发而不是产后抑郁本身有关[24]。我们发现与抑郁症状持续不足 6 个月相比，抑郁症状持续超过产后 6 个月的母亲与婴儿的交流要更少[25]，提示抑郁的持续时间是决定其对母婴关系影响的重要因素。

请参见《临床证据》中文全版本和英文网络版获取全文和参考文献。

产后出血的预防

574

检索时间：2005 年 5 月

原作者：David Chelmow, Barbara O'rien

杨晶晶 译 沈浣 校

预防原发性产后出血的干预措施及其效果如何？

肯定有效

积极处理第三产程

一篇系统综述发现积极处理第三产程包括控制性牵引脐带、尽早钳夹脐带及引流脐带血、预防性使用催产素，可以减少 500ml 或 1000ml 以上的出血量，降低相关病率的发生，包括平均失血量、产后血红蛋白小于9g/dl、输血、产后需补充铁剂以及第三产程的延长。该综述收入的一项随机对照试验发现，尽管积极的处理可能增加恶心、呕吐和头痛等不良反应，但产妇不满意的可能性不大。

催产素

一篇系统综述发现，与安慰剂相比，使用催产素能减少进一步药物治疗的需要，除产后贫血外，可减少大部分由于产后出血造成的后果。另一篇系统综述发现，与催产素和麦角新碱联合使用相比，单独使用催产素组产后出血发生率增高，需进一步治疗的比例轻度升高。然而，单独使用催产素组舒张期高血压、恶心、呕吐等不良反应发生率较低，两种用药方法在严重产后出血及需要输血的发生率上没有显著性差异。第一篇系统综述和系统综述未收入一项随机对照研究发现使用催产素和使用麦角新碱相比，产后失血的结局没有显著性差异，使用催产素组发生恶心的情况比较少，但可能降低胎盘滞留和高血压发生的风险。一篇系统综述发现与口服米索前列醇相比，催产素能减少产后出血的发生，不良反应发生的比例更少，尤其是发热、寒战和腹泻。一项随机对照试验得到有限的证据表明催产素与注射用前列腺素（PGE_2）相比较也有类似的结果。

很可能有效

有控制的牵引脐带

一项随机对照试验发现，与给予最低限度的干预相比，有控制的牵引脐带降低了胎盘滞留和需进一步药物治疗的风险，然而，由于两组催产素给药时间不同，有可能影响结果。两种治疗措施的休克和需输血的发生率无显著性差异。另一项随机对照试验发现，与期待疗法比较，有控制的牵引脐带加上立即引流脐带血产后血色素下降幅度较小。但两种治疗措施的产后血色素水平、需输血或需手取胎盘的发生率无显著性差异。

575 益害相当

麦角复合物

一项随机对照试验得到有限的证据发现，与安慰剂相比，口服麦角新碱组严重产后出血、需进一步治疗或输血的发生率无显著性差异。一篇系统综述发现，与催产素相比，使用麦角新碱组产后出血的结局没有显著性差异，但更易有恶心，并增加发生胎盘滞留和高血压的风险。系统综述未收入的一项随机对照试验也发现了同样的结果。一篇系统综述及另外一项随机对照试验发现和麦角新碱与催产素联合使用相比，单纯使用麦角复合物产后出血量和需要手取胎盘的比例没有显著性差异。有三项随机对照试验发现应用麦角复合物和前列腺素类似物在产后出血量上没有显著性差异，麦角新碱组寒战或发热的不良反应较少。

注射用前列腺素

系统综述未收入的一项随机对照试验的有限的证据表明，和催产素比较，注射前列腺素产后出血量没有显著性差异。多项随机对照试验发现，前列腺素类似物和麦角新碱比较产后出血量没有显著性差异，但前列腺素组寒战和发热的不良反应增多。多项随机对照研究发现，注射前列腺素和催产素与麦角新碱联合使用比较，产后出血量没有显著性差异，但前列腺素增加发生腹泻的危险。有两项随机对照研究在早期终止，其中一项使用前列腺素后出现了不可接受的、较多的胃肠道反应。

催产素与麦角新碱联合使用

一篇系统综述发现，与单独使用催产素比较，催产素与麦角新碱联合使用能减少产后出血的发生率，需要进一步治疗的比例轻度减少，但不良反应如舒张期高血压、恶心、呕吐等增加。该综述发现两种治疗措施的严重产后出血以及需要输血的发生率没有显著性差异。一篇系统综述发现，和单独使用麦角复合物比较，催产素与麦角新碱联合使用组产后出血量和需手取胎盘的比例没有显著性差异。一篇系统综述发现，与口服米索前列醇比较，催产素与麦角新碱联合使用组需要进一步治疗的比例减少，同时较少出现寒战。一项随机对照试验比较了催产素与麦角新碱联合用药和米索前列醇直肠给药，发现两种治疗措施没有差异；而同时另一项随机对照试验发现，与米索前列醇直肠用药相比较，催产素与麦角新碱联合用药减少了产后出血、严重产后出血、需要输血以及发生寒战的风险。多项随机对照试验比较了催产素与麦角新碱联合用药和注射用前列腺素，发现两种治疗措施的效果无差异，联合用药较少发生腹泻。两项随机对照研究在早期终止，其中一项在使用前列腺素后出现了不可接受的、较多的胃肠道反应。

效果不明

子宫按摩

我们没有发现有关子宫按摩预防产后出血效果的随机对照试验。

不太可能有效 576

早开奶

一项类随机试验发现，与常规处理比较，第三产程后早开奶产后出血的发生率及出血量没有显著性差异。

很可能无效甚至有害

米索前列醇

一篇系统综述发现，与安慰剂或没有治疗措施相比，使用前列腺素产后出血量没有显著性差异，但口服米索前列醇组严重产后出血的发生率增高。同时还发现口服米索前列醇的不良反应尤其是发热和寒战增加。一篇系统综述发现，与催产素相比，口服米索前列醇增加产后出血发生率，不良反应如发热、寒战和腹泻的比例增高。另一篇系统综述发现，和催产素与麦角新碱联合用药相比，口服米索前列醇增加了需进一步治疗的比例，也增加了发生寒战的风险。还有一项随机对照试验比较了米索前列醇直肠用药和催产素联合麦角新碱的效果，发现两者没有差异，而另一随机对照研究则发现米索前列醇直肠用药增加了发生产后出血、严重产后出血、需要输血以及发生寒战的风险。

定义 产后出血是指估计产后出血量大于500ml。首要原因是宫缩乏力，即胎盘娩出后子宫不能收缩。产后出血分为早期（原发）和晚期（继发）两种。早期产后出血发生在产后 24 小时内，晚期产后出血发生在产后 24 小时至产后 6 周。以下将讨论在低危和高危产妇阴道分娩后预防产后出血的治疗对策的效果，特别是预防宫缩乏力的效果。将来的更新将检验预防和治疗由其他原因引起的产后出血的治疗策略。

发病率/患病率 全球范围内产后出血发生率约 10.5%，造成 132 000 名产妇死亡，病死率为 1%[1]。在贫穷国家，产后出血是孕产妇死亡的首要直接病因，最多的是在非洲和亚洲[1]。可能有多种因素造成了发达国家和发展中国家之间的不平衡：危险因素增加（如多产妇）、缺乏安全血库、没有常规预防产后出血、缺乏治疗宫缩乏力的药物和外科手段等。

病因/危险因素 除宫缩乏力以外，早期产后出血常由于胎盘组织残留，损伤如会阴、阴道或宫颈裂伤，子宫破裂或凝血障碍引起。宫缩乏力的危险因素包括全麻，子宫张力过大，尤其是双胎、巨大胎儿或羊水过多，产程延长，急产，使用催产素引产或增强宫缩，多产妇，绒毛膜羊膜炎，既往分娩有宫缩乏力史或胎盘组织残留。

577 **预后** 大多数产妇能够耐受产后出血，尤其是在欧洲和美国。然而在资源贫乏地区，妇女在孕期可能已经有明显贫血，因而当失血大于500ml时情况即可非常严重。尽管美国的孕产妇死亡率极低，产后出血仍占孕产妇死亡率的29%[2]。在发展中国家孕产妇死亡率是美国的50～100倍，产后出血导致死亡的比例与美国相似。其他与产后出血相关的死亡原因包括肾衰竭、呼吸衰竭、多器官功能衰竭，需要输血、需要手术包括刮宫和少见的子宫切除术。一些大出血的产妇日后可能发展为Sheehan综合征。

请参见《临床证据》中文全版本和英文网络版获取全文和参考文献。

子痫前期和高血压

检索时间：2004 年 11 月

原作者：Lelia Duley　魏俊　鹿群　译　沈浣　校

对有子痫前期危险因素的妇女采用预防性治疗效果如何？

肯定有效

抗血小板药物

一篇系统综述和一项随后的随机对照试验发现，与安慰剂或不治疗相比，对有子痫前期高危因素的妇女采用抗血小板药物治疗（主要是阿司匹林）能减少患子痫前期、婴儿的死亡和早产的风险。这项随机对照试验在其他重要结局方面没有发现显著性差异。系统综述发现没有证据表明阿司匹林较安慰剂增加母儿出血的风险。

补钙

一篇系统综述发现补钙（主要指 2g/d）较安慰剂降低了发生子痫前期的风险，并能降低体重低于 2500g 婴儿出生的风险。它发现在剖宫产、早产、死产或出院前婴儿的死亡风险方面，补钙和安慰剂之间无显著性差异。

效果不明

抗氧化剂

两项随机对照试验提供的有限的证据表明，抗氧化剂（维生素 C＋维生素 E、番茄红素）较安慰剂能降低发生子痫前期的风险。在其他重要的临床结局方面未提供充分的证据。

阿替洛尔

一项随机对照试验比较了安慰剂和阿替洛尔效果，但是样本量太小，无法得出可信的结论。

鱼油、夜来香油或两者联用

我们发现 6 项小型的随机对照试验对鱼油、夜来香油或两者联合使用以及安慰剂在子痫前期或早产治疗中的作用进行了比较，但得到的证据不足。一项小型的随机对照试验对补充蛋白质、鱼油、钙剂加左侧卧位休息与补充铁剂在子痫前期或早产治疗中的作用进行了比较，但得到的证据不足。

硝酸甘油

两项随机对照试验比较了硝酸甘油和安慰剂或期待疗法的效果，另外一项随机对照试验则比较了硝酸甘油与阿司匹林、双嘧达莫的效果，提示硝酸甘油有效的证据不足。

补镁

系统综述发现补镁对降低子痫前期发生或并发症有效，但证据不足。

限制盐摄入

一篇系统综述的有限证据表明，低盐饮食与正常饮食人群子痫前期发生的风险无显著性差异。

---

579 对有轻至中度妊娠期高血压的妇女治疗效果如何？

效果不明

用降压药治疗轻至中度高血压

两篇系统综述发现，降压药物可以使重度高血压发生风险减半，但其在其他重要结局上的作用仍不清楚。系统综述发现孕期使用血管紧张素转换酶抑制剂与胎儿肾衰竭有关，而β受体阻断剂增加小于孕龄胎儿的风险。与不治疗相比，使用降压药物治疗孕期轻、中度高血压是否值得，目前仍没有定论。

卧床休息/住院治疗与日间护理比较

关于住院治疗或卧床休息与门诊随诊、日间护理或住院期间正常活动的比较我们发现了有限的证据。

对重度子痫前期或妊娠期重度高血压的妇女的治疗效果如何？

肯定有效

对重度子痫前期预防性使用硫酸镁

一篇系统综述发现，与安慰剂比较，对重度子痫前期预防使用硫酸镁使子痫发生风险减半。发现与安慰剂相比，硫酸镁能降低产妇死亡率，但差异无显著性，两组间死产或新生儿死亡发生风险无显著性差异。该综述同样发现与苯妥英或尼莫地平相比，硫酸镁能降低子痫发生的风险。据报道四分之一使用硫酸镁的患者出现了不良反应（主要为面色潮红），而安慰剂组仅占百分之五。该综述比较了地西泮与硫酸镁治疗重度子痫前期的效果，但证据不足。

很可能有效

使用降压药治疗重度高血压*

目前一致认为在妊娠期患重度高血压者应采用降压治疗，因此安慰剂对照试验是不合伦理的。一篇系统综述及随后的随机对照试验以需立即治疗的严重高血压的女性为研究对象，发现所有降压药物均有效降低血压，但未发现这类药物在控制血压的作用上有显著性差异。这些研究的样本量太小，无法得出不同降压药物作用可能有差异的结论。酮色林、二氮嗪可能分别比肼屈嗪及拉贝洛尔的不良反应更大。

* 目前一致认为在妊娠期患重度高血压者应采用降压治疗，因此安慰剂对照试验是不合伦理的。

效果不明

580

抗氧化剂治疗重度子痫前期

一项随机对照试验发现 VitE、VitC 联合别嘌呤醇较安慰剂对控制重度子痫前期的效果证据不足。

重度子痫前期分娩时麻醉方式的选择

两项随机对照试验发现，对重度子痫前期或妊娠期高血压妇女采用硬膜外麻醉尽管使第二产程延长、产褥期发热及产钳助产风险增加，但与静脉麻醉相比，它能有效地减轻产时疼痛。

早发型重度子痫前期提前分娩

收入了两项随机对照试验的一篇系统综述发现，与期待疗法相比，没有证据表明产科干预能降低重度早发型子痫前期妇女的死产及围产儿死亡的发生率。然而，它发现产科干预较期待疗法增加了新生儿转入新生儿重症监护室的发生率及坏死性小肠结肠炎、呼吸窘迫的发生风险。综述没有发现充分的证据证明期待疗法与产科干预对母体的影响。

重度子痫前期扩容治疗

一篇系统综述比较了扩容与不扩容的治疗效果，没有足够的证据得出可信的结论。

哪种抗惊厥药是子痫患者的最佳选择？

肯定有效

硫酸镁治疗子痫（较其他惊厥药物更有效、更安全）

系统综述及随后的随机对照试验发现，硫酸镁较苯妥英、地西泮或冬眠合剂能降低子痫发作的风险。一篇系统综述发现，硫酸镁较地西泮能降低母体死亡率。另外两篇系统综述发现，与地西泮及冬眠合剂相比，硫酸镁治疗组的母体死亡率低，但差异未达到显著统计学意义。

定义　妊娠期高血压疾病包括以下几种情况。**妊娠期高血压**，即孕 20 周后出现血压升高，无蛋白尿。**子痫前期**是孕期特发的多系统功能障碍的疾病，常表现为高血压及蛋白尿，孕 20 周前很少发生。**子痫**指在子痫前期基础上出现单次或反复发作的惊厥。**妊娠合并高血压**（本章未介绍）即指孕前有高血压病史或孕 20 周前出现血压升高，可能是原发性高血压，少数继发于其他疾病[1]。

581 发病率/患病率　10% 的孕妇患妊娠期高血压疾病，2% ～8% 的孕妇患子痫前期[2]。发达国家中子痫的发生率大约为 1/2000[3]，发展中国家的子痫发生率在 1/1700～1/100[4, 5]。

病因/危险因素　目前子痫前期的病因不明，可能与多种因素相关，也可能与妊娠早期胎盘植入障碍相关[6]。子痫前期易发生在胎盘偏大的孕妇，如多胎妊娠时以及合并糖尿病、高血压、胶原病等微血管病变的病理状态时[7、8]。其他危险因素包括遗传易感性、多产、高龄[9]等。吸烟可能降低发生子痫前期的风险，但更易导致低出生体重、胎盘早剥及围产儿死亡的发生[10]。

预后　单纯的妊娠期高血压患者的妊娠结局与孕期血压正常的孕妇相似[7, 11]。但一旦发展为子痫前期，母婴的发病率及死亡率均会升高。如重度子痫前期患者的围产期死亡率是正常怀孕女性的 2 倍[7]。高血压出现越早，妊娠结局越差[7, 9, 11]。严重原发性高血压妇女的围产期死亡率升高[12]。

请参见《临床证据》中文全版本和英文网络版获取全文和参考文献。

早 产

582

检索时间：2005年6月

原作者：David M Haas　刘国莉　鹿群　译　沈浣　校

对有早产高危因素的妇女采取的预防性干预措施的效果如何？

很可能有效

对有早产高危因素但尚未确定有宫颈病变者行预防性宫颈环扎

5项对尚未确定有宫颈病变者研究的随机对照试验发现不同的结果。一项大型的随机对照试验发现对以前发生过早产或做过宫颈手术者在妊娠9～29周行宫颈环扎者较未环扎者在33周前分娩的几率降低，但产褥病率的发生增加。其他四项较小型的随机对照试验对有发生早产各种高危因素者在妊娠10～30周行宫颈环扎者与未环扎者进行比较，发现两者在34周前分娩的发生率无显著性差异。

不太可能有效

对社会经济差的人群或高危人群的产前保健项目

在一定范围的国家内进行的随机对照试验发现，为了降低早产的风险，和通常的保健比较，增强的产前保健没有显著性差异。

对有早产高危因素者且已经确定有宫颈变化时行预防性宫颈环扎

当确定已有宫颈变化时，5项随机对照试验得出不同的结果。三项随机对照试验发现在33、34、35周前环扎组和未环扎组在分娩的发生率上无显著性差异。一项随机对照试验发现，与仅仅卧床比较，环扎加卧床休息显著降低34周前早产的发生，但在环扎加卧床休息组和未环扎组比较，新生儿的存活率无显著性差异。一项小型的随机对照试验发现，与卧床休息比较，在突出的羊膜囊已达到或超过宫颈内口时行急诊宫颈环扎可降低早产的发生并改善新生儿的发病率。

为了改善胎膜早破者的预后所采取的治疗措施的效果如何?

很可能有效

对胎膜早破者抗生素的应用(延长了孕周且可能会降低感染,但对于围产儿死亡率的影响不确定)

对胎膜早破者所进行的一项系统综述发现与安慰剂比较,抗生素可延长孕周并降低新生儿病率,如新生儿感染、需要氧气治疗和异常的脑部超声。并发现与安慰剂比较,阿莫西林复合物(阿莫西林-克拉维酸)增加了新生儿坏死性小肠结肠炎的风险。

583

效果不明

对胎膜早破者行羊膜腔输液

一篇系统综述发现在改善胎膜早破者的新生儿预后上,对羊膜腔输液者与无羊膜腔输液者进行比较的一项小型的随机对照试验提供的证据不充分。

为了消除早产中的宫缩所采取的治疗措施的效果如何?

很可能有效

钙通道阻滞剂

我们未发现钙通道阻滞剂与安慰剂比较的系统综述或随机对照试验。一篇系统综述发现与其他宫缩抑制剂(主要是β受体激动剂)比较,钙通道阻滞剂显著降低了48小时内分娩的发生、新生儿发病率和与由母体不良反应导致的退出。

效果不明

催产素受体拮抗剂(阿托西班)

一篇系统综述收入了两项比较了阿托西班和安慰剂的随机对照试验并有不同的结果。较大型的一项随机对照试验发现与安慰剂比较,阿托西班可延长孕周,但阿托西班较安慰剂增加了28周以前的胎儿死亡率,但该发现的统计学意义未报道。另一项随机对照试验发现阿托西班较安慰剂可增加48小时内的分娩发生,但该发现的统计学意义没有被报道。

前列腺素抑制剂(吲哚美辛)

一篇收入了三项小型的随机对照试验的系统综述发现与安慰剂比较,吲哚美辛减少48小时和7天内及37周前分娩的证据有限。然而,它发现吲哚美辛、安慰剂或无治疗组在围产儿死亡率、呼吸窘迫综合征、支气管肺发育不良、坏死性小肠结肠炎、新生儿败血症和低出生体重儿的发生上无显著性差异。该综述可能缺少足够的把握度来发现临床上重要的不良反应。

不太可能有效

硫酸镁

一篇系统综述发现硫酸镁和安慰剂或无治疗组在36周前分娩、围产儿死亡率或呼吸窘迫综合征的发生上无显著性差异。第二篇系统综述发现硫酸镁和其他宫缩抑制剂（β受体激动剂、钙通道阻滞剂、前列腺素合成酶抑制剂、硝酸甘油、酒精和右旋糖酐输注）在48小时内的分娩无显著性差异，尽管结果有统计学的异质性。同时，该研究也发现和其他宫缩抑制剂比较，硫酸镁增加了胎儿、新生儿和婴儿的死亡率。

很可能无效甚至有害

β受体激动剂

一篇系统综述发现与安慰剂或无治疗组比较，β受体激动剂在围产儿死 584
亡率或呼吸窘迫综合征的发生上无显著性差异；但是，与安慰剂或无治疗组比较，β受体激动剂降低了48小时内分娩的发生。该综述发现β受体激动剂较安慰剂或无治疗组增加了胎儿心动过速和母体不良反应如胸痛、心悸、呼吸困难、震颤、恶心、呕吐、头痛、高血糖和低血钾的发生。

与非择期剖宫产比较，对早产妇女行择期剖宫产的效果如何？

不太可能有效

在早产中行择期剖宫产而不是非择期剖宫产

一篇系统综述发现与非择期剖宫产相比，择期剖宫产增加了母体发病率，在新生儿发病率或死亡率方面无显著性差异。该随机对照试验可能在发现临床上重要的新生儿益处方面欠缺把握度。

为了改善早产的结局所采取的治疗措施的效果如何？

肯定有效

产前应用皮质类固醇

一篇系统综述发现与安慰剂或无治疗组比较，产前应用皮质类固醇显著降低了呼吸窘迫综合征、脑室内出血和新生儿的死亡率。

很可能无效甚至有害

对胎膜完整的早产应用抗生素

一篇系统综述发现抗生素组和未用抗生素组在 48 小时、7 天分娩或围产儿死亡率上均无显著性差异。它发现用抗生素较未用抗生素降低了母体感染的发生。一项随后的随机对照试验发现用抗生素者和未用抗生素者在 7 天内或 37 周前的分娩无差异。

在早产前应用促甲状腺激素释放激素和皮质类固醇

一篇系统综述发现促甲状腺激素释放激素和皮质类固醇与单独应用皮质类固醇在改善新生儿结局方面无显著性差异。该综述发现促甲状腺激素释放激素和肾上腺皮质激素较单独应用皮质类固醇增加了母儿不良反应。

定义 WHO 将 37 周前婴儿的分娩定义为早产[1]。该定义的低限未规定，但 23～24 周被广泛接受[1]，这时平均胎儿体重近似 500 克。

发病率/患病率 在发达国家早产占全部生产的 5%～10%[2-4]，但是近年来在一些国家，尤其是美国早产的发生率在增加[5]。在欠发达国家（使用上述早产定义）我们发现早产发生率的可靠的证据很少。Ethiopia 西北部报道根据所研究的母亲的年龄组，早产的发生率波动在11%～22%，在十几岁的母亲中的发生率最高[6]。

585 **病因/危险因素** 大约 30% 的早产是自发的并且无法解释的[4,7,8]。早产临产通常导致早产。一篇系统综述（未报道研究时间）对宫缩抑制剂和安慰剂进行比较，发现约 27% 的早产临产自行消失而 70% 进展为早产[9]。自发早产的两个最强的危险因素是社会经济地位低和早产史。多胎导致了另外 30% 的早产[4,7]。其他已知的危险因素包括生殖道感染、胎膜早破、产前出血、宫颈机能不全和先天性子宫异常，总的占早产病例的 20%～25%。剩余的病例（15%～20%）归因于继发于妊娠高血压疾病、胎儿宫内生长受限、先天异常、外伤和妊娠内科疾患而行的可选择性早产[4,5,7,8]。

预后 早产是导致新生儿死亡和婴儿死亡的首位原因，通常是胎肺不成熟造成的呼吸窘迫综合征的结果[10]。存活的儿童是神经功能缺陷的高危者[11]。观察研究发现一例早产会显著增加该妇女随后妊娠再次发生早产的风险[12]。

请参见《临床证据》中文全版本和英文网络版获取全文和参考文献。

急性呼吸窘迫综合征

检索时间：2004 年 11 月

原作者：Satyendra Sharma　马艳良　邓锐　译

对成年 ARDS 患者进行干预的效果如何？

肯定有效

低潮气量机械通气

两项随机对照试验发现与高潮气量通气相比，低潮气量机械通气可以降低 28 天和 180 天时的病死率。一项随机对照试验也发现低潮气量机械通气可增加无机械通气天数。低潮气量目标值为 6ml/kg 预计体重。一项随机对照试验发现低潮气量通气和高潮气量通气组住院天数无显著性差异。低潮气量通气可导致呼吸性酸中毒，并引起需要治疗的呼吸频率增快和（或）碳酸氢钠增多。

很可能有效

保护性通气

三项随机对照试验发现高 PEEP 组与低 PEEP 总病死率无显著性差异，尽管其中两项随机对照试验发现保护性通气可改善其他结局，包括复发率。一项随机对照试验发现应用低潮气量通气时高 PEEP 组与低 PEEP 组无显著性差异。目前已有共识认为 PEEP 有益于 ARDS 患者。应用 PEEP 进行保护性通气可使肺泡在整个呼吸过程中保持开放，但目前还没有证据支持在 ALI/ARDS 患者常规应用高水平 PEEP。

益害相当

俯卧位

俯卧位可以改善氧合，但这个益处由于缺乏关于有效性或病死率的好的证据以及存在少见但潜在的严重危害，故尚需慎重衡量其益处。一篇系统综述发现俯卧位改善了 69% 的 ARDS 患者的氧合。但是该综述和其后一项随机对照试验发现仰卧位和俯卧位在 10 天和 6 个月病死率方面无差异。一项小型的临床对照试验发现和单纯仰卧位相比，俯卧位和呼气末正压均能改善氧合。亚组分析显示和仰卧位或呼气末正压相比，只有俯卧位能改善有局部渗出的患者的氧合。俯卧位的不良反应包括增加镇静、颜面水肿以及意外脱管。脊柱不稳定是俯卧位的绝对禁忌证。相对禁忌证包括血流动力学和循环不稳定以及新近胸部或腹部手术。

效果不明

皮质类固醇

目前证据还不足以评价皮质类固醇对 ARDS 患者的作用。一项随机对
587 照试验发现甲强龙组与安慰剂组 45 天病死率及复发率无显著性差异。但另一项较弱的随机对照试验发现甲强龙可显著降低在 ICU 内的病死率，并增加 10 天内出院患者的比率。尽管缺少随机对照试验的证据，皮质类固醇还是经常应用于持续的 ARDS 患者。

不太可能有效

氧化亚氮

一篇系统综述和其后一项随机对照试验发现应用氧化亚氮与安慰剂在病死率、未应用机械通气天数或住院时间上无显著性差异。此综述中的一项随机对照试验发现与安慰剂相比，氧化亚氮可改善氧合，但作用轻微。

定义 急性呼吸窘迫综合征（ARDS）最早由 Ashbaugh 等于 1967 年描述，是急性肺损伤（ALI）严重终末期的一种临床综合征[1]。1994 年 American - European Consensus Conference 对 ARDS 推荐以下定义；临床医生和科研人员对这个定义的广泛接受提高了临床研究的标准化。**急性肺损伤（ALI）：** 急性和持续性肺部炎症性疾病导致的综合征，以下三个临床表现为其特征：1）胸部影像学提示双侧肺浸润；2）动脉血氧分压和吸氧浓度的比值（PaO_2/FiO_2）小于 300；3）没有左房高压的临床证据（如果测量，肺毛细血管楔压≤18mmHg）[2]。**急性呼吸窘迫综合征（ARDS）：** ARDS 的定义和急性肺损伤类似，但缺氧更严重，PaO_2/FiO_2≤200mmHg[2]。对 ALI 和 ARDS 的区分很武断，由于缺氧的严重程度并不都是确实与基础病理改变的程度相关，也并不影响病程和生存的生存。ARDS 是一种急性病变，典型者多在 4～48 小时内发生，并持续数天到数周。亚急性或慢性肺疾病，如结节病和特发性肺纤维化被排除在 ARDS 定义外。ARDS 早期病理特征大多被描述为弥漫性肺泡损伤。识别弥漫性肺泡损伤需要对肺组织进行组织学检查，但这对做出临床诊断并无必要。**人群：** 对于本章而言，我们定义的 ARDS 包括 ALI 和 ARDS 患者。因此包括了不同严重程度以及不同病因的 ALI 和 ARDS 成年患者。新生儿和 12 岁以下的儿童被排除在外。

发病率/患病率 10%～15%入住重症监护病房的患者以及大于20%机械通气的患者符合ARDS标准[3]。美国ALI的发病率（17～64/100 000人年）似乎高于欧洲、澳大利亚和其他发达国家（17～34/100 000人年）[4]。一项前瞻性的以总人口为基础的队列研究（华盛顿，1113人，年龄大于15岁）发现ALI的粗略发病率为78.9/100 000人年，年龄校正后的发病率为86.2/100 000人年[5]。

病因/危险因素 ARDS包含不同疾病但拥有共同的临床和病理生理特征。已经确认ARDS病因超过60种。尽管可能的病因很多，但大多数ARDS事件和一部分常见病因或诱发条件相关，或单独存在或联合作用。这些包括脓毒症、胃内容物吸入、感染性肺炎、严重创伤、皮肤烧伤、肺挫伤、脂肪栓塞综合征、大量输血、肺或骨髓移植、药物、急性胰腺炎、溺水、心肺分流术以及神经源性肺水肿[6,7]。ALI发生 588
时经常明显存在一个或更多上述因素。当发生ARDS却没有如创伤、脓毒症或误吸等常见危险因素时，应该努力明确有无引起肺损伤的某个特定病因。在这些病例中，通常会对即将发生ARDS以前的事件进行系统综述研究以明确发病因素。

预后 **病死率：** 近年来ARDS患者生存率有了明显提高，队列研究发现病死率为34%～58%[4,8,9]。病死率随着病因不同而变化；但到目前为止最主要的死因是多器官衰竭而不是急性呼吸衰竭。在一项前瞻性队列研究中（207人存在ARDS危险因素，试验过程中47人发生ARDS），所有死亡患者中只有16%被认为死于不可逆的呼吸衰竭。诊断为ARDS的患者前3天的死亡多归咎于基础疾病或损伤。大多数晚发死亡（3天以后，16/22［72.7%］）和脓毒症综合征相关[10]。一项前瞻性队列研究（902例机械通气的ALI患者）发现年龄≤70岁者显著提高了28天生存比例（≤70岁74.6% *vs* ≥71岁50.3%，$P<0.001$）[11]。**肺功能和病死率：** 一项对16例长期存活的严重ARDS患者（肺损伤评分≥2.5）进行的队列研究发现均为肺功能轻度异常（多无异常）。低或常规潮气量治疗的ARDS存活者存在限制性和阻塞性通气障碍（各占4/16［25%］）[12]。一项对109例患者进行的队列研究发现不同通气策略和肺功能长期异常或健康相关的生活质量之间无显著性差异。但1年随访却发现肺功能异常和生活质量降低之间存在关联[13]。一项回顾性队列研究（41例ARDS患者）发现机械通气时间和ARDS严重程度是治愈1年后持续症状的重要决定因素[14]。入住ICU期间未继发其他疾病以及多器官衰竭迅速缓解的患者肺功能较好（如ARDS期间发生肺炎：7/41［17.1%］病例存在肺功能长期受损 *vs* 2/41［4.9%］病例没有肺功能长期受损；未

进行统计学评估)[14]。从 ICU 出院后 1 年 ARDS 存活者发生的持续性疾病是继发于肺外因素，最重要的是肌肉消耗和虚弱[13]。**认知异常：** 一项队列研究（55 例患 ARDS 一年后的病例）发现 17/55［30.1%］表现出广义的认知功能下降，43/55［78.2%］出现以下所有或至少一项：记忆力、注意力受损，和/或心理加工速度降低。这些异常可能和低氧血症、药物毒性或危重病的并发症相关[15]。至今未发现不同通气策略和长期神经系统预后之间的相关性。

请参见《临床证据》英文网络版获取全文和参考文献。

急性支气管炎

检索时间：2005 年 7 月
原作者：Peter Wark　穆新林　译　高占成　校　白春学　审

在没有慢性呼吸系统疾病的人群中，急性支气管炎的治疗效果如何？

益害相当

抗生素与安慰剂及其他治疗的比较

一篇系统综述发现抗生素（多西环素、红霉素、头孢呋辛、阿莫西林－克拉维酸、甲氧苄氨嘧啶＋磺胺甲基异嘿唑）与安慰剂相比在随访中可以略减轻咳嗽。然而症状改善程度的临床重要性值得怀疑。1～2 周咳嗽患者的比例稍有减少，咳嗽平均天数减少（约半天），随访中夜间咳嗽患者的比例减少，经治医师判断为症状改善患者的比例增加。接受抗生素治疗患者的活动受限以及感觉有病的平均天数均较安慰剂治疗的患者少，但组间差异无统计学意义。抗生素和安慰剂治疗在随访中对咳嗽咳痰和生活质量评分的影响无显著性差异。尽管和使用安慰剂相比，组间差异无统计学意义，但使用抗生素的患者出现较多不良反应，如恶心、呕吐、皮疹、头痛和阴道炎等。抗生素的广泛使用可能导致细菌对抗生素耐药。

效果不明

阿莫西林、头孢菌素和大环内酯类抗生素之间的比较（临床治愈率在不同抗生素之间没有显著性差异；关于不良反应没有足够的证据）

随机对照试验显示阿莫西林、头孢呋辛和罗红霉素之间在临床改善或痊愈率上没有显著性差异。随机对照试验发现大环内酯类阿奇霉素和克拉霉素、不同类型头孢菌素，或头孢呋辛和阿莫西林-克拉维酸之间的临床改善或痊愈率无显著性差异。然而，2 项随机对照试验发现头孢呋辛的不良反应比阿莫西林-克拉维酸少见。一篇系统综述收入的一项小型的随机对照试验显示的有限证据表明，红霉素减少咳嗽的作用比 β_2 受体激动剂差，但较少引起手抖和震颤。抗生素的广泛使用可能导致细菌对抗生素耐药。

抗组胺药

与安慰剂相比，一篇系统综述收入的随机对照试验并未提供足够的证据表明抗组胺药对急性支气管炎有效。

止咳药

系统综述收入了3项随机对照试验，1项为治疗儿童急性支气管炎，2项为治疗成人急性支气管炎，其结果发现可待因或右美沙芬和安慰剂在缓解儿童和成人急性支气管炎咳嗽的严重程度方面无显著性差异。在成人组中，与安慰剂相比，莫吉司坦（moguisteine）可在一定程度上减轻咳嗽的严重性，但其胃肠道不良反应较多。

590 **β_2受体激动剂（吸入）**

一篇系统综述综合了吸入和口服β_2受体激动剂的资料，结果发现成人急性支气管炎患者应用β_2受体激动剂和安慰剂在缓解咳嗽严重程度和恢复工作能力方面无显著性差异。尚未发现评价吸入β_2受体激动剂治疗儿童急性支气管炎的随机对照试验。一项小型随机对照试验显示有限证据表明，与红霉素相比，吸入β_2受体激动剂可以减轻咳嗽。这一综述发现与安慰剂或口服抗生素（红霉素）相比，β_2受体激动剂（口服或吸入）更常见手抖和震颤。

β_2受体激动剂（口服）

一篇系统综述收入的随机对照试验发现口服沙丁胺醇和安慰剂对治疗急性支气管炎儿童的咳嗽无显著性差异。这一综述在评价成人支气管炎时综合了口服和吸入β_2受体激动剂的资料，发现β_2受体激动剂和安慰剂在减轻咳嗽或恢复工作能力方面无显著性差异。这篇综述发现，与安慰剂相比，口服或吸入β_2受体激动剂更容易发生手抖和震颤。

祛痰药

一篇系统综述没有收入有关祛痰药物治疗急性支气管炎患者的疗效观察的随机对照试验。

不太可能有效

阿莫西林-克拉维酸（与头孢菌素相比，治愈率无显著性差异，但不良反应增加）

2项随机对照试验发现阿莫西林-克拉维酸与头孢呋辛相比，临床改善或治愈率无显著性差异，但其不良反应比头孢呋辛更常见。尚无证据支持阿莫西林-克拉维酸用于急性支气管炎患者的治疗。

定义 急性支气管炎是气管和主支气管的一过性炎症。临床上，根据咳嗽、偶尔咳痰、呼吸困难和喘息等诊断。这一综述仅局限于发生急性支气管炎的人群（吸烟或不吸烟者），既往无呼吸系统疾病如哮喘或慢性支气管炎、不可逆气流阻塞证据或两者同时不存在，并排除有肺炎临床或X线影像学证据的患者。然而，依据急性支气管炎的临床定义，意味着可能有个别一过性/轻度哮喘或轻度慢性阻塞性肺病患者纳入了一些报道的研究中，故这一定义的可靠性仍需斟酌。

发病率/患病率 在英国急性支气管炎每年影响44/1000成人（>16岁），其中82%病例发生在秋季或冬季[1]。在澳大利亚的一项调查发现，急性支气管炎占到全科医师处求诊的所有年龄段就诊人群常见病因的第五位[2]。

病因/危险因素 众所周知，感染仍是急性支气管炎的触发因素，然而，能鉴定出感染病原体的患者不足55%[1]。社区研究发现，从急性支气管炎患者痰液中分离的病原体中，病毒占8%～23%，典型细菌（肺炎链球菌、流感嗜血杆菌、卡他莫拉菌）占45%，不典型病原体（支原体、衣原体、百日咳杆菌）占0～25%[1,3,4]，但吸烟是否为急性支气管炎发生的危险因素仍待明确。

预后 性支气管炎被认为是一种轻型的自限性疾病，但有关其预后和并发症的资料有限，如慢性咳嗽或发展为慢性支气管炎或肺炎。一项前瞻性纵向研究观察了653名既往健康成年人12个月内因急性下呼吸道感染症状在郊区全科医生处就诊的情况[1]。结果发现在发病第一个月中，20%的患者因症状持续存在或复发而复诊，最常见的症状是咳嗽持续存在。一项前瞻性研究对138名既往健康成人进行了观察，结果显示34%患者初发急性支气管炎3年后的症状和慢性支气管炎或哮喘一致[5]，但尚不确定急性支气管炎是否在发展为慢性支气管炎上具有病因学的作用或者仅为发生慢性肺病的倾向性标志。虽然吸烟被认为是慢性支气管炎最主要的危险因素[6,7]，但吸烟所致的炎症效应和引起急性支气管炎的感染是否有导致慢性气道炎症改变的叠加效应尚不明确。在儿童，暴露于双亲吸烟环境可增加0～2岁儿童社区下呼吸道感染的危险性以及加重5～16岁儿童咳嗽和黏痰症状[8]。

请参见《临床证据》中文全版本和英文网络版获取全文和参考文献。

普通感冒

检索时间：2005 年 5 月
原作者：Bruce Arroll
卢冰冰　译　高占成　校　白春学　审

治疗普通感冒的效果如何？

很可能有效

抗组胺药（能够减轻流涕和打喷嚏，但总体症状上没有显著性差异）

一篇系统综述发现，与安慰剂相比，氯苯那敏和多西拉敏能够在用药 2 天后显著减轻普通感冒患者的流涕和打喷嚏症状，但临床益处较小。另外一篇综述对多种抗组胺药进行了评价，结果显示，在感冒第 1～10 天，总体症状在各种抗组胺药之间以及它们与安慰剂之间并没有显著性差异；而且第一代抗组胺药增加了不良反应，包括镇静。

鼻用减充血剂（去甲肾上腺素、氧甲唑啉或伪麻黄碱）能够在短时间内（3～10 小时）缓解鼻塞症状

一篇系统综述发现，与安慰剂相比，成年感冒患者在使用单剂量鼻用减充血剂（去甲肾上腺素、氧甲唑啉或伪麻黄碱）后，其鼻塞症状能够在 3～10 小时内得到改善。该系统综述没有收入关于此类药物中其他药物的随机对照试验。一项病例对照研究显示苯丙醇胺能增加出血性脑卒中的风险，但该结论的证据并不充分。

效果不明

解热镇痛药或抗炎药

我们没有发现任何关于解热镇痛药或抗炎药治疗普通感冒的随机对照试验。

鼻用减充血剂（目前尚无充分证据证明此类药物能够在较长时间内[>10 小时]缓解鼻塞症状）

一篇系统综述评价了感冒患者较长时间使用此类药物的疗效，该系统综述所提供的临床证据尚不充分。

紫锥花属植物药材

系统综述收入的较弱的随机对照试验显示紫锥花属植物药材治疗感冒

的疗效并不一致。随后的一项随机对照试验结果显示，紫锥花属植物药材和安慰剂之间在控制感冒症状严重程度或持续时间方面没有显著性差异。

吸入蒸汽

一篇系统综述评价了感冒患者吸入蒸汽的疗效，该综述所提供的临床证据不够充分。

维生素C

一篇系统综述评价了感冒症状初起后使用维生素C的疗效，结果显示维生素C与安慰剂在控制感冒的持续时间和严重程度上没有显著性差异。

锌剂（鼻内凝胶或糖锭）

一篇系统综述以有限的证据显示，与安慰剂相比，葡萄糖酸锌或醋酸锌能够在用药后7天缩短感冒症状的持续时间。另一篇系统综述没有发现锌剂与安慰剂在影响感冒的病程上有显著性差异。上述两篇系统综述均显示在应用锌剂后3天内或5天内感冒症状未见改善。第三篇系统综述收入了两项随后的随机对照试验，其中一项小型的随机对照试验显示，锌的糖锭丸较安慰剂能显著缩短感冒病程；而其后较大型的随机对照试验发现在感冒症状和严重程度上两个组间没有显著性差异。两项随机对照试验发现与安慰剂相比，锌剂鼻内凝胶能够显著缩短感冒的平均病程，而第三项随机对照试验显示锌剂鼻内凝胶与安慰剂在缩短感冒病程方面并无显著性差异。 593

很可能无效甚至有害

抗生素

几篇系统综述和系统综述未收入的1项随机对照试验显示，抗生素组应用6～14天时与安慰剂组在感冒治愈和感冒总体症状改善两方面没有显著性差异。其他随机对照试验显示，20%的感冒患者鼻咽拭子培养阳性，包括流感嗜血杆菌、卡他莫拉汉菌、肺炎链球菌，与安慰剂组相比，这部分患者在使用抗生素后第5天恢复比例较高。但目前我们还没有办法在首诊时就能明确某名感冒患者是否属于此类人群。

定义 普通感冒定义为主要影响鼻黏膜的急性上呼吸道感染。既然上呼吸道感染能累及任何部位的呼吸道黏膜，因此无论将上呼吸道感染称为“感冒”还是“咽喉痛”（咽炎或扁桃体炎）、鼻窦炎、急性中耳炎、支气管炎都不免武断（参见咽喉痛章节图1）。有时几乎所有部位的呼吸道黏膜可能同时或先后受累。普通感冒的症状包括打喷嚏、流涕、头痛、周身不适等。除了鼻部症状外，半数患者感觉咽喉痛，40%的患者出现咳嗽[1]。本综述不包括急性鼻窦炎（见急性鼻窦炎章节）、急性支气管炎（见急性支气管炎章节）或咽喉痛（见咽喉痛章节）的治疗。

发病率/患病率 在澳大利亚，全科门诊中有11%的患者是因为上呼吸道感染、鼻塞、咽喉不适、咳嗽而就诊[2]。每年患感冒的次数，儿童为5次,成人为2～3次[2-4]。挪威的一项横断面调查显示，4～5岁的儿童中有48%每年至少患两次感冒[5]。

病因/危险因素 普通感冒的主要传播途径是通过不清洁的手接触了鼻孔或眼睛，而不像人们所通常认为的是通过空气中的悬浮微粒传播[1]。普通感冒的主要病原体是病毒（典型者为鼻病毒，还包括冠状病毒和呼吸道合胞病毒，或肺炎病毒及其他）。许多感冒的病原未明。

预后 普通感冒通常病程较短，症状持续若干天，有些症状可能持续较长时间，尤其是咳嗽。主要的感冒症状通常在1～3天达高峰，1周内完全消失，但咳嗽症状可能持续[1]。普通感冒不会增加死亡率或导致严重的并发症，但会引起患者不适、导致误工，增加医疗费用。

请参见《临床证据》中文全版本和英文网络版获取全文和参考文献。

社区获得性肺炎

594

检索时间：2005 年 4 月

原作者：Mark Loeb

高占成　译　高占成　校　白春学　审

预防性干预措施对社区获得性肺炎的效果如何？

很可能有效

流感疫苗（对老龄人群）

我们尚未发现随机对照试验评价流感疫苗在预防社区获得性肺炎中的作用，但一些临床观察研究结果提示流感疫苗可降低肺炎的发生率和老龄患者的死亡率。

不太可能有效

肺炎球菌疫苗（针对引起免疫功能正常的成人肺炎和其死亡率的所有原因）

就免疫功能正常的成人肺炎患者而言，一篇系统综述显示，肺炎疫苗的应用与否在不同病原肺炎的发生率及死亡率上并无显著性差异，但根据有限的证据，其应用的确可降低疫苗相关性肺炎球菌肺炎的发生。

在门诊对社区获得性肺炎病人进行干预措施的效果如何？

肯定有效

抗生素治疗门诊病人

一篇系统综述表明，对门诊病人应用不同类型口服抗生素（克拉霉素、红霉素或司帕沙星）在临床治愈和改善方面并无显著性差异，其研究的人群涵盖了 80% 以上使用不同抗生素种类的门诊患者。随后的一项随机对照试验结果也显示泰利霉素和克拉霉素在临床治愈率上无显著性差异。绝大多数设计的临床试验结果表明，不同抗生素类型之间的治疗效果十分接近，而并非表现为某种抗生素明显优于另一种。

对住院社区获得性肺炎患者进行干预措施的效果如何？

肯定有效

抗生素治疗住院病人

一篇系统综述发现，在抗菌谱覆盖非典型病原体的抗生素（主要是喹诺酮和大环内酯类）和不能覆盖非典型病原体的抗生素（主要是β内酰胺类和头孢类）之间，对住院病人的死亡率或临床治愈率无显著性差异。随机对照试验发现，通过比较口服或静脉给予不同抗生素治疗的住院病人，其临床治愈或改善率为73%～96%。两项随机对照试验显示不同类型抗生素之间在临床治愈或改善上均无显著性差异。两项随机对照试验结果显示，与阿莫克拉（阿莫西林-克拉维酸复合制剂）或头孢类抗生素相比，喹诺酮类可增加临床治愈率。然而绝大多数临床试验的样本数较小，但其结果提示不同类型抗生素的治疗效果相同，并未显示某种抗生素有明显的优势。

595 很可能有效

早期活动（与常规护理相比可缩短住院时间）

一项随机对照试验发现与常规护理相比，病人早期活动可缩短住院时间。一项随机对照试验中的病人在接受抗生素和常规医疗护理的同时，一组病人嘱早期活动、吹瓶物理治疗、鼓励定期坐立和深吸气，另一组仅嘱早期活动，前者可减少平均住院日期，但在发热持续的时间上，两者并无显著差异。

不太可能有效

无生命危险的免疫功能正常的住院病人使用静脉抗生素（与口服抗生素比较）

一篇系统综述发现，对非重症社区获得性肺炎的住院病人而言，使用口服和静脉抗生素在临床治愈率或死亡率上无显著性差异。一项小规模的随机对照试验显示，与持续给予静脉抗生素相比，分阶段给予静脉和口服抗生素序贯治疗可缩短住院病人的住院间期。

收入重症监护病房的社区获得性肺炎病人治疗的效果如何？

很可能有效

社区获得性肺炎病人收入重症监护病房后立即给予抗生素治疗（与延迟给予抗生素治疗相比可改善预后）

我们尚未发现比较立即与延迟给予抗生素治疗的系统综述和随机对照试验。两项回顾性观察研究提示立即给予抗生素可提高生存率。对于延迟抗生素治疗的随机对照试验被认为不符合伦理而无法进行。

效果不明

对重症监护病房患者联合使用抗生素

尚未发现在重症监护病房应用不同抗生素组合方案的对比性随机对照试验。

定义 社区获得性肺炎是指在社区中而不是在医院内感染的肺炎，其诊断的条件包括症状（如咳嗽、咳痰和胸膜性胸痛）和体征（如发热、呼吸急促和肺内啰音），伴肺部影像学表现。

发病率/患病率 在北半球，社区获得性肺炎每年的发病人数为12/1000，特别是在冬季和年龄两极分布的人群更易发生（年龄<1岁的年发病率：30/1000～50/1000；15～45岁：1/1000～5/1000；60～70岁，10/1000～20/1000；71～85岁：50/1000）[1-6]。

病因/危险因素 尽管引起社区获得性肺炎的病原微生物已经涉及一百余种，但大多数病原仍是由肺炎球菌所致（见表1）Ⓣ[4-7]。吸烟可能是一个重要的危险因素[8]，在芬兰进行了一项大规模队列研究（≥60岁，4175人），其结果提示老龄人群肺炎的危险因素还包括酗酒（RR 9.0，95% CI 5.1～16.2）、支气管哮喘（RR 4.2，95% CI 3.3～5.4）、免疫抑制（RR 3.1，95% CI 1.9～5.1）、肺疾病（RR 3.0，95% CI 2.3～3.9）、心脏疾病（RR 1.9，95% CI 1.7～2.3）、看护院人群（RR 1.8，95% CI 1.4～2.4）和老龄（≥70岁与60～69岁相比；RR 1.5，95% CI 1.3 ～ 1.7）[9]。 596

预后 在出现症状后数天内，病情的严重程度可有较大不同，表现为轻度到重度，甚或有生命危险，一篇有关社区获得性肺炎预后研究的系统综述显示（检索时间：1995年，共33 148名病人），患者总体的死亡率为13.7%，其范围从急诊就诊者的5.1%至在重症监护病人的36.5%[10]。下列预后因素明显与死亡率相关：男性（OR 1.3，95% CI 1.2～1.4），缺乏胸膜性胸痛（OR 2.00，95% CI 1.25～3.30）；低体温（OR 5.0，95% CI 2.4～10.4）；低收缩压（OR 4.8，95% CI 2.8～8.3）；呼吸急促（OR 2.9，95% CI 1.7～4.9）；糖尿病（OR 1.3，95% CI 1.1～1.5）；肿瘤性疾病（OR 2.8，95% CI 2.4～3.1）；神经系统疾病（OR 4.6，95% CI 2.3～8.9）；菌血症（OR 2.8，95% CI 2.3～3.6）；白细胞减少（OR 2.5，95% CI 1.6～3.7）；影像学见肺多叶段浸润（OR 3.1，95% CI 1.9～5.1）。

请参见《临床证据》中文全版本和英文网络版获取全文和参考文献。

咽喉痛

检索时间：2005 年 5 月
原作者：Tim Kenealy
叶阮健　译　高占成　校　白春学　审

减少急性感染性咽喉痛症状的干预措施的效果如何？

很可能有效

非甾体抗炎药

一项系统综述收入的随机对照试验发现与安慰剂相比，非甾体类抗炎药可以在 24 小时内及 2～5 天时减轻咽喉痛症状。24 小时内减轻的程度为 25%～75%，第 2～5 天减轻的程度为 33%～93%。非甾体类抗炎药可发生胃肠道及肾的不良反应。

扑热息痛

一篇系统综述收入的 2 项随机对照试验发现，与安慰剂相比，单剂量扑热息痛在 2～3 小时内可减轻急性咽喉痛，综述收入的另一项随机对照试验发现与安慰剂相比，扑热息痛每天 3 次，2 天后可减轻咽喉痛。尚未发现咽喉痛患者使用其他镇痛药物的随机对照试验。

益害相当

抗生素

一篇系统综述发现与安慰剂相比，抗生素可以在第 3 天减少咽喉痛、发热和头痛患者的比例。综述通过间接比较发现了有限的证据表明，在第 3 天咽喉痛症状完全或相对减轻的程度上链球菌咽拭子阳性患者比阴性患者大。没有不良反应方面的资料。一项随后在儿童中进行的随机对照试验发现，应用青霉素 3 天或 7 天与安慰剂相比咽喉痛的持续时间无显著性差异。我们没有发现评估抗生素在减轻咽喉痛症状严重程度方面的随机对照试验。抗生素可能增加恶心、呕吐、皮疹、头痛和阴道炎的机会。抗生素的广泛使用可能导致细菌对抗生素的耐药。

皮质类固醇

一项对中重度咽喉痛但无 A 族 β 溶血性链球菌感染的儿童和青少年患者进行的随机对照试验发现，与安慰剂相比，口服地塞米松可以缩短最初疼痛的缓解时间和咽喉痛的持续时间。一篇系统综述收入的一项随机对照试验和一项该系统综述后发表的随机对照试验发现在应用抗生素时加用皮质类固醇与加用安慰剂相比可促进短期疼痛的缓解。该综述收入的随机对照试验提供的有限证据表明，在应用抗生素时加用皮质类固醇可缩短成人疼痛的持续时间。然而该综述后发表的随机对照试验发现应用抗生素时加用皮质类固醇并未显著缩短 A 族 β 溶血性链球菌感染儿童和青少年的疼痛持续时间。多组随机对照试验没有提供充足的证据评价皮质类固醇治疗咽喉痛的不良反应。然而，从关于其他疾病的系统综述的数据发现皮质类固醇可能与严重的不良反应有关，虽然这些不良反应仅在长期使用皮质类固醇后出现。

效果不明 598

生态制剂

随机对照试验发现从健康人身上分离培养的超级定植链球菌可以明显抵抗链球菌感染，与安慰剂相比，它可以在 2～3 个月内减少咽喉痛复发。然而，目前超级定植链球菌仅用于实验研究。我们没有发现有关其他生态制剂的随机对照试验。我们没有发现评价生态制剂改善急性咽喉痛症状效果的随机对照试验。

预防急性感染性咽喉痛并发症的干预措施的效果如何？

益害相当

抗生素

一篇系统综述发现与安慰剂相比，抗生素可以减轻 β 溶血性链球菌咽炎的化脓性和非化脓性并发症。然而，在发达国家，非化脓性并发症非常少见。广泛使用抗生素可能导致细菌对抗生素的耐药。

定义 咽喉痛是一种急性上呼吸道感染，表现为咽喉的呼吸黏膜受累。由于感染可以累及上气道任何部位的黏膜，所以常常把上呼吸道感染简单称为“咽喉痛”（咽炎或扁桃体炎）、“一般感冒”、“鼻窦炎”、“中耳炎”或“支气管炎”（见图 1 Ⓕ）。有时，患者上气道的所有部位都会感染（同时或在不同时候）。我们在本章节主要关注首发症状为咽喉痛的病人。咽喉痛可以伴随头痛、发热和全身不适。化脓性炎症的并发症包括急性中耳炎（最为常见）、急性鼻窦炎和扁桃体周脓肿。非化脓性炎症的并发症包括急性风湿热和急性肾小球肾炎。

发病率/患病率 咽喉痛很少有季节性。每年大约有 10% 的澳大利亚人因为上呼吸道感染到初级卫生保健机构就诊，以咽喉痛为主要症状[1]。约

占全年总发病率的五分之一[1]。然而，若要明确区分不同类型的上呼吸道感染，则十分困难[2]。一项在苏格兰进行的邮件调查发现 31% 的成人报道既往患有严重的咽喉痛，且这些人群中有 38% 因此而就诊[3]。

病因/危险因素 致病的病原体可以是细菌（链球菌，最常见的是 A 组 β 溶血性链球菌，虽然有时可能是其他的细菌如流感嗜血杆菌、卡他莫拉菌等）或病毒（典型是鼻病毒，也见于冠状病毒、呼吸道合胞病毒、间质肺炎病毒、EB 病毒或其他）。临床上将很难区别是细菌感染还是病毒感染。当出现这些症状时提示可能为链球菌感染：发热体温大于 38.5℃，扁桃体有渗出，颈前淋巴结肿大，无咳嗽[4]。咽喉痛也可因非感染性疾病导致，如胃食管反流、物理或化学性刺激（比如经鼻胃管刺激或烟雾），偶尔因枯草热引起。然而，本章节我们不讨论非感染疾病引起的咽喉痛。

599 **预后** 咽喉感染通常可持续几天，一些症状可持续时间较长，特别是咳嗽[5]。有 40% 的患者咽喉痛症状未经治疗可以在 3 天后消失，85% 的发热未经处理可以恢复正常。85% 患者的症状经过 1 周时间可以缓解。这一自然病程对链球菌阳性、阴性和未经检查者均相似。

请参见《临床证据》中文全版本和英文网络版获取全文和参考文献。

自发性气胸

600

检索时间：2006 年 4 月

原作者：Abel Wakai　杨帆　译　王俊　校

对自发性气胸患者治疗的效果如何？

很可能有效

胸管引流

我们没有发现有关比较胸管闭式引流与单纯观察的随机对照试验。一篇系统综述发现与穿刺吸引比较，胸管引流与住院时间延长有关，但在临床治疗成功率和一年复发率方面，两者间无显著性差异。一项随机对照试验以及一项临床对照试验发现胸腔引流瓶接负压吸引与否，对气胸的缓解速度无显著性差异。但由于上述两项研究的样本量小，可能没有足够的把握度检测到具有临床意义的差别。

穿刺抽气

一项小型的随机对照试验比较了穿刺抽气与观察，但未提供证据充分的结论。一篇系统综述发现穿刺抽气的住院时间比胸管引流的住院时间短，但在治疗成功率和一年复发率上组间无显著性差异。

效果不明

胸管引流接负压吸引

一项随机对照试验以及一项临床对照试验均没有发现胸管引流瓶与负压吸引相连与否对气胸的缓解速度存在显著性差异。但这两项研究的样本量过小，不能发现组间存在的临床上重要的差异。

胸管引流接单向阀瓣

一项随机对照试验发现单向阀瓣与水封瓶在气胸治疗率上无显著性差异，但这可能是由于研究样本量较小，不足以发现具有临床意义的差别。但该研究发现，单向阀瓣治疗的患者止痛药物使用量少，需住院治疗的几率比引流瓶治疗的患者低。

细管与标准口径胸管比较

我们未发现比较细胸管与标准胸管引流的随机对照试验。来自一项小型非随机试验的有限的证据未显示细胸管与标准胸管在引流时间上有显著性差异，但发现气胸量大的患者使用细管引流成功率低，然而细管引起皮下气肿的几率也较低。

601

对既往自发性气胸预防复发的干预措施的效果如何？

益害相当

胸膜固定

两项随机对照试验发现，与单纯胸管引流比较，胸管引流加化学性胸膜固定可以降低自发性气胸的复发率。其中一项随机对照研究还发现化学药物胸膜固定可引起剧烈疼痛。这两项随机对照试验均没有发现在住院时间上有显著性差异。一项随机对照试验发现胸腔镜手术加滑石粉喷洒较单纯胸腔引流治疗的5年复发率低。两项随机对照试验为比较电视胸腔镜与开胸手术提供了不充分的证据。我们没有检索到比较化学性胸膜固定与手术胸膜固定的随机对照试验。

效果不明

胸膜固定的最佳时机（初次发作、复发、二次复发或多次复发后）

我们没有检索到评估胸膜固定时机应选择在初次发作、复发、二次复发或多次复发后的系统综述、随机对照试验或高质量的队列研究。

定义 气胸是胸膜腔内出现气体。**自发性气胸**是指不存在创伤、手术或介入性治疗等诱发因素情况下出现的气胸。通常是肺实质内的气体通过破损的脏层胸膜进入胸膜腔造成，可引起肺塌陷、胸痛、气短等症状。**张力性气胸**不在本章节讨论范畴。

发病率/患病率 美国明尼苏达州的统计显示，自发性气胸的发病率在男性为7/100 000、女性为1/100 000[1]。在英格兰和威尔士，来自初级和二级医疗单位的数字显示男性发病率为每年24/100 000、女性为每年9.8/100 000[2]。男、女性全年气胸急诊住院率分别为16.7/100 000和5.8/100 000[2]。吸烟增加气胸发病率，在男性中可达22倍，女性中达8倍，并与吸烟量直接相关[3]。

病因/危险因素 原发性自发性气胸被认为是脏层胸膜的先天异常引起，常见于身体健康的青年人；而继发性自发性气胸则是肺部疾病的诱发，多见于患肺气肿、肺间质纤维化等疾病的老年人[4]。

预后 自发性气胸致死的情况罕见，英国报告的病死率为男性1.26/百万人年，女性0.62/百万人年[5]。气胸复发率的报告各异。一项来自丹麦的队列研究发现，初次发作的自发性气胸患者有23%在5年内复发，多数发生在1年内[6]。人们认为在第1次复发后复发性气胸的复发率更高，但一项回顾性病例对照研究（147位美军人员）发现28%的初次发作的男性自发性气胸患者出现复发，该28%的初发患者中23%的复发患者出现第二次复发；该23%的第二复发的患者中14%出现第三次复发，总的复发率为35%[7]。

请参见《临床证据》中文全版本和英文网络版获取全文和参考文献。

哮 喘

检索时间：2005 年 5 月
原作者：Rodolfo J Dennis，Ivan Solarte，J Mark FitzGerald
杨瑞红 译 高占成 校 白春学 审

慢性支气管哮喘的治疗效果如何？

肯定有效

给单独吸入皮质类固醇控制不佳的轻～中度持续哮喘患者加用吸入长效 β_2 受体激动剂

多项随机对照试验显示与安慰剂比较，给吸入皮质类固醇治疗控制差的支气管哮喘患者加用规律吸入的长效 β_2 受体激动剂可改善症状和肺功能，且减少缓解症状药物的应用需要。这些随机对照试验均没有发现两组间在恶化率上存在显著性差异。一篇系统综述和多项随机对照试验显示，与增加吸入皮质类固醇的剂量比较，加用规律吸入的长效 β_2 受体激动剂可改善症状和肺功能，减少急性加重次数和缓解症状药物的应用。但是，也有一项随机对照试验显示加用规律吸入的长效 β_2 受体激动剂在减少急性加重次数上不如增加吸入皮质类固醇的剂量有效。一项小型的随机对照试验显示，与增加吸入皮质类固醇（氟替卡松）的剂量至双倍比较，加用规律吸入的长效 β_2 受体激动剂（沙美特罗）可改善患者生活质量，目前还没有足够的证据表明加入长效 β_2 受体激动剂可以改善患者的死亡率。一项随机对照试验发现沙美特罗与支气管哮喘相关的死亡率增加存在一定关联，可能是因为沙美特罗导致哮喘发作加重，定期的预警报道也支持这一观点。因此，吸入长效 β_2 受体激动剂并不能替代适当剂量皮质类固醇的控制性治疗。多项随机对照试验发现与联合白三烯拮抗剂治疗哮喘相比，联合吸入长效 β_2 受体激动剂治疗可明显改善患者的肺功能。

轻度持续哮喘患者吸入低剂量皮质类固醇

多篇系统综述和随后发表的随机对照试验显示，与安慰剂和规律吸入 β_2 受体激动剂比较，给轻度持续哮喘患者吸入低剂量皮质类固醇可改善症状和肺功能。

轻～中度持续哮喘患者按需吸入短效 β_2 受体激动剂对控制症状与规律吸入一样有效

一篇系统综述和随后的一项随机对照试验显示按需和规律吸入短效 β_2 受体激动剂在肺功能、缓解症状药物的应用需要或急性加重率上没有显著性差异。

很可能有效

给未吸入皮质类固醇治疗的轻～中度持续哮喘患者应用白三烯受体拮抗剂（很可能较不给予治疗好，但不如加用吸入的皮质类固醇有效）

多项针对单独应用吸入 β_2 受体激动剂的哮喘患者的随机对照试验显示，与安慰剂比较，白三烯受体拮抗剂（扎鲁司特和孟鲁司特）可改善哮喘症状和减少 β_2 受体激动剂的使用量。一篇系统综述发现加用白三烯受体拮抗剂通常在控制症状上不如加用吸入的皮质类固醇有效，且会导致急性加重的次数增加或降低肺功能。三项该系统综述以后发表的效力不够大的随机对照试验未得出同样的结论，发现白三烯受体拮抗剂和吸入的皮质类固醇之间无显著性差异。4 项随机对照试验中的两项显示与单独应用白三烯受体拮抗剂相比，吸入皮质类固醇联合长效 β_2 受体激动剂治疗 12 周可更好地改善症状和肺功能，减少急性加重次数。 603

给单独吸入皮质类固醇治疗控制不佳的轻～中度持续哮喘患者加用茶碱类药物

一项随机对照试验显示：对于单独吸入皮质类固醇控制不佳的中～重度持续哮喘患者，与加用安慰剂比较，在持续吸入低剂量皮质类固醇的基础上加用茶碱类药物治疗 6 个月后可改善哮喘患者的呼气高峰流速（PEFR）值。一项小型随机对照试验显示经治疗 3 个月，应用茶碱类药物和福莫特罗以及茶碱类药物和扎鲁司特之间对症状和肺功能的改善都没有显著性差异。

效果不明

给吸入皮质类固醇治疗的轻～中度持续哮喘患者加用白三烯受体拮抗剂

一篇系统综述显示，与安慰剂比较，给持续吸入皮质类固醇的哮喘患者加用白三烯受体拮抗剂治疗 4～16 周并不能减少急性加重次数。然而，一项随后的随机对照试验显示，对于吸入恒定剂量布地奈德的哮喘患者，与安慰剂比较，加用孟鲁司特 16 周可增加患者无哮喘症状天数，并可减少夜间发作。一项随机对照试验显示，加用孟鲁司特或吸入双倍剂量的布地奈德对吸入皮质类固醇治疗的哮喘患者的 PEFR、日间症状、夜间发作、急性加重天数以及生活质量均没有显著性差异。

急性支气管哮喘的治疗效果如何？

肯定有效

控制性氧疗（吸入 28% 的氧较 100% 的氧好）

一项随机对照试验显示与吸入 100% 的氧气比较，吸入 28% 的氧气可改善急性哮喘患者的肺功能。

针对急性哮喘的教育

一篇系统综述及随后的 4 项随机对照试验显示，与常规管理比较，教育成人哮喘患者进行自我管理可减少住院次数、非常规就诊以及误工时间。这些随机对照试验没有提供有效的证据显示针对哮喘教育 6 个月后患者的生活质量和社会功能的变化。

吸入皮质类固醇

一篇系统综述显示，与安慰剂比较，在急诊室给予成人哮喘患者吸入皮质类固醇治疗可降低住院率。一篇系统综述和随后的一项随机对照试验显示，急诊应用口服或吸入皮质类固醇治疗 7～10 天后，哮喘患者疾病复发率并无显著性差异。一篇系统综述显示，同时应用口服和吸入皮质类固醇与单用口服皮质类固醇治疗 24 天后，哮喘患者疾病复发率并无显著性差异。一项随机对照试验显示在应用沙丁胺醇和溴化异丙托品的基础上加吸入皮质类固醇可改善肺功能，但对住院并无显著影响。

604 **吸入加口服皮质类固醇治疗急性支气管哮喘（与单独口服皮质类固醇效果相同）。**

一篇系统综述发现吸入加口服皮质类固醇与单独口服皮质类固醇治疗急性支气管哮喘相比较，两者在 24 天内的复发率无显著性差异。

在吸入 β_2 受体激动剂基础上加用溴化异丙托品

两篇系统综述和一项随后的随机对照试验显示，对于急性重度哮喘患者，与单独应用沙丁胺醇比较，同时使用沙丁胺醇和溴化异丙托品可改善肺功能，减少住院。一项随机对照试验显示，在应用吸入 β_2 受体激动剂和氟尼缩松基础上加用溴化异丙托品，在治疗 3 小时后可更好地改善患者肺功能。

短期应用全身皮质类固醇

两篇系统综述和一项随后的随机对照试验显示，给急性哮喘患者早期全身应用皮质类固醇可降低住院和病情反复几率（与安慰剂比较）。一项随后进行的随机对照试验发现，口服和肌肉注射皮质类固醇在出院后的复发率上无显著差异。一篇系统综述和一项小型随后的随机对照试验显示与对照组比较，成人急性哮喘患者经急诊处理后，应用口服或吸入皮质类固醇治疗后 7～10 天，患者的病情反复几率并无显著性差异。

使用储雾罐辅助 MDI 装置吸入 β_2 受体激动剂（和雾化装置一样有效）

一篇系统综述显示，给急性加重但并非致命的哮喘患者应用储雾罐帮助吸入 β_2 受体激动剂或应用雾化装置治疗后，住院率、急诊留观时间、PEFR、FEV_1 在两组之间无显著性差异。

很可能有效

在吸入沙丁胺醇基础上加用等张硫酸镁雾化吸入

一篇系统综述显示，与 β_2 受体激动剂吸入比较，在吸入沙丁胺醇基础上加用等张硫酸镁可更好地改善肺功能。

持续雾化吸入短效 β_2 受体激动剂（较间断吸入短效 β_2 受体激动剂有效）

一篇系统综述显示，与间断吸入短效 β_2 受体激动剂比较，给重度急性加重的成年哮喘患者持续雾化吸入短效 β_2 受体激动剂可降低住院率并改善肺功能。

对重度急性哮喘患者静脉应用硫酸镁（比安慰剂有效）

一篇系统综述和随后的一项随机对照试验显示，与安慰剂比较，在重度急性哮喘患者中静脉应用硫酸镁可改善肺功能，但证据有限。随后一项随机对照试验则显示与安慰剂比较，急性哮喘患者静脉应用硫酸镁并不能改善肺功能。这些综述和随机对照试验显示与安慰剂比较，哮喘患者静脉应用硫酸镁对住院率并无显著性差异。

对重度急性哮喘患者应用机械通气*

没有发现比较对急性重度哮喘患者应用机械通气（同时应用或不吸入 605
β_2 受体激动剂）与不应用机械通气的随机对照试验。来自队列研究的证据则支持应用机械通气，但是观察研究认为机械通气与高病死率相关。

专业人员护理（较普通护理有效）

一篇系统综述及一项随后的随机对照试验为“专业人员护理可改善急性哮喘患者预后”这一观点提供了有限的证据。

* 分类基于共识。不太可能实施随机对照试验。

效果不明

单独应用硫酸镁与 β_2 受体激动剂比较

一项随机对照试验没有提供充足的证据比较单独应用硫酸镁与 β_2 受体激动剂的疗效。

不太可能有效

氦-氧混合气体治疗

一篇系统综述显示与吸入空气或氧气比较，吸入氦-氧混合气体 60 分钟在改善成人和儿童哮喘患者的肺功能上没有显著性差异。

静脉应用短效 β_2 受体激动剂（并不比雾化吸入更有效）

一篇系统综述显示静脉应用短效 β_2 受体激动剂并不比雾化吸入对提高患者 PEFR 更有效（治疗 60 分钟）。静脉应用较雾化应用有更大的创伤性。

定义 支气管哮喘是一种以可逆性气流阻塞和气道高反应性为特点的疾病。症状包括呼吸困难、咳嗽、胸部紧缩感和喘憋。哮喘患者的 PEFR 昼夜变异率高于正常。本文中**慢性哮喘**指需要持续治疗的支气管哮喘。哮喘的分类在美国和英国不同（见表 1）Ⓣ，文中在需要处标明了所用分类方法[1, 2]。**急性哮喘**在此指在哮喘的基础上发生急性加重并需要紧急治疗。

发病率/患病率 支气管哮喘的发病率在全世界范围内日趋增长。大约 10% 的人发生过一次哮喘发作[3-5]。流行病学研究显示不同国家患病率存在很大差别[6, 7]。

病因/危险因素 多数哮喘患者为过敏体质。暴露于特定过敏源引起气道炎症发生以及结构变化，导致气道高反应性及可逆性气流阻塞，并进一步导致哮喘的大多数临床症状。很多物质可作为这种刺激源，较为重要的是环境中的过敏源、职业过敏因素和呼吸道病毒感染[8, 9]。

预后 **慢性哮喘：** 轻度哮喘患者预后很好，很少发展成为重症哮喘。但是，哮喘患者肺功能下降速度较正常人快，但较吸烟的非哮喘患者慢[10]。慢性哮喘经治疗可缓解。但是，一些患者（大约 5%）病情危重并对治疗反应差，这些患者因哮喘引起的病死率很高。**急性哮喘：** 大约 10%～20% 的急诊就诊的哮喘患者需住院治疗，其中不到 10% 的患
606 者接受机械通气治疗[11, 12]。机械通气治疗的患者因急性加重再次机械通气治疗的几率较其他患者高 19 倍[13]。如果患者到医院之前没有发生呼吸停止，则死亡的几率很小[14]。一项回顾性研究发现，经急诊处理后，939 名哮喘患者中有 106/641（17%，95% CI 14%～20%）的患者在 2 周后发生病情反复[15]。

请参见《临床证据》中文全版本和英文网络版获取全文和参考文献。

支气管扩张

检索时间：2005 年 6 月
原作者：Nick ten Hacken，Huib Kerstjens，Dirkje Postma
马艳良　译　高占成　校　白春学　审

非囊性纤维化支气管扩张患者的治疗效果如何？

很可能有效

运动或体能训练

一篇收入了两项规模较小的随机对照试验的系统综述发现，与非干预组相比，吸气肌训练可改善非囊性纤维化支气管扩张患者的生活质量和运动耐力。我们没有发现有关其他类型的运动或体能训练的报道，也未发现在非囊性纤维化支气管扩张患者中比较运动与其他治疗的随机对照试验。

效果不明

抗胆碱能药物

一篇系统综述没有收入对于非囊性纤维化支气管扩张有关抗胆碱能药物与安慰剂或其他治疗相比较的随机对照试验。

支气管肺卫生理疗

一篇系统综述没有收入有关支气管肺卫生理疗在非囊性纤维化支气管扩张患者中应用的高质量的随机对照试验。

吸入高渗性药物

一篇系统综述没有收入有关吸入高渗性药物在非囊性纤维化支气管扩张患者中应用的高质量的随机对照试验。

白三烯受体拮抗剂

一篇系统综述没有收入比较白三烯受体拮抗剂与安慰剂或其他治疗在非囊性纤维化支气管扩张患者中应用的随机对照试验。

长效 β_2 受体激动剂

一篇系统综述没有收入比较长效 β_2 受体激动剂与安慰剂或其他治疗在非囊性纤维化支气管扩张患者中应用的随机对照试验。

甲基黄嘌呤（口服）

一篇系统综述没有收入比较口服甲基黄嘌呤与安慰剂或其他治疗在非

囊性纤维化支气管扩张患者中应用的随机对照试验。

黏液溶解剂（盐酸溴己新或脱氧核糖核酸酶）

一篇系统综述分析了 3 项随机对照试验，比较了盐酸溴己新或重组人脱氧核糖核酸酶与安慰剂对非囊性纤维化支气管扩张患者的治疗作用，但未发现充足的证据。未发现比较黏液溶解剂与其他药物对非囊性纤维化支气管扩张患者疗效的随机对照试验。

短效 β_2 受体激动剂

608 一篇系统综述没有收入比较短效 β_2 受体激动剂与安慰剂或其他治疗在非囊性纤维化支气管扩张患者中应用的随机对照试验。

皮质类固醇（吸入）

一篇系统综述收入了两篇规模较小的随机对照试验，比较了吸入皮质类固醇与安慰剂对非特殊先天性疾病所致的支气管扩张患者的治疗作用，但未发现充足的证据。其后的一项随机对照试验证明，与安慰剂比较，吸入皮质类固醇 12 个月能减少患者 24 小时痰量，但在急性加重的次数或肺功能上无显著性差异。

皮质类固醇（口服）

一篇系统综述没有收入比较口服皮质类固醇与安慰剂、无治疗或其他治疗在非囊性纤维化支气管扩张患者中应用的随机对照试验。

手术

一篇系统综述没有收入比较手术与非手术治疗在非囊性纤维化支气管扩张患者中应用的随机对照试验。

定义 支气管扩张定义为肺内中等大小的气道（支气管）不可逆性扩张，其主要特征为炎症、气道壁破坏及慢性细菌感染。病变常局限于肺的某叶或某段，也可广泛累及单肺或双肺。临床上常表现为慢性咳嗽及大量咳痰（可达 500ml/d），多为脓性痰[1]。严重支气管扩张患者可出现危及生命的咯血，或出现慢性气道阻塞的征象，如喘息、慢性呼吸衰竭、肺动脉高压及右心衰竭。

发病率/患病率 未发现可靠的数据。近 50 年发病率呈下降趋势，高收入国家患病率较低；低收入国家患病率较高，且为高发病率和高病死率的主要疾病之一。

病因/危险因素 支气管扩张为既往下呼吸道感染如麻疹性肺炎、百日咳和结核等最常见的慢性并发症，也可继发于吸入异物、抗原、自身免疫性及化学性肺损伤[2]。先天性疾病如囊性纤维化、纤毛运动不良综合征、α_1 抗胰蛋白酶缺乏及先天性免疫缺陷也易发生支气管扩张，而且在高收入国家先天性缺陷引起的支气管扩张可能是主要的病因，比呼吸系统感染更常见。囊性纤维化为最常见的先天性疾病，但本章节对之不予阐述。

预后 支气管扩张是一种反复复发的慢性疾病，其病情轻重程度变异较大，而且远期预后也不一样。有关支气管扩张患病率及病死率的资料很少[3]。由于支气管扩张常与其他呼吸系统疾病共存，因此很难单一判断支气管扩张的预后。

请参见《临床证据》中文全版本和英文网络版获取全文和参考文献。

609

慢性阻塞性肺疾病

检索时间：2005年3月

原作者：Huib Kerstjens，Dirkje Postma，Nick ten Haken

张荣葆 译 高占成 校 白春学 审

对稳定期慢性阻塞性肺疾病药物治疗的效果如何？

肯定有效

吸入抗胆碱能药物（与安慰剂相比能减少急性发作、改善症状和第一秒用力呼气量）

随机对照试验表明与安慰剂相比，吸入抗胆碱能药物可以改善第一秒用力呼气量（FEV_1）、活动能力和症状。一项大规模的随机对照试验研究表明与单纯戒烟计划比较，异丙托铵加戒烟方案对5年的第一秒用力呼气量下降无显著影响。系统综述收入的随机对照试验发现与安慰剂和异丙托铵相比，噻托溴铵可以减少急性发作频率、提高健康相关的生活质量和第一秒用力呼气量。

吸入抗胆碱能药物和 β_2 受体激动剂的联合治疗（与单一药物治疗比较可以改善第1秒用力呼气量）

一篇系统综述发现与单独应用 β_2 受体激动剂比较，联合应用短效 β_2 受体激动剂和抗胆碱能药物（异丙托铵）治疗12周，可以减少急性加重；但与单独应用丙托铵比较，则无显著性差异。一项随机对照试验发现与单独应用长效 β_2 受体激动剂相比，联合应用长效 β_2 受体激动剂和抗胆碱能药物虽然不能改善症状，但可以改善一些肺功能指标。有一项随机对照试验研究发现，联合应用长效 β_2 受体激动剂和抗胆碱能药物比单独应用短效 β_2 受体激动剂能够更明显改善第一秒用力呼气量和呼气高峰流速。我们尚未发现比较 β_2 受体激动剂和抗胆碱能药物长期联合治疗和安慰剂的随机对照试验。

吸入 β_2 受体激动剂（与安慰剂相比可以改善 FEV_1 和生活质量，减少急性发作）

随机对照试验发现，与安慰剂相比，吸入1周至12个月的 β_2 受体激动剂可以改善第一秒用力呼气量。一篇系统综述和随机对照试验发现与安慰剂相比，12～52周的长效 β_2 受体激动剂治疗可以改善生活质量，减少急性加重。

吸入皮质类固醇和长效 β_2 受体激动剂（与安慰剂相比可减少急性发作，改善症状、生活质量和 FEV_1）

随机对照试验发现与安慰剂相比，联合吸入皮质类固醇和长效 β_2 受体激动剂治疗中、重度 COPD 患者可以减少其急性加重频率，改善肺功能、症状、健康相关的生活质量。一般来说，尽管并非所有结果均有显著性差异，联合治疗比单独吸入皮质类固醇或长效 β_2 受体激动剂治疗更有效。

很可能有效

吸入抗胆碱能药物与 β_2 受体激动剂比较（与吸入 β_2 受体激动剂比较，长期吸入抗胆碱能药物可以改善 FEV_1）

多项随机对照试验对吸入短效抗胆碱能药物和长效 β_2 受体激动剂至少 610
3 个月的疗效进行比较，发现其结果差别很大。有 2 项随机对照试验发现与吸入长效 β_2 受体激动剂相比，吸入长效抗胆碱能药物 6 个月可显著改善 FEV_1。随机对照试验对健康相关生活质量进行了研究，得到的结果不一致，其中一项随机对照试验发现分别应用长效吸入抗胆碱能药物和长效 β_2 受体激动剂治疗 6 个月，在生活质量或急性加重频率上两者之间无显著性差异。

长期家庭氧疗（对严重低氧血症患者有效）

一项针对存在日间严重低氧血症患者进行的随机对照试验发现家庭氧疗可以改善生存。随后的一项对严重低氧血症患者进行的随机对照试验表明，与仅仅夜间吸氧相比，连续吸氧可降低死亡率。对轻度低氧血症患者或仅有夜间低氧的患者进行的 3 项随机对照试验发现长期家庭氧疗组和非氧疗组在死亡率上无显著性差异。

益害相当

吸入皮质类固醇（可以减少急性发作，但可能有长期危害）

随机对照试验发现在 10 及 10 周以上的研究中，吸入皮质类固醇与对照组相比，肺功能（FEV_1）无显著性差异。一篇系统综述和此后一项随机对照试验发现在吸入皮质类固醇 24 个月后，与对照组相比，FEV_1 下降的幅度两者无显著性差异。然而，此后第二篇回顾了吸入大剂量皮质类固醇的系统综述和 4 项吸入皮质类固醇的随机对照试验发现，在治疗 12～24 个月后，与对照组相比，可以轻度减少 FEV_1 降低的幅度。两篇系统综述和此后一项随机对照试验发现与对照组相比，长期吸入皮质类固醇可以减少急性加重频率。此后的 2 项随机对照试验发现与对照组相比，急性发作率在治疗组无显著性减少。长期吸入皮质类固醇易于产生不良反应，包括皮肤青紫和口腔念珠菌病。

茶碱

一篇系统综述发现经过 3 个月的治疗，与对照组相比，茶碱可以轻度改

善 FEV_1。1 项大规模的随机对照试验发现经过 12 个月的治疗，与对照组相比，茶碱可以改善 FEV_1。但因其不良反应和需频繁监测血药浓度，其应用价值受到一定限制。

效果不明

α_1 抗胰蛋白酶

一项随机对照试验对 α_1 抗胰蛋白酶缺乏症合并中度肺气肿患者给予输注 α_1 抗胰蛋白酶治疗 1 年，结果发现与对照组相比，FEV_1 下降的幅度无显著减少。

黏液溶解剂

两篇有关慢性支气管炎的系统综述发现有限的证据表明，与对照组相比，应用黏液溶解剂治疗 3～24 个月可以减少急性发作频率和缩短急性发作持续时间。两项有关慢性阻塞性肺疾病的随机对照试验发现在 FEV_1 下降的幅度和急性加重上无显著性差异。

预防性应用抗生素

611 一篇系统综述发现有限的证据表明预防性应用抗生素可以轻度减少急性发作频率和致残天数。但抗生素的这些益处并未超过其危害性，特别是发生抗生素耐药。由于所有的随机对照试验都是在 30 年前进行的，这些结果可能不适用于当前的临床实际情况。

不太可能有效

口服皮质类固醇（有危害的证据，但无长期应用有效的证据）

我们没有发现有关长期口服皮质类固醇治疗效果的随机对照试验。1 篇系统综述发现应用口服皮质类固醇治疗 2～4 周后，与对照组相比，可以改善 FEV_1。长期全身应用皮质类固醇可发生严重的不良反应，包括骨质疏松症和糖尿病。

对稳定期慢性阻塞性肺疾病非药物治疗的效果如何?

肯定有效

心理社会方法与药物联合戒烟

一项针对轻度慢性阻塞性肺疾病患者的随机对照试验发现尼古丁口香糖加上心理社会方法戒烟以及戒烟持续计划（有或无异丙托铵）可减慢第 1 秒用力呼气量的降低，减少呼吸道症状和下呼吸道疾病。但体重较常规治疗增加（无心理社会干预）。该随机对照试验发现不同治疗方法之间 5 年后在所有原因导致的死亡率上无差异。但是与常规治疗相比，戒烟 14.5 年后可减少所有原因导致的死亡率。

肺康复治疗

两篇系统综述发现多种形式的肺康复可以改善生活质量、最大活动能力和功能活动能力。

很可能有效

一般性的体育活动

一篇系统综述发现一般健身活动（散步、骑车或游泳）与对照组相比，可以改善活动耐力，但在生活质量和呼吸困难程度上无显著性差异。

吸气肌训练

一篇系统综述发现与对照组相比，吸气肌训练可以改善吸气肌的力量和耐力，可减轻休息和运动时的呼吸困难程度。但在两者的运动能力上无显著性差异。这篇综述还发现在常规锻炼中加入吸气肌训练可以改善吸气肌的力量和耐力，但是对活动能力没有额外益处。

外周肌训练

一篇系统综述发现与未治疗和接受其他训练相比，外周肌训练可以改 612
善躯体的上部和腿部的力量，但两组间在肺功能、最大活动能力、步行耐力、蹬车耐力、心理健康状况上无显著性差异。

效果不明

单纯药物戒烟

一篇系统综述没有收入关于慢性阻塞性肺疾病患者单纯药物戒烟的随机对照试验。

单纯心理社会方法戒烟

我们没有发现有关慢性阻塞性肺疾病患者单纯心理社会方法戒烟的系统综述或随机对照试验。

不太可能有效

营养补充

两篇系统综述发现在慢性阻塞性肺疾病患者稳定期补充营养在改善肺功能、活动能力上的证据不一致。

定义 慢性阻塞性肺疾病（chronic obstructive pulmonary disease，COPD）是一种以气流受限为特征的疾病，气流受限不完全可逆，且呈进行性发展，与肺部对有害气体或有害颗粒的异常炎症反应有关[1]。通

常慢性支气管炎和肺气肿是合并存在的，尽管有些 COPD 患者只有其中之一。肺气肿是指肺部终末细支气管远端气腔出现异常持久的扩张，并伴有肺泡壁和细支气管的破坏而无明显纤维化。慢性支气管炎是指在除外慢性咳嗽等其他已知原因后，患者每年咳嗽、咳痰 3 个月以上，并至少连续 2 年[2]。

发病率/患病率 COPD 主要影响中老年人。1998 年世界卫生组织估计 COPD 是全球第五位的常见死亡原因，占所有死亡的 4.8%（2002 年估计有 2 745 816 人死于 COPD)[3]，患病率不断增加。在 1982～1994 年间，美国 COPD 患病率增加了 41%。在 1966～1985 年间，年龄调整的死亡率升高了 71%。而在这同一时期，年龄调整的所有原因的死亡率下降了 22%，心血管病死亡率下降了 45%[2]。在 1990～1997 年间英国医生诊断的患病率，男性为 2%，女性为 1%[4]。

病因/危险因素 COPD 大体上是可以预防的。发达国家 COPD 的主要病因是吸烟，有 85%～90% 的 COPD 患者是吸烟者[1]。COPD 在终生不吸烟者中很少见（在 1971～1984 年间美国具有代表性的 3 次大规模的对不吸烟者的调查估计 COPD 患病率为 5%），被动吸烟可能是一个原因[5, 6]。其他可能的原因包括支气管高反应、室内外空气污染和过敏[7-9]。

预后 持续吸烟者气道阻塞常呈进行性，导致过早致残和缩短生存期。戒烟可以使肺功能的下降速率达到不吸烟者的水平[10]。很多人在以后的生活中需要治疗，在急性加重时需要增加药物的剂量和种类。

请参见《临床证据》中文全版本和英文网络版获取全文和参考文献。

肺 癌

检索时间：2005 年 9 月

原作者：Alan Neville　杨帆　译　王俊　校

可切除的非小细胞肺癌治疗效果如何？

很可能有效

Ⅰ～Ⅲ期非小细胞肺癌术后化疗（含顺铂方案或含氟尿嘧啶及替加氟方案）

一篇系统综述和随后的两项随机对照试验显示，术后含顺铂方案或含氟尿嘧啶及替加氟方案化疗较单纯手术延长生存。第三项随后的随机对照试验发现含氟尿嘧啶及替加氟方案化疗与单纯手术治疗的生存期的无显著性差异。随机对照试验显示，与无化疗相比，术后化疗增加相关的毒性反应，包括增加治疗相关死亡的小风险。

效果不明

可切除的非小细胞肺癌的术前化疗

关于可切除的非小细胞肺癌术前化疗的效果，一篇收入了几项较弱的小型随机对照试验的系统综述和其后的一项随机对照试验提供了关于术前化疗效果的非结论性证据。

不可切除的非小细胞肺癌治疗效果如何？

肯定有效

对不可切除的或远处转移的非小细胞肺癌行姑息性化疗（较支持治疗可延长生存）

系统综述和一项随后的随机对照试验显示，对不可切除的或转移的非小细胞肺癌行含顺铂方案的联合化疗，较单纯的支持治疗可提高 1 年生存率。来自随机对照试验的有限证据提示支持治疗基础上的联合化疗与单纯支持治疗相比还可以提高生活质量。另有许多研究发现化疗与不良反应相关。

胸部放疗＋化疗（与单纯胸部放疗比较）

关于Ⅲ期非小细胞肺癌的系统综述和随后的随机对照试验都显示，行胸部照射＋化疗较单纯放疗可提高患者 2～5 年生存率。有一项随后的随机对照试验发现胸部照射＋化疗与单纯放疗相比中位生存期无显著性差异。该综述后发表的一项随机对照试验发现与随后化疗相比，同时进行化疗使患者的存活率有所增加。有观察性研究认为对于≥70 岁的不可切除的Ⅲ期非小细胞肺癌患者行胸部照射＋化疗，较单纯放疗降低了质量调整生存。但我们认为关于其对生活质量影响的证据尚嫌不足。

614 ## 效果不明

不可切除或转移性非小细胞肺癌使用不同的姑息性化疗方案（不同方案间相对益处的比较结果不清）

一篇系统综述发现双药化疗较单药化疗提高生存。一项随后的随机对照试验显示，紫杉醇联合卡铂与紫杉醇单药相比提高治疗的反应率，但对总生存无影响。一篇系统综述未能就非铂类单药与一线的含铂双药方案相比的效果给出结论性证据。对于曾接受过含铂方案化疗的患者，一篇系统综述收入的一项随机对照试验和该综述发表后的一项随机对照试验发现，在支持治疗基础上加用多西他赛可以增加 1 年生存率和减少疼痛。一项随机对照试验发现二线药物多西他赛较长春瑞滨和异环磷酰胺延长了生存。多项随机对照研究发现多西他赛、培美曲塞或多西他赛加伊立替康作为二线方案时在生存上无显著差异。许多研究均显示化疗与不良反应相关。

对不可切除的Ⅲ期非小细胞肺癌行超分割放疗

无论患者是否接受化疗，系统综述都没有发现明确的证据证明加速照射、超分割放疗、分程超分割放疗等非常规分割放疗较常规放疗更为有效。综述中所收入的一项随机对照试验表明处于Ⅰ、Ⅱ、ⅢA 期或ⅢB 期的非小细胞肺癌患者接受持续的超分割的加速放疗较常规的化疗可以减低 2 年内的死亡率。

小细胞肺癌的治疗效果如何？

肯定有效

局限性小细胞肺癌行胸部放疗＋化疗（较单纯化疗可延长生存）

关于局限性小细胞肺癌的两篇系统综述表明，化疗加上胸部放疗较单纯的化疗可以改善这部分患者的 3 年生存率及肿瘤的局部控制。但是其中的一篇综述指出，化疗加上胸部放疗较单纯的化疗会增加治疗相关的死亡率。一篇系统综述发现早期或晚期进行胸部放射治疗在两年生存率上无显著性差异。

很可能有效

对局限性或广泛性小细胞肺癌完全缓解后行预防性全脑照射

一篇系统综述表明，处于缓解期的小细胞肺癌患者接受预防性全脑照射较未接受该治疗的患者可以提高3年存活率，同时可以减低肿瘤脑转移的发生率。虽然一项非随机对照试验指出接受全脑照射后会使患者大脑认知功能受损，但是随机对照试验并未得出全脑照射会增加神经功能受损的结论。

效果不明

615

大剂量化疗

两篇系统综述及系统综述遗漏的随机对照试验没有发现大剂量的化疗可以提高生存率的明确证据。两项随机对照试验的结论显示大剂量的化疗较标准的化疗方案会增加药物毒副作用相关的死亡率。

定义 肺癌（支气管肺癌）是一种来源于支气管上皮细胞或者支气管黏液腺体的上皮细胞癌。我们可以在广义上将肺癌划分为小细胞肺癌（约占全部肺癌的25%）和非小细胞肺癌（约占全部肺癌的75%）两类。具体的肺癌分期参见表1 Ⓣ[1,2]。

发病率/患病率 每年在男性和女性致死的癌症中，肺癌总是位于首位。在美国每年大约有10万名男性及8万名女性死于肺癌，而英国这一数字则为男女各4万人。小细胞肺癌占所有肺癌的20%～25%，而在余下的非小细胞肺癌中腺癌则最为常见[3]。

病因/危险因素 吸烟依然是引起肺癌的最主要的危险因素。肺癌患者中有80%～90%与吸烟有关[4]。其他可以引起呼吸道肿瘤的致癌因素已经被确定，无论来自工作场所的（如石棉、多环芳烃）还是家中的（如氡）[5]，均可以增加烟草烟雾的致癌作用。

预后 肺癌的5年生存率为10%～12%[4]。有10%～15%的患者在确诊为肺癌之时，病变处于局限期，这些患者虽然可能接受有效的治疗，但还有一半的人会在5年内死去。大约有一半的人在确诊为肺癌时已经出现了转移。如果患者身体条件允许，Ⅰ、Ⅱ期非小细胞肺癌患者应接受手术治疗。对于Ⅰa期的肺癌患者，单纯的手术治疗可以使患者获得很好的总体生存。一些处于局部进展的Ⅲ期肺癌患者可进行肿瘤完全切除，术后辅以或不辅以化疗和放疗。而另外一部分无法手术切除Ⅲ期肺癌则预后很差。对于无法手术切除的Ⅲ期或存在远处转移的肺癌患者，可给予姑息性化疗。非小细胞肺癌患者5年生存率见

表 1 Ⓣ（评估包括治疗或不治疗的患者）[2]。对于占 25% 的小细胞肺癌患者，远处转移风险高，化疗是主要治疗手段。小细胞肺癌患者中位生存见表 1 Ⓣ[6]。有 5%～10% 的小细胞肺癌患者在发现时已经累及中枢神经系统，并且有一半的患者在两年内会出现有症状的脑转移。在发生脑内转移的患者中，只有一半的患者对放疗有反应，而这些患者的中位生存时间少于 3 个月[1]。

请参见《临床证据》中文全版本和英文网络版获取全文和参考文献。

细菌性阴道病

检索时间：2004 年 4 月

原作者：M Riduan Joesoef，George Schmid

赵彦　译　王建六　校　戴钟英　审

不同抗菌治疗方案对非妊娠妇女有症状的细菌性阴道病治愈率和症状缓解的效果如何?

肯定有效

应用甲硝唑或者克林霉素的抗菌治疗（短期疗效）

一篇系统综述发现，应用抗生素治疗的妇女（阴道内克林霉素霜或者阴道内甲硝唑凝胶）比应用安慰剂的妇女治愈率更高。一篇系统综述发现阴道内给予克林霉素 5～10 天或者 4 周与口服甲硝唑相比治愈率或不良反应无显著性差异。然而，对比交叉随机对照试验的结果发现阴道内用克林霉素比口服甲硝唑更少发生念珠菌性外阴阴道炎。非妊娠妇女阴道内使用克林霉素很少发生轻度至重度的结肠炎和阴道假丝酵母菌。另一篇系统综述发现甲硝唑每日口服 2 次的 7 日疗程与单剂量 2g 给药相比会提高治愈率；没有说明不良反应。随机对照试验提供的有限的证据发现口服克林霉素与口服甲硝唑相比在治愈率上无显著性差异，并发现这两种药物与相关的恶心和感到金属味道有关。一项随机对照试验发现在 35 天的观察期内应用 3 日疗程的阴道内给予克林霉素胶囊和 7 日疗程的阴道内给予克林霉素霜相比治愈率无显著性差异，还发现两组发生不良反应的人数的比例相似，应用胶囊的人出现阴道痛和头痛的发生率更高，而应用霜剂的人更容易有流感样综合征。还有一项随机对照试验发现每日一次和两次阴道内用甲硝唑凝胶在治愈率和不良反应上无显著性差异。尚未得到长期观察结果的证据。一项小型的随机对照试验提示 50% 以上的妇女在抗生素治疗后的 2 个月内有复发细菌性阴道病。

抗菌治疗妊娠妇女以减少妊娠的不良结果和预防新生儿合并发症的效果如何?

很可能有效

对有早产史的妊娠妇女的抗生素治疗(不包括阴道内使用克林霉素)

一篇系统综述发现尽管各种试验间早产的结果变异很大,但是抗生素可以降低有早产史并患有细菌性阴道病妇女分娩低体重儿的危险。一项随后的随机对照试验发现与安慰剂相比,在中期妊娠的早期给以口服克林霉素可以降低既往有晚期流产和早产的妇女流产和早产的发生。

617

效果不明

对低危妊娠的抗生素治疗

一篇关于一般人群妊娠妇女的系统综述发现,与给予安慰剂或者与不治疗相比,应用抗生素(口服或者阴道给药)发生早产、低体重儿、新生儿败血症或产前死亡的危险无显著性差异。然而,一项随后的随机对照试验发现与安慰剂相比,对患有细菌性阴道病或者异常生殖道菌丛疾病的妇女(可包括或不包括细菌性阴道病)在中期妊娠早给予口服或者阴道内给予克林霉素会减少流产和早产的发生。

很可能无效甚至有害

阴道内使用克林霉素霜

3 项随机对照试验发现,参与试验的患有细菌性阴道病的妇女,不管既往有无早产史,与安慰剂相比,用克林霉素霜治疗后早产和低体重儿的发生无显著增加。然而,一项随后的随机对照试验发现,与安慰剂相比,为减少早产的发生,对有异常生殖道菌群的妇女(可能包括或不包括细菌性阴道病)于中期妊娠的早期给予阴道内克林霉素仍然证据有限。

治疗男性伴侣可以预防复发吗?

很可能无效甚至有害

用甲硝唑或克林霉素治疗女性的男性性伴侣(不会降低女性复发的危险性)

一篇系统综述发现,在接受抗生素治疗的妇女中,如果其有一个固定的男性性伴侣,用口服抗生素治疗这个伴侣并不降低女性复发的危险性。

在妇科处理之前对细菌性阴道病治疗的效果如何？

很可能有效

手术流产前给予口服或者阴道用抗生素治疗

3项随机对照试验发现，与安慰剂组对比，对准备接受手术流产的合并细菌性阴道病的妇女给予口服或阴道用抗生素治疗，术后盆腔炎性疾病的发生率低，但是显著性差异只出现在数量最大的那一项随机对照试验中。这几项随机对照试验没有报道不良反应。在随机对照试验中患有细菌性阴道病的非妊娠妇女使用阴道内克林霉素，很少发生轻至重度的结肠炎和阴道假丝酵母菌感染。口服甲硝唑会有恶心和感到有金属气味。

效果不明

非流产的其他妇科处理之前的抗生素治疗

我们尚未见到关于对患细菌性阴道病妇女行流产以外的妇科处理之前应用抗生素疗效的随机对照报道。

618

定义 细菌性阴道病是一种微生物性疾病，其特征为由乳酸杆菌为主的阴道内菌群，变为高浓度的厌氧菌。50%的受感染妇女无症状。有症状的妇女表现为白带过多，呈白色或者灰白色，或有恶臭的阴道分泌物，或两种现象同时存在；异常气味在性交时可能会引起特别注意。通常临床诊断需要以下四种表现中的三种：镜下出现线索细胞；同源性分泌物黏附于阴道壁；阴道分泌物 pH>4.5；以及加入10%氢氧化钾前后有“鱼腥”味。有的专家更愿意用其他方法（例如阴道分泌物 Gram 染色），特别是在研究单位。使用 Nugent 标准[1]的 Gram 染色将阴道内菌群分为3类：正常、中间型和与细菌性阴道病相一致的菌群。异常阴道菌群包括中间型菌群和细菌性阴道病菌群。

发病率/患病率 细菌性阴道病是最常见的阴道炎感染原因，大约是假丝酵母菌感染的2倍[2]。在无选择范围的妇女中患病率约为10%～61%[3]。虽然有关发病率资料有限，但是一项研究发现大约50%使用宫内节育器的妇女在2年左右的时间内有一次发病，而口服避孕药的妇女有20%发病一次[4]。同性恋是细菌性阴道病的好发人群。

病因/危险因素 细菌性阴道病的原因不完全清楚。危险因素包括有新的或者有多个性伴侣[2,4,6]和性交年龄早[7]，但是没有显示性伴侣之间可传播微生物。也有报道指出使用宫内节育器[4]和阴道冲洗[6]是危险因素。看来感染最常见于月经期前后[8]。

预后 细菌性阴道病的病程变化各有不同，人们对此知之甚少。如不治疗，妊娠和非妊娠妇女的症状可持续存在或自行缓解。大约有 1/3 的妇女治疗后复发。有细菌性阴道病史的妇女妊娠并发症的发生率增加：低体重儿[7] 和早产儿（收集来自 10 项队列研究的 OR 1.8，95% CI 1.5 ～2.6)；早产，胎膜早破[7]，晚期流产，绒毛膜炎[10]，正常产后的子宫内膜炎（8.2% *vs* 1.5%；OR 5.6，95% CI 1.8～17.2)[11]，剖宫产后的子宫内膜炎（55% *vs* 17%；OR 5.8，95% CI 3.0～10.9)[12]；以及生殖道手术。既往有早产者特别容易有妊娠并发症的危险，早产的危险增加 7 倍（所有妇女的发生率为 24/428 [5.6%]，而以往有早产的妇女的发生率为 10/24 [41.7%])[15]。细菌性阴道病也可能增加 HIV 感染和传播的危险。

请参见《临床证据》中文全版本和英文网络版获取全文和参考文献。

单纯性生殖器衣原体感染

检索时间：2006 年 1 月
原作者：Nicola Low　赵彦　译　王建六　校　戴钟英　审

抗生素治疗男性和非妊娠妇女单纯性生殖器衣原体感染的效果如何？

肯定有效

阿奇霉素（单剂量）

一篇收入了 12 项单盲法的开放性随机对照试验的系统综述发现，单剂量阿奇霉素和 7 日疗程的多西环素治疗可以达到微生物学的高治愈率。科学研究发现在沙眼衣原体微生物学治愈率方面单剂量阿奇霉素和 7 日疗程的多西环素相比无显著性差异。不良反应发生率相似。

多西环素、四环素（多剂量方案）

四环素（多西环素、四环素）多剂量方案治疗患生殖器衣原体感染的病人可达到至少 95% 的微生物学治愈率。这些随机对照试验多为小型，有短期随访和高退出率。一篇系统综述收入了 12 项双盲开放性随机对照试验，结果发现应用 7 日疗程多西环素与单剂量阿奇霉素相比在沙眼衣原体的微生物学治愈率上无显著性差异。不良反应发生率相似。两项随机对照试验的资料发现多西环素联合环丙沙星可降低微生物学的失败率。

很可能有效

红霉素（多剂量方案）

三项小型的随机对照试验发现红霉素的微生物学治愈率能达到 77%～100%，红霉素每日 2g 比 1g 有更高的治愈率。

效果不明

阿莫西林、氨苄西林、克拉霉素、赖甲环素、米诺环素、氧氟沙星、匹氨西林、利福平、罗红霉素、司帕沙星、曲伐沙星（多剂量方案）

对这些药物的治疗效果我们发现了有限的证据。

不太可能有效

环丙沙星（多剂量方案）

两项随机对照试验发现环丙沙星的治愈率为 63% ～92%。Meta 分析这两项随机对照试验发现，与多西环素比较，环丙沙星治疗的微生物学失败率会增加。

620

对妊娠妇女合并单纯性生殖器衣原体感染治疗的效果如何？

很可能有效

阿奇霉素（单剂量）

一篇系统综述发现，单剂量阿奇霉素会增加微生物学治愈率，并且降低因为红霉素 7 日疗程所致不良反应而停药的危险。两项随后的开放性随机对照试验发现，与多剂量的阿莫西林相比，单剂量的阿奇霉素在治愈率上无显著性差异。如果没有其他合适的药物可用，阿奇霉素应该是唯一能在妊娠期使用的药物。

红霉素、阿莫西林（多剂量方案）

一篇系统综述收入的一项小型随机对照试验发现，红霉素与安慰剂相比增加了微生物学治愈率。该综述发现与单剂量阿奇霉素相比，7 日疗程的红霉素微生物学治愈率降低，而且不良反应危险性增加，因此有停止治疗的危险。两项随后的开放性随机对照试验研究发现，多剂量阿莫西林和单剂量阿奇霉素的治愈率无显著性差异。该综述收入的其他随机对照试验发现红霉素和阿莫西林治愈率高，在微生物学治愈率方面两药之间无显著性差异。

效果不明

克林霉素（多剂量方案）

一项小型随机对照试验发现克林霉素和红霉素之间在治愈率上无显著性差异。

定义 生殖器衣原体感染是一种发生在男性尿道和女性子宫颈内膜或/和尿道的性传播感染。如果这种感染没有发展到上生殖器，则定义为**单纯性**。女性感染可有 80% 的病例无症状，但是也可以引起非特异性症状，包括阴道分泌物增多和月经间期出血。男性感染可引起尿道分泌物、尿道刺激症状或者尿痛。但也可以有半数以上的病例无症状。[1] **复杂性**衣原体感染是感染扩散到上生殖器（引起女性盆腔炎性疾病［见盆腔炎性疾病］和男性附睾-睾丸炎）和生殖器以外的感染，例如眼部感染。对复杂性衣原体感染的治疗不属于本章范畴。

发病率/患病率 生殖器衣原体感染是发达国家[1]中最常见的细菌性性传播感染性疾病。而且在 2000～2002 年[2, 3]在英国和美国的报告率增加约 20%[2, 3]。女性的感染最常发生在 16～19 岁。在这个年龄组中每年在英国新增感染病例为 1 300/100 000[2]，瑞典为 1900/100 000[4]，美国为 2 536/100 000[3]。男性发病的高峰年龄组为 20～24 岁。英国和美国新感染病例为 1000/100 000，瑞典为 1200/100 000[2-4]。发病率随年龄增加明显下降。报告的发病率高度依赖检测水平。在英国 16～24 岁人群中单纯性衣原体感染的人口患病率在男性和女性分别为 2% 和 6%[5, 6]。

621

病因/危险因素 感染主要是由沙眼衣原体血清型 D～K 引起。最初经性交传播，也可以在出生前后经眼－生殖器直接或者间接接触传染[1]。

预后 在女性，未治疗的衣原体感染会上行至上生殖器引起盆腔炎性疾病(见盆腔炎性疾病)[7]。有过一次盆腔炎性疾病的妇女，大约 11% 发生输卵管性不孕，宫外孕的危险性增加 6～7 倍。[8]如果男性发生上行感染可引起附睾炎，但是由此引起的男性不孕证据不足[9]。母婴传播能导致新生儿结合膜炎和肺炎[1]。衣原体可以与其他生殖器感染同时存在，而且，容易传播并获得 HIV 感染[1]。未治疗的衣原体感染可在大多数女性体内至少存在 60 天，而在男性体内存在时间较短[10]。约有 5% 的患者在一个月内自然好转[11]。

请参见《临床证据》中文全版本和英文网络版获取全文和参考文献。

生殖器疱疹

检索时间：2004 年 12 月

原作者：Eva Jungmann
周蓉　译　王建六　校　戴钟英　审

防止单纯疱疹病毒性传播的干预措施的效果如何?

很可能有效

对已感染的性伴侣进行抗病毒治疗（以减少对未感染的性伴侣的性传播）

一项随机对照试验发现，与安慰剂相比，每日服用泛昔洛韦可以减少 HSV-2 向对未感染的性伴侣的传播。

使用男用避孕套以避免已感染的男性向未感染的性伴侣的性传播*

一项前瞻性队列研究发现了一些有限的证据表明，感染了生殖器疱疹的男性使用避孕套减少了 HSV-2 向他们未感染的性伴侣的传播。

效果不明

使用女用避孕套

尚没有找到有关女用避孕套在避免性传播疾病中作用的系统综述或随机对照试验。

使用男用避孕套以避免已感染女性向未感染男性的性传播

一项前瞻性队列研究的亚组分析发现：当 HSV-2 从已感染的女性向未感染男性传播时，使用和不使用男用避孕套无显著性差异。

除了重组糖蛋白疫苗外的 HSV-2 疫苗

没有发现有关方面的系统综述或随机对照试验。

不太可能有效

给感染高风险人群应用重组糖蛋白疫苗（gB2 和 gD2）（没有效果，除非是那些在疫苗接种前已知 HSV-1 和 HSV-2 为阴性的妇女）

一项随机对照试验发现，当预防感染高风险人群中 HSV-2 的感染时，注射重组糖蛋白疫苗（gB2 和 gD2）与注射安慰剂相比无显著性差异。第二个随机对照试验亚组分析发现，与安慰剂相比，对于 HSV-1 血清阴性而 HSV-2 抗体在基线水平的妇女和有固定的、临床确诊患有生殖器疱疹的性伴侣的妇女，使用重组 HSV-2 糖蛋白-D 辅助疫苗减少了生殖器疱疹感染的风险。亚组分析同时发现，在 HSV-1 血清阳性并有固定的患生殖器疱疹性伴侣的男性和女性的感染率方面，疫苗组和安慰剂组没有显著性差异。

防止单纯疱疹病毒母婴传播的干预措施的效果如何？

效果不明

对孕期患有生殖器病变的妇女足月妊娠实行剖宫产

我们没有发现对患有生殖器疱疹的足月妊娠妇施行剖宫产分娩是否对母婴之间传播生殖器疱疹有作用的系统综述或随机对照试验。而剖宫产本身可增加母亲发病率和死亡率。

在妊娠晚期（≥36 周），给既往有生殖器疱疹感染史的孕妇口服维持量的抗病毒药物

关于评估孕期使用口服抗病毒药物在感染向新生儿传播上，有一篇系统综述为此提供了不充分的证据。这篇综述发现如果孕期妇女是生殖器单纯疱疹病毒感染的第一阶段或复发阶段，阿昔洛韦可以减少孕妇感染的复发，并可以减少由于生殖器疱疹而采取的剖宫产。

血清筛查和咨询来以防止妊娠晚期获得单纯疱疹病毒

无论是血清学筛查还是咨询，对于避免妊娠晚期获得单纯疱疹病毒的作用，没有发现相关的系统综述和随机对照试验。

抗病毒治疗对于患生殖器疱疹第一阶段患者的治疗效果如何？

肯定有效

在生殖器疱疹的第一阶段口服抗病毒药物治疗

三项随机对照试验发现与安慰剂相比，口服阿昔洛韦治疗减少了病损的持续时间，减轻了症状，减少了病毒的释放。

效果不明

在第一阶段应用不同类型的口服抗病毒药物治疗

有一项随机对照试验表明，口服阿昔洛韦和伐昔洛韦在疾病的临床结局上没有显著性差异。

为减少复发而采取的干预措施的效果如何？

肯定有效

给高复发率人群口服维持量抗病毒药

随机对照试验发现每日口服维持量的抗病毒药（伐昔洛韦、阿昔洛韦或泛昔洛韦）可以降低复发率，并且与口服安慰剂相比，口服阿昔洛韦、泛昔洛韦可以改善生活质量。

624 **在复发开始时口服抗病毒药物治疗**

一篇系统综述、一项非系统综述和一项随机对照试验发现：当复发开始时，给复发的生殖器疱疹患者口服抗病毒药物（伐昔洛韦、阿昔洛韦或泛昔洛韦），与安慰剂相比，会减少病损持续时间，减少病毒的释放，并增加疾病复发的突然中止率。随机对照试验发现，伐昔洛韦、阿昔洛韦或泛昔洛韦在减少症状持续时间、病损愈合时间、病毒释放方面，与安慰剂具有相似的效果。两项随机对照试验的研究表明服用伐昔洛韦 3 天与服用 5 天在效果上没有显著性差异。

效果不明

为减少复发的心理治疗

一篇系统综述考察了一些低质量的研究，它为心理-社会治疗的介入以避免生殖器疱疹的复发提供了不够充分的证据。

对艾滋病患者的生殖器疱疹的治疗效果如何？

很可能有效

口服维持量抗病毒药物，以防止生殖器疱疹的复发

一篇随机对照试验研究发现，与安慰剂相比，泛昔洛韦在防止单纯疱疹病毒感染上更有效。还有一项随机对照试验发现，在防止超过 48 周的单纯疱疹病毒复发中，泛昔洛韦和阿昔洛韦没有显著性差异。

在生殖器疱疹急性复发期口服抗病毒药物*（与不治疗相比）

我们没有发现对于艾滋病患者使用安慰剂对照的随机对照试验。但是基于那些无艾滋病的无免疫受损的患者及有免疫受损的患者的证据，关于使用抗病毒治疗共识认为可以有效治疗艾滋病患者生殖器疱疹的复发。

在生殖器疱疹的第一阶段口服抗病毒药物*

我们尚未发现有关治疗艾滋病患者生殖器疱疹第一阶段方面的随机对照试验。近来共识的是口服抗病毒药物可以有效治疗艾滋病患者的生殖器疱疹的第一阶段。

效果不明

不同类型的口服抗病毒药物治疗（相对益处不明）

两项随机对照试验研究显示，伐昔洛韦、泛昔洛韦和阿昔洛韦在治疗急性复发的生殖器疱疹第一阶段时，在病损持续时间和症状改善上均无显著性差异。一项随机对照试验认为，在避免 48 周后的单纯疱疹病毒复发感染时，维持量的泛昔洛韦和阿昔洛韦没有显著性差异。

* 该分类基于观察或非随机的证据，或是随机对照试验研究中关于实践环境和伦理学问题的共识。

定义 生殖器疱疹是一种 HSV-1 或 HSV-2 引起的感染。典型的临床特征包括疼痛的肛门生殖器浅溃疡。单纯疱疹病毒感染可以由病毒学和血清学检测而确诊。感染类型包括**初期感染第一阶段：** 当患者先前的 HSV-1 或 HSV-2 抗体是阴性，可确诊单纯疱疹病毒感染；**非初期感染第一阶段：** 患者先前 HSV-1 抗体为阳性，而此时证实有 HSV-2 感染，反之亦然；**首次确认复发：** 此时有 HSV-1（或 HSV-2）感染，先前也发现 HSV-1（或 HSV-2）抗体阳性；**复发性生殖器疱疹：** 是由于潜伏的单纯疱疹病毒再次激活导致的。HSV-1 也可以导致龈口炎和口唇溃疡；HSV-2 也可以造成其他类型的疱疹感染，如眼部疱疹。两种病毒都可以引起中枢神经系统的感染（如脑炎）。

发病率/患病率 生殖器疱疹感染是最常见的性传播疾病。血清患病率的研究表明在美国 22% 的成年人带有 HSV-2 抗体[1]。一项英国的研究发现，伦敦性病门诊中有 23% 的成人患者和 7.6% 的献血者带有 HSV-2 抗体[2]。在 1976～1980 年和 1988 年～1994 年，HSV-2 血清阳性率升高了 30.0%（95% CI 15.8%～45.8%）[1]。然而，应当注意的是尽管抗体水平显示当时和早先感染的事实，但它们不能区分可能存在的 HSV-2 感染的表现（如：生殖器的或是眼部的）。因此，当把这些数字应用于生殖器疱疹时应加以谨慎。

病因/危险因素 HSV-1 和 HSV-2 都能导致生殖器感染的第一阶段，但 HSV-2 更容易引起感染复发[3]。很多感染了 HSV-2 的人仅有轻度的症状，甚至不知道他们已经患有生殖器疱疹。但是他们仍然可以将疾病传染给性伴侣和新生儿[4, 5]。

预后 单纯疱疹病毒感染的后遗症包括新生儿单纯疱疹病毒感染、免疫受损者的机会感染、复发的生殖器溃疡和精神社会性疾病。HSV-2 感染增加艾滋病获得与传播的高风险[6]。最常见的神经系统并发症是无菌性脑膜炎（有报道说，25%初次感染的女性患者有此症）和尿潴留（有报道占初次感染妇女的 15%）[5]。那些临近分娩时感染的妇女产下的新生儿的绝对感染风险是高的（41%，95% CI 26%～56%），而已经感染的妇女，即使是孕期复发的妇女，产下的新生儿的感染风险是低的（<3%）[7,8]。大约有 15% 的新生儿感染来自于出生后亲属或医院中的工作人员口腔病变的传播[5]。

请参见《临床证据》中文全版本和英文网络版获取全文和参考文献。

生殖器疣

626

检索时间：2006年2月

原作者：Henry W Buck，Jr
冯静　译　王建六　校

外生殖器疣的治疗效果如何？

肯定有效

未感染 HIV 的患者中应用咪喹莫特

一篇系统综述以及两项随后的随机对照试验发现，在未感染 HIV 的患者中，与安慰剂相比，5% 或 1% 浓度的咪喹莫特乳剂提高了生殖器疣的清除并减少复发。一项在未感染 HIV 的妇女中进行的随机对照试验发现，在治疗 20 周后，与每日使用 1 次及每周使用 3 次 5% 咪喹莫特相比，每日使用 2 次的剂量未能提高疣的清除率，但是发现它增加了皮肤红斑的发生。一项在未感染 HIV 的人群中做的随机对照试验发现，与安慰剂相比，使用 5% 的咪喹莫特增加中度到重度红斑、腐蚀、表皮脱落、水肿以及搔抓的发生。两项在未感染 HIV 患者中进行的随机对照试验发现，与 1% 咪喹莫特乳剂相比，5% 咪喹莫特乳剂提高了生殖器疣的清除，但同时也增加了局部不良反应的发生。

局部应用干扰素

3 项随机对照试验发现，在治疗后 4 周，与安慰剂相比，局部应用干扰素提高了疣的清除。其中的一项随机对照试验发现，与鬼臼毒素相比，在治疗后 4 周，局部应用干扰素也提高了疣的清除。

鬼臼毒素

随机对照试验发现，在 16 周的时间内，与安慰剂相比，鬼臼毒素提高了疣的清除。6 项随机对照试验都未能提供关于鬼臼毒素与鬼臼脂在疣的清除与复发方面差异的一致证据。一项随机对照试验发现在 4 周时间内鬼臼毒素清除疣的效果弱于局部使用干扰素。

很可能有效

二氯醋酸和三氯醋酸*

我们没有发现比较二氯醋酸及三氯醋酸与安慰剂效果的随机对照试验，但临床上的共识一致认为二氯及三氯醋酸对于生殖器疣的清除是有效的。

2 项随机对照试验发现与冷冻疗法比较，三氯醋酸治疗 6～10 周后对疣体的清除没有显著性差异。其中一项随机对照试验发现治疗结束 2 个月后疣的复发没有显著性差异。

冷冻疗法*

目前尚没有随机对照试验比较冷冻疗法与安慰剂或不治疗的效果，但临床上的共识一致认为冷冻治疗对于生殖器疣的清除是有效的。2 项随机对照试验发现经过 6～10 周的治疗，冷冻疗法与三氯醋酸对疣的清除没有显著性差异。其中的一项随机对照试验发现在治疗结束后 2 个月，疣的复发无显著性差异。一项随机对照试验发现，冷冻疗法与电外科切除方法在治疗后 3 个月时疣的清除上无显著性差异。

电外科手术

一项随机对照试验发现，与未治疗患者比较，电外科手术在治疗后 6 个月时提高了疣的清除。一项随机对照试验发现，与全身应用干扰素比较，电外科手术在治疗后 6 个月时提高疣的清除，但这种提高无显著性差异。一项
627 随机对照试验发现电外科手术治疗与冷冻疗法在治疗后 3 个月时两者对疣的清除没有显著性差异。

鬼臼脂（效果可能等同于鬼臼毒素或外科手术切除）*

我们没有发现对鬼臼脂与安慰剂进行比较的随机对照试验，但是一致的意见认为鬼臼脂对清除生殖器疣有效。6 项随机对照试验没有提供关于鬼臼毒素与鬼臼脂对疣清除与复发差异的一致证据。随机对照试验发现手术切除（剪除）与鬼臼脂对于疣的清除没有显著性差异。然而，发现手术切除在预防治疗后 6～12 个月疣复发方面较鬼臼脂更为有效。一项随机对照试验发现在治疗后 3 个月鬼臼脂较全身应用干扰素对于疣的清除更为有效。

外科手术切除（清除疣体效果等同于鬼臼脂；预防复发效果强于鬼臼脂）

我们没有发现随机对照试验对手术切除与没有治疗进行比较。两项随机对照试验发现手术切除（剪除）与鬼臼脂对疣的清除没有显著性差异。然而，发现在治疗后 6～12 个月，手术切除较鬼臼脂对于预防疣的复发更有效。一项小规模随机对照试验发现激光手术和外科手术切除在生殖器疣的清除和复发率上无显著性差异。

* 没有发现安慰剂对照的随机对照试验；分类基于共识。

效果不明

感染 HIV 的患者中应用咪喹莫特

一项在患 HIV 的患者中进行的随机对照试验发现，经过 16 周的治疗，咪喹莫特乳剂和安慰剂对于疣的清除没有显著性差异。

干扰素（病灶内）

我们没有发现评价病灶内应用干扰素的疗效的系统综述或随机对照试验。

激光手术（效果等同于外科手术切除）

我们没有发现随机对照试验对激光手术治疗与未治疗进行比较。一项小型随机对照试验发现激光手术与外科手术切除在疣的清除与复发上没有显著性差异。

很有可能有效

全身应用干扰素

我们发现有 5 项随机对照试验比较了全身应用干扰素与安慰剂或未治疗的差异。其中 2 项随机对照试验发现全身应用干扰素与安慰剂或未治疗相比提高了疣的清除；而另外 3 项随机对照试验发现对于疣的完全清除或部分清除，干扰素与安慰剂没有显著性差异。全身应用干扰素与重要的不良反应有关，包括过敏反应、血液系统疾病、流感样症状、头痛、疲劳、肌痛、发热和体重下降。一项随机对照试验发现，在治疗后 6 个月时，电外科手术治疗与全身应用干扰素清除疣的效果没有显著性差异。一项随机对照试验发现，在治疗 3 个月后，全身应用干扰素清除疣的效果弱于鬼臼脂。

628

预防人乳头瘤病毒或外生殖器疣传播的干预措施的效果如何？

效果不明

避孕套

观察研究对评估应用避孕套在人乳头瘤病毒传播中所起作用提供了不充分的证据。病毒的传播可通过外生殖器的相互接触或手-生殖器接触而不需要进入性的性交。一项病例对照研究以及一项横断面研究提示，总是使用避孕套的人较从不使用避孕套或偶尔使用的人不易患生殖器疣。

定义 外生殖器疣是生长于外生殖器周围以及肛周区域的良性表皮生长物。有四种生长类型：尖锐湿疣、角化型疣、普通型疣以及扁平状疣。外生殖器疣由人乳头状瘤病毒（HPV）引起。**诊断：** 大部分的外生殖器疣通过观察得以诊断。一些临床医生通过 5% 的醋酸（白醋）帮助观察病变，这是由于它能引起“醋白”反应，而且更重要的是，可以确定外生殖器疣的血管形态特征。但是，“醋白”变化也可出现在不是外生殖器疣的病变，因此应注意诊断。一些病变，尤其是那些有色素改变的病变，应进行活检鉴别以除外严重的非典型增生或黑色素瘤。

发病率/患病率 在 2004 年，在美国因外生殖器疣而于私人医生处首次就诊的人数超过 310 000 人[1]。在美国，预计 1% 的 8～49 岁的性活跃的男性与女性患有生殖器疣[2]。人们认为由人乳头瘤病毒引起的外生殖器与宫颈病变是18～25 岁人群中最主要的性传播疾病。在美国，50%～60%的 18～25 岁的女性 HPV DNA 检测阳性，但是不超过 10%～15%的女性曾患有生殖器疣[3]。在 50 岁以前，至少有 80% 的妇女会获得生殖道 HPV 感染。每年大约 620 万美国人可获得一种新的生殖道 HPV 感染[1,2]。

病因/危险因素 外生殖器疣由 HPV 病毒引起，是性传播疾病。它们在免疫功能受损的患者中更常见[3]。虽然已经确认有超过 100 种以上的 HPV 病毒，在大部分免疫受损的人群中外生殖器疣是由 HPV6 型与 11 型引起的[4,5]。

预后 清除并避免外生殖器疣感染是细胞免疫的一种功能[6]。在有免疫活性的人群中，清除疣并避免复发的预后良好[7]，但是在细胞免疫受损的人中（如感染 HIV 及患艾滋病的人），在避免疣感染并保持疣的清除状态上具有很大困难[3]。如不进行治疗，外生殖器疣可能一直存在，可能有体积增大或数量增加，或可能完全缓解。临床试验发现可能会复发并可能需要重复治疗。外生殖器疣几乎不会进展成癌[8]。青少年喉部乳头瘤病是一种少见且可能在某些情况下威胁生命的疾病，发生在母亲有生殖器疣病史的儿童中。这种疾病少见，使得设计评估在妊娠妇女中进行治疗是否改变患病风险的研究变得困难[9,10]。

请参见《临床证据》中文全版本和英文网络版获取全文和参考文献。

淋　病

检索时间：2005 年 7 月
原作者：John Moran　屠铮　译　王建六　校　董悦　审

对男性和非妊娠期女性单纯性淋菌感染的治疗效果如何？

肯定有效

抗生素单剂量疗法*

一篇收入了几项随机对照试验的各治疗分组结果和观察研究的系统综述表明，单剂量给药疗法可以治愈 95% 以上泌尿生殖道感染或直肠感染。咽部感染的治愈率（约 80%）较低。目前广泛存在对青霉素类、四环素类和磺胺类耐药菌株感染，在某些地区氟喹诺酮类耐药菌感染越来越常见。

* 依据随机对照试验和观察研究的结果。

对妊娠期妇女单纯性淋菌感染的治疗效果如何？

肯定有效

抗生素单剂量疗法

一篇系统综述发现抗生素（阿莫西林加丙磺舒、大观霉素、头孢曲松、头孢克肟）治疗妊娠妇女淋病有效。我们未发现严重不良反应的报告。

对播散性淋菌感染的治疗效果如何？

很可能有效

抗生素多剂量疗法†

没有发现评价播散性淋病疗效的随机对照试验，但是共识认为头孢类或喹诺酮类（有报道对喹诺酮耐药的奈瑟淋菌感染除外）多剂量注射是最有效的治疗。没有发现这些疗法无效的报告。

† 依据非随机对照试验证据和共识。

对淋菌并衣原体感染的双重治疗的效果如何？

效果不明

抗生素双重疗法

根据理论和专家意见，对淋菌并衣原体感染进行抗生素双重治疗是有效的，但并非根据随机对照试验证据。关于抗生素双重治疗治疗的利与弊，要依据每个人群共患感染的患病率来决定。

630 **定义** 淋病由奈瑟淋菌感染引起。在男性，单纯性尿道炎最常见，表现为排尿困难和尿道异常分泌物。不典型时症状和体征轻微，与衣原体性尿道炎不易鉴别。在女性，宫颈为最常见感染部位，导致阴道异常分泌物、下腹部不适感等症状，只有半数的病例出现性交困难。美国和英国的近期研究发现同时感染沙眼衣原体可发生于7%～14%患有淋病的同性恋男性、20%～30%异性恋男性、40%～50%女性[1-3]。总之，淋病患者中有10%～40%可同时感染沙眼衣原体[1-6]。

发病率/患病率 1975～1997年，美国报道的淋病发病率下降了74%，达到120例/10万的最低点。1998年轻微上升后，新发淋病比率稳定下降，2004年发病率降至114/10万[7]。年轻人比例最高，2004年发病率最高的年龄段为15～19岁女性（611/10万）和20～24岁男性（431/10万）。在英格兰、威尔士和北爱尔兰，2002年诊断淋病的20～24岁男性为287/10万，16～19岁女性为240/10万。到2004年降至20～24岁男性为240/10万，16～19岁女性为179/10万[8]。

病因/危险因素 大多数淋菌感染是由于阴茎—阴道、阴茎—直肠或阴茎—咽部的接触，一种重要的少数的传播是分娩母婴传播，可引发威胁婴儿视力的化脓性结膜炎（新生儿眼结膜炎）。对于年龄较大的儿童和成人，因性接触、卫生条件差或对尿液的医学应用导致的眼部感染较少见。

预后 未经治疗淋菌感染的自然病程是：经过数周或数月的不适症状后，病原微生物可被清除，感染自然消退[9]。在此期间，存在传染给他人和感染者发生并发症的可能性[9]。由于淋菌性宫颈炎缺乏典型的症状和体征，许多女性患者未能及时诊断和治疗。无法确定多少比例的未治疗淋菌感染会引起局部并发症，包括淋巴管炎、尿道周围脓肿、前庭大腺炎和尿道狭窄；在男性可发生附睾炎；在女性可累及子宫、输卵管或卵巢，引起盆腔炎症（见盆腔炎症）。一篇综述报道，在欧洲11项研究中8%～32%急性盆腔炎妇女可培养出奈瑟淋菌，8项美国的研究发现 27%～80% 妇女可培养出奈瑟淋菌[10]。关于奈瑟淋菌感染妇女中多少比例发生盆腔炎症尚无研究。然而，一项研究发现 26 名暴露于淋菌感染男性的妇女中，19 名培养结果阳性，其中，5 名有盆腔炎，另 4 名有子宫附件区压痛[11]。盆腔炎症可导致不孕（见盆腔炎症）。在一些患者局部淋球菌感染可播散。一项美国的研究估计女性患者播散的危险为 0.6%～1.1%，而欧洲研究的估计则为 2.3%～3.0%[12,13]。同一项欧洲的研究发现男性发生播散的危险较低，估计为 0.4%～0.7%[13]。淋球菌播散时，引起皮肤瘀点或脓疱、非对称性关节炎、腱鞘炎或脓毒性关节炎，罕见的还有脑膜炎和心内膜炎。

请参见《临床证据》中文全版本和英文网络版获取全文和参考文献。

631

性伴告知

检索时间：2005 年 4 月
原作者：Catherine Mathews，Nicol Coetzee，
Merrick Zwarenstein，Sally Guttmacher
屠铮 译 王建六 校 董悦 审

针对不同性传播疾病患者采用不同策略进行同伴告知的效果如何？

很可能有效

合约转诊（在梅毒人群中与保健提供者的转诊同样有效）

一篇收入了一项大样本随机对照试验的系统综述比较了在梅毒患者中采用不同的性伴告知策略，发现性伴被告知中在保健提供者转诊组和合约式转诊组无显著性差异，当患者接受合约式转诊选择后有 2 天时间通知其同伴。

在淋病患者的中实行合约转诊（与患者介绍转诊比较）

一篇系统综述发现淋病患者的同伴告知中，合约式介绍转诊的性伴就诊率比患者介绍转诊的高。

在 HIV 感染中，选择提供者与患者转诊（与单独由患者转诊比较）

一篇系统综述收入了一项随机对照试验，比较了不同的性伴告知策略，发现在 HIV 感染人群中，选择由保健提供者（不公开患者的身份）或者由患者转诊的策略，比单独由患者介绍转诊的告知率要高。

非淋菌性尿道炎（主要为衣原体感染）人群由保健提供者（与患者介绍转诊比较）

一项关于非淋菌性（主要为衣原体性）尿道炎的随机对照试验发现与患者介绍转诊相比，服务人员介绍转诊提高性伴告知的比例和每例患者阳性同伴的检出率。

效果不明

衣原体感染人群中合约式转诊

未见有关评价衣原体患者中合约式转诊的随机对照试验。

HIV 感染人群中合约式转诊

未见评价 HIV 感染患者中合约式介绍转诊的随机对照试验的报道。

淋菌或衣原体感染人群中外勤协助

未见有关评价淋菌或衣原体感染患者中外勤协助的随机对照试验的报道。

HIV 感染人群中外勤协助

一项随机对照试验通过比较外勤协助和患者介绍转诊，提供了充分的证据评价 HIV 感染患者的同伴告知策略。

梅毒人群中外勤协助

未见有关评价梅毒患者中外勤协助的随机对照试验的报道。

梅毒人群中患者介绍转诊

未见有关评价梅毒患者介绍转诊的随机对照试验的报道。

淋病保健提供者转诊

未见有关评价淋病患者介绍转诊的随机对照试验的报道。 632

如何改进患者介绍转诊的效果?

效果不明

在患者介绍转诊中加上电话提醒和联系卡片

一篇系统综述中的一项随机对照试验对患者介绍转诊方式中加上电话提醒和联系卡片提供了不充分的证据。

教育录像

未发现充分的证据提示教育录像可以改善性伴告知情况。

宣传手册

系统综述收入一项随机对照试验对宣传手册对改善同伴的告知情况提供了不充分证据。

由不同类型的保健人员进行患者介绍转诊

系统综述报道的一项随机对照试验对由不同类型的保健人员进行患者介绍转诊改善性伴的告知情况提供了不充分的证据。

定义 性伴告知是在患者被诊断为性传播感染后，通知其性伴暴露于感染风险的程序，主要方法为患者介绍转诊、保健提供者介绍转诊、合约式介绍转诊和外勤协助。

发病率/患病率 有性传播感染的人群中，很大比例没有感染的症状或体征。例如，22%～68%的男性淋菌感染者在通过性伴告知方式识别时并无症状[1]。无症状患者通过两种方式确诊，一为同伴告知，二为筛查。治疗同时有一个以上性伙伴的感染者，可能对于阻止性传播感染有极重大的效果[2]。

预后 我们没有见到有关性伴告知有益于感染人群性伴或未来性伴健康的研究报道。获得这方面的证据面临技术性和伦理学的困难。一项针对无症状妇女的随机对照试验对宫颈衣原体感染高危人群进行识别、检测和治疗，与一般保健进行比较，发现试验组盆腔炎性疾病的发病率降低（RR 0.44，95% CI 0.20～0.90）[3]，针对大多数不知情感染的性伴告知方法可诊断和治疗，将直接有益于感染性伴的健康。

请参见《临床证据》中文全版本和英文网络版获取全文和参考文献。

盆腔炎性疾病

检索时间：2006 年 5 月

原作者：Jonathan Ross　王世军　译　王建六　校

与根据微生物培养结果治疗相比经验性治疗效果如何？

效果不明

经验性抗生素治疗与根据培养结果抗生素治疗的比较

在疑似盆腔炎性疾病（PID）的妇女抗生素治疗中，还没有发现系统综述和随机对照研究比较两种治疗方法的疗效。然而，因为盆腔炎性疾病没有确定的临床诊断标准，早期普遍采用经验性治疗。观察证据表明，延迟 3 天以上的治疗可能对生育能力造成损害。

不同的抗生素治疗方案有什么不同？

很可能有效

抗生素的应用（缓解盆腔炎性疾病患者的症状并杀灭细菌）

对已确定盆腔炎性疾病的患者，人们已达成共识认为应用抗生素治疗与不治疗相比有更好的疗效。两篇系统综述（第一篇结合了观察研究和随机对照研究，另一篇仅为评估性的随机对照研究）表明几种不同抗生素的联合应用（包括克林霉素＋氨基糖苷类；头孢类联合或不联合羧苯磺胺＋口服多西环素；以及口服氧氟沙星）可以缓解盆腔炎性疾病的症状，并取得很高的临床和细菌培养的治愈率。

抗生素治疗的不同持续时间

我们没有发现提示最佳药物治疗持续时间的良好证据。

口服抗生素（与静滴抗生素比较）

两项随机对照研究研究没有发现口服氧氟沙星与静滴头孢西丁＋多西环素有显著性差异。另一项随机对照试验发现门诊病人应用肌肉注射头孢西丁＋丙磺舒＋口服多西环素治疗与住院病人采用静滴抗生素在治疗 84 个月时的盆腔炎的复发、慢性盆腔痛、不孕或异位妊娠的发生率上无显著性差异。

门诊病人（与住院病人比较）的抗生素治疗

一项随机对照试验发现门诊病人采用肌肉注射头孢西丁＋丙磺舒＋口服多西环素与住院病人采用静滴抗生素在盆腔炎的复发、慢性盆腔痛、不孕或者异位妊娠的发生率上，84 个月的跟踪随访结果显示没有统计学差异。

634

宫内节育器放置前常规预防性应用抗生素对预防盆腔炎性疾病的效果如何？

效果不明

高危妇女放置 IUD 前，常规预防性应用抗生素

我们没有发现高危妇女进行 IUD 的放置前预防性应用抗生素与盆腔炎性疾病之间的明确的证据。

不太可能有效

低危妇女放置 IUD 前，常规预防性应用抗生素

一篇系统综述并没有发现盆腔炎低危妇女在 IUD 的放置前采用多西环素预防感染与采用安慰剂在术后盆腔炎性疾病的发病率方面有显著性差异。

定义 盆腔炎性疾病（pelvic inflammatory disease，PID）是指女性上生殖道的感染，典型的包括输卵管、卵巢及其周围组织的感染。

发病率/患病率 PID 实际的发生率不清楚，因为它不可能通过患者的临床表现和体征准确地诊断[1-3]。通过腹腔镜直接观察输卵管才是唯一最好的诊断手段。但是腹腔镜是有创的检查，不能作为常规的临床检查。在美国，PID 是最常见的妇科住院所患疾病，在出院登记中约占到 18/10000[4]。在英格兰和威尔士，约有 1/62（1.6%）的 16～45 岁女性是因为 PID 而到其家庭医生处就诊[5]。然而，由于大多数 PID 无明显症状，以上数字低于盆腔炎性疾病实际的发生率[1,6]。通过发展中国家的住院率可得出一个粗略统计数字，显示在撒哈拉沙漠以南的非洲妇科疾病中 PID 占 17%～40%，在东南亚占 15%～37%，印度占3%～10%[7]。

病因/危险因素 通过性传播的感染性疾病是 PID 的直接相关因素：年轻、低收入、文化水平较低、多个性伙伴[2,8,9]。感染通常由宫颈上行，最初细菌对上皮进行破坏（尤其是沙眼衣原体、淋病奈瑟菌），从而为其他微生物创造进入的机会。许多不同的微生物，包括生殖道支原体和厌氧微生物，可以从上生殖道分离出来[10,11]。向上生殖道的扩散可以通过宫颈的器械性操作而造成，屏障避孕法、左炔诺孕酮埋植及口服避孕药可以减少其发生[12-16]。

预后 PID 发病率高，约 20% 的感染女性出现不孕，30% 发展为慢性盆腔痛，约 1% 的女性发生异位妊娠（见表 1）Ⓣ[17,18]。无对照的观察发现，PID 的临床症状及体征的缓解在未进行治疗的女性中占比例很大[17]。反复发生 PID 的患者出现持续性输卵管损害的风险增加 4～6 倍[19]。一项病例对照研究（76 名患者和 367 名对照）发现，推迟 3 天或以上进行治疗，都可能会使受精功能受损（OR 2.6，95% CI 1.2～5.9）[20]。 635

请参见《临床证据》中文全版本和英文网络版获取全文和参考文献。

寻常痤疮

检索时间：2005 年 6 月

原作者：Sarah Purdy　金江　译　张建中　校　马圣清　审

寻常痤疮外用药的治疗效果如何？

肯定有效

苯甲酰过氧化物

一篇系统综述从四项主要针对中度痤疮患者的随机对照试验发现，与基质相比，外用苯甲酰过氧化物 4 周、11 周及 12 周时可减少总皮疹数（或炎症性及非炎症性皮疹数）。另一项随机对照试验的有限证据也支持类似结论。这些试验均未进行患者自我评估。其中一项随机对照试验发现苯甲酰过氧化物组比基质组不良反应发生率高，包括干燥、脱屑、灼热、刺痛及发红。另一个随机对照试验发现苯甲酰过氧化物组脱屑发生率高于基质组。还有一项随机对照试验则发现苯甲酰过氧化物组与基质组局部不良反应的发生率无差异。

克林霉素（减少炎症性皮疹）

一篇系统综述从随机对照试验发现，与安慰剂或基质对照组相比，轻度至重度痤疮患者外用 1% 克林霉素可减少炎症性皮疹数量，但对非炎症性皮疹效果不明确。三项随机对照试验中，克林霉素组中患者评价痤疮“显著改善”或“改善”的比例增加。这些试验均未提供关于不良反应的信息。

红霉素（减少炎症性皮疹）

一篇系统综述从随机对照试验发现，与基质对照组相比，轻度至重度痤疮患者外用红霉素 12 周可减少炎症性皮疹数量。一项随机对照试验发现，外用红霉素 12 周时，试验组与基质对照组中自我评价“痤疮改善”的患者比例类似，其他随机对照试验未进行患者自我评估。这些试验证实，不良反应在治疗组与基质对照组间无显著性差异。

维 A 酸

一篇系统综述从四项大型随机对照试验发现，与基质对照组相比，轻度至中度痤疮患者外用维 A 酸 8～12 周可减少炎症性和非炎症性皮疹数。其中一项随机对照试验发现治疗组中患者评价“痤疮改善”的比例高于对照组，其他试验未进行患者自我评估。这些随机对照试验发现外用维 A 酸可引起红斑、脱皮、烧灼感和瘙痒。目前没有该药引起出生缺陷危险性的相关数据，但建议孕妇及未采取避孕措施的育龄女性严禁外用维 A 酸类药物。

很可能有效

阿达帕林

一篇系统综述收入了一项针对中度痤疮患者的大型随机对照试验，发现与基质相比，外用阿达帕林 12 周可减少非炎症性及炎症性皮疹的数量；但生活质量评分类似。研究发现在应用 2 周时阿达帕林可引起红斑、干燥、脱屑、刺痛/烧灼感及瘙痒感，但上述反应在应用 12 周时与基质相比没有显著差异。目前没有该药引起出生缺陷危险性的相关数据，但建议孕妇及未采取避孕措施的育龄女性严禁外用维 A 酸类药物。

壬二酸

两篇系统综述从两项主要针对中度痤疮患者的随机对照试验发现，与安慰剂相比，外用壬二酸 8～12 周可减少炎症性及非炎症性皮疹数量。两项试验均未进行患者自我评估。这两项研究与一项对照及非对照研究的非系统性综述发现壬二酸可引起瘙痒、刺痛、灼热及红斑。

红霉素加锌

一篇系统综述从两项随机对照试验发现，与安慰剂对照组相比，外用红霉素加锌可减轻痤疮的严重程度。其中一项随机对照试验发现外用红霉素加锌可同时减少炎症性和非炎症性皮疹数量，另一项随机对照试验则发现红霉素加锌只能减少丘疹数量，不能减少脓疱数量。两项随机对照试验均未进行患者自我评估，且未提供不良反应的信息。

异维 A 酸

一篇系统综述从两项随机对照试验发现，与基质对照组相比，轻度至中度痤疮患者外用异维 A 酸可减少炎症性和非炎症性皮疹数量。另两项数据有限的随机对照试验也得出类似结论。其中一项随机对照试验根据组内比较发现，外用异维 A 酸 12 周时，试验组与基质对照组中自我评价“痤疮改善”的患者比例类似，其他随机对照试验未进行患者自我评估。这些随机对照试验发现外用异维 A 酸可引起严重的红斑、干燥、疼痛及烧灼感。目前没有该药引起出生缺陷危险性的相关数据，但建议孕妇及未采取避孕措施的育龄女性严禁外用维 A 酸类药物。

四环素

一篇系统综述从三项随机对照试验发现，与安慰剂对照组相比，中度至重度痤疮患者外用四环素 12～16 周可减轻痤疮的严重程度。另一项质量较差的随机对照试验的有限证据也得出了类似结论。其中一项随机对照试验发现，试验组与对照组中自我评价“较治疗前好”的患者比例类似，其他试验未进行患者自我评估。三项随机对照试验发现外用四环素可引起皮肤变色。

638

效果不明

甲基氯环素

我们未发现关于寻常痤疮患者外用甲基氯环素与安慰剂比较的随机对照试验资料。

寻常痤疮口服药的治疗效果如何?

很可能有效

红霉素

一篇系统综述证实目前没有关于寻常痤疮患者口服红霉素与安慰剂对照组的随机对照试验资料。一项随机对照试验发现，口服红霉素及口服多西环素 6 周均可减少丘疹及脓疱的数量，两组间无显著性差异。该试验未进行患者自我评估。两项随机对照试验发现口服红霉素及口服四环素均可改善轻度、中度及重度痤疮患者病情，但用药 3～6 个月后两组间皮疹数量及总炎症评分没有显著性差异。另一项随机对照试验没有直接比较口服红霉素与口服四环素的效果，试验发现虽然两组患者中有效率均很高，但与四环素组比较，口服红霉素组中患者评价“好”或“很好”的较少。其中一项随机对照试验发现，红霉素组与四环素组中患者自我评价痤疮改善的比例没有显著性差异，其他试验未进行患者自我评估。口服红霉素在治疗最开始数周可导致避孕失败。

益害相当

多西环素

一篇系统综述从一项随机对照试验中发现了关于寻常痤疮患者口服多西环素与安慰剂对照的有限证据。另一篇系统综述从一项随机对照试验发现，与安慰剂对照组相比，口服多西环素 6 个月可减少炎症性皮疹及粉刺的数量，两组间患者自我评估无区别。一篇系统综述发现口服多西环素与口服米诺环素相比较，两种治疗对炎症性皮疹数量、总皮疹数量、总疗效及患者自我评估的影响没有显著差异。一项随机对照试验发现，口服多西环素及口服红霉素 6 周均可减少丘疹及脓疱的数量，两组间无显著性差异。另一项小型随机对照试验发现，口服多西环素及口服土霉素 8 周对平均皮疹数量的影响没有显著性差异。这些随机对照试验未进行患者自我评估。四环素可损害骨骼及牙齿，孕妇及哺乳期妇女禁服；在治疗最开始数周该药可导致避孕失败。

赖甲环素

一篇系统综述证实目前没有关于寻常痤疮患者口服赖甲环素与安慰剂比较的随机对照试验的资料。另一篇系统综述从一项随机对照试验发现，中度至重度痤疮患者口服赖甲环素或口服米诺环素12周后，炎症或非炎症性皮疹数量及患者自我评估没有显著性差异。四环素类药物可损害骨骼及牙齿，孕妇及哺乳期妇女禁服；在治疗最开始数周该药可导致避孕失败。 639

米诺环素

一篇系统综述发现了两项关于寻常痤疮患者口服米诺环素与安慰剂比较及与土霉素比较的有限资料的随机对照试验。该综述发现，口服米诺环素与口服土霉素、赖甲环素或四环素对炎症性皮疹数量、非炎症性皮疹数量、总皮疹数量、总疗效及患者自我评估的影响没有显著性差异。两篇系统综述中的一个病例对照研究及一些病例报告提示，口服米诺环素可能与罕见但严重的系统性红斑狼疮患病风险升高有关。一项综述病例报告指出，米诺环素可能增加导致严重肝功能异常的风险。由于不良反应报告的数量差异太大，这些关于不良反应的证据应予谨慎评价。四环素类药物可损害骨骼及牙齿，孕妇及哺乳期妇女禁服；在治疗最开始数周该药可导致避孕失败。

土霉素

一篇系统综述证实目前没有关于寻常痤疮患者口服土霉素与安慰剂对照组的随机对照试验资料。一个小型随机对照试验发现，口服多西环素与口服土霉素8周后皮疹数量没有显著性差异。该试验未进行患者自我评估。一篇系统综述中的另一项随机对照试验提供了关于寻常痤疮患者口服土霉素与米诺环素比较的有限证据。四环素类药物可损害骨骼及牙齿，孕妇及哺乳期妇女禁服；在治疗最开始数周该药可导致避孕失败。

四环素

一篇系统综述的四项随机对照试验发现，与安慰剂对照组比，口服四环素可减轻痤疮的严重程度，另两项随机对照试验的有限证据也得出类似结论。还有第七项随机对照试验发现，口服四环素与口服安慰剂对炎症性皮疹数量的影响没有显著差异，但试验对发现有临床意义差异的力度不够。其中一项随机对照试验发现，与安慰剂对照组比较，口服四环素组中患者自我评价痤疮“明显改善”或“改善”的比例较高，另一项随机对照试验进行的组内比较有微弱证据也支持此结论。系统综述中的随机对照试验表明，口服四环素与口服红霉素或米诺环素均可减轻轻度至重度痤疮患者的严重程度，但疗效没有显著性差异。一项随机对照试验发现，口服四环素与口服红霉素对患者自我评价病情“改善”的影响没有显著性差异。其他试验未进行患者自我评估。系统综述的随机对照试验及对照试验表明，口服四环素不良反应较少。四环素类药物可损害骨骼及牙齿，孕妇及哺乳期妇女禁服；在治疗最开始数周该药可导致避孕失败。

定义 寻常痤疮为常见的毛囊皮脂腺炎症性疾患，临床表现包括粉刺、丘疹、脓疱、炎性结节、含脓液的浅表囊肿及穿掘性深在性炎症，有时是脓性的囊腔（见于重症病例）[1]。皮疹常见于面部，但也可累及颈
640 部、胸部、上背及肩部。痤疮可导致瘢痕形成及心理压力[2]。可分为轻度、中度及重度[1]。轻度痤疮为非炎症性皮疹（粉刺），少量炎症性皮疹（丘疹脓疱性皮疹），或两者均有。中度痤疮为较多炎症性皮疹，个别结节，或两者均有，可有轻度瘢痕形成。重度痤疮为分布广泛的炎症性皮疹，结节，或两者均有，伴瘢痕形成；中度痤疮治疗6个月仍不稳定；或伴严重心理障碍的任何“严重程度”的痤疮患者。本章不涉及玫瑰痤疮、继发于特殊工业的职业性痤疮及13岁以下痤疮患者的治疗。

发病率/患病率 痤疮为青春期最常见的皮肤病，可见于80%以上的青少年(13～18岁)[3]。患病率因调查人群及使用的评估方法不同而异。英国一社区样本调查14～16岁人群，痤疮患病率为50%[4]。新西兰一学校样本调查青春期人群，男性患病率91%，女性患病率79%[5]。据估算，高达30%的青少年患有需要治疗的痤疮[6]。在英国，接受初级护理的13～25岁人中3.1%有痤疮的主诉[7]。总发病率男女接近，17岁为发病高峰[6]。患痤疮的成人（包括25岁以上人群）越来越多，原因尚不清楚[8]。

病因/危险因素 确切病因不清楚。痤疮成因有4个方面：皮脂分泌率增多，毛囊分化异常导致毛囊皮脂腺导管堵塞，毛囊皮脂腺导管细菌感染及炎症反应[9]。在痤疮发病中，厌氧的痤疮丙酸棒状杆菌起重要作用。雄激素分泌是青春期痤疮的主要触发因素[10]。

预后 如不予治疗，多数患者平均病程为8～12年[11]。

请参见《临床证据》英文网络版获取全文和参考文献。

足　癣

检索时间：2006年4月
原作者：Fay Crawford
李厚敏　译　张建中　校　马圣清　审

外用药物治疗足癣的效果如何？

肯定有效

外用丙烯胺类（奈替芬，特比萘芬）

一篇系统综述以及随后的四项随机对照试验发现对于治愈皮肤真菌感染，丙烯胺类药物较安慰剂更为有效。综述中提及的一项小样本随机对照试验发现奈替芬及特比萘芬在治愈率上无显著性差异，这项综述同时发现外用丙烯胺类药物与外用唑类药物相比在3～12周内能增加治愈率。但是，随后三项随机对照试验发现外用唑类与丙烯胺类药物之间治愈率无显著性差异。我们没有发现比较外用丙烯胺和环吡酮胺的随机对照试验。

外用唑类药物

一篇系统综述发现与安慰剂相比，外用唑类乳膏4～6周增加治愈率。另一篇系统综述没有发现不同唑类药物治疗3～7周后疗效存在差异的充足证据。这项综述同时发现在3～12周时，外用唑类药物的治愈率不如外用丙烯胺类。但是三项随后的随机对照试验发现外用唑类与丙烯胺类药物在治愈率方面未见显著性差异。一篇系统综述中的一项随机对照试验发现，克霉唑和环吡酮胺在治愈率上无显著差异。

外用环吡酮胺

一篇系统综述和该综述后发表的两项随机对照试验发现，与安慰剂相比，外用环吡酮胺（0.77%或1%）能显著提高足癣治愈率。该综述发现外用环吡酮胺与克霉唑在足癣治愈率上无显著差异。我们未发现比较外用环吡酮胺与丙烯胺的随机对照试验。

效果不明

改善足部卫生，包括袜类等针织品

未发现足部卫生对于足癣治疗的系统综述或随机对照试验。

定义 足癣是皮肤癣菌引起的皮肤真菌感染，表现为皮肤瘙痒、脱屑及皲裂。有三方面的表现：趾间皮肤浸渍（发白）和皱缩，足跖干燥脱屑，整个足部皮肤发红并可出现水疱样皮疹[1]。皮肤病学常规将皮肤真菌感染列入浅表性真菌感染，以区别于系统性真菌感染。

发病率/患病率 流行病学研究对于足癣的患病率有不同的评价。研究常在皮肤科就诊的病人、运动中心、游泳池与部队等人群中进行。据英国的数据，足癣占一般人群的 15%[2]。在意大利（722 例）[3]以及中国(1014 例)[4]皮肤科患者进行的研究发现足癣分别占 25%或 27%。以色列[5]在 1148 名儿童中进行的一项调查发现在儿童中的发病率为 30%。

642 **病因/危险因素** 使用游泳池者以及工人会增加患足癣的危险性。但是有一项研究发现足癣仅占游泳者的 9%，最高的患病率（20%）发生在 16 岁以上的男性中[2]。

预后 足部真菌感染并不威胁免疫正常的人群的生命，但在有些人中可引起持续性瘙痒，最终皲裂，另一些人对于持续性感染并未注意。感染也可扩散到身体的其他部分并传染给其他个体。

请参见《临床证据》中文全版本和英文网络版获取全文和参考文献。

特应性湿疹

检索时间：2005 年 2 月

原作者：Fiona Bath-Hextall，Hywel Williams

王晓艳　译　张建中　校

成人和儿童特应性湿疹患者进行自我护理的疗效如何？

很可能有效

润肤剂*

评估润肤剂治疗特应性湿疹的疗效证据不足；然而，人们一致认为润肤剂对于改善特应性湿疹的症状有效。5 项质量不一的随机对照试验无法提供充分的证据来比较润肤剂和安慰剂的疗效。然而，其中一项随机对照试验发现外用甘油可以改善皮肤干燥，另一项随机对照试验结果表明与安慰剂和 0.5% 的氢化可的松乳膏相比，Kamillosan 乳膏可以轻度改善瘙痒、红斑和脱屑。尽管如此，润肤剂仍被广泛应用于改善皮肤干燥、防止皮肤皲裂以及减少对外用糖皮质激素的依赖性。两项随机对照试验比较了尿素霜和甘油的效果，得出了不同的结论。其中一项随机对照试验发现与甘油比较，尿素霜可更好地减轻皮肤干燥，而另外一项随机对照试验发现两种治疗并没有显著性差异。润肤剂和糖皮质激素联用的益处见外用糖皮质激素部分。有报道使用润肤剂时可出现短暂的烧灼感。

* 基于共识。

成人和儿童特应性湿疹患者局部药物治疗的疗效如何？

肯定有效

糖皮质激素软膏

一项随机对照试验结果表明，使用 1 周时与花生油相比，丙酸氟替卡松可以提高皮损清除率。两项随机对照试验结果表明，治疗 16 周时与单独使用润肤剂相比，规律使用润肤剂同时逐渐增加 0.005% 丙酸氟替卡松的剂量可以降低复发率。两项随机对照试验将丙酸氟替卡松每天使用一次与每天使用两次以及单独使用基质相比，得出了不同的结论。一项随机对照试验发现与每天使用一次丙酸氟替卡松相比，每天使用两次可提高清除率。

然而，另一项随机对照试验发现使用0.05%或者0.005%的丙酸氟替卡松，每天一次和每天两次的清除率没有显著性差异。没有充分的证据来评估哪种外用糖皮质激素疗效更好。一项随机对照试验发现与单用一种脂质混合物相比，脂质混合物加外用糖皮质激素可明显改善临床症状。两项随机对照试验结果表明，治疗16周时与单用润肤剂相比，0.05%的丙酸氟替卡松可降低复发率。两项随机对照试验结果表明与1%的吡美莫司相比，外用糖皮质激素在清除率方面更有效。3项随机对照试验结果表明与外用弱效糖皮质激素相比，0.03%和0.1%的他克莫司软膏更有效，但是其他一些随机对照试验结果表明他克莫司与外用强效糖皮质激素比较时结果不一。一篇系统综述发现其所收录的一项研究专门收集皮肤变薄和垂体-肾上腺轴
644 抑制方面的数据，未发现有关害处的证据。最常见的不良反应是烧灼感，约占使用人群的10%。与成人相比，儿童应用强效糖皮质激素的时间普遍较晚。

吡美莫司

一篇系统综述和一项随后的随机对照试验结果表明，与基质相比在治疗3周到6个月期间，1%的吡美莫司可提高皮损消除率。系统综述发现，与基质相比在治疗6个月到12个月期间，1%的吡美莫司可降低急性发作的患者比例。两项随机对照试验结果表明，与外用糖皮质激素相比（躯干和四肢外用0.1%戊酸倍他米松+0.1%曲安奈德，面部外用1%醋酸氢化可的松），1%吡美莫司的清除率较低。一项随机对照试验结果表明在儿童患者中应用1%的吡美莫司和0.03%的他克莫司比较，治疗6周时，达到清除或几乎清除的人数比例无显著性差异。综述收录的一项交叉随机对照试验结果表明，外用1%吡美莫司乳膏治疗3周时，每天四次和每天两次达到缓解或几乎缓解的患者比例无显著性差异。系统综述发现：1%的吡美莫司和基质发生皮肤烧灼感的几率没有显著性差异。然而，与0.1%的戊酸倍他米松或0.1%曲安奈德+醋酸氢化可的松相比，1%吡美莫司发生皮肤烧灼感的患者比例明显升高。美国食品药品监督管理局发布了一份公共健康声明，目的在于告知健康护理专家和普通大众，使用吡美莫司和他克莫司存在患皮肤癌的风险，建议这两种药物的使用要跟踪随访，并且建议在其他治疗失败时才使用。对于2岁以上儿童和成人顽固性特应性湿疹患者来说，吡美莫司是一个二线用药。

他克莫司

综述收录的4项随机对照试验结果表明，与基质相比0.03%和0.1%的他克莫司均可显著提高清除率。综述收录的两项随机对照试验结果表明，在治疗1周和3周时与弱效糖皮质激素（1%的醋酸氢化可的松或0.1%的双丙酸阿氯米松）相比，0.03%和0.1%的他克莫司均可显著提高清除率。一

项随机对照试验结果表明与强效糖皮质激素相比（0.1%的丁酸氢化可的松），0.03%他克莫司的清除率较低，然而，另一项随机对照试验未发现0.1%他克莫司与强效糖皮质激素（0.12%的戊酸倍他米松）存在显著性差异。综述收录的3项随机对照试验结果表明，治疗3周时0.03%和0.1%的他克莫司的清除率没有显著性差异。然而，综述中的另3项随机对照试验结果表明，在治疗12周时0.1%的他克莫司可显著提高清除率。3项类似的随机对照试验（每项针对不同的人群）发现，与基质相比0.1%的他克莫司可改善成人、幼儿以及儿童的生活质量。系统综述发现，与基质相比0.03%和0.1%的他克莫司均可增加皮肤烧灼感发生。美国食品药品监督管理局发布了一份公共健康声明，目的在于告知健康护理专家和普通大众，使用吡美莫司和他克莫司存在患皮肤癌的风险，建议这两种药物的使用应当跟踪随访，并且在其他治疗失败时才建议使用。对于大于2岁的儿童和成人顽固性特应性湿疹患者来说，他克莫司是一个二线用药选择。

成人特应性湿疹患者饮食干预的疗效如何？ 645

效果不明

维生素E和复合维生素

3项随机对照试验对于维生素E和复合维生素治疗特应性湿疹的疗效发现的证据不充分。一项随机对照试验结果表明，治疗12周时硒、硒+维生素E和安慰剂组在湿疹的严重程度方面没有显著性差异。另一项随机对照试验结果表明，治疗4周时与维生素E或维生素B_2单用相比，维生素E+维生素B_2可显著降低疾病的严重性。第三项随机对照试验结果表明，治疗8个月时与安慰剂相比，维生素E可降低疾病的严重性。

儿童特应性湿疹患者饮食干预的疗效如何？

效果不明

限制鸡蛋和牛奶的饮食

一篇系统综述和一项随后的随机对照试验提供的证据不足以评估无鸡蛋、无牛奶饮食对特应性湿疹的疗效。该随机对照试验发现与治疗前评分相比，进食高度水解的牛奶和以氨基酸为基础的饮食均可显著改善疾病的评分。

基本膳食

未发现特应性湿疹患者进行基本膳食的随机对照试验。

简单饮食法

一项随机对照试验提供的证据不足以评估特应性湿疹患者简单饮食法的疗效。该试验发现与常规饮食相比，简单饮食法可以降低特应性湿疹的严重性；然而，试验中途退出人太多，并且多数集中在简单饮食组。

益生菌

一项随机对照试验提供的临床证据不足以评估特应性湿疹患者使用益生菌的疗效。一项交叉随机对照试验结果表明，与治疗前测量值相比，服用乳酸杆菌可以降低特应性湿疹的严重性；然而差别没有统计学意义。试验同时也发现与安慰剂相比，服用乳酸杆菌可以改善特应性湿疹患者的主观感受。另一项随机对照试验结果表明与安慰剂相比，服用加热灭活的乳酸杆菌后婴儿腹泻的发生率有增加。

维生素 B_6

一项随机对照试验提供的证据不足以评估服用维生素 B_6 对特应性湿疹患者的疗效。综述收录的随机对照试验结果表明治疗 4 周时，在疾病的严重性的改善方面，维生素 B_6 和安慰剂无显著性差异。

补充微量元素锌

一项随机对照试验没有提供足够的证据来评估补锌疗法对特应性湿疹患者的疗效。这项随机对照试验结果表明，用硫酸锌和安慰剂治疗儿童特应性湿疹，8 周时二者的疾病严重性改善程度没有显著性差异。

646

很可能无效甚至有害

必需脂肪酸（夜来香油、黑醋栗籽油、鱼油）

一篇系统综述和一项随后的随机对照试验发现，必需脂肪酸和安慰剂相比在特应性皮炎的严重性改善方面无显著性差异。随后的试验发现，玻璃苣油和安慰剂相比二者的不良反应发生率没有显著性差异。

易患病婴儿的初级预防的效果如何？

效果不明

延长产后母乳喂养时间

未发现延长产后母乳喂养时间对婴儿特应性湿疹发展影响的随机对照试验。

减少过敏原（限制哺乳期母亲饮食，控制屋尘和尘螨）的效果如何？

很可能有效

尽早使用益生菌（在妊娠期的后三个月或者产后立即开始使用）

一项随机对照试验结果表明产前 2～4 周每天服用含 1×10^{10} 个菌落形成单位的乳酸杆菌 GG，婴儿在生后 24 个月发生特应性湿疹的比例可降低一半，并且这种效果可持续 4 年。

效果不明

减少过敏原（限制哺乳期母亲饮食、控制屋尘和尘螨）

系统综述所收录的随机对照试验方法学较差，这些结果显示无论母亲采用抗原回避饮食还是正常饮食，婴儿在出生后最初 12～18 个月内发生特应性湿疹的几率没有显著性差异。亚组分析发现了有限的临床证据，与正常饮食相比在哺乳期避免母亲抗原摄入可减少婴儿出生后最初的 12～18 个月内发生特应性湿疹的比例。一项随机对照试验结果表明，儿童床使用防螨被褥、单纯的避免过敏原的知识教育、了解过敏原的基本信息这三种方法对婴儿在 24 个月时发生特应性湿疹的比例无显著性差异。综述收录的一项随机对照试验结果表明，避免母亲抗原摄入可显著降低平均妊娠体重增加，一个 60kg 的女性可减轻约 1.8kg。综述收录的两项随机对照试验结果表明与无任何措施相比，避免母亲抗原摄入可能增加早产的风险。

定义 特应性湿疹（又称特应性皮炎）是一种慢性、反复发生的、炎症性、瘙痒性皮肤病。急性期时，皮损表现为不规则形红斑，表面可有水肿、水疱以及渗出。慢性期时，皮损以皮肤增厚（苔藓化）为特点。虽然皮损可以出现在身体的任何部位，但是婴儿更易在面颊以及四肢伸侧出现皮损，随后在儿童期，典型皮损可出现在腘窝、肘窝以及颈部。特应性是一种能对过敏原产生特异性 IgE 免疫应答的倾向，与特应性湿疹相关。但是有特应性湿疹表现的个体中约 60% 并无特应性[1]。这就使得在特应性湿疹的诊断、治疗、生活方式建议以及遗传标记等方面有一定混淆。理论上，特应性湿疹的概念应该仅仅是指那些临床上有湿疹样表现，并且具有高 IgE 免疫应答的患者。**诊断：**特应性湿疹的诊断，并没有明确的和基于临床特点和病史的“金标准”。然而，英国一个工作小组以 Hanifin 和 Rajka 所提出的临床诊断标准为基础，制定了一套可信的最低诊断标准（见表 1 Ⓣ）[2]。在一项独立的研究中，对到皮肤科门诊就诊的儿童进行研究，与皮肤科医 647

师的诊断相比，这个标准的敏感性为 85%，特异性为 96%[2]。另外还有几个关于严重性的评分系统，主要在临床试验中应用，包括特应性皮炎评分系统（SCORAD）和六区域、六体征的特应性皮炎严重性评分指数（SASSAD）（见表 2 Ⓣ）。用于临床试验中评定特应性湿疹严重程度的量化表太复杂，且解释也很困难。根据瘙痒的程度（如导致失眠）、皮损面积和病程长短将特应性湿疹分为轻度、中度以和重度。**患病人群：** 该综述中的成人和儿童均为特应性湿疹。凡是分开叙述的，文中均加以说明。有一些研究评估了在特应性湿疹的高危人群进行初级预防的效果，如延长母乳喂养时间、哺乳期母亲限制饮食、减少屋尘螨以及早期应用益生菌。这些均收录在文中。

发病率/患病率 在英国，不同年龄阶段的学龄儿童中有 15%～20% 患特应性湿疹，2%～10% 的成人患此病[3]。儿童哮喘和过敏性疾病国际研究组织（ISAAC）收集了特应性湿疹患病率的数据。结果表明：特应性湿疹可累及 5%～20% 的儿童，是一个世界性的问题[4]。英国的一项人群调查研究显示：5 岁以下儿童中有 2% 患重度特应性湿疹，84% 患轻度特应性湿疹[5]。在 2% 的成人特应性湿疹患者中，多数表现为慢性、严重型[6]。

病因/危险因素 特应性湿疹的发病原因目前仍不清楚。考虑可能是遗传因素和环境因素共同致病[7]。近年来，各项研究更倾向于环境因素致病，如尘螨[8]、污染[9]、产前或更早时接触传染源。国际变态反应协会修正了变态反应的命名，也表明特应性湿疹并非一个特殊的疾病，而是包括了一系列变态反应机制[11]。

预后 60%～70% 的患者可在 15 岁前痊愈，但是部分患者随后可复发。虽然目前的治疗方法并不能改变特应性湿疹的自然病程，但是有一些措施可以控制本病的症状。病情较为严重的儿童可能会出现发育迟缓、青春期延迟[12]。

请参见《临床证据》中文全版本和英文网络版获取全文和参考文献。

蜂窝织炎和丹毒

检索时间：2005 年 5 月
原作者：Andrew D Morris
李厚敏　译　张建中　校　马圣清　审

蜂窝织炎和丹毒治疗的疗效如何?

很可能有效

抗生素

我们没有发现比较抗生素及安慰剂的高质量随机对照试验与观察性研究。观察不同抗生素疗效的随机对照试验发现其临床治愈率在 50%～100%之间。

效果不明

不同抗生素的疗效比较

随机对照试验对于各种疗法的差异未提供充足的信息。但是，大部分随机对照试验仅有少数蜂窝织炎或丹毒患者，它们被设计用来证实治疗的等价性，而不是抗生素之间临床治愈率之间的重要差异。

抗生素的疗程

我们发现一项随机对照试验，比较了无并发症的蜂窝织炎的疗程为 5 天及 10 天的抗生素的治疗，该试验发现在第 14 天时临床治愈率并没有显著性差异，而且在第 28 天未见复发。

口服与静脉应用抗生素比较

我们没有发现将二者疗效进行比较的高质量随机对照试验与观察性研究。

治疗易患因素以预防蜂窝织炎和丹毒的复发

我们没有发现对治疗易患因素以预防蜂窝织炎和丹毒复发的疗效进行研究的高质量系统综述、随机对照试验与观察性研究。

定义　**蜂窝织炎**是一种真皮以及皮下组织广泛的细菌感染。它可导致局部的炎症表现，如局部皮温升高、红斑、疼痛、淋巴管炎以及系统性症状如发热、白细胞升高等。**丹毒**是另一种形式的蜂窝织炎，其特征是明显的浅表性炎症。下肢是最常见的发病部位，也可见于其他任何部位。当面部受累时，常用丹毒这个术语。

发病率/患病率 我们没有找到世界范围内近期有效的蜂窝织炎与丹毒的发病率，但是蜂窝织炎一直被认为是一种常见的疾病。根据 1991 年英国的资料[1]，蜂窝织炎及脓肿感染每年在 10 000 例患者中有 158 例。1985 年英国因皮肤以及皮下组织感染收入院的病例共有 29 820 例，平均每日占有 664 张床位[2]。英国在 2002～2003 年间，蜂窝织炎的平均住院日为 9.3 天[3]。

病因/危险因素 成人蜂窝织炎以及丹毒的最常见的感染微生物是链球菌（尤其是化脓性链球菌）与金黄色葡萄球菌[4]。在儿童，流感嗜血杆菌是最常见的病因，其次可见于流感嗜血杆菌 B 型疫苗的注射。一项病例对照研究阐明了几种蜂窝织炎以及丹毒的易患因素（病例 167 人，对照 294 人）：淋巴水肿（OR 71.2，95% CI 5.6～908.0），小腿溃疡（OR 62.5，95% CI 7.0～556.0），趾间擦烂（OR 13.9，95% CI 7.2～27.0），以及外伤性创伤（OR 10.7，95% CI 4.8～23.8）[5]。

649

预后 蜂窝织炎可以通过血液与淋巴系统播散。一项对于蜂窝织炎住院患者的回顾性病例研究发现大约 42% 的患者会出现发热与白细胞升高等系统症状[6]。淋巴管受累会导致淋巴系统堵塞以及损伤，并成为蜂窝织炎复发的易患因素[7]。复发可以很迅速或在数月、数年以后发生，一项前瞻性队列研究发现 29% 丹毒患者在 3 年内复发[8]。可出现局部坏死与脓肿形成[7]。丹毒和蜂窝织炎的预后是否不同目前并不知晓。我们未发现预知复发，预后较好或较坏的因素。目前没有不治疗蜂窝织炎预后的资料。

请参见《临床证据》中文全版本和英文网络版获取全文和参考文献。

趾甲真菌感染 650

检索时间：2005 年 6 月

原作者：Fay Crawford，Jill Ferrari

李厚敏 译 张建中 校 马圣清 审

趾甲真菌感染治疗的疗效如何？

肯定有效

口服伊曲康唑（较安慰剂更有效，但疗效可能低于特比萘芬）

一篇系统综述发现与安慰剂比较，伊曲康唑的临床治愈率高，同时发现其临床治愈率低于特比萘芬。不管是伊曲康唑的连续还是间歇冲击疗法，其与灰黄霉素在临床治愈率上无显著性差异。没有发现伊曲康唑与酮康唑与氟康唑比较的随机对照试验。

口服特比萘芬

一篇系统综述发现特比萘芬的治愈率高于伊曲康唑、灰黄霉素以及安慰剂。未发现其与酮康唑与氟康唑比较的随机对照试验。

很可能有效

口服氟康唑（尽管疗效中等，甚至在服用很长时间以后）

一篇系统综述发现，尽管疗效中等，与安慰剂相比氟康唑能增加趾甲真菌感染的治愈率。未发现其与灰黄霉素、特比萘芬、伊曲康唑或与酮康唑比较的随机对照试验。

外用环吡酮（尽管疗效中等，甚至在应用很长时间以后）

一项随机对照试验发现与安慰剂相比尽管疗效中等，外用环吡酮 48 周后能增加治愈率。

效果不明

口服灰黄霉素

一篇系统综述发现与特比萘芬相比，灰黄霉素的治愈率较低，而与伊曲康唑及酮康唑的治愈率无显著性差异。未发现与安慰剂或氟康唑比较的随机对照试验。

口服酮康唑

一篇系统综述发现酮康唑与灰黄霉素相比，趾甲真菌感染的治愈率无显著性差异。未发现与安慰剂、特比萘芬、伊曲康唑与氟康唑比较的随机对照试验。

外用阿莫罗芬

未发现外用阿莫罗芬治疗趾甲真菌感染疗效的随机对照试验。

外用布替萘芬

未发现外用布替萘芬治疗趾甲真菌感染疗效的随机对照试验。

651 **外用氟康唑**

未发现外用氟康唑治疗趾甲真菌感染疗效的随机对照试验。

外用酮康唑

未发现外用酮康唑治疗趾甲真菌感染疗效的随机对照试验。

外用特比萘芬

未发现外用特比萘芬治疗趾甲真菌感染疗效的随机对照试验。

外用噻康唑

未发现外用噻康唑治疗趾甲真菌感染疗效的随机对照试验。

定义 趾甲真菌感染（甲真菌病）表现为部分与全部的趾甲单位包括甲板、甲床以及甲母质被感染[1-3]。随着时间的推移，感染可以导致部分与全部的趾甲单位变色、变形[4]。趾甲下面以及周边的组织都可以增厚。这章主要讨论皮肤癣菌导致的趾甲感染（见病因学），不涉及念珠菌与酵母菌的感染。

发病率/患病率 根据皮肤科就诊患者的统计，真菌感染占足病的23%以及甲病的50%，在总人口中较少，仅占3%～5%[3]。其患病率在人群中各异，可能与筛查技术的差异有关。在欧洲的一个大型项目中（13 695例足部情况调查），35%通过镜检与培养诊断为真菌感染[5]。但是，西班牙的一项横向研究（10 007位年龄大于等于15岁的成人）报告患病率为2.6%[6]，而一项在苏格兰进行的研究（9 332名年龄大于等于16岁的成人）报告患病率为2.1%[7]。在过去的几年里，霉菌性甲感染有所增加，可能与系统性抗生素应用的增加、免疫抑制治疗、更先进的外科技术以及HIV感染增加有关[8]。但是这与在东克罗地亚门诊病人中进行的一项比较两个时期（1986～1988年，47 823人；1997～2001年，75 697人）甲真菌感染患病率的研究结果相矛盾[9]。这项研究发现近十年真菌感染的患病率大大增加，但是累及甲的真菌感染降低了1%（真菌感染：1986～1988年0.26%，1997～2001年0.73%；甲的感染：1986～1988年10.31%，1997～2001年9.31%）。

病因/危险因素 甲真菌感染常由嗜人真菌即皮肤癣菌引起，以表皮癣菌属、毛癣菌属以及小孢子菌属多见[1]，最常见的有红色毛癣菌、须癣毛癣菌趾间变种以及絮状表皮癣菌。也可见其他真菌，丝状菌与酵母菌的感染，如短帚霉、曲霉、镰刀菌与白色念珠菌[3]。红色毛癣菌是目前世界公认的最常见的甲真菌病病原菌[10]。某些因素增加了甲真菌感染的危险性。一项调查发现 26% 的糖尿病患者有甲真菌病，糖尿病增加了感染的危险性，但是糖尿病的类型以及严重性与感染无关（OR 2.77，95% CI 2.15～3.57）[11]。另一项调查发现外周血管疾病和免疫抑制可以增加感染的风险（外周血管疾病 OR 1.78，95% CI 1.68～1.88，免疫抑制 OR 1.19，95% CI 1.01～1.40）[11]。这些因素可以解释老年人甲真菌病患病率增加的原因[12]。危险因素还包括环境因素，如密不透气的鞋袜、温暖潮湿的条件与外伤[2, 12]。皮肤的真菌感染也是危险因素[3, 10, 12]。但是另一项包含 5413 例真菌学阳性 652
的观察性研究发现仅有小部分（21.3%）人同时有皮肤和甲的感染[12]。

预后 甲真菌病在健康人中并不会引起严重的后果，但是 Achilles 的一项研究（846 例趾甲真菌感染患者）发现许多人有行走不适感（51%）、疼痛（33%）以及对工作与其他行为的限制（13%）[5]。严重变形以及甲营养不良可引起邻近皮肤的创伤，导致继发性细菌感染。在免疫受损的人群，这种感染还有播散的危险性。最近针对甲真菌病患者制定了生活质量量表，据此进行的研究证实甲真菌病对于患者的身体以及心理都没有影响[13-15]。

请参见《临床证据》中文全版本和英文网络版获取全文和参考文献。

653

头 虱

检索时间：2005 年 10 月

原作者：Ian Burgéss

陈雪 译 张建中 校 马圣清 审

头虱的治疗效果如何？

很可能有效

马拉硫磷

一项随机对照试验发现，与苯氧司林洗剂相比，马拉硫磷洗剂可使虱子的根除率更高。另一项随机对照试验发现，应用马拉硫磷治疗 14 天可比扑灭司林更为有效地根除活虱和虱卵。一篇系统综述中收入的一项随机对照试验发现，马拉硫磷对头虱的疗效优于用护发素（"bug busting"）沾湿后梳头。另一项随机对照试验发现，在杀虫剂耐药率高的人群中，杀虱药（马拉硫磷或扑灭司林）根除活虱的疗效不及"bug busting"。我们没有发现对马拉硫磷与植物类药物治疗、除虫菊、林旦或者复方新诺明进行比较的随机对照试验。

扑灭司林

一篇系统综述发现，与林丹相比，扑灭司林增加了头虱的根除率。一项随机对照试验发现，治疗后 14 天在根除活虱和虱卵方面，扑灭司林的疗效不及马拉硫磷。另一项随机对照试验发现，在杀虫剂耐药率高的人群中，杀虱药（扑灭司林或马拉硫磷）根除活虱的疗效不及"bug busting"。还有一项随机对照试验发现，与单独应用扑灭司林相比，扑灭司林联合口服复方新诺明对头虱的根除率更高，但是复方新诺明的不良反应发生率也较高。该试验还发现，单独应用扑灭司林和单独口服复方新诺明在清除率上无显著差异。我们没有发现对扑灭司林与苯氧司林、除虫菊或者植物类药物治疗进行比较的随机对照试验。

益害相当

口服复方新诺明（甲氧苄啶联合磺胺甲基异噁唑）

一项随机对照试验发现，治疗 4 周后，单独口服复方新诺明与单独外用扑灭司林相比或与二者联合应用相比在对成年头虱、幼虱和虱卵的根除率上没有显著性差异。该试验发现，与单独应用扑灭司林相比，口服复方新诺明联合扑灭司林的头虱根除率更高。该随机对照试验发现，25%服用复方新诺明的儿童在治疗后的3～4天出现了剧烈瘙痒，但瘙痒在1～3小时后消失。有可能出现的与复方新诺明相关的严重而罕见的不良反应包括Stevens-Johnson综合征、多形性红斑和血液系统疾病。

效果不明

联合使用杀虫剂

一项随机对照试验发现在头虱根除率方面，联合使用杀虫剂（扑灭司林联合马拉硫磷，用胡椒丁醚作增强剂）的疗效与一种草药制剂（椰子、茴香和依兰）没有显著性差异。不过，该项试验没有总结不同浓度或不同草药配方的疗效。我们没有找到对联合应用杀虫剂与单独应用杀虫剂或复方新诺明进行比较的随机对照试验。

二甲硅油

654

一项随机对照试验发现，4%二甲硅油洗剂和0.5%苯氧司林溶液在头虱根除率上没有显著性差异。

草药和精油

没有发现草药制剂与马拉硫磷、扑灭司林、苯氧司林、除虫菊、林丹或复方新诺明比较的随机对照试验。一项随机对照试验发现在头虱根除率方面，一种草药制剂（椰子、茴香和依兰）的疗效与联合应用杀虫剂（扑灭司林联合马拉硫磷，用胡椒丁醚作增强剂）的疗效没有显著性差异。不过，该项试验没有总结不同浓度或不同草药配方的疗效。

林丹

一篇系统综述发现，林丹清除虱的效果不及扑灭司林。我们没有找到对林丹与其他杀虫剂、机械去虱法、植物类药物治疗或者复方新诺明进行比较的随机对照试验。林丹可能对中枢神经系统产生毒性，而导致其在部分国家被停用。

通过梳头机械去除虱子或活卵

一篇系统综述中收入的一项随机对照试验发现，用护发素（“bug busting”）沾湿后梳头根除虱子的疗效不及马拉硫磷。另一项随机对照试验发现，在杀虫剂耐药率高的人群中，“bug busting”根除活虱的疗效优于杀虱药（马拉硫磷或扑灭司林）。一项随机对照试验比较了用护发素沾湿后梳头与苯氧司林加梳头的疗效，但方法较差，所以该试验结果证据不足。另一项随机对照试验显示，无论是否将梳头作为辅助疗法，扑灭司林对头虱的根除率没有差异。没有发现将机械去虱法与除虫菊或林丹比较的随机对照试验。

苯氧司林

没有发现苯氧司林与扑灭司林、除虫菊或林丹比较的随机对照试验。一项随机对照试验比较了苯氧司林加梳头与用护发素梳头的疗效，但方法较差，所以该试验结果证据不足。另一项随机对照试验显示马拉硫磷的虱子根除率高于苯氧司林。一项随机对照试验发现，0.5% 苯氧司林溶液和 4% 二甲硅油洗液的疗效无显著差异。

除虫菊

没有发现将除虫菊与其他杀虫剂、机械去虱法、草药制剂或复方新诺明比较的随机对照试验。

定义　头虱是专门寄生于社会活动人群的体外寄生虫。它们在头皮上寄生，并将虫卵粘附在毛干上。虱子叮咬所导致的瘙痒并不能作为诊断依据，但是会增加怀疑指数。粘附在毛发上的虫卵，无论是否孵化（孵化为虮），都不是存在活虱感染的证据，因为虱卵可以在死后数周仍然保留活着的外观。只有找到活虱才是唯一的诊断依据。一项观察性研究比较了两组儿童，他们均在初次评估时仅有虱卵，没有虱子[1]。14 天后，按照距离头皮 6 毫米以内的毛发上虱卵数进行分组，虱卵数≥5 个的儿童组发生头虱的较<5 个的儿童组更多。足够的随访检查可能比去除虱卵更有效地预防头虱再感染。感染是非自限性的。

---

655 发病率/患病率　我们没有找到在发达国家关于头虱发病率的研究，仅找到少数近期发表的关于患病率的研究。某些未设立对照组的报告提示近年来，欧洲、美洲和大洋洲的多数地区头虱的患病率有所上升。最近一项在比利时进行的横断面研究（6169 名儿童，年龄在 2.5～12.0 岁）显示头虱的患病率为 8.9%[2]。一项更早进行的先导研究（677 名儿童，年龄在 3～11 岁）显示，在个别学校，头虱的患病率高达 19.5%[3]。来自于比利时的横断面研究发现，以下儿童的头虱患病率明显升高：来自较贫困家庭的儿童（OR 1.25，95% CI 1.04～1.47）；同胞较多的儿童（OR 1.2，95% CI 1.1～1.3）；头发较长的儿童（OR 1.20，95% CI 1.02～1.43），且头发较长还可能使病情不易被发现。家庭的社会经济地位也是能否成功治愈头虱的一个重要影响因素，社会经济地位越低，治疗失败的危险性越大（OR 1.70，95% CI 1.05～2.70）

病因/危险因素　虽然没有证据显示头虱与入学存在关联，但是有些观察性研究仍提示在校儿童是易感人群[4,5]。没有查到清洁头发或肮脏头发是头虱的危险因素的证据。

预后 头虱感染几乎没有危害。对虱子唾液和粪便的过敏反应可以表现为局部的刺激症状和红斑。搔抓可能导致继发感染。目前已经认定虱子是头皮脓皮病的主要传播媒介，脓皮病是由常见于皮肤的葡萄球菌和链球菌引起[6]。

请参见《临床证据》中文全版本和英文网络版获取全文和参考文献。

口唇疱疹

检索时间：2006 年 4 月
原作者：Graham Worrall
陈雪　译　张建中　校　马圣清　审

初发口唇疱疹的抗病毒治疗的效果如何？

很可能有效

口服抗病毒药物（阿昔洛韦）

一个儿童的小型随机对照试验显示，与安慰剂相比口服阿昔洛韦能够缩短平均疼痛持续时间。另一项儿童小型随机对照试验显示，与安慰剂相比口服阿昔洛韦能够缩短皮损的中位愈合时间。

效果不明

外用抗病毒制剂

没有发现外用抗病毒制剂疗效的随机对照试验。

旨在预防口唇疱疹复发的治疗措施的效果如何？

很可能有效

口服抗病毒药物（阿昔洛韦）

有六项随机对照试验发现了与安慰剂相比预防性口服抗病毒药物可能减少复发次数、减轻病情的有限证据，但是理想的治疗时机和疗程并不确定。

遮光剂

有两项在实验室条件下进行的小型交叉随机对照试验显示，与安慰剂相比，外用紫外线遮光剂可能减少疱疹复发。

效果不明

外用抗病毒制剂

没有发现关于预防性外用抗病毒制剂疗效的随机对照试验。

复发性口唇疱疹的治疗效果如何？

很可能有效

口服抗病毒药物（阿昔洛韦和伐昔洛韦）

有四项随机对照试验发现了与安慰剂相比，口服阿昔洛韦和伐昔洛韦（如果早期服用）能够略微缩短病程、缓解疼痛的有限证据。有两项大型随机对照试验显示口服伐昔洛韦 1 天和 2 天疗程间无显著性差异，与安慰剂相比口服伐昔洛韦的患者组头痛的比例较高。

效果不明

657

外用麻醉剂

有一项随机对照试验发现，与安慰剂相比，外用丁卡因能够缩短脱痂的平均时间，增加主观上认为治疗有效的患者的比例。不过，这些结果因组间存在的绝对差异较小而使其临床意义尚不清楚。

外用抗病毒制剂（阿昔洛韦或喷昔洛韦能够略微缩短皮损愈合时间，对缩短疼痛持续时间的效果有限）

有 8 项随机对照试验显示与安慰剂相比，阿昔洛韦或喷昔洛韦能够略微缩短皮损愈合时间。有 4 项随机对照试验显示阿昔洛韦组与安慰剂组患者的疼痛持续时间没有显著性差异，但是有 1 项随机对照试验显示与安慰剂相比，喷昔洛韦能够缩短疼痛持续时间。

氧化锌乳膏

有一项随机对照试验发现，与安慰剂相比氧化锌乳膏缩短了 1.5 天内皮损愈合时间，但是该试验亦提示氧化锌乳膏会增加皮肤刺激的风险。

定义 口唇疱疹是由 1 型单纯疱疹病毒感染导致的轻微的自限性疾病。会使患者的唇部和口周出现疼痛和水疱（冷疮）；发热和全身症状罕见。多数患者没有前驱症状，部分患者有可识别的前驱症状。

发病率/患病率 英国每年初级护理咨询中约 1% 的患者是因为口唇疱疹来就诊的；20% ～40% 的人曾经患过口唇疱疹[1]。

病因/危险因素 口唇疱疹是由 1 型单纯疱疹病毒引起。原发感染多见于儿童，目前认为感染后病毒可潜伏在三叉神经节[2]。包括日晒、疲劳或心理应激的多个因素能够促使疱疹复发。

预后 多数患者的口唇疱疹是轻微的、自限的。一般而言，复发疱疹比原发疱疹的病程短，症状轻。皮损通常 7～10 天痊愈，愈后不留瘢痕[3]。病毒的复发率无法估计。免疫抑制患者的口唇疱疹通常较严重。

请参见《临床证据》中文全版本和英文网络版获取全文和参考文献。

恶性黑素瘤（非转移性）

658

检索时间：2005年10月

原作者：Thomas Crosby，Philip Savage

丁晓岚 译 张建中 校

预防恶性黑素瘤的干预措施效果如何？

效果不明

遮光剂

没有发现关于遮光剂预防作用的随机对照试验。因自然原因，不太可能进行这样的随机对照试验。在遮光剂对减少恶性黑素瘤发生作用的病例对照研究的系统综述中尚未发现确定结论。

对于不同Breslow厚度的黑素瘤的早期切除有最佳的切除边缘吗？

很可能有效

广泛（3cm）切除（对于Breslow厚度＞2 mm的肿瘤，与局限［1cm］切除相比可减少局部复发）

我们找到了一项大规模的针对于Breslow厚度＞ 2 mm的原发黑素瘤患者的随机对照试验，发现切除1cm边缘与3cm边缘相比增加了局部复发。同时发现，切除1cm边缘与3cm边缘相比有增加死亡率的趋势，尽管该趋势尚不具有统计学显著性。我们没有发现在该类人群中直接比较切除2cm边缘和切除3cm边缘的效果的直接证据。

不太可能有效

广泛切除（对于Breslow厚度＜2mm的肿瘤，并不比局限切除好）

我们找到了针对于Breslow厚度＜2 mm的原发皮肤黑素瘤患者的两篇系统综述和一项随后发表的随机对照试验，该综述和随机对照试验发现，积极的外科切除（距肿瘤边缘4～5cm）与较保守的手术（距肿瘤边缘1～2cm）相比，在术后4～10年内患者的总存活率没有显著性差异。随机对照试验也没有发现两者在局部再发率上有显著性差异。一项在系统综述里提到的随机对照试验发现较大范围的切除与较小范围切除相比，前者皮肤移植必要性增加，住院时间延长，其他的随机对照试验没有给出不良反应的相关信息。

659 选择性淋巴结切除对临床上尚无淋巴结受累的人有什么作用？

不太可能有效

选择性淋巴结切除

一篇系统综述发现在没有淋巴结转移临床征象的恶性黑素瘤患者中，进行选择性淋巴结切除的与推迟或没有进行切除的患者相比 5 年存活率上没有显著差异。

前哨淋巴结活检对临床上尚无淋巴结受累的人有什么作用？

效果不明

前哨淋巴结活检

没有发现用前哨淋巴结活检来评价恶性黑素瘤患者存活率的随机对照试验。

辅助疗法的作用如何？

效果不明

对恶性黑素瘤患者注射佐剂疫苗

四项随机对照试验发现疫苗注射、手术切除、手术加安慰剂注射的恶性黑素瘤患者之间的存活率没有显著差异。一项随机对照试验发现在提高无复发存活率和总体存活率上注射大剂量 α 干扰素比注射神经节苷脂 GM2 疫苗更有效。由于每个试验中疫苗的制备不同，因此很难对不同试验的结果进行总结。

大剂量佐剂 α 干扰素

包含三项随机对照试验的系统综述发现大剂量 α 干扰素注射与不进行辅助治疗相比能降低复发率。但发现两者在 4～7 年总体存活率上无显著差异。该综述从两项随机对照试验中找到证据表明，大剂量 α 干扰素与小剂量 α 干扰素相比降低了复发率，但两者在总体存活率上无显著差异。一项随机对照试验发现注射大剂量 α 干扰素与注射神经节苷脂 GM2 疫苗相比，前者能增加无复发存活率和总体存活率。毒性反应（骨髓抑制、肝毒性、神经毒性）发生率和停药率在大剂量注射 α 干扰素的患者中很高，76% 的人发生 3 或 4 级毒性反应。

密切观察作为复发的早期治疗

没有发现能证明密切随访和观察作为复发黑素瘤早期治疗的潜在好处的系统综述或随机对照试验。

不太可能有效

660

小剂量佐剂α干扰素

一篇包括7项随机对照试验的系统综述发现小剂量α干扰素注射与不进行辅助治疗相比前者能降低复发率，但并未改善3～7年总体存活率。两项该综述后发表的随机对照试验发现，小剂量α干扰素与不进行辅助治疗在5～8年无复发存活率和总体存活率上无显著差异。该综述从两项随机对照试验中找到证据表明，大剂量α干扰素与小剂量α干扰素相比降低了复发率，但两者在总体存活率上无显著差异。在一项随机对照试验中，进行小剂量α干扰素注射的患者中3或4级的毒性反应的发生率有10%，在另一项随机对照试验中有15%的人因为不良反应停药。

定义 皮肤恶性黑素瘤是一种来源于表皮基底层黑素细胞的肿瘤。在恶变后，肿瘤变得有侵袭性，侵及真皮以及真皮以外的组织。转移可发生于区域淋巴结或远处器官，特别是肺、肝和中枢神经系统。

发病率/患病率 在不同人种中发病率不同（见表1）Ⓣ，白人比非白人的发病率高10～20倍。评估结果提示，在过去25年中英国黑素瘤的病例数目上升了近4倍[1]。尽管发病率上升，死亡率一直持平甚至在一些人种中有所下降[2,3]。发病率和死亡率不一致的这一结果主要是由于对小的、预后好的黑素瘤以及原位黑素瘤的早期诊断率不断提高。

病因/危险因素 黑素瘤发生的危险因素主要分为遗传和环境因素。遗传因素中除皮肤类型和头发颜色外，痣的数量与恶性黑素瘤的发生危险性密切相关[4]。尽管居住在高度阳光暴露地区的人恶性黑素瘤的发生率更高一些，但是，阳光暴露、遮光剂的使用、皮肤种类和风险度之间的关系还不清楚。年幼时长时间过度暴露于阳光下以及严重的晒伤均会使成年后发生恶性黑素瘤的风险增加。然而，人们并不一定在晒太阳最多的部位发生恶变。

预后 临床局限于原发皮肤部位的早期（Ⅰ～Ⅱ期）（见表2）Ⓣ恶性黑素瘤的预后主要取决于原发灶的浸润深度和是否存在溃疡。对于局部淋巴结受累的Ⅲ期病变，累及淋巴结的数目越多，预后越差[5]。例如，一名肿瘤较薄（Breslow厚度＜1.0mm）并且没有淋巴结受累的患者5年存活率高达95%，而如果在显微镜下局部淋巴结受累，则

5年生存率只有20%～50%。除肿瘤厚度及淋巴结是否受累等因素以外，大多数研究表明女性的预后较好、发生在肢端的黑素瘤要比发生在躯干的预后好。

请参见《临床证据》中文全版本和英文网络版获取全文和参考文献。

银屑病（慢性斑块型）

检索时间：2005 年 7 月
原作者：Luigi Naldi，Berthold Rzany
沈佚崴　王艳　王晓艳　译　张建中　校

非药物治疗的效果如何（除紫外线治疗外）？

效果不明

针灸

有一项针灸治疗慢性斑块型银屑病的随机对照试验，但提供的证据并不充分。

浴疗

有一项浴疗治疗慢性斑块型银屑病的随机对照试验，但提供的证据并不充分。

鱼油补充疗法

有多项鱼油补充疗法治疗慢性斑块型银屑病的随机对照试验，但提供的证据并不充分。

心理疗法

没有找到高质量的治疗慢性斑块型银屑病的心理疗法的随机对照试验。

外用药物的治疗效果如何？

肯定有效

他扎罗汀

随机对照试验发现，同安慰剂比较，短期应用他扎罗汀（一种外用维 A 酸）能够改善轻度至中度斑块型银屑病。一项随机对照试验发现，在用药 12 周时他扎罗汀和外用糖皮质激素氟西奈德在减少皮损严重性方面没有显著差异。三项随机对照试验发现，同单用他扎罗汀比较，他扎罗汀联合外用糖皮质激素能增加有效率。第四项随机对照试验发现，同维生素 D 衍生物卡泊三醇比较，外用糖皮质激素联合他扎罗汀治疗能增加显著改善的患者的比例。他扎罗汀禁用于孕妇或打算怀孕的女性，因为它具有潜在致畸性。

维生素 D 衍生物（外用）

一篇系统综述表明，同安慰剂比较，外用维生素 D 衍生物能改善斑块型银屑病。随机对照试验发现，卡泊三醇比其他维生素 D 衍生物有效。一篇系统综述发现，外用维生素 D 衍生物和外用“强效”糖皮质激素的疗效没有显著性差别，但是发现卡泊三醇对皮损及周围正常皮肤的刺激性更强。一篇系统综述和一项随后的随机对照试验发现，同蒽林比较，外用维生素 D 衍生物在 4～12 周能改善银屑病，并且不良反应少。一篇系统综述发现，同煤焦油比较，卡泊三醇单独应用或同尿囊素和氢化可的松联合应用能改善银屑病。一项随机对照试验发现，与单独用卡泊三醇治疗相比外用糖皮质激素和他扎罗汀联合更有效。随机对照试验发现联合应用维生素 D 衍生物和
662 外用“强效”糖皮质激素比单独应用其中一种疗法或安慰剂更有效。短期内，维生素 D 衍生物联合外用糖皮质激素同单一疗法比较，刺激性更小。随机对照试验发现，口服富马酸或蒽林联合卡泊三醇比单用富马酸或蒽林能更好改善银屑病。维生素 D 衍生物同中波紫外线或补骨脂素联合长波紫外线比较，在评价疗效或在评价含有外用维生素 D 衍生物的其他联合疗法方面，随机对照试验提供的证据不太充足。

很可能有效

蒽林

对几项小型随机对照试验进行总结的一篇系统综述发现，同安慰剂比较，4～8 周后蒽林能改善慢性斑块型银屑病。对几项小型随机对照试验进行总结的一篇系统综述发现，传统的和短期接触蒽林治疗之间没有显著性差异，但是随机对照试验在发现临床上相应的差别方面缺乏把握度。一篇系统综述和随后的一项随机对照试验发现，蒽林的疗效不如外用维生素 D 衍生物，引起的不良反应也较多。一项随机对照试验发现，同单用蒽林比较，加用卡泊三醇（一种维生素 D 衍生物）能改善银屑病。蒽林同中波紫外线或补骨脂素联合长波紫外线治疗慢性斑块型银屑病比较，小型随机对照试验提供的证据不太充足。含有蒽林的 Ingram 疗法的有关资料请参见各自的内容。

润肤剂*

尚没有单独应用润肤剂治疗慢性斑块型银屑病患者的随机对照试验。然而，对大多数慢性斑块型银屑病患者来说，这些药物的有效性是公认的，可用于初始治疗或辅助治疗。一项小规模的随机对照试验探讨了中波紫外线联合润肤剂的疗效，提供的证据不太充分。

益害相当

糖皮质激素（外用）

一篇系统综述发现，同安慰剂比较，外用糖皮质激素，尤其是“强效”和“超强效”激素，短期内可改善银屑病。三项小型随机对照试验提供了有限的证据，封包性聚乙烯或水状胶质敷料能够增强外用糖皮质激素的临床作用。该综述发现，外用“强效”糖皮质激素和维生素D衍生物的有效性没有显著差别；另一篇综述发现，同外用“强效”糖皮质激素比较，卡泊三醇对皮损周围和皮损的刺激更强。一项随机对照试验发现，在12周时外用维A酸他扎罗汀和外用氟西奈德在减少皮损严重程度方面没有显著差别。三项随机对照试验发现，同单用他扎罗汀比较，他扎罗汀联合外用糖皮质激素更有效。第四项随机对照试验发现，同维生素D衍生物卡泊三醇比较，外用糖皮质激素联合他扎罗汀能增加显著改善患者的比例。一篇系统综述发现，外用糖皮质激素联合口服维A酸在改善银屑病方面优于单一治疗。随机对照试验发现，“强效”糖皮质激素联合维生素D衍生物治疗较其中任何一种单一疗法或安慰剂更有效。短期内，外用糖皮质激素联合维生素D衍生物同单一疗法比较，刺激性更小。在外用糖皮质激素同中波紫外线或补骨脂素联合长波紫外线的疗效比较方面，小型随机对照试验提供的证据不太充足。外用糖皮质激素可能引起萎缩纹和萎缩症，发生率随着药物的效能和使用封包性敷料而增加。连续用药可能导致肾上腺皮质抑制，病例报告提示，如果撤药可能导致该疾病突然加重。 663

效果不明

水杨酸

一项小型随机对照试验评价了外用水杨酸治疗慢性斑块型银屑病患者的疗效，并与安慰剂进行了对照，但证据不够充分。没有找到尿素霜治疗慢性斑块型银屑病患者的随机对照试验。

焦油类

一篇系统综述总结了一些小型随机对照试验，研究了煤焦油与安慰剂、中波紫外线或补骨脂素联合长波紫外线治疗慢性斑块型银屑病患者的疗效，但提供的证据不太充分。小型随机对照试验研究了焦油联合紫外线照射或蒽林的疗效，结果不太一致。一项小型随机对照试验比较了煤焦油联合脂肪酸与单独应用煤焦油的疗效，证据不太充分。一篇系统综述发现，煤焦油单独应用或联合尿囊素和氢化可的松的疗效不如外用维生素D衍生物（卡泊三醇）。有关含有煤焦油的Ingram疗法或Goeckerman疗法的资料，参见各自的内容。

紫外线的治疗效果如何？

很可能有效

日光浴*

一项随机对照试验研究了日光浴治疗慢性斑块型银屑病的疗效。尽管只找到了有限的证据，但一致认为日光浴疗法对于大多数慢性斑块型银屑病的患者有效。

补骨脂素联合长波紫外线（PUVA）*

一篇系统综述发现没有补骨脂素联合长波紫外线和无治疗比较的随机对照试验。然而，一致认为补骨脂素联合长波紫外线治疗银屑病有效。一篇系统综述发现，高剂量的补骨脂素治疗银屑病的疗效好于低剂量的补骨脂素。一项大型随机对照试验发现，补骨脂素联合长波紫外线巩固治疗同无巩固治疗比较，可降低复发率。一项随机对照试验发现，补骨脂素联合长波紫外线在银屑病痊愈方面的疗效优于 Ingram 疗法。补骨脂素联合长波紫外线同其他疗法比较，或在评价补骨脂素联合长波紫外线联合维生素 D 衍生物或口服维 A 酸方面，随机对照试验提供的证据不太充足。补骨脂素联合长波紫外线治疗的长期不良反应包括光老化和皮肤癌（主要是鳞状细胞癌）。

中波紫外线（UVB）*

没有找到比较中波紫外线和安慰剂或无治疗的随机对照试验。然而，一致认为中波紫外线治疗斑块型银屑病有效。中波紫外线同其他疗法比较，或窄波同宽波的中波紫外线比较对于痊愈率或巩固治疗的疗效，随机对照试验提供的证据不太充足。一项随机对照试验提供的以下证据有限，每周 3 次
664 中波紫外线的银屑病痊愈快于每周 2 次的治疗，虽然两组的痊愈率均较高。在评价中波紫外线联合润肤剂、蒽林、维生素 D 衍生物或口服维 A 酸治疗方面，随机对照试验提供的证据不太充足。有关 Ingram 疗法或 Goeckerman 疗法在联合药物治疗中使用中波紫外线的资料参见各自的内容。

效果不明

光疗联合浴疗

光疗联合浴疗治疗慢性斑块型银屑病患者的疗效的随机对照试验提供的证据不太充足。

长波紫外线（UVA）

长波紫外线日光床治疗慢性斑块型银屑病的疗效的随机对照试验提供的证据不太充足。

系统性药物治疗的效果如何？

很可能有效

Alefacept

三项随机对照试验发现，同安慰剂比较，在12周时Alefacept可改善银屑病和生活质量。Alefacept是治疗银屑病的相对新的药物，对于长期应用的可能性或不良反应的证据较少。

Efalizumab

三项随机对照试验发现，同安慰剂比较，在12周时Efalizumab可改善银屑病。两项随机对照试验将治疗时间延长至24周，发现初始时没有完全缓解的患者会有进一步的改善。Efalizumab是治疗银屑病的相对新的药物，对于长期应用的可能性或不良反应的证据较少。

Etanercept

两项随机对照试验发现，同安慰剂比较，在12～24周时Etanercept可提高有效患者的比例。一项随机对照试验发现，在12周时同安慰剂比较，Etanercept可改善生活质量。Etanercept是治疗银屑病的相对新的药物，对于长期应用的可能性或不良反应的证据较少。

Infliximab

两项对于重度银屑病患者的随机对照试验发现，同安慰剂比较，在10周时，Infliximab可提高有效率。Infliximab是治疗银屑病的相对新的药物，对于长期应用的可能性或不良反应的证据较少。

益害相当

环孢素

一篇对于重度银屑病患者的系统综述发现，同安慰剂比较环孢素可增加痊愈率，并可增加缓解患者的比例。一项随机对照试验发现，环孢素和甲氨蝶呤在银屑病完全缓解和部分缓解、缓解的持续时间或不良反应之间没有显著差异。一篇系统综述中的两项对于重度银屑病的随机对照试验发现，在降低银屑病严重程度方面，环孢素比依曲替酯更有效。同单用环孢素比较，环孢素加用卡泊三醇治疗慢性斑块型银屑病的疗效，随机对照试验提供的证据不太充足。在该系统综述中，对于重度银屑病的两项随机对照试验发现，同环孢素2.5mg/(kg·d)比较，环孢素5.0mg/(kg·d)可增加有效率。大剂量带来的好处或许会被增加的剂量相关性不良反应抵消，尤其是肾毒性和高血压。该系统综述发现，环孢素3.0mg/(kg·d)巩固治疗比更低剂量或安慰剂更有效。 665

富马酸衍生物

对 4 项小型随机对照试验进行总结的一篇系统综述发现，同安慰剂比较，口服富马酸酯 16 周后可降低重度银屑病的严重程度，但证据有限。然而，急性不良反应较常见，包括潮红和胃肠道症状。没有找到评价富马酸衍生物巩固治疗疗效的随机对照试验。

甲氨蝶呤

一项小型随机对照试验比较了甲氨蝶呤同安慰剂的疗效，提供的证据不太充足。一项随机对照试验发现，甲氨蝶呤和环孢素在银屑病完全或部分缓解、缓解的持续时间或不良反应方面没有显著差异。甲氨蝶呤可能会引起急性骨髓抑制。长期应用甲氨蝶呤可能会引起肝纤维化和硬化，这些不良反应与药物的剂量相关。

维 A 酸类（口服依曲替酯，阿维 A 酸）

一篇对于重度银屑病患者的系统综述发现了以下有限的证据，同安慰剂比较口服维 A 酸可增加痊愈率，但在增加痊愈率方面不如环孢素有效。随机对照试验对口服维 A 酸作为巩固治疗的疗效提供的证据不太充足。一篇系统综述发现，口服维 A 酸联合外用糖皮质激素在改善银屑病方面优于单一治疗。一项随机对照试验评价了口服维 A 酸加用卡泊三醇与单独口服维 A 酸的疗效，但证据不太充分。10%～20% 口服维 A 酸的患者因不良反应终止治疗。致畸性使得口服维 A 酸不易被接受。许多国家不再提供依曲替酯。

效果不明

来氟米特

一项随机对照试验研究了银屑病性关节炎的患者，发现同安慰剂比较来氟米特可改善皮肤型银屑病的证据有限。

药物联合紫外线的治疗效果如何？

很可能有效

Ingram 疗法*

一篇系统综述总结了几项质量差的随机对照试验，其对 Ingram 疗法的疗效提供的证据不充分。但一般共识是 Ingram 疗法有助于银屑病的治愈。

666

益害相当

补骨脂素联合长波紫外线（PUVA）再联合口服维 A 酸

一篇系统综述发现，同单用补骨脂素联合长波紫外线治疗比较，在此疗法的基础上再联合口服维 A 酸可显著增加痊愈率。但因有潜在致畸性使得口服维 A 酸不易被接受。

紫外线联合口服维 A 酸（联合治疗优于任何一种单一治疗）

随机对照试验发现，联合应用中波紫外线和口服维 A 酸治疗同任何单一治疗比较，更能改善银屑病。但因有潜在致畸性使得口服维 A 酸不易被接受。

效果不明

卡泊三醇（外用）联合 PUVA 或 UVB

在慢性斑块型银屑病患者，PUVA 或 UVB 联合卡泊三醇的疗效尚无结论。一篇系统综述发现，PUVA 或 UVB 联合卡泊三醇和任何单一治疗比较，没有显著差异。然而，随后的一项随机对照试验发现，同 UVB 单一治疗比较，卡泊三醇联合 UVB 治疗时，银屑病皮损痊愈所需的中波紫外线的剂量更小。

Goeckerman 疗法

有两项小型随机对照试验评价了 Goeckerman 疗法治疗慢性斑块型银屑病的疗效，但证据不太充分。

中波紫外线联合润肤剂

一项随机对照试验发现，同单独应用中波紫外线比较，中波紫外线联合水包油型润肤剂在 12 周后能暂时改善银屑病病情。

系统性用药联合外用药物的治疗效果如何？

益害相当

维 A 酸（口服）联合外用糖皮质激素（比任何一种单独治疗更有效）

一篇系统综述发现外用糖皮质激素联合口服维 A 酸在改善银屑病方面优于单一治疗。外用糖皮质激素可能引起萎缩纹和萎缩症，发生率随着药物的效能和封包性敷料的使用而增加。连续用药可能导致肾上腺皮质抑制，病例报告提示，如果撤药，可能导致该疾病突然加重。致畸性使得口服维 A 酸不易被接受。

效果不明

系统用药联合外用维生素 D 衍生物

随机对照试验评价了口服维 A 酸或环孢素加用卡泊三醇与单一药物治疗慢性斑块型银屑病患者的疗效，但证据不太充分。

* 基于共识。

667 **定义** 慢性斑块型银屑病或称寻常型银屑病，是一种慢性免疫性皮肤疾病，它的特点是在身体伸侧及头皮出现红斑及鳞屑性斑块。皮损偶尔会有瘙痒或者刺痛，创伤后易于出血。三分之一以上的慢性斑块型银屑病患者伴有甲营养不良或顶针甲，银屑病关节炎的发生率为1%～10%。病情恶化及病损发生的过程及严重程度因个体差异而有很大的不同。其他类型的银屑病还包括点滴型银屑病、屈侧型银屑病、脓疱型银屑病以及红皮病型银屑病。本文仅对慢性斑块型银屑病的治疗进行综述，不包括银屑病甲或头皮银屑病。

发病率/患病率 银屑病的患病率约为1%～3%。普遍认为非洲和亚洲的发生率低一些，但是没有发现可靠的流行病学相关资料[1]。

病因/危险因素 三分之一的银屑病患者具有阳性家族史，但是物理创伤、急性感染和一些药物（如锂盐和β受体阻断剂）常为诱发因素。一些观察性研究发现银屑病的发生和复发与重大生活事件及个人习惯有关，包括吸烟、饮酒[2]（有争议）。另一些研究发现银屑病的发生与体质指数相关，与水果蔬菜的摄入量呈负相关。

预后 没有发现长期预后的研究。除红皮病型银屑病和急性泛发性脓疱型银屑病外（不到1%的银屑病患者为重症银屑病，需要入院加强护理），通常银屑病不会影响生命，但会影响病人的生活质量，它影响到患者的身体形象和自我形象，而且限制了患者的日常活动、社会交往以及工作。有一篇系统综述（检索日期2000年，17项研究）表明，重度银屑病患者的生活质量低于轻度银屑病患者[3]。目前尚无治疗银屑病的有效方法。但是，通过有效的治疗手段，绝大多数病人的病情至少在短期内可获得有效的控制。

请参见《临床证据》中文全版本和英文网络版获取全文和参考文献。

疥　疮

检索时间：2006 年 3 月

原作者：Paul Johnstone，Mark Strong
王晓艳　译　张建中　校

疥疮局部治疗的效果如何？

肯定有效

克罗米通（疗效和林丹一样，但不及扑灭司林）

一篇系统综述发现经过 28 天的治疗后，克罗米通的临床疗效或寄生虫治愈率较扑灭司林低。一篇系统综述收入的随机对照试验发现治疗 28 天时，克罗米通和林丹的临床治愈率没有显著性差异。

扑灭司林

一篇系统综述发现经过 28 天治疗后，与克罗米通相比扑灭司林可增加临床治愈率和寄生虫治愈率。该系统综述发现使用扑灭司林和林丹的疗效发生冲突，而该综述后发表的一项随机对照试验发现，扑灭司林与林丹比较减少了治疗 14 天时的临床失败率。一项随后的随机对照试验发现，治疗 14 天时与双氢除虫菌素相比扑灭司林可增加临床治愈率。

益害相当

林丹

一篇系统综述中收入的随机对照试验发现治疗 28 天时，林丹和克罗米通的临床治愈率没有显著性差异。系统综述发现治疗 28 天后，林丹和扑灭司林的疗效矛盾，而该综述后发表的一项随机对照试验发现，林丹与扑灭司林比较治疗 14 天时的临床治愈率更低。综述收入的另外一项小规模随机对照试验发现治疗 15 天时，林丹和双氢除虫菌素的临床治愈率没有显著性差异。一项随后的随机对照试验发现，在治疗 2 周时林丹和双氢除虫菌素的临床治疗失败率没有显著性差异，但发现双氢除虫菌素临床治疗 4 周时的失败率低于林丹。另一项随后的随机对照试验发现，林丹和硫磺软膏的临床或寄生虫治疗失败率没有显著性差异。我们发现一些少见的、严重的不良反应的报道，例如抽搐。

效果不明

苯甲酸苄酯

一篇系统综述中收入的一项小规模随机对照试验发现治疗 30 天时，苯甲酸苄酯和双氢除虫菌素的临床治愈率没有显著性差异。然而，一项随后的随机对照试验发现治疗 30 天时，与双氢除虫菌素相比，苯甲酸苄酯的临床治愈率较低。一篇系统综述收入的随机对照试验发现，在治疗 8 或 14 天时苯甲酸苄酯和硫磺软膏的临床治愈率没有显著性差异。

马拉硫磷

系统综述未发现马拉硫磷疗效的随机对照试验。

硫磺复合物

一篇系统综述收入的随机对照试验发现，在治疗 8 或 14 天时硫磺软膏和苯甲酸苄酯的临床治愈率没有显著性差异。一项随后的随机对照试验发现，硫磺软膏和林丹的临床或寄生治疗失败率没有显著性差异。

---

669 疥疮系统治疗的效果如何?

很可能有效

口服双氢除虫菌素

一篇系统综述收入的一项随机对照试验发现，治疗 7 天后，与安慰剂相比双氢除虫菌素可增加临床治愈率。综述收入的另一项小规模随机对照试验发现，在治疗 30 天时双氢除虫菌素和苯甲酸苄酯的临床治愈率没有显著性差异。一篇系统综述收入的一项小规模随机对照试验发现，治疗 15 天时双氢除虫菌素和林丹的临床治愈率没有显著性差异。一项随后的随机对照试验发现，治疗 2 周时双氢除虫菌素和林丹的临床治疗失败率没有显著性差异。但是该试验发现，在治疗 4 周时双氢除虫菌素可降低临床治疗失败率。一项随机对照试验发现了有限的证据，治疗 14 天时，与扑灭司林相比双氢除虫菌素可降低临床治愈率。

定义 疥疮是由疥螨感染皮肤引起的[1]。典型的感染部位在皮肤皱褶处和肢体屈侧表面。成人中最常见的部位是手指间和手腕上，但是老年人的感染可以表现为躯干部弥漫性皮损。婴儿和儿童的面部、头皮、手掌和足底也经常受到感染。疥螨感染可以引起皮肤的不适感和剧烈的瘙痒，尤其在夜间，可伴随刺激性的丘疹和水疱疹。免疫缺陷的人如患艾滋病的患者，皮肤的不适感和瘙痒可减弱。

发病率/患病率 疥疮是一个常见的公共卫生问题，世界上估计有 3 亿患病

人群。多数感染人群在发展中国家，患病率超过 50%[2]。在工业发达的国家，及公共性的团体中常见。病例研究认为每 7～15 年便是一个流行周期，这在一方面反映了人群的免疫状态。

病因/危险因素　在社会动荡，人群过度拥挤时的肢体的亲密接触和缺水，疥疮尤其常见[3]。幼小儿童、行动不便的老人、艾滋病患者以及其他因药物或免疫造成免疫力低下的患者容易受到感染，其疥螨的数量也显著增多[4]。

预后　疥疮没有生命危险，但是严重的、持续性的瘙痒和继发性的感染可以造成身体虚弱。有时，结痂的疥疮可继续发展。这种类型的疥疮对常规治疗不敏感，可成为再次感染和人群播散的传染源。

请参见《临床证据》中文全版本和英文网络版获取全文和参考文献。

脂溢性皮炎

检索时间：2006 年 2 月
原作者：Juan Jorge Manriquez，Pablo Uribe，
沈佚葳　译　张建中　校

局部治疗成人头皮脂溢性皮炎的效果如何？

肯定有效

酮康唑

有 5 项随机对照试验发现，与安慰剂相比，使用 2% 酮康唑香波在 4 周内可改善头皮症状（包括鳞屑，瘙痒，红斑和头皮屑）。

硫化硒

一项随机对照试验发现，与安慰剂相比，使用硫化硒香波可减少头皮屑。

很可能有效

联苯苄唑

一项小样本随机对照试验发现，与安慰剂相比，使用联苯苄唑香波可改善头皮症状。

焦油香波

一项随机对照试验发现，与安慰剂相比焦油香波可减少头皮脱屑及红斑。

外用激素（氢化可的松，倍他米松戊酸酯，丁酸氯倍他松，糠酸莫米松，丙酸氯倍他索）*

未发现比较外用激素（氢化可的松，倍他米松戊酸酯，丁酸氯倍他松，糠酸莫米松，丙酸氯倍他索）与安慰剂的随机对照试验。目前普遍认为使用外用激素治疗成人头皮脂溢性皮炎是有效的。

*基于共识。

效果不明

特比萘芬

目前没有发现比较特比萘芬与安慰剂治疗成人头皮脂溢性皮炎的随机

对照试验。

局部治疗成人面部及身体其他部位脂溢性皮炎的效果如何？

很可能有效

联苯苄唑

一项随机对照试验发现，与安慰剂相比，使用联苯苄唑可在4周内改善症状。

外用激素（氢化可的松，倍他米松戊酸酯，丁酸氯倍他松，糠酸莫米松，丙酸氯倍他索；短期间断治疗）*

未检索到外用激素（氢化可的松，倍他米松戊酸酯，丁酸氯倍他松，糠酸莫米松，丙酸氯倍他索）与安慰剂比较的随机对照试验。在患面部及躯干脂溢性皮炎的成人患者中，普遍认为短期间断外用激素是有效的。

效果不明

润肤剂

对面部及躯体脂溢性皮炎，未发现比较润肤剂与不进行治疗的随机对照试验。

酮康唑

两项小样本随机对照试验发现，与安慰剂相比，使用2%酮康唑霜剂可在4周内改善症状（包括红斑，鳞屑，丘疹和瘙痒），但两组间差异无显著性。

琥珀酸锂

未发现琥珀酸锂与安慰剂治疗成人面部和身体其他部位脂溢性皮炎的高质量的随机对照试验。

硫化硒

目前没有发现比较硫化硒与安慰剂治疗成人面部和身体其他部位脂溢性皮炎的随机对照试验。

特比萘芬

目前没有发现比较特比萘芬与安慰剂治疗成人面部和身体其他部位脂溢性皮炎的随机对照试验。

定义 脂溢性皮炎通常发生在皮肤皮脂腺分泌旺盛的部位，表现为境界清晰的红斑，表面覆盖油腻性痂。面部脂溢性皮炎通常累及眉毛内侧，眉间及鼻唇沟。该病还可累及胸部（通常为胸骨前）和皱褶部位。头皮脂溢性皮炎表现为干燥的薄鳞屑（头皮屑）或红斑基础上的黄腻痂。轻度头皮脂溢性皮炎俗称头皮屑，但任何一种头皮疾病当发生脱屑时都可表现为头皮屑。头皮脂溢性皮炎通常需与银屑病，湿疹（参见特应性湿疹）及头癣（参见表1）Ⓣ鉴别。

发病率/患病率 脂溢性皮炎的患病率约为人口的1%～3%[1]。不过，大多数人并不会因轻微的头皮屑去就诊，这样脂溢性皮炎的患病率就可能被低估。

病因/危险因素 目前认为脂溢性皮炎可能由卵圆形马拉色菌（糠秕孢子菌）引起，该微生物可引起T细胞和补体参与的炎性反应。目前报告的该病的易患因素包括HIV感染[2]、神经系统疾患［如帕金森病、神经损伤（面神经麻痹[3]、脊髓损伤[4]）］、缺血性心脏病[5]及酒精性胰腺炎[6]。在本章中，参与治疗的均为免疫健全的成人，并无免疫缺陷。

672 **预后** 脂溢性皮炎是一种有自发复发与消退趋势的慢性皮肤病，往往有治疗后复发。

请参见《临床证据》英文网络版获取全文和参考文献。

皮肤鳞状细胞癌（非转移性） 673

检索时间：2006 年 1 月

原作者：Adéle Green，Robin Marks

王晓艳　译　张建中　校

使用遮光剂可以预防皮肤鳞状细胞癌吗？

很可能有效

遮光剂在预防鳞状细胞癌中的应用（每天使用和随意使用比较）

一项随机对照试验对澳大利亚昆士兰的一个亚热带地区的成人进行研究，其中半数曾患日光性角化。试验发现在头部、颈部、胳膊和手上每天或随意使用遮光剂 4.5 年后，可降低鳞状细胞癌的发病率。

遮光剂在预防新发日光性角化进展中的应用（与安慰剂比较，或每天使用和随意使用比较）

一项随机对照试验对居住在澳大利亚维多利亚市的成人进行研究，这些人年龄均大于 40 岁，曾患日光性角化（鳞状细胞癌发病的危险因素）。试验发现使用遮光剂 7 个月后，每天使用较随意使用新发日光性角化的发生率低。一项随机对照试验对澳大利亚昆士兰的一个亚热带地区的成人进行研究，其中半数曾患日光性角化。试验发现全身使用遮光剂 2.5 年后，每天使用较随意使用日光性角化的发生率低。

皮肤鳞状细胞癌局部切除的理想边界是多少？

效果不明

理想的原位切除的边界

我们没有发现关于原位切除的边界的大小和局部复发率之间关系的质量可靠的随机对照试验或观察性研究。

显微控制切除的局部复发率比标准原位切除的复发率低吗？ 674

效果不明

显微控制切除与原位切除比较

我们没有发现质量可靠的关于显微控制切除（Mohs）和标准原位切除

的局部复发率比较的随机对照试验或观察性研究。

手术后放疗会影响皮肤鳞状细胞癌的局部复发率吗?

效果不明

手术后放疗(与单纯手术比较)

我们没有发现质量可靠的术后放疗和单纯手术的局部复发率比较的随机对照试验或观察性研究。

定义 皮肤鳞状细胞癌是起源于表皮角质形成细胞的一种恶性肿瘤,组织学上可出现真皮层的浸润。

发病率/患病率 因为很少会有癌症登记处收集皮肤鳞状细胞癌的信息,发病率通常通过调查获得。根据肤色和日晒情况,鳞癌在世界范围内的发病率变化较大,如在黑人中很低,可忽略不计,而居住在日照强烈地区的白人的发病率则很高,如居住在热带澳大利亚的白人,发病率大约为 1/100[1]。

病因/危险因素 易晒伤不易晒黑的人、患有着色性干皮病的人[2-4]、免疫抑制的人[5]易患鳞状细胞癌。慢性日光暴露是皮肤鳞状细胞癌最大的环境危险因素。系列和病例对照研究发现以下人群患鳞状细胞癌的风险较常人高 3 倍:肤色白,暴露于日光即易形成晒伤,多次发生日晒伤。慢性皮肤损伤的临床体征,尤其是日光性角化,也是皮肤鳞状细胞癌的危险因素[3,4]。患多发性日光性角化的人(>15 个)较正常人患鳞状细胞癌的风险高 10~15 倍[3,4]。

预后 预后与肿瘤的位置、大小、组织学类型、浸润深度、周围神经的累及以及免疫抑制相关[6,7]。一篇包含 95 个病例的临床分析(每个至少包含 20 人)的世界性综述发现鳞状细胞癌的转移率如下:耳 11%,唇 14%,而所有部位的平均转移率为 5%[7]。一篇包含 71 个病例的系列分析的综述发现,直径在 2cm 以下的鳞癌,局部复发率约为直径 2cm 以上鳞癌的一半(7% *v* 15%),转移发生率则更低,约为后者的 1/3(9% *v* 30%)。

请参见《临床证据》中文全版本和英文网络版获取全文和参考文献。

白癜风

检索时间：2006 年 3 月
原作者：Rubeta Matin
陈雪　译　张建中　校

成人白癜风药物治疗的疗效如何？

肯定有效

糖皮质激素（外用）

一篇系统综述和一项附加的随机对照试验发现在局限型白癜风患者的皮损复色方面，外用强效的糖皮质激素优于安慰剂。该综述发现在白癜风患者的对称性局限型白斑的复色方面，外用超强效糖皮质激素和安慰剂比较没有显著性差异。一项随机对照试验发现与单独外用丙酸氟替卡松相比，外用丙酸氟替卡松＋ UVA 的复色效果更好。未发现比较不同强度外用糖皮质激素疗效或比较外用糖皮质激素对不同部位皮损疗效的随机对照试验。糖皮质激素的使用可导致皮肤萎缩、类固醇诱导的痤疮和多毛症。临床医师已经达成共识，即短期外用强效和超强效糖皮质激素是局限型白癜风的一线有效疗法，尤其适用于新发的白癜风皮损。

效果不明

免疫调节剂（外用）

未找到评价外用免疫调节剂（吡美莫司、他克莫司和咪喹莫特）对成人白癜风疗效的随机对照试验，仅找到一个关于外用他克莫司和吡美莫司潜在致癌风险的警告。

左旋咪唑（口服）

一项随机对照试验发现，在成人和儿童缓慢进展的白癜风新发皮损的控制方面，口服左旋咪唑＋外用 0.1% 糠酸莫米松 6 个月的疗效与单独外用 0.1% 糠酸莫米松的疗效没有显著性差异。该试验作者没有描述对照组病情的进展情况，因此显著性差异的把握度不足。该试验报告了左旋咪唑＋糠酸莫米松组的不良反应；不过没有和单独应用糠酸莫米松组进行对比。

维生素 D 类似物（外用）

发现外用维生素 D 类似物（联合或不联合 PUVA）治疗白癜风的证据

不充分。

很可能无效甚至有害

糖皮质激素（口服）

未找到口服糖皮质激素治疗白癜风的系统综述或随机对照试验。不过关于白癜风患者口服糖皮质激素的弊远大于利这一点医生们已达成共识。

676 成人白癜风紫外线光疗的疗效如何？

很可能有效

长波紫外线（UVA）联合补骨脂素（口服）*

有一项随机对照试验发现各种补骨脂素衍生物（甲氧沙林、三甲沙林、未取代补骨脂素）联合 UVA 与不联合 UVA 比较，其疗效无显著性差异；而另一项随机对照试验发现未取代补骨脂素联合日光浴与单独日光浴比较，其疗效存在显著性差异。一篇系统综述发现口服和外用补骨脂素的疗效没有显著性差异。有一项随机对照试验发现与未取代补骨脂素联合 UVA 相比，甲氧沙林、三甲沙林与 UVA 联合能够提高白癜风皮损的复色。医生们公认 UVA 联合口服补骨脂素治疗白癜风有效。

中波紫外线（UVB）（窄谱）

一项随机对照试验发现与安慰剂相比，窄谱 UVB 能够促进白癜风皮损的复色。另一项随机对照试验发现与外用药物的 PUVA 比较，窄谱 UVB 疗效更好。

效果不明

中波紫外线（宽谱）

一个小样本随机对照试验发现了有限的证据，提示与口服 PUVA 相比，宽谱 UVB 联合口服补骨脂素复色的起效时间更长。

不太可能有效

长波紫外线联合补骨脂素（PUVA）（外用）

一项随机对照试验发现疗程为 18 个月的长波紫外线联合补骨脂素（外用 PUVA）与安慰剂的疗效没有显著性差异。另一项随机对照试验发现口服与外用补骨脂素的疗效没有显著性差异。还有一个包括成人和儿童患者的随机对照试验发现与窄谱 UVB 相比，外用 PUVA 的疗效较差，但没有进行显著性检验。

儿童白癜风药物治疗的疗效如何？

肯定有效

糖皮质激素（外用）

一项随机对照试验发现，0.05%丙酸氯倍他索治疗6个月后皮损复色疗效优于外用PUVA，而另一项随机对照试验发现，治疗2个月后0.05%丙酸氯倍他索与他克莫司的疗效没有显著性差异。最常见的不良反应是轻度皮肤萎缩。

很可能有效

免疫调节剂（外用）

未发现在儿童白癜风患者中，将吡美莫司、他克莫司和咪喹莫特与安慰剂进行比较的随机对照试验。一项随机对照试验发现0.1%他克莫司与0.05%丙酸氯倍他索的疗效相当。

效果不明

677

维生素D类似物（外用）

未找到评价外用卡泊三醇治疗白癜风患儿疗效的充分证据。

很可能无效甚至有害

糖皮质激素（口服）*

未找到用口服糖皮质激素治疗儿童白癜风的系统综述或随机对照试验。不过关于白癜风患者口服糖皮质激素的弊远远大于利这一点临床医生已经达成共识。

儿童白癜风紫外线光疗的疗效如何？

很可能有效

中波紫外线（窄谱）*

未发现窄谱UVB与安慰剂治疗儿童白癜风的系统综述或随机对照试验。有一项随机对照试验包括成人和儿童，结果显示与外用补骨脂素联合UVA相比，窄谱UVB疗效更好，不过没有计算差异是否有显著性。目前普遍认为窄谱UVB治疗儿童白癜风是安全有效的，能够提高患儿的生活质量。

很可能无效甚至有害

长波紫外线联合补骨脂素（口服或外用）*

有一项随机对照试验发现与单独 UVA（日光浴或日光灯）相比，口服三甲沙林联合 UVA 对白癜风的疗效更好。另一个包括成人和儿童的随机对照试验发现与窄谱 UVB 相比，外用补骨脂素联合 UVA 的疗效较差，不过未计算差异是否有显著性。还有一项随机对照试验发现，与 0.05% 丙酸氯倍他索相比，PUVA 治疗 6 个月的疗效较差。临床医生公认 UVA 联合口服补骨脂素的疗法不推荐用于年龄在 12 岁以下的儿童白癜风患者，因为 PUVA 存在致白内障风险和较高的致皮肤癌的风险。

* 分类已达成共识。

定义 白癜风是一种以黑素细胞缺失所致的皮肤白斑（色素脱失斑）为特征表现的获得性皮肤病。毛发也可能失去色素，在极少数情况下眼睛也可能失去色素。白癜风的斑片可见于皮肤的任何部位，常见于口周、生殖器周围或日光暴露部位，如面部和手部。根据白斑的范围和分布，白癜风可分为泛发型和局限型。事实上，这两型存在大量重叠，有些白癜风可能无法据此方法分类，有时随年龄增加其白癜风的类型发生变化。因此，我们在该综述中囊括了所有类型的白癜风患者。儿童的定义为年龄≤15 岁的人群。

发病率/患病率 无论何种年龄、性别和肤色，全世界人口白癜风的患病率约为 1%[1,2]。任何人在任何年龄都可能罹患白癜风，但出生时患病的很少见。在荷兰的一项研究中，50% 的白癜风患者在 20 岁以前发病[3,4]。

678

病因/危险因素 白癜风的病因不清，遗传、免疫和神经因素可能都发挥一定的作用[1]。约 1/3 的白癜风患者有家族史，但是几乎没有统计学证据证实这一点[5]。目前的研究主要集中在寻找致病基因[6,7]；但是白癜风的发病需要某些触发因素[4]（如皮肤创伤、激素变化和应激[8,9]）。自身免疫机制被认为是白癜风的主要致病机理（尤其是在泛发型或局限的非皮节分布的白癜风）[10]。白癜风患者抗体阳性率增加支持该学说[11]。此外，白癜风经常伴随诸如甲状腺疾病、恶性贫血和糖尿病等自身免疫病。另一个提示白癜风可能源于自身免疫机制的证据是白癜风患者可有黑素细胞抗体；该抗体的阳性率与疾病的活动相关[12,13]。据报道，白癜风皮损周围可见 T 淋巴细胞和巨噬细胞，因此细胞免疫可能也参与白癜风的发病[14,15]。关于节段型白癜风，神经假说[10]提示可能是神经化学递质的堆积导致黑素的合成减少，从而导致白癜风的发生。

预后 白癜风不危及生命，绝大多数也没有症状（虽然可增加皮损区域的晒伤风险）。白癜风与皮肤癌的相关性仍有待讨论。虽然有些研究显示PUVA治疗能够增加患者罹患皮肤癌的风险，但是长期存在的白癜风处皮肤癌的发生是罕见的[16]。瑞典的一项研究[17]对PUVA治疗人群随访了21年，结果显示患者罹患鳞状细胞癌的风险增加。此外，初次PUVA治疗后约15年，患者罹患恶性黑素瘤的风险也增加[18]。白癜风可对患者的美容和心理产生不良影响，[19]患者可能因此而自卑[20]，认为自己相貌不美观[21]。由于缺乏对白癜风病因的理解和病情进展的不可预知性，患者往往可出现焦虑[4]。**进展：** 泛发型白癜风的病程是不可预知的；皮损可能稳定存在数年，更常见的是稳定期与进展期交替，较少见的是缓慢进展数年直至累及全身[22]。某些患者可能在1～2年即全身色素均脱失[23]。节段型白癜风患者的皮损倾向于初发时快速扩散，之后长期稳定[24]。**疗效的预测：** 疾病的某些特点可以帮助预测疗效。除年龄、病程、皮损部位和范围外[25,26]，病情是否处于活动期也是选择治疗方法需要考虑的因素。这一点对于寻常型白癜风尤其重要，因为其病情可能在某一特定阶段波动。对于活动期白癜风和稳定期白癜风，药物和紫外线光疗可能有同等疗效[27]，但是其他疗法（如外科手术）可能不尽如此[28]。白癜风是否处于活动期主要通过是否有“同形”现象[29-32]，此现象对白癜风新发皮损有重要提示作用。多数白癜风患者都存在同形现象[3,33,34]。这一点很重要，在进展期白癜风，去除过紧的衣服、手镯和项链可预防这些部位由摩擦导致的新皮损的发生。此外，据报道试验诱发的同形现象仅与病情的活动相关，并不意味着病情严重程度，病情严重程度是指白斑的范围[35]。同形现象的出现可能是评估病情活动的一个有价值的因素，可以预测某些疗法的疗效。有一个研究报告了一组白癜风患者[35]，同形现象阳性（实验诱发）的患者外用丙酸氟替卡松＋UVA的疗效好于稳定期患者，而窄谱UVB的疗效没有统计学差异，这一结果提示活动期和稳定期白癜风患者可能对UVB的治疗反应同样好。 679

请参见《临床证据》英文网络版获取全文和参考文献。

疣

检索时间：2004 年 8 月

原作者：Michael Bigby，Sam Gibbs
沈佚葳　译　张建中　校

疣的治疗方法效果如何？

肯定有效

水杨酸

一篇系统综述发现，与安慰剂比较单纯在疣局部外用水杨酸在 6～12 周可增加疣的完全治愈率和有效率（清除一个或多个疣）。此篇文献中的两项随机对照试验比较了局部外用水杨酸与冷冻治疗的疗效，发现两种方法在 3～6 个月内对疣的治愈率无显著性差异。一项随机对照试验比较局部外用水杨酸与口服西咪替丁的疗效，但提供的证据不足。此篇综述没有关于复发的信息。

很可能有效

接触免疫疗法（二硝基氯苯）

一篇系统综述发现，与安慰剂比较使用二硝基氯苯进行接触免疫疗法可增加疣的治愈率。此篇综述没有关于复发的信息。

冷冻疗法

一篇包括两个小样本随机对照试验的系统综述发现，冷冻治疗与安慰剂或不使用任何治疗比较，2～4 个月内疣治愈率无显著性差异。但是，可能由于样本量过少，这两项随机对照试验导致结果无显著性差异。这篇综述发现，冷冻疗法与外用水杨酸比较 3～6 个月内疣的治愈率无显著性差异。一项随机对照试验发现冷冻治疗在 4～6 周内减少疣的数量较光动力疗法疗效差。另一项随机对照试验表明，接受冷冻疗法者在 2 个月内疣的完全治愈率不及封包疗法。第三项随机对照试验比较了冷冻疗法与口服西咪替丁的疗效，但提供的证据不足。这篇系统综述发现，1～3 个月后深度冷冻与浅度冷冻比较疣治愈率增加，本试验未提供复发的信息。

封包疗法

一项随机对照试验发现封包疗法在 2 个月内疣的完全治愈率较冷冻治疗

高。此项试验没有评价复发。

效果不明

博来霉素（皮损内注射）

关于博来霉素皮损内注射治疗疣的疗效，几项随机对照试验有矛盾。两项随机对照试验发现，与安慰剂比较，皮损内注射博来霉素 6 周可增加疣的治愈率。一项随机对照试验发现，博来霉素与安慰剂比较 30 天内疣的治愈率并无显著性差异；另一项随机对照试验以微弱的证据显示，博来霉素与安慰剂比较，3 个月内疣的治愈率还低一些。没有任何一项试验评估复发。第 681
五项随机对照试验表明，使用不同浓度的博来霉素，3 个月内治愈率和无复发率并无显著性差异。

二氧化碳激光

一篇系统综述没有发现关于用二氧化碳激光治疗非生殖器疣疗效的随机对照试验。

西咪替丁

三项小样本的随机对照试验比较了西咪替丁与安慰剂治疗疣的疗效，但提供的证据不太充足，一项小样本随机对照试验比较了西咪替丁与局部疗法（冷冻治疗或局部外用水杨酸）治疗疣的疗效，但提供的证据不太充足。一项小样本随机对照试验表明，12 周内西咪替丁与左旋咪唑联合使用较单独使用西咪替丁对疣的治愈率高。没有任何一项试验评估复发。

远距离治疗

一项随机对照试验提供的远距离治疗非生殖器疣的证据不充足。

催眠暗示疗法

没有任何随机对照试验证明催眠疗法对清除疣有效。

异丙肌苷

一项随机对照试验提供了异丙肌苷对疣的疗效，但证据不足。

α 干扰素（系统使用）

未发现关于系统使用 α 干扰素治疗非生殖器疣的系统综述和随机对照试验。

左旋咪唑

两项随机对照试验和一项临床对照试验比较了左旋咪唑与安慰剂的疗效，但证据不足。一项随机对照试验发现左旋咪唑与西咪替丁合用在 12 周内疣的治愈率较单独使用西咪替丁高。没有任何一项试验评估复发。

光动力疗法

多项分析方法存在异质性的随机对照试验对多种光动力疗法治疗疣进行了评价，但提供的证据不足，不能得出任何治愈率或复发率的结论。

脉冲染料激光

一项随机对照试验提供了使用脉冲染料激光治疗非生殖器疣的疗效，但提供的证据不足。

外科手术

一篇系统综述发现还没有关于外科手术治疗疣的随机对照试验。

硫酸锌（口服）

一项随机对照试验发现口服硫酸锌与安慰剂比较2个月内提高了疣的完全清除率，但证据不够充足。在随后的2～6个月内每2周随诊一次，没有发现复发。

682 ## 不太可能有效

顺势疗法

两项随机对照试验发现顺势疗法与安慰剂比较8～18周内疣治愈率无显著差异。没有任何一项试验评估复发。

定义 非生殖器疣（寻常疣）是一种常见良性皮肤病，通常可以自愈。此病由于表皮细胞感染人乳头瘤病毒（HPV）造成细胞增殖，导致皮肤上出现肥厚性疣状丘疹。HPV的种类超过100种。疣的外观决定于病毒的种类和感染的部位。皮肤任何部位都可感染，但最常见于手部和足部。生殖器疣在此章不做叙述（参见生殖器疣）。疣一般表现为表面粗糙的疣状皮色丘疹。扁平疣常见于手背和腿部，表现为轻微隆起的一个皮色或浅棕色斑块。跖疣通常生长在足底，很像厚茧。

发病率/患病率 有关非生殖器疣的发病率和患病率的可靠的人群资料非常有限。患病率可能由于不同年龄、不同人群和不同时段而异。两项样本量较大的试验表明，本病在美国的患病率为0.84%[1]，而俄罗斯为12.9%[2]。患病率最高的人群是儿童和青年人，两项在学龄期人群的研究表明，英国4～6岁人群的患病率为12%[3]，澳大利亚16～18岁人群患病率为24%[4]。

病因/危险因素 疣的病因为HPV感染，HPV有100多种。它们容易在外伤部位形成感染，如手和足，可由表皮微小损伤部位接种而感染。赤脚在其他人走过的地方行走也可能造成感染。一项观察性研究（146名青春期人群）发现，使用公用浴室的人群，跖疣的患病率为27%，而使用更衣室的患病率仅为 1.3%[5]。屠夫和接触肉类者手部易患疣。一项横断面调查（1086 人）发现屠宰场工人手部疣的患病率为 33%，肉类零售商为 34%，工程装配工为 20%，办公室职员为 15%[6]。免疫抑制是另一个重要的危险因素，一项研究发现肾移植患者在移植 5 年以后患疣的危险性为 90%[7]。

预后 在免疫正常的人群中，非生殖器疣是无害的，可在数月至数年后由免疫系统自然消除。治愈率差异很大，影响治愈率的因素包括宿主免疫、年龄、HPV 种类、感染部位等。一项队列研究（1000 名儿童）发现 2/3 的疣在 2 年内自然缓解[8]。一篇系统综述（检索日期为 2000 年，17 项随机对照试验）比较了局部外用治疗和安慰剂的疗效，发现约 30% 使用安慰剂的人群（0～73%）10 周（4～24 周）后疣消失[9]。

请参见《临床证据》中文全版本和英文网络版获取全文和参考文献。

683

皮肤皱纹

检索时间：2004 年 12 月

原作者：Miny Samuel，Rebecca Brooke，Christopher Griffiths

王艳　译　张建中　校

预防皮肤产生皱纹的措施有何效果？

效果不明

遮光剂

未发现关于遮光剂预防皮肤皱纹形成的随机对照试验。

维生素 C 或维生素 E（外用）

未发现有关外用维生素 C 或维生素 E 预防皮肤皱纹形成的随机对照试验。

皮肤皱纹的治疗措施有何效果？

肯定有效

他扎罗汀（改善细微小皱纹）

两项以中度皮肤光损伤的人群为受试者的随机对照试验发现，与安慰剂组比较他扎罗汀乳膏治疗 24 周能够改善皮肤细小皱纹。一项随机对照试验发现，24 周后他扎罗汀乳膏和全反式维 A 酸乳膏在改善皮肤细小皱纹方面没有显著差异。但另一项随机对照试验发现，尽管在最初的一周内他扎罗汀会增加皮肤烧灼感，但与全反式维 A 酸比较，可以改善皮肤细小皱纹和粗大皱纹。

全反式维 A 酸（改善细小皱纹）

对轻至中度皮肤光损伤的人群进行的随机对照试验发现，与基质比较外用 12 个月的全反式维 A 酸可以改善皮肤的细小皱纹，但对于粗大皱纹的效果各有不同。对中度至重度皮肤光损伤的人群进行了四项随机对照试验，发现与基质比较，外用 6 个月的全反式维 A 酸可以改善面部皮肤的细小皱纹及粗大皱纹。所有药物浓度较高（全反式维 A 酸 0.1%，0.05%，0.02%）的随机对照试验均表明，全反式维 A 酸与基质乳膏比较可以改善轻、中、重度皮肤光损伤个体的细小皱纹。全反式维 A 酸常见的短期不良反应包括瘙痒、皮肤烧灼感和皮肤红斑。皮肤脱屑是最常见的持久性不良反应，在应用 12～16 周最常出现且最为严重。一项随机对照试验发现应用全反式维 A 酸或他扎罗汀 24 周对于皮肤细小皱纹的改善没有显著性差异。但另外一项随机对照试验表明，尽管全反式维 A 酸在治疗的最初一周产生的皮肤烧灼感较他扎罗汀轻，但与全反式维 A 酸相比他扎罗汀改善皮肤细小皱纹以及粗大皱纹的效果更明显。

益害相当

异维 A 酸

对轻至重度皮肤光损伤人群进行的两项随机对照试验显示，与基质相比异维 A 酸 36 周后能够改善皮肤细小皱纹和粗大皱纹。使用异维 A 酸的人群中，有 5%～10% 发生了严重的面部皮肤刺激反应。

效果不明

二氧化碳激光

未发现与二氧化碳激光以及安慰剂或无比较治疗皮肤皱纹的随机对照试验。两组小型的随机对照试验表明，二氧化碳激光与皮肤磨削术治疗口周皱纹比较，4～6 个月后皮肤皱纹的改善没有显著性差异。第三项随机对照 684
试验表明激光与皮肤磨削术比较改善皮肤皱纹的效果稍好一些。不良反应普遍都有。在三项随机对照试验中均有红斑的报告，其中两组试验表明激光治疗组红斑的发生较磨削术组更普遍。有关二氧化碳激光与化学剥脱或与其他激光治疗比较的小样本随机对照试验尚缺乏足够证据。

化学剥脱

有几个小样本随机对照试验对于化学剥脱与二氧化碳激光比较的证据尚不充足。

皮肤磨削术

未见皮肤磨削术与安慰剂或无治疗比较的随机对照试验。两组小型的随机对照试验表明，皮肤磨削术治疗妇女口周皱纹与二氧化碳激光治疗口周皱纹 4～6 个月后所取得的效果没有显著性差异。但第三项随机对照试验表明皮肤磨削术在改善皮肤皱纹方面稍逊于二氧化碳激光术。不良反应普遍有报告。红斑在三项随机对照试验中均有报告，其中两组试验表明红斑在激光治疗中较磨削术更普遍。

整形除皱

未见整形除皱疗效的随机对照试验。

口服天然软骨多糖

一项随机对照试验表明与安慰剂组比较，口服软骨多糖 3 个月对于皱纹的形成并没有显著差异。小型随机对照试验发现与安慰剂组比较，口服天然软骨多糖能够减轻轻、中或重度的皮肤皱纹。但是这些研究规模小且可靠性有限。仅发现了有限的证据表明某些天然软骨多糖的预防措施比其他的更有效。

视黄酯

没有发现有关视黄酯对皮肤皱纹具有可评价的临床疗效的随机对照试验。

外用天然软骨多糖

一组小型随机对照试验表明与安慰剂组比较，局部预防性外用天然软骨多糖 120 天后可以减轻皮肤细小皱纹及粗大皱纹。但未能从中得出可靠的结论。

可调脉冲铒：钇铝石榴石激光

关于可调脉冲铒：钇铝石榴石激光与二氧化碳激光的小型随机对照试验提供的证据不够充分。

外用维生素 C 或维生素 E

一组低质量的随机对照试验发现了有限的证据，表明面部每天外用含维生素 C 酸性成分的乳膏 3 个月，与基质乳膏组比较具有改善皮肤细小皱纹和粗大皱纹的作用。皮肤针刺感及红斑反应在治疗中较为常见，但轻重不一。由于方法学上的差异，不能通过这个研究作出可靠的结论。

定义 皱纹是皮肤上可以看得到的折痕或褶皱。将皱纹宽度和深度小于 1 毫米的定义为细小皱纹，大于 1 毫米的定义为粗大皱纹。绝大多数的随机对照试验研究了面部、前臂和手部的皮肤皱纹。

685 **发病率/患病率** 未见皱纹的单独发病率的相关信息，仅有皮肤光损伤的发病率的相关信息，包括特征性光谱造成的光损伤，如皱纹、色素沉着、皮肤粗糙以及毛细血管扩张。紫外线造成的皮肤损害随着年龄的增长而增加，该过程发生在数十年间。澳大利亚学者对 1539 位年龄从 20～50 岁的居住在昆士兰州的人进行研究，发现中至重度的皮肤光损伤在 30 岁以下的人群中，男性为 72%，女性为 47%[1]。严重的光损伤随着年龄的增长而明显加剧，并且与日光性角化（$P<0.01$）和皮肤癌（$P<0.05$）不相关。白肤色的皮肤通常更容易产生皱纹，特别是在 1 型和 2 型皮肤。一项研究报告，在欧洲和北美洲 Fitzpatrick 皮肤分型为 1、2 和 3 型的人群中，皮肤光损伤的发病率为 80%～90%[2]。而几乎未见黑肤色皮肤（5 型和 6 型皮肤）发生光损伤的相关报道。

病因/危险因素 皱纹原因有内因（如年龄、荷尔蒙状况、伴发疾病）和外因（如紫外线照射和吸烟）。这些因素可造成表皮变薄，失去弹性，皮肤变脆以及皱纹形成。光损伤的严重程度随皮肤类型的不同而不同，皮肤类型包括皮肤的颜色和日晒后颜色可加深的程度[3]。一篇综述分析了五项观察研究，结果表明吸烟男女的面部皱纹要多于不吸烟者。并且发现，终生吸烟者产生中至重度皮肤皱纹的危险性要高于目前正在吸烟者的两倍（RR 2.57，95% CI 1.83～3.06）[4]。绝经后的妇女由于雌激素缺乏可能导致皱纹产生[5]。

预后 尽管皱纹不是一种疾病，也不需要进行干预，但老化可以影响生活质量。地域、文化以及个人价值取向的不同都可以影响到衰老与生活质量之间的联系。有时候外观可影响人际交往、职业以及个人的自信心[6]。目前人口已趋于老龄化，年轻的外表对个体来讲也十分重要，在这样的社会中人们更多地倾向于选择一些干预措施，从而改善衰老迹象。

请参见《临床证据》中文全版本和英文网络版获取全文和参考文献。

年长者失眠

检索时间：2005 年 8 月

原作者：Danielle Dunne，Paul Montgomery

王丽　译　韩芳　校　陈宝元　审

非药物疗法对年长者失眠的治疗效果如何？

效果不明

认知行为疗法

一项小规模的随机对照试验发现，尽管无论认知行为治疗与否，患者的平均睡眠质量评分仍属持续失眠，但与不治疗相比，个人或集体进行认知行为治疗在治疗结束时和治疗后 3 个月时睡眠质量均有所改善。

锻炼

一项小规模的随机对照试验，发现经每周 4 次、持续 16 周的中等强度的规律锻炼，患者的睡眠质量较未治疗组显著改善。但锻炼和未锻炼组的平均睡眠质量评分仍属持续失眠。

定时光疗

我们未找到比较年长失眠患者定时光照与其他治疗方法或不予任何治疗的随机对照试验。

药物疗法对年长者失眠的疗效如何？

很可能有效

扎来普隆

有两项大规模随机对照试验对比了应用扎来普隆和安慰剂后第 7 天及第 14 天睡眠客观指标的变化，发现前者可以缩短睡眠潜伏期，但不能延长睡眠时间、减少觉醒次数或提高睡眠质量。另一项小规模的随机对照试验观察了扎来普隆对主、客观睡眠指标的影响，结果表明，与安慰剂相比，分别应用 5mg 和 10mg 的扎来普隆 2 天后均能缩短睡眠潜伏期并轻微延长总睡眠时间。前述的两项大规模随机对照试验发现，停止治疗后，原应用扎来普隆 10mg 组失眠的反跳率较安慰剂组增加。

佐吡坦

多项随机对照试验发现，与安慰剂相比，应用佐吡坦的第 1 至 28 天能使睡眠潜伏期缩短，夜间觉醒次数减少，睡眠时间延长，睡眠质量提高。3 项随机对照试验提示佐吡坦与三唑仑基本等效。2 项随机对照试验发现，10mg 和 20mg 的佐吡坦在改善睡眠指标方面并无显著差异，1 项随机对照试验发现 5mg 和 10mg 的佐吡坦的疗效也无显著差异。

益害相当

苯二氮䓬类药（夸西泮、氟西泮、溴替唑仑、硝西泮、三唑仑）

3 项小规模的随机对照试验提供的有限证据表明，与安慰剂相比，苯二氮䓬类药对睡眠指标有中度的改善，但加重了对记忆功能、认知能力及精神运动功能的损害，并且增加了失眠的反跳率。3 项随机对照试验提供的有限证据表明，三唑仑与佐吡坦基本等效。1 项小规模随机对照试验提供的有限证据表明，应用硝西泮和佐匹克隆 7 天后，二者在改善睡眠指标方面的效果并无显著差异。 687

疗效不明

苯海拉明

我们未找到有关苯海拉明对年长者失眠疗效的随机对照试验。

佐匹克隆

我们未找到有关佐匹克隆对年长者失眠疗效的随机对照试验。

定义 美国国立卫生研究院（NIH）将失眠定义为一种睡眠质量不好的体验，表现为入睡困难或难以维持持续睡眠、早醒或睡后不解乏[1]。如每周至少有三个晚上失眠，持续时间超过一个月则称为慢性失眠[2]。除外特定的内科疾患、精神障碍或其他睡眠障碍，如睡眠呼吸暂停、抑郁、痴呆、周期性腿动综合征或日夜节律睡眠障碍等导致的慢性失眠，则称为原发性失眠。本章仅阐述发生在 60 岁及 60 岁以上人群的原发性失眠。

发病率/患病率 在各年龄段的成人中，患失眠者高达 40% [3]，但患病率随年龄增加而增加，18～64 岁人群的患病率约为 31% ～38%，65～79 岁的患病率约为 45% [4]。

病因/危险因素 失眠的病因不确定。原发性失眠的危险性随年龄增加而增加，可能与年龄相关的昼夜节律改变有关。心理因素和生活方式的变化可能会加重年龄相关的睡眠结构改变所致的影响，导致对睡眠的满意度降低[5]。在各个年龄段都存在的其他可能的危险因素还包括过度觉醒状态、慢性应激和白天小憩[2,6]。

预后 少有关于原发性失眠患者远期并发症和死亡率的可靠数据。原发性失眠是一种慢性且易复发的疾病[7]。可能引起的后果包括生活质量下降，白天犯困致意外事故发生率增加。原发性失眠患者对安眠药的依赖、发生抑郁、痴呆和摔伤的危险性增加，而且可能更需要居家照顾[8]。

请参见《临床证据》中文全版本和英文网络版获取全文和参考文献。

时差综合征

检索时间：2005 年 11 月
原作者：Andrew Herxheimer
董霄松 译 韩芳 校 陈宝元 审

预防或最大限度地减轻时差综合征的干预措施的效果如何？

很可能有效

褪黑素*

有一篇系统综述表明与安慰剂相比，褪黑素可以降低东向和西向飞行导致的时差综合征评分的均值。该综述还发现了有关褪黑素可能不良反应的病例报告，建议除非在医学监督情况下，癫痫病人、正在服用华法林（或其他口服抗凝药物）的患者不应使用褪黑素。该文的结论认为，褪黑素的药理和毒理学尚需进一步系统研究，对褪黑素类产品必须常规进行药品质量控制。

* 褪黑素的不良反应尚待进一步研究。

益害相当

促眠药物

三项小规模随机对照试验提供的有限证据表明，与安慰剂相比促眠药物（佐匹克隆，唑吡坦）可延长睡眠时间、提高睡眠质量或改善时差综合征。已报道的不良反应包括头痛、头晕、恶心、迷糊和健忘。在权衡短期应用促眠药物的益处时，必须顾及其潜在的不良反应。

效果不明

生活方式改变和环境适应（包括饮食调整，戒酒，忌饮咖啡，讲究睡眠卫生，白天光照，维持觉醒等）

我们并没有发现有关上述措施对时差综合征干预效果的随机对照试验，此类随机对照试验不太可能实施。

定义 时差综合征是指一组与快速跨越几个时区的长途飞行有关的临床综合征，以睡眠紊乱、白天疲劳、工作效率降低、胃肠系统不适及浑身不舒服[1]为特点。与其他大多数的临床综合征一样，并非上述所有的

症状必须在任一具体病例中全部表现。时差综合征是由于“机体生物钟”依旧延续起飞地点的昼夜节律所致，这种节律会在明暗变换的影响下逐渐适应新的环境。该过程由松果体分泌的褪黑素所介导，黑暗会触发褪黑素分泌，而强光照射则终止其分泌。

发病率/患病率 大多数飞行距离跨越 5 个时区以上的旅行者都会受时差的影响，其发生率和严重程度均随跨越时区数目的增加而增加。

病因/危险因素 曾有时差体验的人肯定会再次发生类似的情况。数天之内经由一个或一系列航班飞越的时区越多，时差症状会越严重。由于延长内在昼夜节律周期比缩短这一周期更容易，西向旅行通常比东向旅行受时差的影响小[2]。

689 **预后** 时差综合征在旅行刚结束时最严重，随着人体对当地时间的逐渐适应，症状在 4～6 天之内慢慢缓解[2]。跨越的时区越多，症状消失所需的时间越长。

请参见《临床证据》中文全版本和英文网络版获取全文和参考文献。

睡眠呼吸暂停

检索时间：2005 年 5 月
原作者：Michael Hensley Cheryl Ray
高莹卉 译 韩芳 校

重度阻塞性睡眠呼吸暂停低通气综合征（obstructive sleep apnoea-hypopnoea syndrome，OSAHS）的治疗效果如何？

肯定有效

经鼻持续气道正压通气

有一篇系统综述发现，与安慰剂、不治疗或保守治疗相比，经鼻持续气道正压通气（continous positive airway pressure，CPAP）降低了日间嗜睡的程度。

很可能有效

口腔矫治器

有两个小规模的随机对照试验发现，与不能使下颌前移的矫治器相比，使下颌前移的口腔矫治器可以改善重度 OSAHS 患者的睡眠呼吸障碍和日间嗜睡。

效果不明

以改善经鼻持续气道正压通气的依从性为目的的措施

有一篇系统综述发现标准的 CPAP 和自动调压 CPAP、双水平气道正压通气、病人自调式 CPAP、CPAP 加湿化等在依从性上并无显著差异。来自该篇综述和随后一个随机对照试验的有限证据表明，对患者进行一定的教育和心理学干预措施有可能改善 CPAP 的依从性。

减肥

有一篇系统综述没有找到有关减肥对重度 OSAHS 患者疗效的随机对照试验。

非重度阻塞性睡眠呼吸暂停低通气综合征的治疗效果如何?

很可能有效

经鼻持续气道正压通气

有两篇系统综述发现，对非重度 OSAHS 患者而言，CPAP 与保守治疗、安慰剂药片、假仿/亚治疗经鼻 CPAP 相比在改善日间嗜睡程度方面并无显著差异，但在一定程度上可以改善与认知行为能力、功能性结局、症状、精力及活力，以及抑郁相关的指标。一项随后完成的以非重度 OSAHS 患者为研究对象的交叉随机对照试验发现：与安慰剂药片相比，应用 3 个月经鼻 CPAP 改善了睡眠相关指标、警觉性、认知执行功能及生活质量。一篇系统综述及两项随后的随机对照试验发现；与口腔矫治器相比，经鼻 CPAP 可改善呼吸暂停低通气指数（apnoea/hypopnoea index，AHI）。

691 **口腔矫治器（比不治疗、对照矫治器、安慰剂效果好，但不如经鼻 CPAP 有效）**

有 3 项随机对照试验发现：与未治疗、对照矫治器或安慰剂药片相比，使下颌前移的口腔矫治器能改善睡眠呼吸障碍和日间嗜睡。有一篇系统综述和两项随后的 RCT 发现口腔矫治器在改善 AHI 方面不如经鼻 CPAP 有效。

效果不明

以改善经鼻持续气道正压通气的依从性为目的的措施

有一篇系统综述没有发现单纯针对非重度 OSAHS 患者，比较标准 CPAP 与自动调压 CPAP、双水平 CPAP、病人自调式 CPAP、或 CPAP 加湿化的随机对照试验。有一项随机对照试验发现，与无视频教育相比，视频教育改善了下一次预约的到场率，但没有发现不同干预组间在改善嗜睡程度或生活质量方面的差异。

减肥

有一篇系统综述没有发现有关减肥对非重度 OSAHS 患者效果的随机对照试验。

定义 睡眠呼吸暂停（sleep apnoea）是阻塞性睡眠呼吸暂停低通气综合征（OSAHS）的俗称。OSAHS 是指睡眠状态下的呼吸紊乱导致反复觉醒、睡眠中断和夜间低氧血症。其症状包括日间嗜睡、警觉程度降低及认知功能受损、生活质量下降等[1,2]。呼吸暂停是指经鼻和口腔的气流中断至少 10 秒，低通气是指气流大幅降低（>50%）持续至少

10秒。呼吸暂停可以是“中枢性的”，此时吸气努力停止；也可以是“阻塞性的”，此时吸气努力持续存在，但呼吸因上气道阻塞而无效。当患者存在白天症状，经多导睡眠图（检测睡眠结构、呼吸及氧合情况）或更简便的监测证实存在明显的睡眠呼吸紊乱，可诊断为OSAHS。明显睡眠呼吸紊乱的诊断标准尚未得到严格的评估制定，但已有公认的意见和常规[3,4]。该诊断标准的灵敏度和特异性也并非一成不变。例如：睡眠呼吸暂停低通气指数（AHI）即每小时睡眠期间的呼吸暂停或低通气次数小于5，被认为是正常的[5]。但是，上气道阻力综合征患者的AHI小于5次/小时[6]，而很多健康老年人的AHI却大于5次/小时[7]。为达到国际认识一致性，新的标准已提出，并正在被广泛使用[8]。可根据两个因素即日间嗜睡度（见表1）Ⓣ和AHI（见表2）Ⓣ的严重程度来对OSAHS的病情进行分级。重度睡眠呼吸紊乱（AHI>35次/小时）加上日间嗜睡（如Epworth嗜睡评分>10或多次小睡睡眠潜伏期试验示睡眠潜伏期<5分钟，见表3Ⓣ）即可定义为重度OSAHS。本章将不涉及中枢性睡眠呼吸暂停和睡眠低通气综合征的内容。

发病率/患病率 威斯康星睡眠队列研究对北美平均年龄为47岁的1000多人的调查显示AHI超过5次/小时的患病率是男性24%，女性9%，而AHI>5次/小时合并白天过度嗜睡的OSAHS的患病率男性是4%，女性是2%[22]。国际间OSAHS的发病情况存在差异，而肥胖被认为是重要的决定因素[23]。在校正了其他危险因素之后，发现种族差异对患病率也有影响[7,23]。我们对发展中国家的发病情况知之甚少。 692

病因/危险因素 OSAHS患者上呼吸道阻塞的部位大致在舌根、软腭、会厌水平。凡能导致上气道狭窄或降低其稳定性的因素（如肥胖、颅面畸形、声带异常、扁桃体肥大）都可能增加罹患OSAHS的风险。据估计若在四年内体重指数（BMI）每增加1 kg/m^2（1.8米身高的人增重3.2kg），患睡眠呼吸紊乱（AHI≥5次/小时）的相对危险度增加30%（95% CI 13%～50%）。其他相关性较强的还有年龄增长和性别（男女比为2∶1）。相关性较弱的因素包括：绝经、家族史、吸烟和夜间鼻充血。

预后 未经治疗的重度OSAHS患者在生活质量、发生交通事故的可能性、罹患高血压及可能的心血管疾病和几率、寿命缩短等方面的远期预后均较差[24]。不幸的是无论经治或未治OSAHS患者的预后都不明确[7]。现有证据的局限性包括入选受试者的选择偏倚、随访时限太短、混杂因素如吸烟、饮酒及其他心血管危险因素的变异性太大。治疗手段的普遍应用使得有关未治 OSAHS 患者预后的证据难寻。观察性研究支持 OSAHS 和高血压之间存在因果关系，随 OSAHS 病情的加重，高血压的严重程度也增加（非重度 OSAHS 的 OR 1.21。而重度 OSAHS 的 OR 为 3.07)[24]。OSAHS 患者发生交通事故的危险性增加 3～7 倍[24,25]。它与寿命缩短、心血管疾病以及神经认知功能受损的风险增加均有关[24]。

请参见《临床证据》英文网络版获取全文和参考文献。

转移性乳腺癌

检索时间：2005 年 6 月

原作者：Justin Stebbing，Jeremy Crane，Andrew Gaya
郭嘉嘉 译 佟富中 张嘉庆 校 李金锋 审

一线激素疗法的效果如何？

肯定有效

激素疗法［雌激素拮抗剂（他莫昔芬）或孕激素（与不含紫杉类药物的化疗方案比较，生存期无显著差异。适用于雌激素受体阳性的患者）］

一篇系统综述发现，12 或 24 个月一线激素疗法（他莫昔芬或孕激素）与不含紫杉类药物的化疗相比，生存期无明显差异。该综述提示除非疾病进展迅速，否则对雌激素受体阳性患者的一线治疗，选择激素疗法比化疗更为合适。该试验还发现，激素疗法的药物反应率不如化疗，但是恶心、呕吐和脱发的发生率低。

选择性芳香化酶抑制剂用于绝经后患者（延缓疾病进展的作用至少相当于他莫昔芬）

两项随机对照试验发现，芳香化酶抑制剂阿那曲唑，作为一线药物治疗绝经后的转移性乳腺癌，其延缓疾病进展的作用至少与他莫昔芬相当，而且血栓栓塞和阴道出血的不良反应发生率低于他莫昔芬。一项随机对照试验发现，芳香化酶抑制剂来曲唑与他莫昔芬相比，延长了疾病进展时间。

他莫昔芬用于雌激素受体阳性的患者

随机对照试验发现，相当一部分转移性乳腺癌对雌激素受体拮抗剂（主要为他莫昔芬）治疗有效。绝经后受体阳性的患者，从雌激素拮抗剂的治疗中获益最大。随机对照试验还发现，他莫昔芬、孕激素和去势疗法相比，药物反应率、疾病缓解率和总生存率无显著差异，并且他莫昔芬的不良反应最小。一项随机对照试验发现，甲孕酮的总反应率高于他莫昔芬，同时体重增加的不良反应发生率高于他莫昔芬，但是总生存率没有显著差异。两项对绝经后转移性乳腺癌患者进行的随机对照试验发现，他莫昔芬和芳香化酶抑制剂阿那曲唑在延缓疾病进展的效果方面，两者之间无显著差异，但是他莫昔芬可能引起更多的血栓栓塞和阴道出血等不良反应。一项随机对照试验发现，他莫昔芬延缓疾病进展的效果不如来曲唑。

很可能有效

促性腺激素释放激素类似物联合他莫昔芬用于绝经前患者

以雌激素受体阳性的绝经前转移性乳腺癌患者为研究对象的随机对照试验发现，与单独使用促性腺激素释放激素类似物相比，促性腺激素释放激素类似物联合他莫昔芬作为一线治疗，提高了药物反应率和总生存率，延长了无进展生存时间。

694 ## 益害相当

绝经前患者的去势疗法（与他莫昔芬比较，反应率和生存率没有显著差异，但是会带来一系列去势疗法后的不良反应）

一篇系统综述和随后一项随机对照试验发现，绝经前患者以去势疗法（手术切除或放射线照射）或他莫昔芬作为一线治疗，二者在反应率、反应持续时间和生存率等方面没有显著差异。去势疗法会引起继发的潮热和肿瘤短暂增大或症状短暂加重等不良反应。

孕激素（与他莫昔芬相比，对骨转移或食欲缺乏的患者更有益处；高剂量会有相关不良反应）

一篇系统综述发现，甲孕酮与他莫昔芬作为一线治疗药物相比，反应率、缓解率和生存率均没有显著差异。随后的一项随机对照试验发现，与他莫昔芬相比，甲孕酮提高了总反应率，但体重增加的不良反应发生率有所升高，但是二者在生存率方面没有显著差异。观察性证据提示：孕激素可以增加食欲、增加体重和改善身体状况，并且可以减轻骨转移引起的疼痛。一篇非系统性综述发现，大剂量甲孕酮可增加恶心、阴道出血的发生率并且加剧高血压。一篇系统综述发现，12 或 24 个月的一线激素疗法（他莫昔芬或孕激素），与不含紫杉类药物的化疗相比，在生存期方面无明显差异。该综述提示除非疾病进展迅速，否则对雌激素受体阳性的患者，选择激素疗法比选择化疗作为一线治疗更为合适。该试验还发现，激素疗法的药物反应率不如化疗，但是恶心、呕吐和脱发的发生率低。

他莫昔芬治疗无效的患者使用二线激素疗法的效果如何？

肯定有效

选择性芳香化酶抑制剂用于绝经后患者（与孕激素相比延长了生存期，与雌激素拮抗剂相比，在疾病进展时间上没有显著差异）

对他莫昔芬辅助治疗后再发，或在他莫昔芬一线治疗中疾病进展的绝经后转移性乳腺癌患者的随机对照试验发现，与孕激素（甲地孕酮）或非选择性芳香化酶抑制剂（氨基导眠能）相比，选择性芳香化酶抑制剂来曲唑和依西美坦延长了生存期，并且具有较少的不良反应。一项随机对照试验发现，阿那曲唑与孕激素（甲地孕酮）的客观反应率无明显差异，但该试验没有对生存率进行评价。两项随机对照试验发现，阿那曲唑和氟维司群在疾病进展时间方面无显著差异。目前证据表明，选择性芳香化酶抑制剂对雌激素受体阳性的患者是最为有效。

很可能无效甚至有害

孕激素（延长生存期效果低于选择性芳香化酶抑制剂，且有更多的不良反应）

对他莫昔芬辅助治疗后再发，或在他莫昔芬一线治疗中进展的绝经后转移性乳腺癌患者的随机对照试验发现，孕激素作为二线治疗的生存期延 695
长效果低于选择性芳香化酶抑制剂，并且不良反应更大。

一线化疗的效果如何？

肯定有效

含有蒽环类药物而不含紫杉类药物的化疗方案：环磷酰胺＋阿霉素＋氟尿嘧啶（CAF）（与不含蒽环类药物的化疗方案相比，能够延缓疾病进展，增加药物反应率，延长生存期）

随机对照试验发现，含有蒽环类药物的联合化疗方案（如含有阿霉素的CAF方案）作为一线化疗方案与其他方案相比，能够提高反应率、延长疾病进展期和生存期。

不含紫杉类药物的经典化疗方案：环磷酰胺＋甲氨蝶呤＋氟尿嘧啶（CMF）（与改良的CMF方案相比，能增加药物反应率，延长生存期）

一篇系统综述发现，与改良的CMF方案相比，经典的CMF方案作为一线治疗能提高反应率、延长生存期。一项随机对照试验发现，与阿霉素加环磷酰胺相比，表阿霉素加环磷酰胺延缓了治疗失败时间和疾病进展时间。该试验没有发现二者在总反应率及生存率上有显著差异。

益害相当

含有紫杉类药物的联合化疗方案（药物反应率高于不含紫杉类药物的化疗方案，但是不良反应增加）

一篇系统综述发现，与不含紫杉类药物的化疗方案相比，含有紫杉类药物的联合化疗方案作为一线或二线化疗方案，延长了总生存时间、疾病进展时间，提高了总反应率。如果仅对一线化疗方案的随机对照试验进行分析时会发现，含有紫杉类药物的联合化疗方案仍然能显著提高总反应率，但是总生存时间或疾病进展时间方面没有显著差异。第二篇系统综述收入了一项随机对照试验亚组（第一篇系统综述也有收入）发现，作为一线方案，紫杉类药物联合蒽环类药物的方案与经典的含有蒽环类药物的方案相比，二者在疾病进展时间和总生存率方面无显著差异。两篇系统综述发现，含有紫杉类药物的联合化疗方案增加了神经毒性、中性粒细胞减少症和脱发等不良反应的发生率。一项随机对照试验发现，作为一线治疗，序贯或联合使用紫杉醇与表阿霉素两种方法在无进展生存时间和总生存时间方面无显著差异；但序贯用药增加了3～4级中性粒细胞减少症和2～4级神经毒性的发生率。一项随机对照试验发现，紫杉醇加表阿霉素和紫杉醇加卡铂作为一线治疗，这两种方案在总生存率或不良反应方面无明显差异，但紫杉醇加卡铂方案的至治疗失败时间延长。

很可能无效甚至有害

大剂量化疗（与标准剂量化疗相比不提高总生存率，且增加不良反应）

一篇系统综述和随后一项随机对照试验发现，大剂量化疗（需要造血干细胞移植支持）与标准剂量化疗相比，1～5年总生存率没有显著差异。上
696 述系统综述和随机对照试验发现，与标准剂量化疗相比，大剂量化疗增加了治疗相关的发病率和死亡率。

一线化疗与单克隆抗体联合应用的效果如何？

肯定有效

化疗加单克隆抗体（曲妥珠单抗）用于人表皮生长因子受体2（*HER2/neu*）癌基因过表达的患者

一项随机对照试验发现，对*HER2/neu*癌基因过表达的肿瘤患者，与单独化疗相比，使用标准化疗方案加曲妥珠单抗作为一线治疗，能够延长疾病进展时间、提高客观反应率和总生存率。观察到的最严重的不良反应是曲妥珠单抗联合蒽环类药物后出现的心功能障碍。

二线化疗的效果如何？

很可能有效

含有紫杉类药物的联合化疗方案（与不含紫杉类药物的化疗方案相比，增加了蒽环类药物耐药患者的反应率）

一篇系统综述发现，作为一线或二线治疗，与不含紫杉类药物的化疗方案相比，含有紫杉类药物的化疗方案提高了总生存率和总有效率，延迟了疾

病进展的时间。如果仅对蒽环类治疗过的患者进行分析时发现，含有紫杉类药物的化疗方案明显提高了总反应率及延迟了疾病进展时间，但延长总生存率的效果并不明显。

效果不明

卡培他滨用于蒽环类药物耐药的患者

一项随机对照试验发现，蒽环类药物治疗失败后使用卡培他滨或紫杉醇治疗，二者反应率和疾病进展时间相似。

半合成长春花碱用于蒽环类耐药的患者

一项随机对照试验发现，作为二线治疗，氟尿嘧啶加长春瑞滨与多西他赛相比，二者的至疾病进展时间和总生存率没有显著差异。另一项随机对照试验发现，与美法仑相比，作为二线治疗，长春瑞滨能够提高生存率，延缓疾病进展。第三项随机对照试验发现，长春瑞滨加阿霉素与单用阿霉素相比，二者在生存率或生活质量方面没有明显差异。

骨转移的治疗效果如何？

肯定有效

放疗加适当止痛治疗*

我们没有发现相关随机对照试验。但是非随机试验提供的有限的证据表明，放疗加适当的止痛治疗对 80% 以上骨转移引起的局部持续性疼痛有效。该止痛治疗包括从非甾体类抗炎药到吗啡及其衍生物。单独放疗能够缓解 50% ～80% 脑神经压迫。随机对照试验没有发现短期放疗效果低于长期 697
放疗的证据。一项随机对照试验发现，不同的分段放疗能够有效治疗神经性骨痛。

很可能有效

双磷酸盐

随机对照试验发现，接受标准化疗或激素疗法的转移性乳腺癌患者继发骨转移后，与安慰剂相比双磷酸盐治疗能够减少和延缓骨并发症的发生，但是二者在生存率方面没有显著差异。

脊髓转移的治疗效果如何？

肯定有效

放疗加大剂量皮质激素用于脊髓压迫患者的治疗

一项以脊髓压迫的患者为研究对象的小规模随机对照试验发现，与单独放疗相比，放疗加大剂量激素治疗 6 个月后，增加了重新行走的机会。

放疗*

我们没有发现相关随机对照试验。脊髓压迫是一种急症，该方面回顾性研究提示早期放疗能够改善其预后。如果放疗前已经出现严重运动功能的减退，那么将只有不到 10% 的患者能够重新行走。

脑转移的治疗效果如何?

很可能有效

放疗*

我们没有发现相关随机对照试验。回顾性研究提示，一部分乳腺癌脑转移患者接受全颅放疗能够改善神经功能。

效果不明

鞘内化疗

我们没有发现对脑转移患者进行鞘内化疗的相关随机对照试验或观察性研究。

放疗增敏剂

我们没有发现相关随机对照试验。一项开放性病例对照研究提供的有限证据表明，在进行全颅放疗同时静脉注射一种放疗增敏剂 RSR13，能够延长生存。

手术切除

我们没有发现相关随机对照试验。仅一项回顾性研究对脑转移手术切除治疗进行了评价，但是证据不够充足。

---

698 脉络膜转移的治疗效果如何?

很可能有效

放疗*

我们没有发现相关随机对照试验。回顾性研究认为放疗对一部分脉络膜转移的患者有益。

* 没有随机对照试验证据支持。

定义 转移性或进展期乳腺癌是指在远处出现病灶，如骨、肝或肺等部位。转移性乳腺癌是不能手术治愈的，并且通常认为是不可治愈的。然而

身体状态良好的年轻患者，仍然可能存活 15～20 年[1]。转移性乳腺癌的症状包括骨转移引起的疼痛、广泛肺转移引起的呼吸困难、肝转移引起的恶心或腹部不适。

发病率/患病率 乳腺癌是世界第二高发的癌症（105 万人），是女性最常见的恶性肿瘤（占全部新发肿瘤的 22%）。乳腺癌在全世界范围内死亡率大约为 36%，死亡人数在肿瘤引起的死亡排列中为第 5 位。乳腺癌是女性发病率最高的恶性肿瘤，每年导致 370 000 名患者死亡，占女性因肿瘤而死亡总人数的 13.9%。在美国，转移性乳腺癌每年导致 46 000 名患者死亡，在英国导致 15 000 名患者死亡[2]。目前乳腺癌成为最常见的恶性肿瘤，大约有 390 万女性在过去 5 年中被诊断为乳腺癌并且仍然存活（肺癌仅有 140 万至今仍存活）。乳腺癌如此普遍的原因在于一些患者可以带病生存很多年。从 20 世纪 90 年代至今，乳腺癌发病率每年增加 1.5%[3]。

病因/危险因素 乳腺癌发生转移的风险与原发肿瘤不良的预后因素相关。这些不良预后因素包括雌激素受体阴性、原发肿瘤直径≥3cm 和腋窝淋巴结转移（一项大型的系统综述发现[4]，早期乳腺癌患者接受术后化疗，10 年复发率淋巴结阳性者为 60%～70%，而淋巴结阴性者仅为 25%～30%）。

预后 转移性乳腺癌患者的预后决定于年龄、疾病发展范围和雌激素受体情况。循证证据表明，大约 1/3 转移性乳腺癌患者存在 *HER2/neu* 癌基因产物过表达，并提示预后较差[5]。当对早期乳腺癌手术治疗后，仅有一个很短的无进展生存期（<1 年），随即出现转移等进展情况，这些复发疾病提示，很可能是对辅助治疗发生耐药[6]。诊断为转移性乳腺癌后不接受任何治疗，其中位生存期为 12 个月[7]。一线治疗（激素疗法或化疗）的选择取决于多种临床因素（见表 1）Ⓣ[8-11]。近年在许多国家，如美国、加拿大和一些欧洲国家，乳腺癌的死亡率有所下降。这或许反映了乳腺癌的治疗和早期诊断水平的进步（从而提高了生存率）[2, 12]。

请参见《临床证据》中文全版本和英文网络版获取全文和参考文献。

699

非转移性乳腺癌

检索时间：2006 年 2 月

原作者：Alan Rodger，Justin Stebbing，Alastair M Thompson

佟富中　译　张嘉庆　校　李金峰　审

对导管原位癌进行保乳手术后的治疗措施及其效果如何？

很可能有效

放疗（减少复发）

一篇系统综述收入的两项随机对照试验发现，导管原位癌进行保乳手术后加或不加放疗的 4 年和 8 年的观察结果显示，术后放疗比没有放疗可减少局部复发和浸润癌的发生，但对生存率无影响。一项随机对照试验对接受局部切除的患者中位随访一年后发现，他莫昔芬加放疗与单独放疗对于浸润癌和导管原位癌事件的发生无显著性差异。一项随机对照试验在六年的中位随访期后发现，放疗加安慰剂对于接受过大范围切除的患者，在减少乳腺癌发生方面效果不如放疗加他莫昔芬明显，虽然亚组分析说明他莫昔芬仅对于雌激素受体阳性的患者有效果。这项随机对照试验未发现对生存率的影响。

他莫昔芬加放疗（减少雌激素受体阳性肿瘤患者的复发）

一项随机对照试验在 6 年的中位随访期后发现，辅助他莫昔芬比安慰剂，可减少接受过大范围切除术加放疗患者乳腺癌的发生率。虽然亚组分析说明他莫昔芬仅对于雌激素受体阳性的患者有效果，但未发现在生存率方面的影响。一项对接受局部切除患者的随机对照试验在中位随访期 1 年后发现，他莫昔芬加放疗与单独使用放疗相比，对于浸润癌或导管原位癌事件的发生无显著性差异。

对可手术的原发性乳腺癌的治疗效果如何？

肯定有效

辅助芳香化酶抑制剂

一项随机对照试验观察到，与安慰剂相比，来曲唑可减少术后服用 5 年他莫昔芬治疗的绝经后患者乳腺癌的发生，并可提高无病生存率，但在总生存率方面无显著性差异。两项随机对照试验观察到，对绝经后的早期乳腺癌患者使用辅助芳香化酶抑制剂（阿那曲唑和依西美坦）与他莫昔芬相比，可减少乳腺癌的发生并显著提高无病生存率。与安慰剂或他莫昔芬相比，辅助芳香化酶抑制剂（来曲唑，阿那曲唑和依西美坦）会导致更高的关节痛及骨折的发病率，但与他莫昔芬相比可减少血栓栓塞和子宫内膜的疾病。

辅助联合化疗（优于没有化疗）

一篇系统综述观察到，辅助联合化疗与不化疗相比，可减少复发并提高10年的生存率。虽然对淋巴结阳性的患者，尤其是年轻的患者，可以从中
明显获益，但其疗效与淋巴结或绝经的状态无关。化疗的不良反应包括乏 700
力，恶心和呕吐，脱发，骨髓抑制，神经毒性，胃肠疾病。化疗可能会减低生育力和卵巢功能。

辅助他莫昔芬（对于雌激素受体阳性的肿瘤患者）

一篇系统综述观察到，他莫昔芬辅助治疗5年后，无论年龄大小、绝经与否、淋巴结是否受累或是否联用化疗，都可减少雌激素受体阳性肿瘤患者的复发和死亡的危险。服用5年的疗效高于短期疗程，但现有证据并未发现超过五年的治疗效果会随着治疗时间的延长而更加显著。他莫昔芬轻度增加患子宫内膜癌和血栓形成等并发症的危险。但是并未发现任何关于增加非乳腺癌死亡率的证据。

含蒽环类药物的辅助化疗方案（优于标准CMF方案［环磷酰胺、甲氨蝶呤和氟尿嘧啶］）

一篇系统综述的观察结果发现，与标准的多药联合化疗方案（环磷酰胺，甲氨蝶呤和氟尿嘧啶）相比，含蒽环类药物的辅助化疗方案可减少复发并提高5年生存率。化疗的不良反应包括乏力，恶心和呕吐，脱发，骨髓抑制，神经毒性，胃肠疾病。化疗可能会减低生育力和卵巢功能。

化疗联合单克隆抗体（曲妥珠单抗）（对于致癌基因 *HER2/neu* 过度表达的妇女）

有三项随机对照试验显示，在化疗结束或进行时给予曲妥珠单抗治疗与观察组相比，显著增加了HER2基因阳性妇女的2年无病存活率。结果使得试验的数据安全监测委员会在初次期中分析后终止了试验。

联合化疗加他莫昔芬

一项随机对照试验观察到，化疗加他莫昔芬可提高淋巴结阴性而雌激素受体阳性早期乳腺癌患者的5年生存率。试验还发现联合化疗加他莫昔芬可导致一些不良反应，如恶心、中性粒细胞减少症、秃发症、血栓栓塞和静脉炎。

小范围乳房切除术（生存率与扩大范围的乳房切除相似，形体效果更好）

两篇系统综述和伴长期随访的随机对照试验观察到，对早期浸润性乳

脉癌患者大范围。（根治性）乳房切除术与小范围（单纯）乳房切除术相比效果不会更好。切除范围越大，美容效果越差。

绝经前患者的去势疗法

一篇系统综述发现随访 15 年后，绝经前的早期乳腺癌患者进行卵巢切除比不切除生存率有所改善。

701 **保乳手术后放疗（减少局部复发，其生存率与单独保乳手术相似）**

一篇系统综述发现，与单独进行保乳手术相比，在保乳手术后进行放疗可减少局部复发乳腺癌死亡率及总体死亡率。一篇系统综述和一项附加的随机对照试验观察到，保乳手术加放疗与乳房切除术的生存率和局部复发无显著性差异。放疗后期的不良反应（虽较少见）包括肺炎，心包炎，上肢水肿，臂丛疾病，放射性坏死性肋骨骨折。

乳房切除术后有局部复发高危因素患者的放疗

一篇系统综述发现，与术后不进行放疗相比，在淋巴结阳性或阴性的患者中，乳房切除术（单独切除或同时进行腋窝清扫或活检）后进行放疗，可减少 5 年局部复发的危险。同时发现，在淋巴结阳性的患者中，乳房切除术（同时进行腋窝清扫）后进行放疗与不进行放疗相比，可降低乳腺癌死亡率；而在淋巴结阴性的患者中，乳房切除术（同时进行腋窝清扫）后进行放疗与不进行放疗相比增加了乳腺癌死亡率。该综述还发现，无论在淋巴结阳性还是阴性的患者中，乳房切除术（单独切除或仅进行活检）后进行放疗与不进行放疗相比，在乳腺癌死亡率上无显著差异。那些腋窝淋巴结受累数量多、肿瘤较大、组织学级别高、淋巴血管受侵犯和肿瘤边界不清的妇女复发的危险性较高。放疗可导致后期的不良反应（虽较少见），其中包括肺炎、心包炎、上肢水肿、臂丛疾病、放射坏死性肋骨骨折。

很可能有效

新辅助化疗（降低乳房切除率，与辅助化疗的生存率相似）

五项随机对照试验观察到，新辅助化疗与辅助化疗相比，在生存率上没有显著性差异。三项随机对照试验观察到，相比辅助化疗，新辅助化疗可降低乳房切除率。化疗的不良反应包括乏力，恶心和呕吐，脱发，骨髓抑制，神经毒性，胃肠疾病。化疗可能会减低生育力和卵巢功能。

保乳手术后的放疗加他莫昔芬（减少局部复发率）

一项对 50 岁以上女性患者进行的中位随访期为 87 个月的随机对照试验发现，相比单独使用他莫昔芬，放疗（有或无他莫昔芬）可减少同侧乳腺癌复发，但生存率没有显著性差异。一项对 50 岁以上女性患者进行的随机对照试验观察到，术后放疗加他莫昔芬与单独使用 5 年他莫昔芬相比，可降低同侧乳房的复发率，并可提高无病生存率。亚组分析发现，在受体阳性的肿瘤患者身上效果更明显。另一项对 70 岁以上女性患者进行的随机对照试验观察到，对受体阳性的肿瘤患者进行乳房肿瘤切除术后，放疗加他莫昔芬相对单独使用 5 年他莫昔芬，可降低局部复发率。这项试验未发现在远处转移的时间或总生存率方面有显著性差异。放疗可导致后期的不良反应（虽较少 702
见），其中包括肺炎、心包炎、上肢水肿、臂丛疾病、放射坏死性肋骨骨折。

全淋巴结放疗

一篇系统综述观察到，乳房切除术加全淋巴结放疗可减少局部复发。但在乳腺癌死亡率方面未得出一致结论。

益害相当

腋窝清扫

普遍认为腋窝清扫比不对腋窝采取措施可以减少局部的复发。随机对照试验观察到，腋窝清扫与腋窝淋巴结活检（随后对淋巴结阳性的患者行腋窝放疗）或腋窝放疗（不考虑腋窝淋巴结的状态）在 5～10 年的生存率上无显著性差异。一篇系统综述观察到，腋窝放疗较腋窝清扫可减少局部复发，但这种差异并不显著。一篇主要包含质量不高的随机对照试验的系统综述观察到，上肢淋巴性水肿的发生率在腋窝清扫加腋窝放疗后最高，腋窝淋巴结活检加腋窝放疗后略低，单独腋窝淋巴结活检最低。

腋窝放疗

一篇系统综述观察到，腋窝放疗与腋窝清扫相比可减少局部复发，但这种差异并不显著。这篇综述发现腋窝放疗与腋窝清扫相比，10 年生存率没有显著性差异。一篇主要包含质量不高的随机对照试验的系统综述观察到，上肢淋巴性水肿的发生率在腋窝清扫加腋窝放疗后最高，腋窝淋巴结活检加腋窝放疗后略低，单独腋窝淋巴结活检后最低。

腋窝淋巴结活检

一项随机对照试验观察到，腋窝清扫与腋窝淋巴结活检（淋巴结阳性的患者有腋窝放疗伴随其后）相比，5 年生存率没有显著性差异。一篇主要包含质量不高的随机对照试验的系统综述观察到，上肢淋巴性水肿的发生率在腋窝清扫加腋窝放疗后最高，腋窝淋巴结活检加腋窝放疗后略低，单独腋窝淋巴结活检后最低。

乳房切除术后无局部复发高危因素患者的放疗

一篇系统综述发现，与术后不进行放疗相比，在淋巴结阳性或阴性的患者中，乳房切除术（单独切除或同时进行腋窝清扫或活检）后进行放疗，可减少 5 年局部复发的危险。同时发现，在淋巴结阳性的患者中，乳房切除术（同时进行腋窝清扫）后进行放疗与不进行放疗相比，可降低乳腺癌死亡率；而在淋巴结阴性的患者中，乳房切除术（同时进行腋窝清扫）后进行放疗与不进行放疗相比增加了乳腺癌死亡率。该综述还发现，无论在淋巴结阳性还是阴性的患者中，乳房切除术（单独切除或仅进行活检）后进行放疗与不进行放疗相比，在乳腺癌死亡率上无显著差异。那些腋窝淋巴结受累数量多、肿瘤较大、组织学级别高、淋巴血管受侵犯和肿瘤边界不清的妇女复发的危险性较高。放疗可导致后期的不良反应（虽较少见），其中包括肺炎、心包
703 炎、上肢水肿、臂丛疾病、放射坏死性肋骨骨折。因此，对无局部复发高危因素的患者，术后放疗要权衡益处与害处。

效果不明

不同的新辅助化疗方案（无充分证据证实哪种方案最有效）

通常使用的新辅助化疗方案中，在其生存率、复发或生活质量方面，我们还未发现它们之间有任何差异。

次全乳放疗（Less than whole breast radiotherapy）联合保乳手术

我们没有找到充足的证据评价次全乳放疗联合保乳手术的疗效。

对内乳区的放疗

一项随机对照试验观察到，对内乳区进行放疗与否，在复发或 2～3 年生存率上无显著性差异。治疗可增加放射线导致的心脏疾病。

对同侧锁骨上窝的放疗

我们尚无证据证实同侧锁骨上窝的放疗对生存率方面有提高作用。随机对照试验观察到，对胸壁和淋巴结的放疗可减少包括锁骨上窝淋巴结在内的局部复发。对锁骨上窝进行放疗而导致的疾病是较少见的，即使发生也较轻并且是暂时性的。

前哨淋巴结活检（与腋窝淋巴结清扫加前哨淋巴结切除比较）

一项随机对照试验观察到，前哨淋巴结活检与腋窝清扫比较虽然在生存率上没有显著性差异，但前者可减缓术后疼痛并减轻身体和心理创伤。而该试验的随访时间过短以至于无法检测出两组在生存率上所存在的显著差异。另一项随机对照试验发现，与腋窝清扫相比，前哨淋巴结活检减少了肢体肿胀和感觉丧失的发生。

不太可能有效

增强剂量的辅助联合化疗方案

随机对照试验并未发现增强剂量的辅助联合化疗在提高生存率方面有任何优势。化疗的不良反应包括乏力、恶心和呕吐、脱发、骨髓抑制、神经毒性、胃肠疾病。化疗可能会减低生育力和卵巢功能。

延长辅助联合化疗的周期（8～12 个月与 4～6 个月比较）

一篇系统综述观察到，将辅助化疗周期从 4～6 个月增加到 8～12 个月

并不能提高生存率。化疗的不良反应包括乏力，恶心和呕吐，脱发，骨髓抑制，神经毒性，胃肠疾病。化疗可能会减低生育力和卵巢功能。

很可能无效甚至有害 704

大剂量化疗联合自体干细胞移植

一篇系统综述发现，大剂量化疗加自体干细胞移植与传统化疗比较，对于早期及预后不良的乳腺癌患者，两者的5年生存率未见显著性差异。该综述还发现大剂量化疗加自体骨髓移植与传统化疗相比，增加了治疗和非癌性相关的死亡。

对局部晚期乳腺癌（Ⅲ B期）的治疗措施及其效果如何？

很可能有效

放疗加激素疗法（比单独放疗生存率高）

一项随机对照试验观察到，对局部晚期乳腺癌患者使用放疗加激素疗法（他莫昔芬或去势疗法），比单独放疗能延迟局部复发并提高8年生存率。

术后放疗（对接受术后全身治疗的患者）

两项随机对照试验观察到，乳房切除术后接受术后全身治疗（化疗或激素疗法）的患者，术后放疗可提高总生存率和无病生存率（5年和10年）。一项小样本随机对照试验的结果提示，无可靠证据能证实术后全身治疗加放疗可以改善患者的预后。一项随机对照试验观察到，无证据能证明对乳房切除术后未接受全身治疗的患者，放疗比不放疗可降低复发率和提高生存率。

放疗（与手术效果相似）

两项对局部晚期乳腺癌患者（ⅢB期）的小样本随机对照试验观察到，单独使用放疗或手术作为局部治疗，对那些化疗后手术的患者在缓解率、缓解期和生存率方面效果相似。

手术（与放疗效果相似）

两项对局部晚期乳腺癌患者（ⅢB期）的小样本随机对照试验观察到，单独使用放疗或手术作为局部治疗，对那些化疗后手术的患者在缓解率、缓解期和生存率方面效果相似。

效果不明

放疗加化疗（环磷酰胺/甲氨蝶呤/氟尿嘧啶或含蒽环类药物的方案）

三项随机对照试验观察到，与对局部晚期乳腺癌单独使用放疗相比，无足够的证据能够证实放疗加化疗（环磷酰胺加甲氨蝶呤加氟尿嘧啶或含蒽环类药物的方案）能提高生存率、无病生存率或长期对局部的控制。一项随机对照试验观察到，对接受放疗的患者使用辅助化疗和使用新辅助化疗加辅助化疗，两者之间无显著性差异。

705 **放疗（低剂量放疗与他莫昔芬比较）**

一项小样本随机对照试验观察到，对局部晚期乳腺癌的患者，低剂量放疗（40Gy，15 次）和他莫昔芬相比，在缓解或生存率上没有区别。

不太可能有效

激素疗法与综合疗法比较

一项随机对照试验观察到，与综合疗法（术前化疗、手术、放疗、他莫昔芬）相比，使用他莫昔芬加序贯解救治疗，不能改善 6 个月后肿瘤的进展状态。

定义 本章调查了对非转移性，原发性乳腺癌的治疗效果。**导管原位癌**是一种非浸润的肿瘤，其特点是癌细胞仅存在于乳腺导管内，未破坏基底膜，未侵犯导管周围结缔组织。**浸润性乳腺癌**是癌细胞浸润到基底膜外及其外面的结缔组织。其中有着丰富的血管和淋巴管，它们可以使癌细胞扩散到全身。浸润性乳腺癌主要可以分为三类：早期浸润性乳腺癌，局部浸润性乳腺癌和转移性乳腺癌（见转移性乳腺癌）。**可手术乳腺癌**是指那些仅限于乳腺及局部淋巴结，可手术切除的乳腺癌。尽管在临床没有明显的转移灶，但患者仍存在着局部复发和远处转移的危险。它们分类的标准是肿瘤大于 4 厘米或多病灶癌通常采取乳房切除术，肿瘤小于 4 厘米的可行保乳手术。**局部晚期乳腺癌**是根据 UICC[1] 的 TNM 分期系统中的ⅢB 期（包括 T4 a-d；N2，但不存在转移［见表 3］Ⓣ）所定义的。它经临床或组织病理学证实，肿瘤累及皮肤和/或胸壁，和/或腋窝淋巴结融合的疾病。**转移性乳腺癌**在其他章节中介绍［见转移性乳腺癌］。

发病率/患病率 在英国，有 1/10～1/11 的女性患乳腺癌，每年有 21 000 人死于乳腺癌。患病率增加了 5 倍，并且在英国有超过 100 000 人患乳腺癌。在英国和威尔士，每年新发的 36 000 病例中，绝大多数是可手术的乳腺癌[2]。

病因/危险因素 乳腺癌的患病危险随着年龄增长而升高，直到绝经期，每十年翻一番。危险因素包括：初潮过早，绝经晚，高龄初产，家族史，非典型性增生，酒精摄入过量，在乳腺发育过程中接触放射线，口服避孕药，绝经后的激素替代治疗以及肥胖。危险在不同的国家可有五倍的差距。大多数患者的致病原因仍不清楚。5% 的乳腺癌可归

因于 *BRCA1* 和 *BRCA2* 基因的突变[3]，但是有关其他遗传相关基因（包括 *Chk2*，*ATM*，*p53* 和 *PTEN*）尚未确定。

预后 乳腺的非转移癌是可以治愈的。复发与否与不同的临床病理特征相关。其中，腋窝淋巴结的受累情况、肿瘤等级和雌激素受体状态等因素对预后起着重要的作用。在可手术治疗的患者中，80% 可在诊断和治疗（大部分患者在术后给予辅助治疗）后生存 5 年。复发的危险在 706
最初的 5 年内最高，但术后 15～20 年也仍存在着复发的危险。淋巴结阳性的患者在 5 年内有 50% ～60% 复发的几率，而淋巴结阴性的患者则为 30% ～35% 。依据一个大型系统综述[4]，10 年的复发率在淋巴结阳性患者为 60% ～70% ，阴性为 25% ～30% 。ⅢB 期（33%）比ⅢA 期（71%）的 5 年无病生存率预后要差。ⅢB 期的 5 年总生存率为 44% ，ⅢA 期[5]的为 84% 。总之生存率低以及复发危险高是局部晚期乳腺癌的特征。

请参见《临床证据》中文全版本和英文网络版获取全文和参考文献。

707

乳腺痛

检索时间：2005 年 1 月

原作者：Nigel Bundred

郭嘉嘉　译　佟富中　张嘉庆　校　李金锋　审

乳腺痛的治疗效果如何？

很可能有效

局部非甾体类抗炎药

一项随机对照试验发现，与安慰剂相比，局部使用双氯芬酸治疗 6 个月能够减轻乳腺疼痛。已有广泛共识认为局部使用非甾体类抗炎药治疗乳腺疼痛是有效和安全的，可以在药店购买。

益害相当

达那唑

一项随机对照试验发现，与安慰剂相比，使用达那唑 12 个月能够减轻周期性乳腺疼痛，但是增加了不良反应（体重增加、声音变低、月经过多和肌肉痉挛）。使用达那唑和他莫昔芬在减轻乳腺疼痛方面没有显著区别。

孕三烯酮

一项随机对照试验发现，与安慰剂相比，使用孕三烯酮 3 个月能够减轻乳腺疼痛，但是增加了不良反应（皮肤脂溢、多毛、痤疮、乳房变小、头痛和情绪低落）。

促性腺激素释放激素类似物（促黄体激素释放激素类似物）

一项随机对照试验发现，与安慰剂相比，注射促性脉激素释放激素能够减轻乳腺疼痛，但是增加了不良反应（阴道干燥、潮热、性欲减低、皮肤/头发脂溢、乳房变小、易怒）。

他莫昔芬

三项随机对照试验发现的有限证据表明，与安慰剂相比使用他莫昔芬治疗乳腺疼痛更为有效。其中两项随机对照试验对药物不良反应报道，与安慰剂相比，使用他莫昔芬发生了更多的潮热和阴道分泌物，虽然两组间的差异未达到统计学意义。一项随机对照试验发现 10mg 他莫昔芬比 20mg 他莫昔芬不良反应小，治疗效果相似。一项随机对照试验发现，使用他莫昔芬和达那唑治疗乳腺疼痛，效果没有显著区别。对四个大规模乳腺癌预防试验结果进行的 Meta 分析发现，长期使用他莫昔芬增加静脉血栓栓塞形成的风险。在英国和美国，他莫昔芬不允许用于治疗乳腺疼痛。

效果不明

抗生素

我们没有发现证据充分的有关抗生素治疗乳腺疼痛效果的随机对照试验或系统综述。

饮食（低脂、高碳水化合物）

一项小型随机对照试验提供了有限证据，表明与正常饮食组相比，摄取 6 个月低脂肪、高碳水化合物饮食能够减少月经前乳腺肿胀和乳腺触痛的自觉症状。但是 6 个月的观察中经前期乳腺肿胀，乳腺触痛的自觉症状和体检发现的乳腺结节，在两组间没有显著差异。

利尿剂 708

我们没有发现随机对照试验或系统综述对利尿剂治疗乳腺疼痛的效果提供充分的证据。

麦角乙脲

一项方法学较差的随机对照试验提供了有限证据，与对照组相比使用 2 个月马来酸麦角乙脲（多巴胺激动剂）能够减轻乳腺疼痛。

维生素 B_6

我们没有发现证据充分的有关维生素 B_6 治疗乳腺疼痛效果的随机对照试验或系统综述。

替勃龙

一项随机对照试验发现，与安慰剂组相比使用替勃龙 12 个月对于减轻乳腺疼痛没有显著区别。

维生素 E

我们没有发现证据充分的有关维生素 E 治疗乳腺疼痛效果的随机对照试验或系统综述。

不太可能有效

溴隐亭

一项退出率较高的随机对照试验和一项小规模交叉设计随机对照试验提供有限证据表明，与安慰剂相比溴隐亭（多巴胺激动剂）能够减轻乳腺疼痛。两项试验发现溴隐亭与安慰剂相比，不良反应的发生率明显增加。不良反应包括：恶心、呕吐、眩晕、体位性低血压和便秘。其中一项随机对照试验发现，与安慰剂相比溴隐亭组因不良反应而停药退出试验的患者更多。虽然这种差异并没有达到统计学意义。因为不良反应发生率较高并且令患者难以忍受，溴隐亭目前很少应用，美国食品和药物管理局（FDA）已经撤销溴隐亭用于此项治疗的许可。

激素替代疗法（雌激素）

我们没有发现有安慰剂对照组的有关激素替代疗法治疗乳腺疼痛的随机对照试验。激素替代疗法与乳腺癌发病风险增加、静脉血栓栓塞和胆囊疾病相关。

孕激素

两项小规模的交叉设计随机临床试验发现，孕激素乳霜、醋酸甲孕酮片和安慰剂相比，治疗乳腺疼痛效果没有显著差异。

很可能无效甚至有害

月见草油

一项随机对照试验发现，使用6个月月见草油与安慰剂相比，两者在减轻乳腺疼痛的效果方面没有显著差异。因为月见草油没有明确效果，英国药物安全委员会已经取消了其处方许可，但是仍然允许在非处方药店购买。

709 **定义** 乳腺疼痛可以分为周期性乳腺痛（月经前疼痛加重）和非周期性乳腺痛（与月经周期无关）[1, 2]。周期性痛通常为双侧，外上象限症状最重，并且有可能牵涉到上肢内侧[1-3]。非周期性痛可能由真正的乳腺疼痛或胸壁肋软骨痛引起[1, 2, 4]。特殊乳腺病理改变和与乳腺无关的牵引痛不在本节进行总结。

发病率/患病率 70%的妇女在一生中会出现乳腺疼痛症状[1, 2]。在美国，1171名就诊于妇科诊所的女性中，69%有周期性乳腺不适，11%症状严重，36%曾经因乳腺疼痛就诊[2]。

病因/危险因素 乳腺疼痛在30～50岁女性中最常见[1, 2]。

预后 20%～30%患者在乳腺疼痛出现后的3个月内临床症状自然缓解[5]。疼痛症状容易复发并且时轻时重，60%患者在接受治疗后2年内出现症状复发[1]。非周期性疼痛治疗效果不佳，但是50%患者可以自然缓解[1]。

请参见《临床证据》中文全版本和英文网络版获取全文和参考文献。

外阴阴道念珠菌病

检索时间：2005 年 10 月
原作者：Des Spence
梁旭东　译　王建六　校　石一复　审

非妊娠有症状妇女急性外阴阴道念珠菌病的药物治疗效果如何？

肯定有效

阴道用咪唑制剂

三项随机对照试验发现，同安慰剂相比阴道内使用咪唑制剂（布康唑，克霉唑或咪康唑）4～5 周后可减少外阴阴道念珠菌病的持续症状。研究还发现各种阴道咪唑制剂的有效性没有显著性差异。研究也没有提供明确的证据表明单倍剂量和多倍剂量或多倍剂量不同使用时间长短在持续症状上存有差异，但该试验其样本量不够大不足以检测出临床上的显著性差异。随机对照试验发现阴道使用咪唑制剂与口服氟康唑或依曲康唑在使用 1～12 周时持续症状无显著性差异。随机对照试验显示阴道使用咪唑制剂较少出现恶心、头痛及腹痛，但是外阴刺激及阴道排液比口服氟康唑多。一项小规模随机对照试验发现阴道使用咪康唑（伴或不伴口服制霉菌素）在治疗后 6 个月比阴道使用制霉菌素更为有效地减轻了症状，但与阴道应用其他咪唑制剂以及经阴道加口服制霉菌素进行比较时没有发现显著性差异。另一项随机对照试验在对比阴道用咪康唑及阴道用制霉菌素时提供的证据不充分。

口服氟康唑

没有发现口服氟康唑与安慰剂或不治疗或经阴道用制霉菌素相比的随机对照试验。一篇系统综述显示口服氟康唑或口服伊曲康唑及阴道用咪唑类相比，经过 1～12 周治疗，外阴阴道念珠菌病的持续症状无显著性差异。其显示口服氟康唑同阴道用咪唑类相比较多出现恶心、头痛及腹痛，较少出现外阴刺激及阴道排液。一项方法学上存在缺陷的随机对照试验比较口服氟康唑及伊曲康唑的证据不充分。

口服伊曲康唑

一项随机对照试验显示治疗 1 周后同安慰剂相比口服伊曲康唑可减少外阴阴道念珠菌病的持续症状。一篇系统综述显示口服氟康唑或口服伊曲康唑及阴道用咪唑制剂，经过 1～12 周外阴阴道念珠菌病的持续症状无显著性差异。一项方法学较差的随机对照试验比较口服伊曲康唑及氟康唑的证据不充分。

很可能有效

阴道用制霉菌素

一项随机对照试验显示同安慰剂相比，阴道使用制霉菌素 14 天后可减少部分妇女的症状。两项比较阴道用制霉菌素及阴道用咪唑制剂的随机对照试验提供的证据不充分。一项随机对照试验显示 4 周时，阴道用制霉菌素并不比硼酸治疗增加临床的治愈率，但没有给出阴道用制霉菌素同阴道用
711 硼酸相比的不良反应的信息。没有发现比较阴道用制霉菌素与口服氟康唑或伊曲康唑的随机对照试验。

使用选择性或补充性治疗对于有症状的非妊娠妇女的急性外阴阴道念珠菌病的作用效果如何？

效果不明

阴道冲洗

我们所找到的两篇系统综述没有收入有关患有急性外阴阴道念珠菌病的妇女应用冲洗治疗的随机对照试验。阴道冲洗可以出现严重的后遗症，包括盆腔炎症疾病、子宫内膜炎、异位妊娠、淋病及衣原体感染。

大蒜素

我们所找到的一篇系统综述没有收入有关患有急性外阴阴道念珠菌病的妇女应用大蒜素治疗的随机对照试验。

阴道用硼酸制剂

一篇系统综述收入的一项随机对照试验显示，同阴道使用制霉菌素相比，4 周后阴道用硼酸增加临床治愈率。但没有给出阴道用硼酸与阴道用制霉菌素不良反应方面的信息。阴道用硼酸可引起皮肤刺激。

阴道用茶树油

我们所找到的一篇系统综述没有收入有关患有急性外阴阴道念珠菌病的妇女阴道应用茶树油的随机对照试验。

含乳酸杆菌的酸乳酪（口服或阴道应用）

我们所找到的一篇系统综述没有收入有关患有急性外阴阴道念珠菌病的妇女应用乳酸杆菌治疗（口服或经阴道）的随机对照试验。

通过治疗性伴侣来解除有症状的非妊娠妇女急性外阴阴道念珠菌病症状及预防复发的作用效果如何？

不太可能有效

通过治疗男性性伴侣来解除有症状的急性外阴阴道念珠菌病妇女的症状及预防症状复发

随机对照试验显示治疗或不治疗男性性伴侣，对于急性外阴阴道念珠菌病妇女在治疗 1～4 周后症状解除及治疗 4～5 周后的症状复发方面无显著性差异。

非妊娠有症状妇女复发性外阴阴道念珠菌病的药物治疗效果如何？ 712

很可能有效

口服氟康唑

一项随机对照试验显示，同使用安慰剂相比氟康唑治疗 6 个月后能减少症状的复发，增加临床治愈率。

口服伊曲康唑

一项随机对照试验显示同使用安慰剂相比，每月预防性口服伊曲康唑 6 个月后可减少外阴阴道念珠菌病症状的复发。一项方法学较差的开放性随机对照试验在比较每两周预防性使用口服伊曲康唑及阴道用克霉唑提供的证据不充分。

效果不明

经阴道使用咪唑制剂

两项随机对照试验在评价经阴道使用克霉唑规律预防治疗和安慰剂相比在预防外阴阴道念珠菌病症状复发的效果时没有得到充足的证据。一项随机对照试验发现，每月预防性阴道使用克霉唑和需要治疗时使用在 6 个月间有症状的阴道炎的发生上无显著性差异，尽管每月预防性使用的妇女发生次数较少，且这项随机对照试验其效力可能不足以检测到临床上存在的重要差异。更多的妇女倾向于在需要时进行治疗。一项随机对照试验在评价经阴道使用克霉唑规律预防治疗和口服依曲康唑相比的效果时没有得到充足的证据。

使用选择性或补充性治疗对于有症状的非妊娠妇女的复发性外阴阴道念珠菌病的作用效果如何？

效果不明

阴道冲洗

我们所找到的两篇系统综述没有收入有关患有复发外阴阴道念珠菌病的妇女应用冲洗治疗的随机对照试验。阴道冲洗可引起严重的后遗症，包括盆腔炎症疾病、子宫内膜炎、异位妊娠、淋病及衣原体感染。一项随机对照试验发现冲洗和用毛巾擦拭在一年盆腔感染的危险率上无显著性差异。

大蒜素

我们所找到的一篇系统综述没有收入有关患有复发外阴阴道念珠菌病的妇女应用大蒜素治疗的随机对照试验。

阴道用硼酸制剂

没有发现在复发性外阴阴道念珠菌病阴道内使用硼酸制剂的随机对照试验。

阴道用茶树油

我们所找到的一篇系统综述没有收入有关患有复发外阴阴道念珠菌病的妇女阴道应用茶树油的随机对照试验。

713 **含乳酸杆菌的酸乳酪**

一篇系统综述收入了 2 项质量较差的交叉性随机对照试验，在复发性外阴阴道念珠菌病妇女饮食中含有乳酸杆菌的酸乳酪的治疗作用提供的证据不充分。口服酸乳酪对于乳糖不耐受的妇女可以引起胃肠道功能的紊乱。没有关于阴道用乳酸杆菌的随机对照试验。

对性伴侣进行治疗对于有症状的非妊娠妇女的复发性外阴阴道念珠菌病的作用效果如何？

效果不明

治疗男性性伴侣来解除有症状的复发性外阴阴道念珠菌病妇女的症状及预防复发

我们没有发现有关治疗男性性伴侣来解除有症状的复发性外阴阴道念珠菌病妇女的症状及预防复发的随机对照试验。

对于念珠菌病拭子阳性的无症状非妊娠妇女的治疗效果如何？

效果不明

选择性或补充性治疗

对于念珠菌病拭子阳性的无症状非妊娠妇女，我们没有发现有关评价使用含乳酸杆菌的酸乳酪、冲洗、大蒜、茶树油或阴道内使用硼酸治疗效果的系统综述和随机对照试验。

药物治疗

对于念珠菌病拭子阳性的无症状非妊娠妇女，我们没有发现有关评价阴道使用咪唑制剂（布康唑、克霉唑、咪康唑、芬替康唑、特康唑、噻康唑、益康唑），口服氟康唑，口服依曲康唑以及阴道使用制霉菌素治疗效果的系统综述和随机对照试验。

定义 **外阴阴道念珠菌病：** 定义为症状性阴道炎（阴道感染），常累及外阴，由念珠菌属感染引起。主要的症状是外阴瘙痒及异常的阴道排液（可以是小的奶酪样物质或水样分泌物）[1]。同其他形式阴道炎的鉴别需要在显微镜下找到阴道分泌物的酵母菌。**复发性外阴阴道念珠菌病：** 通常定义为1年出现4次或更多次的症状发作[2]。

发病率/患病率 外阴阴道念珠菌病是除细菌性阴道病外第二种最常见的阴道炎。其发生率的评估受到限制，经常可从医院临床工作中获得。有报道无症状的患病率可达到10%[3]，妇女主述的病史中一生中至少患一次外阴阴道念珠菌病的比例可高达72%[4]。复发的症状较常见，但由念珠菌引起的病例仅占1/3[5]。

病因/危险因素 白色念珠菌占到念珠菌性阴道炎病例的85%～90%[6,7]。发展成为有症状的外阴阴道念珠菌病可能表示先前定居在阴道内的不引起症状的念珠菌增加了。外阴阴道念珠菌病的危险因素包括妊娠、糖尿病及全身应用抗生素。不同类型的避孕药在危险因素方面是矛盾的。外阴阴道念珠菌病在性生活开始时发生率增高，但是没有发现直接的证据显示外阴阴道念珠菌病是性传播性疾病[8-10]。

预后 发现仅有很少的关于未治疗的外阴阴道念珠菌病的自然病史。主要的并发症是不适，有排尿或性交时疼痛。在患假丝酵母菌性阴道炎的妇女的性伴侣中可发生龟头炎，但是较罕见。

请参见《临床证据》中文全版本和英文网络版获取全文和参考文献。

715 宫颈癌

检索时间：2005 年 6 月

原著：Sudha Sundar，Amanda Horne，Sean Kehoe

王悦　译　王建六　校

早期宫颈癌的治疗效果如何？

很可能有效

宫颈微浸润癌（Ia1 期）的锥切治疗*

没有系统综述或随机对照试验对比宫颈锥切和单纯子宫全切术治疗微浸润癌（Ia1 期）的报道。然而，如果切除边缘癌清晰或是上皮内病变，达成的共识是宫颈锥切治疗可有效治疗微浸润癌（Ia1 期）。宫颈锥切不像全子宫切术，它可保留生育能力。

放疗或手术治疗*

一项随机对照试验发现，放疗和广泛性子宫全切术加淋巴切除术（加或不加用辅助放疗）在治疗早期宫颈癌上，其总体生存率或无疾病生存率没有显著性差异。研究发现对比放疗，手术显著增加不良反应。共识认为手术和放疗似乎都是有益的。

* 基于共识。

效果不明

广泛宫颈切除术加淋巴切除术（对比子宫全切术保留了生育功能）

没有发现系统综述或随机对照试验对比广泛性宫颈切除术加淋巴切除术与广泛子宫全切术治疗早期宫颈癌。广泛宫颈切除术加淋巴切除术不像子宫全切术，它可保留生育能力。

肿块较大的早期宫颈癌的治疗效果如何？

肯定有效

放化疗（对比单纯放疗可提高生存率）

两项随机对照试验发现，与放疗相比放化疗在子宫切除术前后均可提高总体生存率和无进展生存率。联合放化疗比单纯放疗有更多的血液学和胃肠道的毒性。

效果不明

前期辅助化疗

两项随机对照试验发现对比没有前期辅助化疗的治疗，手术前前期辅助化疗、放疗或手术加放疗增加整体生存率。然而，另一项随机对照试验发现手术前辅助化疗和单独放疗相比总体生存率没有显著性差异。

定义 宫颈癌是生长于子宫颈的恶性肿瘤。大约 80% 的宫颈癌是鳞状细胞癌，其余为腺癌、腺鳞癌和其他罕见的类型[1]。宫颈癌的分期依据临床评估（FIGO 分期；见表 1 Ⓣ）。治疗方法取决于肿瘤大小和分期。 716
人群： 本章主要针对早期宫颈癌（指 FIGO 分期的 Ia1，Ia2，Ib1 和Ⅱa 体积小的肿瘤）的治疗和肉眼可见较大的早期宫颈癌（指 FIGO 分期Ⅰb2 和Ⅱa 中体积较大的肿瘤）的治疗。

发病率/患病率 宫颈癌是女性第二常见癌，全世界大约每年新诊断的病例大约为 450 000 例[2]。大多数（80%）病例发生在没有有效的筛查计划的相对不发达的国家。自从开展了诊断宫颈上皮内病变的筛查计划后，英国和欧洲的宫颈癌的发生率已经显著下降。宫颈癌的发生率（英格兰和威尔士）在 1988～1997 年下降了 42%[3]。在英格兰和威尔士，宫颈癌年发生病例为 3200 妇女，并且每年大约死亡 1000 例[4]。

病因/危险因素 宫颈癌的危险因素包括在较年轻时发生性交，多个性伴侣，吸烟，长期应用口服避孕药，社会经济状况差，应用免疫抑制治疗和微量营养素缺乏。持续性感染致癌的高危株的人类乳头瘤病毒与发生宫颈癌密切相关[5-7]。该病毒主要通过性交感染，其感染的流行高峰在 20～30 岁的妇女中为 20～30%[8]，虽然 80% 的病例感染是一过性的，并在感染的 12～18 个月自愈。

预后 总体上，Ⅰb2 和Ⅱb 期的 5 年无疾病生存率是 50%～70%，Ⅲ期是 30%～50%，Ⅳ期是 5%～15%[1]。在接受治疗的妇女中，Ia 期 5 年生存率接近 100%，Ⅰb1 期和Ⅱa 期中肿瘤体积较小的患者的 5 年生存率降到 70%～85%。局部肿瘤病灶为晚期的妇女的生存率受肿瘤大小，患者年龄和是否有其他并发症的影响。局部肿瘤病灶晚期病人未治疗的死亡率高。

请参见《临床证据》中文全版本和英文网络版获取全文和参考文献。

717

痛　经

检索时间：2005年6月
原作者：Michelle L Proctor，Cynthia M Farquhar
孙秀丽　译　王建六　校　石一复　审

痛经治疗的效果如何？

肯定有效

非甾体类抗炎药（不包括阿司匹林）

一篇系统综述及四个随后的随机对照试验发现非甾体类抗炎药（NSAIDs，包括环氧化酶－2抑制剂，尼氟酸除外）与安慰剂组相比可以减少中到重度原发痛经妇女的疼痛。这篇综述同时发现非甾体类抗炎药（除了环氧化酶－2抑制剂）与安慰剂组相比可以减少对日常活动的限制，减少不能工作或学习的时间，及对额外的镇痛药物的需要。但是哪种非甾体类抗炎药更有效或更安全还不清楚。综述的一个小型随机对照试验发现在减轻疼痛上非甾体类抗炎药物（甲氧萘丙酸）和对乙酰氨基酚没有明显的差异。综述发现甲氧萘丙酸与co-proxamol（对乙酰氨基酚＋右丙氧芬）相比，不良反应更少，同时也发现甲芬那酸与co-proxamol相比减轻症状更明显。另一篇系统综述收入的一个小型随机对照试验发现在减轻疼痛方面单独应用布洛芬与同时加用维生素E没有显著差别。关于非甾体类抗炎药包括环氧化酶－2（COX－2）的危害在其他的临床资料中有详细的描述（参见非甾体类抗炎药），如在传统非甾体抗炎药治疗中胃肠道的溃疡和出血，并且有一些环氧化酶2抑制剂可以增加心血管意外的风险。co-proxamol在有些国家已经被禁用，原因是有证据表明这种药物在正常治疗剂量多次应用可引起致命的毒性，还有一部分死于不慎药物过量。罗非考昔和伐地考昔都是COX－2抑制剂药物，由于对心血管系统的不良反应，在全球范围内已停止使用。

很可能有效

阿司匹林，对乙酰氨基酚和复合镇痛药

一篇系统的综述发现对原发痛经的妇女阿司匹林与安慰剂相比可明显减轻疼痛。有两篇系统综述发现在减轻疼痛方面对乙酰氨基酚和安慰剂、阿司匹林或甲氧萘丙酸无明显不同，但是有些随机对照试验可能因为规模太

少未能得出有临床意义的显著差异。第一篇综述发现了有限的证据表明 co-proxamol 减轻疼痛的作用好于安慰剂。而另一个小型随机对照试验中二者却无显著差别。一篇系统综述发现甲氧萘丙酸与 co-proxamol 相比不良反应更小。同时发现甲芬那酸与 co-proxamol 相比能在更大程度上减轻症状。co-proxamol 因正常治疗剂量多次应用可引起致命的毒性而在一些国家已经被禁用，药物不慎过量可能是导致一部分死亡的原因。

维生素 B_1

一篇系统综述收入的一个大型随机对照试验中发现，在原发性痛经的妇女中应用维生素 B_1 60 天与安慰剂组相比可减轻疼痛。

718

Toki-shakuyaku-san（草药疗法）

一篇系统综述发现有限的证据表明，与安慰剂相比 toki-shakuyaku-san 应用 6 个月后可减轻原发痛经的妇女的疼痛，同时减少额外的药物应用。

局部热疗（约 39℃）

一项随机对照试验发现局部热疗与安慰剂相比可明显减轻原发痛经妇女的疼痛，效果可能同布洛芬。另一个临床对照试验发现，局部热疗比对乙酰氨基酚能更有效减轻疼痛。

经皮电刺激神经疗法（仅高频刺激有效，低频刺激还不清楚）

一篇系统综述从较小的临床对照试验中发现有限的证据表明，高频经皮电刺激神经与假经皮电刺激神经相比可减轻疼痛，但是对原发痛经的妇女疼痛缓解的效果不如布洛芬。小型的随机对照试验没有提供足够的证据支持低频经皮电刺激神经比任何一种安慰剂或高频经皮电刺激神经更有效。

维生素 E

一篇系统综述和一个随后型随机对照试验发现维生素 E 与安慰剂相比可减轻原发痛经妇女的疼痛。第二篇系统综述收入的一个随机对照试验发现在疼痛减轻方面服用维生素 E 加布洛芬与单独服用布洛芬没有显著差异。

效果不明

针刺疗法

一篇系统综述收入的小型随机对照试验没有提供足够的证据表明在原发痛经妇女中针刺比安慰剂甚至不治疗更有效。

行为干预

两个低质量采用放松及有氧运动的随机对照试验没有提供足够的证据支持行为干预对原发痛经妇女有效。

复合口服避孕药

一篇系统综述和一个随后的随机对照试验没有提供足够的证据表明复

合口服避孕药与安慰剂相比对原发痛经妇女有效。

鱼油

一篇系统综述中的一个小型交叉对照研究和一个附加的随机对照试验提供了有限的证据表明鱼油（加或不加用维生素 B_{12}）与安慰剂相比可以减轻原发痛经妇女 1～3 个月后的疼痛及症状。

草药疗法

（不包括 toki-shakuyaku-san）除了 toki-shakuyaku-san 外，并没有相关的草药治疗妇女原发痛经的随机对照试验。

719 **镁**

一篇系统综述收入的三个小型随机对照试验中有两个提供了有限的证据，表明镁应用 5～6 个月后与安慰剂相比可以减轻原发痛经妇女的疼痛。而第三个随机对照试验发现二者无显著不同。

骨盆神经阻断术

一篇系统综述收入的三个小型随机对照试验对采用外科手术阻断神经是否对原发痛经妇女有效提供的证据不足。

维生素 B_{12}

没有发现维生素 B_{12} 与安慰剂治疗原发妇女痛经的研究。一个小型的随机对照试验比较了维生素 B_{12} 和低脂素食，但提供了不充足的证据。一个随机对照试验提供了有限的证据表明维生素 B_{12} 加鱼油 1～3 个月与安慰剂相比可以减轻疼痛和症状。

不太可能有效

脊柱推拿术

一篇系统综述中的一个高质量的随机对照试验发现脊柱推拿术和安慰推拿术一个月后对痛经妇女的疼痛缓解无显著差别。这篇综述中的两个小型低质量的随机对照试验发现脊柱推拿、安慰推拿及不治疗的有效性并不确定。

定义 痛经是一种子宫源性经期痉挛疼痛。通常分为原发性痛经（无器官病理改变的疼痛）和继发性痛经（明显的病理状态的盆腔疼痛，如子宫内膜异位症［参阅子宫内膜异位症章节］或卵巢囊肿）。通常原发性痛经的第一次发作在月经后不久（6～12 个月），即排卵周期建立的时候。疼痛的时间通常为月经来潮的 8～72 个小时。继发性痛经可以发生在初潮后任何时候，但多在妇女 40～ 50 岁时在致病因素作用下发作，成为一个新的症状[1]。这一章主要讨论原发性痛经和继发性痛经。不仅如此，还要注意大多数随机对照试验与原发性痛经有关。可以引起继发性痛经的子宫内膜异位症在一个独立的章节中描述［参阅子宫内膜异位症章节］。

发病率/患病率 由于在痛经定义上的不同，因此很难准确知道的痛经患病率。一般报道多为青春期女孩的患病率，并且痛经的类型也没有特别说明。青春期女孩与育龄妇女相比原发性痛经患病率更高，原发性痛经可以随着年龄的增长而不断减轻（参阅预后）。由于潜在的发病因素还没有发作，继发性痛经发生率在青春期较低。因此，来自于青春期患病率的研究不能用于推断育龄妇女，并且不能准确估计继发性痛经的患病率。而且，不同类型的研究表明不同年龄及国籍的妇女有着持续的高患病率。一篇关于慢性盆腔痛的系统综述（检索日期1996年）综合了达发国家公众和医院的调查，估计患病率为45%～95%[2]。第二篇在发展中国家进行的系统研究综述（检索日期2002年）发现25%～50%的成年妇女和75%的青春期女孩经历过经期疼痛，5%～20%报告痛经严重或因疼痛使患者不能参加日常的活动[3]。 720
另外的患病率的研究总结见表1（参见表1）Ⓣ。

病因/危险因素 1962年出生于瑞典哥德堡的有代表性的妇女样本的纵向调查，发现痛经的严重程度与月经持续时间（月经平均持续时间5天的妇女没有痛经，平均5.8天的妇女有严重的痛经，严重的痛经被定义为疼痛对药物治疗反应差，并且明显限制了日常活动，$P<0.001$；WMD －0.80，95% CI －1.36～－0.24），初潮年龄过早（13.1岁的妇女没有痛经而12.6岁的妇女有严重的痛经，$P<0.01$；WMD 0.50，95% CI 0.09～0.91）和吸烟（41%的吸烟者和26%的不吸烟者有中度或重度的痛经）有明显的关系[4]。还有一些证据表明痛经和被动吸烟有剂量依赖有关，它增加了痛经的发病率。

预后 原发性痛经是一种慢性复发性的疾病，可影响多数年轻妇女。很少有人研究这种疾病的自然史。一个在Scandinavia的纵向调查发现原发性痛经通常在妇女的生育年龄的第三个十年减轻，并且生育孩子后也会减轻[4]。并没有相关可信的研究验证继发性痛经的预后与潜在病理改变的严重程度相关，如子宫内膜异位症[5]。

请参见《临床证据》中文全版本和英文网络版获取全文和参考文献。

721

子宫内膜异位症

检索时间：2005 年 3 月

原作者：Neil Johnson，Cynthia Farquhar

王悦　译　王建六　校　石一复　审

子宫内膜异位症诊断后给予激素治疗的效果如何？

肯定有效

复合口服避孕药或醋酸甲羟孕酮（MPA）

随机对照试验发现在诊断子宫内膜异位症后给予激素（包括复合口服避孕药，达那唑，孕三烯酮，促性腺激素释放激素类似物或 MPA）治疗超过 3～6 个月，与安慰剂比较可减轻由子宫内膜异位症导致的疼痛，这些药物的效果相似。两个随机对照试验发现与复合口服避孕药相比，促性腺激素释放激素类似物可减轻痛经、盆腔痛和性交痛。但一个随机对照试验比较单用复合口服避孕药和复合口服避孕药合用促性腺激素释放激素类似物，发现在缓解疼痛方面没有发现有显著性差异。激素治疗的不良反应较常见。两个随机对照试验发现复合口服避孕药在骨矿物质浓度的丢失，潮热、失眠和阴道干燥方面与促性腺激素释放激素类似物相比要轻。

益害相当

达那唑，孕三烯酮或促性腺激素释放激素类似物

随机对照试验发现在诊断子宫内膜异位症后应用激素（复合口服避孕药，达那唑，孕三烯酮，促性腺激素释放激素类似物或 MPA）治疗 3～6 个月，与安慰剂比较可减轻由子宫内膜异位症导致的疼痛，这些药物的效果都相似。两个随机对照试验发现对比复合口服避孕药，促性腺激素释放激素类似物可减轻痛经、盆腔痛和性交痛。但一个随机对照试验对比单用复合口服避孕药和复合口服避孕药合用促性腺激素释放激素类似物，在缓解疼痛方面没有发现有显著性差异。激素治疗的不良反应较常见，包括促性腺激素释放激素类似物或孕三烯酮的潮热、骨质丢失，达那唑的雄激素不良反应。两个随机对照试验发现复合口服避孕药在骨矿物质浓度的丢失、潮热、失眠和阴道干燥方面与促性腺激素释放激素类似物相比要轻。一项随机对照试验发现与促性腺激素释放激素类似物相比，达那唑由于其不良反应可使患者停药增加。一篇系统综述中收入的一项随机对照试验发现促性腺激素释放激素类似物加反向添加雌激素或雌、孕激素合用比单用促性腺激素释放激素类似物可减少短期的骨矿物质浓度的丢失。

效果不明

地屈孕酮

比较地屈孕酮和安慰剂的一项小型随机对照试验提供的证据不太充分。

子宫内膜异位症手术前给予激素治疗的效果如何？ 722

效果不明

手术前激素治疗

对由于子宫内膜异位症引起疼痛的妇女手术前应用激素治疗效果方面，四项随机对照试验提供的证据不太充分。

子宫内膜异位症手术治疗的效果如何？

很可能有效

腹腔镜下子宫内膜异位症病灶切除并破坏子宫神经

一项随机对照试验发现的有限证据表明腹腔镜切除子宫内膜异位病灶加腹腔镜子宫神经破坏比单纯诊断性腹腔镜手术在术后 6 个月时可减轻疼痛，并且疼痛减轻在半数的妇女中可持续到手术后 5 年。一篇系统综述中收入的两项小型随机对照试验和随后的两项随机对照试验发现腹腔镜切除子宫内膜异位症病灶加腹腔镜子宫神经破坏比单纯腹腔镜去除病灶在手术后 6 个月到 3 年其痛经的复发率没有显著性差异。一项随后的随机对照试验发现在这两种治疗方式相比，患者手术后 1 年的满意度没有显著差异。但是，这些随机对照试验病例数较少，不能发现临床重要的差异。

效果不明

单纯腹腔镜切除子宫内膜异位症病灶

一项随机对照试验发现的有限证据表面单纯腹腔镜切除子宫内膜异位症病灶比诊断性腹腔镜在手术后 6 个月可改善疼痛症状和生活质量。在系统综述中收入的两项小型随机对照试验和随后的两项随机对照试验发现腹腔镜切除子宫内膜异位症病灶加腹腔镜子宫神经破坏和单纯腹腔镜病灶切除在手术后 6 个月到 3 年在痛经的复发率上没有显著性差异。其中一项随后的随机对照试验发现两种治疗方式相比，患者在治疗后 1 年对整体治疗满意度没有显著性差异。但是，这些随机对照试验可能规模太小，不能发现重要的临床差异。与处理卵巢的子宫内膜异位囊肿的患者不同，我们没有找到对比激光和电手术切除子宫内膜异位症的随机对照试验，也没有比较切除和破坏子宫内膜异位症的随机对照试验。两项随机对照试验发现腹腔镜囊肿切除术比腹腔镜引流和囊肿壁电手术破坏可减少盆腔痛的复发，手术并发症发生率相似。

单纯腹腔镜破坏子宫神经

没有找到系统综述或随机对照试验评估单纯腹腔镜破坏子宫神经治疗女性内膜异位症引起的疼痛。一项随机对照试验发现了有限的证据证实，腹腔镜破坏子宫神经加病灶切除术比行诊断性腹腔镜可在术后 6 个月减轻疼痛，并且一半以上的妇女疼痛减轻可持续 5 年。一篇系统综述中收入的两项小型随机对照试验和两项随后的随机对照试验发现腹腔镜破坏子宫神经加腹腔镜子宫内膜异位症病灶切除术和单独行腹腔镜病灶切除在手术后 6 个月
723 到 3 年的痛经复发率没有显著性差异。其中一项随后的随机对照试验发现两种治疗方式相比，患者在治疗后 1 年在整体治疗满意度方面没有显著性差异。但是，这些随机对照试验规模可能太小不能发现临床重要的差异。

子宫内膜异位症保守性手术治疗后给予激素治疗的效果如何？

很可能有效

保守性手术后应用激素治疗

一篇系统综述发现保守性手术后应用激素治疗与安慰剂或期待处理比较可改善子宫内膜异位症的美国生育协会评分（AFS），但术后 12 个月和 24 个月组间相比在疼痛方面没有发现显著性差异。随机对照试验发现，与安慰剂或期待处理相比，手术后应用达那唑或促性腺激素释放激素类似物治疗 6 个月，可在术后 12 个月和 24 个月减轻疼痛和延缓疼痛复发。达那唑或促性腺激素释放激素类似物治疗 3 个月或复合口服避孕药治疗 6 个月似乎没有效果。一项随机对照试验发现醋酸环丙孕酮和复合口服避孕药对中度和重度疼痛的妇女有相似的效果。一项小型随机对照试验发现手术后放置 18 甲基炔诺酮释放宫内节育器对比单纯手术在术后 1 年可缓解痛经。一项随机对照试验发现达那唑和曲普瑞林相比，在控制疼痛和 AFS 评分方面没有显著性差异，虽然达那唑能增加突破性出血。激素治疗的不良反应常见，包括促性腺激素释放激素类似物引起的潮热和骨质丢失及达那唑引起的雄性化。两项随机对照试验比较了手术后激素治疗、手术前激素治疗和手术前后都用激素治疗，提供的证据不太充足。

子宫内膜异位症卵巢切除术（切除或保留子宫）后激素治疗的效果如何？

效果不明

卵巢切除术后应用激素治疗

一项针对卵巢切除术后妇女的随机对照试验发现，应用激素替代治疗与未应用激素替代治疗相比引起子宫内膜异位症复发的证据不充足。

卵巢子宫内膜异位囊肿的治疗效果如何？

很可能有效

腹腔镜囊肿切除术治疗卵巢子宫内膜异位囊肿（与引流和囊壁电手术破坏相比可减轻疼痛）

两项随机对照试验发现腹腔镜囊肿切除术比腹腔镜引流和囊壁电手术破坏可减轻盆腔疼痛症状的复发，手术并发症发生率相似。

定义 子宫内膜异位症是以异位的子宫内膜组织引起痛经、性交痛、非周期性盆腔痛和生育力低下为特征。诊断依靠腹腔镜。绝大多数内膜异位病灶发现于盆腔（卵巢，腹膜，宫骶韧带，道格拉斯窝和直肠阴道隔）。盆腔外的病灶包括脐和膈的病灶很少见。子宫内膜异位症的病 724
变严重程度采用美国生育协会（AFS）评分确定，这篇综述应用轻度（Ⅰ期和Ⅱ期）、中度（Ⅲ期）和重度（Ⅳ期）名词描述[1]。子宫内膜异位囊肿是指卵巢的内膜异位症。这篇综述评估了子宫内膜异位症相关的痛经，性交痛和非周期性盆腔痛。关于子宫内膜异位症相关的生育力低下详见于生育和不育（仅见于网络版）。

发病率/患病率 在无症状妇女中子宫内膜异位症的患病率是2%～22%[2-5]。在估计发病率时存在的差距很大，可能是由于各研究的诊断阈值和标准不同，以及人群之间生育年龄的不同，而不是基于遗传学差异。在有痛经症状的妇女中，子宫内膜异位症的发病率是40%～60%，在生育力低下的妇女中其发病率是20%～30%[3,6,7]。症状的严重性和诊断的可能性随着年龄而增加[8]。发病高峰在40岁左右[9]。症状和腹腔镜下的表现不总是一致[10]。

病因/危险因素 子宫内膜异位症的病因不清。危险因素包括初潮早和绝经晚。发生于脐部的子宫内膜异位症病灶可能来源于胚胎细胞，而经血逆流可能使子宫内膜细胞种植在膈上[11,12]。应用口服避孕药可降低发生子宫内膜异位症的危险，而这一保护作用可持续到停用避孕药1年[9]。

预后 有两个随机对照试验对服用安慰剂治疗的妇女再次应用腹腔镜检查[13, 14]。经过6～12个月后，有三分之一的妇女子宫内膜异位症病灶自行消失，接近一半的患者病情进展，而其余患者没有变化。

请参见《临床证据》中文全版本和英文网络版获取全文和参考文献。

女性不孕症

检索时间：2004 年 4 月
原作者：Hesham Al-Inany
鹿群　吴丹　译　沈浣　校　石一复　审

排卵障碍引起的不孕症的治疗效果如何？

很可能有效

克罗米芬（Clomifene）

一篇系统综述发现与安慰剂比较，克罗米芬能提高稀发排卵病人的妊娠率。两项随机对照试验发现克罗米芬和他莫昔芬（Tamoxifen）治疗无排卵患者的妊娠率或排卵率无显著差异。一项小型交叉试验发现，与单独应用克罗米芬比较，克罗米芬联合他莫昔芬治疗无排卵病人时能提高周期排卵率。一篇系统综述发现克罗米芬联合二甲双胍（Metformin）治疗 6 个月较单独应用克罗米芬能提高多囊卵巢综合征患者的妊娠率和排卵率。

体外受精*

我们没有发现有关比较体外受精和无治疗措施治疗排卵障碍患者的随机对照试验，这样的随机对照试验不可能进行。一项随机对照试验发现，在治疗各种原因引起的不孕症时，及时进行体外受精治疗较延迟进行能增加妊娠率和活胎分娩率。一篇系统综述中的一项随机对照试验发现，治疗因各种原因导致的不孕症时，常规体外受精和卵胞浆内单精子注射技术的妊娠率无显著差异。

二甲双胍

一篇系统综述发现二甲双胍较安慰剂能增加排卵率，然而妊娠率或活产率无显著差异，这可能是由于尚无足够的力度来检测重要的临床差异。该系统综述还发现二甲双胍联合克罗米芬应用 6 个月较单独应用克罗米芬能增加妊娠率和排卵率。一个随机对照试验发现二甲双胍和腹腔镜卵巢打孔治疗克罗米芬抵抗的多囊卵巢综合征患者的妊娠率或排卵率无显著性差异。

益害相当

促性腺激素

我们没有发现比较促性腺激素和安慰剂或克罗米芬的随机对照试验。

一篇系统综述发现，采用人绝经期促性腺激素（hMG）和尿促卵泡素（Urofollitropin）治疗多囊卵巢综合征的妊娠率或排卵率无显著差异。一篇系统综述发现，接受体外受精治疗的患者使用hMG和重组促卵泡素（Follitropin）的继续妊娠率或活胎分娩率无显著差异。一篇系统综述发现，重组促卵泡素和尿促卵泡素的排卵率或妊娠率无显著差异。一篇系统综述和随后的两项随机对照试验发现促性腺激素治疗和腹腔镜卵巢打孔术后6～12个
726 月随访期的妊娠率无显著差异。一项病例对照研究提供的有限证据表明，促性腺激素可能和增加卵巢上皮性癌发生的风险有关。这些系统综述发现促性腺激素与卵巢过度刺激综合征以及多胎妊娠相关。

效果不明

环芬尼（Cyclofenil）

一项随机对照试验没有充分的证据证明环芬尼治疗排卵障碍的有效性。

成熟前体外促性腺激素促卵母细胞发育

三个小型随机对照试验使用重组促卵泡素或人绒毛膜促性腺激素或两种药物联合使用治疗排卵障碍的患者，没有提供充分的证据证明促性腺激素促卵母细胞发育的效果。

促性腺激素释放激素激动剂加促性腺激素

我们没有发现比较促性腺激素释放激素激动剂（GnRH-a）与促性腺激素联合使用和单独使用促性腺激素治疗排卵障碍的系统综述或随机对照试验。在一篇因各种原因导致的不孕症而需要进行体外受精治疗的系统综述中，发现GnRH-a联合促性腺激素较单独应用促性腺激素增加了周期临床妊娠率，GnRH-a与促性腺激素联合使用增加卵巢过度刺激综合征发生的风险。

促性腺激素释放激素拮抗剂

我们没有发现有关比较GnRH拮抗剂和GnRH激动剂治疗排卵障碍性不孕症的随机对照试验。一篇系统综述发现采用GnRH拮抗剂治疗不孕症（包括男性因素的不孕症，但是不包括多囊卵巢综合征）较GnRH激动剂（长方案）的临床妊娠率低。

宫腔内人工授精加控制性促排卵

我们没有发现关于宫腔内人工授精加控制性促排卵治疗排卵障碍的随机对照试验。一致认为二者联合对治疗原因不明的不孕症或宫颈因素不孕症很可能有益。

腹腔镜卵巢打孔

我们没有发现关于比较腹腔镜卵巢打孔与不治疗的随机对照试验。一篇系统综述和随后的两个随机对照试验发现腹腔镜卵巢打孔和促性腺激素

治疗随访 6～12 个月的妊娠率无显著差异。一个随机对照试验发现采用腹腔镜卵巢打孔和二甲双胍治疗克罗米芬抵抗的多囊卵巢综合征病人的妊娠率和排卵率无显著差异。

卵巢楔形活检

我们没有发现关于卵巢楔形活检或楔形切除治疗排卵障碍性不孕的随机对照试验。然而，这一操作不再常规进行。腹腔镜卵巢打孔能降低粘连形成的风险，应作为首选。

727

脉冲式促性腺激素释放激素

一个小型的低质量的随机对照试验对评价促性腺激素释放激素的治疗没有提供充分的证据。

他莫昔芬

我们没有发现比较他莫昔芬和安慰剂疗效的系统综述或随机对照试验。两项关于采用克罗米芬和他莫昔芬治疗无排卵患者的随机对照试验发现，二者的妊娠率或排卵率无显著差异。

输卵管性不孕症的治疗效果如何？

肯定有效

体外受精*

我们没有发现有关比较体外受精或无治疗措施治疗输卵管性不孕症的随机对照试验，这样的随机对照试验不可能进行。一项随机对照试验发现，在治疗各种原因引起的不孕症时，及时进行体外受精治疗较延迟进行能增加妊娠率和活胎分娩率。一篇系统综述中的一项随机对照试验发现，治疗因各种原因（包括输卵管因素）导致的不孕症时，常规体外受精和卵胞浆内单精子注射技术的妊娠率无显著差异。

很可能有效

油性溶剂冲洗输卵管

我们没有发现仅与输卵管性不孕症有关的系统综述或随机对照试验。一篇系统综述发现用油性溶剂冲洗输卵管较无干预措施能增加因各种原因导致的不孕症患者的妊娠率；采用油性溶剂和水性溶剂冲洗后的妊娠率无显著差异，但油性溶剂较水性溶剂增加活胎分娩率。

体外受精前的输卵管手术

一篇关于因输卵管积水而接受体外受精治疗的系统综述发现，与无治疗或药物治疗相比，体外受精前输卵管手术能提高妊娠率和活产率。一篇综述报道各种输卵管手术式之间的妊娠率无显著差异。一篇系统综述发现输卵管手术加其他防止粘连形成的治疗（类固醇、葡聚糖、noxytioline）和单独输卵管手术相比，妊娠率无显著性差异。另一篇系统综述对评价输卵管手术后行输卵管通液术或二次腹腔镜手术没有提供充分的证据。

效果不明

选择性输卵管造影术加输卵管导管插入

我们没有发现有关选择性输卵管造影术加输卵管导管插入治疗输卵管性不孕症效果的随机对照试验。

水性溶剂冲洗输卵管

我们没有发现仅与输卵管性不孕症有关的系统综述或随机对照试验。在一篇有关治疗各种原因导致的不孕症的系统综述中，没有水性溶剂冲洗输卵管与无干预措施比较的随机对照试验。并且发现采用油性溶剂和水性
728 溶剂冲洗后的妊娠率无显著差异，但水性溶剂较油性溶剂降低活胎分娩率。

子宫内膜异位症相关的不孕症治疗效果如何？

很可能有效

宫腔内人工授精加促性腺激素

一项随机对照试验发现与无治疗措施比较，宫腔内人工授精加促性腺激素（卵泡刺激素）增加了活胎分娩率。另一项随机对照试验发现，在第一个治疗周期后，采用宫腔内人工授精加促性腺激素治疗比单独采用宫腔内人工授精能提高妊娠率。

体外受精*

我们没有发现有关比较体外受精或无治疗措施治疗子宫内膜异位症相关不孕症的随机对照试验，这样的随机对照试验也不可能进行。一项随机对照试验发现，在治疗各种原因引起的不孕症时，及时进行体外受精治疗较延迟进行能增加妊娠率和活胎分娩率。一篇系统综述中的一项随机对照试验发现，治疗因各种原因导致的不孕症时，常规体外受精和卵胞浆内单精子注射技术的妊娠率无显著差异。

腹腔镜下子宫内膜异位病灶切除术

我们没有发现有关腹腔镜手术与无治疗措施或与卵巢抑制进行比较的随机对照试验。一篇系统综述发现，与诊断性腹腔镜比较，腹腔镜下剥除或切除子宫内膜异位灶增加了活产率和继续妊娠率。

很可能无效甚至有害

药物诱导卵巢抑制

一篇系统综述发现药物诱导卵巢抑制和安慰剂比较妊娠率无显著差异，同样发现排卵抑制剂和达那唑比较妊娠率无显著差异。

* 没有发现随机对照试验，但有力的观察性证据表明体外受精增加活产率。

定义 本章重点描述了女性不孕症的各种相关因素，对男性的叙述较少。正常生育能力定义为经过有规律的无保护性交，在两年内获得妊娠[1]。然而，大多数情况下将不孕症定义为无保护性交1年内未获得妊娠。不孕症可以是原发性：指从未怀孕的女性；或是继发性：指既往有妊娠史。本章将探讨子宫内膜异位症、排卵障碍及输卵管性不孕引起的不孕症。子宫内膜异位症是子宫内膜组织在子宫腔外生长，并且粘附在卵巢、输卵管或其他腹腔器官上，是一种进行性加重的疾病（见子宫内膜异位症）。排卵障碍定义为由于卵巢功能障碍而导致的没有卵子排出，这是不孕的主要原因。输卵管性不孕症是由于一侧或两侧输卵管阻塞而导致无法受孕，也是不孕症的常见原因。

发病率/患病率 尽管没有证据表明女性不孕症的患病率发生了巨大的变化，但与以往相比，近年来有越来越多的夫妇在寻求帮助。目前，在工业化国家大约有1/6（17%）的夫妇因不孕症就诊[2]。不同国家间原发性不孕症的发病率差异很大，从中国、马拉维、坦桑尼亚和赞比亚的<6%，菲律宾的9%，芬兰、瑞典和加拿大的10%到瑞士的18%不等[3, 4]。有关继发性不孕症发病率的报道可信度很差。 729

病因/危险因素 在英国，大约10%～20%不孕症是不明原因性不孕[5]。其余的是由排卵障碍（27%）、输卵管损伤（14%）、子宫内膜异位症（5%）、少精子症或弱精子症（19%）和其他原因（5%）引起[6]。

预后 在发达国家，80%～90%夫妇在计划妊娠的一年内成功，95%在两年内成功[7]。怀孕的机会随着病因、不孕年限、女性年龄、女性既往妊娠史以及得到的治疗的不同而不同[8, 9]。不明原因不孕在最初的2～3年内累计妊娠率很高（27%～46%），但随着女性年龄增加和不孕时间的延长而下降[9]。不孕症夫妇自然妊娠率的背景率可以通过对未治疗的不孕夫妇进行的纵向研究计算得出[9]。

请参见《临床证据》中文全版本和英文网络版获取全文和参考文献。

子宫平滑肌瘤

检索时间：2005 年 11 月

原作者：Anne Lethaby，Beverley Vollenhoven
王志启 译 王建六 校 石一复 审

在患有子宫平滑肌瘤的妇女中单纯药物治疗的效果如何？

不太可能有效

促性腺激素释放激素类似物（GnRHa）联合孕激素（严重出血情况与单独应用 GnRHa 相比没有明显区别，但是孕激素可以减少 GnRHa 引起的血管舒缩症状和潮热）

一个小型随机对照试验发现，与单独应用醋酸亮丙瑞林相比，应用醋酸亮丙瑞林联合孕激素在用药 12 个月时阴道大量流血妇女的比例无明显区别。一个小型随机对照试验发现，与单独应用醋酸戈舍瑞林相比，醋酸戈舍瑞林联合醋酸甲羟孕酮超过 12 个月可减少血管舒缩症状。一个小型随机对照试验发现，与单独应用醋酸亮丙瑞林相比，应用醋酸亮丙瑞林联合孕激素超过 24 周减少妇女潮热的比例。

促性腺激素释放激素类似物（GnRHa）联合雷洛昔芬（减小子宫平滑肌瘤体积、减少骨质丢失，但是子宫平滑肌瘤症状、认知测评、情绪、生活质量和潮热没有明显区别）

一个随机对照试验发现，与单独应用醋酸亮丙瑞林相比，醋酸亮丙瑞林联合雷洛昔芬可以减小子宫平滑肌瘤体积以及骨质丢失。但也发现二者子宫平滑肌瘤症状、认知、情绪、生活质量和潮热没有明显区别。

促性腺激素释放激素类似物（GnRHa）联合替勃龙（改善子宫平滑肌瘤症状与单独应用 GnRHa 相比没有明显区别，但是替勃龙可以减少 GnRHa 引起的潮热和预防 GnRHa 引起的骨质丢失）

两个小型随机对照试验发现促性腺激素释放激素类似物联合替勃龙与单独应用促性腺激素释放激素类似物相比，子宫平滑肌瘤相关症状以及子宫和子宫平滑肌瘤大小均没有明显区别。发现联合替勃龙可以减少潮热、阴道干涩、夜间盗汗发生，并能防止骨质丢失。

益害相当

单独应用促性腺激素释放激素类似物

随机对照试验发现单独应用促性腺激素释放激素类似物与安慰剂相比，用药约 3 个月可增加闭经的发生率，并可导致更年期症状和骨质丢失，因此不适合长期应用。两个随机对照试验发现，与安慰剂相比，用药 16 周后那法瑞林降低骨质密度，但是停药 6 个月后骨质密度恢复到治疗前水平。两个随机对照试验发现，应用那法瑞林比安慰剂或布舍瑞林更容易发生潮热。一个随机对照试验发现，应用戈舍瑞林比安慰剂更易发生潮热、出汗。我们没有发现有关比较单独应用促性腺激素释放激素类似物和手术治疗的系统综述或随机对照试验。

效果不明

促性腺激素释放激素类似物联合雌孕激素（与 GnRHa 联合孕激素相比，效果证据不充分）

一个小型随机对照试验证明，亮丙瑞林联合雌孕激素替代治疗与亮丙瑞林只联合孕激素替代治疗进行比较的证据不足。

促性腺激素释放激素类似物联合替勃龙（与子宫及卵巢全切相比，骨质丢失程度相似）

一项随机对照试验发现，接受促性腺激素释放激素类似物联合替勃龙治疗 12 个月后开始绝经的妇女，与接受子宫及双侧卵巢切除的妇女（造成手术绝经）相比，在骨质丢失及骨代谢指标较基线变化方面无明显区别。

左炔诺孕酮宫内系统

没有发现左炔诺孕酮宫内系统应用于子宫平滑肌瘤妇女的随机对照试验。

非甾体抗炎药物

我们没有发现有关患有子宫平滑肌瘤妇女应用非甾体抗炎药治疗效果的系统综述或随机对照试验。

等待子宫平滑肌瘤手术的患者，术前药物治疗的效果如何？

很可能有效

促性腺激素释放激素类似物

一篇系统综述发现，与应用安慰剂或没有术前治疗相比，子宫平滑肌瘤术前应用促性腺激素释放激素类似物至少 3 个月可以提高术前血红蛋白浓度和血细胞比容，减轻子宫和盆腔症状。术前应用促性腺激素释放激素也可以减少开腹手术中纵切口比例。与应用安慰剂或没有术前治疗相比，术前应用促性腺激素释放激素类似物可以增加经阴道手术机会。术前应用促性腺激素释放激素可以减少术中失血量，尽管这种区别可能较小，并且其临床重要性不确定。一个随后的随机对照试验发现，术前应用曲普瑞林与直接手术相比，术中失血量无明显差别。一个小型的随机对照试验发现，与单独应用促性腺激素释放激素类似物相比，促性腺激素释放激素类似物结合内膜切除降低进一步治疗（包括药物或手术）的可能性超过1年。但是，术前应用促性腺激素释放激素类似物有低雌激素的不良反应，如潮热、阴道症状和出汗，并且接受促性腺激素释放激素类似物治疗的妇女由于不良反应更容易放弃治疗。

---

732 手术治疗子宫平滑肌瘤的效果如何？

肯定有效

腹腔镜子宫肌瘤切除术（与子宫切除相比，生育能力得以维持；与开腹子宫肌瘤切除相比，术后恢复时间缩短、术后疼痛减轻）

多组随机对照试验发现，与开腹子宫肌瘤切除相比，腹腔镜子宫肌瘤切除术可以缩短恢复时间或住院天数，减轻术后疼痛，减少术后发热和失血。一项随机对照试验发现腹腔镜子宫肌瘤切除术和开腹子宫肌瘤切除术在术后复发率上无显著性差异，另一项随机对照试验同时发现两者在妊娠率上无显著性差异。没有发现关于腹腔镜子宫肌瘤切除与经腹、经阴道或腹腔镜全子宫切除比较的随机对照试验，但是与子宫切除相比，子宫肌瘤切除的主要优点是可以保留生育能力。我们没有发现有关比较腹腔镜子宫肌瘤切除术和药物治疗的系统综述或随机对照试验。

很可能有效

腹腔镜辅助阴式子宫切除（与开腹全子宫切除相比，术后恢复时间缩短、术后疼痛减轻；但是与经阴道全子宫切除相比，手术时间延长、失血量增加）

两个随机对照试验发现，与开腹全子宫切除相比，腹腔镜辅助阴式子宫切除的妇女术后恢复时间短、术后疼痛轻。一个随机对照试验发现，与经阴道全子宫切除相比，腹腔镜辅助阴式子宫切除的妇女手术时间长、术中出血多。我们没有发现对腹腔镜辅助阴式全子宫切除与腹腔镜或开腹子宫肌瘤切除进行比较或与药物治疗进行比较的系统综述或随机对照试验。与子宫切除相比，子宫肌瘤切除的主要优点是可以保留生育能力。

开腹全子宫切除（与不治疗相比，减少子宫平滑肌瘤相关症状）*

没有发现关于开腹全子宫切除与没有治疗或假手术比较的随机对照试验。关于开腹全子宫切除在减轻子宫平滑肌瘤相关症状方面优于没有治疗尚无共识。随机对照试验发现，与经阴道全子宫切除相比，开腹全子宫切除妇女手术时间长、术中失血多、发热高、疼痛重、住院时间长、恢复工作晚，并且满意度低。两个随机对照试验发现，与腹腔镜辅助阴式子宫切除相比，开腹全子宫切除恢复时间长、术后疼痛重，但是手术时间短、失血量少。一个随机对照试验发现，与腹腔镜全子宫切除相比，开腹全子宫切除术后发热多、住院时间长、恢复时间长。两个随机对照试验发现，与子宫动脉栓塞相比，开腹全子宫切除延长住院时间及恢复时间；术中并发症、术后并发症、急诊就诊以及再次住院情况无显著差异。我们没有发现对开腹全子宫切除与腹腔镜或开腹子宫肌瘤切除进行比较或与药物治疗进行比较的系统综述或随机对照试验。与子宫切除相比，子宫肌瘤切除的主要优点是可以保留生育能力。

经腹子宫肌瘤切除术（与子宫切除术相比，可保留生育能力，但与腹腔镜子宫肌瘤切除术相比，延长恢复时间及增加术后疼痛） 733

三项随机对照试验发现，与腹腔镜子宫肌瘤切除术相比，经腹子宫肌瘤切除术延长了恢复时间及住院时间。两项随机对照试验发现，与腹腔镜子宫肌瘤切除术相比，经腹子宫肌瘤切除术增加了术后疼痛及失血量。一项随机对照试验发现，与腹腔镜子宫肌瘤切除术相比，经腹子宫肌瘤切除术可减少发热，但在肌瘤复发率上无显著差异，另一项随机对照试验发现两者在妊娠率及其他产科情况方面无显著差异。我们没有发现对经腹子宫肌瘤切除术和经腹、经阴道或腹腔镜子宫切除术进行比较的随机对照试验，但是子宫肌瘤切除术与子宫切除术相比的主要益处是可以保留生育能力。我们也没有发现比较子宫肌瘤切除术和内科治疗的系统综述或随机对照试验。

腹腔镜全子宫切除（与开腹全子宫切除相比，术后发热降低、住院时间缩短、术后恢复时间缩短）

一个随机对照试验发现，与开腹全子宫切除相比，腹腔镜全子宫切除术后发热少、住院时间和恢复时间短。我们没有发现对腹腔镜全子宫切除与腹腔镜或开腹子宫肌瘤切除进行比较或与药物治疗进行比较的系统综述或随机对照试验。与子宫切除相比，子宫肌瘤切除的主要优点是可以保留生育能力。

经阴道全子宫切除（与开腹全子宫切除相比，手术时间缩短、失血量减少、疼痛减轻、发热降低、住院时间缩短，手术满意度增加）

两个随机对照试验发现与开腹全子宫切除相比，经阴道全子宫切除妇女手术时间短、失血少、疼痛轻、发热少、住院时间短，能够更早恢复工作，满意度更高。一个随机对照试验发现，与腹腔镜辅助阴式子宫切除相比，经阴道全子宫切除手术时间短、术中失血少。我们没有发现对经阴道全子宫切除与腹腔镜或开腹子宫肌瘤切除进行比较或与药物治疗进行比较的系统综述或随机对照试验。与子宫切除相比，子宫肌瘤切除的主要优点是可以保留生育能力。

效果不明

宫腔镜切除

没有发现关于子宫平滑肌瘤妇女宫腔镜切除的随机对照试验。

核磁共振引导下超声聚焦（核磁共振引导下超声聚焦手术）

我们没有发现有关子宫平滑肌瘤患者应用核磁共振引导下超声聚焦手术治疗的系统综述或随机对照试验。

内膜滚球切除

尚未见比较内膜滚球切除与药物治疗或子宫切除的随机对照试验。一个随机对照试验对平均小于 12 周妊娠的子宫平滑肌瘤妇女内膜滚球切除与内膜热球切除进行比较，全部患者先接受促性腺激素释放激素类似物治疗，发现内膜滚球切除与内膜热球切除 12 个月时的闭经率、图像出血判定图表
734 评分、血红蛋白或子宫切除率均无显著差异。还发现与内膜热球切除相比，内膜滚球切除延长手术时间、增加术中并发症。两种手术方式均有约三分之一的妇女“不特别满意”。

内膜热球切除

没有发现比较内膜热球切除与非手术治疗或子宫切除的随机对照试验。一个随机对照试验对平均体积小于 12 周妊娠的子宫平滑肌瘤妇女内膜热球切除与内膜滚球切除进行比较，全部患者先接受促性腺激素释放激素类似物治疗，发现内膜滚球切除与内膜热球切除 12 个月时的闭经率、图像出血判定图表评分、血红蛋白或子宫切除率均无显著差异。还发现与内膜滚球切除相比，内膜热球切除缩短手术时间、减少术中并发症。两种手术方式均有约三分之一的妇女“不特别满意”。我们没有发现对内膜热球切除和药物治疗进行比较的系统综述或随机对照试验。

激光热量肌溶解

没有发现子宫平滑肌瘤妇女激光热量肌溶解的随机对照试验。

子宫动脉栓塞

两个随机对照试验发现，与开腹全子宫切除相比，子宫动脉栓塞缩短住院时间和术后恢复时间。一项随机对照试验发现，子宫动脉栓塞增加了小并发症（主要为阴道排液、肌瘤排出和尿路感染）的发生率及再住院率，但是上述结论没有被另一项没有注重分析不良反应的随机对照试验所证实。我们没有发现比较子宫动脉栓塞与内科治疗的系统综述或随机对照试验。

* 结果基于共识，随机对照试验不太可能被实施。

定义 子宫肌瘤是来源于子宫平滑肌细胞的良性肿瘤。患子宫平滑肌瘤的妇女可以没有症状，也可以出现月经过多（30%）、盆腔痛（伴或不伴痛经或压迫症状）（34%）、不孕（27%）和反复流产（3%）[1]。描述子宫平滑肌瘤和症状关系的许多数据（根据症状情况评价肌瘤切除的有效性）并无对照研究[2]。一项在美国进行的观察性研究（研究对象为142名妇女）发现不孕妇女合并子宫平滑肌瘤的比例高达13%，但是，没有建立子宫平滑肌瘤与不孕之间的直接因果关系[3]。

发病率/患病率 根据所使用的不同诊断方法（金标准是组织学证据），文献报道子宫平滑肌瘤的发病率为5.4%～77.0%。不可能明确子宫平滑肌瘤的真实发生率，因为一些子宫平滑肌瘤患者未出现症状而没有进行子宫平滑肌瘤检查。观察性证据表明，在绝经前妇女中，子宫平滑肌瘤的发生率随年龄增长而增加，绝经后降低[4,5]。基于尸体解剖，50%的妇女患有子宫肌瘤[6]。100例子宫切除标本以大约2mm间距连续切片发现子宫平滑肌瘤发生于50/68（73%）的绝经前妇女和27/32（84%）的绝经后妇女。这些患者因子宫平滑肌瘤以外的原因而切除子宫[7]。基于超声或子宫切除诊断结果，黑人子宫平滑肌瘤的发生率是白人的3倍[8]。因不规则流血接受宫腔镜手术的妇女中，6%～34%被诊断为黏膜下肌瘤，而在接受不孕检查的妇女中黏膜下肌瘤的检出率为2%～7%[9]。

病因/危险因素 子宫肌瘤的发病原因尚不明确。每个子宫平滑肌瘤都是单克隆来源，并独立产生[10, 11]。相关的因素包括性甾体激素（雌、孕激素）、胰岛素样生长因子、表皮生长因子和转化生长因子。子宫平滑肌瘤生长的危险因素包括未产和肥胖。发病危险也随着足月妊娠次数的增加而下降；有过5次足月妊娠妇女的发病危险仅为未产妇女的1/4（$P<0.001$）[5]。肥胖增加患子宫平滑肌瘤的风险，体重每增加10kg，风险增加21%（$P=0.008$）[5]。随结合雌孕激素的口服避孕药使用时间延长，患子宫平滑肌瘤的风险降低（服用口服避孕药4～6年与从不应用口服避孕药的妇女相比，其OR 0.8，95% CI 0.5～1.2；口服避孕药≥7年，其OR 0.5，95% CI 0.3～0.9）[12]。曾经注射含有150mg醋酸甲羟孕酮的妇女与未用药的者相比，子宫平滑肌瘤的发病率也下降（OR 0.44，95% CI 0.36～0.55）[13]。 735

预后 很少有关于这些肿瘤长期未治疗的预后数据，特别是那些诊断时没有症状的妇女。一个小型病例对照研究报道，在一组单纯观察超过1

年的 106 例妇女中，这段时间里症状和生活质量都没有明显变化[14]。绝经后子宫平滑肌瘤将萎缩或形成纤维组织[5]。

请参见《临床证据》中文全版本和英文网络版获取全文和参考文献。

妇女盆腔脏器脱垂 736

检索时间：2005 年 8 月
原作者：Joseph Loze Onwude
张晓红　译　王建六　校　石一复　审

盆腔脏器脱垂妇女非手术治疗的效果如何？

很可能有效

阴道内子宫托*

关于子宫托对于盆腔脏器脱垂患者症状改善的效果，没有发现证据充分的随机对照试验或临床研究资料。然而，目前公认观点认为子宫托在手术前应用对于盆腔脏器脱垂近期症状的改善有效，或存在手术禁忌时可长期应用。

效果不明

盆底肌肉训练

盆底肌肉训练对于盆腔脏器脱垂患者症状改善的效果，没发现有充分证据的随机对照试验或临床研究资料。

阴道应用雌激素

我们没有发现提供充足证据评价盆腔脏器脱垂妇女应用阴道雌激素治疗效果的系统综述、随机对照试验或观察性研究。

盆腔脏器脱垂手术治疗的效果如何？

肯定有效

开腹骶骨阴道悬吊固定术和骶棘韧带阴道悬吊固定术（经阴道骶骨固定术）比较治疗阴道壁上段穹窿脱垂

一篇在阴道壁上段穹窿脱垂妇女中进行的系统综述发现，与骶棘阴道悬吊固定术（经阴道骶骨固定术）相比，开腹骶骨阴道悬吊固定术在降低阴道穹窿脱垂复发、预防术后性交困难和压力性尿失禁、降低再手术率方面有更好的效果。但需要更长的手术时间和更长的恢复正常活动的时间。

在阴道前壁脱垂的妇女中应用补片加固的阴道前壁修补术和传统的阴道前壁修补术相比较

一篇系统综述发现，与仅行阴道前壁修补术相比，应用补片加固的阴道前壁修补术在降低膀胱脱垂的复发率方面更有效，并且术后并发症发生率相似。

在阴道后壁脱垂的妇女中应用阴道后壁修补术和经肛管直肠修补术相比较

一篇系统综述发现，应用阴道后壁修补术修补直肠脱垂和肠膨出，在降低患者阴道后壁脱垂复发率方面，优于经肛管直肠修补。

737 **传统的阴道前壁修补术和开腹 Burch 阴道前壁悬吊术比较治疗阴道前壁脱垂**

一篇系统综述中收入的一项随机对照试验发现，阴道前壁修补术较开腹 Burch 阴道前壁悬吊术，可降低膀胱脱垂复发率，而术后并发症的发生率两者相似。

很可能有效

开腹子宫骶骨悬吊术和经阴道子宫切除联合修补术相比较治疗阴道壁上段脱垂

一篇在子宫脱垂妇女中进行的系统综述发现，与经阴道子宫切除联合修补术相比，开腹子宫骶骨悬吊术（保留子宫）降低了脱垂的复发率，但在降低有症状妇女的比例方面不如经阴道子宫切除联合修补术有效。开腹子宫骶骨悬吊术也增加了再次手术的风险。

应用补片加固的阴道后壁修补术和不应用补片加固的阴道后壁修补术相比较治疗女性阴道后壁脱垂

一篇系统综述收入的一项随机对照试验发现，加用补片加固的阴道后壁修补术和不应用补片加固的阴道后壁修补术，在直肠脱垂复发率上无显著差异。然而，该试验效力可能不足以检测到两组间在临床上存在的重要差异。

经阴道后路悬吊术（经尾骨下骶骨悬吊术）和经阴道骶棘悬吊术相比较治疗阴道壁上段脱垂

一篇在阴道壁上段穹窿脱垂妇女中进行的系统综述，经过 17～19 个月的随访发现，经阴道后路悬吊术和经阴道骶棘悬吊术在降低阴道穹窿脱垂复发率上效果相似。

修补侧壁的阴道前壁修补术和传统的阴道前壁修补术相比

一篇系统综述发现，修补侧壁的阴道前壁修补术和传统的阴道前壁修补术在降低膀胱脱垂复发率方面效果相似。

效果不明

阴道前壁脱垂的手术和非手术治疗相比较

我们没有发现对阴道前壁脱垂妇女应用手术和非手术治疗效果进行比较的系统综述或随机对照试验。

阴道后壁脱垂的手术和非手术治疗相比较

我们没有发现对阴道后壁脱垂妇女应用手术和非手术治疗效果进行比较的系统综述或随机对照试验。

阴道壁上段脱垂的手术和非手术治疗相比较

我们没有发现对阴道壁上段脱垂妇女应用手术和非手术治疗效果进行比较的系统综述或随机对照试验。

* 目前公认观点认为阴道内子宫托是有效的治疗措施。

定义 盆腔脏器脱垂是指子宫或阴道脱垂。导致盆腔脏器脱垂有若干因素，主要是由于盆底支持肌肉功能的丧失。在此章中我们尽量应用了最常见和使用的专业名词以便于理解。在子宫脱垂时子宫脱入阴道内，宫颈作为下降最为明显的点，可以使阴道翻转脱出，即被称为子宫阴道脱垂。阴道脱垂是指阴道壁的一部分或多个部分突出至阴道腔内。按照阴道壁脱垂的部位可分为：膀胱脱垂（阴道前壁上段脱垂）、尿道脱垂（阴道前壁下段脱垂）、直肠脱垂（阴道后壁下段脱垂）、肠疝（阴道后壁上端脱垂）。子宫全切术后，阴道穹窿顶端可以发生脱垂即阴道穹窿脱垂。此种情况下，往往伴有阴道前后壁脱垂。对于盆腔脏器脱垂的严重程度通常有两种分期系统来衡量，Baden-Walker 半程分期[1]和 POP-Q 分期[2]，详见表 1 Ⓣ。轻度的盆腔脏器脱垂可以无症状。盆腔脏器脱垂的症状往往无特异性。常见的症状包括盆底沉重感、生殖道膨出物、性生活困难（如性交痛或性欲丧失）。盆腔脏器脱垂症状更为常见的是和特殊部位脱垂引起的症状相关，如膀胱脱垂引起的尿失禁；膀胱或子宫脱垂引起的膀胱排空不完全；或二者同时存在；直肠脱垂引起的排便困难，需用手指压迫会阴部或阴道后壁来排便[3]。 738

发病率/患病率 流行病学统计报道不一，与研究妇女的人数和研究方法相关。美国进行的一项研究（497 例在妇科门诊进行常规检查的妇女，年龄 18～82 岁）发现 93.6% 的妇女有不同程度的盆腔脏器脱垂（43.3% POP-Q 1 期，47.7% POP-Q 2 期，2.6% POP-Q 3 期以及 0% POP-Q 4 期）[4]。此项研究中，临床相关的脱垂（POP-Q 2 期以上）随产次的增多上升：未产妇为 14.6%；1～3 次分娩为 48%；而 3 次

以上者，脱垂发生率达71.2%。一项瑞典的研究（487例妇女）发现：临床来诊年龄20～59岁妇女30.8%有不同程度的盆腔脏器脱垂[5]。盆腔脏器脱垂的发病随年龄增高而增高，20～29岁妇女6.6%，50～59岁妇女55.6%。一项横断面研究（241例45～55岁围绝经期妇女进行激素替代治疗研究）发现23%有POP-Q 1期脱垂，4%有POP-Q 2期脱垂，无POP-Q 3～4期脱垂[6]。一项英国的横断面研究（285例围绝经期和绝经后进行更年期症状治疗妇女）发现20%有不同程度的子宫阴道脱垂或穹窿脱垂，51%有不同程度的阴道前壁脱垂，27%有不同程度的阴道后壁脱垂[7]。严重脱垂（相当于POP-Q 3～4期）发生在6%妇女中。一项回顾性研究（412例绝经后妇女，年龄50～79岁）发现膀胱脱垂基线发生率为24.6%（1，2，3级发生率分别为14.4%，9.5%，0.7%），直肠脱垂基线发生率为12.9%（1，2级发生率分别为7.8%和5.1%），子宫脱垂基线发生率为3.8%（1，2级发生率分别为3.3%和0.6%）[8]。进入研究的女性中，膀胱脱垂、直肠脱垂、子宫脱垂的年发生率分别为9%、6%和2%。

病因/危险因素 盆底脏器脱垂的最为明显的危险因素是多产[9]，由于生育可引起盆底神经[10]、筋膜、支撑结构以及肌肉的损伤[11]。一项在基于瑞典人群的研究发现，盆腔脏器脱垂在经产妇中的发病率（44%）高于未产妇（5.8%）。另外，该研究发现盆底肌肉张力和盆腔脏器脱垂存在一定的联系[5]。一项病例对照研究发现重度盆腔脏器脱垂（POPQ分期3～4期）的其他严重的危险因素是年龄（每增长1岁，OR 1.12，95%CI 1.09～1.15），其次是经阴道分娩胎儿体重增加
739 （每增长1磅OR 1.24，95%CI 1.06～1.44），随后是子宫切除手术史（OR 2.37，95%CI 1.16～4.86）和子宫脱垂手术史（OR 5.09，95%CI 1.49～17.26）[12]。研究未发现严重盆腔脏器脱垂与慢性疾病如肥胖、高血压或慢性阻塞性肺部疾病之间存在明显的联系。

预后 尚没有关于轻度盆腔脏器脱垂（POPQ 1～2期，Baden-Walker 1～2期）未治疗的自然病史的研究报道。有一项回顾性研究，关于在进行激素替代（雌激素＋孕激素）和未进行激素替代的妇女中，盆腔脏器脱垂的进展情况[8]。然而，结果没有就治疗组和非治疗组分别报道，结果不适用于非治疗组。另外，研究所用检查法的可靠性、可重复性以及区别无脱垂和轻度脱垂的能力未知。研究发现：经过1年时间，膀胱脱垂由1期进展至2～3期的患者有9%，有9%患者由2～3期回转为0期，23%患者由1期转为0期。直肠脱垂由1期进展至2～3期的患者有1%，但有3%患者由2～3期转为0期，2%患者由1期

转为0期。子宫脱垂由1期转为0期者占48%。盆腔脏器脱垂的发病率很难统计。英国因脱垂入院60岁以下患者的年发生率统计为2.04/1000人[13]。盆腔脏器脱垂也是妇科手术的一个重要组成部分。

请参见《临床证据》中文全版本和英文网络版获取全文和参考文献。

妇女的亲密伴侣暴力

检索时间：2005 年 12 月

原作者：Joanne Klevens，Laura Sadowski
李小平　译　王建六　校　石一复　审

在受到亲密伴侣暴力侵犯的妇女中采取干预措施的效果如何？

很可能有效

鼓励

一个随机对照试验和一个非随机对照试验发现，与未治疗相比较鼓励可减少虐待。随机对照试验也发现与未治疗相比，鼓励可以改善妇女生活质量。一个对照试验发现咨询和单独指导（类似鼓励）和咨询卡之间的虐待率无明显差异，但发现与单独无限制咨询相比，前者可轻微减少虐待发生。

创伤的认知疗法

一个随机对照试验有限证据显示，与未治疗组比较，创伤的认知疗法在 6 周时可以减少创伤后精神障碍（PTSD）和抑郁症。

同伴支持

一项随机对照试验显示，家庭暴力庇护所中接受同伴支持的妇女对社会帮助的接受程度，心理压力缓解和对保健服务部门的利用方面均有所改善。

安全计划

一项随机对照试验和两项高质量的非随机化对照试验发现，帮助妇女制定一个针对健康、虐待或两者联合的安全计划对其均具有积极的效果。

效果不明

不同类型的咨询（相对益处不清）

一个对照试验显示，克服悲伤的咨询可以提高自尊心和自我效能，而男女平等导向咨询无效。然而研究并未比较直接干预的效果。相似地，一个对照试验发现认知行为治疗可以改善妇女的自信，减少虐待，而无特殊支持组无改善。一个对照试验并未发现集体或个别夫妇咨询后身体暴力和虐待及心理状况改善有差异，而另一个非随机对照试验发现集体夫妇咨询较未咨询在 6 个月后可减少虐待发生，但个别夫妇咨询则无差异。一个随机对照试验和非随机对照试验发现单一性别集体咨询和夫妇集体咨询均可以减少夫妇间随后的暴力，但两种类型的咨询无差异。

庇护

我们未检索到可信的对照试验。一个质量有限的队列研究显示选择庇护的妇女较未进行庇护的妇女可以在庇护数周后降低暴力发生。但对妇女的益处有限，尚须在其他地方寻求帮助。 741

不太可能有效

咨询（类型未报道）

两个对照试验和一个比较队列研究发现，与未治疗比较，医学咨询（类型未报道）对求助医疗保健、受到暴力或暴力威胁、抑郁症、焦虑状态和自尊心无影响。

定义 亲密伴侣暴力（IPV）是指目前或以前配偶或约会伴侣（包括同性恋）对其进行身体威胁和性暴力，或感情或心理上虐待（包括强制策略）[1]。其他通常用于描述亲密伴侣暴力的术语包括家庭暴力、家庭虐待、配偶虐待、暴力婚姻和打架。

发病率/患病率 基于世界上48个国家参与观察研究妇女的群体资料报道，妇女在一生中受到来自伴侣的身体暴力发生率在10%～69%[2]，其中女性受到伴侣身体暴力较男性高4.3倍[3]。据调查报道结果，约25%的美国妇女在一生中的某阶段受到来自目前或以前配偶或约会伴侣（包括同性恋）对其进行的身体威胁和（或）性暴力，1.5%的妇女在近12个月中受到过暴力[3]。对孕妇的暴力为0.9%～20%[4]。在过去的几年中，11.7%～24.5%临床产前保健孕妇及5.5%的初次保健和17.0%流动保健妇女受到伴侣的虐待[9-12]。

病因/危险因素 系统综述发现妇女受到亲密伴侣身体暴力与教育文化水平低、失业、家庭收入低、婚姻不和谐、伴侣职业水平低、童年时代经历过虐待、见证过父母间暴力、易怒、抑郁、喝酒多或嗜酒、吸毒、嫉妒心理、对配偶缺乏信心有关[13]。一个有关心理攻击的类似综述性研究采用的方法存在着严重局限，其发现人口统计和心理变量分析极少与亲密伴侣心理暴力不一致，或与亲密伴侣心理暴力一致[14]。

预后 有关记载亲密伴侣暴力过程和结果的前瞻性研究很少。交叉研究提示至少2/3以上妇女受到过持续性亲密伴侣暴力[15, 16]。在黑人和西班牙人中，持续性亲密伴侣暴力似乎与初次暴力的严重程度有关[17]。对于不同种族，据报道在随访5年中，半数以上受到过中度亲密伴侣暴力的未再出现亲密伴侣暴力；但对黑人和西班牙人在 5 年随访时发现，受到过严重亲密伴侣暴力的仅 1/3 未再发生家庭暴力。一项对中产阶级职业妇女进行病例对照研究中发现，受伴侣虐待的妇女与未受过虐待妇女比较，在 9 年中明显具有头痛（48% *vs* 35%）、背痛（40% *vs* 25%）、性传播性疾病（6% *vs* 2%）、阴道流血（17% *vs* 6%）、阴道炎（30% *vs* 21%）、盆腔痛（17% *vs* 9%）、性交痛（13% *vs* 7%）、尿道感染（22% *vs* 12%）、食欲差（9% *vs* 3%）、消化不良（35% *vs* 19%）、腹部疼痛（22% *vs* 11%）、面部受伤（8% *vs* 1%）[18]。校正年龄、种族、保险状况、吸烟等条件后，交叉研究发现经历心理虐待的妇女更有可能出现身体和心理精神差、残疾不能工作、关节炎、慢性痛、周期性偏头痛、其他习惯性头痛、性传播
742 性疾病、慢性盆腔痛、胃溃疡、经常性消化不良、结肠痉挛、腹泻和便秘（见表 1）Ⓣ[19]。

请参见《临床证据》中文全版本和英文网络版获取全文和参考文献。

绝经期综合征

检索时间：2005 年 12 月

原作者：Edward Morris，Janice Rymer

赵　超　译　王建六　校　石一复　审

药物治疗绝经期症状的效果如何？

肯定有效

单用孕激素

五项随机对照试验发现单用孕激素与安慰剂相比可减轻血管收缩症状。一项随机对照试验发现孕激素和安慰剂在血管收缩症状方面无显著性差异。一项随机对照试验发现单用孕激素和单用雌激素在血管收缩症状方面无显著性差异。尚未发现单用孕激素在泌尿生殖器症状效果观察的随机对照试验。一项随机对照试验发现孕激素和安慰剂之间在精神症状或生活质量上无显著性差异。

替勃龙

两项随机对照试验发现与安慰剂相比替勃龙改善血管收缩症状。一项随机对照试验发现替勃龙与安慰剂相比可改善性功能。两项随机对照试验关于替勃龙不如雌激素加孕激素那样能有效减轻血管收缩症状提供的证据有限。两项随机对照试验发现替勃龙与雌激素加孕激素相比可改善性功能。未发现评估精神症状或生活质量的随机对照试验。

益害相当

单用雌激素（改善了绝经期症状，但长期应用增加了乳腺癌、内膜癌、卒中和静脉血栓形成的风险。）

系统综述和随后的随机对照试验发现雌激素短时期（3～6 个月）应用与安慰剂相比可改善血管收缩症状、泌尿生殖器症状、精神症状及生活质量。但是，雌激素有重要的不良反应，包括增加乳腺癌、内膜癌、卒中及静脉血栓形成疾病的风险。添加孕激素可减少子宫内膜增生的风险。

雌激素加孕激素（改善了绝经期症状，但长期应用增加了乳腺癌、内膜癌、卒中和静脉血栓形成的风险。）

一篇系统综述和随后的随机对照试验发现短期使用雌激素加孕激素与

安慰剂相比改善血管收缩症状、泌尿生殖器症状和精神症状。然而，重要的不良反应包括增加乳腺癌、卒中、压力性尿失禁及静脉血栓形成疾病的风险。两项随机对照试验提供关于雌激素加孕激素与替勃龙相比减轻血管收缩症状的有限证据，但是替勃龙与雌激素加孕激素相比可改善性功能。

效果不明

抗抑郁剂

未发现抗抑郁剂在绝经期综合征方面效果的系统综述或随机对照试验。

744 可乐定

一项小的随机对照试验发现可乐定皮肤贴片使用 8 周后与安慰剂相比可减少潮热的次数和程度。但是，不能由此研究得出可靠的结论。未发现可乐定关于性功能、精神症状或生活质量方面效果评估的随机对照试验。

植物雌激素

九项随机对照试验未能提供关于植物雌激素与安慰剂相比减轻血管收缩或其他绝经期综合征的一致证据。未发现评估生活质量的随机对照试验。一项随机对照试验发现异黄酮与安慰剂相比，在 5 年间增加了单纯子宫内膜增生的妇女的比例。

睾酮

小型随机对照试验提供的关于睾酮加雌激素与单用雌激素或安慰剂在血管收缩症状或性功能方面比较的证据不一致。未发现评估精神症状或生活质量的随机对照试验。

定义 绝经定义为最后一次月经期的结束。绝经后妇女指距其最后一次月经 1 年以上者。在实际应用中，大多数妇女在闭经后 1 年得到诊断。绝经期综合征经常开始于围绝经期。绝经期综合征包括血管收缩症状（潮热）、失眠、情绪改变、精力下降、性欲减低、阴道干燥及泌尿系症状。

发病率/患病率 在英国，绝经期开始的平均年龄是 50 岁 9 个月。围绝经期的平均开始年龄为 45.5～47.5 岁。一项苏格兰调查（6096 位 45～54 岁妇女）发现 84% 的妇女至少经历一种典型的绝经期综合征，其中有 45% 的妇女认为一种或多种症状成为问题[1]。

病因/危险因素 绝经期的泌尿生殖器症状由雌激素浓度降低导致，但是血管收缩症状和精神影响的原因复杂且尚不明确。

预后 绝经期是一种生理过程。健康妇女自然绝经的时间可能是由遗传决定的。虽然内分泌改变是永久的，但大约有 70% 的妇女经历过的绝

经期综合征如潮热，通常会随时间得到解决[2]。但是有一些症状如生殖器萎缩，会持续存在，甚至更差。

请参见《临床证据》中文全版本和英文网络版获取全文和参考文献。

745

月经过多

检索时间：2004 年 9 月

原作者：Kirsten Duckitt，Keri McCully

李　艺　译　王建六　校　石一复　审

药物治疗的效果如何？

肯定有效

非甾体类抗炎药

一篇系统综述发现与安慰剂对比，非甾体类抗炎药（NSAIDs）能减少月经期的失血量。系统综述发现在月经期失血量方面甲芬那酸和甲氧萘丙酸无显著性差异，非甾体类抗炎药与仅在黄体期口服孕激素无显著性差异，但是在临床上用这种比较来除外各种治疗间差异的重要性可能缺乏力度。系统综述发现在减少月经量方面，甲芬那酸的作用不如氨甲环酸或达那唑，但是不良反应比达那唑小。数项系统综述中收入的随机对照试验中未能提供足够的证据比较非甾体类抗炎药与酚磺乙胺、复方口服避孕药或宫腔内含孕激素节育器的效果。我们未发现比较非甾体类抗炎药与促性腺激素释放激素类似物的随机对照试验。一篇系统综述中收入的随机对照试验发现在随访四个月和两年时，药物治疗（包括非甾体类抗炎药）比子宫内膜去除术疗效差，而且在用药超过四个月的妇女中出现不良反应的比例增加。

氨甲环酸

系统综述发现氨甲环酸与安慰剂、甲芬那酸、氟比洛芬、酚磺乙胺或口服孕激素相比能减少月经量。未发现比较氨甲环酸与达那唑、复方口服避孕药或促性腺激素释放激素类似物的随机对照试验。数项系统综述中收入的随机对照试验未能提供足够的证据来比较氨甲环酸与宫腔内含孕激素节育器的疗效。一篇系统综述中收入的随机对照试验发现在随访四个月和两年时，药物治疗（包括氨甲环酸）比子宫内膜去除术疗效差，而且在用药超过四个月的妇女中出现不良反应的比例增加。大约 1/3 服药的妇女会出现氨甲环酸的不良反应，包括腿抽筋和恶心。一个长期的以人群为基础的观察研究发现，没有氨甲环酸增加血栓栓塞风险的证据。

益害相当

达那唑

系统综述发现达那唑与安慰剂、甲芬那酸、甲氧萘丙酸或黄体期口服孕激素相比能减少月经量，但是达那唑比任何一种非甾体类抗炎药或口服孕激素的不良反应都大。数篇系统综述中收入的随机对照试验未能提供足够的证据来比较达那唑与口服避孕药或宫腔内含孕激素节育器的疗效。我们未发现比较达那唑与氨甲环酸或促性腺激素释放激素类似物的随机对照试验。一篇系统综述中收入的随机对照试验发现在随访四个月和两年时，药物治疗（包括达那唑）比子宫内膜去除术疗效差，而且在用药超过四个月的妇女中出现不良反应的比例增加。

效果不明

746

复方口服避孕药

一项被三篇系统综述收入的随机对照试验未能提供足够的证据来比较口服避孕药和其他药物的效果。另外一项被系统综述收入的随机对照试验发现药物治疗（包括口服避孕药）在随访四个月和两年时比子宫内膜去除术疗效差，而且在用药超过四个月的妇女中出现不良反应的比例增加。

酚磺乙胺

一篇系统综述未能提供足够的证据来比较酚磺乙胺与安慰剂或甲芬那酸的效果。两篇系统综述发现酚磺乙胺在减少月经量方面效果不如氨甲环酸。未发现比较酚磺乙胺与达那唑、复方口服避孕药、口服孕激素、宫腔内含孕激素节育器或促性腺激素释放激素类似物的随机对照试验。

促性腺激素释放激素类似物

未发现促性腺激素释放激素类似物治疗女性月经过多的随机对照试验。

宫腔内含孕激素节育器

未发现比较宫腔内含孕激素节育器与安慰剂的随机对照试验。数项系统综述中收入的随机对照试验未能提供足够的证据来比较宫腔内孕激素节育器与其他药物的疗效。两篇系统综述中收入的随机对照试验未能提供足够的证据来比较宫腔内孕激素节育器与口服孕激素的疗效。一篇系统综述发现随访超过1年，宫腔内含孕激素节育器在减少月经量方面的疗效不如子宫切除术或内膜去除术，但比子宫切除术的不良反应轻微。

不太可能有效

口服孕激素（长周期）

未发现比较口服孕激素和安慰剂的随机对照试验。一项被系统综述引用的随机对照试验发现，长周期口服孕激素和宫腔内放置缓释左旋-18-甲基炔诺孕酮节育器相比，在控制月经量方面无显著差异。

很可能无效甚至有害

仅在黄体期口服孕激素

未发现比较口服孕激素与安慰剂的随机对照试验。一篇系统综述发现仅在黄体期口服孕激素与非甾体类抗炎药相比，在减少月经量方面无明显差异，但是在临床上用这种比较来除外各种治疗间差异的重要性可能缺乏力度。一篇系统综述发现仅在黄体期口服孕激素在减少平均月经量的疗效上比氨甲环酸或达那唑差。两篇系统综述中收入的随机对照试验未能提供足够的证据来比较口服和宫腔内放置孕激素的疗效。一篇系统综述中收入的一个随机对照试验发现药物治疗（包括口服孕激素）在随访四个月和两年时，比子宫内膜去除术疗效差，而且在用药超过四个月的妇女中出现不良反应的比例增加。

---

747 手术治疗的效果如何？

肯定有效

子宫切除术（与宫腔内孕激素节育器或子宫内膜去除术相比能减少月经期的失血量，与子宫内膜去除术相比能减少进一步手术的需要）

一篇系统综述发现随访超过1年，手术（子宫切除术或子宫内膜去除术）与宫腔内含孕激素节育器相比能减少月经量；但是子宫切除术相关的严重不良反应比孕激素多。两篇系统综述发现子宫切除术能减少月经量，需要进一步手术的妇女数量也少；与子宫内膜去除术相比能提高患者的满意率。5个小型随机对照试验发现不同术式的子宫切除术，尽管手术时间和恢复时间有差异，但是在疗效上没有差异。一个大型队列研究报道大约1/3接受子宫切除术的妇女出现不同程度的并发症。

很可能有效

子宫内膜去除术（与药物治疗相比能减少月经期的失血量）

一篇系统综述发现随访超过1年，手术（子宫切除术或子宫内膜去除术）与宫腔内含孕激素节育器相比能减少月经。一篇系统综述中收入的一个随机对照试验发现在随访四个月和两年时，子宫内膜去除术比药物治疗的疗效好，而且能降低用药超过四个月的妇女中出现不良反应的比例。两篇系统综述发现子宫内膜去除术能增加月经量，而且需要进一步手术，与子宫切除术相比患者满意率低。随机对照试验发现子宫内膜去除术患者约15%出现并发症，如感染、出血以及子宫穿孔。

宫腔镜下子宫内膜去除术（与非宫腔镜下子宫内膜去除术相比能增加闭经率）

一篇系统综述发现随访12个月，宫腔镜下子宫内膜去除术比非宫腔镜下手术的闭经率要高。我们未发现不同宫腔镜下术式间闭经率或患者满意度差异一致性的证据。随机对照试验发现子宫内膜去除术患者约15%出现并发症，如感染、出血以及子宫穿孔。

效果不明

刮宫术

我们未发现研究刮宫术效果的随机对照试验。

子宫肌瘤切除术

未发现研究子宫肌瘤切除术效果的随机对照试验。

在子宫内膜去除术前内膜预处理的效果如何？ 748

肯定有效

促性腺激素释放激素类似物

一篇系统综述发现术前使用促性腺激素释放激素类似物与安慰剂或未做预处理相比，能减少术后6～12个月内月经中到大量失血的情况、增加术后24个月内的闭经率。未发现术后12个月内促性腺激素释放激素类似物与达那唑引起的闭经率有显著差异。

效果不明

达那唑

一篇系统综述引用的两个小型随机对照试验以及一个随后的随机对照试验，都未能提供足够的证据来比较术前使用达那唑与安慰剂或不做术前预处理的效果。一篇系统综述未发现术后12个月内达那唑与促性腺激素释放激素类似物引起的闭经率有显著差异。一篇系统综述中收入的2个随机对照试验未能提供足够的证据来比较达那唑和其他药物治疗的效果。

口服孕激素

一篇系统综述中收入的3个随机对照试验未能提供足够的证据来比较口服孕激素与安慰剂、术前不做预处理或其他药物治疗的效果。

定义 月经过多的定义是月经周期正常但是出血量大。原发性有排卵的月经过多是指除外盆腔器质性病变或全身的出血性疾病后，月经周期正常但是出血量大。客观的月经过多是指每个周期月经失血总量大于等于 80ml[1]。主观上，月经过多或许可以定义为生育年龄的妇女在数个连续周期主诉有规律的月经失血量增多。

发病率/患病率 在英国，5% 的妇女（年龄 30～49 岁）因月经过多到她们的全科医师处咨询[2]。在新西兰，2%～4% 绝经前女性的初级护理咨询是月经问题[3]。

病因/危险因素 原发性有排卵的月经过多的原因被认为是内膜产生的前列腺素紊乱[4]。前列腺素引起月经过多还与子宫肌瘤、子宫腺肌症或者宫内节育器因素相交织。据报道月经过多的妇女 10% 合并子宫肌瘤（每个周期 80～100ml），其中 40% 为重度月经过多（每个周期≥ 200 ml）[5]。

预后 在客观的月经过多患者中，2/3 妇女的正常活动受限，而且导致缺铁性贫血[1,6,7]。1/5 的英国妇女和 1/3 的美国妇女在 60 岁前因此而切除子宫；月经过多是至少 50% 这些妇女所面临的主要问题[8-10]。大约 50% 的妇女因月经过多而切除子宫，结果发现子宫是正常的[11]。

请参见《临床证据》中文全版本和英文网络版获取全文和参考文献。

进展期卵巢癌

检索时间：2005 年 6 月

原作者：Aarti Sharma，Usha Menon，Jonathan Ledermann
梁旭东　译　王建六　校

初诊时即为进展期卵巢癌的手术治疗的效果如何?

效果不明

初次手术加化疗与单独化疗相比

没有发现比较初次手术加化疗与单独化疗的效果的系统综述或随机对照试验。

初次手术加化疗与单独手术相比

没有发现比较初次手术加化疗与单独手术的效果的系统综述或随机对照试验。

初次手术与未手术相比

一篇系统综述发现没有随机对照试验来比较手术及非手术治疗。病例系列分析的有限证据显示最大范围的细胞减灭术是决定进展期卵巢癌生存率的最重要因素。在这一领域需要更多的研究。

不太可能有效

初次手术后有残留肿瘤女性的中间性肿瘤细胞减灭术

一项随机对照试验显示肿瘤细胞减灭术可提高在初次手术后残留肿瘤大于 1cm，经过再次减瘤后残留肿瘤小于 1cm 的女性的生存期。另外两项随机对照试验没有显示出中间性肿瘤细胞减灭术的任何有利之处。

二次探查术同严密随诊相比较

一项随机对照试验发现没有证据显示，与随访观察相比，二次探查术能提高进展期卵巢癌在初次手术后总的生存期。

初诊时即为进展期卵巢癌的患者以铂类为基础的化疗的效果如何?

很可能有效

卡铂加紫杉醇与顺铂加紫杉醇相比

三项随机对照试验显示以顺铂或卡铂为基础的化疗在总生存率或无进

展生存率方面无显著性差异。同以顺铂为基础的方案相比，以卡铂为基础的化疗方案的胃肠道毒性较少，但是血液系统不良反应较多。

不太可能有效

以铂类为基础的联合化疗与单一铂类制剂（单独使用铂类或卡铂同铂类与非紫杉醇制剂联合应用同样有效）

一篇系统综述及另外三项随机对照试验比较单用铂类的化疗与铂类加
750 上非铂类制剂化疗，结果在死亡、无疾病进展生存、10 年追踪随访总生存方面没有显著差异。白细胞减少，恶心，呕吐及脱发在联合化疗更常见。

初诊时即为进展期卵巢癌以紫杉醇为基础的化疗的效果如何？

不太可能有效

以铂类为基础的复合物中加入紫杉醇

两项随机对照试验随访 25～37 个月，显示同铂类加环磷酰胺化疗方案相比，紫杉醇加铂类化疗方案的中位无疾病生存期及总生存期均延长。这两项随机对照试验显示虽然治疗组的交叉率较高，随访达 51 个月，无疾病进展期或总的生存期在铂类单药化疗与紫杉醇加铂类化疗没有显著性差异。总的来说紫杉醇与增加血液疾病及神经毒性相关。阿密磷定（Amifostine）不能减少与紫杉醇加卡铂化疗引起的神经毒性，但可增加胃肠道及血液系统的毒性。

紫杉醇同多西紫杉醇相比

一项随机对照试验显示紫杉醇与多西紫杉醇分别与卡铂联合应用时，在无疾病进展生存期及总生存期没有差异。

定义 卵巢肿瘤按照起源的细胞类型进行分类（表面上皮，间质或生殖细胞）。上皮性肿瘤占全部卵巢肿瘤的 90% 以上[1]。可以进一步按照组织学类型进行分类（浆液性，黏液性，子宫内膜样及透明细胞性）。卵巢癌使用 FIGO 分期（见表 1 Ⓣ）[2]。这篇综述局限于初诊时即为进展性（FIGO 2-4 期）浸润性卵巢癌的一线治疗。

发病率/患病率 按照 GLOBOCAN 数据库资料，2002 年世界范围卵巢癌有 204 499 例。世界各地的发病率各异，高发生率的国家为立陶宛、丹麦及爱沙尼亚，低发生率的国家为埃及、马拉维及马里。这可能是由于生殖习俗、使用口服避孕药、母乳喂养及初潮和绝经年龄差异而造成的。卵巢癌发生率随着年龄的增加不断升高，峰值在 70 及 80 岁。在英国，卵巢癌为癌症死亡的第四种最常见的原因，每年新诊断的病

例大约为6900例，死亡病例为4600例[3]。卵巢癌的发生率在一些其他国家看起来很稳定，在一些富裕国家（芬兰、丹麦、新西兰及美国）发病率下降。

病因学/危险因素 危险因素包括卵巢癌家族史，年龄增长，分娩率低[4-6]。更多的争议为生育力缺陷及使用促进生育的药物[7,8]。使用口服避孕药超过5年，风险减少30%～40%[4,9-11]。其他降低风险的因素包括输卵管结扎、子宫切除术、母乳喂养，初潮年龄增加，绝经年龄降低及使用非甾体类抗炎药物[12-16]。

预后 生存率随着妇女的年龄，疾病分期及手术后残留肿瘤而变化。生存率最重要的决定因素为诊断时疾病的分期。初诊时为早期的5年生存率超过70%，晚期的生存率大约为15%[17]。即使校正通常的预期寿命之后，年轻妇女比年龄大的妇女生存期长。在英国，诊断时年龄在15～39岁的妇女，5年相对生存率接近70%。与此相比，诊断时超过80岁的生存率仅为12%[17]。 751

请参见《临床证据》中文全版本和英文网络版获取全文和参考文献。

多囊卵巢综合征

检索时间：2005 年 10 月
原作者：Hesham Al-Inany
田莉　译　沈浣　校　石一复　审

多囊卵巢综合征的治疗效果如何？

很可能有效

非那雄胺（减轻多毛症状的疗效可能与螺内酯和醋酸环丙孕酮-炔雌醇相似）

两项随机对照试验发现，与安慰剂相比，使用非那雄胺治疗 6 个月可减轻多毛症状。而在一些将特发性多毛症患者纳入的小型随机对照试验在比较非那雄胺和氟他胺时得出了不一致的结论。在三个直接比较非那雄胺和氟他胺疗效的随机对照试验中，有两个研究发现两种药物治疗多毛症的效果没有显著性差异，而第三个研究发现，治疗 12 个月后非那雄胺减轻多毛症的效果要差于氟他胺。一个随机对照试验发现，使用螺内酯 100mg/d 治疗多毛症 12 个月要比使用非那雄胺 5mg/d 更有效。另一项随机对照试验发现使用螺内酯 100mg/d 与非那雄胺 5mg/d 治疗 6 个月时在改善多毛症上无显著性差异。一项随机对照试验发现使用非那雄胺与醋酸环丙氯地孕酮-炔雌醇治疗 9 个月时在改善多毛症上无显著性差异。另一个随机对照试验发现，与单独使用醋酸环丙氯地孕酮-炔雌醇相比，如与非那雄胺联合用药治疗 6 个月，可减轻多毛症状。还有一个随机对照试验发现，非那雄胺和螺内酯联合用药比单独使用螺内酯能更有效地减少多毛，但证据有限。我们没有发现评估非那雄胺治疗月经稀发效果的随机对照试验。

氟他胺（减轻多毛症状的疗效与非那雄胺和螺内酯相似）

一项小规模随机对照试验发现氟他胺与安慰剂相比在治疗 6 个月时改善了多毛症状。一些包括特发性多毛症患者的小型随机对照试验提供了比较氟他胺、非那雄胺和螺内酯相对疗效的有限证据。这三项随机对照试验中有两项发现这三种治疗在改善多毛症状上无显著性差异，第三项随机对照试验发现氟他胺在治疗 12 个月时比非那雄胺更为有效地减少了多毛症状。有一个随机对照试验发现，单独使用氟他胺和氟他胺与醋酸环丙氯地孕酮-炔雌醇联合用药治疗 6 个月时，比较二者减轻多毛症的效果并无显著性差异，然而联合用药可减少患者月经稀发的数量。

二甲双胍（与安慰剂相比能改善月经周期的模式；与醋酸环丙氯地孕酮-炔雌醇相比能减轻多毛症）

一个随机对照试验得到有限的证据，与安慰剂相比使用二甲双胍治疗 3 个月可调整月经周期。另一个试验发现，与安慰剂相比使用二甲双胍配合低热量饮食治疗 6 个月可改善月经稀发，同时有限的证据表明也可减轻多毛症状。第三个试验表明，使用二甲双胍治疗多毛症 12 个月比醋酸环丙氯地孕酮-炔雌醇更有效。

螺内酯（减轻多毛症状的疗效可能与氟他胺和非那雄胺相似）

一篇有两项随机对照试验的系统综述发现，在患有特发性多毛症或多囊卵巢综合征导致的多毛症的女性中，螺内酯与安慰剂相比治疗 6 个月时减轻了多毛症状。一个随机对照试验发现，使用螺内酯 100mg/d 治疗多毛症 753
12 个月要比使用非那雄胺 5mg/d 更有效。另一项在患有特发性多毛症女性中进行的随机对照试验发现使用螺内酯 100 mg/d、非那雄胺 5mg/d 和氟他胺 250mg/d 6 个月时在治疗多毛症效果上无显著性差异。一个小型随机对照试验得到的有限证据表明，使用螺内酯 6 个月治疗多毛的效果要差于酮康唑。一项随机对照试验提供的有限证据表明应用螺内酯时加用非那雄胺与单独应用螺内酯相比减轻了多毛症状。另一项随机对照试验没有提供充足的证据比较螺内酯和醋酸环丙氯地孕酮一炔雌醇之间的效果。我们没有发现评估螺内酯治疗月经稀发效果的随机对照试验。

益害相当

醋酸环丙氯地孕酮-炔雌醇（co-cyprindiol；可减轻多毛症状；但会增加静脉血栓栓塞的危险）

一个小型的随机对照试验发现有限的证据表明，与安慰剂相比使用醋酸环丙氯地孕酮-炔雌醇治疗 12 个月可减缓毛发生长。一项小规模随机对照试验提供的有限证据表明，尽管醋酸环丙氯地孕酮-炔雌醇治疗 6 个月可减轻多毛，但效果不如酮康唑。有些随机对照试验比较醋酸环丙氯地孕酮-炔雌醇与去氧孕烯-炔雌醇、促性腺激素释放激素激动剂或螺内酯的治疗效果，但得到的证据不充分。有一个试验发现，使用醋酸环丙氯地孕酮-炔雌醇 12 个月治疗多毛症的效果不如二甲双胍；另一个试验发现，醋酸环丙氯地孕酮-炔雌醇与非那雄胺联合用药治疗多毛症要比单独使用醋酸环丙氯地孕酮-炔雌醇更有效。一项随机对照试验发现醋酸环丙氯地孕酮-炔雌醇和非那雄胺应用 9 个月时在治疗多毛症方面无显著性差异。关于该药治疗月经稀发的效果的随机对照试验没有得出充分的证据。醋酸环丙氯地孕酮-炔雌醇可增加发生静脉血栓栓塞的危险。

效果不明

减轻体重的措施

我们没有发现有关评价减轻体重对多囊卵巢综合征临床结局影响的系统综述或随机对照试验。在一个随机对照试验中，分别使用高蛋白质和低蛋白质饮食减轻体重 16 周，评价组间差异后得到一些有限的证据，表明减轻体重可能改善月经周期。

酮康唑

一个随机对照试验发现有限的证据，表明使用酮康唑治疗多毛 6 个月比使用小剂量的醋酸环丙氯地孕酮-炔雌醇、醋酸环丙氯地孕酮-炔雌醇加后续醋酸环丙氯地孕酮或螺内酯更有效。我们没有发现有关评估酮康唑治疗月经稀发效果的随机对照试验。

机械性脱毛

一项随机对照试验发现高强度激光脱毛治疗与对照（低强度激光脱毛治疗）相比降低了自身评价的多毛症的严重程度。

754 **定义** 多囊卵巢综合征（PCOS；Stein-Leventhal syndrome，sclerocystic ovarian disease）定义为由于慢性不排卵导致的卵巢中堆积了多量发育不完全的卵泡，常伴有卵巢雄激素合成的增加。

发病率/患病率 在发达国家，多囊卵巢综合征占妇科门诊患者的 4% ~ 10%[1, 2]，但由于没有基于特定人群进行研究，且现行的诊断标准各异，这个数据也许不能真实反映其患病率。大多数妇女在 30 多岁发病[2]。

病因/危险因素 该病病因未明。遗传因素可能是病因之一，但是确切的机制尚不清楚。两个研究发现的一些证据表明，在 PCOS 妇女的一级亲属中存在高雄激素血症（伴有或不伴有月经稀发）的家族聚集现象[2, 3]。第一个研究发现 PCOS 妇女的姐妹中有 22% 符合多囊卵巢综合征的诊断标准[2]。第二个研究对 78 个母亲和 50 个姐妹进行临床评估，发现有 19 个母亲（占 24%）和 16 个姐妹（占 32%）患有多囊卵巢综合征[3]。

诊断 诊断 PCOS 需除外其他继发原因，例如合成雄激素的肿瘤，高泌乳素血症及成年后起病的先天性肾上腺增生症[1]。其临床特征包括：月经周期不规则，月经稀发或闭经，卵巢含有多个小卵泡（即多囊卵巢），轻度多毛症及不育。许多妇女还伴有胰岛素抵抗，痤疮及体重增加。直到最近，关于 PCOS 的诊断尚缺少统一的标准。一些研究仍将超声发现卵巢多囊状态作为诊断标准，而非以临床表现为诊断标准。现在，国际公认的 PCOS 诊断标准是至少必须符合以下三条中的两条：少排卵或不排卵；雄激素过度分泌的临床和（或）生化证据；卵巢多囊状态（至少 12 个直径大于 2～9mm 的卵泡，和（或）卵巢体积大于 10ml）[4]。此外，必须除外其他病因（包括先天性肾上腺增生症，分泌雄激素肿瘤，库欣综合征）。

预后 有证据表明，相对于非 PCOS 女性，PCOS 患者发生 2 型糖尿病和继发于高脂血症的心血管疾病的风险增加[5]。月经稀发和闭经的患者发生子宫内膜增生，进而发生子宫内膜癌的风险亦增加[6]。

请参见《临床证据》中文全版本和英文网络版获取全文和参考文献。

755

月经期前综合征

检索时间：2005 年 11 月

原作者：Irene Kwan and Joseph Loze Onwude
王朝华 译 王建六 校

月经期前综合征的药物治疗的效果如何？

肯定有效

螺内酯

随机对照试验研究发现黄体期应用螺内酯 2～6 个月与安慰剂相比可改善月经期前综合征的生理和心理症状。

很可能有效

阿普唑仑

随机对照试验发现与安慰剂相比，大多数月经期前综合征妇女黄体期应用阿普唑仑 3～6 个月可以改善生理和心理症状，包括经前焦虑妇女的严重症状。轻微的不良反应常见。苯二氮䓬类有依赖性。

丁螺环酮

一项随机对照试验发现丁螺环酮使用 4 个月可较安慰剂更有效地改善经前焦虑妇女的自觉症状。人际心理和生理症状未包含在内。轻微的不良反应常见。

促性腺激素释放激素类似物应用小于 6 个月

一篇系统综述发现促性腺激素释放激素类似物应用 3～6 个月，与安慰剂相比可降低月经期前综合征的总体症状。用促性腺激素释放激素类似物妇女发生的不良反应是安慰剂组的 3 倍，包括潮热、疼痛、夜汗、恶心和头痛。反向添加疗法可减少远期不良反应而不降低疗效。但使用促性腺激素释放激素类似物 6 个月以上而不反向添加，会引起骨质疏松相关的一系列风险，这限制了该类药物的长期使用。

美托拉宗

一项随机对照试验发现与安慰剂相比，美托拉宗可降低月经期前综合征的水肿和体重增加，并改善情绪症状。

非甾体类消炎药

随机对照试验发现黄体期使用非甾体类消炎药或甲氧萘丙酸钠 3～6 个月，与安慰剂相比可改善生理和心理症状。有关不良反应随机对照试验提供的信息及少。

益害相当

氯米帕明

随机对照试验发现使用氯米帕明（黄体期或持续使用）治疗三个周期可改善月经期前综合征的心理症状，但不改善生理症状。部分妇女因为困倦，恶心，眩晕和头痛等不良反应而停止治疗。

达那唑 756

随机对照试验发现，与安慰剂比较达那唑使用 3 个月可降低总体月经期前综合征症状，但长期应用有与男性性征相关的重要不良反应。

选择性五羟色胺再摄取抑制剂（SSRIs）

一篇系统综述及随后的随机对照试验发现选择性五羟色胺再摄取抑制剂（SSRIs）使用 2～6 个周期，与安慰剂相比可改善月经期前综合征症状，但不良反应频发。目前的证据没有指出选择性五羟色胺再摄取抑制剂（SSRIs）与增加自杀风险有关，但选择性五羟色胺再摄取抑制剂（SSRIs）与增加自我伤害及产生自杀念头的风险有关。最近来自欧洲、英国和美国的学者警告选择性五羟色胺再摄取抑制剂（SSRIs）用于儿童和青少年。

月经期前综合征的激素治疗的效果如何？

益害相当

黄体酮

一篇系统综述发现与安慰剂比较，黄体期服用黄体酮 2～6 个月可改善妇女总体月经期前综合征的症状。尽管综述发现许多不良反应与黄体酮有关（包括大出血，月经不调，腹痛，恶心和头痛），没有发现因不良反应而增加退出率。

孕激素

一篇系统综述发现与安慰剂比较，服用黄体酮超过 3～4 个周期可改善减少月经期前综合征的症状。综述还发现，因孕激素与安慰剂的不良反应而退出试验的妇女比例没有显著差异。最常见的不良反应有恶心，乳房不适，头痛和月经不调。孕激素可以减少一些妇女的月经期前综合征的症状。

效果不明

雌激素

随机对照试验有限的证据表明与安慰剂相比，雌二醇持续治疗 3 个月可改善月经期前综合征的症状。然而作用的强度还不清楚。雌激素重要的不良反应包括乳腺癌，子宫内膜癌，卒中及血栓性疾病风险增加。

口服避孕药

一项随机对照试验发现与安慰剂相比，口服避孕药可以改善特定的月经期前综合征的症状（食欲，痤疮和暴食），但不改善情绪相关症状。

替勃龙

一项小型随机对照试验发现的有限证据表明，与安慰剂（多种维生素）相比持续使用替勃龙超过 6 个月可改善月经期前综合征的症状。

---

757 月经期前综合征的心理干预的效果如何？

效果不明

认知行为治疗

质量较差的随机对照试验评估了认知行为治疗，其对月经期前综合征的治疗方面所提供证据并不充分。

月经期前综合征的物理疗法的效果如何？

效果不明

亮光疗法

一篇系统综述发现亮光疗法与安慰剂相比，在减少月经期前综合征相关的抑郁症状方面没有显著差异。

按摩疗法

质量较差的交叉对照试验对按摩治疗月经期前综合征提供的证据不充分。

锻炼

没有发现关于锻炼对月经期前综合征的症状改善的系统综述或随机对照试验。

反射学疗法

对于反射学治疗 8 周与假反射治疗可更多改善月经期前综合征症状，一项随机对照试验提供的证据有限。

放松疗法

放松疗法治疗 5 个月比阅读娱乐读物或议论症状能更好地改善经前症状，一项随机对照试验研究提供证据的有限。两项质量较差的进一步随机对照试验对评估放松治疗提供的证据有限。

月经期前综合征的膳食补充剂的效果如何?

肯定有效

维生素 B_6

一篇系统综述发现，与安慰剂比较黄体期或持续使用维生素 B_6 2～6 个月可更好地改善总体月经期前综合征的症状。

很可能有效

钙剂补充

一篇系统综述收入了两项随机对照试验，发现与安慰剂相比钙剂补充可以改善症状。

效果不明

月见草油

一项质量较差的随机对照试验研究提供了有限的证据评估月见草油治疗月经期前综合征的效果。

补充镁

一项质量较差的随机对照试验提供有限的证据，评估镁剂治疗月经期前综合征的效果。

月经期前综合征的手术治疗的效果如何?

很可能有效

全子宫及双侧卵巢切除*

没有发现关于月经期前综合征妇女子宫切除或子宫及双卵巢切除的系统综述或随机对照试验。队列研究发现子宫及双卵巢切除后持续雌激素替代的妇女几乎完全根除了月经期前综合征的症状，共识认为该法有效。极少采用手术，但当有其他妇科情况共存时可有手术指征。

腹腔镜下双侧卵巢切除

没有发现关于月经期前综合征妇女行腹腔镜下双侧卵巢切除的系统综述或随机对照试验；不太可能开展这样一项随机对照试验。队列研究发现子宫及双卵巢切除后持续雌激素替代的妇女几乎完全根除了月经期前综合征症状，共识认为该法有效。极少采用手术，但当有其他妇科情况共存时可有手术指征。

效果不明

子宫内膜切除术

没有发现关于月经期前综合征妇女子宫内膜切除的系统综述或随机对照试验。

定义 如果一名妇女主诉在月经的黄体期特有的复发性心理和（或）生理的症状，这些症状又往往伴随着月经的结束而解决，那她就患有月经期前综合征（PMS）。这些症状也可以延续至出血期（常见的月经期前综合征的心理、行为及生理的具体症状见网络版表 A）。**严重的月经期前综合征的症状：** 各项随机对照试验对严重的月经期前综合征症状的定义有所不同，但近期的研究采用了标准条件来诊断月经期前综合征的不同类型（称为经前烦躁），诊断至少要有 5 个症状，包括 4 个核心心理学症状中（来自所列的 17 个生理及心理症状）的一个，经前严重、经后减轻或消失[2,3]。这 17 个症状是：抑郁、无望感或负罪感、焦虑或紧张、情绪波动、易激惹或持续发怒、兴趣减退、注意力不集中、虚弱、暴食或胃口大增、睡眠异常、失控感或被压倒感、不协调、头痛、疼痛、水肿/肿胀/体重增加、痉挛及乳房压痛。

759 **发病率/患病率** 月经期前综合征症状发生于 95% 的生育期妇女，其中 5% 症状严重而虚弱[1]。

病因/危险因素 病因不清，但可能是由于激素或其他因素（可能神经内分泌）[4,5]。

预后 除非双附件切除，月经期前综合征的症状往往会在治疗停止后复发。

请参见《临床证据》中文全版本和英文网络版获取全文和参考文献。

非妊娠女性急性肾盂肾炎 760

检索时间：2006年2月

原作者：Ignacio Neumann，M Fernanda Rojas，Philippa Moore

蔡美顺 译 王梅 校 王海燕 审

急性肾盂肾炎的抗生素治疗效果如何？

很可能有效

静脉应用抗生素治疗住院妇女非复杂性感染*

我们没有发现有关静脉应用抗生素与不用抗生素比较的系统综述及随机对照试验，一致认为静脉应用抗生素是有效的，目前有安慰剂对照的随机对照试验是不可能的。

口服抗生素治疗妇女非复杂性感染*

我们没有发现有关口服抗生素与不用抗生素比较的系统综述及随机对照试验，然而一致认为口服抗生素治疗是有效的，目前进行这样的随机对照试验是不可能的。

*分类并非基于安慰剂作对照的随机对照试验，因为这样可能被认为不符合伦理。

效果不明

静脉抗生素加口服抗生素与单用口服抗生素比较

一项随机对照试验发现静脉抗生素加口服环丙沙星与单用口服环丙沙星相比在临床治愈率上无显著性差异。

不同静脉抗生素制剂的相对有效性

一项随机对照试验提供的有限证据表明静脉应用氨苄青霉素加庆大霉素与复方磺胺甲基异噁唑加庆大霉素相比在第28天时减轻症状及菌尿的复发方面无显著性差异。不同静脉抗生素制剂的临床效果的比较尚没有充足证据。我们没有发现比较同一静脉抗生素制剂不同使用时间疗效的随机对照试验。

不同口服抗生素制剂的相对有效性

一篇系统综述及其随后的两项随机对照试验都一致发现不同种类的抗生素治疗妇女非复杂性肾盂肾炎（其中一些为住院病人）在细菌学和临床治

愈率方面没有差异。然而，观察得到的资料显示广谱抗生素如喹诺酮类药物，比窄谱抗生素如阿莫西林及甲氧苄氨嘧啶-磺胺甲基异噁唑在对这些药物耐药的高患病率地区更有效。我们没有发现比较同一口服抗生素制剂不同使用时间疗效的随机对照试验。

住院病人与门诊病人治疗的相对有效性

我们没有发现有关急性非复杂性急性肾盂肾炎妇女住院和门诊治疗比较的系统综述或随机对照试验。

口服与静脉治疗的相对有效性

我们没有发现有关急性肾盂肾炎妇女采用口服或静脉抗生素治疗比较的系统综述或随机对照试验。

761 ## 急性肾盂肾炎止痛治疗的效果如何?

效果不明

非甾体抗炎药

非甾体抗炎药在急性非复杂肾盂肾炎妇女治疗方面，我们没有发现有关非甾体抗炎药（NSAIDs）与安慰剂或单纯的全身性镇痛剂（非阿片制剂）进行比较的系统综述或随机对照试验。非甾体抗炎药已知的不良反应中包括肾功能损害，建议此类药物在急性非复杂性肾盂肾炎妇女中应慎用。

单纯的全身性镇痛剂（非阿片制剂）

在急性非复杂肾盂肾炎妇女治疗方面，我们没有发现有关单纯的全身性镇痛剂（尿道止痛剂及阿片制剂除外）与安慰剂或非甾体抗炎药进行比较的系统综述或随机对照试验。这样的研究被认为不合伦理。

定义 急性肾盂肾炎或者称为上尿路感染，是以尿痛、发热、寒战、腰痛、恶心及呕吐为特点的肾脏感染。尿中几乎总存在白细胞；尿显微镜检查偶可见到白细胞管型。关于疾病的严重性分级还没有达成一致性意见。然而急性肾盂肾炎患者可分为能口服抗生素、没有败血症体征、可在家中治疗的患者以及需要在医院静脉应用抗生素的患者。对有正常肾脏解剖结构和功能且免疫能力正常的人群而言，由典型病原菌感染而造成的肾盂肾炎并不复杂[1]。男性患者及非妊娠女性患者的治疗没什么区别。

发病率/患病率 在美国[2]及韩国[3]估计每年的发病率分别为每10 000人中27.6例及35.7例。世界范围内的患病率及发病率还不清楚。

病因/危险因素 肾盂肾炎常由于膀胱中的细菌上行到输尿管及侵入肾引

起。有一些病例是由于细菌进入血液并繁殖所引起。最常见的微生物是大肠杆菌（56%～85%），其他还包括：粪肠球菌、肺炎克雷白杆菌和和奇异变形菌[2,4,5]。具有尿路结构及功能异常的患者较易患肾盂肾炎，而且口服药物治疗常常无效或者并发菌血症。健康妇女患肾盂肾炎的危险因素：性交、应用杀精子剂、在前一年内曾患尿路感染、母亲有尿路感染史、糖尿病以及尿失禁[2]。耐药性微生物的发生率随不同的地理区域而不同，近期住院、近期应用抗生素及免疫抑制剂、反复的肾盂肾炎、肾结石增加了耐药的危险性[4]。

预后 不复杂的肾盂肾炎给予恰当的治疗时预后良好。并发症有肾脓肿、败血症性休克和肾损害（包括急性肾衰竭）。死亡的近期独立危险因素包括：年龄大于 65 岁、脓毒性休克、久病体弱者及应用免疫抑制剂者[4]。存在基础性肾病、糖尿病及应用免疫抑制剂可使预后恶化，但是我们没有发现在这样的病人中有关脓毒症或死亡发生的远期证据。

请参见《临床证据》中文全版本和英文网络版获取全文和参考文献。

非妊娠女性复发性膀胱炎

检索时间：2005年5月
原作者：Ayan Sen
武蓓 译 王梅 校 王海燕 审

每年至少发生两次膀胱炎的女性应该给予怎样的治疗措施以预防再次感染？

肯定有效

持续预防应用抗生素（甲氧苄氨嘧啶、复方磺胺甲基异噁唑、呋喃妥英、头孢克洛或一种喹诺酮类药物）

一篇系统综述发现，持续使用头孢氨苄、复方磺胺甲基异噁唑、呋喃妥英、诺氟沙星或一种喹诺酮类药物6～12个月作为预防用药期间，较使用安慰剂可降低复发性膀胱炎的发生率，而几种不同的预防药物的复发率无差异。然而，综述中的两个随机对照试验提示，完成预防用药6个月后，药物组与安慰剂组复发率无显著差别。比较持续每日抗生素预防用药和性交后抗生素预防用药的随机对照试验显示，两者的复发率无显著差异。随机对照试验就持续预防应用抗生素与持续应用马尿酸乌洛托品的比较还不能提供足够的证据。关于何时开始持续抗生素预防用药以及持续多长时间目前也没有明确的一致意见。

性交后预防应用抗生素（复方磺胺甲基异噁唑、呋喃妥英或一种喹诺酮类药物）

一项系统综述收入的随机对照试验发现，性交后2小时内服用复方磺胺甲基异噁唑较安慰剂可减少复发性膀胱炎的临床发生率。而另一个关于持续每日抗生素预防用药和性交后抗生素预防用药对比的随机对照试验发现两者在微生物学复发率上没有差异。

很可能有效

酸果蔓果汁和酸果蔓产品

一篇系统综述发现，与安慰剂相比酸果蔓产品（果汁或胶囊）在为期12个月的观察中可减少膀胱炎症状的复发。

效果不明

持续预防应用马尿酸乌洛托品

随机对照试验没有提供足够的证据来评价持续应用马尿酸乌洛托品（六亚甲基四胺马尿酸盐）预防用药与安慰剂或持续抗生素预防用药在预防女性复发性膀胱炎效果的差异。

性交后排尿

没有发现有关性交后排尿在预防女性复发性膀胱炎方面作用的系统综述和随机对照试验。

自行使用单剂量复方磺胺甲基异噁唑

一项小型随机对照试验发现，在为期一年的观察中，相对于持续使用复方磺胺甲基异噁唑，在膀胱炎症状刚出现时自行使用单剂量复方磺胺甲基异噁唑预防膀胱炎复发的效果要差。然而，这项证据非常有限，以至于不能得出肯定的结论。女性作为膀胱炎的高发人群，因为治疗仅仅是开始于出现症状之后，使用单剂量预防用药是被期望的。我们没有发现单剂量使用其他抗 763
生素的随机对照试验。

定义 在多数情况下，膀胱炎是指下尿路的细菌感染，可引起排尿时疼痛、尿频、尿急、血尿和与排尿无关的耻骨上区疼痛。尿中经常出现白细胞和细菌。复发性尿路感染是指一般早期的感染经治疗（但非必需）临床症状消失后，再次出现尿路感染的临床症状[1]。在文献中，复发性膀胱炎常常被定义为过去 12 个月内发生 3 次或过去 6 个月内发生 2 次尿路感染。复发性尿路感染一方面会给患病女性带来严重的不适感觉，另一方面，因为门诊量、诊断性检查和处方药量的增加，对医疗费用造成了很大的影响。

发病率/患病率 复发性膀胱炎多发于健康年轻女性，尽管在解剖和生理上她们的尿路一般都没有异常。一项研究发现，近一半的女性非复杂性尿路感染在一年内可自行发展为复发性尿路感染[2]。在一项观察大学女生首次尿路感染的研究中，在首次感染后 6 个月内，27% 的被访者都经历了至少一次的由培养证实的复发感染，而 2.7% 的女性在相同时间段内甚至出现第二次复发[3]。在芬兰，一项纳入了 17～82 岁的患大肠杆菌膀胱炎女性的研究中，1 年内 44% 的女性出现复发，其中，大于 55 岁女性复发率为 53%，而年轻女性复发率为 36%[4]。目前还没有可帮助我们了解尿路感染女性发生高频率复发的大样本量研究。少数情况下，复发是由于一个持续存在的感染灶，但是我们认为，绝大多数情况下，复发是由于出现了再感染[1]。复发性膀胱炎又可分为再发和再感染两类：再发指由初次感染的同一菌种引起，在治疗后两周内发病；而再感染指在初次感染治疗后两周以上再次发生感染[1]。多数女性都能通过症状自己诊断出复发性膀胱炎的一次发作（一项随机对照试验的阳性预测值是92%）[5]。

病因/危险因素 膀胱炎是由于粪便菌丛迁移至阴道和尿道开口，逆尿道上行进入膀胱引起的感染。性交、使用隔膜杀精剂以及复发性尿路感染史都是膀胱炎的重要独立危险因素[6]。使用被覆杀精剂的安全套可能也会增加尿路感染的危险[7, 8]。给动物或人使用抗菌药对阴道菌落都有相反的作用[9]，近期使用抗生素也与膀胱炎的危险增加强烈相关[10]。但是，关于女性复发性膀胱炎特殊的危险因素的研究还很少。在一项大型的女性病例对照研究中，共入选有复发性尿路感染史病例229例，无复发性尿路感染史的对照253例，多因素分析显示性交频率是复发的最强危险因素[11]。其他的危险因素包括，过去1年内使用过杀精剂、过去1年内有新性伴侣、在15岁或15岁之前发生初次尿路感染以及母亲有尿路感染史。排尿功能异常，如脱垂、多发性硬化症、膀胱肿瘤、膀胱结石也会增加感染的机会[11]。同时，尿路感染还与性交前后排尿、排尿频率、延迟排尿的习惯、冲洗以及体重指数有关。吸烟（与膀胱肿瘤强相关）与复发性膀胱炎之间可能的关系还没有被评价。这些行为方式还从来没能通过前瞻性的随机试验得到评估。资料显示骨盆解剖结构的差异可能可以部分解释某些年
764 轻女性易患复发性尿路感染的原因，特别是对那些没有其他危险因素的女性[12]。健康的绝经后女性，雌激素水平的减少也可致复发性膀胱炎的发生。雌激素对阴道、膀胱、尿道都有影响，当体内激素水平下降时，这些器官的组织变得单薄、脆弱并且干燥。膀胱和尿道组织的这些变化以及缺乏对致感染病原体的保护作用都使得绝经后女性尿道感染的危险增加。由于尿道的改变，膀胱炎更多发于妊娠期女性。随着子宫的增大、增重，它可以阻碍尿液由膀胱的排出，从而引起感染。从孕6～24周，女性发生复发性膀胱炎的危险大大增加。

预后 关于未治疗的膀胱炎长期预后的资料很少[2]。一项研究发现，膀胱炎很少进展为肾盂肾炎，并且虽然症状可以持续数月，但大多数膀胱炎可以自行缓解。然而，妊娠女性的菌尿比非妊娠女性菌尿发展为肾盂肾炎的危险性要大得多（28% *vs* 1%），而且可能带来严重的后果[2]。

请参见《临床证据》中文全版本和英文网络版获取全文和参考文献。

压力性尿失禁

检索时间：2005 年 12 月
原作者：Joseph L Onwude
张晓红 译 王建六 校 石一复 审

女性压力性尿失禁非手术治疗的效果如何？

肯定有效

5-羟色胺再摄取抑制剂（度洛西汀）

一篇系统综述发现，与安慰剂相比，每日 80 mg 或以上的度洛西汀可以改善尿失禁漏尿频率、提高治疗结束时症状改善患者的比例、提高主观治愈率或改善率并改善生活质量。综述发现，每日 20～40 mg 的低剂量度洛西汀也可使治疗结束时症状改善患者的比例提高，但其他预后指标在低剂量治疗组和安慰剂组间无显著性差异。与安慰剂相比，度洛西汀有更多的不良反应，包括恶心、腹泻、头痛、眩晕、疲劳和口干。系统综述中收入的一项随机对照试验发现，与安慰剂联合盆底肌肉训练相比，每日 80 mg 的度洛西汀联合盆底肌肉训练可降低尿失禁漏尿频率，但两组间在生活质量评分上无显著性差异。

很可能有效

盆底电刺激

随机对照试验发现盆底电刺激与不进行治疗或假仿盆底电刺激相比，在治疗 4～8 周间对症状主观改善更明显。一篇系统性的综述发现 12 个月的盆底电刺激和盆底肌肉训练相比，在治愈率或改善率方面无显著性差异；同时发现盆底电刺激与少量病例有阴道刺激和难以保持主动治疗有关。另一篇系统综述发现盆底电刺激和阴道锤治疗在自我评价的治愈率和改善率、4 周至 12 个月的漏尿方面无显著性差异，但尚缺乏足够的资料证实临床的重要不同。第三篇系统综述发现盆底电刺激和雌激素补充治疗在治愈率和改善率方面无显著性差异，但其效力不足以检测出临床上存在的重要差异。

盆底肌肉训练

一篇系统综述发现与无治疗和安慰剂相比，3～6 个月的盆底肌肉训练可提高治愈率或改善率、降低日漏尿量。一项该综述后发表的随机对照试验发现，与单独应用安慰剂治疗相比，盆底肌肉训练联合安慰剂治疗 12 周可减少尿垫用量，但两组在尿失禁漏尿频率、尿失禁生活质量（I-QOL）评分以及患者整体改善印象（PGI-I）评分方面无显著性差异。同时发现 12 个月的盆底肌肉训练和盆底电刺激在治愈率或改善率方面无显著性差异。在治疗 6 个月时与阴道锤相比，盆底肌肉训练降低日漏尿的发作，但在治疗 12
766 个月时的治愈率和改善率无显著性差异。一篇系统综述研究发现盆底肌肉训练与雌激素补充相比可提高治疗 9 个月时的治愈率或改善率。一项随机对照试验发现，盆底肌肉训练联合安慰剂在降低尿失禁漏尿频率方面不如盆底肌肉训练联合度洛西汀每日 80mg 有效，但两组间在生活质量评分上无显著性差异。

阴道锤

一篇系统综述发现，与无治疗或建议应用尿失禁保护装置相比，阴道锤治疗 6～12 个月可使自我评价的治愈率或改善率提高，但在日漏尿发作方面无显著性差异。随机对照试验发现治疗 12 个月后，阴道锤和盆底肌肉训练在自我评价治愈率或改善率方面无显著性差异；经 6 个月的治疗，阴道锤与盆底肌肉训练相比，在降低日漏尿发作方面效果较差。另一项随机对照试验也发现经治疗 4 周至 12 个月，阴道锤与盆底电刺激治疗相比，在自我评价治愈率或改善率、漏尿指数改善方面无显著性差异；但缺乏足够的力度证实临床的重要不同。一项随机对照试验也发现，治疗 6 周后，阴道锤与盆底电刺激联合生物反馈治疗在主观和客观改善率方面无显著性差异。阴道锤应用的最为常见的不良反应是很难保持患者的主动应用，但更为严重的少量事件，如阴道炎和腹痛，也见报道。

益害相当

雌激素补充

一篇系统综述认为雌激素补充短期应用与安慰剂相比可获得治愈率或改善率的提高。同时该综述发现治疗 9 个月时雌激素补充的治愈率和改善率低于盆底肌肉训练，并且发现盆底电刺激和雌激素短期替代治疗效果无显著性差异，但还缺乏力度来发现临床的重要差异（样本量不够大）。一项随机对照试验发现阴道雌激素（雌三醇）与肾上腺素受体激动剂（苯丙醇胺）相比在主观治愈率和改善率上无显著性差异。雌激素长期应用的安全性也得到了关注。另一项随机对照试验发现在绝经后无子宫的妇女口服雌激素 6 年增高卒中的风险。有限的证据认为在有子宫的妇女中，无拮抗的雌激素应用与子宫内膜癌发病风险升高有关。

效果不明

肾上腺素受体激动剂

两项小规模随机对照试验的综合结果表明，苯丙醇胺与安慰剂相比增加了主观治愈率和改善率，尽管其差异尚未达到统计学意义。两项随机对照试验发现米多君和克仑特罗与安慰剂相比，可提高主观治愈率或改善率。有一项随机对照试验发现苯丙醇胺与盆底肌肉训练相比可获得较高的主观治愈率或改善率。然而，一项随机对照试验发现克仑特罗与盆底肌肉训练治疗效果无显著性差异。另一项综述中的随机对照试验发现在主观治愈率或改善率方面，苯丙醇胺与阴道雌激素（雌三醇）相比无显著性差异。且由于血栓性卒中的风险度升高，苯丙醇胺已经从美国市场上撤出。 767

女性压力性尿失禁手术治疗的效果如何?

肯定有效

腹腔镜膀胱颈悬吊术（与开腹耻骨后悬吊术及无张力吊带手术治愈率相似）

没有发现腹腔镜膀胱颈悬吊术与对照（无治疗）、非手术治疗、阴道前壁修补、尿道下方吊带或针式悬吊术方面的随机对照试验。一篇系统综述研究发现开腹膀胱颈悬吊术在1年后的客观治愈率方面要高于腹腔镜膀胱颈悬吊术。一篇系统综述发现膀胱镜下膀胱颈悬吊术在改善1年间客观治愈率上不如开腹耻骨后悬吊术有效。然而，在5年客观治愈率和在1年或5年的主观治愈率方面，二者无显著性差异。一篇系统综述收入的随机对照试验发现无张力阴道吊带术与腹腔镜膀胱颈悬吊术相比，经6个月至2年的随访，有更高的治愈率；然而，两项随后的随机对照试验发现，经6周至1年的随访，二者无显著性差异。

开腹耻骨后悬吊术（治愈率高于非手术治疗、阴道前壁修补术或针式悬吊术，但较非手术治疗的不良反应更高）

目前无开腹耻骨后悬吊术与对照（无治疗或假治疗）的随机对照试验。一篇系统综述研究发现开腹耻骨后悬吊术与非手术治疗、阴道前壁修补或针式悬吊术相比，经1～5年的随访，有较高的治愈率。开腹耻骨后悬吊术与非手术治疗相比有较多的不良反应，但手术并发症较针式悬吊术少。开腹耻骨后悬吊术与腹腔镜膀胱颈悬吊术相比，1年的客观治愈率较高；但5年的客观治愈率、1年或5年的主观治愈率方面无显著性差异。开腹耻骨后悬吊术和尿道下吊带术，1年的治愈率方面无显著性差异。一篇系统综述研究发现无张力吊带术和开腹膀胱颈悬吊术相比2年治愈率无显著性差异。然而，试验尚缺乏力度来排除治愈率方面的临床重要性差异。综述收入的随机对照试验发现开腹耻骨后悬吊术膀胱穿孔并发症较无张力吊带术低，但有更多的术后发热。

很可能有效

除无张力吊带手术外的尿道下方吊带术（与开腹耻骨后悬吊术、针式悬吊术治愈率相似，但比针式悬吊术的围手术期并发症更多）

没有发现尿道下方悬吊术与对照（无治疗）、假仿治疗非手术治疗、阴道前壁修补、腹腔镜膀胱颈悬吊术方面的随机对照试验。5项随机对照试验
768 发现，尿道下方吊带术与开腹耻骨后悬吊术相比，6年治愈率无显著性差异，尽管这些研究缺乏足够的力度证实临床的重要差异。1篇综述中的小规模随机对照试验发现尿道下方吊带术和针式悬吊术相比1年治愈率无显著性差异，但缺乏足够的力度证实临床的重要差异。一项随机对照试验发现尿道下方悬吊术与针式悬吊相比增加了围手术期并发症。另两项随机对照试验发现尿道下方吊带术和无张力吊带术在6～12个月主观治愈率方面无显著性差异。

益害相当

无张力吊带手术

没有发现无张力吊带术与对照（无治疗）、假治疗、非手术治疗、阴道前壁修补、针式悬吊术方面的随机对照试验。两项随机对照试验发现无张力吊带与其他形式的尿道下方吊带的6～12个月治愈率无显著性差异。一篇系统综述研究发现无张力吊带术和开腹膀胱颈悬吊术相比两年治愈率无显著性差异。综述收入的随机对照试验发现无张力吊带术膀胱穿孔并发症较开腹耻骨后悬吊术高，但术后发热更少。五项随机对照试验发现无张力吊带手术和膀胱镜下膀胱颈悬吊术在6周至2年间治愈率上无显著性差异。

效果不明

经闭孔穿刺手术（有限的证据表明与无张力阴道吊带术有相似的治愈率）

一项随机对照试验发现，经过15个月的治疗，经闭孔穿刺手术和无张力阴道吊带术在治愈率上无显著性差异。我们没有发现对经闭孔穿刺手术与无治疗、假仿治疗、非手术治疗、阴道前壁修补术、非无张力阴道吊带术、尿道下方吊带术、开腹耻骨后膀胱颈悬吊术、腹腔镜膀胱颈悬吊术和针式悬吊术进行比较的随机对照试验。

不太可能有效

阴道前壁修补术（治愈率低于开腹耻骨后悬吊术）

没有发现阴道前壁修补术与对照（无治疗）、尿道下方吊带术、无张力吊带术、腹腔镜膀胱颈悬吊术方面的随机对照试验。一项随机对照试验比较

阴道前壁修补术和非手术治疗的证据不太充分。一篇系统综述研究发现阴道前壁修补术在12个月或5年治愈率方面，有效性不高于开腹耻骨后悬吊术；并且发现两者总体手术并发症无显著性差异。阴道前壁修补术和针式悬吊12个月的治愈率无显著性差异。

针式悬吊术（治愈率低于开腹耻骨后悬吊术，且手术并发症更多）

没有发现针式悬吊术与对照（无治疗）、非手术治疗、无张力吊带术、腹腔镜膀胱颈悬吊术方面的随机对照试验。一篇系统综述研究发现针式悬吊术和阴道前壁修补术或尿道下方悬吊术相比，治愈率无显著性差异，但针式悬吊术较尿道下方吊带术有较少的围手术期并发症。另一篇系统综述分析发现开腹耻骨后悬吊术较针式悬吊术5年治愈率较高，且有更少的手术并发症。 769

定义

压力性尿失禁是用力、咳嗽或打喷嚏时尿液不可控制的流出[1]。压力性尿失禁主要影响女性，并且引起相关的社会和卫生学问题。典型的发作是在没有排尿的预感而出现漏尿。在尿动力试验中，动力性压力性尿失禁可以通过膀胱内压高于最大尿道压时有可证实的漏尿，且无膀胱逼尿肌收缩而诊断。明确动力性压力性尿失禁的诊断在外科治疗之前是非常重要的[2]，尤其是压力性尿失禁的症状可发生在有膀胱逼尿肌过度收缩的患者中，此类患者的尿动力学检查可发现膀胱逼尿肌不可抑制地收缩。一般来讲，此类情况与压力性尿失禁不同。

发病率/患病率

压力性尿失禁是一个常见病。流行病学统计在高收入群体成年妇女中发病率为17%～45%[2]。一项横向研究（15 308名65岁以下挪威女性）发现在未生育女性压力性尿失禁发病率为4.7%；仅行剖宫产女性中发病率为6.9%；仅有阴道分娩女性中发病率为12.2%[4]。

病因/危险因素

发病因素包括妊娠、阴道分娩或剖宫产、吸烟以及肥胖[4-7]。一项横向研究（15 308名65岁以下挪威女性）发现与未生育妇女相比，剖宫产妇女压力性尿失禁风险率上升（年龄调整OR1.4，95%CI 1.0～2.0)，阴道分娩风险率更高（年龄调整OR3.0，95%CI 2.5～3.5)[4]。风险率在阴道分娩妇女高于剖宫产妇女（年龄调整OR 2.4，95%CI 1.7～3.2)。一项病例对照研究（606例）发现原发的（现称为动力性）压力性尿失禁风险在以前吸烟者中升高（调整OR 2.20，95%CI 1.18～4.11)，在日常吸烟者中更高（调整OR 2.48，95%CI 1.60～3.84)[7]。目前尚未发现与肥胖有关的发病风险的可靠数据。

预后 尚未发现有关压力性尿失禁自然病程的可靠资料。目前认为未治疗的压力性尿失禁是永久性的、终生携带的疾病。

请参见《临床证据》中文全版本和英文网络版获取全文和参考文献。

哺乳动物咬伤

检索时间：2005 年 8 月
原作者：David Jerrard
余剑波　译　朱继红　校

预防哺乳动物咬伤的干预措施的效果如何？

很可能有效

宣教

我们还没有发现有关宣教课程在哺乳动物咬伤发生率上效果的随机对照试验。一项随机对照试验发现，接受过宣教课程的学龄儿童比没有接受过教育的儿童在接触狗类时的警惕性增加。

效果不明

对特殊职业人群的教育

我们没有发现在特殊职业人群中进行预防哺乳动物咬伤教育的随机对照试验。

预防哺乳动物咬伤并发症措施的效果如何？

很可能有效

对人类手部咬伤预防性使用抗生素

在一项关于伤口部位的系统综述中，Meta 分析发现抗生素仅能减少手部创伤的感染。该综述收入的一项小型随机对照试验发现，在手部受到人类咬伤的患者中，与安慰剂相比，抗生素能够减少感染的发生率。随后的一项随机对照试验发现，在低危的人类咬伤中，在感染发生率方面，使用抗生素和安慰剂没有显著性差异。

清创术、冲洗和去污*

我们没有发现可靠的评价清创术、冲洗和去污或伤口内注射血清的研究。但是专家的共识是这些治疗措施很可能有益。

一期伤口闭合

一项质量不高的随机对照试验比较了狗咬伤人群中一期伤口闭合与不

闭合的情况，发现在感染率上没有显著性差异，但因为这项随机对照试验规模太小，尚不能否定一期伤口闭合的临床重要性。专家的临床共识是：绝大多数伤口的一期闭合都可能获益，并且不会增加感染的风险。

哺乳动物咬伤后的破伤风免疫接种*

我们没有发现破伤风类毒素或破伤风免疫球蛋白在人类或动物咬伤后对破伤风预防作用的证据。临床共识认为，破伤风免疫接种应该作为哺乳动物咬伤的伤口的常规处理。将破伤风免疫接种与不进行免疫接种对比的随机对照试验会被认为不符合伦理。

771

效果不明

非人类哺乳动物咬伤预防性使用抗生素

预防性使用抗生素对哺乳类咬伤并发症的预防作用仍不明确。一篇系统综述的有限证据显示，将所有哺乳咬伤的原因和部位联合分析，还没有发现在感染发生率上使用抗生素和安慰剂有差异的证据。

感染性哺乳动物咬伤治疗的效果如何？

很可能有效

抗生素*

我们没有发现对感染性哺乳动物咬伤进行抗生素与安慰剂比较的随机对照试验；但是，专家共识是使用抗生素可能有益。

效果不明

不同种类的抗生素的疗效差别

一项比较了感染性和非感染性的动物和人类咬伤患者的随机对照试验发现，与阿莫克拉相比，青霉素联合或不联合双氯西林在治疗失败率（没有明确定义）方面没有显著性差异。

*没有随机对照试验证据，但专家的治疗共识是很可能有效。

定义 哺乳动物咬伤是主要由人类、猫或狗的咬伤，包括表皮擦伤（30%～43%）、撕裂伤（31%～45%）和刺伤（13%～34%）[1]。

发病率/患病率 在美国，咬伤占每年急诊比例的1%～2%，每年花费超过1亿美元[2,3]。由此估计，美国每年要发生约350～470万次狗咬伤[4]。大约每5个狗咬伤者中就有1人就诊，需要住院治疗的占1% [5,6]。其中，三分之一到一半的咬伤发生在儿童[7]。人咬伤是继猫、狗咬伤之后的又一常见原因，占哺乳类咬伤的2%～3%[2,8]。

病因/危险因素 70% 以上的案例的伤者都是被宠物或自己熟识的动物咬伤。男性比女性多见，尤其是狗咬伤，但对于女性，猫咬伤更常见[4]。一项研究发现，5 岁以下儿童比年龄大的儿童明显地在咬伤前更容易招惹动物[9]。一项对感染性猫、狗咬伤的研究发现，分离出来最常见的细菌是巴斯德菌，其次是链球菌、葡萄球菌、莫拉菌属、棒状杆菌和奈瑟菌[10]。需氧菌和厌氧菌的混合感染比单纯厌氧菌的感染更常见。人类咬伤容易发生在儿童，一般是玩耍或打架所致，成人则多为躯体或性虐待[8]。拳击时则会发生指关节的牙齿擦伤（或“握拳伤”）[2]。

预后 在美国，每年都会有 20 例患者因狗咬伤而死亡[11]。在儿童，狗咬伤的部位通常为面部，很可能会导致严重撕裂和伤疤[12]。狂犬病是一种致命的病毒性脑炎，被罹患狂犬病的动物咬伤或抓伤后可发生此病。99% 以上的人类狂犬病发生在发展中国家，狂犬病在这些地区是一种地方病[13]。在美国、欧洲和加拿大，由猫、狗等家养动物向人类的传播的狂犬病极为罕见。在非洲、东南亚和印度，由狗咬伤而传播的狂犬病发生率显著升高[14]。人咬伤，特别是手咬伤，常并发感染。一项研究发现，在未经处理的手部咬伤中 48% 发生感染[8]。 772

请参见《临床证据》英文网络版获取全文和参考文献。

773

轻度热烧伤

检索时间：2005年1月

原作者：Jason Wasiak，Heather Cleland

应菊素 译 王杉 校

轻度热烧伤的治疗效果如何？

效果不明

藻酸盐敷料

我们没有找到系统综述或随机对照试验评价藻酸盐敷料治疗轻度热烧伤的效果或害处。

抗生素

我们没有发现在治疗轻度烧伤中常规预防性局部使用或口服抗生素与使用安慰剂或不使用抗生素比较的系统综述或随机对照试验。

氯己定浸泡石蜡纱布敷料

我们没有找到比较氯己定浸泡石蜡纱布敷料和安慰剂或不治疗在轻度热烧伤疗效上的区别的系统综述或随机对照试验。两项随机对照试验发现氯己定浸泡石蜡纱布与水胶体敷料相比在伤口愈合时间上无显著性差异。但是，其中一项随机对照试验的研究人员和病人主观上均认为水胶体敷料更好。一项随机对照试验发现氯己定浸泡石蜡纱布敷料与水胶体敷料加磺胺嘧啶银乳膏相比轻度缩短了愈合时间，但未评价该差异是否有显著性。一项随机对照试验发现，与聚氨基甲酸酯薄膜相比，氯己定浸泡石蜡纱布敷料延长了伤口愈合时间，感觉更加疼痛。一项随机对照试验发现氯己定浸泡大网眼薄纱纱布敷料和聚乙烯吡咯酮碘软膏浸泡人造纤维敷料在平均疼痛得分上没有显著性差异。但是，研究发现，与聚乙烯吡咯酮碘敷料组相比，氯己定敷料组有更多的病人要求使用口服镇痛药，两组在黏附性和导致伤口出血上没有显著性差异。

泡沫敷料

我们没有找到评价泡沫敷料治疗轻度热烧伤效果的系统综述或随机对照试验。

水胶体敷料

我们没有找到比较水胶体敷料和安慰剂或不治疗在轻度热烧伤疗效上

的区别的系统综述或随机对照试验。两项随机对照试验比较了水胶体敷料和氯己定浸泡石蜡纱布敷料，在伤口愈合时间上未发现显著性差异，但是，其中一项随机对照试验中研究人员和病人主观上均认为水胶体敷料更好。一项随机对照试验发现水胶体敷料和氯己定浸泡石蜡纱布敷料联合使用磺胺嘧啶银乳膏在愈合时间、疼痛、对日常生活活动的影响上无显著性差异。一项随机对照试验发现与磺胺嘧啶银乳膏相比，水胶体敷料缩短了伤口愈合时间、减轻了疼痛，对日常生活活动影响较少。一项随机对照试验发现，与水胶体敷料联合使用磺胺嘧啶银乳膏相比，单独使用水胶体敷料愈合时间较短。 774

水凝胶敷料

我们没有找到评价水凝胶敷料治疗轻度热烧伤效果的系统综述或随机对照试验。

石蜡纱布敷料

我们没有找到比较石蜡纱布敷料和安慰剂或不治疗在轻度热烧伤疗效上的区别的系统综述或随机对照试验。

聚氨基甲酸酯薄膜

我们没有找到比较聚氨基甲酸酯薄膜和安慰剂或不治疗在轻度热烧伤疗效上的区别的系统综述或随机对照试验。一项随机对照试验比较了聚氨基甲酸酯薄膜和石蜡纱布，在疼痛和伤口愈合时间上未发现显著性差异，一项随机对照试验发现与氯己定浸泡石蜡纱布相比，聚氨基甲酸酯薄膜能缩短伤口愈合时间，减轻疼痛程度。

硅胶覆盖的尼龙敷料

我们没有找到比较硅胶覆盖的尼龙敷料和安慰剂或不治疗在轻度热烧伤疗效上的区别的系统综述或随机对照试验。两项在儿童中进行的随机对照试验发现，与用纱布覆盖的磺胺嘧啶银乳膏相比，硅胶覆盖的尼龙敷料能缩短伤口愈合时间。其中一项随机对照试验还发现在烧伤后5天内，与磺胺嘧啶银乳膏相比，硅胶网眼敷料能减轻疼痛。

很可能无效甚至有害

磺胺嘧啶银乳膏

我们没有找到比较磺胺嘧啶银乳膏和安慰剂或不治疗在轻度热烧伤疗效上的区别的系统综述或随机对照试验。一项随机对照试验发现，与水胶体敷料相比，磺胺嘧啶银乳膏会延长愈合时间、增加疼痛、限制日常生活活动。一项随机对照试验发现水胶体敷料联合使用磺胺嘧啶银乳膏愈合时间长于单独使用水胶体敷料。两项在儿童中进行的随机对照试验发现，与硅胶覆盖的尼龙敷料相比，用纱布覆盖的磺胺嘧啶银乳膏延长伤口愈合时间。上述随机对照试验中的一项同时发现，与硅胶网眼敷料相比，磺胺嘧啶银乳膏在烧伤后的最初 5 天增加了疼痛。一项对氯己定浸泡石蜡纱布敷料联合磺胺嘧啶银乳膏和水胶体敷料进行比较的随机对照试验发现两者在伤口愈合时间、疼痛级别和对日常活动的影响上无显著性差异。

定义　烧伤深度分为Ⅰ度、浅Ⅱ度、深Ⅱ度、Ⅲ度。Ⅰ度烧伤仅伤及表皮，表现为红斑；浅Ⅱ度烧伤伤及表皮和真皮上层；深Ⅱ度烧伤伤及表皮和真皮；Ⅲ度烧伤伤及皮肤全层，包括表皮、真皮和皮肤附件。本章涉及的内容为轻度热烧伤，即不累及手或面部的浅Ⅱ度烧伤。浅Ⅱ度
775 烧伤是由于接触热源导致表皮和真皮乳头层受伤，表现为疼痛和超敏反应，创面潮湿、红润、肿胀，损伤会在数小时内形成水泡，如不感染，2～3 周愈合，一般不留瘢痕。浅Ⅱ度烧伤的严重程度通常取决于受伤面积占体表总面积（Body Surface area，BSA）的百分比：成人烧伤面积小于 15% 体表总面积，儿童小于 10%。

发病率/患病率　轻度热烧伤的发病率很难估计。一般来说，在需要治疗的烧伤中，必须住院治疗不足 5%[1]。全世界每年估计有 200 万人热烧伤，超过 80 000 人住院治疗，约 6500 人死于烧伤[1]。

病因/危险因素　不同年龄段烧伤原因变化很大。18～25 岁的男性更容易受伤，主要原因为火、电，少数是由于化学品[2]。该年龄段人群受伤的主要原因是不恰当使用易燃物，如汽油，而且大部分烧伤发生在家里。热烧伤，尤其是烫伤，常见于年轻人和老人，厨房是儿童最容易发生烧伤的地方，而老人容易在浴室受伤。合并有疾患或合并症的人（如运动或神经功能损伤）更容易发生烧伤。

预后　如果没有感染，浅Ⅱ度烧伤在 2～3 周内能够自愈，极少有大的瘢痕[3]。愈合能力取决于健康状况和年龄，老年人或有疾患的病人容易延迟愈合。在受伤后 3 小时内对烧伤部位进行降温能显著减轻疼痛和水肿，可以作为紧急处置措施之一[2]。最佳的冷却方法为用 5～25 ℃的流动水冷却伤口 20～30 分钟[4]。最好能够避免用冰水冷却或延长冷却时间，因为这样会加重组织损伤，导致低体温[3]。清洁溶液和敷料可防止伤口感染，理想的敷料为伤口的愈合建立一个最佳的微环境，能保持伤口温度和湿度，允许伤口通气和上皮移植[5]，隔绝环境中的细菌。

请参见《临床证据》中文全版本和英文网络版获取全文和参考文献。

压迫性溃疡

776

检索时间：2006 年 2 月

原作者：Nicky Cullum，Emily Petherick

王泠　译　王杉　校

在压迫性溃疡危险人群中采取预防措施的效果如何？

肯定有效

交替泡沫床垫（与常规泡沫床垫比较）

一篇系统综述发现，与常规医用泡沫床垫相比，使用交替泡沫床垫超过 10～14 天，能降低高危病人压迫性溃疡的发病率。该综述后发表的一项随机对照试验发现，与标准护理相比，使用粘弹性泡沫床垫每隔 4 小时翻身一次可降低压迫性溃疡的发生率。研究还发现，使用标准医用床垫每隔 2 小时或 3 小时翻身一次、使用粘弹性泡沫床垫每隔 6 小时翻身一次与采取标准护理方式相比在压迫性溃疡的发生率上无显著性差异。我们没有发现“最好的”交替泡沫床垫的明确证据。

手术台上铺覆减压物品（与常规手术台比较）

一篇系统综述收入的三项随机对照试验发现，与常规手术台相比，手术台上铺覆减压物品能降低压迫性溃疡的发病率。然而，该综述中收入的第四项随机对照试验发现，与常规手术台相比，手术台上铺覆泡沫物品使更多的人发生压迫性溃疡。

很可能有效

在重症监护中使用低压床（比常规床更有效，与交替压力床垫效果相比结果不明确）

一项对住在重症监护的病人进行的随机对照试验发现，与常规重症护理床相比，使用低压床能降低新发压迫性溃疡的危险。一项小规模随机对照试验发现使用低压床与交替压力床垫相比在压力性溃疡的发生危险上无显著性差异。

铺覆医用羊皮垫（与常规护理比较）

两项随机对照试验发现，与常规护理相比，对于 18 岁以上有发生压迫性溃疡危险的住院病人铺覆医用羊皮垫能降低压迫性溃疡的发病率。

效果不明

交替压力床垫（与常规泡沫床垫或持续低压支持比较）

两项小型的随机对照试验发现，与常规泡沫床垫相比，使用交替压力床垫能减少压迫性溃疡发生。然而，这两项随机对照试验中有一项试验方法有缺陷。一篇系统综述发现，使用交替压力装置和持续低压床垫在压迫性溃疡的发病率上无显著性差异。然而，该综述进行的 Meta 分析可能没有足够的
777 把握度检测出有重要临床意义的差异。该综述后发表的一项随机对照试验也发现，使用交替性压力床垫与使用粘弹性泡沫床垫在压迫性溃疡的发生率上无显著性差异。该系统综述收入的三项小型随机对照试验对不同交替压力床垫进行了比较，发现它们之间无显著性差异。然而，它们全部都没有足够的把握度以检测出有重要临床意义的差异。

不同的坐垫

一篇系统综述收入的三项没有足够把握度的随机对照试验对各种不同的坐垫对于预防压迫性溃疡的效果提出了不充分的证据。

电动压型床

一篇系统综述收入的一项随机对照试验对使用电动压型床对于预防压迫性溃疡的效果提出了不充分的证据。

吸水性足跟保护垫（与矫形羊毛垫相比）

一项随机对照试验发现，与矫形羊毛垫相比，吸水性足跟保护垫能减少压迫性溃疡的发生。

低性能的持续低压支持

一篇系统综述收入的几项较弱的随机对照试验对使用低性能的持续低压支持对于预防压迫性溃疡的效果提供了不充分的证据。

营养添加剂

一篇系统综述收入了几项方法学上存在缺陷的随机对照试验，没有发现充足的证据表明营养添加剂能预防压迫性溃疡的发生。

重新安置体位（定时“翻身”）

一篇系统综述对使用重新安置体位（定时“翻身”）对于预防压迫性溃疡的效果提出了不充分的证据。该综述后发表的一项随机对照试验发现，与使用标准医用床垫每隔 2 小时或 3 小时翻身一次、使用粘弹性泡沫床垫每隔 6 小时翻身一次或采取标准护理方式相比，使用粘弹性泡沫床垫每隔 4 小时翻身一次可减少压迫性溃疡的发生。采取标准护理方式与使用标准医用床垫每隔 2 小时或 3 小时翻身一次或使用粘弹性泡沫床垫每隔 6 小时翻身一次在压迫性溃疡的发生率上无显著性差异。

局部洗剂和敷料

一篇系统综述对局部应用洗剂或敷料对于预防压迫性溃疡的效果提供了不充分的证据。一项该综述后发表的双盲随机对照试验发现，在中危到极高危压迫性溃疡的人群中，与局部使用安慰剂相比，用八种不同的脂肪酸组成的复合物一天两次局部涂抹受压部位能减少压迫性溃疡的发生。

很可能无效甚至有害

有足底支架的充气乙烯靴

一篇系统综述收入的一个小型随机对照试验发现，与医用枕垫相比，使用有足底支架的充气乙烯靴与更快发生压迫性溃疡有关。

低压水治疗床（与其他减压表面比较） 778

一项小规模随机对照试验发现，与一系列表面支持措施相比，失禁病人使用低压水治疗床增加压迫性溃疡发生的危险，尽管此变化无显著性。然而，此试验其效力可能不足以检测出临床上组间存在的显著性差异。

对压迫性溃疡人群进行治疗的效果如何？

很可能有效

空气流化的支持物（与常规护理比较）

两项随机对照试验发现，与常规护理相比，使用空气流化的支持物 15 天后压迫性溃疡的面积减少。一项方法较弱的随机对照试验发现，流动的空气流化的支持物与常规护理之间无显著性差异。

水胶体敷料（与标准敷料相比）

一篇系统综述和另外两项随机对照试验提供的有限证据表明，与标准敷料（盐水、次氯酸盐或聚维酮碘纱布）相比，水胶体敷料可促进 12 周内溃疡的愈合。而该综述遗漏的一项随机对照试验发现，水胶体敷料和标准敷料在促进溃疡愈合方面无显著性差异。系统综述和随机对照试验没有提供充足的证据对水胶体敷料和除标准敷料外的其他敷料或外用苯妥英的效果进行比较。

效果不明

交替压力床垫

一篇系统综述收入的几项随机对照试验对使用交替压力床垫对于压迫性溃疡愈合的效果提供了不充分的证据。

清创

几项随机对照试验对不同的清创用品对于压迫性溃疡愈合的效果提出

了不充分的证据。

不同于水胶体类的敷料

几项小型且方法学有弱点的随机对照试验对使用不同于水胶体类的敷料对于压迫性溃疡病人的效果提供了不充分的证据。

电疗法

三项随机对照试验发现，与假仿电疗法相比，使用电疗法对于加快压迫性溃疡愈合的效果证据有限。然而，一项小规模随机对照试验发现电疗法和假仿治疗在治愈率上无显著性差异。然而，这三项随机对照试验规模小、质量欠佳，因此其结果是不可靠的。

水胶体类敷料

一篇系统综述发现，使用水胶体类敷料对于压迫性溃疡病人的效果尚未得到确定性的证据。

低压床

一篇系统综述收入的几项小型随机对照试验对使用低压床对于压迫性溃疡愈合的效果提供了不充分的证据。

779 **低剂量激光治疗**

五项随机对照试验对使用低剂量激光治疗对于压迫性溃疡愈合的效果提供了不充分的证据。

低性能的持续低压支持

一篇系统综述收入的一项小型随机对照试验对使用低性能的持续低压支持对于压迫性溃疡愈合的效果提供了不充分的证据。

补充营养

一篇系统综述收入的 4 项随机对照试验发现，补充营养组与对照组（低剂量或不补充）相比对压迫性溃疡愈合无显著性差异。然而，这些研究的规模小，而且可能缺乏检测出在治疗上有重要临床意义差异的把握度。一项该综述后发表的小规模随机对照试验发现，与添加一种营养物质或单纯的标准医院饮食相比，添加了热量、蛋白质、维生素 C、锌和精氨酸的标准医院饮食改善了伤口愈合评分。

坐垫

两项随机对照试验对使用坐垫对于压迫性溃疡愈合效果的评估提供了不充分的证据。

手术

我们没有发现有关压迫性溃疡手术治疗的系统综述或随机对照试验。

治疗性超声

一篇系统综述收入的两项随机对照试验发现，使用超声和假仿超声相比，对于压迫性溃疡愈合的效果无显著性差异。

局部负压

两篇系统综述对使用局部负压对于压迫性溃疡愈合的效果提供了不充分的证据。

局部应用苯妥英

两项小型的随机对照试验对局部应用苯妥英对于压迫性溃疡愈合的效果提供了不充分的证据。

定义 压迫性溃疡（又称为压疮、褥疮）可以表现为持续不退发红、水泡、破损或皮肤坏死，并且可能广泛受损，包括肌肉和骨骼。压迫性溃疡通常分为1～4级，级别越高说明溃疡越严重[1]。

发病率/患病率 据报告，一般医院压迫性溃疡的发病率为4.7%～32.1%，社区护理人群发病率在4.4%～33.0%，家庭护理人群发病率为4.6%～20.7%[2]。

病因/危险因素 压迫性溃疡是由持续压力、剪切力或摩擦力引起，最易发生在腰下和骨突处，如骶骨、足跟和臀部。各卫生保健部门均有发生。发生压迫性溃疡的危险因素有年龄增加、活动性减少、营养不良、血管疾病、大便失禁、皮肤状况持续处于基线[3,4]。然而，这些危险因素和其他因素的相对重要性尚未完全清楚。

预后 未经治疗的压迫性溃疡的预后尚无相关资料。发生压迫性溃疡的老年人和住在重症监护的病人，其死亡的危险增加2～4倍[5,6]。然而，压迫性溃疡不只预示死亡率，还提示潜在疾病的严重程度和其他疾病的共患率[5]。

请参见《临床证据》中文全版本和英文网络版获取全文和参考文献。

下肢静脉性溃疡

检索时间：2005 年 7 月
原作者：E Andrea Nelson，Nicky Cullum，June Jones
张海燕 译 王杉 校

对下肢静脉性溃疡的治疗效果如何？

肯定有效

压力绷带和长筒袜

一篇系统综述和一项系统综述遗漏的随机对照试验发现，相对于没有进行加压治疗的患者，使用压力绷带或长筒袜可以治愈更多的下肢静脉性溃疡。一篇系统综述和随后的一项随机对照试验发现，没有足够的证据证明多层弹力与非弹力压力绷带的治疗效果存在显著性差异。一篇系统综述和五篇随机对照试验发现，多层强力加压绷带和低张力绷带或 Unna 靴在治愈率上无显著性差异。一篇综述发现，相对于单层压力绷带，多层压力绷带对溃疡的治愈率更高一些。一篇系统综述和三项随机对照试验发现，四层弹力绷带与其他多层强力加压绷带在治愈率上无显著性差异。一项随机对照试验发现非弹力护腿和 Unna 靴在治愈率上无显著性差异。一项随机对照试验发现，低压力绷带和长筒袜（见下面评论）在治疗效果上也无显著性差异。在一项小样本量随机对照试验中，没有充足的证据证明压力绷带与间断充气加压在治疗效果上存在差异。

口服己酮可可碱

一篇系统综述和两项随后的随机对照试验发现，口服己酮可可碱的患者较服用安慰剂的患者在 6～12 个月以后溃疡的痊愈比例要高。

很可能有效

双层培养异体皮肤更换

两项随机对照试验发现使用双层培养异体皮肤更换 6 个月后，较使用非黏性敷料的溃疡治愈比例要高。

口服类黄酮类药物

两项随机对照试验发现，加压的同时服用类黄酮类药物在 2～6 个月后的治愈率高于仅使用加压治疗。

口服舒洛地希

三项随机对照试验发现，加压的同时服用舒洛地希在2～3个月后的治愈率高于仅使用加压治疗。

溃疡周围注射粒细胞-巨噬细胞集落刺激因子

一项随机对照试验发现，在溃疡周围注射粒细胞-巨噬细胞集落刺激因子较安慰剂组在13周后的治愈率提高。

全身应用内消旋聚糖

一项随机对照试验发现，加压治疗的同时全身应用内消旋聚糖较仅使用加压治疗在24周后的治愈率高。

效果不明

单层培养异体皮肤更换

一项随机对照试验将加压治疗的同时进行12层、4层或1层人真皮更换的治疗与仅进行加压治疗相比较，发现治疗12周以后在溃疡痊愈数量上无差异。但是该随机对照试验因为样本量太小而无法证明治疗效果上的差异。

清创剂

一篇收入了小型随机对照试验的系统综述不能提供足够的证据证明清创剂治疗溃疡的效果。

泡沫、薄膜、透明质酸钠酸性敷料或藻酸盐（半透明型）敷料

一篇系统综述对在加压的情况下，半透明敷料（泡沫、薄膜、透明质酸钠酸性敷料或藻酸盐敷料）与低黏性敷料在治疗效果上的差异提供了不充分的证据。一篇系统综述和四项随机对照试验发现半透明型敷料与密闭型敷料在治愈率上无显著性差异。

间断充气加压治疗

一项小样本量随机对照试验不能对周期性充气压力和压力绷带或长筒袜的比较提供充分证据。一项随机对照试验发现在使用压力长筒袜的同时进行间断充气加压治疗在3个月后的治愈率较仅使用压力筒袜要高。两项系统综述遗漏的随机对照试验发现在使用压力袜的同时进行间断充气加压治疗与使用Unna靴治疗在效果上无显著性差异，使用Unna靴的同时进行间断充气加压治疗与单独使用Unna靴治疗在效果上也无显著性差异。

激光治疗（低剂量）

随机对照试验对低水平激光治疗溃疡的效果提供了不充分的证据。

口服阿司匹林

一项随机对照试验对口服阿司匹林治疗溃疡的效果提供了不充分的

证据。

口服芦丁类药物

随机对照试验对口服芦丁类药物治疗溃疡的效果提供了不充分的证据。

口服血栓素 α_2 拮抗剂

随机对照试验对口服血栓素 α_2 拮抗剂治疗溃疡的效果提供了不充分的证据。

口服锌剂

随机对照试验对口服锌剂促进溃疡愈合提供了不充分的证据。

血小板衍生生长因子

两项随机对照试验对重组人血小板衍生生长因子与安慰剂在溃疡治疗效果方面的差异提供了不充分的证据。

植皮术

随机对照试验对植皮术治疗溃疡的效果提供了不充分的证据。

782 **浅静脉手术**

三项随机对照试验未证明浅静脉手术对治疗溃疡的好处。一篇系统综述收入的一项随机对照试验比较了两种手术形式，发现开放手术与内镜手术在治愈率上无差异，但是开放手术发生感染的机会明显增多。

治疗性超声

随机对照试验对治疗性超声在治疗溃疡的效果方面提供了有限的证据。

局部抗微生物制剂

随机对照试验对局部抗微生物制剂治疗溃疡的效果提供了不充分的证据。

局部降钙素基因相关肽及舒血管肠多肽

一项随机对照试验对局部降钙素基因相关肽及舒血管肠多肽治疗溃疡的效果提供了不充分的证据。

局部应用内消旋聚糖

一项随机对照试验对应用内消旋聚糖治疗溃疡的效果提供了不充分的证据。

局部负压

一篇系统综述对局部负压治疗溃疡的效果提供了不充分的证据。

局部重组角质化细胞生长因子 2

一项随机对照试验对局部重组角质化细胞生长因子治疗溃疡的效果提供了不充分的证据。

不太可能有效

冷冻干燥的角质化细胞溶胞产物

一项随机对照试验比较了该治疗与常规治疗，发现在24周后在痊愈人员的比例上无显著性差异。

水胶体（密闭型）敷料加压覆盖

一篇系统综述发现，在加压的情况下，水胶体敷料治愈下肢静脉性溃疡的比例并不比普通的、低黏性敷料高。一篇系统综述和四项随机对照试验发现，密闭性敷料与半透明型敷料在治疗溃疡的效果上无显著性差异。

局部应用自体血小板溶胞产物

一项随机对照试验发现，局部应用自体血小板溶胞产物治疗9个月后痊愈人员的比例与安慰剂组相比无显著性差异。

预防下肢静脉性溃疡复发的治疗效果如何？ 783

肯定有效

压力长筒袜

一项随机对照试验发现，与无压力的情况比较，压力长筒袜可以降低6个月内的复发率，并且压力的不均匀是导致复发的一个因素。

很可能有效

浅静脉手术

三项随机对照试验发现，不管在加压或不加压情况下，浅静脉手术比单独的加压治疗更能降低溃疡复发率。一项随机对照试验比较了开放手术与内镜手术的治疗效果，发现内镜手术后很少有复发，而开放手术后感染的发生率较高。静脉手术同样要承担一般手术和麻醉的风险。

效果不明

口服芦丁类药物

一篇系统综述收入的一项随机对照试验对在预防溃疡复发上口服芦丁类药物与安慰剂效果的比较提供了不充分的证据。

口服司坦唑醇

一篇系统综述收入的一项随机对照试验对在预防溃疡复发上口服司坦唑醇与安慰剂效果的比较提供了不充分的证据。

定义 关于下肢溃疡的定义有多种，下面所述的是比较常用的：下肢或足部

皮肤破损需超过 6 周愈合者。有些定义中排除了足部的溃疡，而有的定义中包括了整个下肢的溃疡。该综述描述的是目前无糖尿病、动脉供血不足或类风湿性关节炎的患者的静脉原发性溃疡。

发病率/患病率 有 1.5‰～3.1‰的人群患有活动性下肢溃疡。患病率随着年龄的增长而增长，大约 20‰的人年龄在 80 岁以上[1]。

病因/危险因素 下肢溃疡的形成很大程度上与静脉疾病相关。然而，大约 1/5 患有下肢溃疡的人都有动脉疾病，有时与静脉疾病并存，这种疾病需要专科医生治疗[1]。静脉性溃疡（即我们所说的静脉曲张或淤积性溃疡）是由静脉逆流或静脉梗阻引起，这两者都会导致静脉回流不畅和静脉压力增高。

预后 患有下肢溃疡的人因为疼痛、异味和活动受限较配对年龄对照组生活质量差[2]。在英国，人们已经采用了多种护理方式（住院护理、医院门诊部、门诊部和家庭随访），使用了多种治疗措施（局部用药、敷料覆盖、绷带包扎、压力长筒袜），治愈率和复发率也不同（一年内为 26%～69%）[3,4]。

请参见《临床证据》中文全版本和英文网络版获取全文和参考文献。

索　引

注：页码为英文原版索引中的页码，并与中文版正文中标注的页边码相对应。

A

B

C

D

E

F

G

H

I

J

K

L

M

N

O

P

Q

R

S

T

V

W

X

Y

Z

附录1 心血管病一级预防的综合危险策略与危险预测工具

Stacey Sheridan, Assistant Professor of Medicine,
University of North Carolina, USA

冠心病（coronary heart disease，CHD）是世界各国的主要死因，全世界13%的死亡是由冠心病引起的[1]。冠心病还是引起伤残的主要原因之一，相关的医疗费用还在不断增加。冠心病主要有以下危险因素：年龄增加、男性、血压升高、血胆固醇升高、吸烟、糖尿病，以及左心室肥大[2]。如果可以降低人们对这些危险因素的暴露，就能够降低未来心脏病死亡的危险。

过去指南中预防心血管病的重点是评估和治疗危险因素。近些年来，人们越来越清楚地认识到，心血管病的一级预防应该从评估一个人未来患心血管病的综合危险开始，治疗应该基于这个综合危险的高低，而不是仅仅基于某个危险因素的高低。一个人的心血管病综合危险是对他所具有的所有危险因素的综合考量[3]。与过去的针对单一危险因素的预防策略比较，综合危险策略有着明显的优势：当多个危险因素中等升高导致综合危险很高时，新的策略会促使医生和病人开始治疗[4, 5]；它会帮助医生和病人更好地在治疗的强度和安全性、费用及时间之间作出权衡[6]；更重要的是，研究也证明新的策略具有更好的成本效益[7]。

心血管病综合危险可由现成的广泛使用的多元回归方程式来估计，这些方程式都是基于大规模队列研究或随机对照试验建立的[8-14]。输入一个人的危险因素，方程式会自动计算出他未来5～10年内发生主要心血管事件的概率。目前常用的是基于美国弗明汉心脏研究建立的方程式[14]。很多简化了的心血管病危险估计工具也是基于此方程式制作的。如，弗明汉危险计算表（The Framingham Risk Tables）、新西兰危险计算表（The New Zealand Risk Tables）、新谢菲尔德危险计算表（The Modified Sheffield Tables）、英国多协会危险估计图（The Joint British Societies Risk Prediction Charts）、欧洲多协会危险估计图（The Joint European Societies Risk Prediction Charts）、加拿大危险估计图（The Canadian Risk Nomogram）、英国医学杂志心脏危险管理工具（The BMJ Cardio Risk Manager）、美国国家胆固醇教育项目危险计算器（The National Cholesterol Education Programme Risk Calculator），以及美国心脏协会危险计算器（The American Heart Association 調 Risk Calculator）。对于美国、英国、北欧、澳大利亚和以色列的30～

65 岁的男性和女性白种人，以及同年龄性别的美国黑人，这些危险计算工具是准确的。但是，对于其他人群，弗明汉危险方程及其衍生工具并不理想，应谨慎使用。这些人群包括：30 岁以下或 65 岁以上的人群、糖尿病人群、美国其他种族的人群（如日本人、西班牙人和美国土著女性）[15-17]、南部欧洲的人群[11, 18]，［以及华人人群[29-31]］。南部欧洲国家可以使用由该地区研究结果衍生的计算工具，如七国研究、意大利乡村地区研究，以及罗马工业人群研究[11, 12, 18, 19]。［中国可以参考基于中国人群研究的计算工具[29-31]］。然而，这些当地的计算工具也有它们的缺点。例如，它们包含的危险因素数目往往比较少。此外，当地的计算工具往往还没有在其他人群中得到验证，往往只包括部分中年人群，或者只是男性人群。

大多数危险计算工具所提供的是包括心绞痛、心肌梗死和冠心病死亡在内的综合危险。然而，有些工具计算的危险只是心肌梗死和冠心病死亡两项指标的综合，不包括心绞痛，其数值会偏低一点。一些计算工具还可以估计卒中的危险。值得注意的是，所有这些工具估计的危险，以及依此危险估计的治疗的效果，都不包括非心血管疾病。因此，在进行有关戒烟、体育锻炼、饮食和高血压治疗的决策时，由于它们都具有心血管病以外的作用，上述估计的心血管病的危险不能作为这些问题决策的唯一基础。

一个地区应推荐哪种危险计算工具呢？一般来讲，应首先考虑那些容易获得且便于操作的计算工具，同时还应考虑本地区的实践条件和估计危险的人员的水平。具有计算机和网络条件时，可以考虑使用基于计算机或网络的计算工具[19, 20]，它们更精确，因此便于与治疗后或其他病人的危险进行比较。假如不同病人关心的结局不完全相同，那么将几种不同的工具结合起来，根据病人的需要来估计病人关心的心血管事件（或结局）的危险，可能是最佳选择。

另外，危险计算工具提供的危险估计最好与当地心血管病预防指南的危险分层一致[20]。比如，美国的指南[21]将危险分为＜10%，10%～20%，以及＞20% 三组，每组的治疗建议不同。因此，美国医生依据未来心血管病危险制定治疗方案时，最好使用危险分组一致或接近的计算工具。又如，使用阿司匹林预防心血管病时，由于阿司匹林治疗的益/害比随着危险的不同而变化，当危险从 10% 变成 3%～5%，治疗可能从益大于害变成害大于益，此时危险计算工具对危险的分层需要更细些[22]。

如何估计糖尿病病人心血管病的危险，目前尚不十分清楚。美国国家胆固醇教育项目和美国心脏协会建议，将糖尿病病人视为必得心血管病的一个群组，即他们的预防方案和心血管病现患病人一样[21, 23]。因此，所有糖尿病病人将无需接受心血管病危险的评估，可以直接接受预防心血管病的治疗。其实，很多糖尿病病人（尤其是年轻女性病人）未来 10 年的心血管病危险远远低于 20% 的治疗阈值。是治疗所有的糖尿病病人，还是选择性治疗那些危险偏高的病人，孰优孰劣，目前并不清楚。

在估计危险以前，除了选择合适的危险计算工具外，还必须保证收集估计危险时需要的所有资料。关于年龄、性别、吸烟史、糖尿病史的资料，可以在会诊时通过询问获得。关于血压、血脂、左心室肥大的心电图信息，必须在估计危险以前已完成测量。

表 1 提供了由弗明汉方程衍生的危险预测工具，供医生临床上使用。目前，我们还没有发现基于七国研究、意大利乡村地区研究或罗马工业人群研究的简便的危险计算工具。

表 1　由弗明汉方程衍生的危险预测工具及其预测的心血管事件

预测总冠心病事件 * 的工具

- 弗明汉危险计算表（The Framingham Risk Tables）[14, 24]
- 新谢菲尔德危险计算表（The Modified Sheffield Tables）[25]
- STAT 心血管病危险计算软件（STAT Cardiac Clearance）[26]
- 心对心危险估计表（Heart-to-Heart）

预测主要冠心病事件 ** 的工具

- 英国多协会危险估计图（The Joint British Societies Risk Prediction Charts）[27]
- 美国国家胆固醇教育项目危险计算器（The National Cholesterol Education Program Risk Calculator）[28]
- 美国心脏协会危险计算器（The American Heart Association Risk Calculator）

注：* 总冠心病事件包括稳定型和不稳定型心绞痛、心肌梗死以及冠心病死亡；
** 主要冠心病事件只包括心肌梗死和冠心病死亡。

参考文献

1. The World Health Report, 2000. Health Systems-Improving Performance. WHO.
2. Greenland P, Knoll MD, Stamler J, et al. Major risk factors as antecedents of fatal and nonfatal coronary heart disease events. *JAMA* 2003;290:891-897.
3. Jackson R, Lawes C, Bennett D, et al. Treatment with drugs to lower blood pressure and blood cholesterol based on an individual's absolute cardiovascular risk. *Lancet* 2005;365:434-441.
4. Phillips LS, Branch WT, Cook CB, et al. Clinical inertia. *Ann Intern Med* 2001;135:825-834.
5. Oliveria SA, Lapuerta P, McCarthy BD, et al. Physician-related barriers to the effective management of uncontrolled hypertension. *Arch Intern Med* 2002;162:413-420.
6. Pearson 2003. New tools for coronary risk assessment: what are their advantages and limitations? *Circulation* 2002;105:886-892.

7. Murray CJ, Lauer JA, Hutubessy RC, et al. Effectiveness and costs of interventions to lower systolic blood pressure and cholesterol: a global and regional analysis on reduction of cardiovascular-disease risk. *Lancet* 2003;361:717-725.

8. Assmann G, Cullen P, Schulte H. Simple scoring scheme for calculating the risk of acute coronary events based on the 10-year follow-up of the prospective cardiovascular Munster (PROCAM) study. *Circulation* 2002;105:310-315. [Erratum in: *Circulation* 2002;105:900].

9. Tunstall-Pedoe H. The Dundee coronary risk-disk for management of change in risk factors. *BMJ* 1991;303:744-747.

10. ERICA Research Group. Prediction of coronary heart disease in Europe. The 2nd report of the WHO-ERICA Project. *Eur Heart J* 1991;12:291-297.

11. Menotti A, Lanti M, Puddu PE, et al. Coronary heart disease incidence in Northern and Southern European populations: a reanalysis of the seven countries study for a European coronary risk chart. *Heart* 2000;84:238-244.

12. Menotti A, Spagnolo A, Dima F, et al. The prediction of coronary heart disease in different population samples. *Eur J Epidemiol* 1992;8:516-521.

13. Simons LA, Simons J, Friedlander Y, et al. Risk functions for prediction of cardiovascular disease in the elderly Australians: the Dubbo Study. *Med J Aust* 2003;178:113-116.

14. Wilson PW, D'Agostino RB, Levy D, et al. Prediction of coronary heart disease using risk factor categories. *Circulation* 1998;97:1837-1847.

15. Liao Y, McGee DL, Cooper RS, et al. How generalizable are coronary risk prediction models? Comparison of Framingham and two national cohorts. *Am Heart J* 1999;137:837-845.

16. Grundy SM, D'Agostino RB Sr, Mosca L, et al. Cardiovascular risk assessment based on US cohort studies: findings from a National Heart, Lung, and Blood institute workshop. *Circulation* 2001;104:491-496.

17. D'Agostino RB Sr, Grundy S, Sullivan LM, et al. Validation of the Framingham coronary heart disease prediction scores: results of a multiple ethnic groups investigation. *JAMA* 2001;286:180-187.

18. Menotti A, Puddu PE, Lanti M. Comparison of the Framingham risk function-based coronary chart with risk function from an Italian population study. *Eur Heart J* 2000;21:365-370.

19. Menotti A, Puddu PE, Lanti M. The estimate of cardiovascular risk. Theory, tools and problems. *Ann Ital Med Int* 2002:17:81-94.

20. Sheridan S, Pignone M, Mulrow C. Framingham-based tools to measure global risk of coronary heart disease: a systematic review of tools for clinicians. *J Gen Intern Med* 2003;18:1039-1052.

21. Expert Panel on Detection, Evaluation, and Treatment of High Blood Cholesterol in Adults. Executive summary of the third report of the National Cholesterol Education

Program (NCEP) Expert Panel on Detection, Evaluation, and Treatment of High Blood Cholesterol in Adults (Adult Treatment Panel III). *JAMA* 2001; 285: 2486-2497.

22. Hayden M, Pignone M, Phillips C, et al. Aspirin for the primary prevention of cardiovascular events: a summary of the evidence for the U. S. Preventive Services Task Force. *Ann Intern Med* 2002;136:161-172.
23. Grundy SM, Pasternak R, Greenland P, et al. Assessment of cardiovascular risk by use of multiple-risk-factor assessment equations: a statement for healthcare professionals from the American Heart Association and the American College of Cardiology. *Circulation* 1999;100:1481-1492.
24. www.nhlbi.nih.gov/about/framingham/risktmen.pdf (last accessed 5 July 2005).
25. Wallis EJ, Ramsay LE, Ul Haq I, et al. Coronary and cardiovascular risk estimation for primary prevention: validation of a new Sheffield table in the 1995 Scottish health survey population. *BMJ* 2000;320:671-676. [Erratum in: *BMJ* 2000;320: 1034].
26. www.statcoder.com (last accessed 5 July 2005).
27. www.hyp.ac.uk/bhs/riskview/resources_prediction_chart.htm (last accessed 5 July 2005).
28. www.nhlbi.nih.gov/guidelines/cholesterol/index.htm (last accessed 5 July 2005).

以下为译者添加的中国人群的相关文献

29. 国家“十五”攻关“冠心病、脑卒中综合危险度评估及干预方案的研究”课题组. 国人缺血性心血管病发病危险的评估方法及简易评估工具的开发研究. 中华心血管病杂志 2003; 31: 893-901.
30. Liu J, Hong YL, D'Agostino RB, Wu ZS, Wang W, et al. Predictive value for the Chinese population of the Framingham CHD risk assessment tool compared with the Chinese multi-provincial cohort study. *JAMA* 2004; 291: 2591-2599.
31. Asia Pacific Cohort Studies Collaboration. Cardiovascular risk prediction tools for populations in Asia. *J Epidemiol Community Health* 2007;61:115-121.

附录 2　估计病人的心血管病危险与治疗的效果

本文改编自 Rod Jackson 撰写的新西兰血脂异常治疗指南[1]和高血压指南[2]

新西兰心血管病危险预测图

本文所附的新西兰心血管病危险预测图（图 1.1- 1.4）是用来预测一个人未来 5 年内的心血管病危险（或发生概率）的大小，以及降血压和降血脂药物治疗 5 年的效果的大小。这里的心血管病包括心肌梗死、新发心绞痛、缺血性卒中、短暂性脑缺血发作、外周血管疾病、充血性心力衰竭，以及与心血管病相关的死亡。

有些病人不必使用这些图表，因为他们的 5 年心血管病危险已经大于 20%，按照新西兰的指南，可以直接考虑治疗。这些病人包括：心血管病（包括心绞痛、心肌梗死、充血性心力衰竭、卒中，以及外周血管疾病）患者和心电图显示左心室肥大患者。

估计病人未来 5 年的心血管病发病危险

◆ 首先应根据病人的性别、糖尿病病史（胰岛素治疗、口服降糖药或空腹血糖超过 8mmol/L）、吸烟史和年龄，确定使用哪张危险预测图。图中的年龄是上下 5 年的均数，如 55～65 岁的病人都应采用 60 岁年龄组的估计危险。

◆ 然后根据病人的血压水平和总胆固醇与高密度脂蛋白胆固醇的比值，确定与该病人相对应的方框的颜色。对于初步的危险估计来说，此处的血压应为相隔一定时间的两次测量的均值，此处的胆固醇可以是一次空腹检测的结果，也可以是两次非空腹的 Reflotron 检测结果。但是，若要准确地确定治疗前各危险因素的基线水平，则需要更多次测量的平均结果。当病人的收缩压和舒张压处于不同危险级别时，应将病人划分到较高的危险级别。

◆ 最后根据方框的颜色，按照下图确定该病人的 5 年发病危险。

危险水平

5 年内发生心血管疾病的危险

（包括致死性事件和非致死性事件）

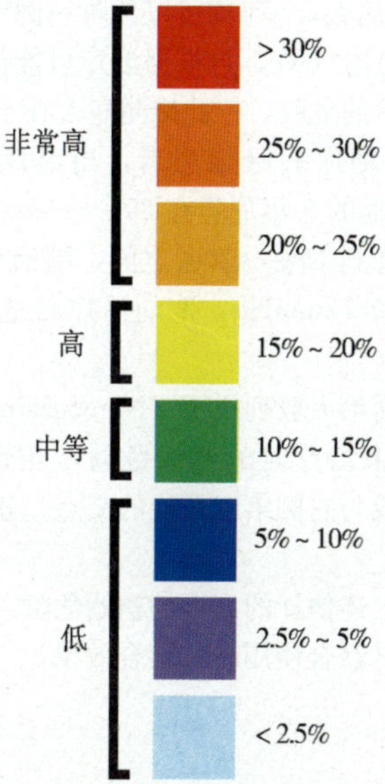

注：

（1）具有明显家族史的病人（男性一级直系亲属在 55 岁以前患心血管病或女性一级直系亲属在 65 岁以前患心血管病）和肥胖的病人（BMI 大于 30）的危险很可能高于上述“危险预测图”所显示的危险，但是这两个危险因素对未来心血管事件危险的独立定量作用尚不清楚，无法纳入该危险预测图。当一个病人的危险刚刚低于治疗的阈值，同时又存在这两个因素时，可以考虑治疗。

（2）当总胆固醇或总胆固醇与高密度脂蛋白胆固醇的比值高于 8 时，病人的 5 年心血管事件危险一定高于 15%。

（3）绝大部分 75 岁以上的病人的 5 年心血管事件的危险会高于 15%。

所附危险预测图已得到新西兰国家心脏学会的准许，读者也可以在以下网站得到该危险预测工具：http://www.nzgg.org.nz/guidelines/0035/CVD_Risk_Full.pdf.

译者附注：

读者可以使用以下任何一种方法估计治疗 5 年预防心血管事件的效果：

◆ 根据该病人未治疗时的初始危险（R）和治疗后的相对危险减少（relative risk reduction，RRR），可以用以下公式估计对病人进行该治疗的需治人数（NNT）：NNT＝1÷（R×RRR)。举例说明，假如某病人的5年卒中危险为10%，降血压药降低卒中的RRR为60%（Wald NJ，Law MR. *BMJ* 2003；325：1419)，则需治人数约等于17，即1÷（10%×60%），就是说每治疗17个这样的病人，5年内可以预防一例卒中事件。

◆ 根据病人的初始危险（R)，再根据治疗可能使危险因素改变的大小，用图1.1-1.4估计治疗后的危险，依此推测病人在不同治疗方案下的治疗效果。例如，60岁男性非糖尿病吸烟患者，当血压为160/95mmHg、TC/HDL为6时，不治疗时他的5年危险在25%～30%之间，如果他能成功终生戒烟，他的危险将会降到15%～20%之间，则治疗效果的NNT＝10。如果他能把血压再降到120/75mmHg，他的治疗后危险会降到5%～10%之间，则NNT＝5。

◆ 读者还可以使用需治人数列线图（Nomogram)（附录3图1）估计病人的需治人数。病人“未治疗时的基线危险”与治疗的“相对危险减少(%)”的连接线的延长线与右侧第三条线的交点，就是该病人的需治人数的估计值（详见附录3)。

◆ 读者还可以根据上述估计的病人的初始危险，用表1直接查看降血压药、降血脂药和阿司匹林联合使用时的综合效果。

参考文献

1. Dyslipidaemia Advisory Group. 1996 National Heart Foundation clinical guidelines for the assessment and management of dyslipidaemia. *NZ Med J* 1996;109:224-232.
2. National Health Committee. Guidelines for the management of mildly raised blood pressure in New Zealand: Ministry of Health National Health Committee Report, Wellington, 1995.

图 1.1　男性非糖尿病患者心血管事件 5 年危险

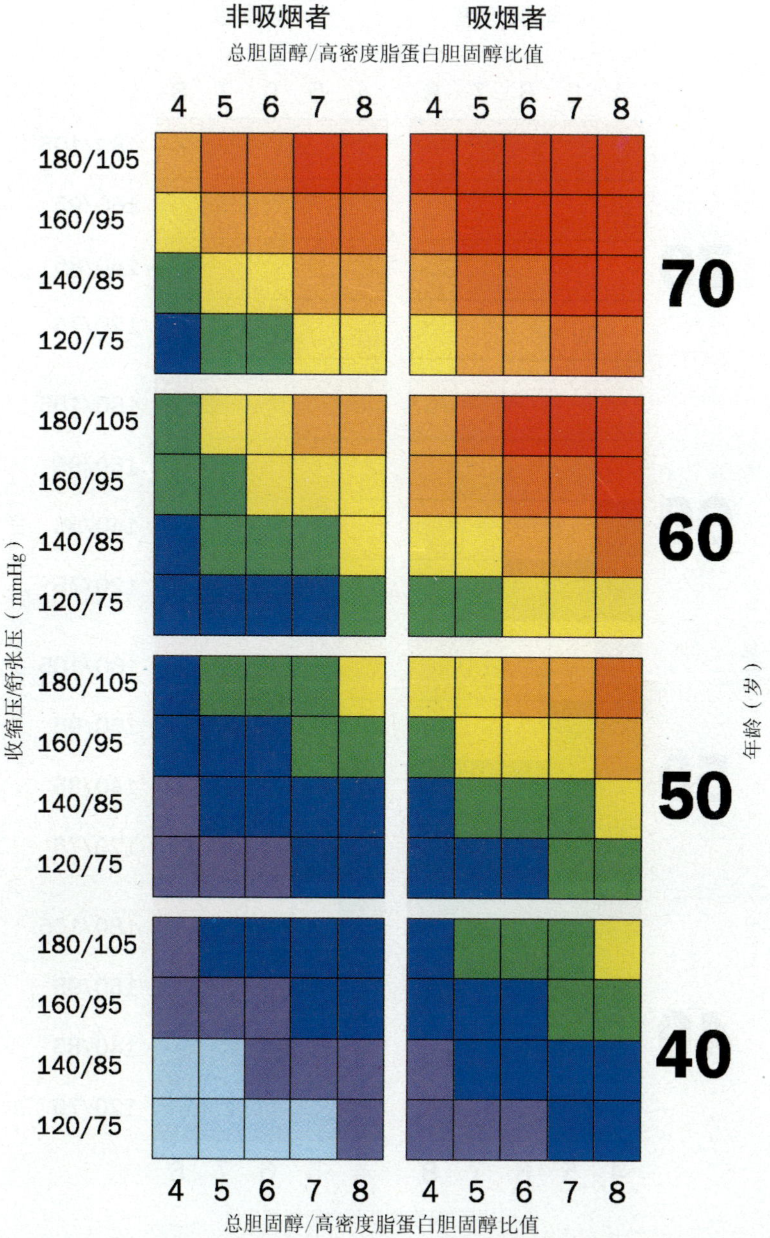

图 1.2 男性糖尿病患者心血管事件 5 年危险

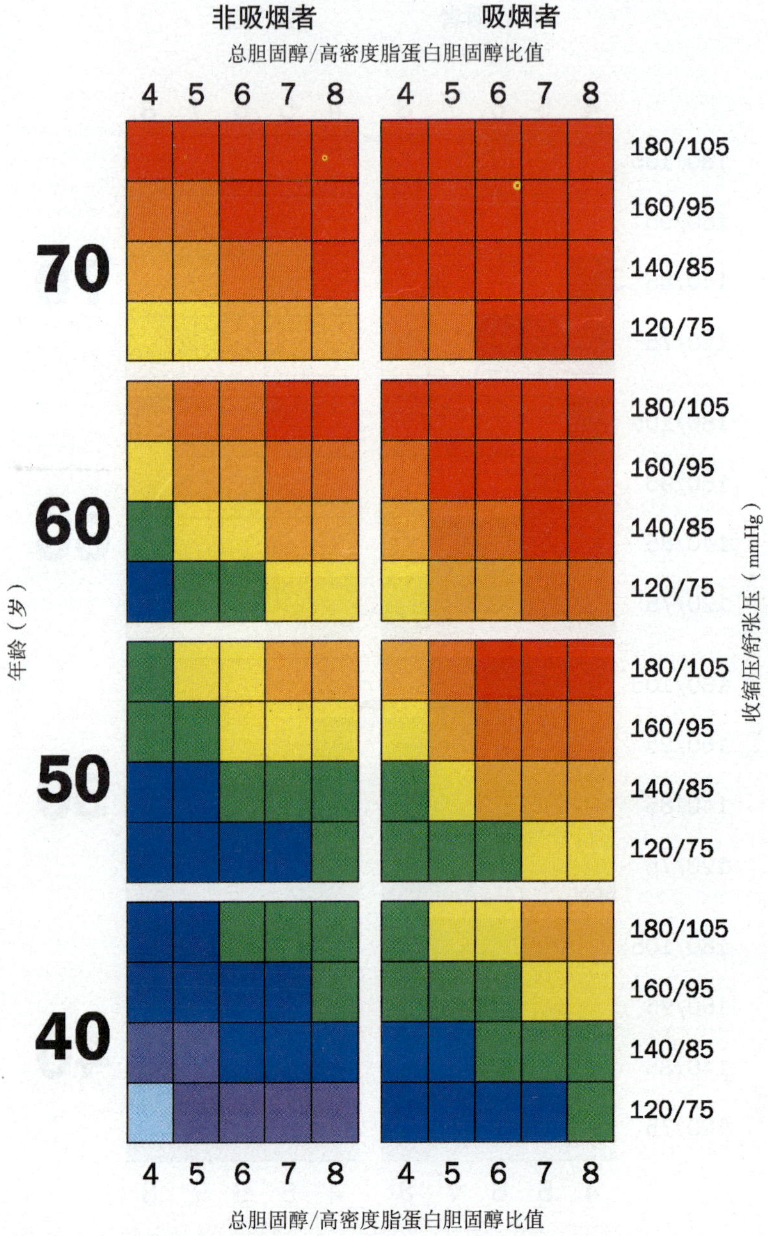